U0559230

脊柱动态重建技术（第 2 版）

Dynamic Reconstruction Of The Spine（2nd）

主　编（美）　丹尼尔·H. 金（Daniel H. Kim）
MD, FAANS, FACS
Professor
Director of Spinal Neurosurgery
Reconstructive Peripheral Nerve Surgery
Department of Neurosurgery
Memorial Hermann
The University of Texas Health Science Center at Houston
Houston, Texas

（美）　迪利普·K. 森古普塔（Dilip K. Sengupta）
MD, DrMed
Director, Clinical Research
Attending Spine Surgeon
Texas Back Institute
Plano, Texas

（美）　小弗兰克·P. 坎米萨（Frank P. Cammisa Jr.）
MD, FACS
Chief
Spinal Surgical Service
Attending Surgeon
Spine Care Institute
Hospital for Special Surgery
Professor of Orthopedic Surgery
Weill Medical College of Cornell University
New York, New York

（韩）　尹道钦（Do Heum Yoon）
MD, PhD
Professor
Department of Neurosurgery
Yonsei University College of Medicine
Seoul, Republic of Korea

（美）　理查德·G. 弗斯勒（Richard G. Fessler）
MD, PhD
Professor
Department of Neurological Surgery
Rush University College of Medicine
Chicago, Illinois

主　审　　侯树勋　海涌
主　译　　王华东　李忠海

北方联合出版传媒（集团）股份有限公司
辽宁科学技术出版社
·沈阳·

图书在版编目（CIP）数据

脊柱动态重建技术（第 2 版）/（美）丹尼尔·H. 金
（Daniel H.Kim）等主编; 王华东，李忠海主译. —沈阳:
辽宁科学技术出版社，2020. 2
　　ISBN 978-7-5591-1298-9

　　Ⅰ. ①脊…　Ⅱ. ①丹…②王…③李…　Ⅲ. ①脊柱
病—外科学　Ⅳ. ① R681. 5

　　中国版本图书馆 CIP 数据核字（2020）第 197864 号

出版发行：辽宁科学技术出版社
（地址：沈阳市和平区十一纬路 25 号邮编：110003）
印刷者：辽宁新华印务有限公司
经销者：各地新华书店
幅面尺寸：210mm × 285mm
印　　张：29.5
字　　数：750 千字
出版时间：2020 年 2 月第 1 版
印刷时间：2020 年 2 月第 1 次印刷
责任编辑：王翊飞
封面设计：魔杰设计
版式设计：袁　舒
责任校对：尹　昭　王春茹

书号：ISBN 978-7-5591-1298-9
定价：358.00 元

联系电话：024—23284363
邮购热线：024—23284502
E-mail:lingmin19@163.com
http://www.lnkj.com.cn

译者名单

主　　审　　侯树勋　中国人民解放军总医院第四医学中心

　　　　　　海　涌　首都医科大学附属北京朝阳医院

主　　译　　王华东　中国人民解放军总医院第四医学中心

　　　　　　李忠海　大连医科大学附属第一医院

副主译　　胡学昱　空军军医大学附属西京医院

　　　　　　孟　斌　苏州大学附属第一医院

　　　　　　宁广智　天津医科大学总医院

　　　　　　王　丰　中国医科大学附属第一医院

　　　　　　张海龙　同济大学附属普陀人民医院

　　　　　　张志成　中国人民解放军总医院第七医学中心

译　　者（以姓氏拼音为序）

白玉树	蔡　斌	曹光庆	常煜昂	陈家瑜	陈　语	陈元贵	陈　智
陈志明	陈子航	方秀统	顾广飞	顾苏熙	郭继东	郭美玉	侯天勇
胡学昱	金成春	金根洋	李凤宁	李　想	李忠海	栗景峰	连小峰
刘爱刚	刘谟震	鲁　明	陆佳玮	廖嘉炜	吕秋男	马　超	马　飞
马　辉	马　辉	马振江	毛宁方	孟　斌	宁广智	石　健	双　峰
汪东冬	王　聪	王华东	王洪伟	王　萌	王乃国	王　琪	王诗媛
王昕辉	辛洪奎	熊蠡茗	徐海栋	徐　浩	徐　钢	徐晓鑫	严　宁
杨　明	杨枭雄	易红蕾	尹　欣	虞舜志	袁健东	张海龙	张　凯
张　瑜	张宇鹏	张志成	张　哲	赵　俭	赵　鑫	周春光	朱海涛
朱雪松							

编辑秘书　　徐　钢　大连医科大学附属第一医院

感谢我的家人、妻子安斯利、女儿伊莉斯、丽贝卡和萨拉给予我的爱和支持。

丹尼尔·H. 金

感谢我已故的父亲纳雷什·钱德拉.森古普塔，是他给了我做出这一努力的灵感。

迪利普·K. 森古普塔

我把这本书献给我的妻子盖尔和我们的孩子安妮、特雷和杰克。我将永远感谢他们在这一努力过程中的支持。

小弗兰克·P. 坎米萨

感谢我的妻子杨然和我的儿子东婉和东敏，感谢他们的鼓励、宽容和无尽的爱。我将永远感谢他们在这一努力过程中的支持。

尹道钦

感谢我的老师和导师肖恩·马伦、阿尔·罗顿、弗雷德·布朗和贾瓦德·赫克马特帕纳，感谢他们让我有机会运用他们慷慨地给予我的知识、技能和建议，让我有幸照顾的许多患者受益。

理查德·G. 弗斯勒

中文版序

自 1911 年 Hibb 和 Albee 首次将脊柱融合术应用于脊柱外科以来，脊柱融合术已成为脊柱外科最常用的手术治疗方法。但随着对脊柱生理功能研究的不断深入，人们逐渐认识到脊柱融合术后发生的运动功能丧失将对正常节段的脊柱功能造成影响，其伴随的相邻节段应力集中和负荷增加导致的退变、融合部位假关节形成以及供骨区疼痛等并发症，依然困扰着脊柱外科医生，人们对脊柱融合术的质疑也越来越多。脊柱运动节段保留技术的概念就是在这种大环境下提出来的，其技术的发展更是日新月异。

回顾脊柱外科在过去 20 余年的发展，对脊柱伤病修复重建的重心已从结构重建逐步转变为生理运动功能的重建。本书分别从脊柱运动节段重建技术的背景、脊柱临床生物力学、颈椎运动节段重建技术、腰椎运动节段重建技术和腰椎运动节段重建技术等 5 个方面详细介绍了脊柱非融合技术的最新理论、最新材料及相关病例，总结了近些年国际上在这一领域的临床研究成果和经验，给我们展望了其良好的前景，显示了这一新技术的巨大发展空间。

任何一项新的治疗手段的出现无疑会体现出理念与技术的创新，但最终能否成为有实用价值的治疗方法，必须经过长期严格的临床验证。不可否认，脊柱非融合技术有许多概念需要理解和探讨，国际先行者的经验和教训需要学习和借鉴，为此本书译者选择了由国外数十位著名脊柱外科专家编写的《脊柱动态重建技术（第 2 版）》翻译出版。本书在国外也刚刚发行，内容新颖、资料翔实、图文并茂，详细阐述了脊柱运动节段保留技术的最新理论和临床技术，全面反映了脊柱运动节段保留技术的发展现状和趋势。本书在编译风格上强调"科学性、创新性、系统性和实用性"，是一本能够让骨科各级医生，尤其是脊柱外科医生及时了解目前国际脊柱外科发展动向和学习最新技术的重要著作。

最后，我谨向百忙之中参加此书编译的专家、学者，以及为本书出版付出辛勤劳动的同志们表示衷心感谢，希望本书的及时出版能够推动我国脊柱外科事业的进一步发展。

侯树勋

原文序

"医生，我无法再忍受腰背部的疼痛，我想修复我的腰背部"，面对患者的不断诉求，脊柱外科医生可以将"脊柱融合技术"作为治疗的一种选择。然而，这项技术并没有显示出其突出的优势，而且与通常所理解的"修复"概念相差甚远。自20世纪后期开始，脊柱融合技术的局限性催生了脊柱动态重建技术的出现。在过去的10年中，以人工椎间盘置换或脊柱动态稳定装置为代表的脊柱动态重建技术已经引起学术界的广泛关注。迄今为止，已有大量的新技术、新装置的出现，尽管其中一些已经受住了时间的检验，但仍有许多新技术和新装置如昙花一现般过早地消失。

与脊柱融合技术相比，脊柱动态重建技术的长期生存面临着更多的挑战。在理解脊柱动态重建技术之前，我们必须全面了解正常和异常的脊柱生物力学。因此，本书在第2版中补充了关于脊柱生物力学的新章节，另外还有两个章节分别对颈椎和腰椎动态重建技术进行了全面的总结和讨论。本书的第1版以及大多数相类似出版物的内容主要重点在于全面介绍所有新技术，包括设计者或医生的观点，进而让读者可以详细了解每项技术，但此种方式存在一定的偏见。因此，本书在第2版中着重介绍每一项技术产生和发展的科学依据，其中大部分依据来自同行评审的期刊文章，并单独列出了有关IDE临床试验的结果、并发症以及长期临床随访结果。针对颈椎和腰椎人工椎间盘假体，本书着重进行了分组介绍和讨论，如根据假体的材料结构（金属对金属、金属对高分子材料等）分组。人工椎间盘置换假体的发明者和生物医学工程师详细介绍了这个研究领域未来的发展方向。此外，本节还重点介绍了脊柱微创技术、纤维环修复技术以及分子学和基因修复技术在椎间盘修复等几个方面的研究进展。

本书第2版对于从事脊柱外科相关工作的学者们非常有帮助，其中包括骨科和神经外科医生、放射科医生、医学生、护士和医师助理等。此外，还会引起科研人员和生物医学工程师、发明家以及脊柱行业其他人员的兴趣。

脊柱动态重建技术是一个不断变化和发展的主题，本书全面反映了这项技术的发展现状和趋势，可使读者全面而及时地了解脊柱生物力学，以及脊柱疼痛相关治疗的现状和未来方向。

丹尼尔·H.金

迪利普·K.森古普塔

李忠海 译　王华东 校

前言

脊柱非融合技术是近20年来发展起来的治疗脊柱退行性疾病的新手段，其概念的提出是相对脊柱融合术而言的，作为脊柱外科诸多疾病的标准术式或者"金标准"——脊柱融合技术已经有一百多年的历史，但在其应用过程中也存在很多问题，如假关节形成，脊柱运动丧失，以及相邻节段退变等。于是人们就提出非融合技术来试图解决融合技术带来的一系列问题，其设计理念是在保留脊柱手术节段的部分活动度的同时维持其稳定性，从而将手术节段的活动限制在正常范围内，避免异常载荷的产生。目前已经成为脊柱外科领域的研究热点和关注焦点。其实非融合技术的理念并不是新兴的，该理念很早即存在于脊柱外科的各个领域，包括脊柱畸形矫正时使用的生长棒技术，颈椎后路椎板成形术等均可以保留脊柱运动单位，属于脊柱非融合的范畴。目前临床上开展的主要有人工椎间盘置换，棘突间动态稳定术和后路经椎弓根动态稳定术等。尽管有中短期甚至长期的研究报道，非融合技术可以提供一定的稳定性，保留部分脊柱的运动功能，获得较好的临床疗效，但到目前为止，还没有充分的循证医学证据来证实该技术可以有效预防邻近节段退变的发生和发展。

经过近些年突飞猛进的发展，人们开始对脊柱非融合技术进行了一些总结和反思。本书从脊柱运动节段保留技术的背景和基本原理着手，结合脊柱临床的生物力学包括材料学与工程设计，对颈椎运动节段保留技术与腰椎运动节段保留技术进行了非常全面与深入的阐述和讨论，总结了该技术领域中国际上的临床研究成果和经验。任何医学的进步都离不开技术的进步，作者更进一步邀请到了人工椎间盘的发明者和生物医学工程师们对该领域未来的发展方向做出了展望，并且对微创与组织工程技术在椎间盘修复中的进展做了综述。本书编译全面系统地反映了这项技术的产生和发展，不仅适合于脊柱外科相关专业的医生、医学生等深入学习了解该领域，也适合工程学专业学生进行科研查阅使用。

最后，我谨向百忙之中参加本书编译的专家以及为本书的出版付出辛勤劳动的同仁们表示衷心感谢，希望本书的及时编译出版能够使我们的脊柱外科医生们更加深入地理解目前该领域的现状和发展方向，从而正确地选择应用和改进该技术。

海涌

致谢

    这本书的出版，我们付出了巨大的精力，同时我们感谢许多奉献自己时间、才华和资源的个人和公司。我们要感谢合作者小弗兰克·P. 坎米萨，理查德·G. 弗斯勒，尹道钦，以及所有参与者的专业知识和洞察力。

丹尼尔·H. 金

迪利普·K. 森古普塔

编者名单

Adewale O. Adeniran, MD
Department of Orthopedics
Dartmouth-Hitchcock Medical Center
Lebanon, New Hampshire

Askash Agarwal, BTech
Research Assistant
Department of Bioengineering
University of Toledo
Toledo, Ohio

Anand K. Agarwal, MD
Director of Product Development and Bio-Skilss Laboratories
Research Professor
Orthopedic Spine Surgeon
Departments of Bioengineering and Orthopaedic Surgery
Colleges of Engineering and Medicine
University of Toledo
Toledo, Ohio

Faiz U. Ahmad, MD, Mch
Assistant Professor
Emory University
Atlanta, Georgia

Todd J. Albert, MD
Richard H. Rothman Professor and Chair
Department of Orthopaedics
Professor of Neurosurgery
Thomas Jefferson University and Hospitals
President
The Rothman Institute
Philadelphia, Pennsylvania

Jérôme Allain, MD
Professor
Department of Orthopedic Surgery
Henri Mondor Hospital
Créteil, France

Marc Ameil, MD
Department Orthopedic
Institution Clinic Saint Andre
Reims, France

Stephane Aunoble, MD
Départment Orthopédie Pr Chauveaux.
Spine Unit Pr Le Huec, CHU Pellegrin
Université Bordeaux
Bordeaux, France

Qi-Bin Bao, PhD
Managing Director
Anide, LLC
Minneapolis, Minnesota

Jacques Beaurain, MD
Department of Neurosurgery
University Hospital Bocage Central
Dijon, France

Rudolf Bertagnoli, Prof, Dr
Chief Executive Officer
Pro Spine
Bogen, Germany

Tim Brown, MS
Clinical and Scientific Research Associates, LLC
Marquette, Michigan

Karin Büttner-Janz, MD, PhD
Extraordinary Professor at Charité
Universitätsmedizin Berlin, Germany
Berlin, Germany

Frank P. Cammisa Jr. , MD, FACS
Chief
Spinal Surgical Service
Attending Surgeon
Spine Care Institute
Hospital for Special Surgery
Professor of Orthopedic Surgery
Weill Medical College of Cornell University
New York, New York

Hervé Chataigner, MD
Service de Chirurgie des Scolioses et Orthopedie Infantile
Department of Surgery and Orthopedics of Infantile Scoliosis
Hôpital St. Jacques
Cedex, France

i

Dong-Kyu Chin, MD
Department of Neurosurgery
The Spine and Spinal Cord Institute
Gangnam Severance Hospital
Seoul, Republic of Korea

Liana Chotikul, RN, MSN, NP-C, CNOR, ONC
Orthopedic Surgery of Spine
Towson Orthopedics Associates
Towson, Maryland

Domagoj Coric, MD
Chief
Department of Neurosurgery
Carolinas Medical Center
Carolina Neurosurgery and Spine Associates
Charlotte, North Carolina

Bryan W. Cunningham, PhD
Director of Spinal Research
Orthopaedic Spinal Research Institute
University of Maryland St. Joseph Medical Center
Towson, Maryland

Joël Delécrin, MD
Associate Professor
Department of Orthopedics Surgery
CHU de Nantes Hospital-Saint Jacques
Cedex, France

Constantine K. Demetropoulos, PhD
Lead Researcher, Experimental Biomechanics
Biomechanics and Injury Mitigation Systems
Research and Exploratory Development Department
The Johns Hopkins University Applied Physics Laboratory
Laurel, Maryland

Roberto Diaz, MD
Assistant Professor, Chief of Neurosurgery
Neurosurgery Unit
Hospital Universitario San Ignacio
Pontificia Universidad Javeriana
Bogota, Colombia

Rob D. Dickerman, DO, PhD
Director of Neurosurgery
Presbyterian Hospital of Plano
Director of Neurosurgery
Spine Serive, The Medical Center of Plano
Adjunct Professor
University of North Texas Health Science Center
Plano, Texas

Gilles G. DuBois, MD
Neurochirurgien des Hopitaux.
Neurosurgical Department
Clinique de l'Union.
Saint-Jean, France

Thierry Dufour, MD
Department of Neurosurgery
State Hospital La Source
Orleans, France

Jesse L. Even, MD
Department of Orthopedic Spine Surgery
University of Pittsburgh School of Medicine
Pittsburgh, Pennsylvania

Haibo Fan
Product Development Engineer
BioHorizons Implant Systems, Inc.
Birmingham, Alabama

Antonio Faundez, MD
Orthopaedic Spine Surgeon
La Tour Hospital and Geneva University Hospitals
Geneva, Switzerland

Lisa Ferreara, PhD
President
OrthoKinetic Technologies, LLC
Southport, North Carlina

Richard G. Fessler, MD, PhD
Professor
Department of Neurological Surgery
Rush University College of Medicine
Chicago, Illinois

Steven J. Fineberg, MD
Research Coordinator
Department of Orthopaedic Surgery
Rush University Medical Center
Chicago, Illinois

Brian J. C. Freeman, MB, BCh, BAO, DM, FRCS (TR & Orth) , FRACS (Ortho)
Professor of Spinal Surgery
Discipline of Orthopaedics and Trauma
University of Adelaide
Head of Spinal Services
Department of Spinal Surgery
Royal Adelaide Hospital
Adelaida, Australia

Fred H. Geisler, MD, PhD
Chief Medical Officer
Department of Neurosurgery
Rhausler, Inc.
Chicago, Illionois

JayDeep Ghosh, MD
Spine Surgeon
Sir Ganga Ram Hospital
New Delhi, India

Jonathan A. Gimbel, PhD
Senior Scientist
Flexuspine, Inc.
Pittsburgh, Pennsylvania

Federico P. Girardi, MD
Associate Orthopedic Surgeon
Associate Professor of Orthopedic Surgery
Department of Spinal Surgery, Orthopedics
Hospital for Special Surgery
Weill Medical College of Cornell University
New York, New York

Vijay K. Goel, PhD
Distinguished University Professor
Endowed Chair and McMaster-Gardner Professor
of Orthopaedic Bioengineering
Co-Director, Engineering Center for Orthopaedic
Research Excellence
Departments of Bioengineering and Orthopaedic Surgery
Colleges of Engineering and Medicine
University of Toledo
Toledo, Ohio

Charles R. Gordon, MD
Precision Spine Care
Tyler, Texas

Richard D. Guyer, MD
Spine Surgeon and President
Texas Back Institute
Plano, Texas
Associate Clinical Professor
Department of Orthopedics
University of Texas Southwestern School of Medicine
Dallas, Texas

Alex Ha, MD
Geisel School of Medicine
Dartmouth University
Hanover, New Hampshire

Robert M. Havey, BS
Biomechanical Engineer
Research
Edward Hines Jr. VA Hospital
Hines, Illinois

Peng Huang, MD, PhD
Department of Orthopaedic Surgery
The General Hospital of People's Liberation Army
Beijing, PR China

Jean Huppert, MD
Neurochirurgie
Clinique du Parc
Jarez, France

Hee Kit-Wong, MD
Professor
Orthopaedic Surgery
Head
Department of Orthopaedic Surgery
Yong Loo Lin School of Medicine
National University of Singapore
Chair
University Orthopaedics, Hand and Reconstructive
Microsurgery Cluster
Head
University Spine Centre National University Health System
Singapore

Kirill F. Ilalov, MD
Orthopaedic Spine Surgeon
The Center for Bone and Joint Disease
Hudson, Florida

Paul C. Ivancic, PhD
Assistant Professor
Biomechanics Research Laboratory
Department of Orthopaedics and Rehabilitation
Yale University School of Medicine:
New Haven, Connecticutt

James D. Kang, MD
UPMC Endowed Chair In Orthopaedic Spine Surgery
Professor of Orthopaedic and Neurological Surgery
University of Pittsburgh School of Medicine
Vice Chairman, Department of Orthopaedic Surgery
Director, Ferguson Laboratory for Spine Research
Pittsburgh, Pennsylvania

Vikas Kaul, MS
Consultant-Technology
Dassault Systèmes
Providence, Rhode Island

Larry T. Khoo, MD
The Spine Clinic of Los Angeles
Los Angeles, California

Ali Kiapour, PhD
Department of Bioengineering
University of Toledo
Toledo, Ohio

Ata M. Kiapour, PhD
Department of Orthopaedic Surgery
Boston Children's Hospital
Harvard Medical School
Boston, Massachusetts

Choll W. Kim, MD, PhD
Director
Minimally Invasive Spine Center of Excellence
Minimally Invasive Spine Program
Spine Institute of San Diego
San Diego, California

Daniel H. Kim, MD, FAANS, FACS
Professor
Director of Spinal Neurosurgery
Reconstructive Peripheral Nerve Surgery
Department of Neurosurgery
Memorial Hermann
The University of Texas Health Science Center at Houston
Houston, Texas

Paul D. Kim, MD
Spine Institute of San Diego
San Diego, California

Young-Soo Kim, MD, PhD
Professor Emeritus
Department of Neurosurgery
Yonsei University
Exectutive Director
Kim Yoong Soo Hospital
Seoul, Republic of Korea

Jonathan D. Krystal, MD
Department of Orthopaedic Surgery
Albert Einstein College of Medicine
Montefiore Medical Center
Bronx, New York

Julia S. Kuliwaba, BSc, PhD
Senior Scientist
Adelaide Centre for Spinal Research
SA Pathology
Adelaide, Australia

**Naresh Kumar, MBBS, MS, FRCS Ed,
    FRCS(Orth & Trauma), DNB, DM**
Associate Professor
Department of Orthopaedic Surgery
Senior Consultant Orthopaedics
National University Health System
National University of Singapore
Singapore

Carl Lauryssen, MD
Co-Director of Spine Research and Development
Olympia Medical Center
Tower Orthopaedics
Beverly Hills, California

William F. Lavelle, MD
Assistant Professor
Department of Orthopedics
SUNY Upstate Medical University
Syracuse, New York

Darren R. Lebl, MD
Director
Complex Cervical Spine Symposium
Hospital for Special Surgery
The Spine Care Institute
Spine and Scoliosis Surgery
New York, New York

Casey K. Lee, MD
Clinical Professor
Department of Orthopedic Surgery
College of Medicine
New Jersey Medical School
Spine Care and Rehabilitation Inc.
Roseland, New Jersey

Joon Y. Lee, MD
Associate Professor
Department of Orthopaedics
University of Pittsburgh Medical Center
Pittsburgh, Pennsylvania

Sang-Ho Lee, MD, PhD
Chairman
Department of Neurosurgery
Wooridul Spine Hospital
Seoul, Republic of Korea

Jean-Charles Le Huec, MD, PhD
Professor
Orthospine Unit
Bordeaux University Hospital
Bordeaux, France

Guoan Li, PhD
Director, Bioengineering Laboratory
Associate Professor
Harvard Medical School
Department of Orthopaedic Surgery
Massachusetts General Hospital
Harvard Medical School
Boston, Massachusetts

Moe R. Lim, MD
Associate Professor
Department of Orthopaedics
University of North Carolina-Chapel Hill
Chapel Hill, North Carolina

Alejandro Marquez-Lara, MD
Research Coordinator
Department of Orthopaedic Surgery
Rush University Medical Center
Chicago. Illinois

Michael B. Mayor, BEE, MD
William and Bessie Allyn Professor Emeritus
Geisel School of Medicine at Dartmouth
Adjunct Professor
Thayer School of Engineering at Dartmouth Hanover,
New Hampshire
Emeritus Attedning
Orthopaedic Department
Dartmouth-Hitchcock Medical Center
Lebanon, New Hampshire

Paul C. McAfee, MD, MBA
Chief of Spinal Surgery
University of Maryland St Joseph Medical Center
Towson, Maryland

Jordan McAfee, BSc
New York, New York

Michael P. McClincy, MD
Department of Orthopaedic Surgery
University of Pittsburgh Medical Center
Pittsburgh, Pennsylvania

Troy Morrison, DO
Orthopedic Surgery
Citizens Memorial Hospital
Bolivar, Missouri

Sreeharsha V. Nandyala, BA
Research Coordinator
Department of Orthopaedic Surgery
Rush University Medical Center
Chicago, Illinois

Abhay Nene, MS
Consultant Spine Surgeon
Hinduja Hospital
Wadia Children's Hospital
Bombay, India

William E. Neway III, DO
Assistant Professor
Department of Orthopaedic Surgery
University of Alabama at Birmingham
Birmingham, Alabama

Matthew Oglesby, BA
Research Coordinator
Department of Orthopaedic Surgery
Rush University Medical Center
Chicago, Illinois

Donna D. Ohnmeiss, DrMed
Texas Back Institute Research Foundation
Plano, Texas

Vivek Palepu, PhD
ORISE Fellow
FDA, Center for Devices and Radiological Health
Office of Science and Engineering Laboratories
Division of Solid and Fluid Mechanics
Silver Spring, Maryland

Avinash G. Patwardhan, PhD
Professor
Department of Orthopaedic Surgery and Rehabilitation
Loyola University Chicago
Maywood, Illinois

Uday Pawar, MD
Junior Consultant Spine Surgeon
P. D. Hinduja National Hospital and Medical Research Centre
Mumbai, India

Adam M. Pearson, MD, MS
Assistant Professor of Orthopedics
Department of Orthopaedics
Dartmouth-Hitchcock Medical Center
Lebanon, New Hampshire

Miguel Pelton, BS
Research Coordinator
Department of Orthopaedic Surgery
Rush University Medical Center
Chicago, Illinois

Huang Peng, MD, PhD
Department of Orthopaedics
Chinese PLA General Hospital
Beijing, China

Frank M. Phillips, MD
Professor
Head, Section of Minimally Invasive Spine Surgery
Department of Orthopaedic Surgery
Spine Fellowship Co-Director
Rush University Medical Center
Chicago, Illinois

Luiz Pimenta, MD, PhD
Associate Professor
Department of Neurosurgery
University of California-San Diego
San Diego, California
Medical Director
Insituo de Patologia de Coluna
Sao Paulo, Brazil

Ilona M. Punt, PhD
Clinical Researcher
Department of Orthopaedic Surgery
Maastricht University Medical Center
Maastricht, Netherlands
Department of Physical Therapy
University of Applied Sciences of Western Switzerland
Geneva, Switzerland

Conor Regan, MD
Spine Surgeon
Wake Orthopaedics
Raleigh, North Carolina

Christoph R. Schätz, MD
Head
Department of Spine Center
Orthopädische Klinik Markgroningen
Markgroningen, Germany

Dilip K. Sengupta, MD, DrMed
Director, Clinical Research
Attending Spine Surgeon
Texas Back Institute
Plano, Texas

Alok D. Sharan, MD
Chief
Orthopedic Spine Service
Montefiore Medical Center
Albert Einstein College of Medicine
Bronx, New York

Karen M. Shibata
Medical Writer/Editor
Santa Clara, California

Chan-Shik Shim, MD, PhD
Medical Director
Department of Neurosurgery
Wooridul Spine Center Dubai
Dubai, Uniter Arab Emirates

Erin M. Shucosky, RN
Case Manager/Clinical Research Coordinator
Scoliosis and Spine Center
Towson Orthopaedics Associates
Towson, Maryland

Kern Singh, MD
Associate Professor
Department of Orthopaedic Surgery
Rush University Medical Center
Chicago, Illinois

Matthew N. Songer, MD, MBA
Assistant Clinical Professor
Michigan State College of Human Medicine
Adjunct Professor
Michigan Technological University
Adjunct Professor
Northern Michigan University
Marquette, Michigan

Gwendolyn Sowa, MD, PhD
Associate Professor
Departments of Physical Medicine and Rehabilitation and
  Orthopaedic Surgery
University of Pittsburgh
Pittsburgh, Pennsylvania

Jean-Paul Steib, MD
Professor
Service de Chirurgie du Rachis
Pavillon Chirurgical B
Hôpitaux Universitaires de Strasbourg
Strasbourg, France

Archibald von Strempel, MD, DEng, Prof.
Landeskrankenhaus Feldkirch
Orthopadische Abteilung
Feldkirch, Austria

**Barry W. L. Tan, MBBS(Singapore),
  MRCS(Edinburgh)**
University Orthopaedics, Hand and Reconstructive
Microsurgery Cluster
National University Hospital
National University Health System
Singapore

Chadi Tannoury, MD
Assistant Professor
Department of Orthopedic Surgery
Boston University
Boston, Massachusetts

Jason O. Toy, MD
Department of Orthopaedics and Rehabilitation
Yale University Schol of Medicine
New Haven, Connecticut

Alexander R. Vaccaro, MD, PhD
The Everrett J. and Marion Gordon Professor of
Orthopaedic Surgery
Professor of Neurosurgery
Co-Director of the Delaware Valley Spinal Cord Injury
  Center
Co-Chief Spine Surgery
Co-Director Spine Surgery
Thomas Jefferson University and the Rothman Institute
Philadelphia, Pennsylvania

Andre Van Ooij, MD
Department of Orthopaedic Surgery
University Hospital Maastricht
University Hospital
Maastricht, The Netherlands

Nam Vo, PhD
Assiatant Professor
Ferguson Laboratory for Spine Research
Department of Orthopaedic Surgery
University of Pittsburgh Medical Center
Pittsburgh, Pennsylvania

Leonard I. Voronov, MD, PhD
Adjunct Instructor
Department of Orthopaedic Surgery and Rehabilitation
Loyola University Chicago
Maywood, Illinois

Erik Wagner
Chief Technology Officer
Flexuspine
Pittsburgh, Pennsylvania

Bing Wang, MD, PhD
Associate Professor
Department of Orthopaedic Surgery and Neurology
University of Pittsburgh School of Medicine
Pittsburgh, Pennsylvania

Michael Y. Wang, MD, FACS
Professor
Departments of Neurosurgery and Rehab Medicine
University of Miami Miller School of Medicine
Miami, Florida

Shaobai Wang, PhD
Instructor
Department of Orthopaedic Surgery
Massachusetts General Hospital
Harvard Medical School
Boston, Massachusetts

Scott Webb, DO
Florida Spine Institute
Clearwater, Florida

Hee-Kit Wong, MD
Professor and Head
Department of Orthopaedic Surgery
Yong Loo Lin School of Medicine
National University of Singapore
Chair, University Orthopaedics
Hand and Reconstructive Microsurgery Cluster
Head, University Spine Centre
National University Health System
Singapore

Kirkham Wood, MD
Cheif, Spine Service
Associate Professor
Department of Orthopaedic Surgery
Massachusetts General Hospital
Harvard Medical School
Boston, Massachusetts

Do Heum Yoon, MD, PhD
Professor
Department of Neurosurgery
Yonsei University College of Medicine
Seoul, Republic of Korea

Elizabeth Yu, MD
Assistant Professor, Division of Spine Surgery
Department of Orthopaedics
The Ohio State University Wexner Medical Center
Columbus, Ohio

Hansen A. Yuan, MD
Professor Emeritus
Department of Orthopedic and Neurosurgery
SUNY Upstate Medical Center
Syracuse, New York

James Joseph Yue, MD
Associate Professor
Department of Orthopaedic Surgery and Rehabilitation
Yale School of Medicine
New Haven, Connecticutt

Jack E. Zigler, MD, FACS, FAAOS
Medical Director
Texas Back Institute
Plano, Texas

James F. Zucherman, MD
Spine Surgeon
Senior Spine Partner
San Francisco Orthopaedic Surgeons Medical Group
San Francisco, California

（附：译者信息）

姓 名	单 位
白玉树	中国人民解放军海军军医大学附属长海医院
蔡 斌	上海交通大学附属第六人民医院
曹光庆	山东大学第二医院
常煜昂	大连医科大学附属第一医院
陈家瑜	云南省第一人民医院
陈 语	中国人民解放军北部战区总医院
陈元贵	中国人民解放军海军军医大学第一附属医院虹口院区
陈 智	上海交通大学医学院附属仁济医院
陈志明	中国人民解放军战略支援部队特色医学中心
陈子航	同济大学附属第十人民医院
方秀统	首都医科大学附属北京世纪坛医院
顾广飞	同济大学附属第十人民医院
顾苏熙	北京清华长庚医院
郭继东	中国人民解放军总医院第四医学中心
郭美玉	大连医科大学附属第一医院
侯天勇	中国人民解放军陆军医科大学第一附属医院
金成春	中国人民解放军海军军医大学第三附属医院
金根洋	中国人民解放军联勤保障部队第 904 医院
李凤宁	中国人民解放军海军军医大学附属长征医院
李 想	首都医科大学附属北京友谊医院
栗景峰	中国人民解放军海军军医大学附属长海医院
连小峰	上海交通大学附属第六人民医院
刘爱刚	中国人民解放军第 910 医院
刘谟震	大连医科大学附属第一医院
鲁 明	大连医科大学附属第一医院
陆佳玮	大连医科大学附属第一医院
廖嘉炜	中国人民解放军南部战区总医院
吕秋男	四川大学华西医院
马 超	中国人民解放军总医院第四医学中心
马 飞	中国人民解放军北部战区总医院
马 辉	中国人民解放军海军军医大学第三附属医院
马 辉	中国人民解放军总医院第四医学中心
马振江	上海交通大学医学院附属第九人民医院

姓 名	单 位	
毛宁方	中国人民解放军海军军医大学附属长海医院	
石 健	中国人民解放军联勤保障部队第 920 医院	
双 峰	中国人民解放军联勤保障部队第 908 医院	
汪东冬	同济大学附属东方医院	
王 聪	上海中医药大学附属曙光医院	
王洪伟	中国人民解放军北部战区总医院	
王 萌	《中国骨与关节杂志》编辑部	
王乃国	山东大学附属山东省立医院	
王 琪	中国人民解放军北部战区总医院	
王诗媛	中国人民解放军联勤保障部队第 967 医院	
王昕辉	中国人民解放军南部战区总医院	
辛洪奎	中国人民解放军总医院第六医学中心	
熊蠡茗	华中科技大学同济医学院附属协和医院	
徐海栋	中国人民解放军东部战区总医院	
徐 浩	苏州大学附属瑞华医院	
徐 钢	大连医科大学附属第一医院	
徐晓鑫	大连医科大学附属第一医院	
严 宁	同济大学附属第十人民医院	
杨 明	大连医科大学附属第一医院	
杨枭雄	北京大学第三医院	
易红蕾	中国人民解放军南部战区总医院	
尹 欣	中国人民解放军总医院第四医学中心	
虞舜志	同济大学附属第十人民医院	
袁健东	温州医科大学附属第一医院	
张 凯	上海交通大学医学院附属第九人民医院	
张 瑜	大连医科大学附属第一医院	
张宇鹏	中国人民解放军总医院第四医学中心	
张 哲	同济大学附属上海市第四人民医院	
赵 俭	中国人民解放军海军军医大学附属长海医院	
赵 鑫	上海交通大学医学院附属第九人民医院	
周春光	四川大学华西医院	
朱海涛	中国医科大学附属第一医院	
朱雪松	苏州大学附属第一医院	

目　录

第四部分　腰椎运动节段保留技术

第五部分　腰椎运动节段保留技术的进展

第一部分 脊柱运动节段保留技术的背景

1

第一章　腰椎动态内固定技术

著者：Dilip K. Sengupta
审校：宁广智，王华东
译者：张海龙，汪东冬

一、引言

早在公元前 280 年，希波克拉底观察并记录了脊柱的自发融合。受到这个观察的启发，20 世纪初已有医生通过骨移植的外科手段来尝试达到脊柱融合的目的。1911 年，Fred Albee 和 Russell A. Hibbs 两位医生在纽约各自独立完成并报道了 1 例脊柱融合术。Albee 用将胫骨移植到棘突间的方法来稳定脊柱。Hibbs 则将关节突关节去皮质，添加从棘突取的颗粒骨，创造了一个"羽毛般的融合"（研究者的描述）。他同时报道了 3 例进行性脊柱畸形的融合。

尽管脊柱融合术最初被用于进行性脊柱畸形、脊柱感染及结核的治疗，但到 20 世纪中叶，它已成为退变性腰痛的标准外科治疗方法，并逐渐被认为是实现脊柱稳定的外科治疗的金标准。随着刚性脊柱内固定的开展，90% 的病例达到了成功的融合，不过临床疼痛症状成功消失的却不到 70%。这引发了一个问题：即融合手术在疼痛治疗中的作用。更重要的是，无论其疼痛初步缓解的成功与否，融合手术后远期存在的问题和弊端开始显现。最常见的问题是在一个或多个节段的融合术后，应力会转移到相邻的节段，其结果往往是加速相邻节段退变，并伴随其他并发症的发生。

非融合技术是由于融合术未能带来预期的临床效果而发展起来的。脊柱的动态重建也被称为动态稳定技术，包括脊柱关节置换术和动态稳定技术。根据定义，关节置换装置是指用来代替脊柱解剖结构的假体装置，如人工椎间盘（Total Disc Replacement, TDR）、关节突关节。动态稳定装置则是以减轻疼痛为目的，通过与现有的退化解剖部位的结合，分担载荷，同时尽可能地保持活动度。脊柱关节置换术以 TDR 的形式在 20 世纪被引入到临床实践中，比动态稳定技术更早。这项技术的发展在第二章中描述。本章回顾了动态稳定技术的历史发展与演化。

二、动态稳定技术

动态稳定装置可分为两大类：基于椎弓根螺钉后路动态稳定系统（Posterior Dynamic Stabilization, PDS）和棘突间撑开系统（Interspinous Process Distraction, IPD）。小关节置换系统常被描述为动态稳定装置，但实际上是假体装置。

最早的动态稳定装置是由 Henry Graf 在 1992 年描述的（图 1-1），俗称 Graf 张力带（Neoligaments，利兹，英国）。这被认为是第一代的 PDS 装置，并形成了其后推出的动态稳定装置的基础。它是由编织的聚丙烯带组成的，绑在钛

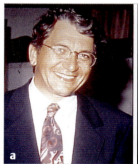
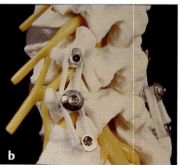

图 1-1　（a）Henry Graf。（b）脊柱模型中两个节段间的 Graf 张力带

图 1-2　Henry Graf 描述该装置工作原理的法语专著（图片由 Henry Graf 医生提供）

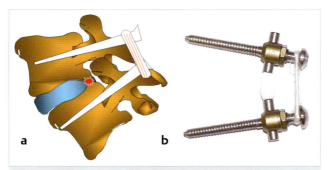

图 1-3 支点辅助软稳定（FASS）系统的组成。（a）连接椎弓根螺钉的韧带增加后方椎间盘的负荷。（b）韧带之前的支点 FASS 系统可能减轻椎间盘的负担

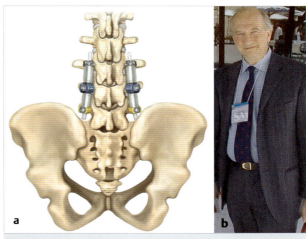

图 1-4 （a）Dynesys 系统（Zimmer Spine）。（b）Gill Dubois

合金椎弓根螺钉的钉头，提供联合压力来锁住关节突关节。其在 Graft 的专著（法语版）（图 1-2）中设计原理和作用机制是通过椎弓根螺钉之间的压缩来阻止关节突关节异常的垂直移动。

Graf 张力带稳定系统短期临床疗效随访显示：其疗效比得上传统融合技术，但长期疗效与文献报道相矛盾。Graf 张力带稳定系统最常见的不足之处是使神经根出口变窄，据报道是 25% 新发神经根症状的原因。Graf 张力带现在很少使用，只在某些地区使用。

为了改善 Graf 系统，Sengupta 和 Mulholland 报道了一个支点辅助软稳定（FASS）系统（图 1-3）来防止神经根出口变窄，并减轻相应的椎间盘的负担。这个装置尚未

被用于临床患者。

第二代 PDS 装置是由 Gill Dubois 改进的 Dynesys 动态稳定系统（图 1-4）。该装置在 1994 年的欧洲首次被植入。其设计原理是基于 Graf 张力带系统的改进，通过放置脊柱周围的圆筒，施加一个椎弓根螺钉之间的分散牵引力预防螺钉之间的压缩，从而防止神经根出口的缩小。这是全世界目前最广泛使用的 PDS 装置。其临床疗效已被众多学者报道，但螺钉松动或断裂，是这一装置最常见的缺点。

第三代 PDS 系统是 Transition 稳定系统。其设计和 Dynesys 系统是非常相似的，它解决了 Dynesys 系统的局限性。该系统使用规则的顶部椎弓根螺钉，造成脊柱前凸，并通过添加一个在底部的软减震器来允许椎弓根螺钉之间的移动。系统并不需要原位张力调整。创造一个较好的前凸角度来保证减轻椎间盘的负担。本系统最大的优点是它可以使用相同的顶端装载的螺钉，在刚性脊柱内固定邻近的节段上使用（图 1-5）。

上述 3 个装置代表非金属 PDS 系统。目前许多其他的系统已经开发，全是由金属部件组成弹簧的形式，或是金属棒和塑料部件的混合装置，以保证系统的灵活性。目前在临床上使用的装置在动态稳定一节中会有更详细的描述。

J. Y. Park（图 1-6）在韩国首尔开发了一个简单的镍钛记忆合金弹簧，它已被用作脊柱融合装置，它可与椎间融合器一起使用，或单独作为一个动态稳定装置。平面 C 形钛合金弹簧被描述为 DSS-C（图 1-7），并未在临床使用，但改进的 α 形钛合金弹簧 DSS-α 系统被

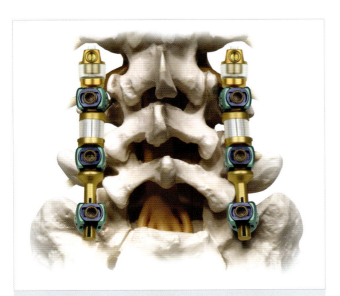

图 1-5 Transition 系统（Globus Medicall）

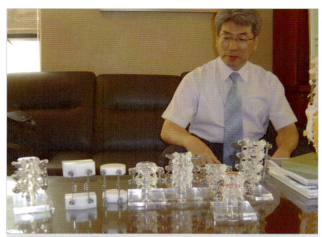

图 1-6 J. Y. Park 医生；由 Kyungwoo Park 发明的镍钛合金弹簧棒稳定系统

Sengupta 和 Pimenta 在圣保罗少量应用。最近，由 Panjabi 所描述一个组合的两个金属弹簧装置 Stabilimax NZ，作为独立的动态稳定装置正在进行 FDA-IDE 批准的临床试验。该装置独特的设计原理是限制中立区的异常活动，并在运动范围的弹性区保持正常活动。

混合设备包括金属杆连接到一个灵活的非金属塑料减震器，用来缓冲并可进行一定程度的活动。这些设备都是简单的，可以和常规顶端锁定的椎弓根螺钉一同使用，并适用于刚性固定相邻的节段。一个名为 CD Horizon Agile 动态稳定装置，由于 FDA-IDE 临床试验早期的失败，

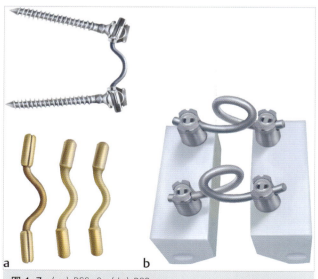

图 1-7 （a）DSS-C；（b）DSS-α

已不再用于临床。类似的混合装置，目前在临床上使用的是 NFlex，它包含一个 6mm 钛杆，用柔性塑料线缆连接。这个装置在 2006 年底开始用于临床，但没有已经发表的临床经验报道。

用于脊柱稳定的 IPD 的概念最初是由 Minns 和 Walsh1997 年在文献中描述的。发明人没有设计任何临床适用的装置。一些 IPD 装置在临床应用，主要目的是通过在一个弯曲的位置保持运动节段来解决椎管狭窄症的疼痛跛行。但用控制脊柱运动的方法来解决腰痛目前存在争议。

1986 年，第一种用于腰椎稳定的棘突间植入物问世。它包括一个钛合金棘突间衬垫以及防止装置移动的人工韧带。这是基于第二代装置 Wallis 后路动态稳定系统的改进。该装置包括聚醚醚酮（PEEK）衬垫，用涤纶胶带固定在棘突之间，以防止脱落，同时也限制了该节段的进一步屈曲。

目前，最常用的 IPD 是 X-Stop Spacer。这是一个金属装置（图 1-8），使棘突分离，保持脊柱节段处于屈曲状态，但不限制其进一步屈曲。椎间辅助运动脊柱稳定装置包括一个 H 形聚酯盖和放置在棘突之间的硅胶保险杠，用于解决中央椎管以及椎间孔狭窄，同时通过棘突周围的缝线动态支持脊柱，类似于 Wallis 装置（图 1-9）。另一个非常不同的 IPD 设备类型是 Coflex 椎板间稳定装置（图 1-10），包括 U 形钛合金弹簧装置，保持夹紧挡翼卡在相邻棘突之间。与其他 IPD 装置相比，它可以同时限制屈曲和后伸。

Leeds-Keio 人工韧带（图 1-11）被设计为用于限制退行性腰椎滑脱的一个非刚性植入物。Mochida 等报道称这种运用织物膜的创新方法最初是用于前交叉韧带的重建。随后使用此方法的研究表明，在退行性腰椎滑脱患者中使用该非刚性稳定装置能产生与融合同样好的结果。

三、小结

半个世纪来，对脊柱疾病和腰痛的复杂性和病因的认识有了显著提高。知识不断更新，手术方式和材料也不断发展，到现在已经有了人工椎间盘置换术和动态稳定技术，这代表了治疗方案的更新。新的治疗方法的发展取决于大量的研究人员持续努力研究的临床结果。这个新的技术领域的发展还处于起步阶段，目前的研究用于评估非融合方法的远期效果还为时尚早。

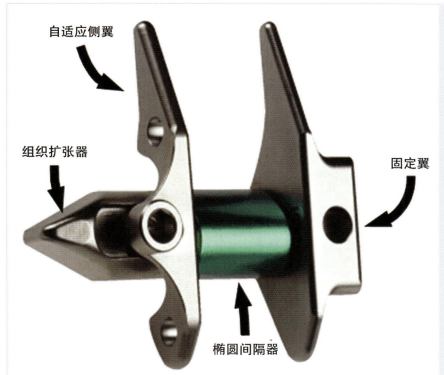

自适应侧翼

组织扩张器

固定翼

椭圆间隔器

图 1-8　X-Stop 包括可调节挡翼、组织扩张器、固定挡翼和衬垫。通用和固定挡翼限制衬垫向前和侧方移位。衬垫限制棘突的过伸

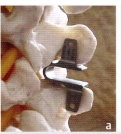
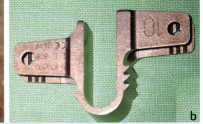

图 1-10　Coflex 椎板间稳定装置。(a) 侧翼夹紧防止植入物的移位。(b) Conflex 矢状图。该装置被设计为放在相邻棘突之间

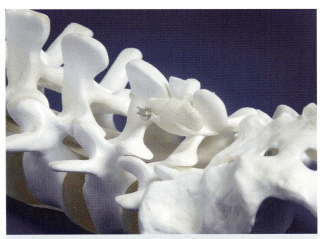

图 1-9　椎间辅助运动 (DIAM) 脊柱稳定装置 (美敦力)，类似一个植入棘突间的硅胶 "保险杠"

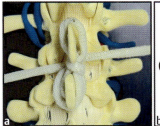
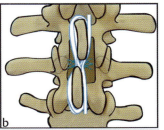

图 1-11　Leeds-Keio 张力带系统。(a) 上方和下方的棘突均被人工韧带在棘突底部以 "8" 字形包围。(b) "8" 字的腰部被人工韧带牵引缠绕多次，刚好处于上方棘突的下方、下方棘突的上方，作为椎间衬垫

四、参考文献

［1］The classic: the original paper appeared in the New York Medical Journal 93: 1013, 1911. I. An operation for progressive spinal deformities: a preliminary report of three cases from the service of the orthopaedic hospital [J]. Clin Orthop Relat Res, 1964, 35: 4-8.

［2］Hibbs RA. A repor of fifty-nine cases of scoliosis treated by the fusion operation. By Russell A. iHibbs, 1924 [J]. Clin Orthop Relat Res, 1988: 4-19.

［3］Bao QB, Yuan HA. Artificial disc technology [J]. Neurosurg Focus, 2000, 9: e14.

［4］Traynelis VC. Spinal arthroplasty [J]. Neurosurg Focus, 2002, 13: E10.

［5］Graf H. Lumbar instability: surgical treatment without fusion [J]. Rachis, 1992, 412: 123-137.

［6］Grevitt MP, Gardner AD, Splisbury J, et al. The Graf stabilisation system: early results in 50 patients [J]. Eur Spine, 1995, 4: 169-175, discussion 135.

［7］Sengupta DK, Mulholland RC. Fulcrum assisted soft stabilization system: a new concept in the surgical treatment of degenerative low back pain [J]. Spine, 2005, 30: 1019-1029, discussion 1030.

［8］Stoll TM, Dubois G, Schwarzenbach O. The dynamic neutralization system for the spine: a multi-center study of a novel non-fusion system [J]. Eur Spine, 2002, 11 Suppl 2: S170-S178.

［9］Grob D, Benini A, Junge A, et al. Clinical experience with the Dynesys semirigid fixation system for the lumbar spine: surgical and patient-oriented outcome in 50 cases after an average of 2 years [J]. Spine, 2005, 30: 324-331.

［10］Schnake KJ, Schaeren S, Jeanneret B. Dynamic stabilization in addition to decompression for lumbar spinal stenosis with degenerative spondylolisthesis [J]. Spine, 2006, 31: 442-449.

［11］Park H, Zhang HY, Cho BY, et al. Change of lumbar motion after multilevel posterior dynamic stabilization with bioflex system: 1 year follow up [J]. Korean Neurosurg Soc, 2009, 46: 285-291.

［12］Pimenta L, Diaz R, S. D. K. DSS—minimally invasive posterior dynamic stabilization system. In: Kim DH, Cammisa FP, Jr, Fessler RG, eds. Dynamic Reconstruction of the Spine[M]. New York, NY: Thieme, 2006.

［13］Yue JJ, Malcommon G, Timm JP. The Stabilimax NZ Posterior Lumbar Dynamic Stabilization System. In: Yue JJ, MaAfee PC, An, HS, eds. Motion Preservation Surgery of the Spine—Advanced Techniques and Controversies[M]. Philadelphia, PA: Saunders Elsevier, 2008: 476-482.

［14］Wallach CJ, Teng AL, Wang JC. NFlex. In: Yue JJ, McAfee PC, An HS, eds. Motion Preservation Surgery of the Spine—Advanced Techniques and Controversies[M]. Philadelphia, PA: Saunders Elsevier, 2008: 505-510.

［15］Minns RJ, Walsh WK. Preliminay design and experimental studies of a novel soft implant for correcting sagittal plane instability in the lumbar spine [J]. Spine, 1997, 22: 1819-1825, discussion 1826-1827.

［16］Senegas J, Etchevers JP, Vital JM, et al. Recaliabration of the lumbar canal, an alternative to laminectomy in the treatment of lumbar canal stenosis [in French][J]. Rev Chir Orthop Repar Appar Mot, 1988, 74: 15-22.

［17］Sénégas J. Mechanical supplementation by non-rigid fixation in degenerative intervertebral lumbar segments: the Wallis system [J]. Eur Spine, 2002, 11 Suppl 2: S164-S169.

［18］Zucherman JF, Hsu KY, Hartjen CA, et al. A multicenter, prospective, randomized trial evaluating the X STOP interspinous process decompression system for the treatment of neurogenic intermittent claudication: two-year followup results [J]. Spine, 2005, 30: 1351-1358.

［19］Kim KA, McDonald M, Pik JH, et al. Dynamic intraspinous spacer technology for posterior stabilization: case-control study on the safety, sagittal angulation, and pain outcome at 1-year follow-up evaluation [J]. Neurosurg Focus 2007, 22: E7.

［20］Kong DS, Kim ES, Eoh W. One-year outcome evaluation after interspinous implantation for degenerative spinal stenosis with segmental instability [J]. Korean Med Sci, 2007, 22: 330-335.

［21］Mochida J, Toh E, Suzuki K, et al. An innovative method using the Leeds-Keio artificial ligament in the unstable spine [J]. Orthopedics, 1997, 20: 17-23.

第二章 颈椎及腰椎人工椎间盘置换技术

著者：Do Heum Yoon，Karen M. Shibata，Daniel H.Kim，Dilip K. Sengupta
审校：宁广智，王华东
译者：张海龙，汪东冬

一、引言

脊柱关节成形术，或人工椎间盘置换（Artilical Disc Replacement，ADR），逐渐引起了脊柱外科医生的关注。脊柱关节成形术用于缓解疼痛，重建退变节段运动功能，以及避免相邻节段退变。椎间盘在功能上起到承载负荷，保护运动，保持高度的作用。传统治疗椎间盘退行性疾病（Degenerative Disc Disease，DDD）的外科手术方法是切除或融合或两者皆有。关节置换术可以传导负荷，重建椎间盘高度，但是不能提供减震和节段运动，脊柱融合术远期的问题主要是相邻节段退变（Adjacent Segment Degeneration，ASD）以及供骨区并发症。因此，通过人工椎间盘来保护椎间盘本身以及其运动功能的治疗方式开始出现。本章节介绍了脊柱关节成形术的历史，并回顾了人工椎间盘重要的特征。

二、脊柱关节成形术

关节成形术首先用于膝关节和髋关节的置换。尽管膝关节和髋关节的关节置换术已经替代关节融合术成为退变性膝关节和髋关节疾病的标准治疗方法，但脊柱关节成形术尚未像脊柱融合术一样被广泛接受。其主要原因可能是膝、髋关节与脊柱运动节段在关节融合术后功能丧失的不同。膝、髋关节的关节融合术会造成极大的功能丧失，而关节成形术使其重建至近乎正常的运动水平。与之相反，脊柱运动节段在脊柱的中线，融合后一个或者多个节段的功能丧失会极大地被相邻节段所代偿。脊柱关节成形术和脊柱融合术临床结果的不同与膝、髋关节的疗效相比是很微小的。此外，脊柱关节成形术在脊柱运动节段复杂的解剖结构和功能以及手术难度等方面存在很多争议。椎间盘置换术仅代表脊柱运动节段的部分关节置换，脊柱关节是由椎间盘和一对关节突关节组成的三关节复合体。虽然椎间盘本身在提供负重和脊柱稳定方面最为重要，但关节突关节对这两种功能都有重要的生物力学作用。关节突关节

可以被独立替换以治疗关节突病变。脊柱运动节段的全关节置换需要关节突关节置换与椎间盘置换同时进行。

总的来说，椎间盘置换术有两种类型：髓核置换术（只更换髓核）和全椎间盘置换术（替换整个椎间盘）。

在髓核置换术中，只有椎间盘的中心部分（髓核）被移除，并被植入物替换。目前正在对各种替代物进行研究，其中包括金属、陶瓷、水凝胶、弹性线圈和其他类似材料。一个有希望的替代物设计由可注射聚合物组成，这些聚合物可在原位固化形成一个髓核假体，该假体具有可通过门诊微创手术植入的优势。与全椎间盘置换相比，该方案的主要优点是保留了纤维环和终板，同时只更换了髓核的病变部分。

在全椎间盘置换中，全部或大部分椎间盘组织被切除，新的假体装置被植入椎体之间的空间。人工椎间盘的研究设计包括金属、聚乙烯、聚氨基甲酸乙酯和其他生物材料或多种材料的组合。常用的设计是将两个板块锚定在椎体的上、下表面，椎间盘的上面和下面被置换，将可压缩的聚合物放置在两板块之间。当所有的结构包括髓核和纤维环必须被切除时即可采用全椎间盘置换术来解除疼痛和重建脊柱功能。

三、髓核置换术

在 20 世纪 50 年代末，髓核置换最开始的尝试包括植入聚甲基丙烯酸甲酯（PMMA）、硅酮或不锈钢球轴承。Fernström 试图通过将不锈钢球轴承插入颈椎和腰椎的椎间盘间隙区域，复制椎间盘的"球窝关节"机制来保留运动。然而结果并不十分理想。Mckenzie 发表了初步和长期的临床研究报道，报道了相当好的结果；但由于下沉和位移，它的应用已经停止。同一时期，Nachemson 通过生物力学试验，在尸体的椎间盘中注射硅橡胶证实了相应的一些椎间盘特性的恢复。他还尝试了双丸状硅树脂假体，但发现在三万次步行负荷后，植入假体迅速溶解。Hamby 等也尝试将 PMMA 注入椎间盘内，但结果均不理想。

1973 年，Urbaniak 等在灵长类动物中使用了一种可注射的硅、涤纶混合假体，并报道了骨吸收和异常骨形成的情况。1974 年，Schneider 和 Oyen 进行了类似于 20 世纪 60 年代 Nachemson 的硅橡胶髓核置换的实验。为了复制髓核的自然特性，Froning 在 1975 年开发了一种中央可折叠的圆盘状装置，并用螺钉固定在椎骨上。1977 年，Roy-Camille 等试图将医用硅树脂放在一个乳胶袋中，并将其注射到尸体的椎间盘里。

Fassio 和 Ginestié 设计并获得了一种弹性椎间盘的专利，该椎间盘具有一个中央硅橡胶球体，周围是不可压缩合成树脂组成的平台。随后，他们报道了第一例使用猴模型的硅橡胶髓核置换临床研究，并在 1977 年将该种假体植入到 3 例患者体内。随访报道显示，在假体装置有下沉并移位到的椎体中，所有患者的椎间隙明显变窄，活动度欠佳。不久后，Horst 改进了该装置的设计，使其具有更好的正向固定能力和更均匀的应力分布。

20 世纪 80 年代初期，髓核置换的研究工作仍在继续进行。Hou 在猴模型中进行了生物力学研究，随后在 30 多例患者体内植入了硅树脂假体。这项研究的结果没有被公布。1981 年，Edeland 提出将亲水性弹性椎间植入物作为椎间盘切除术后的髓核替代物。他描述了一种含有吸湿性药剂的椎间盘，在植入后可以膨胀。1982 年，Kunze 研制了一种髓核替代装置，并取得了专利。他设计了一种鱼形装置，鳍型尾翼带有横向凹槽，以提供与加宽尾部一致的摩擦力。

Ban 和 Highman 完成了髓核的力学和生理特性的研究，随后研发了在生理负荷条件下含有约 70% 水分的水凝胶髓核。与人体髓核类似，水凝胶具有所需的力学性能以及随负荷变化而吸收或释放水分的能力。生物力学研究证实了植入该假体装置后椎间盘解剖结构得到恢复。

1988 年，Ray 开发了一种髓核替代，由向内排列的双线柱状纤维囊和可膨胀的注射触变性凝胶组成。然而，在制造时遇到的技术问题导致其想法改变。在 1990 年，Ray 开发了人造髓核装置（Prosthetic Nucleus Device，PDN），该装置由一个水凝胶芯封装在一个类似于枕头的编织聚乙烯外套中（图 2-1）。水凝胶具有亲水性，可模拟髓核的行为。经过几次假体装置移位之后，他又进行了重新设计和修改。

最近发展

PDN 人工髓核标志着人工髓核替代物的发展进入了

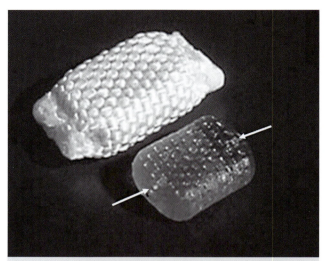

图 2-1　PDN-SOLO 人工髓核照片显示内共聚颗粒（较低的图像）和完整的植入物与其编织外套的高分子量聚乙烯（HMWPE）。球团末端的箭头表示 X 线可见的铂铱金属线的内部位置

一个新的时代。自 1996 年以来，该人工髓核已在人体中广泛使用，迄今在国际上植入的患者超过 4000 例（使用 PDN 或最新的 PDN-SOLO 人工髓核），并从一开始就取得了令人鼓舞的临床结果。1996 年德国首批植入 PDN 人工髓核的 10 例患者中，只有 1 例出现椎间隙塌陷。截至 2002 年，共有 480 例记录的患者，翻修率仅为 5%。PDN-SOLO 人工髓核的植入方法比最初的 PDN 人工髓核有了很大的改进，并取得了良好的效果。

NEWcleus 是另一种植入人体的髓核替代物，是一种由聚碳酸酯制成的独立装置。它卷曲成一个预制的螺旋形状，并通过开放手术植入。该装置在一项研究中植入到 5 例患者体内。用 X 线片记录椎间盘的运动，并用 CT 监测关节功能。随访报道未显示植入失效、移位或其他并发症。

Aquarelle 是另一种以水凝胶为基础的髓核替代物，由聚乙烯醇组成，植入前生理条件下水分含量约为 80%。一旦达到生理平衡，种植体就会在原位自由膨胀或收缩。在体外测试表明，只有在超过体内预期载荷的情况下才会发生不可逆的形变。

最近报道的 NeudiscSNi 水凝胶聚合物可以吸收水分并优选在轴向方向上膨胀（图 2-2）。

PIN 人工髓核是一种原位固化聚氨酯，注入球囊导管输送系统。可固化蛋白质水凝胶在椎间盘间隙内几分钟内固化，之后导管被拔除。

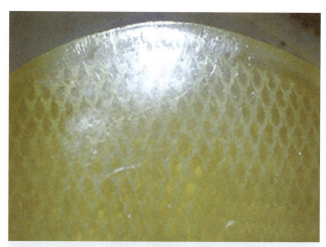

图 2-2 对 NeuDisc 长轴的屈伸运动进行了模拟 10 年的演示。从耐力测试中取出 3 个屈伸样本，并与对照组进行比较评估。其余 3 个样品进行横向弯曲试验。3 个屈伸耐力样品被评价没有表现出明显的分层、撕裂、裂缝或表面主要缺陷。所有 3 个样本都有从主轴径向方向的小磨损线

BioDisc 人工髓核是一种基于 CryoLife 公司外科黏性产品的可注射蛋白质水凝胶装置。早期的工作疲劳试验表明，在一千万次循环后椎间盘高度损失了 10%，随后又恢复了。

IDN 人工髓核是一种由 DNA 细菌发酵产生的人造丝弹性共聚物组成的合成水凝胶，可在几分钟内固化。早期试验结果表明，该材料在尸体生物力学抗挤压测试中，在载荷作用下，使椎间盘高度得到恢复。

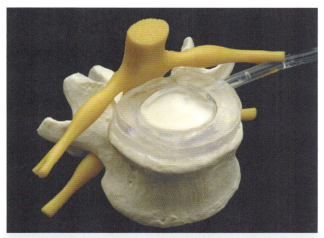

图 2-3 DASCOR 椎间盘置换术髓核替换系统（Disc Dynamics）在脊柱模型上。将原位可固化聚合物注入椎间盘空间中的聚氨酯球囊中。球囊膨胀以填补在椎间盘切除过程中产生的任何空隙。这种聚合物能在几分钟内从液态变为坚固而柔韧的固态

DASCOR 椎间盘置换系统是一种注射式冷聚氨酯聚合物，可在 12~15min 内原位固化，使用球囊可为植入的材料在椎间盘内制造出空间（图 2-3）。

还有许多其他研究正在进行中，新的研究工作无疑将继续下去。其中包括一种一体化的陶瓷或金属植入物，锚定在下椎体作为半关节成形术；一种水凝胶记忆卷绕材料，可吸收液体以恢复椎间盘高度；一种化学髓核溶解术的产物，确定配方和剂量来启动髓核的再生过程。

四、全椎间盘置换

全椎间盘置换分为两种类型：腰椎全椎间盘置换和颈椎全椎间盘置换。

（一）腰椎全椎间盘置换

Fernström 在 20 世纪 50 年代末的努力虽然没有成果，但引起广泛学习。在 20 世纪 80 年代，人们对脊柱关节成形术的兴趣再次高涨，引发了大量的学习和研究工作。Steffee 从 20 世纪 80 年代中期开始参与设计人工椎间盘，对高密度聚乙烯、CoCr 金属假体的发展，取得了长足的发展。这也导致 20 世纪 80 年代中期 AcroFlex 人工椎间盘的研究，由聚烯烃橡胶核心和钛合金终板形成的三明治式结构，随后在 1988—1989 年间用于 6 例患者。然而，由于初步临床试验时橡胶核心的崩解，后续研究被逐步停止。

20 世纪 90 年代，Steffee 用硅树脂替代橡胶，设计了和第一代装置相似的第二代 AcroFlex 人工椎间盘。6 例植入该装置的患者的 3 年随访的平均结果在 1993 年被发表。在 Steffee 等开发的 HP-100 硅树脂橡胶上进行改进设计，研制出了第三代 AcroFlex 人工椎间盘。然而，在第一批 40 例植入患者中，有几例患者的植入装置中橡胶出现了轻微的缺陷。术后 1~2 年的 CT 结果也显示同样的结果。同样，后来的动物实验研究也表明，矢状位和侧方弯曲的运动范围受到限制。

随着 SB Clarité 人工椎间盘的研制，全椎间盘置换取得了重大进展。SB Clarité 人工椎间盘是由 Schellna 和 Büttner-Janz 于 1982 年设计，并于 1984 年由 Zippel 首次植入（更多细节请参见本书相关章节）。该装置的滑动核心由 2 块金属终板之间的超高分子量聚乙烯（UHMWPE）组成。然而，它在装置移位和金属疲劳方面存在一些问题，这导致了第二代装置（SB Clarité Ⅱ）的产生，其特点是两端终板的平面延伸。虽然这个版本相比以前的装

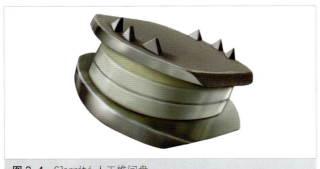

图 2-4　Clarrité 人工椎间盘

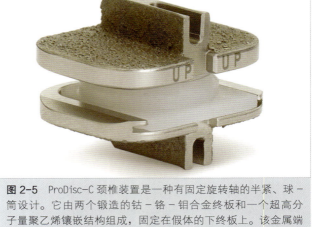

图 2-5　ProDisc-C 颈椎装置是一种有固定旋转轴的半紧、球 - 筒设计。它由两个锻造的钴 - 铬 - 钼合金终板和一个超高分子量聚乙烯镶嵌结构组成，固定在假体的下终板上。该金属端板有两个垂直鳍，可立即固定在终板上，并通过钛等离子喷涂用来在骨整合过程中长期固定。由 DePuy Synthes Spine 提供。ProDisc-C 是 DePuy Synthes Spine 的一个商标

置有了改进，但疲劳断裂仍然导致了早期失败。然后，第三代也是当前版本（SB Clarrité Ⅲ）在 1987 年被开发出来，它具有更宽平的终板（图 2-4）。自 1987 年以来，世界范围内的许多研究都显示了令人鼓舞的结果。其中包括 1994 年的 Griffith 等、1997 年的 Lemaire 等、1996 年的 Cinotti 等、1999 年的 Zeegers 等、2003 年的 McAfee 等和 2005 的 David 等的研究成果。SB Clarrité Ⅲ 是目前植入最广泛的全椎间盘置换系统，在全世界有 7000 多例植入病例。

ProDisc 人工椎间盘是一款 20 世纪 80 年代由 Marnay 开发的全椎间盘置换人装置，由 2 个钴铬钼（CoCrMo）合金终板组成，表面喷涂钛等离子以改善骨整合（图 2-5）。与 SB Clarrité Ⅲ 的自由浮动核心不同，ProDisc 植入物具有固定上、下方终板和金属终板的垂直鳍。最初，Marnay 在 1990 至 1993 年间将该装置植入 64 例患

者。1999 年，一项长期跟踪研究显示出了令人鼓舞的结果。经过几次设计变化，第二代装置 ProDisc Ⅱ 于 1999 年在欧洲使用。Mayer 等、Bertagnoli 和 Kumar 等报道了这一改进装置的良好效果，该装置已被植入 108 例患者。2001 年，美国食品和药品监督管理局（FDA）第一次批准了 ProDisc 植入的器械临床研究（Investigational Device Exemption，IDE）。2003 年初，Synthes-Stratec 公司收购了 ProDisc。最近的研究继续显示出使用该人工椎间盘的良好结果。

Maverick 人工椎间盘是一种两片状金属对金属的设计，采用了抛光的钴铬钼合金栅栏和插座，包括一个更靠后的旋转中心（图 2-6）。首次临床应用于 2002 年 1 月，早期临床结果令人满意。Maverick 已经完成了这项 FDA

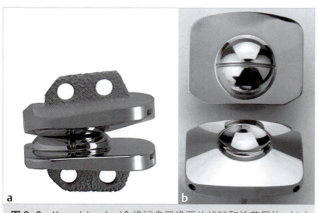

图 2-6　Maverick。（a）全椎间盘置换两片状球和关节假体。（b）独特的金属对金属终板（钴铬钼合金）

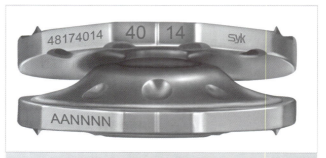

图 2-7　FlexiCore 人工椎间盘（前视图）

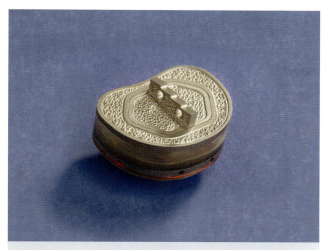

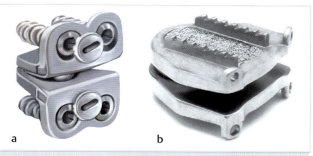

图 2-9　（a）Prestige Ⅱ 人工椎间盘。(b) Prestige LP 人工椎间盘

图 2-8　Theken eDisc 人工椎间盘

它有一个微型电子模块和完整的传感器，可以让椎间盘收集植入物运动和负荷的数据。这些数据可用于监测患者的康复情况，改善手术放置位置，并协助检测融合情况。微电子模块可监视任何可能发生的动态高负荷事件。它通过向带声报警器发送无线信号，警告病人负荷过重。然而，目前还没有一篇论文报道这种创新植入物的临床和放射学结果。

多中心研究的随机部分，现在正在继续进行 FDA 批准的临床试验。该试验于 2003 年 5 月在美国开始，并对受试者进行为期 2 年的随访。

　　FlexiCore 椎间盘置换装置是另一种金属对金属设计，作为独立单元植入（图 2-7）。圆顶形终板的形状被设计为契合椎体终板的凹陷，可以通过多个角度植入。美国 FDA 批准的临床试验于 2003 年 8 月开始，并进行为期 2 年的随访。目前临床随机研究已经完成，最近仍处于持续可访问模式。

　　Theken eDisc 人工椎间盘（图 2-8）是最近开发的人造椎间盘之一。椎间盘由 Theken 公司开发的聚合物构成，这是一种专门承受腰椎的负载与运动的人造橡胶聚合物。

（二）颈椎全椎间盘置换

　　在 20 世纪 50 年代使用 Fernström 球体植入术进行第一次颈椎全椎间盘置换术之后，McKenzie 在 1969 年（使用 Fernström 球体）、Harmon 在 1957 年（使用 Vitalium 球体）也进行了类似的尝试。南非的 Reitz 和 Joubert 也报道了使用 Fernström 假体治疗顽固性头痛和颈臂痛，但没有长期的随访。

　　下一个颈椎间盘置换装置的重大进步是由 Cummins 公

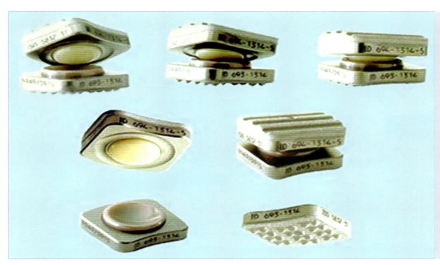

图 2-10　Cervidisc 人工椎间盘由周围是钛、锆合金和羟基磷灰石涂层的陶瓷移动表面组成的

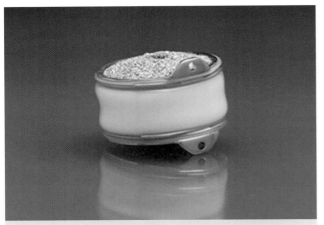

图 2-11 Bryan 人工椎间盘有多孔涂层钛合金终板，利于骨长入。装置直径为 14~18mm，高度则是统一的。图片右侧的金属拉环附在植入装置上，也消除了装置迁移到中央椎管的风险

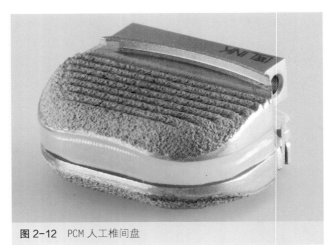

图 2-12 PCM 人工椎间盘

司 1989 年在英国布里斯托尔的弗伦凯医院完成的。这种装置现在被称为"Prestige 人工颈椎间盘"，最初由不锈钢制成，用实心螺钉固定在椎体上。它允许各个颈椎节段自由运动（图 2-9）。

1991—1996 年，对 20 例患者进行了初次临床试验，结果令人满意。最初的 Bristol/Cummins 椎间盘在 1998 年被修改为第二代设计，即 Prestige Ⅰ 人工椎间盘，它旨在保留更多的颈椎生理运动功能，而不会受到小关节和周围组织的限制。对 15 例患者的 2 年随访研究显示，除 1 例患者外所有患者均保留了整个植入部位的颈椎运动。在 1999 年，Prestige Ⅱ 人工椎间盘被开发，其特点是具有更符合解剖学的终板设计。随后的临床研究继续显示出更好的和令人鼓舞的结果。在 2002 年，进一步修改为目前的设计，Prestige ST 人工椎间盘。

1999 年，Pointillart 研制并植入了一种间隔式人工椎间盘。然而，10 例接受植入物的患者中有 8 例在 2 年后自发融合，研究工作随即停止。同样，在 1999 年，Ramadan 开始植入氧化锆陶瓷滑动表面钛合金终板组成的 Cervidisc 人工椎间盘（图 2-10）。（更多关于 Cervidisc 人工椎间盘的内容，请参阅本书的相关章节。）

Bryan 人工椎间盘是一种一体化复合型金属对聚合物装置，由耐磨的弹性聚合物核心组成，其具有完全可变的瞬时转动轴，使其可不依赖于辅助固定（图 2-11）。这种假体装置在 20 世纪 90 年代后期发展起来，并在世界范围内进行了大量的研究，其结果令人满意。2002 年，在美

国食品和药品监督管理局（FDA）的监管下，临床试验开始在美国进行。（更多关于 Bryan 人工椎间盘的内容，请参阅本书的相关章节。）

PCM 人工椎间盘最初由 McAfee 医生开发，其特点是大层半径的超高分子量聚乙烯支撑面附在下方终板上，允许与颈椎节段生理运动相一致的弧形平移运动（图 2-12）。2002 年 12 月，在巴西圣保罗进行了首次人体植入手术。2004 年的一项试点研究的结果表明是有希望的。美国的临床试验预计很快就会开始。（更多详细内容，请参阅本书的相关章节。）

ProDisc-C 人工椎间盘，是基于 ProDisc 腰椎间盘设计的，是一种关节假体，由聚乙烯核心和钛合金涂层的金属终板及 2 个带矢状面的翼状物组成。虽然目前的研究仍在进行，但初步结果令人鼓舞。2002 年 12 月首次被植入

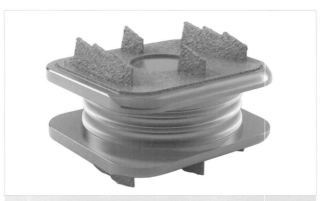

图 2-13 M6-C 颈椎间盘的髓核结构是由一种高弹性材料和周围的聚合物纤维结构组成

人体，临床试验正在美国进行。

M6-C 人工椎间盘（图 2-13），复杂程度相比于其他膝关节或髋关节更甚，能够在 6 个自由度方向运动。M6-C 人工椎间盘模仿人颈椎椎间盘的解剖、生理和生物力学特性。它由可压缩的聚碳酸酯聚氨酯人造髓核和聚乙烯编织的纤维环组成。独特的设计紧密地复制了椎间盘的自然运动特性。具有抗轴向压缩，并能在 6 个自由度方向运动的特点。M6-C 人工椎间盘有 2 个表面由钛等离子处理的钛合金终板和将椎间盘固定在椎体的龙骨。Reyes-Sánchez 等报道了 25 例植入 M6-C 人工颈椎间盘的患者的临床及影像学结果。包括颈部功能障碍指数、手臂疼痛、颈痛和 SF-36 评分在 24 个月分别改善了 46%、43%、51% 和 26% 的患者。ROM 评分在 24 个月后恢复到治疗前水平。

Mobi-C 人工椎间盘是由 2 个钛合金端板及聚乙烯植入物组成。该植入物是一种金属对聚合物连接装置。侧方倒齿结构设计保证植入物最佳的锚固和稳定性。倒齿的倾斜形状利于植入物的植入，并保证锚定在椎体的坚实部位。自中心运动植入到瞬间旋转中心位置，在保持颈椎前凸的状态下，允许治疗节段回到正常的生理运动范围。移动性植入降低了骨对植入物接触面的束缚，也减少了后方小关节的制约。Kim 等报道了 23 例 Mobi-C ADR 患者的临床和影像学结果。随访 6 个月，颈痛 VAS 评分由 6.5 降至

1.4，神经根病 VAS 评分由 6.7 降至 0。他们还报道了成功的影像结果，包括 C2~C7 运动保留（术前 56.3°，术后 52.6°），节段运动范围（ROM）（术前 10.6°，术后 14.6°）和相邻段运动（6 个月随访时是术前的 97%）。Park 等报道了 75 例颈椎全椎间盘置换术（TDR）患者的中期随访。总成功率按 Odom 标准评估为 86.7%，但在术后 24 个月时对位和运动有减少趋势。采用 Mobi-C 人工椎间盘行颈椎人工椎间盘置换术（C-ADR）联合 ACDF 与双节段 ACDF 手术疗效由 Shin 等证实。

五、FDA 批准现状

虽然早在 20 世纪 50 年代腰椎人工椎间盘置换术（ADR）已经出现，但只有两种装置（Charité 和 ProDisc-L 人工椎间盘）获得了 FDA 批准。Charité 和 ProDisc-L 人工椎间盘用于单节段退变性椎间盘疾病（DDD）患者的脊柱关节成形术，DDD 定义为经临床病史和 X 线片检查证实的椎间盘源性腰痛。Charité 人工椎间盘被批准用于 L4~S1 节段，ProDisc-L 人工椎间盘被批准用于 L3~S1 节段。其他腰椎假体装置正在美国进行调研，包括 FlexiCore 人工椎间盘，Maverick 人工椎间盘，Theken eDisc 人工椎间盘，Mobidisc 人工椎间盘，Activ-L 人工椎间盘和 Kineflex 人工椎间盘（表 2-1）。

表 2-1 腰椎人工椎间盘总结

器械	制造商	分类	生物力学	FDA 批准	生物材料
PDN	Raymedica, Bloomington, MN	非限制型	金属对金属	—	CoCrMo 合金
Charité	DePuy Spine, Raynham, MA	非限制型	金属对聚合物	2004.10.26	CoCrMo 合金

器械	制造商	分类	生物力学	FDA 批准	生物材料
ProDisc-L	Synthes，West Chester，PA	半限制型	金属对聚合物	2006.08.14	CoCrMo 合金
AcroFlex	DePuy Spine，Raynham，MA	非限制型	金属对聚合物	—	钛合金终板，超高分子量聚乙烯核心
FlexiCore	Stryker Spine，Allendale，NJ	非限制型	金属对金属	—	CoCrMo 合金
Maverick	Medtronic，Memphis，TN	半限制型	金属对金属	—	CoCrMo 合金
Theken eDisc	Theken Disc，Akron，OH	非限制型	金属对聚合物	—	钛合金终板，Theken 开发人造橡胶
Mobidisc	Mobidics Lumbar Disc，LDR USA，Austin，TX	非限制型	金属对聚合物	—	CoCrMo合金终板，超高分子量聚乙烯核心
Activ-L	Aesculap，Center Valley，PA	半限制型	金属对聚合物	—	CoCrMo合金终板，超高分子量聚乙烯核心

续表

器械	制造商	分类	生物力学	FDA 批准	生物材料
Kineflex 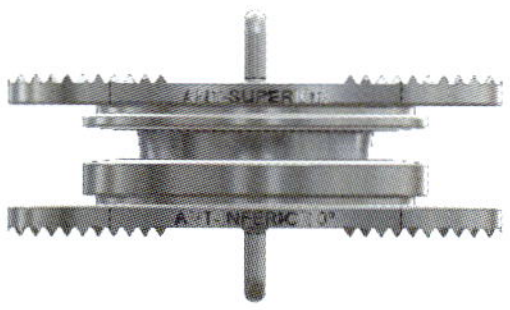 	SpinalMotion，Inc.，Mountain View，CA	非限制型	金属对金属	—	CoCrMo 合金

　　Prestige 人工椎间盘在 2007 年 7 月 16 日获得 FDA DMA 的Ⅲ类器械批准。Prestige 人工椎间盘用于 C3~C7 单节段椎间盘切除患者的椎间盘重建。该装置通过前路开放手术植入。对顽固性神经根病和（或）脊髓病，患者病史和影像学检查显示至少有下列一项导致产生神经根症状和（或）脊髓压迫：椎间盘突出和（或）骨赘形成。FDA 要求 Prestige 制造商进行为期 7 年的批准后临床试验及 5 年的加强监测研究。ProDisc-C 人工椎间盘于 2007 年 12 月获得 FDA 批准。FDA 对 ProDisc-C 的批准取决于 209 名受试者的 7 年随访非劣效研究，99 名持续接触受试者的 7 年随访研究，以及一项为期 5 年的全面地描述不良事件的强化监测研究。Bryan 人工椎间盘于 2009 年 3 月被 FDA 批准用于单节段颈椎间盘退变性疾病的治疗，定义为下列任意组合：椎间盘突出合并神经根病、神经根型颈椎病、椎间盘突出合并脊髓病或者脊髓型颈椎病导致功能受损、至少有一个临床神经学体征与需要治疗的颈椎节段有关，以及影像学证实需要手术者。FDA 要求其制造商将受试者术后随访时间延长到 10 年。此外，制造商必须进行 5 年增强的监测研究，以便更充分地描述不良事件。其他颈椎假体装置正在美国进行 FDA 医疗器械临床研究豁免试验，包括 Activ-C 人工椎间盘、Discocerv 人工椎间盘、Discover 人工椎间盘置换系统、Kineflex-C 人工椎间盘、CerviCore 人工椎间盘、NeoDisc 人工椎间盘和 Secure-C 人工椎间盘（表 2-2）。

表 2-2　颈椎人工椎间盘总结

器械	制造商	分类	生物力学	FDA 批准	生物材料
Prestige LP 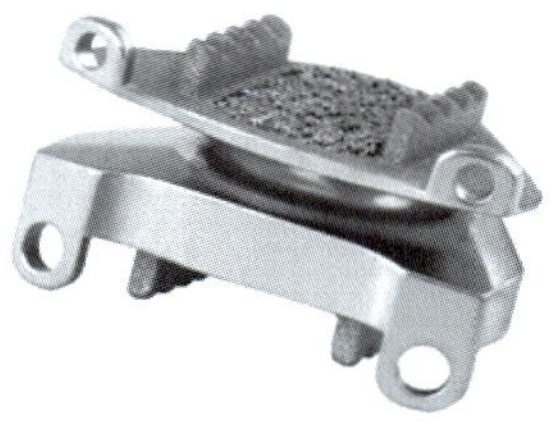 	Medtronic，Memphis，TN	非限制型	金属对金属	2007.06.17	钛合金陶瓷复合材料
Bryan 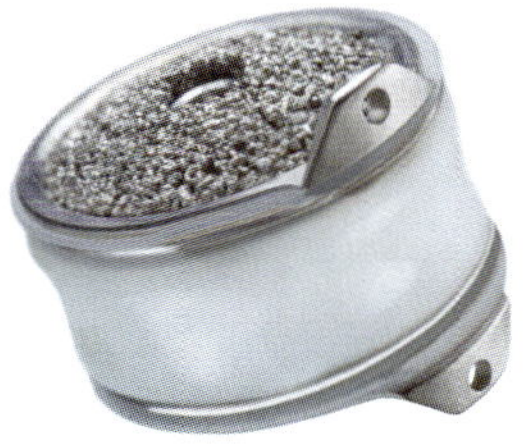 	Medtronic，Memphis，TN	非限制型	金属对聚合物	2009.03.12	钛合金外壳，聚氨酯髓核

器械		制造商	分类	生物力学	FDA 批准	生物材料
PCM		NuVasive，San Diego，CA	半限制型	金属对聚合物	—	CoCrMo 合金终板，超高分子量聚乙烯核心
ProDisc-C		Synthes Spine West Chester PA，DePuy Synthes Spine	半限制型	金属对聚合物	2007.12.17	CoCrMo 合金终板，超高分子量聚乙烯核心
M6-C		Spinal Kinetics，Sunnyvale，CA	非限制型	金属对聚合物	—	钛合金外壳，聚碳酸酯聚氨酯，编织聚乙烯环
Mobi-C		Mobi-C Cervical Disc，LDR USA，Austin，TX	半限制型	金属对聚合物	—	钛合金终板，超高分子量聚乙烯核心
Activ-C		Aesculap，Center Valley，PA	半限制型	金属对聚合物	—	钛合金终板，超高分子量聚乙烯核心
Discocerv		Scient'x，Carlsbad，CA 未获得美国 FDA 批准	半限制型	陶瓷对陶瓷	—	钛合金终板，陶瓷支座

续表

器械	制造商	分类	生物力学	FDA 批准	生物材料
Discover 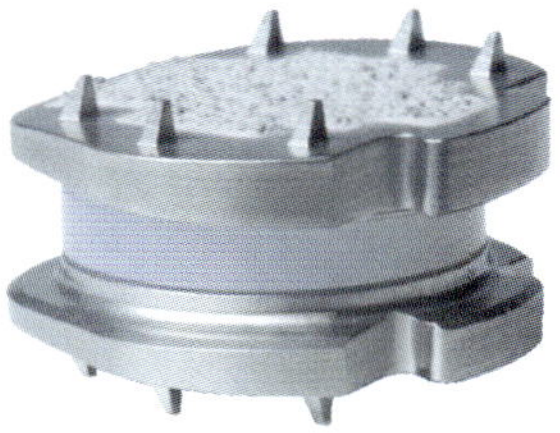	DePuy Spine, Raynham, MA 未获得美国 FDA 批准	半限制型	金属对聚合物	—	钛合金终板，超高分子量聚乙烯核心
Kineflex-C 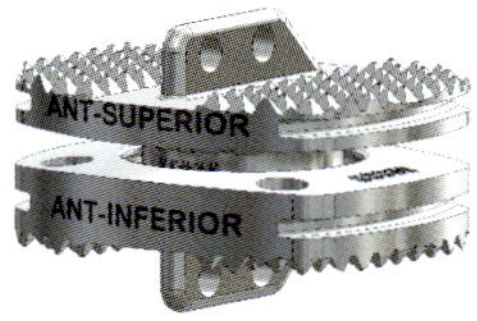	SpinalMotion, Inc., Mountain View, CA	半限制型	金属对金属	—	CoCrMo 合金
CerviCore 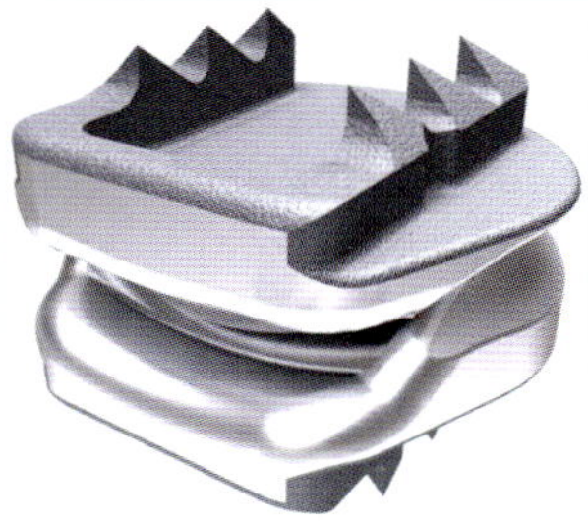	Stryker Spine, Allendale, NJ	半限制型	金属对金属	—	CoCrMo 合金
NeoDisc 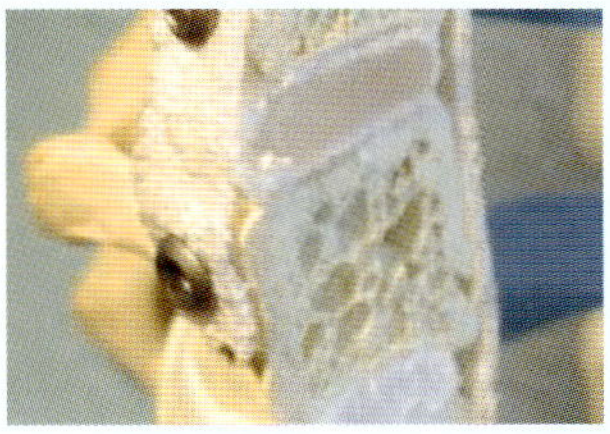	NuVasive, San Diego, CA	非限制型	聚合物	—	聚酯纤维外衣，硅树脂核心
Secure-C 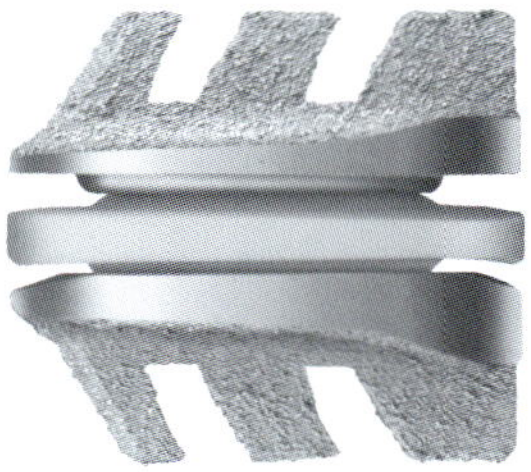	Globus Medical, Audubon, PA	半限制型	金属对聚合物	—	CoCrMo 合金终板，超高分子量聚乙烯核心

待解决的问题

随着越来越多的患者进行椎间盘置换，其并发症也逐渐被报道。以下是椎间盘置换亟待解决的问题。

- 异位骨化
- 相邻节段退变
- 磨损产物及金属超敏反应
- 手术困难
- 成本效益

异位骨化（Heterotopic Ossification，HO）是指治疗节段的钙化现象，随后引起运动减少。HO往往引起多种临床症状。相邻节段退变（Adjacent Segment Degeneration，ASD）可能是使用椎间盘置换术替代脊柱融合术的一个主要原因。然而，人工椎间盘置换是否减少邻椎退变的概率仍是理论上的。椎间盘置换的主要根据是其能减少相邻节段退变的发生。因此，这个问题应该在不久的将来得到明确的解决。与人体椎间盘不同，人工椎间盘可能会产生磨损产物及金属超敏反应。其中一些被认为是对脊柱有害的。尽管一位熟练的外科医生可以在1h内完成椎间盘置换手术，但一些患者的平均手术时间通常比微椎间盘切除和融合要长。此外，重要器官如主动脉、腔静脉也有潜在的损伤风险。手术难度也比后路手术更大。在翻修手术中，这些因素进一步提高了手术风险。更简单、更安全的器械也需要被开发。

六、小结

脊柱关节成形术可能是脊柱手术历史上创新的和最令人振奋的进步。通过运动保留技术来降低相邻节段退变的风险，并改善长期结果。不少短期和中期随访研究已经证实了运动保留及满意的临床结果。然而，目前尚缺乏证明脊柱关节成形术比脊柱融合术有更好的长期临床结果的研究，以及支持脊柱关节成形术有较少的邻椎退变的假说的证据。脊柱关节成形术最科学的证据是由少量假体装置证实产生的，但是其结果类推到其他所有的装置是相似的。一旦相应问题被解决，椎间盘置换将会迎来它的黄金时代。理论进步和技术革新将使这一发展成为可能。

七、参考文献

[1] Albert TJ, Eichenbaum MD. Goals of cervical disc replacement [J]. Spine, 2004, 4 Suppl: 292S-293S.

[2] Hilibrand AS, Robbins M. Adjacent segment degeneration and adjacent segment disease: the consequences of spinal fusion [J]. Spine, 2004, 4 Suppl: 190S-194S.

[3] Goffin J, van Loon J, Van Calenbergh F, et al. Long-term results after anterior cervical fusion and osteosynthetic stabilization for fractures and/or dislocations of the cervical spine [J]. Spinal Disord, 1995, 8: 500-508, discussion 499.

[4] Learmonth ID, Young C, Rorabeck C. The operation of the century: total hip replacement [J]. Lancet, 2007, 370: 1508-1519.

[5] Bajj AA, Uribe JS, Vale FL, et al. History of cervical discarthroplasty [J]. Neurosurg Focus 2009, 27: E10.

[6] Fekete TF, Porchet F. Oversiew of disc arthroplasty—past, present and future [J]. Acta Neurochir(Wien), 2010, 152: 393-404.

[7] Yi S, Ahn PG, Kim DH, et al. Cervical artificial disc replacement, II: Clinical experience with the cervical artificial disc [J]. Neurosurg Q, 2008, 18: 96-103.

[8] Le H, Thongtrangan I, Kim DH. Historical review of cervical arthroplasty [J]. Neurosurg Focus, 2004, 17: E1.

[9] Bao QB, Yuan HA. New technologies in spine: nucleus replacement [J]. Spine, 2002, 27: 1245-1247.

[10] Bao QB, McCullen GM, Higham PA, et al. The artificial disc: theory, design and materials. Biomaterials [J]. 1996, 17: 1157-1167.

[11] Hamby WB, Glaser HT. Replacement of spinal intervertetral discs with locally polymerizing methyl methacrylate: experimental study of effects upon tissues and report of a small clinical series [J]. Neurosurg, 1959, 16: 311-313.

[12] Nachemson A. Some mechanical properties of the lumbar intervertebral discs [J]. Bull Hosp Jt Dis, 1962, 23: 130-143.

[13] Fernström U. Arthroplasty with intercorporal endoprothesis in herniated disc and in painful disc [J]. Acta Chir Scand Suppl, 1966, 357: 154-159.

[14] McKenzie AH. Steel ball arthroplasty of lumbar intervertebral disks: a preliminary report [J]. Boe Joint Surg Br, 1972, 54: S766.

[15] McKenzie AH. Fernström intervertebral disk arthroplasty: a long-term evaluation [J]. Orthopedics International, 1995, 3B: 313-324.

[16] Nachemson A. Challenge of the artificial disk. In: Weinstein J, ed. Clinical Efficacy and Outcome in the Disgnosis and Treatment of Low Back Pain[M]. New York: Raven, 1992.

[17] Nachemson A. The lumbar spine: an orthopaedic challenge [J]. Spine, 1976, 1: 59-71

[18] Cart A, Ledet E, Yuan H. Sharan A. New developments in nucleus pulposus replacement technology [J]. Spine, 2004, 4 Suppl: 325S-329S.

[19] Schneider PG. Oyen R. Surgical replacement of the intervertebral disk: first communication: replacement of lumbar disks with silicon-rubber: theoretical and experimental investigations[in German] [J]. Z Orthop thre Grenzgeb, 1974, 112: 1078-1086.

[20] Froning EC. Intervertebral disk prosthesis and instruments for locating same [J]. United States Patent 3, 875, 595. April 8, 1975.

[21] Roy-Camille R, Saillant G, Lavaste F. Experimental study of lumbar disk replacement [in French] [J]. Rev Chir Orthop Repar Appar Mot, 1978, 64 Suppl 2: 106-107.

[22] Fassio B. French patent[M]. 2372622, 30-06. 1978.

[23] Fassio B, Ginestié JF. Discal prosthesis made of silicone: experimental study and 1st clinical cases [in French] [J]. Nouv Presse Med, 1978, 7: 207.

[24] Horst M. Mechanical loading of the vertebral body cover plate(measurement of direct stress distribution at the interface between intervertebral disk and vertebral body). In Junghanns H, ed. Die Wirbelsaule in Forschung und Praxis[M]. Bd 95. Stuttgart: Hippokrates, 1982.

[25] Hou TS, Tu KY, Xu YK, et al. Lumbar intervertebral discprosthesis: an experimental study [J]. Chin Med J(Engl)1991, 104: 381-386.

[26] Edeland HG. Suggestions for a total elasto-dynamic intervertebral disc prosthesis [J]. Biomater Med Devices Artif Organs, 1981, 9: 65-72.

[27] Kunze JD, Intervertebral disk prosthesis [J]. United States patent 4, 349, 921. September 21, 1982.

[28] Ordaway NR, Han ZH, Bao QB. Restoration of biomechanical function with the hydrogel intervertebral disk implant [J]. Proceedings of the 21st Annual Meeting of the International Society of the Study of the Lumbar Spine, Seattle, WA; 1994: 8.

[29] Ordaway NR, Han ZH, Bao QB. Biomechanical evaluation for the intervertebral hydrogel nucleus [J]. Proceedings of 9th Annual Meeting of the North American Spine Society, inneapolis, MN: 1994: 90-91

[30] Ray CD. Prosthetic disk and method of implating [J]. United States patent 4, 772, 287. September 20, 1988.

[31] Ray CD. Prosthetic disk containing therapeutic material [J]. United States

patent 4, 904, 260. February 27, 1990.

［32］Ray CD, Corbin TP. Prosthetic disk containing therapeutic material [J]. Eurpean paten 0353936, 07-02-1990. 1990.

［33］Ray CD, Sachs BL, Norton BK, et al. Prosthetic disk nucleus implants: an update. In: Gunzburg R, Szpalski M, eds. Intervertebral Disc Herniation [J]. Philadelphia: Lippincott Williams & Wilkins, 2002.

［34］Ray CD. The Raymedica Prosthetic Disc Nucleus(PDNR): stabilizing the degenerated lumbar vertebral segment without fusion or total disk replacement. In: Kim DH, Cammisa FP, Fessler RG, eds. Dynamic Reconstruction of the Spine[M]. New York: Thieme, Forthcoming.

［35］Bertagnoli R, Schönmayr R. Surgical and clinical results with the PDN prosthetic disc-nucleus device [J]. Eur Spine J 2002, 11 Suppl 2: S143-S148.

［36］Klara PM, Ray CD. Artificial nucleus replacement: clinical expericne [J]. Spine, 2002, 27: 1374-1377.

［37］Husson JL, Korge A, Polard JL, et al. A memory coiling spiral as nucleus pulposus prosthesis: concept, specifications, bench testing, and first clinical results [J]. Spinal Disord Tech, 2003, 16: 405-411.

［38］Guyer RD, Ohnmeiss DD. Intervertebral disc prostheses [J]. Spine, 2003, 28 Suppl: S15-S23.

［39］Viscogliosis AG, Viscogliosi MR, Viscogliosi JJ. Spine Arthroplasty [J]. Spine Indus try Analysis Series, 2001.

［40］Traynelis VC. Spinal arthroplasty [J]. Neurosurg Focus, 2002, 13: E10.

［41］Ordawy NR, Vamvani V, Zhao J, et al. Failure properties of the intervertbral disk with a hydrogel nucleus [J]. The 44th Meeting of the Orthopaedic Research Society, New Orleans, LA, 1998, 6: 85.

［42］Ledet EH, Carl AL, Tymeson MP, et al. Preliminary biomechanical evaluation of a synthetically engineered hydrogel for nucleus replacement [J]. Proceedings of the 52nd Annual Meeting of the Congress of Neurologic Surgery; Scottsdale, AZ, 2002: 314.

［43］Felt JC, Bourgeault CA, Baker MW. Articulating joint repair [J]. United States patent 5888220. March 30, 1999.

［44］Fraser RD, Ross ER, Lowery GL, et al. AcroFlex design and results [J]. Spine, 2004, 4 Suppl: 245S-251S.

［45］Steffee AD. Artiticial spinal disk [J]. European patent 0392076. October 17, 1990.

［46］Steffee AD. Aritificial disk [J]. United States patent 5071437. Decemeber 10, 1991.

［47］Steffee AD. The Steffee artificial disk. In: Weinstein JN, ed. Clinical Efficacy and Outcome in the Diagnosis and Treatment of Low Back Pain[M]. New York: Raven: 1992.

［48］Enker P, Steffee A, Mcmillin C, et al. Artificial discreplacement. Preliminary report with a 3-year minimum follow-up [J]. Spine, 1993, 18: 1061-1070.

［49］Serhan H, Kuras J, McMillin C, et al. Spinal disk prosthesis. World patent 99/20209, April 29, 1999.

［50］Fraser RD, Ross ER, Lowery GL, et al. Spinal disk [J]. United States patent 6139579. October 31, 2000.

［51］Cunningham BW, Lowery GL, Serhan HA et al. Total disc replacement arthroplasty using the AcroFlex lumbar disc: a non-human primate model [J]. Eur Spine, 2002, 11 Suppl 2: S115-S123.

［52］Büttner-Janz K, Hochschuler SH, McAfee PC. The Artificial Disc[M]. Berlin: Springer-Verlag, 2003.

［53］Griffith SL, Shelokov AP, Büttner-Janz K, et al. A Multicenter retrospective study of the clinical results of the LINK SB Charité intervertebral prosthesis. The initial European experience [J]. Spine, 1994, 19: 1842-1849.

［54］Lemaire JP, Skalli W, Lavaste F et al. Intervertebral disc prosthesis: results

and prospects for the year 2000 [J]. Clin Orthop Relat Res, 1997, 337: 64-76.

［55］Cinotti G, David T, Postacchini F. Results of disc prosthesis after a minimum follow-up period of 2 years [J]. Spine, 1996, 21: 995-1000.

［56］Zeegers WS, Bohnen LM, Laaper M, et al. Artificial disc replacement with the modular type SB Charité III: 2-year results in 50 prospectively studied patients [J]. Eur Spine, 1999, 8: 210-217.

［57］MaAfee PC, Fedder IL, Saiedy S, et al. SB Charité disc replacement: report of 60 prosective randomized cases in a US center [J]. Spinal Disord Tech, 2003, 16: 424-433.

［58］David T. Revision of a Charité artificial disc 9. 5 years in vivo to a new Charité artificial disc: case report and explant analysis [J]. Eur Spine, 2005, 14: 507-511.

［59］Büttner-Janz K, Schellnack K, Zippel H. Biomechanics of the SB Charité lumbar intervertebral disc endoprosthesis [J]. Int Orthop, 1989, 13: 173-176.

［60］Chedid KJ, Chedid MK. The"tract"of history in the treatment of lumbar degenerative disc disease [J]. Neurosurg Focus, 2004, 16: E7.

［61］Marnay T. Prosthesis for Intervertebral disks and instruments for implanting it [J]. U. S. patent 5, 314, 477. May 24, 1994.

［62］Marnay T. Lumbar disk replacement: 7-10 years results with ProDisc [J]. Eur Spine, 2002, 11: S19.

［63］Mayer HM, Wiechert K, Korge A, et al. Minimally invasive total disc replacement: surgical technique and preliminary clinical results [J]. Eur Spine, 2002, 11 Suppl 2: S124-S130.

［64］Bertagnoli R, Kumar S. Indications for full prosthetic disc arthroplasty: a correlation of clinical outcome against a variety of indications [J]. Eur Spine, 2002, 11 Suppl 2: S131-S136.

［65］Zigler JE, Burd TA, Vialle EN, et al. Lumbar spine arthroplasty: early results using the ProDisc II: a prospective randomized trial of arthroplasty versus fusion [J]. Spinal Disord Tech, 2003, 16: 352-361.

［66］LeHuec JC, Kiaer T, Friesem T, et al. Shock absorption in lumbar disc prosthesis: a preliminary mechanical study [J]. Spinal Disord Tech, 2003, 16: 346-351.

［67］Mathews HH, Lehuec JC, Friesm T, et al. Design rationale and biomechanics of Maverick Total Disc arthroplasty with early clinical results [J]. Spine, 2004, 4 Suppl: 268S-275S.

［68］Valdevit A, Errico TJ. Design and evaluation of the FlexciCore metal-on-metal intervertebral disc prosthesis [J]. Spine, 2004, 4 Suppl: 276S-288S.

［69］Cole CP, Navarro RR. ASME 2007 and Frontiers in Biomedical Devices[M]. In: ASME, 2007: 49-50.

［70］Harmon PH. Anterior excision and vertebral body fusion operation for intervertebral disk syndromes of the lower lumbar spine: three-to five-year results in 244 cases [J]. Clin Orthop Relat Res, 1963, 26: 107-127.

［71］Reitz H, Jouber MJ. Intractable headache and vervico-brachialgia treated by complete replacement of cervical intervertebral disks with a metal prosthesis [J]. S Afr Med, 1964, 38: 881-884.

［72］Cummims BH, Robertson JT, Gill SS. Surgical experience with an implanted artificial cervial joint [J]. Neurosurg, 1998, 88: 943-948.

［73］Wigfield CC, Gill SS, Nelson RJ, et al. The new Frenchay artificial cervical joint: results from a two-year pilot study [J]. Spine, 2002, 27: 2446-2452.

［74］Porchet F, Metcalf NH. Clinical outcomes with the Prestige II cervical disc: perliminary results from a prospective randmoized clinical trial [J]. Neurosurg Focus, 2004, 17: E16.

［75］Pointillar V. Cevical disc prosthesis in humans: first failure [J]. Spine, 2001, 26: E90-E92.

［76］Lafuente J, Casey AT, Petzold A, et al. The Bryan cervical disc prosthesis as an alternative to arthrodesis in the treatment of cervical spondylosis: 46 consecutive cases [J]. Bone Joint Surg Br, 2005, 87: 508-512.

[77] Goffin J, Van Calenbergh F, van Loon J, et al. Intermediate follow-up after treatment of degenerative disc disease with the Bryan Cervical Disc Prostheis: single-level and bi-level [J]. Spine, 2003, 28: 2673-2678.

[78] Goffin J, Casey A, Kehr P et al. Preliminary clinical experience with the Bryan Cervical Disc Prosthesis [J]. Neurosurgery, 2002, 51: 840-845, discussion 845-847.

[79] Anderson PA, Sasso RC, Rouleau JP, et al. The Bryan Cervical Disc: wear properties and early clinical results [J]. Spine, 2004, 4 Suppl: 303S-309S.

[80] Goffin J, Komistek R, Malfouz H, et al. In vivo kinematies of normal, degenerative, fused and disk-replace cervical spines [J]. Annual Meeting of the American Academy of Orthopaedic Surgeons; New Orleans, PA, 2003.

[81] Duggal N, Pickeet GE, Mitsis DK, et al. Early clinical and biomechanical results following cervical arthroplasty [J]. Neurosurg Focus, 2004, 17: E9.

[82] Anderson PA, Rouleau JP, Bryan VE, et al. Wear analysis of the Bryan Cervical Disc prosthesis [J]. Spine, 2003, 28: S186-S194.

[83] Pimenta L, McAfee PC, Cappucino A, et al. Clinical experience with the new artificial cervical PCM(Cervitech)disc [J]. Spine, 2004, 4 Suppl: 315S-321S.

[84] Cunningham BW. Porous coated motion cervical disk replacement: a biomechanical, histomorphometric and biologic wear analysis in a caprine model [J]. 18th Annual Meeting of the North American Spine Society, Total Disk Replacement Pre-Course; San Diego, CA, 2003.

[85] DiAngelo DJ, Foley KT, Morrow BR, et al. In vitro biomechanics of cerical discarthroplasty with the ProDisc-C total disc implant [J]. Neurosurg Focus, 2004, 17: E7.

[86] Bertagnoli R, Yue JJ, Pfeiffer F, et al. Early results after ProDisc-C cervical disc replacement [J]. Neurosurg Spine, 2005, 2: 403-410.

[87] Link HD, McAfee PC, Pimental L. Choosing a cervical disc replacement [J]. Spine, 2004, 4 Suppl: 294S-302S.

[88] Sears W, McCombe P, Sasso R. Kinematics of cervical and lumbar total disc replacement [J]. Semin Spine Surg 2006, 18: 117-129.

[89] Reyes-Sánchez A, Miramontes V, Olivarez LMR, et al. Inital clinical experience with a next-generation artificial disc for the treatment of symptomatic degenerative cervical rediculopathy [J]. SAS Journal, 2010, 4: 9-15.

[90] Kim SH, Shin HC, Shin DA, et al. Early clinical experience with the mobi-C disc prosthesis [J]. Yonsei Med, 2007, 48: 457-464.

[91] Park JH, Rhim SC, Roh SW. Mid-term follow-up of clinical and radiologic outcomes in cervical total disk replacement(Mobi-C): incidence of heterotopic ossiciation and risk factors [J]. Spinal Disord Tech, 2013, 26: 141-145.

[92] Shin DA, Yi S, Yoon H, et al. Artificial disc replacement combined with fusion versus two-level fusion in cervical two-level disc disease [J]. Spine, 2009, 34: 1153-1159, discussion 1160-1161.

[93] Leung C, Casey AT, Goffin J, et al. Clinical significance of heterotopic ossification in cervical disc replacement: a prospective multicenter clinical trial [J]. Neurosurgery, 2005, 57: 759-763, discussion 759-763.

[94] Mehren C, Suchomel P, Grochulla F, et al. Heterotopic ossification in total cervical artificial disc replacement [J]. Spine, 2006, 31: 2801-2806.

[95] Yi S, Shin HC, Kim Kn, et al. Modified techniques to prevent sagittal imbalance after cervical arthroplasty [J]. Spine 2007, 32: 1986-1991.

[96] Yi S, Kim KN, Yang MS, et al. Difference in occurrence of heterotopic ossification according to prosthesis type in the cervical artificial disc replacement. Spine, 2010, 35: 1556-1561.

[97] Nunley PD, Jawahar A, Kerr EJ III, et al. Factors affecting the incidence of symptomatic adjacent-level disease in cervical spine after total disc arthroplasty [J]. Spine, 2008, 33: 1701-1707.

[98] Harrop JS, Youssef JA, Maltenfort M, et al. Lumbar adjacent segment degeneration and disease after arthrodesis and total disc arthroplasty [J]. Spine, 2008, 33: 1701-1707.

[99] Jacobs JJ, Hallab NJ, Urban RM, et al. Wear particles [J]. Bone Joint Surg Am, 2006, 88 Suppl 2: 99-102.

[100] Cabraja M, Schmeding M, Koch A, et al. Delayed formation of a devastating granulomatous process after metal-on-metal lumbar disc arthroplasty [J]. Spine, 2012, 37: E809-E813.

第三章　脊柱后路动态内固定装置的基本原理

著者：Paul C. McAfee，Bryan W. Cunningham，Dilip K. Sengupta
审校：宁广智，王华东
译者：张海龙，黄润之

一、引言

在脊柱融合手术中，并非所有的手术都在生物力学上能达到坚强的内固定，因此其融合也并非绝对的融合。曾经在一场以脊柱融合为主题的研讨会上，8位与会专家试图就脊柱融合手术相关的问题达成共识，却产生8个不同的意见，但在融合手术中合理使用内固定装置有助于实现坚强的固定存在共识。关于刚性融合与韧性融合的作用，术中是否使用固定装置，已有学者在生物力学和临床研究方面进行了综述。由此得出的结论是：脊柱融合手术是使用刚性融合还是非刚性融合，取决于固定装置和融合质量。先前研究人员关于融合质量进行生物力学评估动物试验结果也支持这种观点。根据这些研究和文献回顾，本章讨论了不同级别的融合手术对运动节段疼痛缓解的临床效果以及对相邻节段的影响，最后基于此，提出实现理想动态稳定的理论基础。

二、脊柱融合的级别分类

（一）成功临床融合的定义

就"脊柱融合术的成功评判标准"的问题，研究人员邀请了8位脊柱专家提出了他们的观点，并特别关注了过伸过屈位片的运动方面的问题。对于成功的脊柱融合手术的定义仍存在较大争议。大多数专家认为，即使是坚固的融合，在过伸过屈位片中也可能表现出1°~5°不等的运动。同时，由于刚性的固定装置掩盖了假关节的形成，所以大多数学者认为，无运动并不能证明牢固融合。现阶段，只有二次探查手术发现连续的骨痂形成或移除移植物后受外力作用相应节段未感觉到明显运动才是公认的证明融合成功的有力证据。大多数研究人员一致认为，临床上的成功可能与技术上的成功不同。虽然骨关节融合是融合手术的目标，但对于临床疗效良好的患者而言，可能不需要证明关节的绝对融合。因此，正如1例行融合术的患者形成了稳定的假关节得到了良好的临床疗效，即使专家们对"何

为成功脊柱融合手术"看法不一，但可能说明：对于不同节段，成功脊柱融合手术的评判标准可能也有所不同。

Fraser在同一篇文章中记录了一个有趣的观察，即使存在坚强的后外侧融合，椎间盘间隙后仍能显示椎间盘运动。同时，也可观察到后方结构的微小运动，这种现象是由于椎弓根的固有弹性造成的。Weatherley等在5例成功行后外侧融合术的患者手术节段椎间也观察到了持续的微小运动。如果考虑骨的机械性质，这些临床观察并不令人惊讶。由于骨并非像钢一样坚硬，而有一定的弹性，这使得骨组织有了一定的韧性（在之后章节会有详细讨论）。

（二）非动态融合术的等级分类

对于不适用内固定装置的融合手术而言，在除去内固定装置后，其分级也变得显而易见。在一项采用后外侧融合术同时使用自体髂骨植骨治疗56例椎体滑脱患者的回顾性研究中，Lenke等通过影像学资料，对融合手术分类如下：

（1）绝对坚固（50%），双侧大质量骨小梁融合。

（2）可能坚固（18%），单侧大质量骨小梁融合，对侧小质量骨小梁融合。

（3）可能不坚固（11%），双侧小质量融合。

（4）绝对不坚固（21%），双侧植骨被吸收或双侧显著假关节形成。

尽管31%的患者未能达到坚固的融合，但手术成功率却达到了80%，这表明在许多例患者中，尽管未能达到坚强的融合或形成了稳定的假关节，但患者临床症状也能得到改善。这项研究还表明，融合手术有着不同的等级与坚强程度，Lenke后外侧融合术分型也为许多后续的临床研究提供了统一的分类标准。

（三）内固定装置移除对融合质量的影响

大多数研究者认为，后路内固定装置有助于提高融合率，减少侧位片中融合节段的运动表现，达到坚强固定。当研究者研究移除内固定装置对坚固融合的影响时发现，内固定装置确实增加了整个融合段的刚度，但并不

一定增加融合的完整性与融合物的大小。Deckey 等在对116 例脊柱侧凸患者行长节段后路融合手术的研究中，发现 14 例患者由于内固定突出而需要进行内固定装置移除，这 14 例患者中，虽然后方存在坚强的融合，但仍有 4 例患者产生了后凸畸形与疼痛，形成了假关节。与此结果相似，Bridwell 等通过对多例行融合手术治疗脊柱侧凸且术后结果显示融合坚固的患者进行长时程的随访结果表明，术后 5~10 年，无论是手术植入失败或植入物移除后继发畸形，这些患者都有假关节形成。该结果表明，由于内固定装置对融合物有一个应力屏蔽效应，因此移除内固定装置后可导致融合物断裂。由于内固定装置的存在必然增加融合物的刚度。所以，研究人员建议内固定装置移除后，即使前次手术为坚固融合，再次植入内固定时也可不必追求绝对的坚固融合。这一系列结果明确定义了融合手术中生物力学刚性与后外侧融合中 Lenke 分级 A 级——绝对坚固融合"无裂缝或缺口"的概念，同时也表明了融合的分类分级可能也取决于内固定装置的类型。

（四）融合物刚性与内固定装置坚固程度的选择

为了评估植入物对融合类型的分类分级的影响，众多学者进行了大量基于动物实验以及融合物和假关节组织的人体数据的研究，并发表了许多相关的文献。

（五）动物实验

Johnston 等通过使用不同直径椎弓根螺钉连接棒的内固定系统对 15 只山羊行 L3~L5 节段融合手术，把融合刚性作为观测指标，观测 12 周，他们发现连接棒的直径与脊柱融合的刚性呈正相关（$P=0.03$），与使用 3.2mm 连接棒或无连接棒节段相比，使用 4.8mm 或 6.4mm 连接棒组刚度更大。但是，可能由于实验模型未考虑连接棒或融合物的刚性不同及术后未进行长时程研究等原因，研究人员未发现较大直径连接棒的"应力屏蔽效应"。

Asher 等基于动物实验模型评估了植入结构对手术节段刚性的贡献率。该实验将 26 只犬随机分组，使用4.76mm 直径椎弓根螺钉行融合内固定手术，术后 6 个月或 12 个月组，以及使用 6.35mm 直径椎弓根螺钉行融合内固定手术，术后 6 个月或 12 个月组，还有未使用螺钉固定的假手术组。研究人员发现，经术后 6 个月的观测，随着融合过程的进展与融合物逐渐成形，植入结构对手术节段刚度的贡献率逐渐下降。同时，在整体手术节段刚性相同的情况下，6.35mm 螺钉对手术节段的刚度贡献率（22%）大于 4.76mm 螺钉的刚度贡献率（14%）。因此研究人员得

出结论：直径较大的椎弓根螺钉（6.35mm）相比直径较小的椎弓根螺钉（4.76mm）在融合节段具有更显著的应力屏蔽效应。

Kotani 与 McAfee 等也在绵羊模型做了类似的观察研究（$n=18$）：研究人员通过比较 L4~L5 节段多规格螺钉植入内固定手术（Variable Screw Placement，VSP）加自体髂骨植骨融合手术组（$n=6$），假手术对照组（$n=6$）和非手术的对照组（$n=6$）术后 4 个月腰椎标本的刚性，结果显示融合组与假手术对照组和非手术对照组相比，刚性显著增加。更重要的是，与植骨融合内固定手术（特别是在屈伸功能位）相比，在取出手术节段内固定装置而不破坏融合物的情况下，标本的刚性显著降低。假设非手术对照组术后标本刚性 100%，则移除内固定装置后标本标准化刚性降低到 88%，在前屈、背伸、侧曲、轴向旋转的刚性则分别为 73%、67%、98% 和 93%，这表明：当脊柱处于前屈、背伸的功能位时，内固定装置刚性的贡献率比其他位置要高，分别为 27% 和 33%。同时，在这种刚性内固定装置对手术节段刚度持续的贡献过程中，植骨融合物可以从编织骨逐渐变为板层骨而自然成形，这个过程增加了融合物的韧性（即相对灵活且坚固）（图 3-1）。

在一个基于犬的动物实验中，Craven 等比较了在L3~L5 节段使用较粗的椎弓根连接杆（6.35mm，$n=8$）和较细的椎弓根连接杆（4.76mm，$n=8$）行内固定手术的结果。12 周时，将每组的 4 只实验动物取出内固定装置，于 1~24 周内均用双能 X 线骨密度仪测量骨密度，同时，分别测量 L3~L5 的节段、全脊柱以及内固定装置的轴向抗压能力，并预测了前柱椎体所受负荷的百分比。与较粗的椎弓根连接杆（6.35mm）（最初承受 57% 负荷）相比，较细的连接杆（4.76mm）（最初承受 71% 负荷）可使后方结构与椎体更坚固地融合。同时，前柱椎体承受的负荷随时间增加而增加。此外，研究人员发现若内固定过于坚强，则会更显著地导致术后 6 周和 12 周的骨量损失，该现象平台期出现在术后 24 周，但若植入物去除后，则不会导致类似现象或出现骨量的增加。研究人员的结论是，对于融合手术可能存在一个前柱椎体承受负荷的百分之百范围，在此负荷范围内，可在限制骨应力屏蔽效应的同时，达到最佳的融合与前柱刚性。

笔者报道了多个关于内固定装置刚性对骨密度影响的动物实验。在其中一项研究中，研究人员描述了 42 只成年比格犬 L5~S1 节段融合内固定手术与融合非固定手

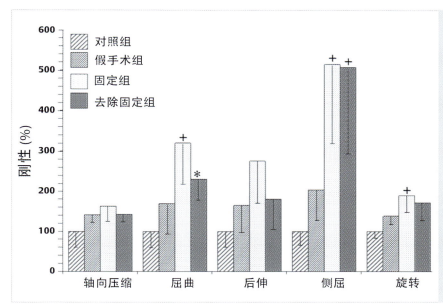

图 3-1　各组标本刚性占非手术对照组的百分比。在所有加载模式下，4 组之间有显著差异（轴向压缩：$F=5.34$，$P=0.007$；前屈：$f=11.42$，$P=0$；背伸：$F=5.59$，$P=0.006$；侧曲：$f=11.59$，$P=0$；轴向旋转：$F=9.26$，$P=0$），结果与假手术对照组（$P < 0.05$）和植骨融合手术组（$P < 0.05$）在统计学上均有显著差异

术的结果。所有金属内固定装置移除后其非破坏性机械测试显示，融合内固定手术更为坚固（$P < 0.05$），形态计量学结果显示，与未行融合手术的脊柱相比，行融合手术相应节段骨密度明显降低（即手术相关的骨质疏松症发生）。而在另一个相似的实验中，研究人员发现骨密度的降低与内固定装置的刚度增加呈线性相关（$r=0.778$）。

　　从这些动物实验的结果可以总结出，内固定装置有助于实现脊柱融合，但降低了其应力屏蔽效应。此外，因为更大的应力屏蔽效应，更牢固的内固定可能会导致更弱的融合物形成。但这些实验结论是否也适用于人类实验还有待研究。

（六）人体试验

　　比较坚强内固定、非坚强内固定以及非内固定对脊柱融合和骨密度的影响是很难进行人类研究的。但是，现阶段也有关于颈椎融合手术与取出融合物的翻修手术的临床资料可用作为进一步研究的基础。

　　在颈椎的影像学研究中，与腰椎相比，内固定装置对融合物的影响可在影像学中更清楚地被观察到。Saphier 等比较了刚性内固定板与负荷分担内固定系统在 50 例行颈椎前路融合术的患者相应节段的应力屏蔽效应，通过影像学结果确定手术融合率与内固定位移距离，结果表明：可分担负荷的内固定系统和刚性内固定系统的融合率分别为 96% 和 92%。刚性板组垂直平移明显大于可分担负荷

的内固定系统（$P < 0.05$）。研究人员认为，与刚性板系统相比，负荷分担系统临床疗效更优，虽然结果无统计学意义，但其症状性假关节较少。

　　Heggeness 和 Esses 回顾了 55 例行腰椎假关节翻修手术患者的影像学资料和手术记录，并将其假关节根据不同形态学表现分为 4 类：萎缩型、横向贯穿型、平板型和复杂型。其中，萎缩型假关节可能与脊柱内固定装置存在明显联系，并分担了其负荷。研究人员认为，内固定装置的应力屏蔽效应可能在某些患者中导致了植骨的萎缩。

　　内固定装置对人体受试者融合手术及术后产生影响可能比动物实验更为复杂。例如，某些研究结果可能不支持这样的说法：过于坚强的内固定总是比非坚强内固定对患者的危害更大。在 Kleiner 等进行的一项利用三维重建技术评估人类脊柱融合手术组织形态学特性的前瞻性研究中，56 例患者分别行内固定装置取出术或经微量荧光染料标记的延长融合术，12 例患者行无内固定的融合手术。通过术后对患者融合物和髂骨反复活检，并评估其骨钙化体体积、骨小梁厚度、骨钙化度及骨形成率。研究人员发现，与非内固定融合术的融合物或髂嵴相比，内固定融合术的融合物具有优良的材料特性，且在该研究中，内固定也未导致融合物的应力屏蔽。但是，这项研究只比较了坚强内固定与无内固定对融合物的影响，而未比较坚强内固定与非坚强内固定对融合物的影响。

三、脊柱内固定的最佳强度

（一）骨与融合物的力学性能

刚性可定义为应力 – 应变曲线的斜率，较大的斜率表示刚性较大的材料。强度定义为对材料施加的应力（或单位面积的负荷）使材料达到屈曲点或断裂点（屈曲强度或断裂强度）时材料的抗力。而韧性可定义为材料断裂或破裂所需的能量，由断裂点之前的应力 – 应变曲线下的面积来表示，是直到材料被破坏为止吸收的总能量的量度。强度的增加通常会导致韧性下降。回火钢比普通钢更具韧性，刚性不如后者。

由于不锈钢比钛更坚硬，而钛比骨组织坚硬几倍，与低碳钢 70 000 psi 的抗拉强度相比，密质骨的抗拉强度则为 20 000psi。但是就质量方面而言，因为相同体积下钢的质量是骨组织的 4.5 倍，因此实际上骨组织比钢的强度更大。骨的强度取决于两个因素：（a）性质；（b）骨骼在空间上的结构与排列方式。通常，骨组织可在骨总量不变的情况下，通过成骨细胞和破骨细胞的协作，形成二级骨单位（哈弗斯系统），从而经过重塑骨形态，形成编织骨与板层骨和重建骨等过程，改变或适应其所承受的负荷。通常，改变骨的内部结构、塑形和重塑以改变其力学性能的过程称为适应。由于骨力学特性与其所受负荷有关，这种变化是一个复杂过程的结果，因此可以假设，由于内固定装置比骨组织坚硬数倍，其应力屏蔽效应可能会对融合物的适应过程产生不利影响，使其不能达到足够的强度。

骨的硬度取决于它的钙化程度。骨组织钙化可增加其刚性（脆性），但降低了组织韧性。在普通骨中，骨钙物质含量、刚性和韧性均处于中等水平。在某些特殊情况下，骨的刚性与脆性十分重要：例如，内耳中的骨由于传声的需要，需要极高的硬度与脆性，所以该部位的骨是高度钙化且十分坚硬的。而另一方面，幼小动物的骨骼一般比成熟动物的骨骼更具韧性。因此，由于骨组织刚性和韧性此消彼长的关系，使骨组织既具刚性又具韧性似乎是不可能的。基于上述理论，为了使骨骼或融合物在任何解剖位置都能正常运作，必须对其力学性能进行优化，使其既不过于坚硬也不易破碎。

（二）脊柱融合与骨折愈合

脊柱融合的过程可能与骨折愈合的过程相似。在骨折愈合过程中，首先，快速形成由方向随机的细纤维胶原

组成的编织骨，并在短时间内高度钙化。虽然形成之初编织骨刚性较弱，但随着其不断钙化，其刚性也逐渐增加，这在骨折愈合的早期阶段是十分重要的。而后，为了增加骨折愈合后骨的强度，编织骨逐渐被板层骨所取代，与之前编织骨形成的速度相比，板层骨的形成速度较缓慢。但是板层骨的结构更为精细：其胶原纤维排列较编织骨厚，呈板层状排列，这使得板层骨变得比编织骨更具有韧性与强度，但刚性有所下降。脊柱融合早期形成的融合物可能是编织骨，随着时间的推移，融合物在负荷下逐渐成形，被板层骨取代。这种生物学过程可以解释脊柱融合过程中融合物刚性变化的现象。同时，金属内固定装置持久的应力屏蔽效应可能对融合物从编织骨到板层骨的成熟过程产生不利影响。

AO 内固定研究协会于 1958 年由 Maurice E. Muller 和他的同事创立，就脊柱融合和骨折愈合的问题，他们主张采用坚强的内固定形成"一期骨愈合"为治疗的优先目标，而不是骨痂形成。相反，Charnley 则强调通过骨痂的形成，形成稳定骨折达到"二期骨愈合"，而没有强调采用坚强的内固定使手术节段完全固定。骨折早期，骨痂由快速形成的编织骨组成，虽然其力学性能较差，但由于其体积大，覆盖面积广，因此可有相当大的强度，以迅速实现骨折愈合并允许早期负重（图 3-2）。若无坚强融合的应力屏蔽效应，骨痂的编织骨则逐渐被体积小，但强度与

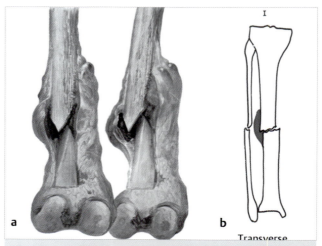

图 3-2 （a）骨折后 28 天骨折的骨膜骨痂示意图，可达到临床稳定，可见形成骨痂的厚度和无骨痂、缺血的白色骨折残端。（b）横形骨折愈合示意图，由于骨折横截面较小，其愈合过程中形成的桥接骨小梁强度可能不及周围大面积的强度较弱的新生骨痂

韧性都很高的板层骨所取代。因此 AO 主张的"采用坚强的内固定形成一期骨愈合"观点由于担心再骨折的发生，因而无法在骨折愈合后安全取出内固定装置。对此 Perren 解释为："在行绝对坚强的内固定手术后，骨骼内部结构的重建并不代表骨折的完全愈合，因此，所谓一期愈合，并不是严格意义上的治愈骨折，而是除去骨折产生的坏死骨的一种效应。"脊柱融合过程中坚强内固定对融合物产生的影响可能也与此相似。

在脊柱融合过程中，大面积非坚固融合质量可能比小面积坚固融合更稳定。这是由 McAfee 等在犬脊柱融合模型的实验中得出的结论（图 3-3）。如图所示，右侧的颈椎标本有较大面积的假关节形成，与左侧较小的坚固融合物相比，其机械测试结果更强。

Foster 等进一步研究刚性内固定装置（稳定）与半刚性内固定装置（不稳定）对绵羊模型融合物质量的影响。在对照组（稳定）（n=7）中，手术节段由椎体间钛网与后方椎弓根螺钉坚强内固定。在实验组（不稳定）（n=7）中，手术节段切除椎体附件不稳定以构建不稳定模型，前方无内固定装置，后方植入可允许前后最大 2 mm 位移的椎弓

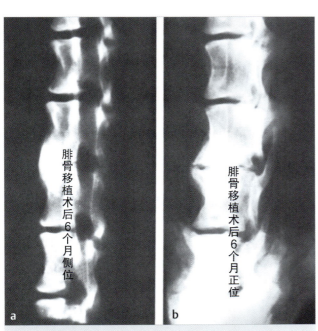

图 3-3　犬腰椎自体腓骨植骨融合后的正侧位 X 线图像。在脊柱融合过程中，大面积非坚固融合质量甚至假关节可能是比小面积坚固融合更重要的稳定因素。这是由 McAfee 等在犬脊柱融合模型的实验中得出的结论。如图所示，右侧的颈椎标本有较大面积的假关节形成，与左侧较小的坚固融合物相比，其机械测试结果更强

根螺钉，手术后 6 周和 12 周将动物处死。虽然在任一时间点均为形成绝对坚固的融合物，但是显微镜显示对照组在 6 周时形成较大的融合物，而在 12 周时结果是相反的（即实验组形成较大的融合物，P=0.03）。另一个有趣的发现是，新骨形成的机制是接近横向过程的膜内骨化，但在横向膜内骨化之间的区域则是软骨骨化。同时 12 周时，与半刚性内固定组相比，刚性内固定组软骨形态明显多（P=0.023），但新骨形成较少（P=0.07）。

（三）融合物尺寸与刚性的相关性

基于并不是所有的融合都是完全相同的以及不同等级融合刚性与融合尺寸大小相一致的假设，许多学者已经通过动物实验对此进行了生物力学评估。在过去 15 年中，研究人员在笔者（PCM）研究成果的基础上进行了多项动物研究，以评估内固定装置对脊柱后外侧融合愈合过程的影响。所有实验均包括融合物的生物力学和组织形态学研究。从这些研究结果中，研究人员分析了融合物尺寸与融合刚度的相关性。在一项纳入了 72 例单节段或多节段后外侧融合术的动物实验中，实验动物被分为两组：（a）灵长类动物组（n=24）在 L4~L5 行使用内固定装置的椎间关节融合术；（b）犬类动物组（n=36），在 L3~L4 和 L4~L5 2 个节段行未使用内固定装置的后外侧髂骨植骨融合术。于术后 6 个月处死动物，取脊柱标本进行融合物尺寸的组织形态学研究与各个方向上的刚性的生物力学分析。结果显示：在使用内固定装置的灵长类动物研究中，后外侧融合面积为 64.3~350.8mm²（138.33 ± 74.99SD），屈伸位时手术节段生物力学刚性范围为 1.66~11.42N·m/deg（3.86 ± 2.7SD），侧曲时为 0.43~7.14N·m/deg（2.77 ± 1.83SD），轴向旋转时为 2.36~6.06N·m/deg（3.53 ± 1.06SD）。手术节段刚性与后外侧骨块面积的线性回归分析结果表明二者具有显著相关性：屈伸位（r^2=0.77，P < 0.0001），侧曲位（r^2=0.69，P < 0.0001），轴向旋转位（r^2=0.57，P < 0.0001）（图 3-4）。

可能内固定装置以及动物相对大小的原因，在手术层面上有关犬类动物融合物尺寸与节段生物力学刚性相关的研究明显少于灵长类动物的相关研究。后外侧融合面积为 7.23~185.56mm²（84.79 ± 36.80），屈伸位时手术节段生物力学刚性范围为 0.26~1.56N·m/deg（0.61 ± 0.31），侧曲时为 0.19~1.68N·m/deg（0.67 ± 0.38），轴向旋转时为 0.52~2.66N·m/deg（1.45 ± 0.41）。手术节段刚性与后外侧骨块面积的线性回归分析结果表明二者同样具有显著相关

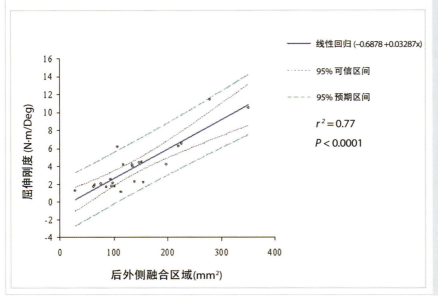

图 3-4　手术节段刚性与后外侧骨块面积的线性回归分析。灵长类动物节段刚性与后外侧骨块面积具有显著线性相关性，屈伸位时相关性最为显著（$r^2=0.77$，$P < 0.0001$）

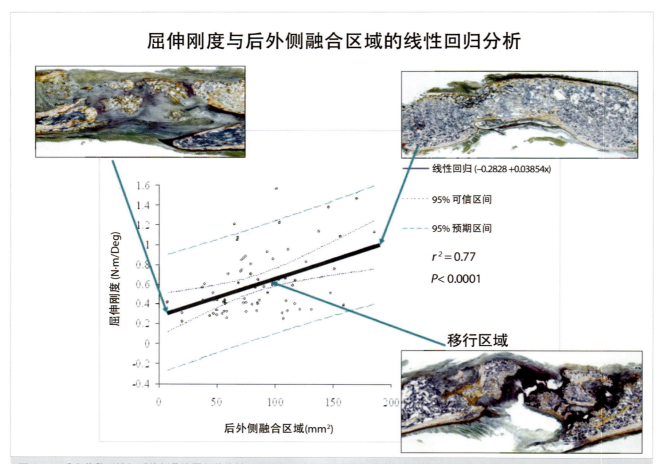

图 3-5　手术节段刚性与后外侧骨块面积的线性回归分析。犬类节段刚性与后外侧骨块面积具有较高线性相关性，屈伸位时相关性最为显著（$r^2=0.20$，$P < 0.0001$）。这项研究表明，在所有实验亚组中，刚性和组织学小梁骨量呈正相关。这使得由内固定装置与后外侧融合物共同构建的节段稳定性成为一个整体的概念。因此，融合并不是绝对的融合，也不存在功能优良的阈值，而是一个整体，是一个缓慢通过组织生长与机械位移逐渐形成刚性结构的过程

性：屈伸位（r^2=0.20，$P < 0.0001$），侧曲位（r^2=0.33，$P < 0.0001$），轴向旋转位（r^2=0.22，$P < 0.0001$）（图3-5）。

这项研究表明，在所有实验亚组中，刚性和组织学小梁骨量呈正相关。这使得由内固定装置与后外侧融合物共同构建的节段稳定性成为一个整体的概念。

因此，融合并不是绝对的融合，也不存在功能优良的阈值，而是一个整体，是一个缓慢通过组织生长与机械位移逐渐形成刚性结构的过程。

（四）动态固定与刚性固定后的相邻节段退变

相邻节段退变（ASD）是脊柱融合一个常见的远期结局，且总是在毗邻节段出现。在一项随访4年以上的临床研究中，ASD的影像学发生率在29%~47%，而ASD临床症状发生率则在4%~30%。ASD发生的危险因素部分可能源于患者自身，这些因素通常超出了外科医生的控制范围，而ASD发生的手术相关因素则可在手术过程中得到预防。手术相关因素主要包括融合长度，融合节段刚性，减压范围，小关节囊破坏程度（术中损伤或术后内固定损伤），腰椎前凸丢失，矢状面和冠状面失衡等。其中融合的刚性和长度是以往报道的最主要的因素。

在一项大型长期（随访大于5年）病例的回顾性研究（n=188）中，Cheh等报道融合手术临床症状ASD的发生率为30.3%（57/188）。研究人员发现，融合长度是一个重要的ASD发生的危险因素，而与融合节段位于

L4~L5相比，融合节段位于L1~L3发生ASD的风险更高，选择360°融合或是后路融合与ASD发生无明显相关性。在一项文献回顾中，Park等发现经椎弓根内固定患者症状性ASD发生率较高（12.2%~18.5%），而其他形式的内固定发生率则较低（5.2%~5.6%）。

（五）脊柱融合动态稳定的理论基础

总的来说，不论是360°融合、后路融合内固定还是更长节段的融合，都可增加融合节段的刚性，并对相邻节段产生不利影响。但如果融合物可以由编织骨向板层骨自然成形，逐渐增加其韧性，并降低刚性钙化的编织骨结构，同时没有刚性内固定对融合节段产生的附加刚性，则可减少对相邻节段的不利影响。大多数临床研究表明，通过内固定装置稳定节段来实现融合可产生有益的效果，但是，过于坚强的内固定仍可继续使融合物增加不必要的刚性。基于此，减轻这种持续不良影响的一种选择就是使用可降解的内固定方法，一旦融合完成，内固定装置就可失去其刚性，同时，另一种选择则是使用更柔软、更灵活的植入物。现阶段，大部分的动态稳定装置已在美国食品和药品监督管理局（FDA）的批准下作为融合器械使用，其生物力学研究显示，该装置强度足以支持融合，但韧性比传统用于后路内固定的钛棒或钛板要高。因此可以预计，这些动态稳定装置可以有效提高生物融合质量，且由于其具有较高的韧性和一定的刚性，因此可能防止融合物增加

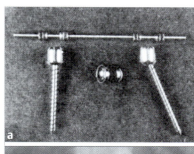
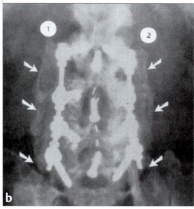
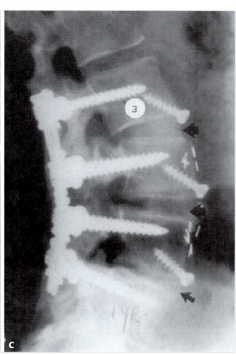

图3-6 （a）MOSS半刚性内固定系统。（b）融合的3个区域：①右侧横突间区；②左间横向区；（c）③前区。该病例在此3个区域均进行了逐节段融合（箭头所示）

不必要的刚性，降低长期随访 ASD 的发生率。

四、非刚性内固定装置的临床依据

为了在难治患者中实现无应力屏蔽效应的融合，Gertzbein 等进行了多中心研究结果评估 360° 融合半坚强固定效果。研究人员对 67 例患者进行了 2 年的随访，62% 的患者有过融合手术史，其中 25% 的患者诊断为假关节形成。而 67 例患者中 55% 的患者有 2 个或 2 个以上节段的融合，43% 的患者是重度吸烟者。来自 7 个不同中心的 8 名外科医生参加了这项研究，使用的内固定装置为 MOSS 系统（图 3-6），该系统包括 1 个多轴椎弓根螺钉以及 1 个直径 4mm 的螺纹杆作为半刚性系统组件。这一系列在高风险难治患者中得到的结果表明，坚强融合率为 97%，且在减轻疼痛和恢复活动水平方面均取得了良好的临床疗效，患者满意率为 77%，这些结果令人印象深刻，因此非刚性内固定也具有较高的临床价值。

虽然 Dynesys 动态稳定系统一直是被 FDA 批准作为最常使用的动态稳定装置的融合器械，但现阶段也没有对其使用与 ASD 的发生及影响的报道。然而，Graf 张力带作为一种非融合装置已经在美国 c 外其他地区应用多年。尽管 Graf 张力带是一个非融合装置，但其非弹性韧带可在一定程度上限制相应节段运动，其效果甚至可与非刚性内固定装置相媲美。因此，Graf 张力带虽然不属于融合装置，但对 Graf 张力带成形术远期疗效的评估可能提供非刚性内固定装置对 ASD 发生及影响的重要信息。Kanayama 等通过对 L4~L5 节段 Graf 张力带成形术患者（18 例）与后路融合内固定患者（27 例）进行为期 5 年的随访，并比较了两组相应节段的稳定性，两组之间术前椎间盘情况没有明显差异，但术后影像学结果表明，与 Graf 张力带成形术组相比，后路融合内固定组更易出现相邻节段椎间盘退化（L1~L2：6%、25%；L2~L3：6%、38%；L3~L4：18%、38%；L5~S1：18%、43%）。Graf 张力带成形术组中 1 例患者（5.6%）与后路融合内固定组 5 例患者（18.5%）由于相邻节段退变需要二次手术。

（一）脊柱后路动态内固定原理

从文献回顾、动物实验分析和前人临床研究中可以得出结论，脊柱融合并非绝对的融合，而是有不同等级的融合。大多数临床研究表明，刚性内固定在一定程度上以类似于骨折稳定的方式促进融合，即首先快速形成编织骨融合物，而后通过不断地成形与钙化形成坚固的板层

骨。但这一过程受到刚性内固定装置的影响，由于这种刚性内固定装置的应力屏蔽效应，使融合物的刚性继续增加，同时由于脊柱内固定装置在融合过程完成后通常不会被移除，因此薄弱、不成形的融合物虽然可能不会引起临床症状或节段不稳定性，但是可能引发内固定装置源性的 ASD。有些学者推测，如果刚性内固定装置的刚性和应力遮挡效应都被去除，那么自然形成的成熟骨痂就不太可能导致 ASD。然而，没有有力的临床证据表明，半刚性内固定装置可以达到更好的融合效果，也没有证据表明，Graf 张力带这类非刚性稳定装置可以提供能与传统融合技术相媲美的理想、成形的融合物，导致更少的 ASD。

Parket 等在文献中提出了如下导致 ASD 的潜在因素：（a）腰椎后路椎间融合；（b）与患者相关，不在外科医生的控制范围之内的邻近关节突关节的损伤，如术前椎间盘退变。

> **导致 ASD 的潜在因素**
> - 内固定装置
> - 腰椎后路椎间融合
> - 相邻节段小关节的损伤
> - 融合长度
> - 矢状序列
> - 术前相邻节段椎间盘退变
> - 腰椎管狭窄
> - 年龄
> - 骨质疏松
> - 女性
> - 绝经后状态

因为多节段融合是 ASD 的一个危险因素，所以融合的动态稳定性变得更加重要。而在融合节段的尾端使用坚固的内固定装置进行椎间融合，可恢复腰椎前凸和矢状序列，这是引起相邻节段退变的另一个因素。因此，为了防止 ASD 的发生，最有效的术式可能是在融合节段尾端使用坚强的内固定装置，而在融合节段头端的一两个节段使用动态稳定装置。同时，由于术前相邻节段椎间盘退变是另一个引发 ASD 的高危因素，所以这些病例在融合节段头端需要有更高的动态稳定性。

（二）理想的动态稳定装置

1989 年，Henry Graf 首先报道了 Graf 张力带成形术，

被认为是脊柱动态稳定系统的首次临床实践，而 Graf 张力带也被认为是第一代脊柱动态稳定系统。自此大批动态稳定系统被报道。其中 Dynesys 在 Graf 张力带的基础上进行了改进，被认为是第二代脊柱动态稳定系统，Dynesys 中圆柱的结构解决了 Graf 张力带导致椎间孔狭窄和神经根症状的椎弓根螺钉之间的压缩的问题。Transition 稳定系统则被认为是第三代脊柱动态稳定系统。它的设计类似于 Dynesys，在椎弓根螺钉之间是一根包裹着聚乙烯 4–邻苯二甲酸中轴聚碳酸酯聚氨酯（PCU）圆柱。它解决了 Dynesys 设计上主要的缺陷：第一，在末端的非刚性减震装置使得椎弓根到椎弓根距离在屈伸运动时有足够的空间；第二，该系统脊柱前凸的设计使得运动时节段各部分存在动态间隔，使压力作用于装置连接杆和螺丝头，减小了椎间关节与椎间盘的压力；第三，该系统使用常规的顶部加压椎弓根螺钉，使得相邻节段更易融合，并将后期的融合过程变得更加稳定，无须手术翻修；第四，该系统是预装配，是头端受力的，这种内固定装置的设计使系统可通过微创手术植入（图 3–7）。但是这种设计也存在弊端，如 Dynesys 所需要的原位组装和预受力设计，可能会导致融合头端节段邻近关节突关节损害，基于 Parket 等的理论，这种损害可能进一步导致相邻节段退变。自 Transition 稳定系统在 2009 年 3 月被 FDA 批准作为融合器械使用以来，笔者就将其用于 100 多例患者，这些患者的临床与影像学资料见"后路动态稳定"部分。

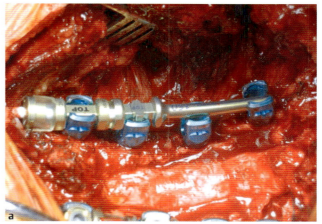

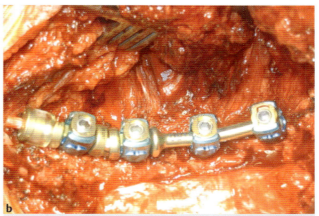

图 3-7 （a）Transition 稳定系统术中照片，该系统采用非刚性减震、脊柱前凸、预装配、头端开口螺钉与刚性连接杆等设计，实现了融合节段尾端使用坚强的内固定与融合节段头端的动态稳定性。（b）Transition 稳定系统使运动节段前凸恢复

五、小结

脊柱融合不是一种绝对的融合，其融合刚性可分为不同等级。因此，专家们对于动物实验中得到的某活动度下融合物面积与融合刚性有很强的相关性的结论，还没有达成共识。通常，内固定融合术的融合率高于非内固定融合。融合之初，融合物由以较薄、不规则的胶原为主要成分的编织骨的形式迅速形成，其强度不及成形的融合物。初始刚性融合的优势在于它可以迅速地形成坚强的融合物，融合物钙化使其刚性不断增加，较大的融合面积也有利于实现融合。由于未成形的融合物十分脆弱，在压力的影响下，可被较厚的胶原纤维定向排列组成的成形板层骨所取代。板层骨的这种结构填充了骨中的孔隙，使其更具韧性、强度，不易被损坏。同时，这种结构也允许节段微小的运动，保护相邻节段，防止退变的发生。但是，由于刚性内固定装置具有应力屏蔽

效应，可继续对融合节段贡献一定的刚性，因此可能导致骨质疏松，并阻碍了融合物的成形过程，而因为装置固有的刚性，这种骨质疏松常常不导致临床症状。现阶段应用临床的脊柱动态稳定系统，基于动态稳定的原理，不仅可以提供足够的稳定性，以实现融合，而且无应力屏蔽效应，预防了 ASD 的发生。同时，因为融合长度和术前 ASD 也是导致 ASD 的因素，所以这些患者需在融合节段尾端使用坚强的内固定装置以维持脊柱前凸，而在融合节段头端使用动态稳定装置以提供比单节段融合更高的动态稳定性。最后，基于非刚性内固定装置可以预防 ASD 和半刚性内固定装置可以实现更好融合效果的临床证据，第三代动态稳定系统（例如，Transition 稳定系统）应运而生，该系统非刚性减震、可维持脊柱前凸、预装配、头端受力、头端开口螺钉与刚性连接杆等设计较好地实现了脊柱的动态稳定，避免了对小关节的损伤，但

对于这类装置的长期临床效果仍有待进一步评估。

六、参考文献

［1］McAfee PC, Boden SD, Brantigan JW, et al. Symposium: a critical discrepacya criteria of success ful arthrodesis following interbody spinal fusions [J]. Spine, 2001, 26: 320-334.

［2］Weatherley CR, Prickett CF, O'Brien JP. Discogenic pain persisting despite solid posterior fusion [J]. J Bone Joint Surg Br, 1986, 68: 142-143L.

［3］Currey JD. The many adaptations of bone [J]. Biomech, 2003, 36: 1487-1495.

［4］Lenke LG, Bridwell KH, Bullis D, et al. Results of in situ fusion for isthmic spondyloisthesis [J]. Spinal Disord, 1992, 5: 433-442.

［5］Deckey JE, Court C, Bradford DS. Loss of sagittal plane correction after removal of spinal implants [J]. Spine, 2000, 25: 2453-2460.

［6］Johnston CE II, Welch RD, Baker KJ, et al. Effect of spinal construct stiffness on short segment fusion mass incorporation [J]. Spine, 1995, 20: 2400-2407.

［7］Asher MA, Carson WL, Hardacker JW, et al. The effect of arthrodesis, implant stiffness, and time on the canine lumbar spine [J]. Spinal Disord Tech, 2007, 2: 549-559.

［8］Kotani Y, Cunningham BW, Cappuccino A, et al. The role of spinal instrumentation in augmenting lumbar posterolateral fusion [J]. Spine, 1996, 21: 278-287.

［9］Craven TG, Carson WL, Asher MA, et al. The effects of implant stiffness on the bypassed bone mineral density and facet fusion stiffness of the canine spine [J]. Spine, 1994, 19: 1664-1673.

［10］Shirado O, Zdeblick TA, McAfee PC, et al. Quantitative histologic study of the influence of anterior spinal instrumentation and biodegradable polymer on lumbar interbody fusion after corpectomy [J]. A canine model. Spine, 1992, 17: 795-803.

［11］McAfee PC, Farey ID, Sutterlin CE, et al. The effect of spinal implant rigidity on vertebral bone denisity [J]. A canine model. Spine, 1991, 16 Suppl: S190-S197.

［12］McAfree PC, Farey ID, Sutterlin CE, et al. 1989 Volvo Award in basic science [J]. Device-related osteoporosis with spinal instrumentation. Spine, 1989, 14: 919-926.

［13］Saphier PS, Arginteanu MS, Moore FM, et al. Stressshielding compared with load-sharting anterior cervical plate fixation: a clinical and radiographic prospective analysis of 50 patients [J]. Neurosurg Spine, 2007, 6: 391-397.

［14］Heggeness MH, Esses SI. Classification of pseudarthroses of the lumbar spine [J]. Spine, 1991, 16 Suppl: S449-S454.

［15］Kleiner JB, Odom JA, Morore MR, et al. The effect of instrumentation on human spinal fusion mass [J]. Spine, 1995, 20: 90-97.

［16］Currey JD. Mechanical properties of bone tissues with greatly differing functions [J]. Biomech, 1979, 12: 313-319.

［17］Weiner S, Traub W, Wanger HD. Lamellar bone: structure-function relations [J]. Struct Biol, 1999, 126: 21-255.

［18］Perren SM. Fracture healing. The evolution of our understanding [J]. Acta Chir Orthop Traumatol Cech, 2008, 75: 241-246.

［19］Charnley J. The Close Treatment of Common Fractures[M]. Golden Jubilee Edition. Cambridge: Cambridge University Press; 1999.

［20］MaAfee PC, Regan JJ, Farey ID, et al. The biomechanical and histomorphometric properties of anterior lumbar fusions: a canine model [J]. Spinal Disord, 1988, 1: 101-110.

［21］Foster MR, Allen MJ, Schoonmaker JE et al. Characterization of a developing lumbar arthrodeis in a sheep model with quantitative instability [J]. Spine, 2002, 2: 244-250.

［22］Kanayama M, Cunningham BW, Sefter JC et al. Does spinal instrumentation influence the healing process of posterolateral spinal fusion? [J]. An in vivo animal model. Spine, 1999, 24: 1058-1065.

［23］Kanayama M, Cunningham BW, Weis JC, et al. The effects of rigid spinal instrumentation and soild bony fusion on spinal kinematics [J]. A posterolateral spinal arthrodesis model. Spine, 1998, 23: 767-773.

［24］Kanayma M, Cunningham BW, Weis JC, et al. Maturation of the posterolateral spinal fusion and its effect on load-sharing of spinal instrumentation [J]. An in vivo sheep model. Bone Joint Surg Am, 1997, 79: 1710-1720.

［25］Cunningham BW, Shimamoto N, Sefter JC, et al. Ossointegration of autograft versus osteogenic protein-1 in posterloateral spinal arthrodesis: emphasis on the comparative mechanisms of bone induction [J]. Spine, 2002, 2: 11-24.

［26］Li CD, Yu ZR, Liu XY, et al. Influence factors of adjacent segment degeneration after instrumented lumbar fusion [in Chinese] [J]. Zhonghua Wai Ke Za Zhi, 2006, 44: 246-248.

［27］Park P, Garton HJ, Gala VC, et al. Adjacent segment disease after lumbar or lumbosacral fusion: review of the literature [J]. Spine, 2004, 29: 1938-1944.

［28］Hilibrand AS, Robbins M. Adjacent segment degeneration and adjacent segment disease: the consequences of spinal fusion? [J]. Spine, 2004, 4 Suppl: 190S-194S.

［29］Hayashi T, Arizono T, Fujimoto T, et al. Degenerative change in the adjacent segments to the fusion site after posterolateral lumbar fusion with pedicle screw instrumentation—a minimum 4-year follow-up [J]. Fukuoka Igaku Zasshi, 2008, 99: 107-113.

［30］Kanayama M, Hashimoto T, Shigenobu K, et al. Adjacent-segemtn morbidity after Graf ligamentoplasty compared with posterolateral lumbar fusion [J]. Neurosurg, 2001, 95 Suppl: 5-10.

［31］Wai EK, Santos ER, Morcom RA, et al. Magnetic resonace imaging 20 years after anterior lumbar interbody fusion [J]. Spine, 2006, 31: 1952-1956.

［32］Okuda S, Iwasaki M, Miyauchi A, et al. Risk factors for adjacent segment degeneration after PLIF [J]. Spine, 2004, 29: 1535-1540.

［33］Cheh G, Bridwell KH, Lenke LG, et al. Adjacent segment disease following lumbar/thoracolumbar fusion with pedicle screw instrumentation: a minimum 5-year follow-up [J]. Spine, 2007, 32: 2253-2257.

［34］Schlegel JD, Smith JA, Schleusener RL. Lumbar motion segment pathology adjacent to thoracolumbar, lumbar, and lumbosacral fusions [J]. Spine, 1996, 21: 970-981.

［35］Wiltse LL, Radecki SE, Biel HM, et al. Comparative study of the incidence and severity of degenerative change in the transition zones after instrumented versus noninstrumented fusions of the lumbar spine [J]. Spinal Disord, 1999, 12: 27-33.

［36］Ghiselli G, Wang JC, Bhatia NN, et al. Adjacent segment degeneration in the lumbar spine [J]. Bone Joint Surg Am, 2004, 86-A: 1497-1503.

［37］Gertzbein SD, Betz R, Clements D et al. Semirigid instrumentation in the management of lumbar spinal conditions combined with circumferential fusion [J]. A multicenter study. Spine, 1996, 21: 1918-1925, discussion 1925-1926.

［38］Sengupta DK. Dynamic stabilization system [J]. In: Yue JJ, McAfee PC, An HS, eds. Motion Preservation Surgery of the Spine: Advanced Techniques and Controversies. Philadelphia. PA: Saunders Elsevier, 2008: 472-475.

第二部分　脊柱临床生物力学

2

第四章　生物力学基本原理：力与效用

著者：Paul C. Ivancic
审校：宁广智，王华东
译者：胡学昱

一、引言

这一章节主要描述了脊柱生物力学研究的基本原则。基本内容包括对于标量的描述，常见的生物力学量和它们的单位，以及解剖学上的坐标系统。同时介绍的还包括一个矢量，一个单位矢量，以及包括向量加减法，标量－矢量乘法，点积和叉积的基本分析。早在3个世纪之前，牛顿建立的力学的基本原则，构成了今日的生物力学的基础。这一章描述了负荷和对它们的分析，包括大、力偶以及对于力矩的分析和对牛顿运动、平衡以及自由体法则的分析。

二、基础

（一）标量

一个标量的数量完全是被它的量级所定义的。共同的例子包括重量、密度和温度。距离、速度以及力量量级是标量；然而，转化速度和力量不是标量，因为它们不仅有大小，还有方向。

（二）测量单位

一个测量单位特指一个物理量的量级。SI系统（International System of Units，表4-1）是一种世界上使用最广泛的测量体系，并广泛应用于脊柱研究领域。除了部分的例外情况，如一个典型的例外就是脊柱的旋转，使用角度表示，而非弧度。

（三）坐标系

一个坐标系是由一种参照组成的可以决定一个点或者系统的位置或运动的系统。一个坐标系可能用于定义矢量。一种二维的笛卡尔坐标系包括两条相互垂直的线作为两条轴，创造出了一个单平面。一个三维右手笛卡尔坐标系包括3条相互之间完全垂直的线或轴，构建出了三个平面。坐标系的原点可以定义为轴的交点。解剖结构平面是矢状的yz-平面，冠状的xy-平面，横截面xz-平面。箭头的方向代表了每条轴的正向，而与箭头方向相反的则代表了负向。一个解剖坐标系可以被定义为固定于一个椎体

上，并且可随之运动。描述椎体的运动，一般是参照临近的椎体进行的。

椎体压力和运动在坐标系中的表达（图4-1）包括负载力和力矩以及运动的转化和旋转。右手拇指指向坐标轴的正向，剩余四指围绕轴弯曲形成的方向是转动的正向。负载力在坐标系中包括力：右（-fx）及左（+fx）侧剪切力；张力（+fy）和压力（-fy）；前部（+fz）和后部（-fz）剪切力；以及力矩：弯曲（+mx）和拉伸（-mx）；右侧（-my）和左侧（+my）轴向扭转；右侧（+mz）和左侧（-mz）弯曲。运动在坐标系里的表达包括转化：右侧（-tx）和左侧（+tx）剪切力；分离（+ty）和挤压（-ty）；前侧（+tz）和后侧（-tz）剪切力；旋转：屈曲（+rx）和伸展（-rx）；右侧（-ry）和左侧（+ry）轴向旋转；右侧（+rz）和左侧（-rz）弯曲。

表 4-1　国际单位制计量单位（SI）

度量	单位
加速度	m/s^2
角	rad
面积	m^2
密度	kg/m^3
能量	$J=N \cdot m$
表面张力	m/N 或 rad/Nm
力	N
长度	m
质量	kg
力矩	$N \cdot m$
转动惯量	$kg \cdot m^2$
截面惯性矩	m^4
功率	$N \cdot m/s$
压强	$Pa=N/m^2$
刚度	N/m 或 Nm/rad
应力	Pa
温度	℃
转矩	$N \cdot m$
速度	m/s
体积	m^3
功	$J=N \cdot m$

缩写：℃，摄氏温度；m，米；N，牛顿；Pa，帕斯卡；rad，弧度；s，秒；J，焦耳；kg，千克

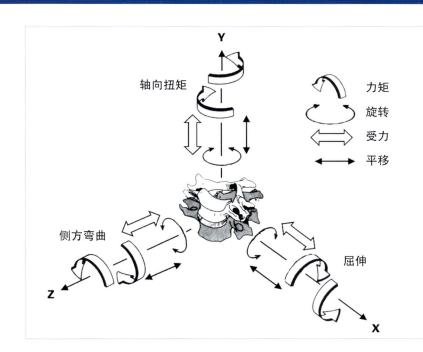

图 4-1 三维右旋笛卡尔坐标系，与椎骨固定并移动。正 x，y 和 z 轴分别向左，向上和向前。坐标系的原点是其轴的交点。解剖平面是矢状（y-z）平面，正面（x-y）平面以及水平（x-z）平面。脊柱负荷，包括力、力矩、运动、旋转和平移，都可以在这个解剖坐标系统中展现

三、矢量及矢量分析

（一）矢量

矢量是包含大小和方向的物理量，并且和坐标系有关（图 4-2）。常见的例子有位移，速度，力和力矩。矢量常常以有箭头的形式表示，箭头的长度表示矢量大小，箭头的指向表示矢量的作用方向。一般矢量以粗体的 V 表示，或以上标的箭头（→V）或下标的箭头（V）表示。矢量运算常常用于分析脊柱载荷和运动。在二维坐标系内，矢量（V），具有两个参数，V_x 和 V_y，并可以表示为 V=（V_x，V_y）。而在三维坐标系内，矢量（V）的三个参数被表示为（V_x，V_y，V_z），3 个参数分别是该矢量在各坐标轴的投影。矢量的大小或长度，可以用如下公式计算：

$$|V|=\sqrt{V_x^2+V_y^2+V_z^2} \tag{4.1}$$

它的方向可以用下列公式计算：

$$\cos\theta_x = \frac{V_x}{|V|} \tag{4.2}$$

$$\cos\theta_y = \frac{V_y}{|V|} \tag{4.3}$$

$$\cos\theta_z = \frac{V_z}{|V|} \tag{4.4}$$

θ_x，θ_y，θ_z 是矢量在各坐标轴上的相对应角度。

（二）单位矢量

单位矢量 V 的长度是 1。如果矢量 V ≠ 0，那么单位矢量和矢量 V 的方向一致，且可做如下计算：

$$u = \frac{V}{|V|} \tag{4.5}$$

单位矢量常常用在脊柱研究中，并用于定义局部解剖坐标系的方向，比如固定于或随着终板（图 4-1）或小关节面运动的坐标系。这些坐标系可以从 CT、MRI 等影像学上予以定义，并用于表示脊柱载荷及运动。

（三）矢量分析

脊柱生物力学模型应用矢量分析来计算载荷和运动，包括基本的矢量加减运算，标量－矢量的乘积运算，矢量点积，矢量叉积。二维坐标系矢量的加法运算，如图 4-3 所示。

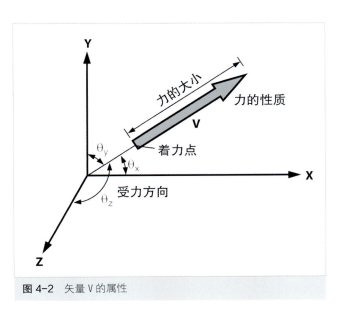

图 4-2 矢量 V 的属性

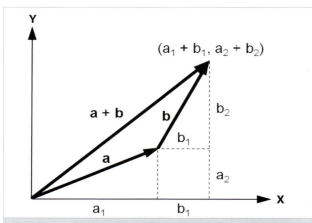

图 4-3 二维向量的加法 a 和 b。结果通过相应的向量分量相加获得：a+b =（a_1+b_1，a_2+b_2）

当处于三维坐标系中时，

$$a=（a_1，a_2，a_3）\qquad(4.6)$$
$$b=（b_1，b_2，b_3）\qquad(4.7)$$

其向量加减运算为分别将不同矢量坐标对应相加或相减：

$$a+b=（a_1+b_1，a_2+b_2，a_3+b_3）\qquad(4.8)$$
$$a-b=（a_1-b_1，a_2-b_2，a_3-b_3）\qquad(4.9)$$

标量 c 和矢量 a 的乘积运算为矢量 a 的各坐标乘以标量 c：

$$c×a=（c×a_1，c×a_2，c×a_3）\qquad(4.10)$$

机械功指的是力

$$f=（f_1，f_2，f_3）\qquad(4.11)$$

和位移

$$d=（d_1，d_2，d_3）\qquad(4.12)$$

的矢量点积。

两个同等维度矢量的矢量点积，运算结果是标量，运算方法为相应矢量坐标的乘积和：

$$f×d=f_1d_1+f_2d_2+f_3d_3\qquad(4.13)$$

矢量叉积可以用来评定解剖结构坐标系中的垂直于另外两矢量轴的第三矢量方向。三维矢量 a 和 b 的叉积 c，同时垂直于 a 和 b：

$$c=a×b=（a_2b_3-a_3b_2，a_3b_1-a_1b_3，a_1b_2-a_2b_1）$$
$$(4.14)$$

（四）载荷及其分析

脊柱受到复杂静态和动态载荷应力，包括日常生活中的作用力及力矩，这些载荷来自软组织，外部负载和身体重量。创伤载荷如果大于组织的耐受能力将会导致脊柱损伤。损伤会改变后续的脊柱载荷模式，导致退变的加

速。动物实验表明腰椎纤维环损伤后常伴随髓核的纤维化和小关节改变。椎间高度的丢失会增加小关节的载荷。脊柱关节成形术的目的在于恢复脊柱的生理性载荷和运动。

四、力

力是导致其应用对象的静止状态或运动状态发生变化的任何动作。力是由大小和方向组成的矢量。通过脊柱传导的力可能导致非刚性结构（如椎间盘）的变形，以及运动状态的变化导致骨性结构如椎体的加速运动。

五、力偶和力矩

施加到物体上的力偶（图 4-4）由一对相等、平行和相反的力组成，彼此间隔一定距离，导致物体旋转。力偶对于垂直于力的轴产生一个力矩，与施加点无关。纯力矩的大小是力矢量之一和力之间的垂直距离的大小的乘积。在常见的柔韧性测试方案中使用力矩来评估尸体模型脊柱植入物的有效性，其中应用纯力矩并测量脊柱运动。

为了确定关于某个点的力矩，考虑一个力（f），其作用在 A 点的刚体上（图 4-5）。A 的位置由位置矢量 r 定义，从固定参考点 O 到力施加点 A。位置和力定义一个平面。关于点 O 的力矩 f 是 r 和 f 的乘积：

$$m_O=r×f$$

从乘积的定义，m_O 垂直于包含 O 和力矢量的平面 $f_O m_O$ 的意义使用右手规则来确定。随着右手的手指沿旋转方向卷曲，f 将围绕 m_O 的作用线施加于刚体，拇指方向指示 m_O 的阳性面。力矩可测力矢量导致物体旋转的趋势。

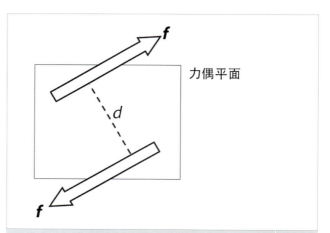

图 4-4 力或力矩 f 是一对相等、平行和相反的力，由距离 d 隔开。纯力矩的大小是力矢量之一和力之间的垂直距离的大小的乘积

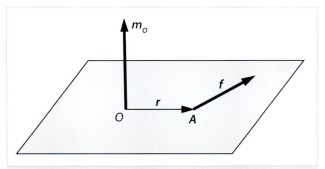

图 4-5　力矢量、力矩的作用点。力矢量 f 作用在点 A 处的刚体（未示出）。A 的位置由从固定参考点 O 到作用点的位置矢量 r 定义为 A。阴影平面由位置和力向量确定。关于点 O 的力矩是 r 和 f 的乘积

六、牛顿运动定律

　　牛顿运动定律描述了作用于物体的力与其引起的运动之间的关系。第一定律规定，只要不受外力作用，物体将一直保持静止或匀速运动。第二定律规定，物体动量的变化率等于产生它的力。该定律表明力等于质量乘线性加速度，力矩等于质量转动惯量乘以角加速度。第三定律规定，对于每一个行为都有大小相等且方向相反的力。

七、平衡

　　当物体处于静止状态（静态平衡）或在给定的力作

用下的匀速运动（动态平衡）时，发生力学平衡。力学平衡是从牛顿运动的第二定律得出的，要求所有力和力矩相互平衡，使物体不加速。如果所有力的总和等于零，并且在对象中的任意点 O 取所有力矩的总和等于零，则物体处于力学平衡状态：

$$\sum f = 0 \tag{4.15}$$

$$\sum m_O = 0 \tag{4.16}$$

　　脊柱椎体受到复合力以维持平衡。身体上部的中心相对于下腰椎向前运动（图 4-6a）。腰椎受到力和力矩矢量（图 4-6b），为了估计作用在 L4 椎体上的力，可以使用自由体分析来制订 6 个平衡方程，如下所示：

$$\sum f_x = 0 , \quad \sum f_y = 0 , \quad \sum f_z = 0 \tag{4.17}$$

$$\sum m_x = 0 , \quad \sum m_y = 0 , \quad \sum m_z = 0 \tag{4.18}$$

八、自由体分析

　　自由体分析是一种工程力学的技术，用于确定受到外

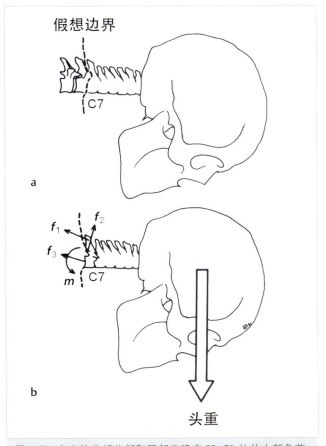

图 4-7　自由体分析头部和颈部来确定 C7~T1 处的内部负荷。（a）通过在 C7 和 T1 椎骨之间进行虚拟切割来构建自由体图。（b）独立的头颈结构外部负荷（头颈部重量）和内部负荷（后肌肉韧带力矢量 f_1，小平面矢量 f_2，椎间盘力矢量 f_3 和椎间盘屈曲力矩矢量 m）

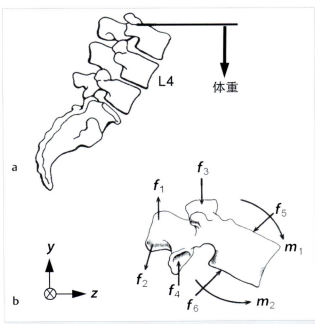

图 4-6　L4 矢量的平衡。（a）下腰椎位于上身体重中心的后方。（b）L4 椎体负荷包括肌肉和韧带力矢量（f_1 和 f_2），小关节平面力矢量（f_3 和 f_4），椎间盘力矢量（f_5 和 f_6）和圆盘弯矩矢量（m_1 和 m_2）

力的物体内一个点的内部承载力。首先，创建一个自由体图，包括要被分析的对象的一部分，通过假想边界和分析对象的其余部分隔离。接下来，假想边界的内力和力矩表示它们是通过外力施加到分析对象孤立部分的力。最后，应用于分析对象的平衡方程被公式化并求解，以根据外力来确定内部所受的力。由于未知负荷的数量通常超过平衡方程的数量，因此通常需要简化和假设来计算内部负荷。

自由体分析如图 4-7 所示，其中要确定 C7~T1 的内部负荷。头颈部朝向水平面对齐（图 4-7a）。通过在 C7 和 T1 椎体之间进行虚拟切割构建自由体图。隔离结构由头颈部组成（图 4-7b）。外部负载由头部和颈椎的重量组成。C7~T1 处的内部载荷是后方肌肉及韧带力矢量 f_1，小关节平面矢量 f_2，椎间盘力矢量 f_3 和椎间盘弯矩矢量 m。假设载荷仅在矢状平面中起作用，则可以通过制定和求解 3 个平衡方程来估计内部载荷。

九、小结

本章介绍了生物力学的基本原理，包括矢量和载荷分析。未受伤脊柱的生理负荷的量化作为评估损伤和脊柱关节成形术影响的基线数据。评估和比较运动保存装置和融合对相邻节段效应影响的脊柱标本生物力学测试将被持续改进。2007 年，Panjabi 提出了一种用于评估这些影响的混合测试方法，并强调可以修改该方案，因为可以从前瞻性临床研究中获得高质量的方案。混合方法基于以下假设：在脊柱改变（融合或非融合装置），补偿运动的椎间运动重新分配最终恢复脊柱区域的总体运动。最近的临床前瞻性研究结果也为 Panjabi 的假设和检测方案提供了证据。

十、参考文献

[1] White AA III, Panjabi MM, Brand RA Jr. A system for defining position and motion of the human body parts [J]. Med Biol Eng, 1975, 13: 261-265.

[2] Han JS, Goel VK, Ahn JY, et al. Loads in the spinal structures during lifting: development of a three-dimensional comprehensive biomechanical model [J]. Eur Spine, 1995, 4: 153-168.

[3] Lyer S, Christiansen BA, Roberts BJ, et al. A biomechanical model for estimating loads on thoracic and lumbar vertebrate [J]. Clin Biomech(Bristol, Avon), 2010, 25: 853-858.

[4] Rohlmann A, Bauer L, Zander T, et al. Determination of trunk mscle forces for flexion and extension by using a validated finite element model of the lumbar spine and measured in vivo data [J]. Biomech, 2006, 39: 981-989.

[5] Arjmand N, Plamondon A, Shirazi-Adl A, et al. Predictive equations to estimate spinal loads in symmetric lifting tasks [J]. Biomech 2011, 44: 84-91.

[6] Carter JW, Ku GS, Nuckley DJ, et al. Tolerance of the cervical spine to eccentric axial compression [J]. Stapp Car Crash, 2002, 46: 441-459.

[7] King AI. Fundamentals of impact biomechanics, I: Biomechanics of the head, neck, and thorax [J]. Annu Rev Biomed Eng, 2000, 2: 55-81.

[8] Panjabi MM. A hypothesis of chronic back pain: ligament subfailure injuries lead to muscle control dysfunction [J]. Eur Spine, 2006, 15: 668-676.

[9] Hampton D, Laros G, McCarron R, et al. Healing potential of the annulus fibrosus [J]. Spine, 1989, 14: 398-401.

[10] Kääpä E, Han X, Holm S, et al. Collage synthesis and types I, III, IV, and VI collagens in an animal model of disc degeneration [J]. Spine, 1995, 20: 59-66, discussion 66-67.

[11] Moore RJ, Crotti TN, Osti OL, et al. Osteoarthrosis of the facet joints resulting from annular rim lesions in sheep lumbar discs [J]. Spine, 1999, 24: 519-525.

[12] Dunlop RB, Adams MA, Hutton WE. Disc space narrowing and the lumbar facet joints [J]. Bone joint Surg Br, 1984, 66: 706-710.

[13] Panjabi MM. Biomechanical evaluation of spinal fixation devices, I: A conceptual framework [J]. Spine, 1988, 13: 1129-1134.

[14] Wheeler DJ, Freeman AL, Ellingson AM, et al. Inter-laboratory variability in vitro spinal segment flexibility testing [J]. Biomech, 2011, 44: 2383-2387.

[15] Panjabi MM, White AA. Biomechanics in the Musculoskeletal System [M]. Philadelphia, PA: Churchll Livingstome, 2001.

[16] White AA III, Panjabi MM. Clinical Bioechanics of the Spine. 2nd ed [M]. Philadelphia, PA: JB Lippincott, 1990.

[17] Panjabi MM. Hybrid multidirectional test method to evaluate spinal adjacentlevel effects [J]. Clin Biomech(Bristol, Avon), 2007, 22: 257-265.

[18] Auerbach JD, Anakwenze OA, Milby AH, et al. Segmental contribution toward total cervical range of motion: a comparison of cervical disc arthroplasty and fusion [J]. Spine, 2011, 36: E1593-E1599.

[19] Panjabi MM, Ivancic PC, Maak TG, et al. Multiplanar cervical spine injury due to head-turned rear impact [J]. Spine, 2006, 31: 420-429.

第五章　生物力学基本原理：载荷与运动

著者：Vikas Kaul，Ata M.Kiapour，Constantine K.Demetropoulos，Anand K.Agarwal，Vijay K.Goel

审校：宁广智，王华东

译者：胡学呈

一、基础力学

生物力学是通过力学原理研究生物系统的结构和功能的一门学科。生物力学不仅仅是机械力学的一个分支。在绝大多数人造材料和器械中，机械力学和生物力学存在着很多相关性。例如，生化过程通过调控生命体的生长、适应性、自我修复、运动能力、退变、衰老等因素影响着生命系统。而且，生命体的功能重复、结构优化和能量利用率也可以评价生命系统的内在素质。上肢众多肌肉的功能重叠就是这种重复的一个例子。例如从力学设计的观点来看，要实现上肢功能完全没必要使用 30 个效应器（肌肉组织）。

在生物学系统中应用机械原理，我们或许会对许多方面感兴趣，如探讨亚细胞和细胞水平与疾病状态之间的关联；当身体受到力的负荷时的生物学行为；随着年龄变化生物体组织的强度和衰老特征是如何变化的；一个人抬起一个物体时，腰背上有多大的力量；在正常活动时，人的机体是如何运作的等。尽管体外研究是在组织再生的背景下进行的，而且标准测试已用于体内植入物研究和开发，但是研究重点仍仅限于在体内、计算机和体外情形中使用的基本脊柱力学特性。在这种情况下，我们通常感兴趣于：（a）静态、准静态或动态条件下关节或组织的负荷变形行为；（b）作用在关节或组织上的载荷；（c）重点研究的关节或组织的运动。最后，为了满足临床的需求，本章节传达基本思想的本质含义，而不依赖于数学的严谨，因此鼓励读者阅读参考文献，以便更深入地了解具体观点。

（一）关键概念

必须将这些专业术语定义以用于此讨论。

1. 刚体（刚性体）

任何物体都可以被视为一个占有有限空间并且具有质量、重力中心和惯性矩等特征的粒子组合（例如原子、分子等）。刚体是一种物体，即使在外部载荷下也不会有任何两个构成颗粒之间的相对运动。换句话说，刚体不会

负载变形（即拉伸、挤压等）。虽然这种定义在微观尺度上是无效的，但是对于大多数实际使用中，刚体的假设对于诸如骨骼的材料在超微结构水平上应用还是值得肯定的。另外，制订刚体假设取决于问题和研究范围。为了分析的目的，刚体是一个理想化的有限尺寸的固体。形成椎体结构的硬组织，通常被认为是刚体，而软组织（肌肉、肌腱、韧带、肌肉）拥有较大的韧性，不足以称为刚体。因此需要一整套新方法来了解和处理软组织相关的力学。

2. 载荷

载荷是施加于物体的力或力矩（即扭矩），其可能产生身体的运动和变形或机体失调。力用于产生线性运动和变形，而瞬时力矩则在其作用的方向产生角运动。一个力作用于一条线，而一个力矩作用于一个轴线或一个旋转中心（或支点）。人体肌肉在稳定或旋转关节的作用中所具有的机械优势，取决于肌肉的作用方向距离关节的旋转轴（被称为力臂）的距离。此外，根据肌腱在其关节周围附着于骨骼的角度，横跨关节将产生压缩或剪切力。例如，椎棘多裂肌的位置和方向相对于椎间中心的位置允许其作为稳定装置，而腹直肌的主要作用则是使脊柱弯曲。

3. 运动

刚体的运动可以被描述为平移和旋转的组合。平移描述了身体的线性运动，而旋转描述了围绕公共轴的角运动。举个例子，从中间位置来看，当竖脊肌群（多裂肌，最长肌和髂肋肌）对棘突、椎板和肋骨施加力量时，脊柱向后弯曲。这个动作是沿着脊柱不同程度的平移和旋转的力的复合运动。

使用了以上概念的第一个人类综合生物力学模型之一是由 Schultz 和 Calante 开发的。这项成果代表了人们第一次尝试描述外部施加的力与关节产生的反作用力之间的关系，并估计腹部和腰背部肌肉产生的力。虽然脊柱的数学和实验模型以前是由各种各样的小组开发，但是这些研究都集中在运动的神经肌肉控制或直观的身体动作上。由于缺乏解剖学特征和数据，其他这样的研究在临床范围上

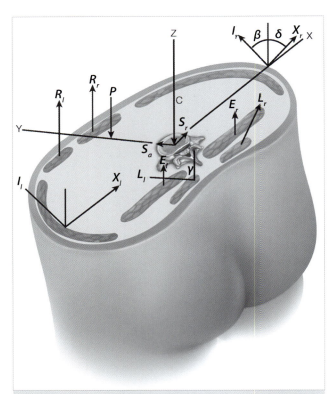

图 5-1 Schultz 和 Andersson 建立的自由体模式图，用于表述脊柱肌肉组织对于椎间盘的作用力。该坐标系以椎体为中心以建立静态平衡，可以用以评估内在作用力

受到限制。所以，Schultz 和 Andersson 的模型（图 5-1）成为其他研究者进行的几项改进的基础。

4. 笛卡尔坐标系

这种右旋正交的三维坐标系用于定义脊柱的位置、方向和运动。精确和严谨的运动学分析要求每个刚体相关联的自由度（DOF）限定在适当的坐标系中（图 5-2）。x、y 和 z 轴表示三个垂直方向，坐标系的起点位于底座。按照惯例，x 轴正方向，y 轴正方向和 z 轴正方向分别位于左侧，头端和腹侧（前）方向。

5. 解剖平面

为了规定刚体（例如椎体、躯干和头部）的位置和运动，我们定义了具有 3 个相互垂直的平面的解剖坐标系，如图 5-3 所示，这些平面是矢状面（侧视图）、正面或冠状面（主视图）以及轴向或横向平面（俯视图）。

6. 平面运动

平面运动的特点是在单个平面上移动和旋转。例如，移动腰椎（向前弯曲）可以描述为在矢状面中发生的平面运动。如图 5-3 所示，在 y-z 平面上特定的屈曲和伸展。然而，屈曲不仅涉及旋转，还涉及一些平移（通常为几毫米或更少）。此外，也可能存在一些不同程度的平面外运动，称为耦合运动。它描述了 1 个平面的运动引起另 1 个平面的运动的相互作用的现象。耦合运动的一个重要实例是横向弯曲和轴向旋转之间的相互作用，特别是在颈椎中。

7. 自由度（DOF）

三维空间中的自由体或无约束刚体（如笛卡尔坐标系）具有 6 个自由度（即 3 个平移和 3 个旋转）。在椎间关节，自由度在不同的区域显著不同，例如，颈椎和腰椎可以比胸椎表现出更大的旋转，并且这些机械原理（或更

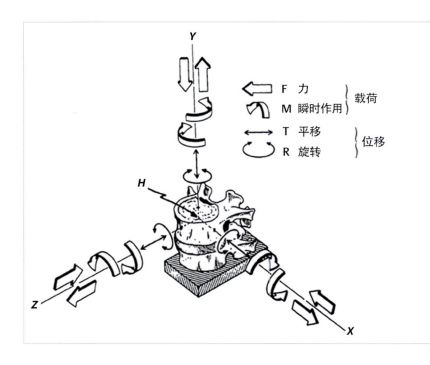

图 5-2 三维坐标系中功能性脊柱单位。直的箭头表示力量，而轴线上的时刻用弯箭头表示

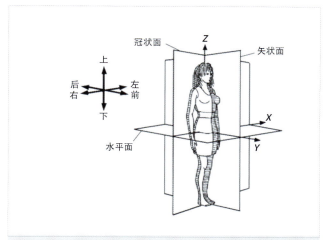

图 5-3 主要解剖平面。矢状面是前后方向构成的垂直的平面，冠状面是由侧方向构成的垂直的平面，水平面是垂直与躯干上下方向的平面（即与一个站立的个人水平）

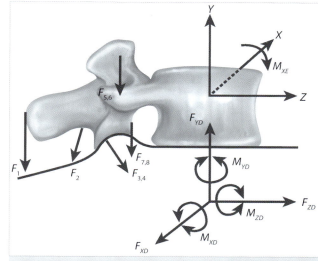

图 5-4 Goel 等使用的用来评估腰椎运动时韧带所受张力自由体受力图

具体地说，运动学）的差异与功能意义相关。椎体的一般运动可以分为 6 个部分（图 5-2），因此，脊柱典型的运动方式与相应椎体水平的平移和旋转运动相关。

8. 功能性脊柱单位（FSU）

FSU 或运动节段是最小的生理单位，其本质上表示与脊柱其余部分相似的生物力学特征。FSU 由两个相邻的椎体以及与其连接的椎间盘、小关节和韧带组成。在离体研究中，生物力学的 FSU 被认为是生物力学评估的基本单位。

9. 平衡

机械平衡是指静止或恒定速度的状态下，作用于关节的合力和力矩等于零。牛顿定律可用来解决关于物理问题的分析模型或数学模式。

10. 静力学

通常用合力和力矩来代表身体所承受的多种不同的力，以便估计关节所经历的负荷。这种研究的核心是 1 个简单但强大的抽象实体，称为自由体图。例如，Goel 等采用静态分析方法估计腰椎承受的力和力矩以及韧带对相邻椎体的影响（图 5-4）。静态分析适用于身体或身体系统处于静止或具有恒定线速度的情况。

11. 运动学

运动学描述了空间和时间上刚体的位置、方向、线性/角速度和加速度之间的相互作用。它是对刚性物体运动研究的一门学科。抛物运动是用于运动学教学的典型例子。运动可以沿着直线、曲线或假想的轴线来量化。例如在走路或跑步期间椎间的运动就可以通过附着到棘突的感

受器感受或采用运动成像。这些数据有助于对脊柱中正常与病态的动力学因素的对比有更深入的了解。

12. 动力学

指对影响运动的动力学因素的研究（即力和力矩、质量中心、线性/角速度和加速度、惯性/惯性矩等）。惯性是刚体抵抗其当前运动状态（或静态）的变化的倾向，并且与其质量成正比。例如，如果一个人背着沉重的背包运动，则由背包中的质量产生的惯性力与骨架中的刚体系统之间的相互作用使得在能量消耗方面相对更大。正如预期的那样，加速度越大，惯性力对于既定动作的影响越大。

McGill、Marras 以及 Sommerich 在制作人类脊柱模型中都将惯性纳入进来，尽管他们在某些方面具有相似性，然而他们的模型是截然不同的。McGill 为 Schultz 和 Andersson 的模型添加了详细的解剖学，肌电图（EMG）和惯性特性，Marras 和 Sommerich 则着重于 EMG 和肌肉组织特性。例如，McGill 和 Norman 表明了当人体负载 18kg 时，计算出的静态和动态力矩的不同之处（图 5-5）。

13. 旋转中心（COR）或瞬时旋转中心（ICR）

在二维（2D）旋转的情况下，经常观察到 COR 在一定运动范围的移动。如果将这个运动分解，我们就可以从运动的每个增量中识别出 ICR。在三维（3D）旋转中，可以识别出运动轴（瞬时运动轴心）穿过刚体（例如陀螺）或位于刚体的外部（在弯曲或拉伸的情况下的脊柱运动节段）。

图 5-6 显示了如何计算正在进行旋转的刚体的 COR 或 ICR。图 5-7 显示出了正常 FSU 的屈曲（F），拉伸（E），

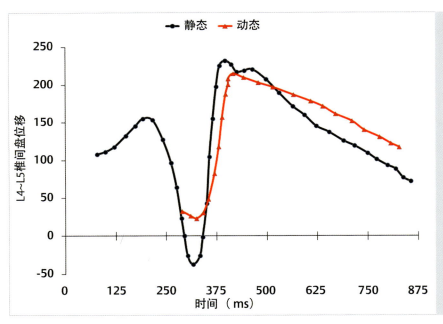

图 5-5 使用腰椎动态、静态模型计算 L4~L5 椎间盘力矩的差异

左侧（L）弯曲和右侧（R）弯曲以及左向（L）旋转和右向（R）旋转的 ICR 的区域。

14. 质量中心

生物力学中最基本的概念是刚体的质量中心（CM）。质量中心是身体的质量均匀分布的中心点，因此不产生净力矩，我们可以用这个点表示整个身体。关于人体不同部位的质量中心的位置都有详尽的记载。

二、应力应变

拉伸试验是用于评估材料的负荷和变形之间的力学关系的基本实验。样品固定在连接到测试装置的两个把手之间，该测试装置在施加的拉伸力下测量样品承受的力和位移。负荷 - 变形曲线图形地说明了负荷与变形之间的关系。然而，负载和变形根据样品的几何形状而变化。为了便于比较，通常采用诸如工程应力和应变的标准化变量进行数据标准的统一。

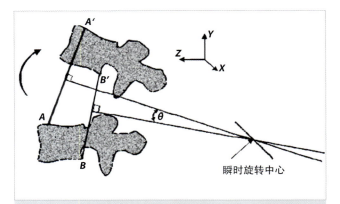

图 5-6 在 x-y-z 坐标系中的椎体通过 y-z 平面 θ 角进行旋转。初始位置的 A 点、B 点分别旋转至 A' 点、B' 点。瞬时转动轴或者旋转中心位于 AA' 线、BB' 线垂线的交点

通常用施加的力除以样品的初始横截面面积来计算工程应力，并且用由样品的初始长度（称为标距长度）除以观测位移来计算工程应变。通过采用这两个量绘制应

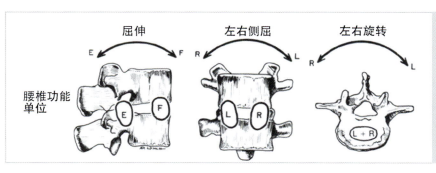

图 5-7 限制区域阐明了功能性脊柱单位在各种运动中旋转中心的位置

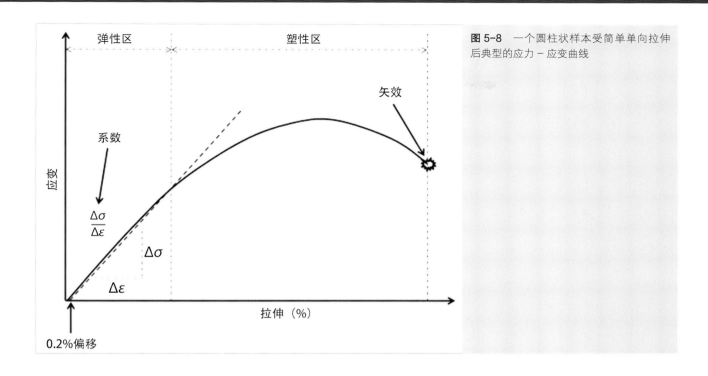

图 5-8 一个圆柱状样本受简单单向拉伸后典型的应力 – 应变曲线

力 – 应变曲线。应力 – 应变曲线有两个不同的区域：（a）弹性区；（b）塑性区（图 5-8）。在施加的力移去之后，如果变形的样品恢复到其最初形状（即未施加力），则材料在弹性区内。直观地讲，样品可以被看作是在可承受力的范围内变形的弹簧或弹性带。材料越硬，线性区域的斜率越高，弹性模量或杨氏模量越高。注意，对于弹性材料，负荷 – 变形曲线不一定是线性的。事实上，生物软组

织通常被认为是非线性弹性（伪弹性）材料。

在纯弹性材料中，一旦去除了施加的力（即在弹性变形期间没有能量损失），就会恢复使样品变形所需的能量。相比之下，一旦超过极限（图 5-8 中的 0.2% 偏移），就会观察到塑性变形，样品原型无法恢复（即样品永久变形）。当样品的变形无法保持，并且材料结构受到破坏时，塑性区的界限就会变化。

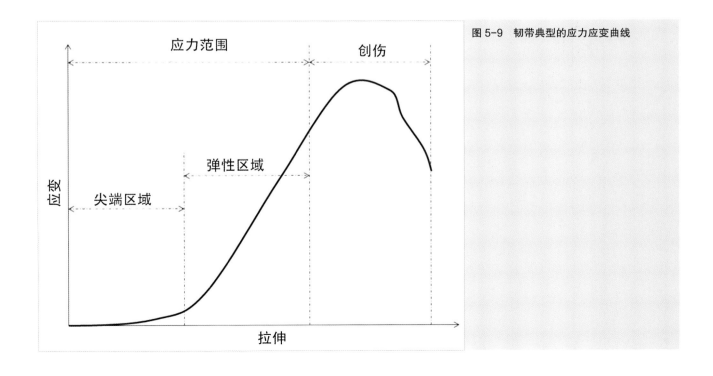

图 5-9 韧带典型的应力应变曲线

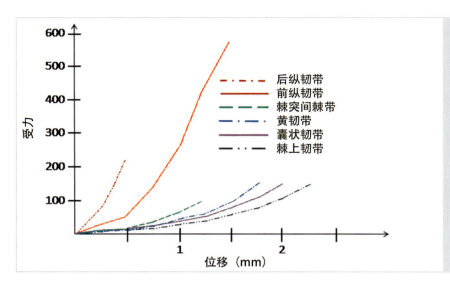

图 5-10　腰椎功能性脊柱单位的不同韧带的负荷变形曲线

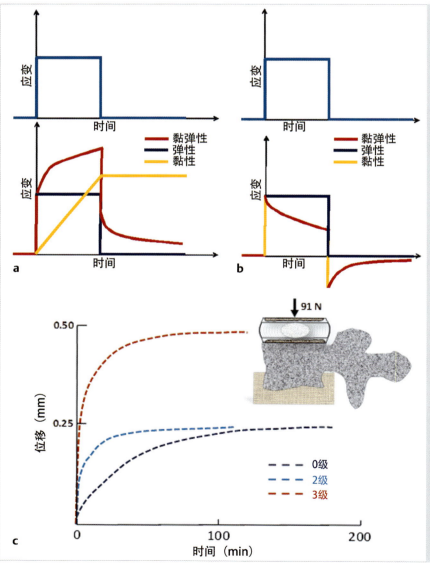

图 5-11　理论应力负荷和黏弹性、黏性、弹性对恒定应力和恒定应变的反应。实验蠕变反映了不同退行性变的椎间盘承受 91N 恒定负载的力

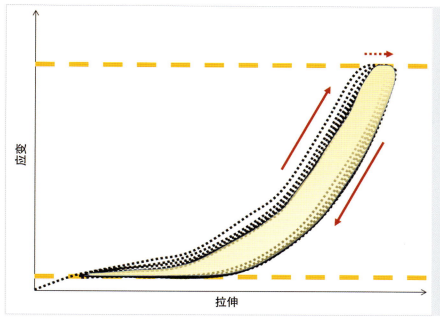

图 5-12　一个循环实验的负载变形曲线。正如实验进展的一样，预处理作用显现并且沿着虚线箭头的方向被观察到。预处理之后，负载变形曲线开始重复。阴影区代表迟滞现象的数量，通过条件样品展示出来。注意：这张图表示的循环实验数据既不是张力，也不是压缩

当脊柱弯曲时，脊柱内的结构起到抵抗运动的作用。这些结构包括肌肉、椎间盘、韧带和筋膜。图 5-9 显示典型韧带的应力－应变行为。在低变形或低应变时，韧带几乎没有阻力，这个变形区域被称为脚趾区域。随着变形量增加超过某一点，韧带提供的阻力与应变量成比例地增加。

这个可承受范围称为弹性区域。超过该区域，韧带开始变形或永久变形。随着变形进一步增加，韧带内的组成纤维开始失效，最终导致韧带本身的破坏。图 5-10 显示了适用于腰椎韧带的应变曲线。

三、黏弹性

所有软组织（椎间盘、韧带、肌腱等）和硬组织（皮质／松质骨、软骨等）属于黏弹性材料的一类材料。材料中的黏弹性的特征包括：蠕变和应力松弛。蠕变是在恒定力下材料的缓慢连续变形。事实上，白天的渐进性高度变化是由于椎间盘的蠕变引起的。另一方面，应力松弛是指随着材料的形变持续，造成形变的力逐渐减小。

在施加的力或变形周期性变化（正弦曲线）的情况下，材料的力学阻尼效应通过称为损耗角正切值来测量。图 5-11a、b 显示了蠕变（a）和应力松弛（b）试验的理论应用力／形变和相应曲线。图 5-11 显示是理想弹性和黏性材料的典型反应。图 5-11c 显示了在 91N 的压力下的蠕变试验中不同退化程度（0、2 和 3）的椎间盘的反应。

四、迟滞现象

当组织样本经受周期负荷（拉伸或压缩）时，首先追踪力—变形曲线的负荷段，图 5-12 左侧箭头所示。然后，当样品受力去除时，如果未负荷曲线不符合负荷曲线，则会产生滞后量。图中高亮显示的区域是滞后量。

通常，样品将在去负荷时产生比变形阻力更大的力。换句话说，在去负荷过程中并不是所有的能量都被回收。

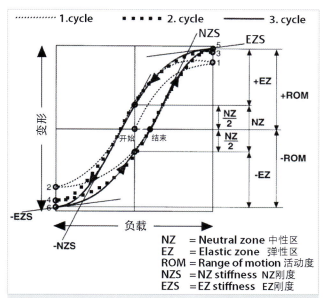

图 5-13　随着负荷增加，样本的形变随着该典型曲线变化。卸荷部分的曲线没有沿着加荷部分的曲线变化 Cycle 循环

它会以各种方式消散，包括产生热量。图5-12说明循环负荷下软组织的典型力学响应。为了使组织样品表现出重复的力学行为，必须对样品施加几个周期负荷。因此，图5-12中的前几个周期（在此期间，样品在周期负荷下逐渐增加的位移）被称为预处理循环。随后的周期负荷在样品完全预处理时表现出一致的力学响应。在FSU也观察到这种情况（图5-13）。

椎间盘负荷是迟滞现象的很好例子，其中椎间盘典型活动（例如，行走、跑步、跳跃等）期间吸收的一些能量会逸散掉。鞋垫和"记忆泡沫"床都是使用黏弹性获得能量吸收益处的例子。

如果一个样品，例如一个FSU在压缩和张力范围内经历周期负荷，则滞后曲线表现出特定的特性，特别是当样品去负荷时。无负荷时的变形量称为中性区（NZ）（图5-13）。中性区反映了零负荷附近的松弛度，或样本提供对施加负荷最小阻力的运动范围。

弹性区域（EZ）称为对施加力提供显著抵抗力的总生理（或非强制性）变形量（图5-13）。其他相关参数如图5-13所示。

四、小结

本章讨论通常用于表达脊柱生物力学概念的一些基本术语和概念，描述了应变之间的关键差异，以及与生物组织和功能性脊柱单位的黏弹性相关的简单测试和术语，如迟滞、蠕变、应力松弛、中性区和弹性区等。

五、参考文献

[1] Hatze H. Letter: The meaning of the term"biomechanics" [J]. Biomech, 1974, 7: 189-190.

[2] Raikova R. A general approach for modelling and mathematical investigation of the human upper limb [J]. Biomech, 1992, 25: 857-867.

[3] Suresh S, Spatz J, Mills JP, et al. Connections between single-cell biomechanics and human disease states: gastriontestinal cancer and malaria [J]. Acta Biomater, 2005, 1: 15-30.

[4] Suresh S. Biomechanics and biophysics of cancer cells [J]. Acta Biomater, 2007, 3: 413-438.

[5] Woo SL, Akeson WH, Jemmott GF. Measurements of nonhomogeneous, directional mechanical properties of articular cartilage in tension [J]. Biomech, 1976, 9: 785-791.

[6] Fung YC. Elasticity of soft tissues in simple elongation [J]. Am J Physiol, 1967, 213: 1532-1544.

[7] Acaroglu RE, Iatridis JC, Setton LA, et al. Degeneration and aging affect the tenisle behavior of human lumbar anulus fibrosus [J]. Spine, 1995, 20: 2690-2701.

[8] Armstrong CG, Mow VC. Variations in the intrinsic mechanical properties of human articular cartilage with age, degeneration, and water content [J].

Bone Joint Surg Am, 1982, 64: 88-94.

[9] Burstein AH, Reilly DT, Martens M. Aging of bone tissue: mechanical properties [J]. Bone Joint Surg Am, 1976, 58: 82-86.

[10] Schultz AB, Andersson GB. Analysis of loads on the lumbar spine [J]. Spine, 1981, 6: 76-82.

[11] Chaffin DB. A computerized biomechanical model-development of and use in studying gross body actions [J]. Biomech, 1969, 2: 429-441.

[12] Hatze H. A complete set of control equations for the human musculo-skeletal system [J]. Biomech, 1977, 10: 799-805.

[13] Zajac FE, Neptune RR, Kautz SA. Biomechanics and muscle coordination of human walking. Part I: introduction to concept, power transfer, dynamics and simulations [J]. Gait Posture, 2002, 16: 215-232.

[14] Schultz AB, Galante JO. A mathematical model for the study of the mechanics of the human vertebral column [J]. Biomech, 1970, 3: 405-416.

[15] Nubar Y, Contini R. A minimal principle in biomechanics [J]. Bull Math Biophys, 1961, 23: 377-391.

[16] Marras WS, Sommerich CM. A three-dimensional motion model of loads on the lumbar spine: I [J]. Model structure. Hum Factors, 1991, 33: 123-137.

[17] McGill SM. A myoelectrically based dynamic three-dimensional model to predict locads on lumbar spine tissues during lateral bending [J]. Biomch, 1992, 25: 395-414.

[18] Han JS, Goel VK, Ahn JY, et al. Loads in the spinal structures during lifting: development of a three-dimensional comprehensive biomechanical model [J]. Eur Spine, 1995, 4: 153-168.

[19] Panjabi MM, Oxland TR, Yamamoto I, et al. Mechanical behavior of the human lumbar and lumbosacral spine as shown by three-dimensional loaddisplacement curves [J]. Bone Joint Surg Am, 1994, 76: 413-424.

[20] Cholewicki J, Crisco JJ III, Oxland TR, et al. Effects of posture and structure on three-dimensional coupled rotations in the lumbar spine [J]. A biomechanical analysis. Spine, 1996, 21: 2421-2428.

[21] Goel VK, Fromknecht SJ, Nishiyama K, et al. The role of lumbar spinal elements in flexion [J]. Spine, 1985, 10: 516-523.

[22] Ochia RS, Inoue N, Renner SM, et al. Three-dimensional in vivo measurement of lumbar spine segmental motion [J]. Spine, 2006, 31: 2073-2078.

[23] Rozumalski A, Schwartz MH, Wervey R, et al. The in vivo three-dimensional motion of the human lumbar spine during gait [J]. Gait Posture, 2008, 28: 378-384.

[24] Kaigle AM, Pope MH, Feleming BC, et al. A method for the intravital measurement of interspinous kinematics [J]. Biomech, 1992, 25: 451-456.

[25] Steffen T, Rubin RK, Baramki HG, et al. A new technique for measuring lumbar segmental motion in vivo. Method, accuracy, and preliminary results [J]. Spine, 1997, 22: 156-166.

[26] Pearcy MJ, Whittle MW. Movements of the lumbar spine measured by threedimensional X-ray analysis [J]. Biomed Eng, 1982, 4: 107-112.

[27] Fujii R, Sakaura H, Mukai Y, et al. Kinematics of the lumbar spine in trunk rotation: in vivo three-dimensional analysis using magnetic resonance imaging. Eur Spine 2007, 16: 1867-1874.

[28] Li G, Wang S, Passias P, Xia Q Li G, Wood K. Segmental in vivo vertebral motion during functional human lumbar spine activities [J]. Eur Spine, 2009, 18: 1013-1021.

[29] Cargill SC, Pearcy M, Barry MD. Three-dimensional lumbar spine postures measured by magnetic resonance imaging reconstruction [J]. Spine, 2007, 32: 1242-1248.

[30] Frymoye JW, Frymoyer WW, Wilder DG, et al. The mechanical and kinematic analysis of the lumbar spine in normal living human subjects in vivo [J]. Biomech, 1979: 12: 165-172.

［31］McGill SM, Norman RW. Dynamically and statically determined low back moments during lifting [J]. Biomech, 1985, 18: 877-885.

［32］Pearcy MJ, Bogduk N. Instantaneous axes of rotation of the lumbar intervertebral joints [J]. Spine, 1988, 13: 1033-1041.

［33］Kazarian LE. Creep characteristics of the human spinal column [J]. Orthop Clin North Am, 1975, 6: 3-18.

［34］Goel VK, Panjabi MM. In: Roundtables in Spine Surgery [J]. Vol 1. Quality Medical Publishing, 2005.

［35］White AA, III, Panjabi MM. Clinical Biomechanics of the Spine. 2nd ed [M]. B Lippincott, 1990.

［36］Tozeran A. Human Body Dynamics: Classical Mechanics and Human Movement [J]. New York, MY: Spring-Verlag, 2000.

［37］Wilke HJ, Wenger K, Claes L. Testing criteria for spinal implants: recommendations for the standardization of in vitro stability testing of spinal implants [J]. Eur Spine, 1998, 7: 148-154.

第六章　旋转运动中心

著者：Dilip K. Sengupta
审校：宁广智，王华东
译者：周春光，吕秋男

一、引言

在进行脊柱动力重建时，无论是动力性稳定或是椎间盘或小关节置换，了解脊柱的运动学、内植物以及内植物植入后和脊柱的相互作用都是极其重要的。运动学是力学的一个分支，是描述点、物体（物体或椎体）以及物体的系统（一组物体，多个脊椎）的运动，而不考虑产生运动的原因或力。在临床实践中，运动学的研究大体上可分为定量研究和定性研究。旋转中心是重要的生物力学参数，代表了运动的定性，而活动度代表了运动的定量。

二、定量运动的生物力学参数

脊椎在空间中的运动被描述为与参照系（也称为坐标系）的关系。第五章介绍了一个三维坐标系，x，y，z（图5-2）。脊椎可以沿着3个互相垂直的轴平移或旋转。用来描述物体或刚体（例如脊椎）在空间中的位置所需的独立坐标数目称为自由度（DOF）。尽管在工程学上，术语DOF是指用来描述物体在空间中的位置的一组坐标，但是在生物力学领域中，DOF是指一个物体能完成的独立运动种类。脊椎在空间中有最大6个自由度：3个平移，表达为沿着x、y、z坐标轴的线性坐标；以及3个旋转，表达为沿着x、y、z坐标轴的角度坐标。

（一）整体运动和相对运动

人类的脊柱是由多个刚体通过链状结构连接而成的整体。当脊柱前屈时，L1向地面移动，它与地面的相对位置被称为相对于地球的绝对或整体运动。L1和L2之间同样存在运动，事实上任何两个椎体之间都存在运动，被称作相对运动。在实际运用中，不论是动态固定还是非融合技术的研究都涉及相邻椎体的相对运动。

（二）平面运动

当一个椎体在某个平面内移动时，该椎体内的所有点都平行于该平面移动，称为平面运动。例如，当脊柱前屈后伸时，椎体在矢状面上发生平移（yz），同时以X轴为中心进行旋转，因此它有3个自由度。

当一个椎体在某个平面内移动时，该椎体上的所有点在同一平面内移动。例如，点P1移动至点P2，点Q1移动至点Q2（图6-1）。在单纯平移运动中，线P1-P2和线Q1-Q2保持平行。换句话说，如果两条线不平行且相互之间存在夹角，就一定存在着旋转运动，这是由刚体的运动决定的，刚体内所有点都与平面上一点保持固定的距离。这个固定的点就是旋转中心（图6-2），旋转中心的位置是直线P1-P2中垂线和直线Q1-Q2中垂线的交点，即点O。

三、旋转中心

当刚体（例如：脊椎）在平面内运动，每个运动步骤都有一个对应的点，其可以存在于椎体或也可存在于椎体的理论延伸部分，它在运动过程中保持静止。这个点就被定义为刚体该次运动的旋转中心（COR）。旋转中心这一概念仅在平面运动中有效，不能应用于三维运动中。

经过旋转中心且与运动平面垂直的直线被定为旋转轴。所以，旋转中心是运动平面上的一点，而旋转轴是经过旋转中心的一条直线，且与运动平面垂直。

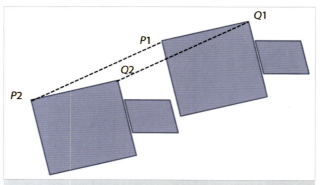

图6-1　椎体由位置A移动到B，所以点P1和Q1分别移动到P2和Q2。在纯粹的平移运动中，连接P1和P2的线和连接Q1和Q2的线相互平行，并且均位于发生运动的平面中

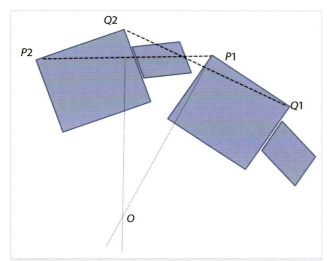

图 6-2　椎体由位置 A 运动至位置 B，这样椎体上的点 P1 和点 Q1 就分别运动至点 P2 和点 Q2。在旋转运动中，线 P1-P2 和线 Q1-Q2 不平行且相互之间存在夹角。这两条线段中垂线的交点就代表本次旋转运动（由 A 运动至 B）的旋转中心

对于单纯一致的旋转运动（例如沿着某一具有相同曲率半径的圆形轨道旋转），其旋转中心可以是固定的，刚体会始终围绕着旋转中心运动（图 6-3）。然而，在颈椎或腰椎的屈伸活动中，椎体的运动同时包括平移和旋转。当椎体平移时，每一步运动的旋转中心也会发生平移，同时旋转半径在运动过程中也会发生改变。两种运动性质使每个运动步骤的旋转中心不停发生快速的改变，这被定义为瞬时旋转中心（ICR），而通过瞬时旋转中心且垂直运动平面的直线被定义为瞬时旋转轴（IAR）。IAR 同样也仅适用于平面运动，在三维运动中是不适用的。IAR 能够描述运动的性质，即单纯平移运动、单纯旋转运

动和平移 – 旋转综合运动。IAR 的位置取决于每个运动步骤。运动本质上是连续的，每个运动步骤的幅度是任意的。当运动被划分为多个微小运动步骤时，每个运动步骤都代表着不同的 IAR 位置，这样就产生了一系列可以代表运动性质的 IAR。当运动步骤和旋转运动太小时，确定瞬时旋转轴就很容易出错。通过改变计算方法，我们可以改变错误的程度。错误实际上就是旋转角度的函数，当旋转角度大时，错误就会减少。当刚体离开平面运动，它就自然地进入了三维运动，这时 IAR 就不能被用来描述这一运动了。

（一）脊柱运动节段的旋转中心和瞬时旋转轴

当脊柱在矢状面内做平面运动（屈伸运动），每个椎体相对于地面（整体运动）都有一个旋转中心，同样相较于其他每个椎体（相对运动）也有一个旋转中心。

一个脊柱运动节段包含 2 个相邻的椎体、椎间盘、韧带和相连的关节突关节（也就是脊柱功能单位，FSU），旋转中心通常代表了上位椎体相对于下位椎体的相对运动。例如：在屈伸活动时，L4 和 L5 相对于地面在空间上都发生了运动，代表了它们的整体运动。通常，假设 L5 在运动过程中是保持静止的，L4 的旋转中心被描述为 L4 相对于 L5 的相对运动（图 6-4）。追踪 L4~L5 运动节段屈伸活动的 IAR 取决于连接相邻椎体（L4 和 L5）的解剖结构，包括：椎间盘、韧带和关节突关节。对于既定的运动节段，IAR 是描述运动性质的一个重要参数。

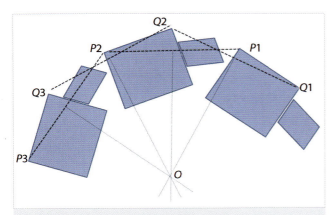

图 6-3　在单纯的旋转运动中，旋转中心是固定的，椎体上各点连续不同位置的连线（例如 P2-P3 和 Q2-Q3）会产生多条中垂线，而所有中垂线都相交于 O 点

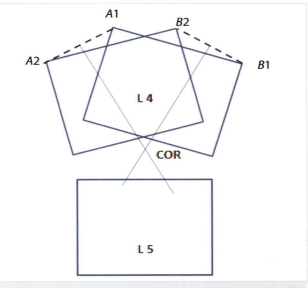

图 6-4　L4 在 L5 椎体上的屈伸活动的 COR 表现为 L4 在 L5 上的相对运动，在这种情况下，L5 被认为在运动过程中是静止的

（二）平均旋转中心和旋转质心

脊柱尸体标本或活体的 IAR 常常采用一组影像学片子来决定。使用这种方法研究屈伸活动范围常常受限于步数或者运动间隔太少，通常只有 10~20 步或照片，产生 10~20 个不同位置的 COR。通过这些位置通常可找到一个平均 COR，也被称为屈伸运动的旋转质心。

四、三维运动

在矢状面上的屈伸运动属于平面运动，其具有 3 个 DOF。但是脊柱的运动并不局限于单一平面，它具有 6 个自由度（沿着 3 条轴平移或围绕 3 条坐标轴旋转），这被称作三维运动。脊柱向侧方弯曲合并有轴向的旋转，反之对于其他平面的运动也存在这样的情况（耦合运动）。这种运动的性质不能被 IAR 所描述，IAR 仅适用于屈伸运动并且需要螺旋形运动轴。因为三维运动发生在多个平面，它不能被连续的 X 线片所记录，需要双平面的 X 线片、三维 CT 或磁共振（MRI）才能记录三维运动的性质。

（一）螺旋形运动轴

当刚体从空间内一位置运动至另一位置，常合并有不同平面上的平移和旋转运动。刚体始终沿着一轴线平移且围绕着这一轴线旋转，该轴线可以位于刚体内或位于其假设的延伸部分。这条轴线就称为运动螺旋形轴（HAM），在某些情况下也被称作运动螺旋轴。

当一个螺钉被拧入骨骼时，随着螺钉进入骨骼，其沿着螺钉长轴平移，并且随着钉头的旋转，其沿着螺钉长轴旋转。另外一个关于 HAM 的例子就是盘旋的足球（图 6-5）。

（二）运动螺旋轴的包络函数

由刚体在空间运动中产生的多个 HAM 所构成的表面被称作运动螺旋轴的包络函数。图 6-5 中，足球围绕着一根轴线旋转，旋转轴本身又围绕着平移的长轴旋转，这就等同于瞬时 HAM。瞬时 HAM 的轨迹就是一个包络函数，通常被称为有限螺旋轴（FHA）。

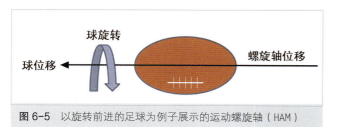

图 6-5　以旋转前进的足球为例子展示的运动螺旋轴（HAM）

（三）腰椎运动节段的瞬时旋转轴

最初关于 IAR 的研究是在尸体标本上进行的，在多张 X 线侧位片上，运用几何学的方法人工标记 IAR 的位置，即使用连续两个上位椎体相对于下位椎体的位置之间的中垂线进行标记，该方法如前所述（图 6-4）。尽管该方法具有合理的科学依据，但其存在人为误差。该方法只有在活动超过 10° 时其准确性才可靠。用于分析 IAR 两点之间的活动范围越小，错误的概率越大。所以，很少有 IAR 的位置是通过是在过伸 - 过屈位这种方法计算出来的（大约有 10~20 个）。

在 1984 年的一个研究中，Seligman 等利用电脑程序对尸体腰椎 X 线侧位片进行分析，从而确定 L4~L5 运动节段在屈伸活动中的 IAR 位置。他们使用的是角度变化为 3° 的侧位片，尽管在整个活动范围中的侧位片数量有限，但在同样的侧位片上，电脑程序运用数字化分析来确定 IAR 位置提高了测量准确性。研究人员发现对于一个正常的椎间盘，其在屈伸活动中的 IAR 位于椎间盘后 1/3 的区域里。随着椎间盘的退变，IAR 的位移变化更大，更不规律。研究人员并没有发现屈伸活动中 IAR 移动的方向关系。

Ogston 等第一次在活体人身上进行实验确定 IAR 的位置，他们使用了 6 张过伸 - 过屈活动中连续的侧位 X 线片。为了使 IAR 的测量更准确，研究人员非常仔细地重叠每张片子上的标记，并且运用了数字化装置和电脑。他们发现 L4~L5 的 IAR 移动范围在 43.7mm，L5~S1 的 IAR 移动范围为 55.9mm。该实验更接近生理状态下的运动状态，但在连续的侧位 X 线片上重叠标记非常困难，这使 IAR 的测量变得更加困难，使得在同一个体身上都很难得到重复的结果。然而，该实验第一次证明采用准确的瞬心轨迹模式对腰椎矢状面上的运动进行分析在活体上是可行的。

多年以来，现代技术的运用使得在活体上对腰椎运动进行分析成为可能，包括同时使用双平面透视仪和更先进的电脑程序研究活体的三维运动学。Passias 等在 10 个志愿者身上同时分析了所有腰椎节段在 3 个运动平面上的 ROM，并对比了正常脊柱和伴有椎间盘退变并产生疼痛的脊柱。他们展示了 ROM 数据，包括耦合运动（侧方弯曲联合旋转等），但是他们并没有分析 IAR。Cunningham 等在尸体脊柱标本上进行了一项生物力学实验，对比了正常 L4~L5 运动节段 IAR 的位置和行 SB Charite 椎间盘置

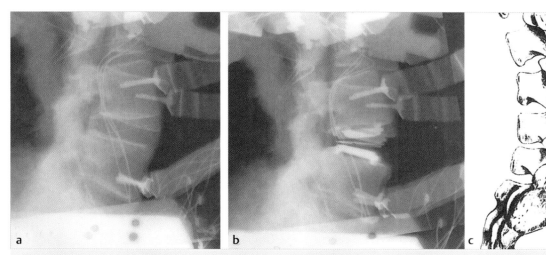

图 6-6 （a,b）首先将不同侧位 X 线片上静止的下位脊椎进行重叠。（c）然后比较运动脊椎上终板上同一点在两张侧位 X 线片上的位置，最终计算出椎间的旋转中心。这些旋转中心被绘制成合适的椭圆形，还在不同重建图上被对比

换后 L4~L5 运动节段 IAR 的位置。研究人员获取了正常脊柱和行 Charite 椎间盘置换后的脊柱的 5 个不同位置侧位 X 线片，包括：完全屈曲位、屈曲位、中立位、背伸位和完全背伸位。这些片子先经过数字化处理，然后将每张片子上的下位静止椎体重叠起来，最后通过对比两张片子上运动椎体终板上各相同点的位置，从而确定椎间旋转中心。运用 Adobe Photoshop 6.0 计算出这些点的运动轨迹的中垂线，这些中垂线的交点就是 COR（图 6-6）。不论是在正常运动节段还是进行了 Chartire 椎间盘置换，手术节段及近端相邻节段的椎间 COR 位于椎间盘的后 1/3，靠近下位椎体的上终板（图 6-7）。

Sengupta 等运用另外一种方法在尸体标本上确定了 L4~L5 运动节段的 IAR（图 6-8）。他们运用高分辨率的运动捕捉系统通过持续追踪从而确定运动，然后根据 Seligman 等之前提出的生物力学原理计算 IAR。与之前不一样的是，电脑系统可以持续不断地计算 IAR 的位置，在每个运动平面的整个 ROM 中可以得到 2000 多个 IAR 位置，不再像之间那样每隔 3°~5° 才能确定一个 IAR 的位置，这使得关于 IAR 的研究可以得到重复性的结果。而且持续追踪还可以计算出 IAR 平移的速度、变化的范围以及平移的方向。假设每个运动的性质都是平面运动，那么在 3 个层面上的运动（例如：矢状面上的屈伸活动、冠状面上的侧屈活动和水平面上的轴向旋转运动）都能受到持续不断的追踪。但是，我们需要知道侧屈运动和轴向旋转运动都是三维耦合运动，其具有 6 个 DOF，IAR 并不

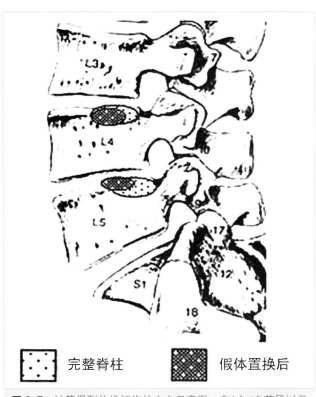

完整脊柱　　假体置换后

图 6-7 计算得到的椎间旋转中心示意图。在 L4~L5 节段以及上方相邻节段，对比正常完好状态和行 SB Charite 椎间盘置换后的状态

能真实准确地代表这些运动（图 6-9）。计算出的 IAR 位置被投映到正侧位 X 线片和 CT 的水平断层图像上以展示 IAR 的解剖位置和平移。

在屈伸活动中，IAR 最初的位置在椎间盘前 2/3 和后

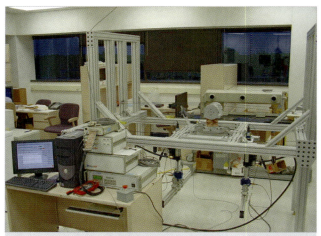

图 6-8 尸体脊柱标本被固定在一个具有 6 个自由度的脊柱测试仪器上。图中的背景即是 Optotrak 3020 运动捕获系统

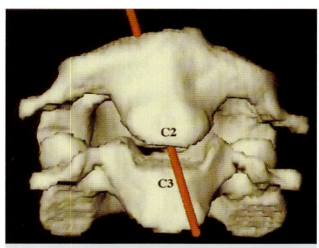

图 6-9 正常完好 C2~C3 标本做右侧轴向旋转运动（包括扭曲和侧屈的耦合运动）时的运动螺旋轴

1/3 的交界处，矢状面上位于下位椎体的上终板（例如：在 L4~L5 的相对运动中位于 L5 的上终板）。在后伸过程中，IAR 快速地向后方的关节突关节移动约 26.5mm［±5.6 标准差（SD）］，在后伸结束前屈即将开始时 IAR 就位于这个位置。当开始前屈时，IAR 迅速地移动回初始位置，接着朝椎间隙的上终板中点向前上方运动约 20.5mm（±4.8 SD）。在大部分前屈运动中，IAR 都位于这个位置，当由前屈转为后伸时，IAR 又迅速地回到初始位置。在整个运动中间段，IAR 的位置发生了最大的平移（图 6-10）。

在左右侧屈运动中，IAR 的最初位置在冠状面上（正位 X 线片）位于椎间隙的中点。在左右侧屈运动中，IAR 朝着同一个方向移动（例如：右侧屈曲运动中，IAR 向右

侧移动，而在左侧屈曲运动中，IAR 向左侧移动）。在每个方向上，IAR 的移动范围为 15.35mm（±8.75 SD）。在运动过程中，IAR 始终位于椎间隙内。在运动的中间段 IAR 的位置发生大幅度的快速改变。而在运动的弹性段，IAR 主要位于椎间隙的左右侧角落（图 6-11）。

在轴向旋转运动中，IAR 最初位于中线，接近椎体的前 1/3。在旋转过程中，IAR 沿着半圆弧向相反的方向移动（例如，在右侧轴向旋转运动中向左侧移动，在左侧轴向旋转运动中向右侧运动）。IAR 移动的范围超过了椎间隙范围（为 56.83mm ± 12.75 SD）。不同于屈伸运动和左右侧屈运动，IAR 的移动在整个轴向旋转运动过程中都是均

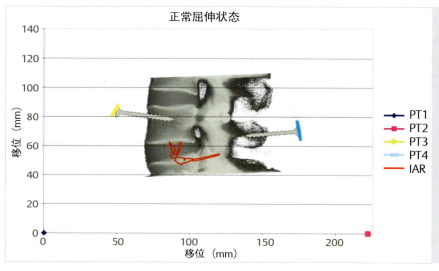

图 6-10 屈伸活动中投映在侧位 X 线片上的瞬时旋转轴（IAR）。IAR 最初（"休息"状态下）位于椎间盘后 1/3，在屈曲时由此位置向前方移动，在背伸时由此位置向后方移动

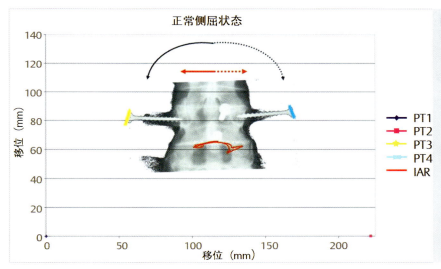

图 6-11　屈伸活动中投映在正位 X 线片上的 IAR。IAR 由最初位置朝侧屈方向移动

匀的（图 6-12）。

　　前面提到的这个研究是关于 IAR 在 3 个平面上的位置和运动范围内的位移最详细的研究之一。如前所述，为了更加容易理解 IAR 的解剖位置，该研究假设椎体的左右侧屈运动和旋转运动都属于平面运动。然而事实上，左右侧屈和轴向旋转运动都是三维耦合运动，其并不能被 IAR 准确描述。适当的关于运动性质的研究需要 HAM 或 FHA。

（四）腰椎运动螺旋轴

　　Cripton 等在评估脊柱非融合植入物时，对比研究了 HAM 和关节突关节载荷之间的关系。他们在尸体腰椎标本（L2~L5）上测量了 L3~L4 关节突关节的张力。在标本上施加 600N 的预载荷和 ±7.5N·m 的持续纯力矩，以

触发椎间屈伸运动、左右侧屈运动和轴向旋转运动。运动节段内的椎体位置被光电相机（Optotrack 3020 Motion Capture System）持续不断地追踪。根据追踪得到的运动数据，计算得出了 L3 椎体相对 L4 椎体运动的 HAM 参数。计算得出的特殊 HAM 参数包括：相对 L4 椎体的 HAM 的位置和方向、与 HAM 相关的 L3 的旋转角度以及 L3 椎体沿着 HAM 的移位。研究人员计算出了 HAM 位置和方向的平均值，根据实验用的正常脊柱标本（以及运用了 3 种不同非融合固定技术的标本）的尺寸将平均值标准化。如图 6-13 所示安装了 3 种装置后的标本，其 HAM 都发生了向后的移动。安装有 A 或 C 装置的标本，其 HAM 伴发了向后的倾斜，而装有 B 装置的标本，其 HAM 伴发了向

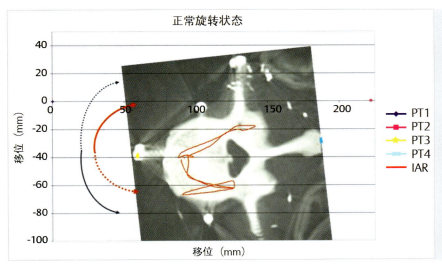

图 6-12　L4~L5 运动节段在水平面上进行轴向运动时投映在 CT 水平断层图像（经过 L5 椎体上终板）上的 IAR。IAR 沿着弧形轨迹朝轴向旋转运动的相反方向移动

前的倾斜。图例很好说明了非融合装置是如何改变椎间运动性质的，这是装置–骨连接处或装置内部应力的重要决定因素，并且能预测装置的疲劳失效，这也是影响非融合固定装置长期疗效的最重要因素。

（五）有限螺旋轴及其在脊柱非融合固定技术研究中的运用

在大多数的研究中，脊柱的HAM是一系列椎体移位距离的平均值，在这些研究中，和移位大小成反比的随机误差很小，但是测量误差很大。如果假设螺旋轴可以反映连续的运动，不同轴之间的平均位移应该尽可能小。

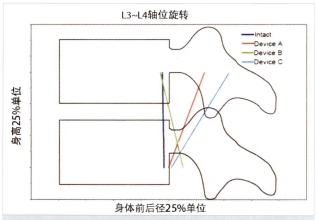

图6-13 正常腰椎运动节段和安装了典型可屈曲固定装置（装置A、B、C）的腰椎运动节段的HAM的位置和方向对比

这样螺旋轴才能被称为有限螺旋轴。因为它们之间的移位变化很小，有限螺旋轴的测量误差很小，但是随机误差很大。

Kettler和Wilke等学者介绍了一种测量方法，其可以利用脊柱运动节段三维连续运动数据测量FHAs的位置及方向。这些螺旋轴被投映到正侧位和轴位X线片上，以展示其和各个标本的解剖关系。将FHA投映到X线片上可以更加直观地展示复杂的运动模式（图6-14）。

这个复杂方法在临床生物力学中应用的一个例子是在尸体腰椎标本上完成的，该尸体腰椎标本与椎间盘人工髓核假体固定在一起，具有正常的三维生理运动模式。通过体外实验，研究人员计算出FHAs与实际连接轴相距 ± 2.5mm，并且FHAs相对于实际连接轴有 ± 1.5°的倾斜。在不同的运动方向上，FHAs的位置和方向在不同个体之间存在很大的差异。在左右侧屈时，FHAs要么在水平面上分散开来且交点的中心位于椎间隙前1/3，或者彼此之间在前后方向上呈平行排列（图6-15，1bⅡ）。在屈伸运动时，FHA大部分情况下呈平行排列并且穿过椎间盘（图6-15，feⅠ）或者下位椎体（图6-15，feⅡ）。在轴向旋运动时，FHA有时朝向头尾方向（图6-15，arⅠ），有时轻微地向前倾斜（图6-15，arⅡ）。椎间盘髓核摘除会使FHAS分散开来，这代表存在复杂的耦合运动。所以椎间盘髓核假体最重要的意义不是逆转这个效应，而是使轴线彼此平行（图6-16）。

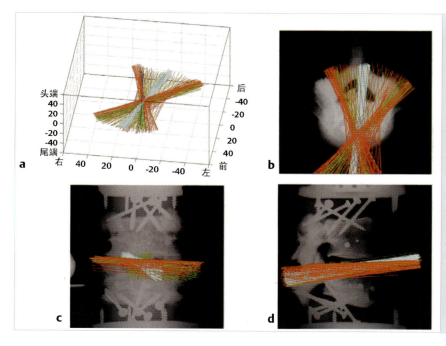

图6-14 运用FHA对腰椎三维运动模式进行半定量的描绘（a），FHA在水平轴向（b），正侧位（c），侧位（d）X线片上的投映，更加直观地展示了FHA的解剖位置和方向

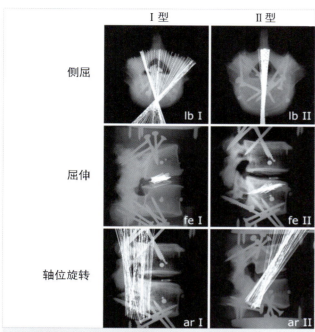

图 6-15　在左右侧屈（lb Ⅰ，lb Ⅱ）、前屈后伸（fe Ⅰ，fe Ⅱ）和轴向旋转（ar Ⅰ，ar Ⅱ）的纯力矩作用下，正常 L4~L5 节段有限螺旋轴（FHAs）的典型位置和方向

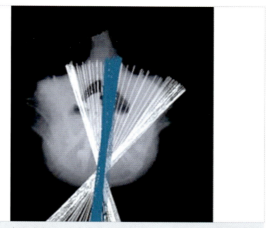

图 6-16　在左右侧屈运动的纯力矩作用下，正常 L4~L5 节段的有限螺旋轴（FHAs）在横断面上呈分散状态（276 标本，即颜色淡的 FHAs）。当安装 PDN 装置后，FHAs 在前后方向上彼此平行（276 标本，即颜色深的 FHAs）

五、小结

脊柱运动节段运动性质和数量的研究对于评估脊柱动力固定是必需的。运动量可以用 ROM 来评估，其测量容易，而且比较容易理解。而对于脊柱运动性质的研究要复杂得多。载荷 – 变形曲线、弹性和中性运动区间以及其他在别的章节讲述过的指标可以同时评估运动的性质和量。对于屈伸运动这样的平面运动，评估其运动性质需要理解并掌握 IAR。而对于脊柱左右侧屈、轴向旋转运动这样的三维耦合运动，IAR 并不能对其进行描述，对这类运动的描述需要更加复杂的指标如 HAM 和 FHA。对椎间盘退变后或行椎间盘髓核切除术后运动性质改变的研究，以及对运用弹性固定装置后运动性质恢复的研究，有助于评估装置和运动节段之间是否存在不匹配，并且能够预测植入物、植入物 – 骨界面的长期存活情况和疲劳失效的可能性。

六、参考文献

［1］Panjabi MM. Biomechanical terminology and concepts. In: Goel VK, Panjabi MM, eds. Roundtables in Spine Surgery [J]. St. Louis, MO: Quality Medical Publishing, 2005: 99-106.

［2］Wilke HJ, Kettler A, Claes L. Range of motion or finite helical axis?Comparison of different methods to describe spinal semental motion in vitro. In: Goel VK, Panjabi MM, eds. Rundtables in Spine Surgery [J]. St. Louis, MO: Quality Medical Publishing, 2005: 13-21.

［3］Dimnet J, Fischer LP, Gonon G, et al. Radiographic studies of lateral flexion in the lumbar spine [J]. Biomech, 1978, 11: 143-150.

［4］Cossette JW, Farfan HF, Robertson GH, et al. The instantaneous center of rotation of the third lumbar intervertebral joint [J]. Biomech, 1971, 4: 149-153.

［5］Duke RP, Somerset JH, Blacharski P, et al. Some investigations of the accuracy of knee joint kinematics [J]. Biomech, 1977, 10: 659-673.

［6］Seligman JV, Gertzbein SD, Tile M, et al. Computer analysis of spinal segment motion in degenerative disc disease with and without axial loading [J]. Spine, 1984, 9: 566-573.

［7］Pearcy MJ, Bogduk N. Instantaneous axes of rotation of the lumbar intervertebral joints [J]. Spine, 1988, 13: 1033-1041.

［8］Schulze M, Trautwein F, Vordemvenne T, et al. A method to perform spinal motion analysis from functional X-ray images [J]. Biomech, 2011, 44: 1740-1746.

［9］Ogston NG, King GJ, Gertzbein SD, et al. Centrode patterns in the lumbar spine. Baseline studies in normal subjects [J]. Spine, 1986. 11: 591-595.

［10］Passias PG, Wang S, Kozanek M, et al. Segmental lumbar rotation in patients with discogenic low back pain during functional weigh-bearing activities [J]. Bone Joint Surg Am, 2011, 93: 29-37.

［11］Cunningham BW, Gordon JD, Dmitriev AE, et al. Biomechanical evaluation of total disc replacement arthroplasty: an in vitro human cadaveric model [J]. Spine, 2003, 28: S110-S117.

［12］Sengupta DK, Demetropoulos CK, Herkowitz HN. Instant axis of rotation of L4-5 motion segment-a biomechanical study on cadaver lumbar spine [J]. Indian Med Assoc, 2011: 109: 389-390, 392-393, 395.

［13］Cripton PA, Oxland TR, Zhy Q. The use of helical axis of motion and facet joint load information in the evaluation of nonfusion spinal implants: concepts and preliminary results. In: Goel VK, Panjabi MM, eds. Roundtables in Spine Surgery [M]. Quality Medical Publishing, 2005: 22-29.

［14］Kettler A, Marin F, Sattelmayer G, et al. Finite helical axes of motion are a useful tool to describe the three-dimensional in vitro kinematics of the intact, injured and stabilised spine [J]. Eur Spine, 2004, 13: 553-559.

第七章　腰椎生物力学试验

著者：Avinash G. Patwardhan，Robert M. Havey，Leonard I. Voronov
审校：宁广智，王华东
译者：王乃国，曹光庆

一、生物力学试验的目的

生物力学试验是理解正常脊椎在生理负荷下的运动学反应以及退变或创伤后异常改变的非常重要的一部分，也是当脊椎在日常生理活动（ADL）负荷下给予合适治疗措施使其维持稳定性非常重要的一部分。对于含有保留活动度内固定的腰椎样本，生物力学试验的目的包括以下3个方面：（a）测试内固定节段的活动度及活动质量（例如运动学特点和旋转轴线）；（b）评估内固定节段的压力分布（例如关节面负荷、椎间盘压力、骨和软组织中的张力）；（c）评估手术节段对相邻节段的运动和负荷分布的影响。本章节主要讨论了制定实验室测试协议的必要原则，目的是减少可能影响数据和导致错误结论的混杂因素。

（一）功能性脊椎单元与多节段脊椎的比较

在许多脊柱生物力学文献中，来源于单节段腰椎的功能性单元以及多节段腰椎样本的数据均已报道过。研究人员相信，无论如何，测试样本至少应包括所要评估的手术构想节段的上下各一个活动节段。例如，如果手术构想中包括单节段融合或L4~L5的关节成形术，那么测试样本应包含L3至骶骨。当然，如果手术构想中包括了腰骶关节，例如两个节段的融合或L4至骶骨的关节成形术，不可能再构想有一个活动的尾骨，此时测试样本仍为L3至骶骨。

单活动节段所产生的测试结果与在多节段脊柱中相同节段所得的测试结果可能截然不同。导致不同的原因可能包括：（a）跨越多个节段的韧带（前纵韧带、后纵韧带及棘间韧带）的破坏；（b）在单节段测试样本中的装置所造成的人为的运动学上的约束。最后，多节段脊椎样本还提供了研究指定水平的相邻节段在生物力学中表现的可能性。含有脊柱器械或融合措施的节段，它在相邻节段退行性改变的观察中，也是非常重要的。做出用功能性脊椎单元与多节段脊椎比较的决定，受以下因素的影响：试验经费的考虑，装置的复杂性以及生物力学测试的最终目标。

（二）测试协议与装置

生物力学试验协议可大致分为两大类：负荷控制协议和移位控制协议。二者结合称为混合协议。

负荷控制协议，也称为弹性协议，即向测试样本的终端椎体施加已知等级的负荷（动差或力），来测量移动值和/或动力学参数，例如关节负荷、椎间盘压力和张力。另一方面，移位控制协议，也称为刚性协议，即使测试样本的终端椎体产生一定等级的移位（角度或平移运动）来测量到达指定程度移位所需要的负荷。

如果样本测试的目的是测量指定（手术）节段的移位和负荷分布，那么两种协议均可使用。既然这样，测试将主要由研究者易获得的试验仪器来决定。比如说，一个材料实验机（例如英斯特朗电子拉力机）可以用来给测试样本施加已知移位（移位控制），也可以施加已知移位直至达到事先设计的负荷等级（负荷控制）。对负荷控制协议和移位控制协议来说，其他的一些负荷平台也可以使用，像机器人手臂、制动器和控制测试样本移位的电子元件等。另一方面，最适合负荷控制协议的是通过重力负荷（比如用固定负载）来对测试样本施加力或动差的一种装置。

在做负荷控制测试时，装置在设定好的负荷下操作，却不能对测试节段的动度有所限制。测试范围中如果包括指定节段上下的自由活动节段，能够帮助实现不限制节段动度的目标。在进行移位控制测试时，样本终端椎体负荷的6个方面（3个力以及3个动差）都需要测量。在对样本结果进行测量时，对负荷及移位进行详尽的描述是必要的。

负荷控制测试的目的是，假设在手术前后患者的脊柱所承受的负荷（力和动差）是相同的，来帮助研究人员了解手术节段及其相邻节段的表现。在这样的一个负荷方案中，融合术后的整个脊柱的活动度将要小于术前的脊柱运动度（图7-1）。相反的，移位控制协议测试的目的是在假设患者手术前后脊柱所要承受的移位相同时，来帮助研究人员理解手术节段及其相邻节段的测试结果。

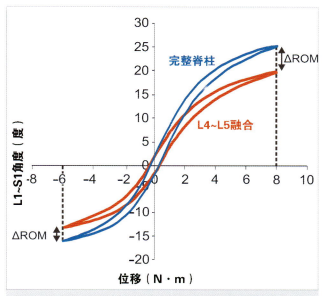

图 7-1　完整脊柱和 L4~L5 融合后脊柱的活动度曲线。应用负荷控制协议后使用植入物的样本与完整脊柱样本有着相同的力矩终点，都有着融合后的移位降低（△ROM：活动度改变）

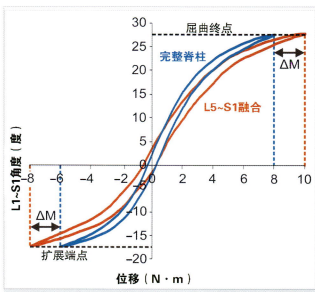

图 7-2　完整脊柱和 L5~S1 融合后脊柱的活动度曲线。应用移位控制协议后使用植入物的样本与完整脊柱样本有着相同的力矩终点，都有着融合后的移位升高（△M：动差）

　　负荷控制协议与移位控制协议二者结合，称为混合协议，已被用来研究相邻节段的表现。实施混合协议的前提是手术前后患者的脊柱活动度是相同的，使患者能够完成相同的动作（例如弯身系鞋带）。试验中，使用负荷控制协议的情况下，这是首先通过确定在一个完整的或者是"手术前"的多节段试验样本的活动度来模拟的。在施加了事先设定好的物理负荷的情况下测得的样本活动度，接下来被用作是在一个或多个节段脊柱手术后的移位控制测试样本。这样的设计方案中，在一个节段融合术后，剩余未融合（可活动）的测试样本节段将承受比手术前更大的动度。这样，测试样本未融合节段将接受更大的力和动差（图 7-2）。混合协议仍具有一定的争议，如果决定使用的话，需要注意以下几点：(a) 手术（例如，融合手术）前后患者腰椎承受动度相同，这个潜在的假设没有足够的客观临床数据支持；(b) 此假设忽略了脊柱其他区域和下肢关节在患者手术前后同一个动作（例如弯腰系鞋带）时对脊柱动度的补偿；(c) 模仿多节段融合的实际应用中，导致剩余活动节段的过度负荷和尸体标本组织的损伤风险。

（三）物理负荷的类型与等级

　　肢体躯干承受了日常生理活动中的力与动差。负责维持躯干及骨盆姿势平衡的脊椎骨韧带组织及肌肉承受（平衡）着作用在躯干上的力矩。作用在躯干上的外在力矩，其中一部分由椎间盘、韧带和关节突关节的弯曲阻力所承受。另外，椎旁肌的张力可平衡由重力及外力所形成的力矩。在这种情况下，肌肉对脊椎施加一个压缩负荷。因为这些肌肉在脊椎节段上有一个较小的力臂，它们对脊椎的骨韧带组织施加了压缩负荷。在活体日常生理活动中，肌肉形成的前负荷可以看作是施加在脊柱上的"外来"压缩负荷。在正常、退变或者重建的脊柱节段中，力学反应都要受到这种前负荷的影响。Rohlmann 等观察到，在没有前负荷的体外实验中，经椎弓根或椎体的植入物所形成的负荷，不论是等级还是方向，都与使用遥测技术在患者身上测出的结果相距甚大。在正常功能性肌肉系统存在的情况下，人体腰椎的骨韧带组织上的生理负荷，主要包括屈伸、侧方弯曲及轴向旋转的弯曲力矩，伴随有肌肉产生的压缩负荷。接下来的章节讨论了在腰椎试验样本中，构思这些生理负荷类型应用时的指导方针。

（四）力矩

　　Panjabi 在研究受到弯曲力矩的试验样本的角度移位时，普及了一个"纯力矩"应用的概念，用来防止样本偏转度影响到所施加力矩的等级大小。这和使用多节段样本尤其相关。一些研究者使用一种垂直抵消力或剪切力来施加一个弯曲力矩（例如屈伸力矩），来作为纯力矩装置的替代物（图 7-3b，c）。在多节段试验样本中，这种施加负荷器械可以制造在不同运动节段的不同等级的力矩。然

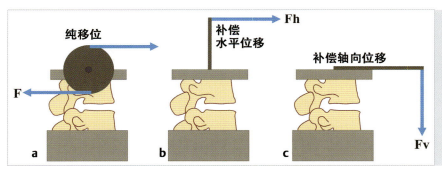

图 7-3　力矩负荷技术。(a) 纯力矩。(b) 抵消剪切力。力矩大小等级和 Fh× 力臂长度相同,其中 Fh 表示抵消水平负荷的力(剪切力)。(c) 抵消垂直负荷。力矩大小和 Fv× 力臂长度相同,Fv 表示垂直的力(重力)

而，这种错误可以在保持偏距大于样本高度时得到缩小，这样可以形成接近纯力矩的环境。我们推荐在实验装置中使用合适的装置负荷的单位，来记录施加到实验样本上的力矩和力。

先前在人体腰椎样本生物力学研究中已经使用了 5~10N·m 不等的力矩，这取决于他们实验研究的具体目标。在我们实验中，屈曲力矩最大为 8N·m，伸展力矩最大为 6N·m，左右侧向弯曲最大为 6N·m 以及轴向旋转的 5N·m，在不增加尸体腰椎样本组织损伤的风险下，这一般都足够获得样本的最大活动度范围（图 7-4）。如果包括了多项测试的测试协议在同一个样本上实行，这是

非常重要的。

（五）前负荷

因肌肉活动所加在脊柱韧带上的压缩性前负荷，目前通过椎间盘内压力、肌电图描记数据连同三维生物力学模型进行研究。在仰卧位和侧卧位姿势时，人体腰椎压力测得的范围是 150~300N。腰椎的压缩性前负荷在站立和行走时可达到 800~1200N。当站立位手持外物时，腰椎压力可能会增大，在提举时甚至会更大。健康个体中，脊柱能够承受这些负荷，而不会出现创伤或不稳定。

（六）垂直前负荷

没有了肌肉的力量，多节段脊柱的骨韧带组织无法

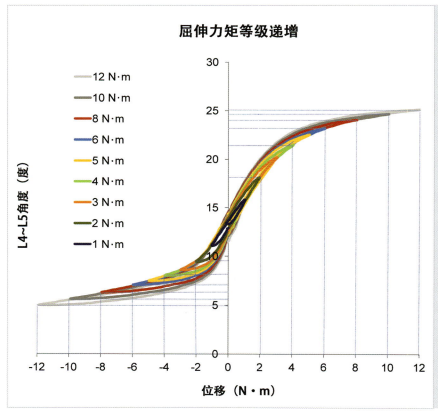

图 7-4　随着屈伸力矩等级的递增，在健康 L4~L5 多动节段中力矩和角度变化曲线。这个曲线表明，一个良好活动范围的脊椎，在屈曲上 8N·m 和伸展上 6N·m 就足够了，已经涵盖了移位范围的大部分

支撑体内等级的垂直压力负荷。在相对小的负荷等级下，垂直负荷的应用导致了样本曲率的较大改变。更大的负荷将导致软组织损伤或骨折。因此体外试验已经表明了，在没有肌肉力量时，脊柱的骨韧带系统无法支撑体内等级的垂直压缩性前负荷。

（七）复制肌肉力量的前负荷

为了使体外试验更接近正常生理情况，一些研究者在脊柱样本试验中已经包括了肌肉力量。然而，在这个尝试中，出现了许多的困难，包括每个椎体水平大量的肌肉以及不同动作中不同肌肉对负荷分担的不确定性。例如，威尔克（Wilke）等评估了一个腰椎活动节段中5对肌肉对稳定性的影响。他们模拟了每对肌肉维持80N的稳定肌肉力量。模拟的肌肉动作评估了脊柱节段的移动性，尤其是屈伸动作，因此使得它不适合弹性试验。

（八）从动前负荷

Patwardhan 等发明了一种技术，即向整个腰椎样本（L1~骶骨）施加一个压缩性前负荷，这样来使得前负荷向量随从腰椎的前凸曲线。通过使用锚定在 L1 椎体上的缆线使前负荷施加在双侧。缆线自由通过锚定在 L2~L5 椎体的导环，通过固定在髂骨上的滑轮，连接在样本下方的挂钩上（图 7-5）。导线环允许负荷缆线的路径在前后方向上做 10mm 范围内的调整。这使得从动负荷路径达到最优化，以至节段弯曲力矩和剪切力在垂直每个椎间盘中心平面时可以达到最小化，通过使缆线路径在每个节段水平旋转中心的侧方（图 7-6a，b）。在人尸体腰椎样本上的试验表明，当允许脊柱进行生理移位时，脊柱的骨韧带系统是可以承受生理等级的压缩性从动前负荷的。后来的数学模型已经表明，躯干肌肉有能力产生从动前负荷；因

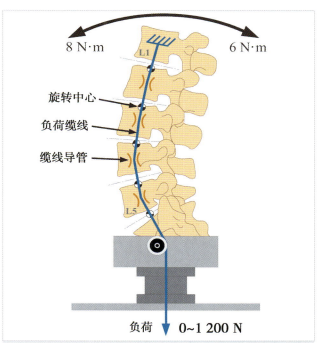

图7-5 腰椎（L1~S1）原理图表明了穿过每个运动节段矢状位旋转中心的从动前负荷概念，并且它还与每层椎间盘中心平面垂直

此可以假定从动前负荷可以形成一个复制肌肉力量的前负荷模式。

（九）从动前负荷的最优路径

为了最小化椎间盘中心层面的人工力矩和剪切力，选择从动前负荷的最优路径是必需的。当样本中度屈曲状态时施加前负荷，如果样本的节段角度变化小于50%，前负荷的路径就可以认为是最优化的。导线环的位置应该被调整到直至每个椎体测量出的这个最小角度变化都在前负荷的工作范围之内（腰椎一般为400N）。

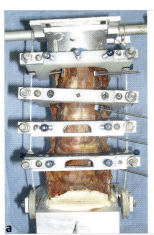
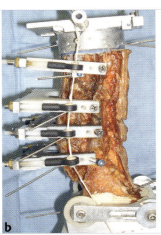
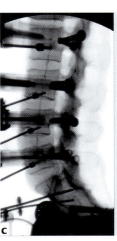

图7-6 从动负荷的实验装置。(a)从动负荷由锚定在 L1 椎体两侧的缆绳设置。(b)缆线自由通过锚定在 L2~L5 椎体的导环，过固定在髂骨上的滑轮，连接在样本下方的挂钩上。(c)从动负荷向量的最优路径

脊柱矢状平面上两侧缆绳在前后位上是相同的，对它进行调整是实现路径最优化的必要技术。这可以通过使用数字化探针或者其他的器械方式来确定导线环的前后位置并且保证每一个导线环在前后位置上是相同的来实现。也可以通过使用合适的均衡 X 线技术及图像的视差来实现（图 7-6c）。一旦缆绳被布置到了两侧，它们便必须要求在每一个运动节段矢状位旋转中心的两侧。起初，它们应该依据已经发表过的准则来放置到腰椎节段旋转中心的位置。然后按照这里概述的步骤，将缆绳的位置调整至合适的位置：每一个运动节段旋转中心的侧方，椎间盘中心层面的垂直方向。为了达到从动负荷路径的微调，通过在一个方向上使用固定负载来施加一个力矩在脊柱上，使它向前弯曲到整个屈曲动度的 1/3~2/3。这些工作都是为了保证关节面在压缩性负荷中不会相互接触，造成数据中的人为影响因素或者样本伸展位的锁死，从而来防止样本的角度偏向。一旦完成了屈曲位的姿势，就可以在缆绳上施加一个压缩性负荷，一般对腰椎来说 400N 就足够了。如果它的路径在旋转中心的前方，那么节段动度就会是屈曲性的。如果节段向伸展侧运动，就说明路径在旋转中心的后方。在整个过程中，缆绳路径应该一直保持是圆滑、不分节段的曲线，并且与每个椎间盘中心平面垂直。小的节段的旋转移位和路径的不圆滑，都将导致二者之间平衡的

打破。这项技术在所有的脊柱样本中都是可行的，除了以下几种情况。在严重退变，活动性增加的节段，旋转中心不会在持续的前后位，最优路径取决于姿势。在 L5~S1 节段，L5 和 S1 之间角度变化大常导致最优路径的选择困难，尤其是椎间盘退变严重时。

当脊柱在最优化设置时，负荷 - 移位曲线无论有无从动负荷都应覆盖彼此（图 7-7）。在有着健康椎间盘的脊柱中，作为施加从动负荷的结果，较小甚至没有屈伸动度的丢失，有了前负荷之后动度的轻度增加也是常见的。然而，随着椎间盘退变等级的增加，动度范围的降低也是常见的。

（十）通用从动负荷技术的限制

使用侧方缆绳的从动负荷技术的实验实行应该仅用于在矢状位上的屈伸和静态压缩性负荷中。侧方缆绳不能用在侧方弯曲、轴向旋转及二者结合的压缩性负荷中。侧方弯曲轴向旋转都是复杂的运动，要求多个平面的复合运动。如果侧方缆绳技术用在脊柱侧方弯曲和轴向旋转的测试中，由于侧方缆绳的张力将产生人为的反向力矩，将导致这些模型中大量的动度降低。

（十一）持续负荷与阶梯式或静止负荷的比较

样本的负荷可以通过使用阶梯式负荷技术或通过使用持续负荷技术来完成。阶梯式负荷使用不连续的力或力

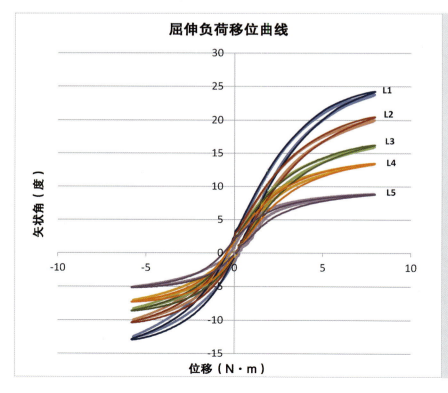

图 7-7 L1~L5 负荷 - 移位曲线。无压缩性负荷是每一个椎体的总移位，由浅色线表示。400N 从动前负荷下椎体移位由深色阴影表示。400N 从动前负荷下的移位范围与没有负荷时的移位范围非常接近

矩来获得样本的刚度和活动度数据，通常是通过使用固定负载。这项技术通过平衡弧提供了一系列小数值不连续的数据点，可能不能提供足够的数据来计算滞后值、刚度和中心区域。较新的负荷技术是使用连续负荷来获得全部活动度的数据。阶梯式负荷和连续负荷技术都提供了相似的数据，任何的误差都仅取决于负荷率和不连续负荷应用之间的时间。

（十二）周期性负荷

周期性或耐久试验给予样本或器械重复的压力，以此来评估潜在的损坏或器械、样本的故障，或两者的共同之处。所有的周期性耐久试验的医学植入物，都在美国材料实验协会（ASTM）或国际标准化组织（ISO）的标准内。

在本章上下文中，周期性负荷指重复的活动度负荷。体外周期性试验决定了在术后早期时植入物的表现。这项运动学装置的试验，允许关节突关节和残留软组织所施加的限制存在，作为耐久／耐磨实验的阻力。这类试验能够提供对移位装置模式、骨界面植入问题和固定失败模型的深刻理解。

在轴向压力上，腰椎的生理负荷频率一般被认为可达到 5Hz。活动度试验（例如屈伸试验）可接受的频率可为 2Hz，在复制日常运动中 0.5~1Hz 可有典型的价值。随着负荷率从类似静止时开始增加，中立位姿势的刚度也增加。当使用弹性协议（负荷控制协议）时，这将导致活动度、迟滞现象和中立区域的增加，原因在于软组织一段时间的松弛。

腰椎样本废弃的循环次数取决于循环负荷的等级。在严重的组织退变发生前，生物样本可以循环的次数在数千次循环范围内，但主要还是取决于负荷等级、频次、样本水合作用及试验温度。

（十三）测定样本的运动学反应

有许多收集动度数据的方法，合适的技术取决于使用的样本节段的数量及要求的测试方式（角度或移位）。对于包含单一功能性脊柱单元，使用倾角计或线性差动变压器可能是合适的。如果目的是测量多节段试验样本的节段动度，使用三维动度测试技术，如光电子动度测试法、多功能摄影机基础的或电磁的系统，会更加合适。三维系统能够在移位上提供 0.1mm 的精确度，在角度旋转上提供 0.5° 的精确度。即使一个线性差动变压器可以提供 10 或 100 倍的分辨率，但是在一个多节段试验样本中设置的复杂程度也是同样的等级。

生物力学实验室中目前是使用光电子动度测量方法，使用运动监测 3020 动度捕捉系统（北方数字公司，沃特卢，安大略省，加拿大）。

二、小结

理解以下提到的概念和原则，将有助于设计一个实验室实验协议：

（1）目标和实验协议（负荷控制、移位控制或混合协议）相对应。如果目的是测试样本在特定（手术）节段的动度或负荷分担，那么负荷控制协议和移位控制协议都是可以使用的。在研究相邻节段作用时需要小心使用混合协议的陷阱。

（2）研究范围需要涵盖手术的上下至少一个活动节段。

（3）在测定样本试验结果时，尽可能描述负荷和移位的情况。在试验设备中，我们推荐使用合适的设置负荷单元来记录应用在试验样本上的力矩和力。

（4）在说明结果时，需要注意试验装置和协议的局限之处。

三、参考文献

[1] Kettle A, Wilke HJ, Haid C, et al. Effects of specimen length on the monosegmental motion behavior of the lumbar spine [J]. Spine, 2000, 25: 543-550.

[2] Cheng BC, Gordon J, Cheng J, et al. Immediate biomechanical effects of lumbar posterior dynamic stabilization above a circumferential fusion [J]. Spine, 2007, 32: 2551-2557.

[3] Crawfor NR, Brantley AG, Dickman CA, et al. An apparatus for applying pure nonconstraining moments to spine segments in vitro [J]. Spine, 1995, 20: 2097-2100.

[4] Cunningham BW, Gordon JD, Dmitriev AE, et al. Biomechanical evaluation of total disc replacement arthroplasty: an in vitro human cadaveric model [J]. Spine, 2003, 28: S110-S117.

[5] Goel VK, Goyal S, Clark C, et al. Kinematics of the whole lumbar spine. Effect of discectomy [J]. Spine, 1985, 10: 543-554.

[6] Wilke HJ, Claes L, Schmitt H, et al. A universal spine tester for in vitro experiments with muscle force simulation [J]. Eur Spine, 1994, 3: 91-97.

[7] Shosar PJ, Patwardhan AG, Lorenz M, et al. Instability of the lumbar burst fracture and limitations of transpedicular instrumentation [J]. Spine, 1995, 20: 1452-1461.

[8] Panjabi MM. Hybrid multidirectional test method to evaluate spinal adjacentlevel effects [J]. Clin Biomech(Britstol, Avon), 2007, 22: 257-265.

[9] Rohlmann A, Bergmann G, Graichen F, et al. Comparison of loads on internal spinal fixation devices measured in vitro and in vivo [J]. Med Eng Phys, 1997, 19: 539-546.

[10] Panjabi MM. Biomechanical evaluation of spinal fixation devices: I. A conceptual framework [J]. Spine, 1988, 13: 1129-1134.

[11] Nachemson A. Lumbar intradiscal pressure. In: Jayson MIV, ed. The Lumbar Spine and Back Pain [J]. Edinburgh: Churchill Livingstone, 1987:

191-203.

[12] Wilke HJ, Neef P, Caimi M, et al. New in vivo measurements of pressures in the intervertebral disc in daily life [J]. Spine, 1999, 24: 755-762.

[13] Nachemson AL. Disc pressure measurements [J]. Spine, 1981, 6: 93-97.

[14] Sato K, Kikuchi S, Yonezawa T. In vivo intradiscal pressure measurement in healthy individuals and in patients with ongoing back problems [J]. Spine, 1999, 24: 2468-2474.

[15] Crisco JJ, Panjabi MM, Yamamoto I, et al. Euler stability of the human ligamentous lumbar spine, Ⅱ: Experiment. Clin Biomech(Bristol, Avon), 1992, 7: 27-32.

[16] Patwardhan AG, Havery RM, Meade KP, et al. A follower olad increses the load-carrying capacity of the lumbar spine in compression [J]. Spine, 1999, 24: 1003-1009.

[17] Wilke HJ, Wolf S, Claes LE, et al. Stability increase cf the lumbar [J]. spine, 1999, 24: 1003-1009.

[18] Patwardhan AG, Havey RM, Carandang G, et al. Effect of compressive follower preload on the flexion-extension response of the human lumbar spine [J]. Orthop Res, 2003, 21: 540-546.

[19] Patwardan AG, Mede KP, Lee B. A frontal plane model of the lumbar spine subjected to a follower load: implications for the role of muscles [J]. Bionech Eng, 2001, 123: 212-217.

[20] Ruberté L, Havey R, Patwardhan A. Experimental validation of the follower load concept in the frontal plane using an artificial lumbar spine model [J]. Spine.

[21] Ham KS, Rohlmann A, Yang SJ, et al. Spinal muscles can create compressive follower loads in the lumbar spine in a neutral standing posture [J]. Med Eng Phys, 2011, 33: 472-478.

[22] Pearcy MJ, Bogduk N. Instantaneous axes of rotation of the lumbar intervertebral joints [J]. Spine, 1988, 13: 1033-1041.

[23] Schneider G, Pearcy MJ, Bogduk N. Abnormal motion in spondyloytic spondylolisthesis [J]. Spine, 2005, 30: 1159-1164.

[24] Hipp JA, Wharton ND. Quantitative motion analysis of motion-preserving and fusion technologies of the spine. In: Yue JJ. Bertagnoli R, McAfee P, An H, eds. Motion Preservation Surgery of the Spine [J]. Philadephia, PA: Saunders Elsevier, 2008: 85-96.

[25] Patwardhan AG, Carandang G, Ghanayem AJ, et al. Compressive preload improves the stability of anterior lumbar interbody fusion cage constructs [J]. Bone Joint Surg Am, 2003, 85-A: 1749-1756.

[26] Patwardhan AG, Havey RM, Wharton ND, et al. Asymmetric motion distribution between components of a mobile-core lumbar disc prosthesis: an explanation of unequal wear distribution in explanted CHARITé polyethylene cores [J]. Bone Joint Surg Am, 2012, 94: 846-854.

[27] Tzermiadianos MN, Renner SM, Phillips FM, et al. Altered disc pressure profile after an osteoporotic vertebral fracture is a risk factor for adjacent vertebral body fracture [J]. Eur Spine, 2008, 17: 1522-1530.

[28] Goertzen DJ, Lane C, Oxland TR. Neutral zone and range of motion in the spine are greater with stepwise loading than with a contionous loading protocol. An in vitro porcine investigation [J]. Biomech, 2004, 37: 257-261.

[29] Brinkmann P, Pope M. Effects of repeated loads and vibration. In: Weinstein J, Wiesel S, eds. The Lumbar Spine [M]. Philadelphia, PA: WB Saunders, 1990: 171-188.

第八章　颈椎运动学

著者：Ata M. Kiapour，Constantine K. Demetropoulos
审校：宁广智，王华东
译者：方秀统

颈椎通过控制 6 个自由度（DOF）的颈部运动来保护脊髓和保持头部相对于躯干的位置。这独特的解剖学包括各种的骨与复杂肌肉组织控制关节的连接。颈椎运动学研究中对颈椎运动的全面了解，对于了解颈椎的功能和病理以及各种植入物和手术技术的性能和临床疗效至关重要。

人们已经进行了大量的研究工作，通过使用计算机模拟，尸体实验和体内方法来量化颈椎的运动。本章讨论颈椎的运动学和相关结构的详细运动范围（ROM）。尽管关于这一主题的许多数据都是可用的，但以下是关于颈椎运动学的最有说服力的尸体和临床研究的总结。本章主要介绍运动学的生物力学概念和解剖学在颈椎机械稳定性中的作用。对颈椎运动学更完整的理解能够帮助临床医生改善对颈椎稳定性评估和与颈椎生物力学基础有关的并发症。此外，增加解剖学和运动学方面的知识，有助于理解颈椎的生理和病理状态。同时掌握更多知识也有助于改进植入物的设计和性能，并将外科手术相关风险降到最低。

一、运动学

运动学是力学领域中专注于刚体运动的研究，在临床实践中，尽管对有效的评估仍然存在争议，但对各级颈椎正常 ROM 的定性和定量评估已被证明是有价值的。临床上，运动学评估通常用于确定运动过度或不足，可能表明在结构损伤或伴随疼痛增加的僵硬之后出现的脊柱不稳定性。以下是颈椎运动学的生物力学和临床方面的一些常使用的术语．

1. 刚体

为了简化对身体（例如椎体）的运动的描述，它被认为是刚体。在这样的身体中，不会发生变形，并且身体内的所有颗粒都被认为是一起移动的。通常情况下，将骨性椎体视为刚体是一个合理的假设。

2. 自由度（DOF）

在三维（3D）空间中精确描述刚体位置所需的独立坐标的总数。这包括 3 个旋转度和 3 个平移度。

3. 所有自由度中的 ROM

ROM 可以被认为是两组。在身体内部或外部，围绕轴线（旋转轴线）的身体有 3 个旋转或角位移。这些旋转通常被定义为弯曲 – 延伸，侧向弯曲和轴向旋转。还有 3 个平移描述了身体沿着一条线的运动。这些通常是前后（AP）剪切，横向剪切和轴向压缩（即在压缩拉伸方向上）。

4. 传统的生理运动模式

描述为整个 ROM 中刚体几何中心的路径。耦合或旋转轴的变化会导致运动的异常路径。脊柱中的生理运动通常基于屈曲 – 伸展，用左右侧向弯曲和左右轴向旋转来描述。

5. 节段运动

描述两个相邻椎体或一段脊柱之间的运动。

6. 耦合运动

当围绕旋转或平移的一个轴的分段运动与关于另一个轴（旋转或平移）的运动相关联时发生。例如，在颈椎中，侧向弯曲与同侧轴向旋转耦合。

7. 螺旋运动轴

身体（例如椎体）的 6 个自由度刚体运动可以被定义为螺钉沿着一个轴线（螺旋轴线）的运动的净旋转和净平移。换句话说，运动可以被表示为具有给定螺纹螺距的螺钉的运动。

8. 旋转中心（COR）

对于刚体在平面内的任何旋转，存在刚体内部或外部的静止点，围绕该静止点旋转就像铰链一样。

9. 瞬时旋转轴（IAR）

当我们考虑一个运动可能的最小时间增量时，可以计算出 COR。这个即时测量是 IAR。我们可以用 IAR 来描述运动发生的时间内旋转轴的变化。IAR 对描述复杂运动的运动质量非常重要，这种复杂运动不会发生在固定轴上，如脊柱节段。必须小心评估这个术语在 IAR 发生的时间段内的使用情况。一般来说，COR 应该用来描述一个扩展范围的运动，比如屈曲 ROM，而在测试过程中

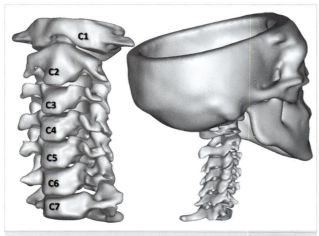

图 8-1　颈椎的前内侧（左侧）和后侧（右侧）的视图

跟踪轴的数据应该被描述为 IAR。平均 IAR 数据可能会呈现，但会类似于 COR。

二、运动的分布

颈椎复杂的解剖结构，需要我们提高对颈椎运动学的定量和定性的理解。虽然肌肉使颈部运动开始，但运动的质量是由颈椎和各种关节来控制的，这些关节定义了它们之间的相互作用。颈椎包括 7 个椎体（C1~C7），多个关节。这些组织结构来调节颈椎的分段和整体运动（图 8-1）。除了椎体之外，枕颈连接也被认为是颈部生物力学功能的一部分。

各种技术被用于评估，颈椎的整体 ROM 作为常规评估临床检查与受伤或退行性病症相关的颈部疼痛的患者。这种测量通常采用各种类型的测角仪或视觉运动观察。

Dvorak 等使用 CA-6000 脊柱运动分析仪在 150 例健康受试者测量正常的 ROM。测量颈椎主动和被动运动的屈伸、侧屈和轴向旋转超出最大屈曲和伸展的姿势。受试者根据年龄和性别分组。在几乎所有的加载模式下都观察到随着年龄的增加，ROM 呈降低的趋势。然而，随着年龄的增加，最大屈曲时的旋转率略有增加。在所有 3 个运动平面的女性受试者中都显示出更大的 ROM。然而，60 岁及以上年龄段没有显著的性别差异报告（图 8-2）。Gore 等报道了颈椎 ROM 与年龄相似的趋势。Luschka 等进一步的病理和解剖学研究证实，在 30~50 岁年龄范围内颈椎 ROM 的降低明显减少。

Lantz 等对男性和女性志愿者采用双电测角法和 CA-6000 脊柱运动分析仪系统测量颈椎的被动和主动 ROM。结果显示，与 Dvorak 等报道的所有 3 种屈伸模式、侧弯和轴旋转模式相比，平均活动 ROM 值稍低。然而，两位研究者报道的幅度属于基于报道的标准偏差的相同范围（图 8-3）。此外，Lantz 等报道的数据支持 CA-6000 脊柱运动分析仪系统在整体颈椎 ROM 定量方面的有效性和可靠性。

由于颈椎不同区域的解剖结构和功能的变化不同，对每个区域的运动学特性必须单独考虑。解剖学、生物力学和临床研究表明，颈椎可根据解剖学和运动学分为 3 个区域：上部（C0~C2）、中间（C2~C5）和下部（C5~T1）颈椎。Bogduk 和 Mercer 根据解剖学，功能和运动学将颈椎分成 4 个子结构：基底（C1）、轴（C2）、根（C2~C3 关节）和柱（C3~T1）。

上颈椎由 3 个结构组成：枕骨（C0）、寰椎（C1）和

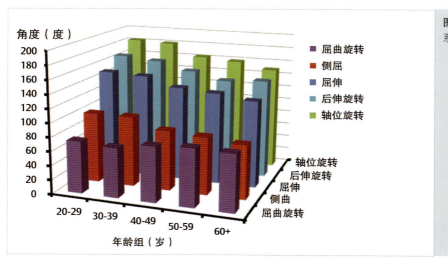

图 8-2　颈椎运动平均值和年龄之间的关系

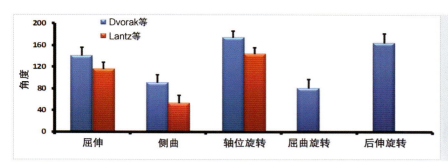

图 8-3 Dvorak 等和 Lantz 等报道中、下颈椎的平均 ROM

枢椎（C2）。颈椎上部结构复杂，松弛程度高。但它提供了足够的稳定性来支撑头部的重量并保护脊髓和椎动脉。这个区域贡献了颈椎大部分的轴向旋转，同时也有助于整个颈部屈曲伸展和侧向弯曲。由于上颈椎发生运动的范围和复杂性，在解剖学和运动学方面，寰枕关节和寰枢关节是整个脊柱最复杂的关节。

头部和寰椎之间由寰枕关节形成了强大的结合。头部和寰椎在很大程度上是一体的。枕骨和寰椎的关节是杯形的。ROM 与周围的紧密关节囊和韧带结构相结合，ROM 是有限的，特别是在横断面。如多个研究者所示，矢状面运动（屈伸）是该关节的主要运动。然而，在寰枕关节处也存在大量的侧向弯曲 ROM。虽然以前的生物力学和临床研究没有报道这种关节的轴向旋转，但最近的独立研究证实了寰枕关节在体外和体内都有轴向旋转的能力。在文献中报道的这个联合的 ROM 差别很大。然而，对于 C0~C1 关节，20°~25°的组合屈曲–伸展，5°~10°的单侧横向弯曲以及 2°~5°的轴向旋转被认为是正常的

ROM（表 8-1）。所报道的测量结果中的大量差异主要是由于用于获取正在进行的测量和研究类型（例如体内、体外）及实验方法的差异。

由于 C2 椎体的特殊解剖结构及其与 C1 的铰链关系，寰枢关节（C1~C2）起着承受头部重量和寰枢椎大范围轴向旋转的作用。在矢状面上的寰枢关节两个关节面具有相当大的活动性，特别是在横向平面上。此外，连接后部元件不是刚性的，紧绷的韧带结构的作用是增强关节的高运动性。在文献中可以找到大量关于 C1~C2 ROM 的报道。然而，平均 25°的组合屈曲–伸展，5°~10°的单侧横向弯曲（类似于寰枕关节）和 40°的轴向旋转被认为是寰枢关节的正常 ROM，表 8-2 中提供了所报道的寰枢关节 ROM 的综合总结。报道中的测量值差异很大，主要是由于采用不同的方法进行实验测量，以及各种类型的研究(例如体内、体外）之间的差异。枕–寰枢结构（寰椎枕骨和寰枢关节）占头颈部横向运动的近 60%，而其余的 40% 则发生在剩

表 8-1 不同研究报道的寰枕关节活动度平均值

研究人员	屈伸	侧屈	轴向旋转
Fick	50°	30°~40°	0°
Poirier 等	50°	14°~40°	0°
Werne	13°	8°	0°
Penning	35°	10°	0°
Dvorak	—	—	4°
Goel	23°	3.4°	2.4°
Panjabi	24.5°	5.5°	7.3°
Brocher	14.3°	—	—
Lewit 等	15°	—	—
Markuske	14.5°	—	—
Lind	14°	—	—

表 8-2 不同研究报道的寰枢关节活动度平均值

研究人员	屈伸	侧屈	轴向旋转
Fick	0°	0°	60°
Poirier 等	11°	—	30°~80°
Werne	10°	0°	47°
Penning	30°	10°	70°
Dvorak	—	—	43.1°
Goel	10.1°	42°	23.3°
Panjabi	22.4°	6.7°	38.9°
Brocher	18°	—	—
Lewit 等	16°	—	—
Markuske	21°	—	—
Lind	13°	—	—
Hohl 等	10°~15°	—	30°

余的颈椎中。寰椎轴向旋转（C1 在 C2 上的轴向旋转）与其在寰枢关节内的垂直平移之间存在强耦合。

中下颈椎（C2~T1）的解剖结构与上颈椎不同。当椎间盘变形时，小关节对脊柱区域的节段变化有很大的影响。与颈椎上颈椎相比，中下颈椎轴位旋转 ROM 受到限制。横突起到保护脊神经和椎动脉的作用。前纵韧带（ALL）和后纵韧带（PLL）用于连接和稳定脊柱也是限制屈曲的主要结构。

结构变异导致中下颈椎的运动学反应与上颈椎不同。根据解剖和运动的质量，中下颈椎可以进一步分为两个子结构。C2~C3 节段通常被认为是更典型的颈椎区域的开始。大多数研究认为 C2~C3 与中下颈椎相比，存在一些形态差异。主要区别在于小关节的定位。与典型的小关节不同，C3 上关节突关节的方向不仅向上、向后，而且在内侧（大约40°）。与其他的中下颈椎相比，这些结构差异导致不同的关节功能，同时由此产生不同的运动学特点。

C3~T1 的颈椎是典型的颈椎节段，椎体通过椎间盘相互连接。椎间盘具有独特的解剖结构。椎间盘不是垂直的，而是倾斜于椎体的长轴。这些颈椎间关节可以被认为

表 8-3　不同研究报道的中下段颈椎活动度

节段	研究人员	屈伸	侧屈	轴向旋转
C2~C3	Dvorak	10°（体内，主动） 12°（体内，被动）	—	—
	White 等	10°	—	—
	Penning	12°（体内，主动）	—	—
	Penning 等	—	—	3°
	Aho	12°	—	—
	Bhalla 等	9°	—	—
	Lind	10°	—	—
	DiAngelo 等	6°	2.9°	2.5°
C3~C4	Dvorak	15°（体内，主动） 17°（体内，被动）	—	—
	White 等	15°	—	—
	Penning	18°	—	—
	Penning 等	—	—	6.5°
	Aho	15°	—	—
	Bhalla 等	15°	—	—
	Lind	14°	—	—
	DiAngelo 等	7.4°	2.3°	2°
C4~C5	Dvorak	19°（体内，主动） 21°（体内，被动）	—	—
	White 等	20°	—	—
	Penning	20°（体内，主动）	—	—
	Penning 等	—	—	6.8°
	Aho	22°	—	—
	Bhalla 等	23°	—	—
	Lind	16°	—	—
	DiAngelo 等	9.1°	3.8°	4°

续表

节段	研究人员	屈伸	侧屈	轴向旋转
C5~C6	Dvorak	20°（体内，主动） 23°（体内，被动）	—	—
	White 等	20°	—	—
	Penning	20°（体内，主动）	—	—
	Penning 等	—		6.9°
	Aho	28°	—	—
	Bhalla 等	19°	—	—
	Lind	15°	—	—
	DiAngelo 等	10.3°	2.3°	3°
	Dvorak	19°（体内，主动） 21°（体内，被动）	—	—
	White 等	17°	—	—
	Penning	15°（体内，主动）	—	—
	Penning 等	—		2.1°
	Aho	15°	—	—
	Bhalla 等	18°	—	—
	Lind	11°	—	—
	DiAngelo 等	9.8°	—	1.8°
C7~T1	White 等	9°	—	—
	Penning 等	—		2.1°
	DiAngelo 等	6°	3.6°	1.6°

是鞍形关节，并且由两个以直角彼此面对的鞍形凹面组成。因此，屈伸是中下颈椎的主要运动。小关节相对于椎体的横向平面呈 45°取向。这些因素使轴旋转和侧向弯曲的旋转轴线与传统的旋转轴线成 45°（表 8-3）。总结了研究者报道的中、下颈椎 ROM 测量结果。

屈曲伸展是中、下颈椎中的主要运动，如表 8-3 所示，大部分屈伸在颈椎中部（C5~C6）。Lysell 等认为，椎体的运动弧线几乎与颈椎的上端（即 C2）平行，据报道，中、下颈椎横向弯曲和轴位旋转 ROM 数据范围广泛，单向侧弯的典型值为 10°~15°，单向的轴向旋转的典型值为 5°~7°。颈椎侧方弯曲通常伴有侧方轴性旋转。Bernhardt 和 Bridwell 研究了不同水平的脊柱侧向弯曲引起的耦合轴向旋转的幅度。C2 和 C7 的耦联比率分别为每轴向旋转度为 0.67°伴有 0.13°的侧向弯曲。从 C2~C7 的小关节方向的差异可以解释这种变化。

三、测试颈椎运动学的方法

研究人员已经使用体内、尸体和计算技术来研究颈椎、头部和颈部的生物力学。许多研究定量、定性分析了颈椎运动学的特征。此外，这些研究的结果有助于临床医生更好地了解这些结构和相关病理的机制。颈椎运动学的体内评估已经受到关注，但是在临床研究中收集高质量的数据仍具有挑战性。在颈椎的早期研究中已经使用了多种体内技术，使用测角器来量化颈部的 ROM。此外，使用计算机辅助的方法（如 CA-6000）来帮助临床医生更好地评估颈部运动学。这些体内技术主要针对整个颈部 ROM，而没有关于颈椎的节段运动学数据。在评估颈椎运动学中，射线成像通常是体内临床数据收集的选择模式。这种偏好可能是由于在临床实践中使用放射摄影术的便捷性、经济性、可用性和舒适性。然而，这些测量具有不准确性而且分辨率差，使用先进的技术，更有效和准确的方法，例如双平面X线片，三维计算机断层扫描（CT）成像，磁共振成像（MRI），荧光透视，以及最近的放射性计量分析（RSA）已被用于更好地研究颈椎的运动。虽然体内技术被认为是可以产生最具临床真实性的数据，但是与测量相关的技术难度和高误差已经导致公布的测量结果之间的巨大差异。这种测量的可靠收集已被证明是非常困难的。在许多情况下，尸体实验已被证实在颈椎运动学的调查中具有较高的准确性和一致性。这些技术有助于定量和定性地定义颈椎的分段运动。除了尸体研究的上述优点之外，由于缺乏活跃的软组织反应（即无肌肉力量）而在这些研究中产生的人造运动可能在验证这些技术和结果方面具有偏差。以下是尸体实验模型用于颈椎运动学研究的简要回顾。

尸体是研究人体不同部位的生物力学特点的有力工具，已被许多研究者广泛用于研究颈椎。功能性脊柱单元（FSU）是脊柱的基本单元。FSU由两个相邻的椎体组成，包括所有相关的关节和韧带结构。因此，可以调查单个多关节复合体。实验协议可能会有所不同，但在大多数情况下，脊柱受到一定范围的加载到给定的施加时刻，并记录运动。这通常被称为灵活性协议。相反，当运动应用于给定的位移和负载测量时，测试协议被称为刚度协议。混合协议是在努力测试在相邻层面上ROM的效果。前提是，通过测试参考并测量位移，然后通过手术干预来改变样本，并且将实验重复到相同的位移，可以识别ROM的负载和节段再分布的变化。混合协议是有争议的：许多人认为，如果参考条件的基础运动不是生理性的，那么在扩展的脊髓节段上运动的重新分配可能也不是生理性的。此外，在混合协议下运动实验重新分配倾向于超过实验部分的长度，而不是考虑整个脊柱，甚至可能存在与ROM中的术后变化相关的姿势变化。因此，这种技术的潜在假设可能导致不准确的结论。

（一）不同解剖水平旋转中心的确定

通常，颈椎中的平面运动的路径（例如，屈曲 – 伸展）是弧形的，对此，该假想弧的中心是COR。对于无限短的时间，可以确定IAR，并且这个点通常在脊柱的ROM上不是静态的。由于ROM可用于评估运动部分的稳定性，所以IAR也可用于此目的。例如，由于滑脱引起的前移将显著地改变在屈伸运动过程中的LARs。IAR对运动部分中所有关节及其相互作用的变化敏感。椎间盘、小关

节和脊柱韧带的变化直接影响ROM。

Penning报道了健康成年人的COR数据，并发现它们在每个节段的不同位置，他发现IAR位于下颈段椎间盘附近。进一步研究追踪精确测定整个颈椎的IAR位置，这些结果显示了与Penning报道类似的模式，但具有更高的准确性和统计学意义。用计算机辅助的方法，平均COR已经被确定，并且已经证实了Penning的发现（图8-4）。Lysell也报道了使用顶角或运动弧的类似趋势。这些研究都表明，上颈椎节段的屈曲延伸COR相对于运动节段稍微偏下，而在下颈椎中，COR更靠近移动的椎体。从椎体到COR的距离越大，运动的弧线越平坦。随着距离的减小，运动的弧度变得更加锐利。Dimnet等证实有症状的颈部疼痛患者IAR比无症状患者更为分散。另外，他们提出异常的COR位置可能是颈椎运动异常的原因。Mayer等报道了类似的趋势，头痛的患者在上颈段显示出异常的IAR。此外，Amevo等在109例患者的研究中证实了创伤后颈部疼痛与IAR位置从C2~C7之间的统计学有显著关系。对于寰枕部分，Henke将IAR描述为在矢状面通过C1的乳突中心。此外，冠状面运动（横向弯曲）的IAR已经显示为在牙齿顶点上方2~3cm处。Werne显示，在矢状面运动（屈曲 – 伸展）下的寰枢椎节段的IAR，大约在中间的1/3。此外，轴位旋转的IAR被显示在轴的中心部分。不同的研究者已经提出了不同的位置作为中下颈椎节段性IAR的大致位置，包括椎体中心、椎间盘和髓核。

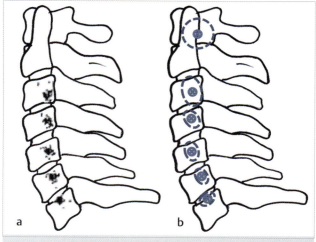

图8-4 颈椎在矢状面上的旋转角（COR）的估计。（a）Penning等研究分析。（b）Dvorak等研究分析

（二）颈椎间盘置换后的旋转中心

椎间盘是脊柱的主要承重结构。椎间盘的机械负荷是导致椎间盘退变的主要因素之一。与退变椎间盘融合治疗相关的并发症已经导致研究人员开发替代方法，如采用全椎间盘置换术（Total Disc Replacement，TDR）保持运动，缓解疼痛。TDR 提供了一种附和生理变化的术式。然而，缺乏证明植入物疗效的长期临床数据。因此，根据人造椎间盘在颈椎间盘置换手术后恢复颈椎运动学的能力来评估临床结果是至关重要的。一些定量和定性的参数，如 COR、ROM 等被用来评估 TDR 在正常运动恢复中的有效性。更具体地说，IAR 的位置一直是评估关节成形术后脊柱的运动质量（模式）的主要参数。

从理论上讲，IAR 与 TDR 之后的正常脊柱位于同一位置是理想的。正常 IAR 位置的保留将有助于小关节的关节运动，从而导致相邻节段的负荷分布更均匀。相反，如果椎间盘假体旋转轴位置不正确，小关节可能会相互作用，导致小关节肥厚。自发性融合尽管与患者本人 IAR 相协调是必要的，但是实现这一目标还有许多挑战。重要的是要注意到，大多数铰链式假体具有基于球窝设计的静态 IAR。虽然 TDR 的 IAR 对于典型的球窝设计的所有 3 个主要加载轴可能是静态的并且是相同的，但是患者本身运动分段 IAR 并非如此。

在置换椎间盘之后，与运动节段的其他部分一样是重要的。ProDisc-C（Synthes，Inc.，West Chester，PA）是最流行的具有固定球窝的 TDR 植入物（图 8-5）。将凸球部分放置在次级的上终板上，将植入物的 IAR 放置在植入的椎间盘空间的下面。此外，还存在各种各样的替代设计，它们在 IAR 的位置上有所不同。Prestige 颈椎间盘（美敦力公司）是一种球形和槽形设计，IAR 位于植入物之上（即与 ProDisc-C 相对），接收球的槽在下方，并允许 IAR 的前后移位。另外，Bryan 颈椎间盘置换术由两个锥形端板和一个带有两个凸面的中央芯体组成。允许 IAR 是可移动的，因为核心可以围绕其垂直轴切换以适应 IAR 中的运动。双凸球表面允许 IAR 停留在间盘的上方或下方。FlexiCore 人工椎间盘是一种双马鞍形的关节，植入物的两个马鞍形端板彼此成90°。这些部件重叠，弧形横截面中关节表面的曲率中心位于植入物下方并且在植入物下方限定弯曲延伸部。冠状面的曲率中心位于种植体上方。因此，侧向弯曲 IAR 位于植入物之上，这与一些已发表的文献是一致的。在轴向旋转中，由于两个马鞍形铰链表面

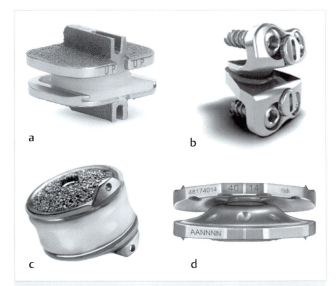

图 8-5 最受欢迎的颈椎全盘置换术（TDR）设计。（a）ProDisc-C 人工椎间盘。（b）Prestige Cervical Disc 人工椎间盘。（c）Bryan Cervical Disc 人工椎间盘。（d）FlexiCore 人工椎间盘。

的重叠，FlexiCore 具有一个独有的特征。随着旋转的发生，人工假体组件分离。但是，目前还没有任何报道显示与 FlexiCore 的这一特点相关的神经受压，或导致韧带张力升高、ROM 降低或无法测量。了解颈椎的运动反应在现代外科手术中是至关重要的，因为许多手术都是基于运动学方面的改变而设计的。

四、小结

随着人工椎间盘置换术和其他运动保留技术的出现，对运动学的理解变得更加重要。对本章信息的基本理解应该有助于读者理解科学文献，并将这些概念应用于临床实践。

五、参考文献

[1] White AA, Panjabi MM. Clinical Biomechanics of the Spine. 2nd ed [M]. Philadelphia, PA: Lippincott, 1990.
[2] Bogduk N, Mercer S. Biomechanics of the cervical spine, 1: Normal kinematics [J]. Clin Biomech(Bristol, Avon), 2000, 15: 633-648.
[3] Alund M, Larsson SE. Three-dimensional analysis of neck motion: a clinical method [J]. Spine, 1990, 15: 87-91.
[4] Dvorak J, Antinnes JA, Panjabi M, et al. Age and gender related normal motion of the cervical spine [J]. Spine, 1992, 17 Suppl: S393-S398.
[5] Mayer T, Brady S, Bovasso E, et al. Noninvasive measurement of cervical tri-planar motion in normal subjects [J]. Spine, 1993, 18: 2191-2195.
[6] Gore DR, Sepic SB, Gardner GM. Roentgenographic findings of the cervical spine in asymtomatic people [J]. Spine, 1986, 11: 521-524.
[7] Luschka H. Die Halbgelenke des menshlichen Korpers [M]. Berlin, Germany: Reimer, 1958.

[8] Töndury G, Theiler K. Entwicklungsgeschichte und Fehlbildungen der Wirbelsäule [M]. Stuttgart, Germany: Hippokrates-Verlag, 1990.

[9] Lantz CA, Chen J, Buch D. Clinical validity and stability of active and passive cervical range of motion with regard to total and unilateral uniplanar motion [J]. Spine, 1999, 24: 1082-1089.

[10] Jones MD. Cineradiographic studies of the normal cervical spine [J]. Calif Med, 1960, 93: 293-296.

[11] Lysell E. Motion in the cervical spine. An experimental study on autopsy specimens [J]. Acta Orthop Scand, 1969 Suppl: 123.

[12] Shea M, Edwards WT, White AA, et al. Variations of siffness and strength along the human cervical spine [J]. Biomech, 1991, 24: 95-107.

[13] Torg JS, Pavlov H, Genuario SE, et al. Neurapraxia of the cervical spinal cord with transient quadriplegia [J]. Bone Joint Surg Am, 1986, 68: 1354-1370.

[14] Torg JS, Sennett B, Vegso JJ, et al. Axial loading injuries to the middle cervical spine segment: an analysis and classification of twenty-five cases [J]. Am J Sports Med, 1991, 19: 6-20.

[15] Torg JS, Truex RC, Marshall J, et al. Spinal injury at the level of the third and fourth cervical vertebrae from football [J]. Bone Joint Surg Am, 1977, 59: 1015-1019.

[16] Sutherland WG, Selvik G. Movements of the craniovertebral joints [J]. In: Grieve G, ed. Modern Manual Therapy of the Vertebral Colum. Edinburgh, Scotaland: Churchill Livingstone, 1986: 53.

[17] Dvorak J, Hayek J, Zehnder R. CT-functional diagnostics of the rotatory instability of the upper cervical spine, II: An evaluation on healthy adults and patients with suspected instability [J]. Spine, 1987, 12: 726-731.

[18] Fielding JW. Cineroentgenography of the normal cervical spine [J]. Bone Joint Surg Am, 1957, 39-A: 1280-1288.

[19] Goel VK, Clark CR, Gallaes K, et al. Moment-rotation relationships of the ligamentous occipito-atlanto-axial complex [J]. Biomech, 1988, 21: 673-680.

[20] Lind B, Sihbom H, Nordwall A, et al. Normal range of motion of the cervical spine [J]. Arch Phys Med Rehabil, 1989, 70: 692-695.

[21] Penning L. Normal movements of the cervical spine [J]. AJR Am J Roentgenol, 1978, 130: 317-326.

[22] Werne S. The possibilities of movement in the craniovertebral joints [J]. Acta Orthop Scand, 1959, 28: 165-173.

[23] Clark CR, Goel VK, Galles K, et al. Kinematics of the Occipito-atlanto-axial Complex [M]. Trans. Cervical Spine Res. Soc, Palm Beach, FL 1986.

[24] Depreux R, Mestdagh H. Functional anatomy of the suboccipital joint [in French] [J]. Lille Med, 1974, 19: 122-125.

[25] Dvorak J, Panjabi M, Gerber M, et al. CT-functional diagnostics of the rotatory instability of upper cervical spine, I: An experimental study on cadavers [J]. Spine, 1987, 12: 197-205.

[26] Goel VK, Winterbottom JM, Schulte KR, et al. Ligamentous laxity across C0-C1-C2 complex: axial torque-rotation characteristics until failure [J]. Spine, 1990, 15: 990-996.

[27] Keller HA. A clinical study of the mibility of the human spine: its extent and it clinical importance [J]. Arch Surg, 1924, 8: 267-657.

[28] Mestdagh H. Morphological aspects and biomechanical properties of the vertebroaxial joint(C2-C3) [J]. Acta Morphol Nerrl Scand, 1976, 14: 19-30.

[29] Nowitzke A, Westaway M, Bogduk N. Cervical zygapophyseal joints: geometrical parameters and relationship to cervical kinematics [J]. Clin Biomech(Bristol, Avon), 1994, 9: 342-348.

[30] Mercer S, Bogduk N. The ligaments and annulus fibrosus of human adult cervical intervertebral discs [J]. Spine, 1999, 24: 619-626, discussion 627-628.

[31] Penning L, Wilmink JT. Rotation of the cervical spine: a CT study in normal subjects [J]. Spine, 1987, 12: 732-738.

[32] Bernhardt M, Bridwell KH. Segmental analysis of the sagittal plane alignment of the normal thoracic and lumbar spines and thoracolumbar junction [J]. Spine, 1989, 14: 717-721.

[33] Moroney SP, Schultz AB, Miller JA, et al. Load-displacement proerties of lower cervical spine motion segments [J]. Biomech, 1988, 21: 769-779.

[34] Panjabi MM, Summers DJ, Pelker RR, et al. Three-dimensional load-displacement curves due to forces on the cervical spine [J]. Orthop Res, 1986, 4: 152-161.

[35] Bennett JG, Bergmanis LE, Carpenter JK, et al. Range of motion of the neck [J]. Am Phys Ther Assoc, 1963, 43: 45-47.

[36] Colachis SC, Strohm BR. Radiographic studies of cervical spine motion in normal subjects: flexion and hyperextension [J]. Arch Phys Med Rehabil, 1965, 46: 753-760.

[37] Ferlic D. The range of motion of the"normal"cervical spine [J]. Bull Johns Hopkins Hosp, 1962, 110: 59-65.

[38] O'Driscoll SL, Tomenson J. The cervical spine [J]. Clin Rheum Dis, 1982, 8: 617-630.

[39] Bhalla SK, Simmons EH. Normal ranges of intervertebral-joint motion of the cervical spine [J]. Can Surg, 1969, 12: 181-187.

[40] Bono CM, Khandha A, Vadapalli S, et al. Residual sagittal motion after lumbar fusion: a finite element analysis with implications on radiographic flexion-extension criteria [J]. Spine, 2007, 32: 417-422.

[41] Dunsker SB, Colley DP, Mayfield FH. Kinematics of the cervical spine [J]. Clin Neurosurg, 1978, 25: 174-183.

[42] Dvorak J, Froehlich D, Penning L, et al. Functional radiographic diagnosis of the cervical spine: flexion/extension [J]. Spine, 1988, 13: 748-755.

[43] Dvorák J, Panjabi MM, Grob D, et al. Clinical validation of functional flexion/extension radiographs of the cervical spine [J]. Spine, 1993, 18: 120-127.

[44] Dvorak J, Panjabi MM, Novotny JE, et al. In vivo flexion/extension of the normal cervical spine [J]. Orthop Res, 1991, 9: 828-834.

[45] Herrmann AM, Geisler FH. Geometric results of anterior cervical plate stabilization in degenerative disease [J]. Spine, 2004, 29: 1226-1234.

[46] Johnso RM, Hart DL, Simmons EF, et al. Cervical orthoses. A study comparing their effectiveness in restricting cervical motuion in normal subjects [J]. Bone Joint Surg Am, 1977, 59: 332-339.

[47] Ochia RS, Inoue N, Takatori R, et al. In vivo measurements of lumbar segmental motion during axial rotation in asymptomatic and chronic low back pain male subjects [J]. Spine, 2007, 32: 1394-1399.

[48] Penning L. Nonpathologic and pathologic relationships between the lower cervical vertebrae [J]. Am J Roentgenol Radium Ther Nucl Med, 1964, 91: 1036-1050.

[49] Ochia RS, Inoue N, Renner SM, et al. Three-dimensional in vivo measurement of lumbar spine segmental motion [J]. Spine, 2006, 31: 2073-2078.

[50] Axelsson P, Karlsson BS. Intervertebral mobility in the progressive degenerative process: a radiostereometric analysis [J]. Eur Spine, 2004, 13: 567-572.

[51] Gunnarsson G, Axelsson P, Johnsson R, et al. A method to evaluate the in vivo behaviour of lumbar spine implants [J]. Eur Spine, 2000, 9: 230-234.

[52] DiAngelo DJ. Foley KT. An improved biomechanical testing protocol for evaluating spinal arthroplasty and motion preservation devices in a multievel human cadaveric cervical model [J]. Neurosurg Focus, 2004, 17: E4.

[53] Frush TJ, Fisher TJ, Ensminger SC, et al. Biomechanical evaluation of

parasagittal occipital plating: screw load sharing analysis [J]. Spine, 2009, 34: 877-884.

[54] Patwardhan AG, Havey RM. Ghanayem AJ, et al. Load-carrying capacity of the human cervical spine in compression is increased under a follower load [J]. Spine, 2000, 25: 1548-1554.

[55] Wilke HJ, Claes L, Schmitt H, et al. A universal spine tester for in vitro experiments with muscle force simulation [J]. Eur Spine, 1994, 3: 91-97.

[56] Panjabi MM. Biomechanical evaluation of spinal fixation devices, I: A conceptual framework [J]. Spine, 1988, 13: 1129-1134.

[57] Amevo B, Worth D, Bogduk N. Instantaneous axes of rotation of the typical cervical motion segments: a study in normal volunteers [J]. Clin Biomech(Bristol, Avon), 1991, 6: 111-117.

[58] Amevo B, Worth D, Bogduk N. Instanataneous axes of rotation of the typical cervical motion segments, II: Optimization of technical errors [J]. Clin Biomech(Bristol, Avon), 1991, 6: 38-46.

[59] Dimnet J, Pasquet A, Krag MH, et al. Cervical spine motion in the sagittal plane: kinematic and geometric paramenters [J]. Biomech, 1982, 15: 959-969.

[60] Mayer ET, Herrmann G, Pfaffenrath V, et al. Functional radiographs of the cranocervical region and the cervical spine: a new computer-aided technique [J]. Cephalalgia, 1985, 5: 237-243.

[61] Amevo B, Aprill C, Bogduk N. Abnormal instantaneous axes of rotation in patients with neck pain [J]. Spine, 1992, 17: 748-756.

[62] Henke JW. Handbuch der Anatomie und Mechanik der Gelenke mit Rücksicht auf Luxationmen und Contracturen [J].

[63] Werne S. Studies in spontaneus atlas dislocation [J]. Acta Orthop Scand Suppl, 1957, 23: 1-150.

[64] Morishita Y, Hida S, Miyazaki M, et al. The effects of the degenerative changes in the functional spinal unit on the kinematics of the cervical spine [J]. Spine, 2008, 33: E178-E182.

[65] Fick R. Handuch der Anatomie und Mechank der Gelenke: Siena [M]. Italy: Fischer Verlag, 1904.

[66] Poirier P, Charpy A. Traite danatomie humanie [M]. Paris, France, Masson, 1926.

[67] Panjabi M, Dvorak J, Duranceau J, et al. Three-dimensional movements of the upper cervical spine [J]. Spine, 1988, 13: 726-730.

[68] Brocher J. Die Occipito-Cervical-Gegend: Eine diagnostische pathogenetische Studie [M]. Stuttgart, Germamy: Georg Thieme Verlag, 1955.

[69] Lewit K, Krausova L. Messungen von Vor-and Ruckbeuge in den Kopfgelenken [J]. Fortschr Röntgenstr, 1963, 99: 538-543.

[70] Markuske H. Untersuchungen zur Statik und Dynamik der kindichen Halswirbelsaule: Der Auggagewert seitlicher Röntgenaufnahmen.

[71] Hohl M, Baker HR. The atlanto-axial joint. Roentgenographic and anatomical study of normal and abnormal motion [J]. Bone Joint Surg Am, 1964, 46: 1739-1752.

[72] Dvorak J, Penning L, Hayek J, et al. Functional diagnostics of the cervial spine using computer tomography [J]. Neuroradiology, 1988, 30: 132-137.

[73] Aho A, Vartiainen O, Salo O. Segmentary antero-posterior mobility of the cervical spine. Ann Med Intern Fenn 1955, 44: 287-299.

第九章　颈椎人工椎间盘置换的生物力学评估

著者：Dilip K. Sengupta
审校：宁广智，王华东
译者：王洪伟

　　力学或疲劳试验、计算机研究、动物研究、体外研究、临床试验都可以用来评价脊柱内固定器或手术方式的表现。针对体外研究来说，在人尸体标本上进行生物力学测试对于评价或分级不同脊柱内固定器和手术方式具有实际意义。但是，目前还没有标准的以组织为基础的用于评价脊柱内固定器的测试方法。虽然已有很多不同的测试方法用来研究颈椎的生物力学，但大多数测试方法被应用于研究融合内固定术，并不适合用于研究颈椎间盘置换术。用于评估体外活动的脊柱内固定器的最合适方法仍然不是很明确。此外，目前被应用的 2 种不同的基础控制方法主要分为负载控制和位移控制。在负载控制下，每次一个纯的固定力矩被加载在脊柱的某一个运动平面上（矢状面、冠状面、横断面）。在位移控制下，椎体的移动和旋转是可控制的。

一、颈椎的生物力学

　　颈椎包含一系列活动的椎体，表现出复杂的耦合运动和加载方式。对于体外测试来说，要在测试设备上预定和应用运动及加载的状态来分析椎体。没有和测试设备直接接触的脊柱椎体下方部分的运动是可以被测量的，但是不能被控制。对于下颈椎来说，矢状面的体内运动范围是最大的，旋转运动在后伸位比前屈位多。在直立位的中立位置保持头部方向仅仅需要少量的肌肉运动。因此肌肉引起的压缩是很小的，头部的重量是作用在颈椎的典型的生理作用力。头部的前屈或后伸运动产生一个弯曲力矩分布于整个颈椎，越接近尾部该力矩越大。该力矩与压缩力（头部重量）共同发挥作用（图 9-1）。体外测试方法需要复制这种弯曲力矩的分布特征。本章节回顾体外测试颈椎的不同方法，试图寻找能够复制在体运动反应的合适加载状态，帮助判定体外评估椎间盘置换或保留运动技术的最合适方法。

二、生物力学测试系统的回顾

　　将纯静态力矩渐进性递增累加加载于脊柱的简单生物力学系统仍然被继续使用。然而更常见的是可编程测试系统的应用。Smith 等应用材料测试系统来研究脊柱的生物力学，安装的标本是被高度限制的（在关注区域的上方或下方是不允许活动的），是不能复制生理运动和负载条件的。因为标准的材料测试机自由度相对较少，必须增加测试固件来允许标本进行合适的运动，但是测试固件仍然仅应用于简单的场景（例如拉伸压缩，纯扭转，四点弯曲）。

　　Weinhoffer 等在材料测试机的驱动器上增加了带有裂槽的板式固定装置来使脊柱标本能够完成没有垂直位移的旋转。当驱动器向下移动时，上方的罐形附属装置能够自由旋转，但是方向被限制在沿着裂槽的路径。裂槽的方向对脊柱的上方施加了一个特定的水平和垂直的转化关系，这种转化关系是非生理性的。Kunz 等通过在仪器的底部增加了第三个旋转运动的自由度调整出 1 个 2 自由度的生物力学测试机。这个设备被应用于合并或不合并轴位压缩负载的纯力矩测试。

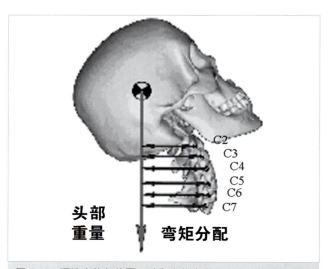

图 9-1　颈椎在体矢状面运动和生物力学。这张图描述了颈椎越向尾端弯曲力矩越大的分布特征（2~5N·m），在 C5~C6 节段力矩最大，该力矩是通过持续旋转完成的，向每个椎体施加（40°前屈或后伸）并且给予轴向压缩负载（50N 的头部重量）

James 等展示出 1 个 2 自由度脊柱测试机，该测试机能够根据屈伸或侧弯调整旋转运动。独立控制每一个电动机能够避免力反馈和力学上限控制的特征。Shea 等发明了 1 个 3 自由度的测试机，可以用来进行脊柱生物力学的平面性分析，该机器能够对每个轴的位移输出进行独立控制，但是不能提供力反馈控制方案。

Wilke 等研发出一个脊柱测试机，该测试机通过安装在脊柱顶端的相互平衡的电机在脊柱的顶端的 3 个呈正交关系的方向上施加纯力矩。这个测试方法受限于仅仅能够进行纯力矩加载。最近，Gilbertson 等采用机器人技术来研究单节段运动单元腰椎的生物力学。机械手需要进一步改进，并且最后该系统只能应用于准静态分析和纯力矩加载控制方案。

三、改进测试方案

DiAngelo 等描述了一种改进的测试方法，该测试方法需要应用可编程单驱动器的生物力学测试设备。1 个刚性构架封装的伺服驱动负载驱动器，由机器人控制器进行控制（图 9-2，图 9-3）。1 个单轴负荷传感器与负载驱动器的主干摆在一起。负荷传感器的另一端与安装夹具的末端耦联在一起来调节脊柱末端的运动和负载。脊柱的相反一端与 1 个 6 轴的力学传感器耦联在一起，这个传感器是与测试框架的基底部牢固固定的。这个多轴的负荷传感器实时报告通过脊柱的 3 个正交方向上的力和力矩。通过这种改良的方法，脊柱的位移能够被控制，通过定制的夹具在整个脊柱诱发弯矩分配。其他指标也被监测来建立运动上限、整体力矩和端负荷。通过对每个指标设定 1 个极限

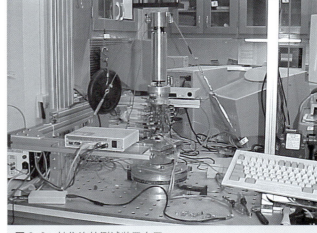

图 9-3　轴位旋转测试装置布置

值，如果超过极限值试验将停止。这样的安排与纯力矩加载方法具有很大不同，并且优于纯力矩加载方法，纯力矩加载方法没有对合成的整体运动的极限检测。更进一步地，纯力矩加载方法的颈椎研究通常采用 1~2 N·m 的力矩值。但是，当我们分析颈椎内固定时，这个力矩值可能并不足以引起可测量差异的运动反应。

在这个可编程单驱动器的生物力学测试设备上，旋转位移传感器被连接在与驱动器接触的旋转关节上，这个传感器测量脊柱的整体运动。平移位移传感器被放置在 1 个定制的金属板里，这个平移位移传感器用于计算力臂长度的变化。在进行侧弯试验时，脊柱在固定夹具中被旋转 90°，并且基底部在轴位旋转上保持不被约束。另外 1 个独立的加载系统被用于轴位旋转（图 9-2 和图 9-3）。

对 3 个不同的安装配置进行评估：双侧铰支结构（PP）、铰支固定结构（PF）和平移 / 铰支固定结构（TPF）

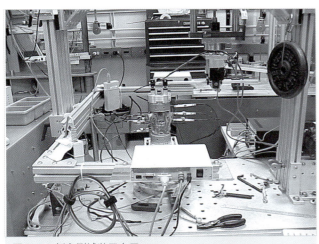

图 9-2　侧弯测试装置布置

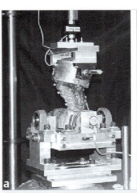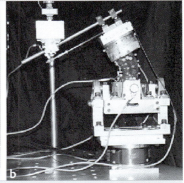

图 9-4　末端安装装置。(a) 两端铰支结构（PP），压制固定结构（PF）安装装置。(b) TPF 安装配置

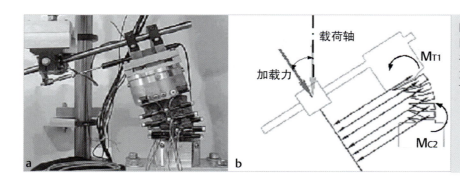

图9-5 （a）在测试装备上的下颈椎。（b）固定标本的示意图。脊柱的屈伸轴被放置在驱动器的负载轴偏心的位置，一个压缩负载（Fc）和屈伸弯曲力矩由此产生。（M_{T1}: T1 力矩，M_{C2}: C2 力矩）

（图9-4）。在第一种测试状态下，下方的安装夹具是松开的，可以自由旋转。在第二种测试状态下，下方的安装夹具是保持固定的。上方的安装夹具将单控制线性输入进行转换，从负载驱动器转变为旋转运动或纯弯曲力矩输入（PP 和 PF），或者转变为耦联的运动输入（在矢状位平面上进行无约束的平移和 / 或旋转）和轴位压缩力的整合加载状态和（或）屈伸弯曲力矩（TPF 安装配置）。

针对 TPF 固定器来说，上方固定器包括线性轴承和花键轴组装在一起装配在与驱动器连接在一起的旋转接头上（图9-5）。这个线性轴承为花键轴相对于驱动器无摩擦地进行相对运动提供了方便，有效地消除了剪切应力。脊柱的屈伸轴被放置在驱动器的负载轴偏心的位置，对上方加载盘产生了一个压缩负载和屈伸弯曲力矩。标本被放置在倒立的中性位置，T1 固定盘放置在上方固定器中，C2 固定盘放置在下方底部的固定器上，由此对 T1 的力矩要大于对 C2 的力矩（图9-5b）。当脊柱在总体上存在对线畸形时该标本就不会再被使用。

我们对固定在可编程测试设备上的新鲜人体尸体颈椎标本（C2~T1）进行一系列测试来分析不同末端固定设备和适当的负载及运动范围，确定特别的结束条件，来复制多椎体脊柱的正常运动。

针对 PF 固定器来说，驱动器的微小位移就会产生较高的超过负载限制的压缩负载，进而引起椎体运动的微小变化。PP 固定器能够产生与柱形屈曲第一种方式相关的运动反应——无序的双相运动反应。更进一步，针对于 PP 和 PF 固定器来说，脊柱会产生非生理性的内部运动。相反地，应用 TPF 固定器时所有椎体沿着相同的旋转极性持续运动。颈椎的所有椎体都会有力矩分布。TPF 固定器能够满足模拟颈椎在体运动反应的外部加载条件（图9-6，图9-7）。相反地，纯力矩加载并不能复制出生理性反应，并且力矩加载不适合应用于椎间盘置换和非融合内固定器的研究。

四、位移和负荷控制

面对哪种测试方法能够更好地复制颈椎体内运动的特点这个问题。Miura 等最近描述了一种采用预加载和纯力矩加载的方法来模拟颈椎的体内运动学。该方法采用了定向负载和纯力矩加载相结合的技术。定向负载概念的关

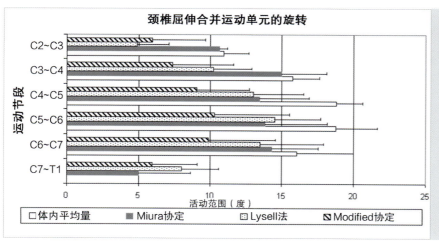

图9-6 合并的屈伸运动节段单元的体外测试方法与已经发表的体内数据进行对比。最大的运动节段发生在 C5~C6

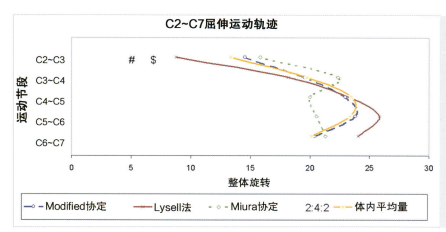

图9-7 不同的离体测试数据显示的各个运动节段单元对颈椎整体屈伸运动的作用，并与已经发表的在体数据相比较。改良方法与纯力矩加载方法存在显著性差异。#：改良方法与Lysell法相比；$：纯力矩法与Lysell法相比

键细节是通过每个运动节段单元的瞬时轴进行压缩负荷。在他们的研究中，这个瞬时轴被设定在侧块附近，并且在前屈和后伸试验时保持不变。这个瞬时轴的位置的确定是以3篇被引用文献为基础的，这3篇文献都没有对理论计算自身相关的误差进行误差分析，并且三篇文献的瞬时旋转中心并不是通过两个相邻的运动节段单元的通常发生的小范围运动（例如2°~3°的差异）所决定的。DiAngelo等早期指出针对较小的角度变化（2°~3°）计算瞬时轴位置存在的误差较大（高达±10mm），并且瞬时轴的位置在前屈时比较后伸时具有更大的不同。进一步地，因为颈椎的旋转轴在前屈和后伸过程中是变化的，但是应用压缩定向负载是受限的，这样的安排可能会限制或改变其运动反应。

对于屈伸负载来说，定向负载的纯力矩加载方案产生的运动反应被发现是体内脊柱研究的代表。但是，合并后平均屈伸的旋转值并不是经常和体内模式相一致的，在某些瞬间是相反的或是在多个运动节段单元甚至颈椎活动度最明显的节段（例如C4~C5、C5~C6）保持不变。数据的变化趋势指出如果样本量增加，体内数据和体外数据会出现很大的差异。

定向加载的理念是由Patwardhan等提出的，该理念允许完整脊柱经受较大的压缩负载而不发生屈曲。沿着脊柱的弯曲轴施加压缩负载来模拟脊柱两侧肌肉的净合成运动。定向加载已经被成功采用，显示了整个多节段脊柱如何承受巨大的压缩负载而不发生屈曲。但是，应用定向加载来研究被固定的多节段颈椎，相对于体内来说会人为地增加脊柱的稳定性。当我们研究椎间盘置换或运动装置保留时，这个器件或许有或没有固定的旋转轴。定向加载相

对于旋转轴的位置直接影响器件如何传到受力并保持关节稳定性。更进一步，虽然定向加载习惯上应用于屈伸平面，但是他的加载传输理念同样影响着横断面和冠状面上的负载和运动反应。

最近，一种新的测试方法——混合方法被提出来，该方法整合了纯力矩或柔韧性和位移测试。在纯力矩方法中，不同脊柱的柔韧性是在相同的力矩加载的最后时刻进行比较的。采用混合方法时，脊柱是在纯力矩加载下进行测试的，但是终末限制状态与完整或获得的脊柱标本的常见旋转位移的终末限制状态进行比较。我们假设非融合和融合器械造成脊柱的改变久而久之会引起脊柱相邻节段运动方面的代偿性改变。该研究指出，脊柱患者进行日常活动时，如果患者想要像术前一样保持腰椎节段活动度，就会增加非固定节段额外的应力并且导致节段退变的发生。但是，这种测试方法有两个明显不足。即使患者术后试图达到与术前一样的活动度，但代偿不仅仅发生在治疗节段的相邻节段，而且也会发生在整个脊柱的其他区域。这个测试方法的另一个关注点是它和纯力矩/柔韧性测试方法一样具有相同的不足和缺点。更进一步，当改变的脊柱（损伤或内固定的）的状态到达与完整或获得的脊柱相同的旋转受限终点时，相邻椎间盘和关节突关节的运动和负载的代偿性改变已经被证明是是非生理性的。正因为如此，这种混合方法的运动输出和负载反应已经减弱了临床意义，该方法仅仅能够被用来作为一种标准方法来比较在非生理状态下的脊柱生物力学评估。

五、小结

评估椎间盘置换或运动装置保留的表现时，不仅固

定节段应该被分析，相邻的和剩余的节段也要被分析。正因为如此，首选的测试方法是一种能够最接近颈椎所有节段体内模式的方法。一种能够复制颈椎生理运动反应的改进的生物力学测试方法。与此相反，纯力矩／柔韧性测试方法或混合试验方法都不能复制人体颈椎真实情况并且这些方法都不太适合用来评估椎间盘置换和非融合内植物。

六、参考文献

［1］DiAngelo DJ, Foley KT, Vossel KA, et al. Anterior cervical plating reverses load transfer through multilevel strut-grafts [J]. Spine, 2000, 25: 783-795.

［2］Goel VK, Wilder DG, Pope MH, et al. Biomechanical testing of the spine. Load-controlled versus displacement-controlled analysis [J]. Spine, 1995, 20: 2354-2357.

［3］Gilbertson LG, Doehring TC, Livesay GA, et al. Improvement of accuracy in a high-capacity, six degree-of-freedom load cell: application to robotic testing of musculoskeletal joints [J]. Ann Biomed Eng, 1999, 27: 839-843.

［4］Wilke HJ, Wolf S, Claes LE, et al. Influence of varying muscle forces on lumbar intradiscal pressure: an in vitro study [J]. Biomech, 1996, 29: 549-555.

［5］White AA III, Panjabi MM. Clinical Biomechanics of the Spine. 2nd ed [M]. Philadelphia, PA: Lippincott Williams & Wilkins, 1990.

［6］Miura T, Panjabi MM, Cripton PA. A method to simulate in vivo cervical spine kinematics using in vitro compressive preload [J]. Spine, 2002, 27: 43-48.

［7］Smith SA, Lindsey RW, Doherty BJ, et al. An in-vitro biomechanical comparison of the Orosco and AO locking plates for anterior cervical spine fixation [J]. Spinal Disord, 1995, 8: 220-223.

［8］Weinhoffer SL, Guyer RD, Herbert M, et al. Intradiscal pressure measurements above an instrumented fusion [J]. A cadaveric study. Spine, 1995, 20: 526-531.

［9］Kunz DN, McCabe RP, Zdeblick TA, et al. A multi-degree of freedom system for biomechanical testing [J]. Biomech Eng, 1994, 116: 371-373.

［10］James KS, Wenger KH, Schlegel JD, et al. Biomechanical evaluation of the stability of thoracolumbar burst fractures [J]. Spine, 1994, 19: 1731-1740.

［11］Shea M, Edwards WT, White AA, et al. Variations of stiffness and strength along the human cervical spine [J]. Biomech, 1991, 24: 95-107.

［12］DiAngelo DJ, Foley KT. An improved biomechanical testing protocol for evaluating spinal arthroplasty and motion preservation devices in a multievel human cadaveric cervical model [J]. Neurosurg Focus, 2004, 17: E4.

［13］Amevo B, Worth D, Bogduk N. Instantaneous axes of rotation of the typical cervical motion segments: a study in normal volunteers [J]. Clin Biomech(Bristol, Avon), 1991, 6: 111-117.

［14］Dvorak J, Panjabi MM, Novotny JE, et al. In vivo flexion/extension of the normal cervical spine [J]. Orthop Res, 1991, 9: 828-834.

［15］Van Mameren H, Sanches H, Beursgens J, et al. Cervical spine motion in the sagittal plane. II. Position of segmental averaged instandtaneous centers of rotation—a cineradiographic study [J]. Spine, 1992, 17: 467-474.

［16］DiAngelo DJ, Vossel KA, Foley KT. The instant axis of rotation of the cervical spine in flexion and extension [abstract] [M]. In: Proceedings of the 2000 Cervical Spine Research Society. Rosemont, IL: Cervical Spine Research Society, 2000: 203-204.

［17］Dvorak J, Froehlich D, Penning L, et al. Functional radiographic diagnosis of the cervical spine: flexion/extension [J]. Spine, 1988, 13: 748-755.

［18］Lind B, Sihlbom H, Nordwall A, et al. Normal range of motion of the cervical spine [J]. Arch Phys Med Rehabil 1989, 70: 692-695.

［19］Dvorák J, Panjabi MM, Grob D, et al. Clinical validation of functional flexion/extension radiographs of the cervical spine [J]. Spine, 1993, 18: 120-127.

［20］Holmes A, Wang C, Han ZH, et al. The range and nature of flexion-extension motion in the cervical spine [J]. Spine, 1994, 19: 2505-2510.

［21］Penning L. Normal movements of the cervical spine [J]. AJR Am J Roentgenol, 1978, 130: 317-326.

［22］Ordway NR, Seymour RJ, Donelson RG, et al. Cervical flexion, extension, protrusion, and retraction. A radiographic segmental analysis [J]. Spine, 1999, 24: 240-247.

［23］Patwardhan AG, Havey RM, Ghanyem AJ, et al. Load-carrying capacity of the human cervical spine in compression is increased under a follower load [J]. Spine, 2000, 25: 1548-1554.

［24］Goel VK, Panajabi MM. Adjacent level effects: design of a new testing protocol and finite element model simulations of disk replacement [M]. In: Goel VK, Panajabi MM, eds. Roundtables in Spine Surgery. Vol 1. St Louis, MO: Quarter Medical, 2005: 45-55.

［25］DiAngelo DJ, Vossel KA, Jansen TH. A multi-body optical measurement system for the study of human joint motion [M]. In: Yogannathan AP, ed. Advances in Bioengineering. New York: American Society of Mechanical Engineers1998, BED39: 195-196.

［26］Pelker RR, Duranceau JS, Panjabi MM. Cervical spine stabilization: a threedimensional, biomechanical evaluation of rotational stability, strength, and failure mechanisms [J]. Spine, 1991, 16: 117-122.

［27］Amevo B, Macintosh JE, Worth D, et al. Instantaneous axes of rotation of the typical cervical motion segments, I: An empirical study of technical errors [J]. Clin Biomech(Bristol, Avon), 1991, 6: 31-37.

第十章　有限元分析

著者：Ali Kiapour，Vivek Palepu，Ata M.Kiapour，Constantine K.Demetropoulos，Vijay K.Goel

审校：宁广智，王华东

译者：朱海涛

计算学和数字化方法已经被用来归纳生物系统的生物力学反应特性。强大计算系统的引入和持续发展，同时伴随着计算机辅助工程学计算包的演变，这使得科学家能够开发出更缜密的生物系统模型来预测和评估其行为。在骨科生物力学中，医学影像的进步帮助研究者改进了用来研究相关并发症的机械计算模型。而且，增强的几何重建技术已经能够让解剖模型展示微观特性。体外和体内研究相关的操作上的困难，管理上的限制，伦理学的考虑，以及上涨的费用，这些因素都提升了使用计算模型的必要性。显然，未来的挑战包括将这些数字研究应用于新的研究领域。

本章归纳了在人类脊柱生物力学研究里，与数字化研究应用相关的一些背景信息，特别是关于有限元分析（Finite Element Analysis，FEA）。涉及的话题包括有限元方法（Finite Element Method，FEM），脊柱生物力学研究的重要性，有限元方法在解剖器官生物力学评估中的优势和效能。

一、有限元分析

有限元分析是生物力学研究中应用最广泛的数字化模型技术。在这些模型中，物体是通过组成解剖结构几何形状的多个相互关联的独立区域来展示的。FEM 的基本理念来自 20 世纪 40 年代航空器结构分析的进步。从那时起，FEM 已经成为解决众多工程学问题的强大的数字化工具。在这种方法中，将定义为连续体的复杂区域分解成简单的几何组分，这些组分就被称为有限元。材料特性，包括其间的主要关系，被分配到每个单元。近些年，计算机硬件和软件（Computer-Aided Design，CAD 计算机辅助设计）的发展，使得对复杂系统进行建模相对容易了。专业的 FEA 软件包，例如 Abaqus Unified FEA，ANSYS，COMSOL Multiphysics，MSC Nastran，以及其他一些软件可用于静态和动态系统的线性和非线性特性分析。

应用 FEM 需要 3 个主要步骤：

（1）预处理：这是 FEA 的第一步，建立一个待分析结构的 FEM。大多数的 FEA 软件包要求输入结构几何特性的拓扑学描述。描述可以是一维，二维，或者三维（3D）的，分别代表了线、多重线、样条、面或者结构单元。不过，大多数案例使用的主要是 3D 模型。设计文件、CAD 模型、数字化 3D 结构可以按 FEA 设定输入，以便创建 FEM。有限元几何模型创建后，进行网络化将模型分割为小的独立的单元。通常 FEM 被定义为按几何分布的单元和节点组合成的网络。建立 FEM 后，材料特性被按照相应的相互作用和限制分配给每个组分。最后，设定模型的边界条件和负荷。

（2）分析：接下来，根据预设的边界条件、负荷、限定条件，使用求解程序分析模型，为了更好地模拟测试的物理条件，可以考虑进行多种分析，比如静态的或者动态的（时间依赖的）。在静态模拟时，输入和输出都与时间无关，系统主要解决负荷和边界条件的平衡。动态模拟时，时间会影响输入和输出参数；这样模型的行为会随着时间变化。动态模拟的例子是冲击负荷和低速蠕变，这些情况下，负荷的速率会影响模型的机械反应。

（3）后处理：完成模拟后，对结果进行可视化处理以便更好地分析。输出分析结果可以分别评估每个节点和每个单元的一些参数，比如位移、应力／应变、温度等。

图 10-1 是一种用 FEM 模拟躯体器官的常规方法。先取得尸体脊椎标本的 CT 影像。使用 CT 轴位像来建立 FEM。基于这个目的，在每个轴位像上添加数字节点网络，节点被设置于组织边界。叠加所有的节点层面，而每个层面都对应着特定的轴位像，这样就创建了节点的 3D 云。接下来，使用 3D 六边形单元连接云的所有节点来代表腰椎的几何形状。

FEM 几何图形建立后，分别将相应的材料特性分配给单元点，来模拟每处生理结构的机械特性。可以对建好的模型添加负荷和边界条件，模拟广泛多样的生理活动。模拟结束后，根据输出的有限元结果，可以计算目标区域

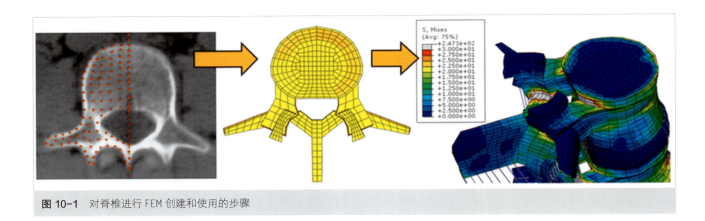

图 10-1 对脊椎进行 FEM 创建和使用的步骤

节点的位移，单元点的应力，以便评估负荷条件对于组织行为的影响。FEA 软件包的可视化工具使这种分析方法得到了显著的提升。

（一）脊椎生物力学研究的重要性

人类脊椎是一个复杂的结构，由高度特异化的组织和结构组成，可以提供一定范围的脊柱活动，承担相当大的负荷。脊椎可以承担上部躯干的重量和外部负荷。脊柱可以在保护脊髓的同时提供足够的灵活性来完成多种多样的日常活动。单个脊椎节段的稳定性远逊于在体的状态，因为缺少了肌肉的限制。

年龄增长、损伤或者其他因素会导致结构改变，这些变化会对生活质量有较大影响。腰痛通常就与脊椎退变相关。退变会引发腰椎不稳，伴随一些相关症状，从而导致机械特性的变化。如果受伤或者存在畸形、不稳会加速退变。椎体、椎间盘和韧带会随着年龄增加而退变。椎间盘和两侧关节突关节组成了三关节复合体，承担了脊椎的大部分负荷。因此，椎间盘或者关节突关节的退变会引发退变性脊椎疾病。

腰痛是一种常见的影响脊柱功能的肌肉骨骼性疾病。腰痛有很多已知的和推断的原因。最常见的一些原因包括肌肉紧张、退变性间盘疾病、椎管狭窄、间盘突出、关节突增生、峡部裂性滑脱、退变性滑脱，以及脊椎肿瘤。在美国，腰痛是 45 岁以下人群机能受限的主要原因。据报道，北美超过 80% 的人在一生中某个时段遭遇过腰痛。1998 年，在腰痛治疗上的花费超过 900 亿美元。这大约是美国 GDP 的 1%。这些数据表明，需要对腰椎疼痛的原因进行更多的研究。

椎间盘和关节突关节是脊柱主要的负荷承担结构。因此，在负荷作用下，这些结构容易受到损伤，腰痛也会因为它们的退变而出现。椎间盘或关节突重度退变时，

可能需要手术来重建稳定性，减轻症状。椎间盘置换和关节突关节置换技术的目标是通过消除疼痛源，重建稳定性和改善负荷承担能力，来恢复正常动力学属性。这些操作属于植入性手术，而只置换椎间盘或者关节突关节只能算是部分关节置换。因为这些内植物既要承担负荷，又属于关节型器械，必须考虑磨损碎屑和可能出现的骨溶解。目前，完整归纳这些关节置换性技术的动力学效应的文献很少。要想更好地了解和治疗腰痛和椎间盘退变性疾病，就得鉴别相关的生物力学危险因素。因此，需要做生物力学研究，了解健康脊柱的"稳定性"以及影响因素，这些因素包括不同的疾病、椎间盘退变、手术。此类研究中已开始广泛使用尸体的、动物的和数字化的模型。为了比较脊椎节段完整或者受损状态下关节置换后的生物力学反应，已经完成了很多实验性研究。这些研究测试了节段运动范围、椎间盘压力、关节突负荷。但是，标本和内植物的差异使得相互比较极为困难。而且，内植物原始设计存在的费用和时间的限制也妨碍了在设计早期进行实验研究。

计算机技术受到了越来越多的关注，因为花费相对较低，还能够预测一些生物力学参数，而这种预测是非常难以在体外或体内实验中实现的，有时候甚至是不可能的。目前，数学模型被广泛用于量化作用于脊柱节段的力和力矩，还可以模拟一些生理活动对于内植物的效应。这些模型使得研究人员能够量化内植物的应力和器械发生的应变，而这些在物理实验中是很难实现的，有时候甚至是不可能的。对器械失效状况进行评估时，这些资料极具价值。从理论上讲，数学模型一旦经过实验数据验证，就可以像物理实验一样用于很多参数的评估。所以，这些技术是进行脊柱内植物研究的宝贵工具。

对器械进行有限元评估的关键第一步是确定合适的

节段，因为人类脊椎不同区域存在着巨大的差异，评估的表现可能取决于测试节段长度。例如，为了考察脊椎节段的生物力学行为，很多使用FEM方法的腰椎研究涵盖的是L1~S1的全部腰骶椎，而其他一些使用的是单个腰椎功能性脊椎单元（Functional Spinal Unit，FSU），这个结构包括两个相邻椎体及其连接韧带和椎间盘。

有些早期的腰椎FEM研究只观察运动节段的反应，忽视了后方结构。有些研究考虑包括后方结构在内的整个运动节段，有的甚至是考察了多个节段。建模时，所有简化的假设都会直接影响模型的精确性。想减少分析的计算强度，或者无法获得更精确的模型时，会使用这样的假设。通常，几何形状、材料特性、边界条件和负荷考量会被简化。

接下来，根据体内和离体数据对模型进行验证。在这个过程中，要测试模型能否复制物理实验中的关键反应。反复改进模型，直到它能够在合理边界之内与实验数据吻合。对于某些构造，比如韧带，要想在模型的单元点上复制其机械行为、失效模式以及滞变特性，实验数据是关键。终极目标是建立尽可能准确预测机械行为的模型。

（二）脊椎的有限元模型

为了建立一个可以在特定条件下进行可靠预测的FEM，必须要考虑一些问题，包括：

1. 解剖精确度

为了精确预测生物力学反应，每个解剖组成部分的几何形状必须准确。对于多节段尤其如此。例如，除了位置、方向，还必须考虑整个椎间盘的轮廓，纤维环和髓核的几何形状。根据分析的需要，可能需要添加细节，细致到髓核的具体层面，以及局部变异。正确地反映韧带结构也非常重要。韧带束的走向及其在脊柱附着点的分布影响着模型的生物力学预测效果。

2. 姿态方向和负荷分担

模拟负荷条件与脊椎前凸密切相关，模型必须在多种影响这一因素的情况下经过验证。在这些状况下，以负荷下稳定性和节段间的负荷分担为指标来考察模型。

3. 样本的精细变化

椎体变形由复杂的结构特性决定。关于椎体和后方结构的几何形状、骨小梁和皮质骨的分布必须详细考虑。

4. 合理定义单元

根据特点合理定义单元的类型，比如韧带可以定义

为单轴向分独束或者连接两个带有一定力臂的节点的单元。韧带可以被模拟成有特定理论横截面的束，或者有均一横截面的束单元混合体。

5. 接触相互作用

关节突关节的间隙和不对称外形必须要考虑到。

6. 接触点和负荷分布

关节突关节面的接触模式通常按照有限位移接触算法进行模拟，伴有一定的滑动（伴/不伴摩擦）和相应行为（软/硬）。

7. 液性相互作用

间盘应该被模拟为非均质负荷结构，其中包括由胶原纤维加强的无固定形态的基质（蛋白聚糖和水）。间盘的每个区域应采用适当的单元类型。例如，髓核应该模拟为不可压缩的液态单元，而纤维环则是存在径向变异的固态弹性单元，模拟胶原纤维的机械特性和容积率。

8. 速率依赖现象

当考虑到动态负荷、撞击、长期蠕变，或者磨损这些因素时，单元和材料的时间依赖特性必须详细说明。

9. 自由度和负荷条件

负荷和边界条件的限定是基本考虑项。例如，L3~S1的模型可以用来评价动力学，当对L3施加压缩负荷和弯曲力矩时，S1在所有自由度上都是固定的。

人类腰椎和颈椎这两个区域是脊柱最容易受伤的部位，以下是对这些部位应用FEM的细节。

（三）腰椎有限元模型

对健康尸体腰椎进行CT扫描，创建了腰椎的FEM。还要使用平片和双能X线吸收测量法，排除解剖变异和骨量缺失。以层厚1.5mmCT扫描，创建模型组分的网状结构。根据这一目标，描述某个特定单元的4个节点被数字化，以便在总体坐标系中获得其x和z坐标。y坐标被作为相应CT横断面上的深度。按照形状对称的假定，半个模型被数字化，而另外一半通过在正中矢状面映像生成。接下来，节点由四边形的单元连接起来，而单元组合起来形成3D六边形网络，来代表模型的几何形状。L3~L4间盘的中央横截面被认定为水平的。根据人体测量学资料，FEM的L4~L5水平被设定了9°的前凸。L3~S1节段的前凸角度设定为27°。组合模型包含27 540个单元和32 946个节点（图10-2）。

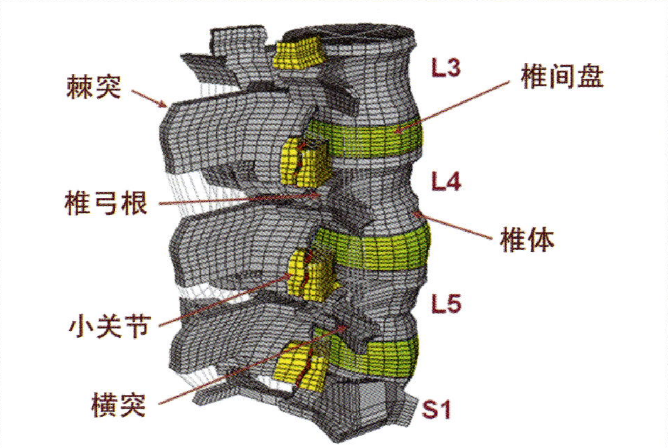

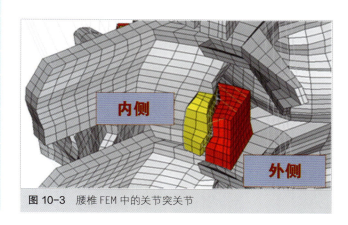

图 10-2　腰椎 FEM

二、椎体和后方结构

使用 3D 固态连续六边形单元来模拟椎体和后方结构。椎体被模拟为 0.5mm 厚皮质骨壳包围的松质骨核。对每个区域相应的同向特性进行了模拟（表 10-1）。

表 10-1　完整腰骶椎 FEM 的单元类型和材料特性

组分	单元构成	模量	泊松比
骨结构			
椎体皮质骨	均质，弹性六边形单元	12 000	0.3
椎体松质骨	均质，弹性六边形单元	100	0.2
后方皮质骨	均质，弹性六边形单元	12 000	0.3
后方松质骨	均质，弹性六边形单元	100	0.2
椎间盘			
纤维环（基质）	Neo Hookean，六边形单元	C10=0.348，D1=0.3	
纤维环（纤维）	REBAR	357~550	0.3
髓核	不可压缩液态、空洞单元	1	0.499
韧带			
前纵韧带	仅有拉力，束单元	7.8（＜12%）20.0（＞12%）	0.3
后纵韧带	仅有拉力，束单元	10.0（＜11%）20.0（＞11%）	0.3
黄韧带	仅有拉力，束单元	15.0（＜6.2%）19.5（＞6.2%）	0.3
横突间韧带	仅有拉力，束单元	10.0（＜18%）58.7（＞18%）	0.3

续表

组分	单元构成	模量	泊松比
棘突间韧带	仅有拉力，束单元	10.0（＜14%）11.6（＞14%）	0.3
棘上韧带	仅有拉力，束单元	8.0（＜20%）15.0（＞20%）	
关节囊韧带	仅有拉力，束单元	7.5（＜25%）32.9（＞25%）	0.3
关节			
关节突关节	非线性软接触，GAPPUNI 单元		

（一）椎间盘

椎间盘的模型包括纤维环和髓核。纤维环被模拟为复合固态基质，内有包埋的纤维强化。基质由 3D 固态六边形单元组成。REBAR 软件被用来定义与水平成 ±30° 角的纤维。REBAR 单元采用了"无压缩"选项，这样它们仅是传导张力。沿半径方向纤维厚度和刚度有升高。纤维环平均的胶原纤维含量是 16%。髓核模型采用 C3D8 六边形单元，设定为各向同性且无压缩。

（二）关节突关节

在确定脊柱模型的生物力学效果方面，关节突关节的机械影响起到关键作用。在此介绍的模型中，关节突关节由 20 个 3D 间隙单元模拟（GAPPUNI）。关节突与水平面成 72° 倾角。这些单元之间的初始间隙为 0.5mm。力通过这些间隙单元以非线性接触方式传递，当间隙闭合时，按指数级调节力的传递。完全接触时，设定关节与后方结构有相同的刚度（图 10-3）。

（三）韧带

模型模拟了全部 7 种韧带，包括棘突间韧带、棘上

图 10-3　腰椎 FEM 中的关节突关节

韧带、横突间韧带、关节囊韧带、后纵韧带、前纵韧带和黄韧带。韧带模型使用单轴向双节点束单元（T3D2）。赋予每种韧带亚弹性材料特性来模拟松弛度。这样，在外部负荷很小的情况下，韧带几乎不提供稳定性。这种现象使得模型能够模拟每种韧带的"中立位"。亚弹性材料特性是指具有可变的 Young 氏模量，伴随特定应变率的恒定应变量。韧带材料特性来自文献和内部试验数据。限定单元按照它们所代表的韧带纤维排布。在休息状态下，黄韧带和纵韧带存在预应力，而其他韧带被认为是无应力的。韧带特性决定脊椎模型的非线性动力学反应（图 10-2）。

（四）模型验证

形成一个生物系统的 FEM 首先要将一系列经过修正的假设组合起来。然后，通过测试来验证 FEM 是否精准地复制了试验的结果。腰骶椎的 FEM 已经根据体外试验数据进行了广泛的验证。下面是验证过程的简单总结。

轴向压缩是体内的主要预负荷。生理状态下，净预负荷的准确等级和方向要看单个个体的腰椎前凸角度和相应的姿态。额外的轴向压缩预负荷提高了椎间关联结构的刚度。有鉴于此，使用追随负荷技术对模型施加了 400N 的生理轴向预负荷。在这样的负荷下，以 ±10N·m 的范围测试了 6 个自由度上的活动范围。还有，在 L4~L5 间盘平面，以有限元预测径向间盘膨出，并与已发表的实验和分析结果进行比较。对于压缩性预负荷的反应是，400N 负荷下间盘平均侧向膨隆 0.12mm。尽管这些值比较低，但是它们符合 Reuber 等报道的范围。以 400N 的轴向压缩负荷配合 5N·m 和 10N·m 的屈曲力矩，在 3 个解剖平面上测试模型的反应，来预测韧带应变。结果的趋势与 Panjabi 等报道的体外数据接近。

有限元预测依赖于网络的改良，需要使用数目巨大的单元来减少错误。网络需要反复修改，直到当前改良循环的结果与之前改良循环的类似。这样的网络才可以被视为最优化的网络，在网络聚敛研究中建立准确预测结果的模型。越过该点做进一步的优化，在理论上会产生更大的错误，还会显著增加运算费用。按照这个办法，开发出来的腰骶椎 FEM 的网格得到了进一步优化。为了进一步验证模型，脊椎的节段动力学数据要与在类似负荷下尸体试验获得的结果进行比较。使用的是新鲜的 5 节段骨腱性脊椎标本，L1~S1。骶骨被固定在牢固底座上，而负荷固定被安放在 L1 椎体。为了测量标本的负荷－位移行为，每个椎体都放置了一套 3 枚 LED 标记物（图 10-4）。使用

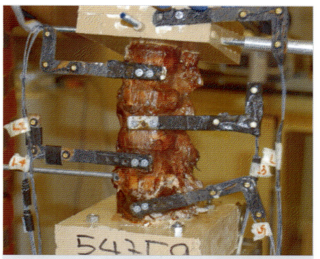

图 10-4 为了对 FEM 进行动力学验证，使用的骨腱性 L1~S1 尸体标本的实验环境

Optotrak 3020 运动捕捉系统捕捉每个标本在 3 个平面上的节段运动，范围是 ±10N·m。完整节段的 FEM 也使用了同样的负荷条件。在屈曲、背伸、左右侧屈、左右轴向旋转运动中，对实验的角位移数据与 FEM 预测值进行比较。有限元模型预测值落在实验数据的一个标准差范围之内，具体见表 10-2。

（五）颈椎的有限元模型

为了创建颈椎的几何外形，对一名 25 岁女性进行了高分辨率 CT 扫描（512×512，1mm 层厚），她没有软、硬组织疾病，无任何手术适应证，也不存在解剖异常。根据 CT 扫描数据，使用 Mimics13.1 软件包（Materialise，Plymouth，MI）对每个节段影像重建，形成 3D 几何形状（图 10-5）。然后使用 IA-FEMesh 软件将 3D 几何形状网络化，转换为固态 8 节点六面体单元，按照需要的网络密度在每个 3D 目标周边分配改良的区块（图 10-6）。

采用与腰椎模型一样的方法，颈椎有限元模型的不同组分，比如椎间盘、关节突关节和韧带也是被赋予了改良的材料特性后创建的（表 10-3）。而且，在钩突区域附近还模拟了 Luschka 关节。整个模型包括 217 366 个节点和 181366 个单元（图 10-7）。

三、颈椎有限元模型的应用

脊柱 FEM 有一个重要优势——它们能够快速模拟创伤、疾病及相关治疗方法对于节段生物力学的影响。很多研究已经模拟了多种脊柱损伤，并测试了其对于生物力学

表10-2 在不同负荷平面上对L3~S1节段应用10N·m屈曲力矩，有限元分析（FEA）和节段动力学实验数据的比较

	屈曲		背伸		左侧屈		右侧屈		左旋		右旋	
	体外	有限元	体外	有限元	体外	有限元	体外	有限元	体外	有限元	体外	有限元
L3~L4	6.9±1.5	2.3	1.6±0.3	2.3	7.4±2.3	4.7	6.0±2.8	4.7	5.2±3.4	2.6	4.4±1.7	2.6
L4~L5	9.4±1.7	5.1	2.5±0.6	2.9	7.0±1.8	4.5	6.6±1.2	4.5	5.3±2.7	2.6	4.0±1.1	2.6
L5~S1	4.6±1.7	5.2	7.6±3.5	3.5	5.4±1.4	3.5	5.4±1.5	3.5	5.2±2.3	2.2	4.2±1.0	2.2

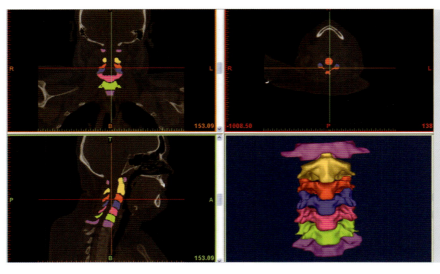

图10-5 根据CT扫描使用Mimics软件（Materialise）进行3D几何重建，创建C1~C7的3D模型。左上、右上和左下的影像分别代表冠状面、横断面和矢状面

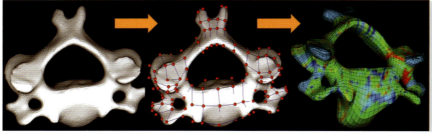

图10-6 将脊椎模型的3D几何外形转换为固态六面体网络的步骤

表10-3 完整颈椎FEM的单元类型和材料特性

组分	单元构成	模量	泊松比
骨性结构			
脊椎皮质骨	均质，弹性六边形单元	10 000	0.3
脊椎松质骨	均质，弹性六边形单元	450	0.25
后方骨质	均质，弹性六边形单元	3 500	0.25
椎间盘			
纤维环（基质）	Neo Hookean，六边形单元	C10=0.348，D1=0.3	
纤维环（纤维）	REBAR	357~550	0.3
髓核	Mooney-Rivlin，六边形单元	C10=0.12，C01=0.03，D1=0	
韧带			
横韧带	仅有拉力，束单元	20	0.3

续表

组分	单元构成	模量	泊松比
翼状韧带	仅有拉力，束单元	5.0（＜17%） 8.5（＞17%）	0.3
副韧带	仅有拉力，束单元	6.0（＜17%） 10.0（＞17%）	0.3
十字韧带	仅有拉力，束单元	6.0（＜17%） 10.0（＞17%）	0.3
C1~C2 后方关节囊韧带	仅有拉力，束单元	6.0（＜17%） 10.0（＞17%）	0.3
C1~C2 前方关节囊韧带	仅有拉力，束单元	0.2（＜17%） 1.25（＞17%）	0.3
前纵韧带	仅有拉力，束单元	15.0（＜12%） 30.0（＞12%）	0.3
后纵韧带	仅有拉力，束单元	10.0（＜12%） 20.0（＞12%）	0.3
黄韧带	仅有拉力，束单元	5.0（＜25%） 10.0（＞25%）	0.3
棘突间韧带	仅有拉力，束单元	4.0（20%~40%） 8.0（＞40%）	0.3
关节囊韧带	仅有拉力，束单元	7.0（＜30%） 30（＞12%）	0.3
关节			
关节突关节	非线性软接触，面对面接触		
钩突关节	非线性软接触，GAPPUNI 单元		

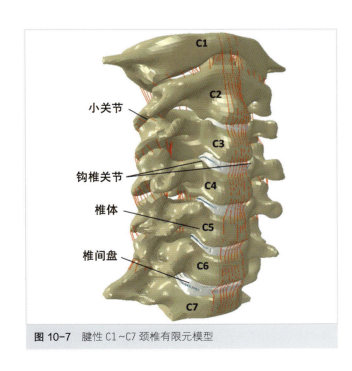

图 10-7　腱性 C1~C7 颈椎有限元模型

参数的影响，这些参数包括完好和损伤状态下，受累节段及相邻节段的活动度和应力分布。这些分析的结果催生了一些新的技术，用来治疗疼痛综合征和恢复脊柱的生物力学稳定性。对脊柱的有限元模型还可以进行便捷的调整，通过移除模型的某些单元，来模拟小关节切除术和椎板切除术这样的手术操作。模型还可以更改材料特性和结构几何形状，模拟损伤和间盘退变、骨降解等疾病。

有一些器械被设计用来治疗各种脊柱疾病，而脊柱的有限元模型即可用于设计、优化、评估这些器械系统的表现。一个实例就是用有限元模型来评估治疗椎管狭窄的手术。

椎管狭窄是一种渐进性的退变疾病，当关节突关节发生了关节炎，不能维持必要的稳定性的时候就会发病。此时的关节突会有炎症反应形成骨赘，刺激并挤压邻近的神经，产生临床症状。经过保守治疗后，如果手术通常需要减压和内固定融合。手术的目标是使脊柱稳定并缓解症状。减压解除了神经受压，进而缓解疼痛。减压手术可能要切除部分椎板、棘突、关节突、韧带，以及椎间盘的突出部分。

有限元模型在评估各种椎管狭窄手术的效应方面应用广泛。手术治疗椎管狭窄的传统做法是减压后，从后方植入硬固定系统。固定器械包括椎弓根螺钉和棒，用来稳定融合块，重建节段稳定性。但是，提高融合节段的僵硬度会加速邻近运动节段的退变，后路手术剥离肌肉也会导致新的症状，这些问题都应受到关注。近年来，非融合技术的出现使得减压后稳定脊柱有了新选择。不同于融合手术，这些稳定方法在脊柱运动时，允许角度运动，提供切力稳定性，对运动节段的瞬时旋转轴（IAR）进行有限限制。后方动态稳定（PDS）系统是一种设计用来克服传统固定技术缺点的新技术。图 10-8 显示的是 PDS 设计理念（Disc Motion Technologies，Boca Raton，FL），系统包括一对金属（钴铬）滑动部件连接椎弓根螺钉。这个系统的设计是在所有运动平面上提供受控的活动。利用有限元分析评估了装置的设计参数，保证各部件不会受到过大负荷，以免失效并伤及周围组织。

　　有限元分析考察的设计参数包括，滑动部件的曲度，以及连接在器械两端的球窝关节的效应。按照这个目的，滑动部件的半径分别设定为 30mm、40mm、45mm、50mm 和 55mm，在两端连接和不连球窝关节的情况下，对器械进行测试。将每种设计形态的 PDS 连接到 L4~L5 节段，对附加器械的脊柱有限元模型使用模拟生理负荷。负荷为 400N 压缩负荷，在屈伸、侧屈和轴向旋转时再附加 10N·m 的屈曲力矩。完整且附加了器械的节段动力示意图 10-9 所示。不同设计情况下，椎弓根螺钉受到的应力峰值如表 10-4 所示。螺钉应力与相同手术和负荷条件下

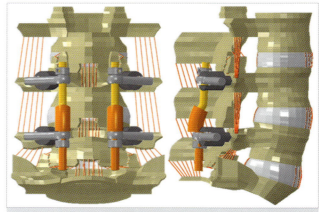

图 10-9　植入了后方动态稳定系统的 L3~S1 脊椎有限元模型

的硬固定系统做了比较。

表 10-4　滑动部件处于各种曲度和有 / 无球窝关节时 PDS 系统椎弓根螺钉的应力峰值

		无关节	近端放置关节	远端放置关节	硬固定
屈曲	R30	98.2	87.4	32.5	87.7
	R40	90.7	77.2	58.6	
	R45	87.6	59.3	66.4	
	R50	79.1	36.3	71.3	
	R55	69.6	27.5	75.3	
后伸	R30	104.4	89.3	89.7	108.4
	R40	99.6	78.8	84.3	
	R45	93.0	73.1	79.5	
	R50	85.0	66.9	78.0	
	R55	82.0	60.7	76.1	
侧屈	R30	108.1	107.7	53.4	104.5
	R40	155.7	129.9	69.4	
	R45	179.6	128.5	74.2	
	R50	178.4	112.1	75.7	
	R55	179.7	100.4	78.0	
轴向旋转	R30	178.5	127.9	150.3	180.4
	R40	193.9	134.2	163.5	
	R45	197.8	143.4	163.6	
	R50	197.5	149.2	156.0	
	R55	198.4	155.8	144.6	

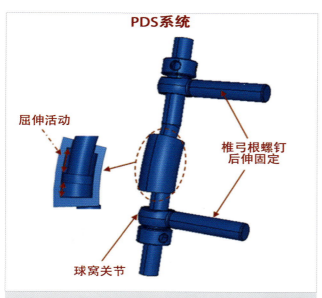

PDS系统

屈伸活动

球窝关节

椎弓根螺钉后伸固定

图 10-8　PDS 系统使用滑动和球窝关节，可以为手术节段提供受控的活动

备注：在不同的负荷平面上对植入的装置施加 10N·m 的屈曲力矩

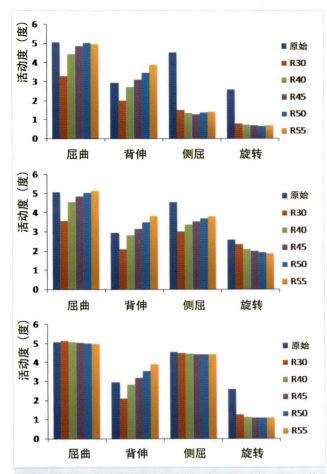

图 10-10　对植入 PDS 的节段在不同运动平面上施加 10N·m 的屈曲力矩，测试其节段运动。对配置不同曲度的滑动部件，在两端附加或不加球窝关节的情况下的运动进行比较。上方：未加球窝关节；中间：在 PDS 近端加球窝关节；下方：在 PDS 远端加球窝关节

如图 10-10 所示，当滑动部件曲度半径为 45mm 时（R45），PDS 系统的动力学与未安放内固定的情况最为接近。而在远端附加球窝关节的时候，R45 组的结果与未安放内固定组的结果非常接近。而且，各种设计的 PDS 系统也影响了螺钉的应力峰值。远端附加球窝关节的 R45 型 PDS 对螺钉的应力最小，在这种情况下，螺钉失效的风险也就比较低。

四、小结

研究脊柱生物力学，有限元分析和离体尸体测试是互补的技术。应用这些方法，可以归纳复杂的生物力学行为，比如内部应力和应变。与所有的计算学和数学模型一样，FEM 存在几个固有缺陷。例如，这些模型不纳入关节突排列方向这样的标本几何变异，也未考虑各标本之间

的材料特性差异。不过，预测数据大致符合实验数据均值。经过实验验证的 FEM 可以为与脊柱内植物相关的临床问题提供重要信息。

对于相相邻节段退变这样的临床研究，可能耗时数年或更久。FEA 可以用于这些研究，评估运动模式和负荷分布，帮助预测或分析潜在的临床结果，缩短研究周期，减少相关费用。这些信息对于开发新的内植物是很重要的，从理念到原型的开发过程可以耗时相对较短。

要评估各种手术和器械对于人类脊柱生物力学的影响，FEA 是个有用的工具。FEA 还可以帮助预测磨损和疲劳这些内植物的机械性因素。例如，设计金属对金属人工椎间盘的时候，为了尽量延长内植物寿命，关节面的设计必须使得接触应力尽可能减小。

五、参考文献

[1] Grauer JN, Biyani A, Faizan A, et al. Biomechanics of two-level Charité artificial disc placement in comparison to fusion plus single-level disc placement combination [J]. Spine, 2006, 6: 659-666.

[2] Kiapour A, Ambati D, Hoy RW, et al. Effect of graded facetectomy on biomechanics of Dynesys dynamic stabilization system [J]. Spine, 2012, 37: E581-E589.

[3] Koapour A, Goel VK. Biomechanics of a novel lumbar total motion segment preservation system: a computational and in vitro study [J]. Bonezone, 2009, Fall: 86-90.

[4] Patwardhan AG, Havey RM, Meade Kp, et al. A follower load increases the load-carrying capacity of the lumbar spine in compression [J]. Spine, 1999, 24: 1003-1009.

[5] Crisco JJ, Panjabi MM, Yamamoto I, et al. Euler stability of the human ligamentous lumbar spine, II: Experiment [J]. Clin Biomech(Bristol, Avon), 1992, 7: 27-32.

[6] Keene JS, Lash EG, Kling TF. Undetected posttraumatic instability of"stable"thoracolumbar fractures [J]. Orthop Trauma, 1988, 2: 202-211.

[7] Butler D, Trafimow JH, Andersson GB, et al. Discs degenerate before facets [J]. Spine, 1990, 15: 111-113.

[8] Fujiwara A, Tamai K, An HS, et al. The relationship between disc degeneration, face joint osteoarthritis, and stability of the degenerative lumbar spine [J]. Spinal Disord, 2000, 13: 444-450.

[9] Bureau of the USC. Statistical Abstract of the United States No. 721 [M]. U. S. Census Bureau, 1999.

[10] Luo X, Pietrobon R, Sun SX, et al. Estimates and patterns of direct health care expenditures among individuals with back pain in the United States [J]. Spine, 2004, 29: 79-86.

[11] Goel VK, Mehta A, Jangra J, et al. Anatomic facet replacement system(AFRS)restoration of lumbar segment mechanics to intact: a finite element study and in vitro cadaver investigation [J]. SAS Journal, 2007, 1: 46-54.

[12] Ingalhalikar AV, Reddy CG, Lim TH, et al. Effect of lumbar total disc arthroplasty on the segmental motion and intradiscal pressure at the adjacent level: an in vitro biomechanical study: presented at the 2008 Joint Spine Section Meeting Laboratory investigation [J]. Neurosurg Spine, 2009, 11: 715-723.

［13］ Tournier C, Aunoble S, Le Huec JC, et al. Total disc arthroplasty: consequences for sagittal balance and lumbar spine movement [J]. Eur Spine, 2007, 16: 411-421.

［14］ Bendo JA, Quirno M, Errico T, et al. A comparison of two retroperitoneal surgical approaches for total disc arthroplasty of the lumbar spine [J]. Spine, 2008, 33: 205-209.

［15］ Nowakowski A, Cabaj M, Tobjasz F, et al. Disc arthroplasty in the lumbar and cervical spine [J]. Ortop Traumatol Rehabil, 2004, 6: 254-258.

［16］ Moumene M, Geisler FH. Comparison of biomechanical function at ideal and varied surgical placement for two lumbar artificial disc implant designs: mobile-core versus fixed-core [J]. Spine, 2007, 32: 1840-1851.

［17］ Rohlmann A, Mann A, Zander T, et al. Effect of an artificial disc on lumbar spine biomechanics: a probabilistic finite element study [J]. Eur Spine, 2009, 18: 89-97.

［18］ Sairyo K, Goel VK, Masuda A, et al. Three dimensional finite element analysis of the pediatric lumbar spine. Part II: biomechanical change as the initiating factor for pediatric isthmic spondylolisthesis at the growth plate [J]. Eur Spine, 2006, 15: 930-935.

［19］ Sairyo K, Sakai T, Yasui N, et al. Newly occurred L4 spondylolysis in the lumbar spine with pre-existence L5 spondylolysis among sports players: case reports and biomechanical analysis [J]. Arch Orthop Trauma Surg, 2009, 129: 1433-1439.

［20］ Yan JZ, Wu ZH, Wang SX, et al. Finite element analysis on stress change of lumbar spine [in Chinese] [J]. Zhonghua Yi Xue Za Zhi, 2009, 89: 1162-1165.

［21］ Reuber M, Schultz A, Denis F, et al. Bulging of lumbar intervertebral disks [J]. Biomech Eng, 1982, 104: 187-192.

［22］ Panjabi MM, Krag MH, Goel VK. A technique for measurement and description of three-dimensional six degree-of-freedom motion of a body joint with an application to the human spine [J]. Biomech, 1981, 14: 447-460.

［23］ Kiapour A, Goel VK. Effect of design parameters on biomechanical performance of posterior dynamic stabilization in lumbar spine [M]. Paper presented at: 6th World Congress of Biomechanics(WCB 2010), August 2010, Singapore.

［24］ Bhattacharya S, Goel VK, Liu X, et al. Models that incorporate spinal structures predict better wear performance of cervical artificial discs [J]. Spine, 2011, 11: 766-776.

第十一章　材料学与工程设计

著者：Michael B.Mayor
审校：宁广智，王华东
译者：朱海涛

一、材料选择

所有可用材料的选择都受到宿主对材料以及可能从移植部位形成磨损产物的相关反应的影响。考虑到生物相容性限制了选择范围，可选的材料主要是金属类的不锈钢、钛、钽、钴铬钼合金，还有聚合物类的聚乙烯。未来可能开发出的装置大部分是基于金刚石材料。如果植入物不承担负荷，可选用的材料范围要宽泛一些，例如可用聚四氟乙烯和聚醚醚酮（PEEK）。

（一）材料属性

材料属性要根据它们所承担的功能来选择。如果金属材料的构造可以抵抗形变，它们就能提供结构稳定性。只要不是做成弹簧，无论何种形状，金属都会比骨坚硬得多。金属可以加工成多孔结构，可以更近似地模拟皮质骨及松质骨在负荷下的反应。虽然聚合物也可以塑造成多孔结构，但是在长期植入的过程中，它们无法像多孔金属那样给人以足够的信心（图 11-1~ 图 11-4）。

材料优异与否的标准要根据长期的临床应用和效果评估的表现。初步的评判是根据实验室里特定环境下数

百万次循环负荷的结果。通常需要将材料浸入含有特定蛋白成分的溶液里（例如 50% 牛血清），维持生理温度，给予生理负荷。由于应用这些负载的设备必须经过编程，以在特定的水平和范围内工作，因此这些参数可能不能准确反映人体对这些植入物的反应。

（二）耐久性评估

要想得到更精准的评估，只有依靠经验丰富的专家对从人体内取出的长期植入物进行检测才能做到。需要判断的变化有：（a）金属材料的弯曲或破损、疲劳破裂、刮痕、抛光、磨蚀和锈蚀；（b）聚合物的抛光、刮痕、磨蚀、蠕变、破裂、层离等。

二、何种需求

脊柱承受的负荷是体重或者体外重量所施加负荷的数倍。在某些特定环境下，腰椎间隙受到的负荷是体重的 10 倍。在 3 个平面上的生理运动都是相对适度的。如果不存在显著的病理表现，线性运动通常都受到明显的限制。

三、如何制备

金属材料会发生显著的变化，具体要看它们的铸造加工过程。这些变化导致的结果之一就是复合合金会出现界面异相性，甚至发生电离反应。这种情况曾经在两块同样的合金之间发生过，因为其中的一块经过熔炼，而另外一块通过铸造热处理形成了多孔涂层。

四、如何构建

按照植入意愿塑形的材料可能无法满足高应力、低周期或者低应力、高周期的需求，这两种状况都会导致内植物的结构失效。任何一位材料科学家都应该意识到，即使是相对不爱运动的人，一年中也会行走 50 万 ~100 万步。

近期的研究发现批量生产的聚合物耐用性令人满意，无论是在储存期间还是在植入后。用来消灭植入物表面

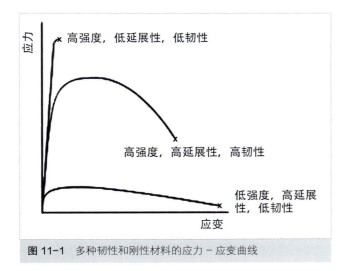

图 11-1　多种韧性和刚性材料的应力 - 应变曲线

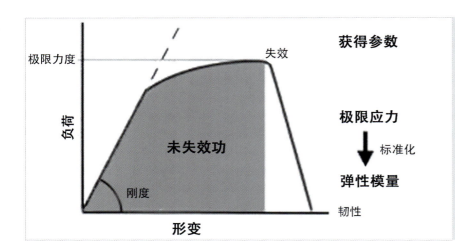

图 11-2　任何成分材料结构的负荷－形变曲线

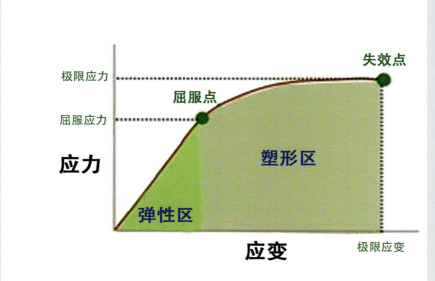

图 11-3　描述材料对力度反应的关键点的应力－应变曲线

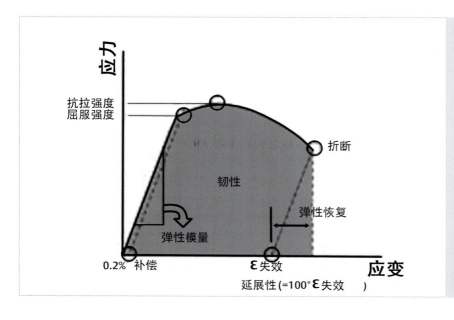

图 11-4　界定材料基本特性和行为的应力－应变曲线

和内部病源生物的照射会短暂改变聚合物，有些改变是有利的。γ 射线和电子束可以导致交联，抵抗磨蚀和黏附磨损。暴露于此会导致大量自由基富集，通过氧化反应加速后期的化学降解。这些变化出现得很晚，也许不经过数年乃至数十年都无法发现，但是即使照射的剂量很小，这些变化还是会显著影响聚合物持续发挥作用或者被吸收。

五、如何翻修

需要对内植物进行翻修的状况多种多样。从短期来看，感染和移位是主要原因。从长期来看，主要是材料的磨损，无论是各组件之间还是与解剖部位表面之间，磨损都会改变内植物的形状或者产生一些颗粒。这些颗粒通常会导致与本体材料间的不同的反应，而且这些反应不易耐受。

对手术取出的内植物进行分析研究是各层级临床工作者和材料科学家的重要责任。随着技术的发展，这些分析结果的广泛应用将为未来的研究提供宝贵的支持。

六、如何标准化

在科技工作者、临床人员、公益人士和监管部门多年的共同参与和努力下，美国材料与试验学会已经颁布了执行标准。这些标准规定了材料的选择、组合、相容性、腐蚀耐受度，以及耐用性测试等问题。在所有相关人员的努力下，这些标准处于持续的开发、演变和升级中。

七、如何监管

在美国，新材料和新设计的引入受到食品和药品监督管理局（Food and Drug Administration，FDA）的监管。他们设有器械和放射健康中心，通过一系列复杂的机构，监督和控制进入美国市场的新材料和器械。器械被划分为：Ⅰ类，要求符合 GMP 认证；Ⅱ类，符合常规和特殊监管Ⅲ类，符合投入市场之前的全程评估和批准。

八、小结

当被 FDA 认定与目前市场上广泛应用的器械作用相当，新器械就可以获准进入市场，这一流程是 FDA 的 510k 批准步骤。有些人士批评这一过程太过宽泛，他们认为对器械的表现关注太少。但是入市前审批过程也有自身的问题。要求一种器械经过 10 年甚至更长时间来验证其耐用性之后再入市是不现实的。FDA 已经接受了临床疗效至少随访两年的惯例做法。更完善的做法是在器械获批入市后再持续随访数年，不过这些操作很复杂，应用程度不一。

九、参考文献

［1］ Black J, Dekker M. Biological Performance of Materials: Fundamentals of Biocompatibility. Biomedical Engineering and Instrumentation Series [M]. New York and Basel, 1981.

［2］ Whitecloud TS III Butler JC, Cohen JL, et al. Complications with the variable spinal plating system [J]. Spine, 1989, 14: 472-476.

［3］ Akazawa T, Minami S, Takahashi K, et al. Corrosion of spinal implants retrieved from patients with scoliosis [J]. Orthop Sci, 2005, 10: 200-205.

［4］ Vieweg U, van Roost D, Wolf HK, et al. Corrosion on an internal spinal fixator system [J]. Spine, 1999, 24: 946-951.

［5］ Kirkpatrick JS, Venugopalan R, Beck P, et al. Corrosion on spinal implants [J]. Spinal Disord Tech, 2005, 18: 247-251.

［6］ Kurtz SM, Devine JN. PEEK biomaterials in trauma, orthopaedic and spinal implants [J]. Biomaterials, 2007, 28: 4845-4869.

［7］ Friedman RJ, Black J, Galante JO, et al. Current concepts in orthopaedic biomaterials and implant fixation [J]. Bone Joint Surg Am, 1993, 75: 1086-1109.

［8］ Oskouian RJ, Whitehill R, Samii A, et al. The future of spinal arthroplasty: a biomaterial perspective [J]. Neurosurg Focus, 2004, 17: E2.

［9］ Vaccaro AR, Singh K, Haid R et al. The use of bioabsorbable implants in the spine [J]. Spine, 2003, 3 Issue 3: 227-237.

［10］ Sutula LC, Collier JP, Saum KA, et al. The Otto Aufranc Award. Impact of gamma sterilization on clinical performance of polyethylene in the hip [J]. Clin Orthop Relat Res, 1995, 319: 28-40.

［11］ Gaine WJ, Andrew SM, Chadwick P, et al. Late operative infection or metal reaction? [J]. Spine, 2001, 26: 583-587.

［12］ Punt IM, Cleutjens JP, De Bruin T, et al. Periprosthetic tissue reactions observed at revision of total intervertebral disc arthroplasty [J]. Biomaterials, 2009, 30: 2079-2084.

［13］ ASTM International. http://www. astm. org/.

［14］ FDA Center for devices and Radiologic Health. http://www. fda. gov/MedicalDevices/default. htm.

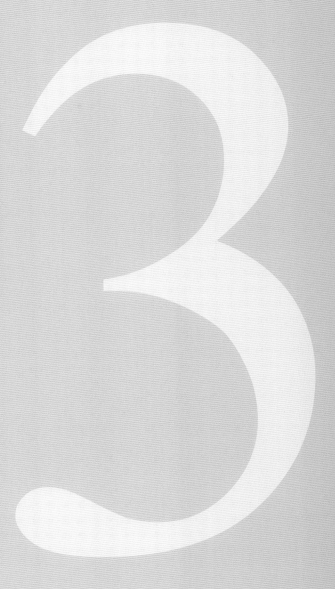

第三部分　颈椎运动节段保留技术

第十二章　颈椎人工椎间盘置换相关生物力学观点

著者：Dilip K. Sengupta

审校：宁广智，张宇鹏

译者：李凤宁

自从 20 世纪 50 年代 Cloward 和 Robinson Smith 发文介绍颈前路椎间盘切除植骨融合术（ACDF）以来，ACDF 已成为治疗颈脊髓病和颈椎间盘疾病的主要治疗方式。然而，临床上发现融合相邻节段会有退变加速的表现。ACDF 术后患者有神经根症状的相邻节段退变的发生率大约每年递增 2%~3%。最终，由于相邻节段退变需要再手术的病人比例在 7%~15%。相邻节段，尤其是下位椎间盘，在 ACDF 术后承受的压力变大，增加了这些节段出现有症状椎间盘疾病的发生率。最近，脊柱运动保留技术作为脊柱融合手术的代替手段，受到了脊柱外科医生们的关注。运动保留的目标即设计以病损椎间盘为靶标的内植物。有效的手段包括局部病损区（如纤维环撕裂）的修复，以及椎间盘置换。医生们对于颈椎人工椎间盘置换术的临床经验越来越丰富，但是，该术式的生物力学特性如何，文献报道仍旧不足。事实上，尽管关于颈椎人工椎间盘置换的文献（主要来自欧洲国家）很多，但是这些文献主要是早期随访研究、病例报道、手术报道以及人工椎间盘设计的材料方面的考量，而在颈椎人工椎间盘置换术的生物力学方面的研究并不多。本章节针对人工椎间盘置换生物力学方面进行概述。

一、颈椎人工椎间盘的设计原理

神经根型颈椎病指的是颈神经根由于机械压力或炎症反应而引起的疼痛或运动功能障碍。病因可以是椎间盘源性的。当保守治疗不能缓解由椎间盘突出导致的疼痛和功能障碍时，建议患者行手术治疗，对受压的神经和脊髓进行减压。颈椎的减压往往是使用 ACDF 术式完成的，通过部分或全部的椎间盘切除，达到神经根或脊髓的即刻减压。尽管 ACDF 术式已被证明是一种成功的术式，但是融合一个相对活动的脊柱运动节段，并不是一个理想的重建术式，而且有可能在远期导致不利的医源性损害。

颈椎人工椎间盘置换的目标是替换已发病的椎间盘，同时保留手术节段的活动。人工椎间盘假体的设计是制作一个椎间的垫片，在完成椎间盘切除减压之后，维持椎间隙的高度，同时人工椎间盘假体保留了正常椎间盘的运动特性，在理论上可以降低相邻节段椎间盘退变加速的可能性。人工椎间盘假体也可以提供接近正常脊柱的稳定性。最后，如果人工椎间盘置换失败，导致了假关节形成，引起疼痛，那么植入的假体并不会对接下来的融合手术造成阻碍，也不会使手术过于复杂。

考虑到人工椎间盘假体的主要目的是保留运动，那么有必要回顾一下下颈椎正常的或生理学上的运动范围。最常用的脊柱运动学数据来源于 White 和 Panjabi 的经典文献，其中汇集了许多脊柱研究者的成果，包括了过伸 – 过屈运动范围，侧屈范围以及轴向旋转范围。我们将有代表性的数据列在了表 12-1 中。在下颈椎 3 个节段中，它们在所有运动平面上的活动度都相对较大。然而，在一般人群中，每个节段所提供的活动范围存在着较大的差异，这意味着试图使人工椎间盘假体满足特定的活动范围的设计更困难。表 12-1 中所提供的矢状面、横断面和

表 12-1　正常下颈椎运动范围

椎间盘水平	综合屈伸		单方向横向弯曲		单方向轴向弯曲	
	可能的范围（度）	代表数值（度）	可能的范围（度）	代表数值（度）	可能的范围（度）	代表数值（度）
C4~C5	13~29	20	0~16	11	1~12	7
C5~C6	13~29	20	0~16	8	1~12	7
C6~C7	6~26	17	0~17	7	1~10	6

表 12-2 设计部分椎间盘移植的数值

装置	Prestige	Bryan	ProDisc-C	Cervicore	Ponus Coated Motion
图片			图 12-2		
阐明材料	金属 – 金属	金属 –UHMWPE	金属 –UHMWPE	金属 – 金属	金属 –UHMWPE
理论上的旋转中心	椎体上部	内植物中	椎体下部	椎体上、下面	椎体下部
内固定	螺钉	磨碎的骨片	龙骨	螺钉	脊

冠状面的数据可证明这一点。虽然如此，大多数人工椎间盘的设计目标是尽可能地接近正常的脊柱运动学。这些设计背后的指导性原则是保留运动，提供比融合手术更好的临床疗效。

人工椎间盘的各种设计被认为是各种材料制成的包含或不包含可活动关节的颈椎间盘的替代品（表 12-2）。大多数这些人工椎间盘由金属材料或聚合物材料所制成，也有两种材料兼而有之。颈椎研究小组提出了分类系统，以便更好地了解这些设计特征之间的相似性和差异（图 12-1）。

有些人工椎间盘假体，根据其几何设计的特性，限制了其在某个平面上可能的活动量，或在旋转过程中无法提供同步的活动，这类假体通常被称为限制或半限制性假体。其他的一些假体，为脊柱周围的软组织结构和椎间盘所处空间的内在压力提供支撑作用，并限制其旋转和移位的极限，通常被称为非限制性假体。这些假体的设计原理不仅要复制颈椎的旋转运动，同时也要模拟相邻脊柱节段之间旋转中心的正常生理运动。因此，在很大程度上假体运动取决于其关节设计的几何形状，一个限制性的假体在植入物本身或其相邻的上位或下位椎体带有旋转中心；而一个半限制性的假体则通常采用一个随时变化的旋转轴的设计，而并不能提供生理上的瞬时旋转轴。然而，这些设计上的差异对整体的运动力学影响不大，后面我们也会讨

论到，这些假体对脊柱机械载荷的影响很小。

二、生物力学相关文献

由于对人工椎间盘置换术以及椎间盘假体设计理念的兴趣驱使，颈椎人工椎间盘的运动力学和生物力学效应已被广泛报道。大多数的生物力学研究使用人类尸体模型，比较假体植入前和植入后的脊柱的运动范围。这些研究评估了在欧洲广泛应用的和在美国 FDA 临床试验的几种人工椎间盘的设计，下面我们简要介绍在同行评审期刊上所报道的一些研究。

有两组研究报道 ProDisc-C 人工椎间盘（辛迪思公司，西切斯特，宾夕法尼亚州）植入对颈椎生物力学的影响。简而言之，ProDisc-C 是一个半限制性假体，使用超高分子量聚乙烯（UHMWPE）材料制作的球与金属材料的凹槽组成的关节装置。这种半限制性假体声称其优势是它会限制过多的运动，从而在椎间盘间隙产生一个固有的稳定性。许多学者认为，这一类型的假体可以有效地固定旋转中心，即随着不同的旋转平面运动范围的变化而变化。DiAngelo 等在尸体标本上研究 ProDisc-C 假体的运动保留能力，并与单节段融合的脊柱条件进行比较。分别在屈曲、伸展、侧屈和轴向旋转上通过位移控制对脊柱进行测试。在人工椎间盘植入和单节段融合尸体标本上，通过比较手术节段上一运动单元（S）、手术部位运动单元

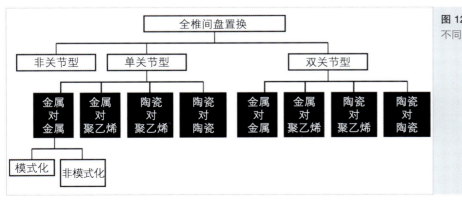

图 12-1 颈椎研究组的人工颈椎命名法对不同的颈椎植入物进行分类

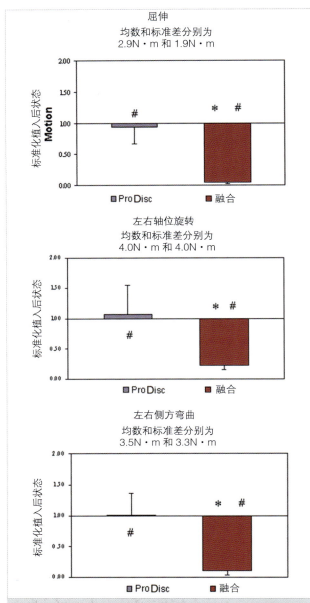

图 12-2 标化植入内植物后脊柱的旋转运动节段脊柱状态。
*表示获取的状态有显著的差异，#表示两组间有显著的差异

（O）和手术节段下一运动单元（I），相对于 3 个运动单元（S+O+I）在旋转运动中所占的比重，来分析运动模式的变化。他们将人工椎间盘和融合手术的脊柱条件调整至尸体标本条件，以说明组织标本间的内在差异，相关数据见图 12-2，表 12-3 和表 12-4。结果显示 ProDisc-C 和尸体标本仅有的显著差异存在于伸展活动中，但在屈曲加伸展或任何其他单独的或复合载荷模式下均无明显差异。然而，融合手术与尸体标本和人工椎间盘相比，在所有载荷模式下，融合手术前活动范围显著降低。

Puttlitz 等采用纯力矩加载协议，在伴有或不伴有压力负荷时，研究 ProDisc-C 人工椎间盘是否改变了脊柱的运动力学以及如何改变。他们研究了主要运动（屈伸、侧屈和轴向旋转）和复合运动（继发于载荷平面的某一个平面上的运动）两类运动中的脊柱运动表现。这些数据表明，人工椎间盘植入后，屈伸和轴向旋转运动没有显著改变（图 12-3）。而在不施加压力负荷时，侧屈运动存在显著差异。但是，在施加压力负荷时，侧屈运动在人工椎间盘植入前后无明显差异。此外，手术节段及其上下节段在复合运动中也没有明显差异。综合两项研究，可以认为 ProDisc-C 假体在术后即刻可以模拟脊柱原本的运动状态。

Prestige 颈椎人工椎间盘，原先被称为 Bristol 椎间盘，是一种金属对金属的球窝设计，并且在前后方向上有一个槽，允许屈伸运动时在该方向上有一定程度的移位。DiAngelo 等同样使用了他们上述的方法研究 Prestige 假体的运动学。据他们报道，Prestige 假体植入前后其在屈曲、伸展、侧屈运动中并无明显差异。而且，假体的上下两个节段并没有因为假体植入在运动上存在差异。

PCM 假体由两个钴铬的终板与超高分子量聚乙烯

表 12-3 Harvested, ProDisc-c 以及融合脊柱状态的旋转运动范围

旋转平面	Harvested（度）		ProDisc-C（度）		Fusion（度）	
	S1 01 I	Operative	S1 01 I	Operative	S1 01 I	Operative
屈曲	17.79 ± 7.81	6.84 ± 4.20	21.99 ± 3.23	9.46 ± 1.99	17.85 ± 4.10	0.34 ± 0.30
背伸	14.56 ± 4.26	4.95 ± 1.30	18.92 ± 3.05	3.76 ± 1.90	11.50 ± 3.50	0.15 ± 0.13
左侧曲	13.55 ± 3.79	5.01 ± 2.30	14.16 ± 5.64	5.37 ± 3.20	10.77 ± 3.15	0.46 ± 0.42
右侧曲	9.90 ± 2.20	3.76 ± 1.48	13.99 ± 1.82	4.72 ± 2.91	9.16 ± 2.27	0.26 ± 0.27
左轴转	7.10 ± 1.93	3.88 ± 2.24	12.19 ± 6.16	5.78 ± 4.75	7.43 ± 2.70	0.95 ± 0.44
右轴转	9.22 ± 4.24	3.42 ± 1.06	14.02 ± 5.26	7.14 ± 4.48	8.95 ± 3.34	0.68 ± 0.37

缩写：S，上一节段；0，手术节段，I，下一节段

表 12-4 对于获得的脊柱植入 ProDisc-C 与融合的旋转运动范围的标化

旋转平面	标化的 ProDisc/Harvested	标化的融合 /Harvested
屈曲	1.35 ± 0.51[b]	0.05 ± 0.04[a,b]
背伸	0.57 ± 0.22[a,b]	0.04 ± 0.05[a,b]
左侧屈	1.05 ± 0.37[a,b]	0.13 ± 0.12[a,b]
右侧屈	0.92 ± 0.47[a,b]	0.07 ± 0.05[a,b]
左轴转	1.07 ± 0.88[a,b]	0.29 ± 0.15[a,b]
右轴转	1.26 ± 0.40[a,b]	0.24 ± 0.20[a,b]

a. 在获取状况下有显著差异　b. 在两组间有显著差异

（UHMWPE）轴承连接于尾侧终板。人工椎间盘的铰接面延伸横跨整个轴承表面，为平移运动提供较大的曲率半径。该假体可提供两种植入模式：一种是"低切迹"版本适合于大多数病例，一种是"固定"版本，通过腹侧螺钉固定于上下椎体，适合假体植入条件不理想或预期术后载荷条件不常见的情况。McAfee 等在颈椎尸体标本上使用纯力矩加载协议研究两种假体的生物力学特性。数据表明不论是低切迹还是固定的 PCM 假体都能够保留整体的运动特性。

以前的研究是从颈椎生物力学的角度进行研究报道的。然而，其他的研究已经开始使用方法学的方法来研究假体的长期性能。这些测试最初是应用于全关节置换术（如髋关节和膝关节），以研究长期固定磨损颗粒的生成和骨整合等问题。Anderson 等报道了关于 Bryan 人工椎间盘的一系列高周期磨损试验。Bryan 假体由上下 2 个钛合金外壳与聚氨酯髓核构成，允许完全不受限制的运动。在 37℃的牛血清中进行磨损试验，并施加 130N 的压力伴有重复载荷的 4.9°的屈伸和 3.8°的轴向旋转。研究数据表明，经过 1000 万次循环，会出现最小的高度损失（0.75%）。3 个测试组件被允许超出 3770 万、3970 万和 4000 万个周期疲劳极限来运行。这些数据为植入物在体内的长期存在提供了重要的数据。

表 12-5 颈椎假体的运动学评价

旋转平面	记录的力矩		
	应用球体旋转（度）	健康状态（N·m）	Bristol 假体
屈曲	22.5 ± 0.6	0.57 ± 0.25	0.47 ± 0.28
背伸	23.0 ± 0.2	1.22 ± 1.30	0.23 ± 0.22
右侧屈	13.5 ± 0.3	0.55 ± 0.51	0.56 ± 0.49
左侧屈	11.5 ± 0.2	0.74 ± 0.40	0.59 ± 0.37

三、有限元模型

有限元分析是颈椎人工椎间盘假体生物力学研究的又一公认方法。尸体脊柱标本的生物力学分析有几个缺点：可测试的标本数量有限，标本之间存在很大差异，因此很难去比较所得到的数据。而通过有限元分析可以克服这些缺点。

有限元分析有几个优点。它可以提供有价值的信息，比如设计的改变、假体材料、假体在椎间盘空间内位置的影响等。有限元分析可以提供运动学数据，以及椎间盘和小关节上负荷的压力数据。有限元分析的效用依赖于分析中使用的有限元模型的验证，以及尸体标本的生物力学测试（图 12-4，图 12-5）。

Womack 等基于尸体的 CT 影像生成有限元模型。他们改变了网格分辨率建立模型集合，并进行尸体测试，以

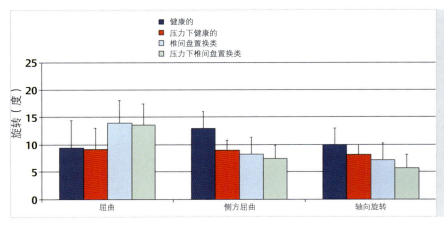

图 12-3 ProDisc-C 假体的动力学分析。数据显示了植入装置复制了健康状态，尤其在施加了外力的状态下。在研究中，唯一有统计学差异的是（$P < 0.05$）是健康状态和椎间盘置换在侧屈下的旋转运动范围。但其差异在施加外力下并不显著

验证模型的预测（图12-4，图12-5）。然后改变该模型，使其包含C4~C5水平人工椎间盘置换。他们检查了椎间盘置换对运动范围的影响，包括前后负荷分布、小关节面接触压力，以及小关节接触压力的分布。研究人员研究了3种尺寸的植入假体。结果表明，适当大小的植入物可以保留流动性、负荷分担、接触压力的大小和分布（图12-6）。在植入假体的尺寸合适的情况下，相邻的运动节段的流动性、负荷分担、髓核压力和接触压力并没有受到太大影响，表明人工椎间置换术并不是相邻节段退变的一个重要原因（图12-7）。植入假体的大小影响一定的机械参数，如前后负荷分担，但并不影响其贴附性或运动范围。

Goel等提出的有限元模型，模拟3种不同的颈椎间盘的假体设计（图12-8）：（a）包括两个金属部件的球窝设计（BS，上球下窝），球窝关节放置在椎间盘后部区域；（b）三明治结构（SND），包括3个组件，核心的聚乙烯球夹在上、下金属部件之间；（c）前纵韧带置换的弹性设计（ELST）。单件式人工椎间盘设计即采用弹性人工颈椎间盘植入物。三明治设计和弹性设计会产生高于原有节段的活动（分别比原有节段高57%和13%）。对于球窝设计和弹性设计来说，C4~C5节段在伸展活动时关节面负荷是相似的。而三明治结构的关节面负荷较原有的完整节段小。在三明治设计中，人工椎间盘的大半径球施加运动，

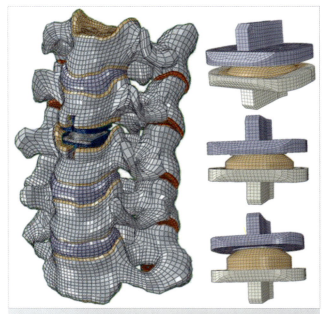

图12-4　尺寸2植入模型（左）。调整了C4和C5终板的几何形状，以便和龙骨槽一致。尺寸1、尺寸2及尺寸3 ProDisc植入模型（右，从上到下）

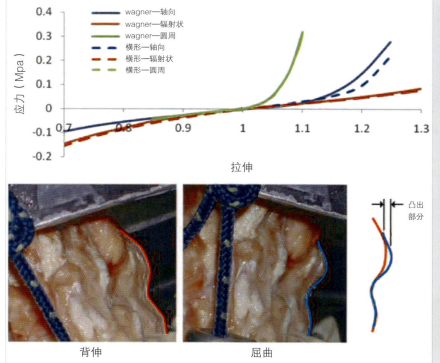

图12-5　通过在一样品的颈椎上的测试对图12-4中的有限元模型进行验证。局部纤维环验证指标（a）模型上的三轴载荷与已发表文献中尸体脊柱标本上的实验结果相比，具有可比性。（b）通过对尸体脊柱标本的摄片，实验测定了腰椎间盘在屈伸过程中的膨出，并与模型预测结果接近

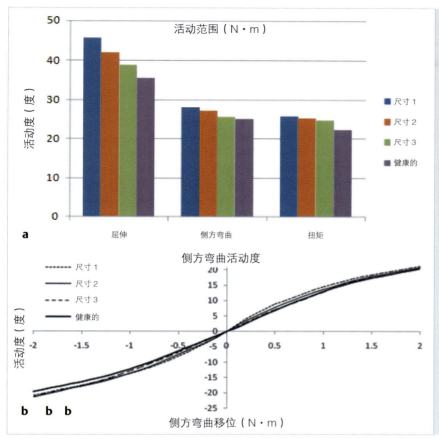

图 12-6 （a）术后延展性预测，在 1N·m 处，种植体的顺应性增加与种植体尺寸减小有关。（b）侧弯下的全范围运动表明，种植体变体能够捕捉完整病例的生理、非线性动量－旋转关系

导致在屈曲运动时关节面负荷增加。3 种人工椎间盘设计中，弹性设计的关节面负荷最接近正常。总而言之，弹性椎间盘相较另外两种设计更接近正常的运动单元。

四、小结

颈椎人工椎间盘置换术对于颈脊髓病和椎间盘源性疼痛的治疗是一个令人兴奋的前沿技术。治疗病变节段的同时达到保留运动的目的，并能最小限度地影响相邻节段的运动模式，对于降低相邻节段疾病的发生可能具有重要的意义。然而，在这些人工椎间盘假体被广泛接受和使用之前，我们还需要更全面的生物力学数据。虽然许多椎间盘假体能够保持的 3 个解剖平面内的即刻运动，但这些平面之间的复合运动（即轴向旋转加上屈伸或侧屈运动）还没有研究清楚。为了实现这一目标，研究人员必须进一步开发测试协议，包含多体、多轴控制系统，以及推进生物力学测试系统的发展，以允许位移、压力或混合（压力反馈位移）的控制策略（表 12-5）。

通过使用位移控制协议，研究人员应用了一个预定量的整体旋转运动，并记录随后需要影响该旋转的时间节点。人工椎间盘假体与正常结构相比，瞬间记录无显著差

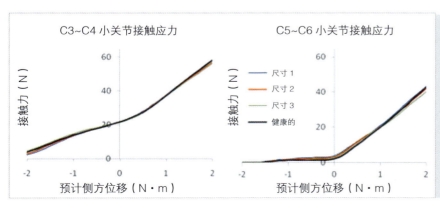

图 12-7 与治疗节段相邻的小关节面接触力受种植体大小或存在的影响不大。有方向的弯曲力矩是在峰值力方向上的总弯曲力矩，这样左侧和右侧的面可以结合在一起；也就是 1N·m 处的力是左侧 1N·m 处左侧面上的力和右侧 1N·m 处右侧面上的力的平均值

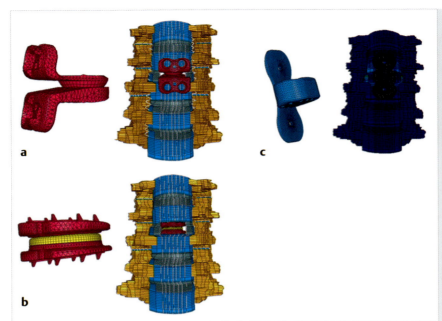

图12-8 在C4 ~ C5节段模拟的3个基本概念。（a）球窝（BS）。（b）夹层设计（SND），其中人工椎间盘由3个部件组成。聚乙烯核心夹在两个金属端板之间。（c）弹性（ELST）人工椎间盘由硅制成，并带有一个附在其上的薄片，其为前纵肌的替代物

异。

还有一个知识空白在于脊柱的负荷是如何被这些假体所改变。读者们应该清楚，目前因为运动数据支持，生理上的运动学 / 动力学数据得以保留，并不代表脊柱负荷也同样得以保留。正常的椎间盘组织是由高度富水的髓核及其周围的纤维环所组成。这些组织的机械行为是高度非线性的，涉及我们日常生活中常见的流体力学和静水力学的压力平衡的使用。目前临床上所使用的人工椎间盘的设计无论从形态上或材料特性上都与正常的椎间盘不同。直观地说，从工程的角度来看，人们会希望人工椎间盘植入之后颈椎的负荷传递得以改变。为了更好地了解人工椎间盘置换术对颈椎机械负荷的影响，在体外试验中应考虑多体脊柱模型的压力反馈控制策略。在未来研究中调查和预测颈椎负荷传输使用的计算方法（如有限元技术和刚体动力学分析）将大大提升现有的知识基础和促进下一代人工椎间盘假体的设计。

五、参考文献

［1］Cloward RB.The anterior approach for removal of ruptured cervical disks[J]. Neurosurg, 1958, 15: 602–617.

［2］Robinson R, Smith G.Anterolateral cervical disk removal and interbody fusion for cervical disk syndrome[J].Bull Johns Hopkins Hosp, 1955, 96: 223–224.

［3］Bohlman HH, Emery SE, Goodfellow DB, et al.Robinson anterior cervical discectomy and arthrodesis for cervical radiculopathy.Long-term follow-up of one hundred and twenty-two patients[J]. Bone Joint Surg Am, 1993, 75: 1298–1307

［4］Grundy P, Nelson R.The Long-Term Outcome of Anterior Cervical Decompression and Fusion[M].London: British Cervical Spine Society, 1998.

［5］Hilibrand AS, Carlson GD, Palumbo M, et al, Radiculopathy and myelopathy at segments adjacent to the site of a previous anterior cervical arthrodesis[J]. Bone Joint Surg Am, 1999, 81: 519–528.

［6］Baba H, Furusawa N, Imura S, et al. Late radiographic findings after anterior cervical fusion for spondylotic myeloradiculopathy[J].Spine, 1993, 18: 2167–2173.

［7］Clement DH, O'Leary PF.Anterior cervical discectomy and fusion[J].Spine, 1990, 15: 1023–1025.

［8］Cherubino P, Benazzo F, Borromeo U, et al. Degenerative arthritis of the adjacent spinal joints following anterior vervical spinal fusion: clinicoradiologic and statistical correlations[J].Ital J Orthop Traumatol, 1990, 16: 533–543.

［9］Cummins BH, Robertson JT, Gill SS.Surgical experience with an implanted artificial cervical joint[J]. Neurosurg, 1998, 88: 943–948.

［10］Eck JC, Humphreys SC, Lim TH, et al.Biomechanical study on the effect of cervical spine fusion on adjacent-level intradiscal pressure and segmental motion[J].Spine, 2002, 27: 2431–2434.

［11］Goffin J, Geusents E, Vantomme N, et al.Long-term follow-up after interbody fusion of the cervical spine[J]. Spinal Disord Tech, 2004, 17: 79–85.

［12］Matsunaga S, Kabayama S, Yamamoto T, et al. Strain on intervertebral discs after anterior cervical decompression and fusion[J].Spine, 1999, 24: 670–675.

［13］McAfee PC.The indications for lumbar and cervical disc replacement[J]. Spine, 2004, 4 Suppl: 177S–181S.

［14］Pospiech J, Stolke D, Wilke HJ, et al. Intradiscal pressure recordings in the cervical spine[J].Neurosurgery, 1999, 44: 379–384, discussion 384–385.

［15］Weinhoffer SL, Guyer RD, Herbert M, et al. Intradiscal pressure measurements above an instrumented fusion[J]. A cadaveric study.Spine 1995, 20: 526–531.

［16］Wigfield C, Gill S, Nelson R, et al. Influence of an artificial cervical joint compared with fusion on adjacent-level motion in the treatment of degenerative cervical disc disease[J]. Neurosurg, 2002, 96 Suppl: 17–21.

［17］ Duggal N, Pickett GE,Mitsis DK, et al. Early clinical and biomechanical results following cervical arthroplasty.[J]Neurosurg Focus, 2004, 17: E9.

［18］ Lafuente J, Casey AT, Petzold A, et al. The Bryan cervical disc prosthesis as an alternative to arthrodesis in the treatment of cervical spondylosis: 46 consecutve cases[J]. Bone Joint Surg Br, 2005, 87: 508–512.

［19］ Pickett GE, Mitsis DK, Sekhon LH, et al. Effects of a cervical disc prostheis on segmental and cervical spine alignment[J].Neurosurg Focus, 2004, 17: E5.

［20］ Pimenta L, McAfee PC, Cappuccino A, et al. Clinical experience with the new artificial cervical PCM(Cervitech)disc.Spine J 2004, 4 Suppl: 315S–321S.

［21］ Sekhon LH.Two-level artificial disc placement for spondylotic cervical myelopathy[J]. Clin Neurosci, 2004, 11: 412–415.

［22］ Sekhon LH.Reversal of anterior cervical fusion with a cervical arthroplasty prosthesis[J]. Spinal Disord Tech, 2005, 18 Suppl: S125–S128.

［23］ Albert TJ, Eichenbaum MD.Goals of cervical disc replacement[J].Spine, 2004, 4 6S uppl: 292S–293S.

［24］ Anderson PA, Rouleau JP.Intervertebral disc arthroplasty[J].Spine, 2004, 29: 2779–2786.

［25］ Le H, Thongtrangan I, Kim DH.Historical review of cervical arthroplasty[J]. Neurosurg Focus, 2004, 17: E1.

［26］ Mummaneni PV, Haid RW.The future in the care of the cervical spine: interbody fusion and arthroplasty[J].Invited submission from the Joint Section Meeting on Disorders of the Spine and Peripheral Nerves, March 2004. Neurosurg Spine 2004, 1: 155–159.

［27］ Oskouian RJ, Whitehill R, Samii A, et al. The future of spinal arthroplasty: a biomaterial perspective[J].Neurosurg Focus, 2004, 17: E2.

［28］ Smith HE, Wimberley DW, Vaccaro AR.Cervical arthroplasty: material properties[J].Neurosurg Focus, 2004, 17: E3.

［29］ Taksali S, Grauer JN, Vaccaro AR.Material considerations for intervertebral disc replacement implants[J].Spine, 2004, 4 Suppl: 231S–238S.

［30］ White AA, Panjabi MM.Clinical Biomechanics of the Spine[M].Philadelphia, PA: JB Lippincott, 1990.

［31］ DiAngelo DJ, Foley KT, Morrow BR, et al.In vitro biomechanics of cervical discarthroplasty with the ProDisc-C total disc implant[J].Neurosurg Focus, 2004, 17: E7.

［32］ DiAngelo DJ, Foley KT.An improved biomechanical testing protocol for evaluating spinal arthroplasty and motion preservation devices in a multilevel human cadaveric cervical model[J].Neurosurg Focus, 2004, 17: E4.

［33］ Puttlitz CM, Rousseau MA, Xu Z, et al. Intervertebral disc replacement maintains cervical spine kinetics[J].Spine, 2004, 29: 2809–2814.

［34］ Traynelis VC.The Prestige cervical disc replacement[J].Spine, 2004, 4 Suppl: 310S–314S.

［35］ DiAngelo DJ, Roberston JT, Metcalf NH, et al. Biomechanical testing of an artificial cervical joint and an anterior cervical plate[J]. Spinal Disord Tech, 2003, 16: 314–323.

［36］ McAfee PC, Cunningham B, Dmitriev A, et al.Cervical disc replacementporous coated motion prosthesis: a comparative biomechanical analysis showing the key role of the posterior longitudinal ligament[J].Spine, 2003, 28: S176–S185.

［37］ Anderson PA, Sasso RC, Rouleau JP,et al. The Bryan Cervical Disc: wear properties and early clinical results[J].Spine, 2004, 4 Suppl: 303S–309S.

［38］ Womack W, Leahy PD, Patel VV, et al. Finite element modeling of kinematic and load transmission alterations due to cervical intervertebral disc replacement[J].Spine, 2011, 36: E1126–E1133.

［39］ Goel VK, Faizan A, Palepu V, et al. Parameters that effect spine biomechanics following cervical disc replacement.[J]Eur Spine, 2012, 21 Suppl 5: S688–S699.

第十三章　颈椎人工椎间盘置换的原理和适应证

著者：Jesse L.Even，Joon Y.Lee，Moe R.Lim，Alexander R. Vaccaro

审校：宁广智，张宇鹏

译者：李凤宁

一、引言

1958 年 Smith 和 Robinson 最早介绍了颈前路椎间盘切除植骨融合内固定术（Anterior Cervical Discectomy And Fusion, ACDF），由此揭开了 ACDF 手术治疗颈椎间盘突出症和颈椎病的序幕。对于神经根型和脊髓型颈椎病患者来说，该手术可以达到 90%~95% 的满意率。ACDF 也是脊柱外科性价比最高的手术之一，其每个质量调整生命年（QALYs）的花费为 32 560 美元。尽管 ACDF 手术效果良好，性价比也较高，仍然有人追求颈椎人工椎间盘置换（Cervical Total Disc Replaceneml, CTDR）的运动保留技术以替代 ACDF。推动 CTDR 代替 ACDF 的驱动力其中之一来源于脊柱内植物公司。当然，也有对于相邻节段病（ASD）学术方面的考虑，Hilibrand 在 1999 年即提出支持 CTDR 的一个原因在于不需要融合脊柱。除了相邻节段退变之外，支持 CTDR 的学者也指出，人工椎间盘置换术也减少了 ACDF 手术常见的一些并发症，例如髂骨取骨区的并发症，不融合以及术后吞咽困难等。

二、颈椎人工椎间盘置换的原理

（一）防止相邻节段退变

目前已经有一些回顾性的影像学研究表明，一部分患者在 ACDF 或颈前路椎体次全切除植骨融合术（Anterior Cervical Corpectomy and Fusion ACCF）后出现相邻节段的退变。Goffin 等通过 5 年以上的长期随访发现：92% 的患者在融合相邻节段后出现新发的退变或原有的退变加重。Kulkarni 等在对 ACCF 手术患者的随访过程中也发现了相似的结果，他们发现患者在平均 18 个月的相对较短的随访时间内，即有 75% 的患者在磁共振上可以看到融合相邻节段发生了退变。但是，大部分患者并没有临床症状，只有影像学上的改变。

相邻节段病（ASD）指的是颈前路融合术后的患者由于融合相邻节段出现退变而新发的神经根病或脊髓病。标志性的文献来自 Hilibrand 2~21 年的随访结果以及 Henry Bolhman 对 374 例未使用内固定的颈前路患者的随访结果。从他们的随访结果可以看出，ASD 的发生率大约每年递增 2.9%，术后 10 年达到 25.9%；而 ASD 最常见的节段在 C5~C6 和 C6~C7。

这些退行性改变，是缘于融合导致的相邻节段机械压力的增加，或仅仅是由于退行性疾病的自然进程所致，仍需进一步探讨。很可能，两者都是相邻节段病的病因。

关于相邻节段病的成因还有其他的一些理论，例如，Park 等提出，ACDF 术中所使用的钢板系统可能也会侵犯相邻椎间盘。

很多研究表明，融合节段的固定对相邻节段有着不利的生物力学影响。在颈椎活动的过程中，这些不利的影响可以用相邻节段活动的代偿性增加和相邻节段椎间盘内压力的增高来量化。已有研究来评估 ACDF 和 CTDR 两种手术后的相邻节段的生物力学差异。Dmitriev 等评估了 ACDF 术后头端和尾端的椎间盘压力，发现融合节段头端和尾端的椎间盘压力都明显增高。另一方面也有学者用相似的方法在体外评估 CTDR 术后椎间盘内的压力和活动度，结果表明和正常的运动单元相似。Pickett 等进行了一项前瞻性的队列研究，结果表明 Bryan 人工椎间盘在术后 12 个月可以维持术前的活动度，也不会因活动度太大导致相邻节段出现前后移位，而 ACDF 术后患者的相邻节段前后移位程度明显增加。尽管体外试验表明 CTDR 会降低相邻节段病的发生率，至于这两种术式临床疗效是否存在其他差异，临床试验的结果并不一致。最近 Nunley 等对 170 例患者平均随访 42 个月的一项前瞻性随机实验表明，ACDF 和 CTDR 术后分别有 14.3% 和 16.8% 的相邻节段病需要再手术干预。分析认为，骨量减少和同时并发腰椎退行性疾病明显增加了相邻节段退变的风险。

上述所提到的尸体生物力学研究所得到的运动保留

的结果已被多个临床试验所证实。其中之一是 Wigfield 等进行的。他们进行了一项前瞻性随机研究，比较单节段手术相邻节段的运动，两组患者分别是单节段颈椎人工椎间盘置换（12 例患者）和单节段颈椎融合（13 例）。在融合手术组，融合相邻节段的活动在术后 6 个月增加 5%，术后 12 个月增加 15%。活动度的增加主要发生在术前正常的椎间盘。术后 1 年，融合手术相邻节段的活动度明显较人工椎间盘置换术后更大。但是，与术前的活动度相比，可以发现人工椎间盘组相邻节段的活动度略有减少。而活动度减少意味着什么，仍不清楚。

目前临床上支持颈椎人工椎间盘能防止相邻节段退变的证据包含了最近发表的一项研究，该研究比较了两个前瞻性研究队列中，单节段颈椎间盘切除术后相邻节段退变的比例。2010 年 Burkus 等发表了 5 年随访数据，同样的队列研究 Mummaneni 等在随访 2 年时也发表了研究结果。Mummaneni 等在随访 2 年时发现 ACDF 组因相邻节段退变的再手术率为 3.4%，明显高于 CTDR 组的 1.1%。但是 Burkus 等在随访 5 年时发现两组的再手术率是相近的，因此相邻节段病的发生率并没有因运动保留技术而降低。同时，也应注意，原始队列中超过 35% 的病人失访，明显降低了统计差异的说服力。Jawahar 等最近发表了一项前瞻性随机研究，共纳入 93 例患者，其中 CTDR 组 59 例，ACDF 组 34 例，中位随访时间大于 36 个月。研究表明，CTDR 组中有 16% 的患者因 ASD 需要再次手术，而 ACDF 组的比例为 18%（$P=0.3$），统计表明两组之间 ASD 的发生率有统计学差异。因为目前发表文献中研究结果的明显差异，Kepler 和 Hihibrand 在 2012 年初表示"目前尚没有充足的临床数据可以支持运动保留技术在防止相邻节段退变上所存在的理论上的优势"。

只有比较 CTDR 和 ACDF 的前瞻性随机研究的更长期的随访结果能确定 CTDR 是否能够阻止或者降低 ASD 的发生率。

（二）避免骨不连的发生

骨不连的发生率与患者的一系列因素直接相关，包括是否吸烟，营养状况，是否使用非甾体类抗炎药物，融合节段的多少，使用同种异体骨还是自体骨进行植骨，以及是否使用内固定。Wang 等研究了多节段手术的融合率，指出使用自体骨进行植骨的单节段 ACDF，使用颈前路钢板骨不连的发生率为 4%，不使用钢板则为 8%；对于两节段 ACDF 而言，使用钢板的骨不连发生率为 0，不使用

钢板则为 25%；三节段的 ACDF，使用钢板的骨不连发生率为 18%，不使用钢板则为 37%。Phillips 等评估骨不连对于临床疗效的影响，指出大约 50% 的骨不连患者术后 2 年是没有临床不适症状的，术后 5 年仍有 33% 的患者没有不适症状。然而，Newman 在文献中报道大约 50% 的患者需要进行翻修手术。

对于 CTDR 而言，理论上骨不连的风险几乎是被完全规避了。但是，长期来看，随着骨长入假体的终板，颈椎人工椎间盘是固定的。McAfee 等使用 PCM 假体表明在非灵长类动物模型上大约有 40%~50% 的比例发生骨长入。Jensen 等研究表明使用 Bryan 人工椎间盘的骨长入的比例是 32%。这个比例较全髋关节置换术文献中提到的髋臼内骨长入的比例高。

（三）避免髂骨取骨区的并发症

CTDR 的应用可以避免髂骨取骨，因此避免了相关的并发症（如感染、骨盆骨折、腹部疝、供骨区疼痛），同时也避免了同种异体髂骨的使用，减少了可能存在的同种异体骨相关的病毒传播的风险。

Silber 等通过一项回顾性的量表调查研究，纳入 134 例单节段 ACDF 患者。髂骨取骨相关的急性发病率为：行走困难，51%；额外的抗生素使用，8%；持续引流，4%；切口裂开，2%；需要切开引流的 1.5%。术后 4 年，供骨区的疼痛为 26%，VAS 评分为 3.8。11.2% 的患者因髂骨区的慢性疼痛需要药物干预。供骨区感觉异常的比例为 16%，5.2% 的患者诉穿衣不适。功能评估调查显示髂骨取骨相关的损害比例为：行走 13%、娱乐活动 12%、工作 10%、日常生活 8%、性生活 8%、家务 7%。Schaaf 等在口腔颌面外科的一项观察研究中报道，前路髂骨取骨的发病率是低到中。研究纳入 75 例患者，4.8% 的患者诉持续疼痛，2.7% 患者伴有持续麻木，4% 的患者出现行走、登山以及参与体育活动困难。

（四）避免了潜在术后吞咽困难的发生

ACDF 术后患者最常见的两大主诉即持续的吞咽困难和声音嘶哑。吞咽困难的危险因素包括年龄较大、女性以及多节段手术。据报道该并发症的发生率为 28%~57%。这一主观症状已被术后喉镜下吞咽评估的异常所证实。尽管大多数吞咽困难在术后 6 个月可以缓解，但 12% 的患者在术后 1 年仍有不适。

术后吞咽困难可能是由于颈前路术中食管受持续牵拉所致。Tortolani 等研究表明，相比颈前路钢板，CTDR

对食道产生的压力更小。通过一个 4cm 的横切口在尸体上行 ACDF 或 CTDR（PCM 假体，不使用固定螺钉），同时监测食管内压力，结果显示相比 CTDR，颈前路钢板会导致明显更大的食管内压力。他们推断放置颈前路钢板需要对食管进行更大的牵拉以在对侧进行钻孔、丝攻和拧入螺钉等操作。因为人工椎间盘置换不需要更多的对侧操作，因此理论上对食管施加的压力更小。McAfee 等在一项前瞻性随机研究中发现，人工椎间盘置换术后吞咽困难的发生率较 ACDF 术后更低（ACDF 100 例、PCM 假体行 CTDR 151 例）。通过 Bazaz 量表调查，他们发现在术后 3 个月和 12 个月时，CTDR 较 ACDF 吞咽困难的发生率更低（$P<0.05$）。

ACDF 术后吞咽困难的另一个原因可能是促进融合的颈前路钢板的使用。Lee 等采用前瞻性的方式研究了钢板的宽度和厚度因素。他们采用了两种颈前路钢板，一种薄窄型，一种厚宽型，然后比较 ACDF 术后患者吞咽困难的发生率。在术后第一个月的随访中，两者吞咽困难的比例相仿（大约 50%）。在术后 2 年的长期随访中，使用厚宽型钢板的患者吞咽困难的发生率明显更高（14%，0）。因此颈前路钢板的使用可能是术后持续吞咽困难的罪魁祸首。有些颈椎人工椎间盘假体采用零切迹的设计，比如 Prestige、Bryan、ProDisc-C，以及 PCM（图 13-1），可能可以减少术后吞咽困难的发生率。

（五）颈椎人工椎间盘置换术的潜在缺点

尽管 CTDR 具有如上所述的诸多优点，但是作为一项新技术，随着长期随访研究发现，它也有一些缺点。ACDF 的优势之一在于通过融合禁止手术节段的活动，减少神经的动态压迫。而 CTDR 是运动保留技术，可能导致手术节段仍存在神经症状。通过 ACDF 手术，可以解除静

态压迫因素，同时通过融合减轻动态压迫因素。而对于 CTDR，动态压迫因素会一直存在，除非进行更积极的减压手术。对于 ACDF，容忍减压不足的空间是比较大的。实际上，不考虑是否行钩椎关节减压，基本都可以达到较好的手术疗效。而行 CTDR 时，达到相同的疗效，对减压要求更高。已有报道，CTDR 时减压不充分需要再行翻修手术。

从长期随访来看，成功的 ACDF 手术降低了手术节段的不稳，从而延缓骨赘的进展。实际上，融合手术常常可以使骨赘吸收。而 CTDR 的运动保留技术会使骨赘复发，导致后期同一节段症状复发。

CTDR 术后长期随访的另一并发症即异位骨化（HO）。一项欧洲 ProDisc-C 假体的多中心研究评估了植入人工椎间盘术后 12 个月异位骨化的情况。结果表明，术后 1 年 66.2% 的患者出现异位骨化，19.5% 的患者存在手术节段的完全融合或人工椎间盘置换区域活动度的严重受限。他们认为 CTDR 术后运动保留的前提是不发生自发性融合。最近的 Meta 分析研究表明异位骨化的发生率随着时间延长而增加。McAfee 研究发现术后 1 年时 3~4 级的异位骨化发生率为 44.6%，术后 2 年为 58.2%。同时，他们的研究也提出，异位骨化的多少与临床症状的改善不存在相关性。Park 等评估 Mobi-C 假体行人工椎间盘置换术，并对 85 个节段的人工椎间盘进行随访。术后 1 年时，78.8% 的节段出现异位骨化，术后 2 年时，异位骨化增加至 94.1%。研究人员同时也注意到术后 2 年时，颈椎的力线变差，活动度减少。

长期随访发现异位骨化的增加以及活动度的减少引起学者的关注，因为 CTDR 技术最主要的设计前提即保留运动，防止相邻节段退变。

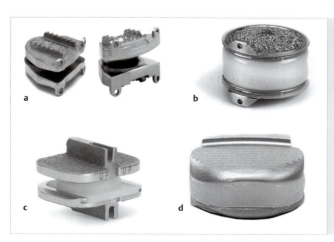

图 13-1　(a) Prestige 假体是构造一个钛合金和陶瓷钛硬质合金。(b) Bryan 假体是临床上应用最广泛的假体。(c) ProDisc-C 假体是三件套 LINWPE CoCr 装置的组成部分。这是颈椎版本的腰椎 ProDisc 假体。(d) POM 假体最初由 Paul C. McAfee 设计，但已由腰椎 Charité 全椎间盘置换术的开发人员进行了修改

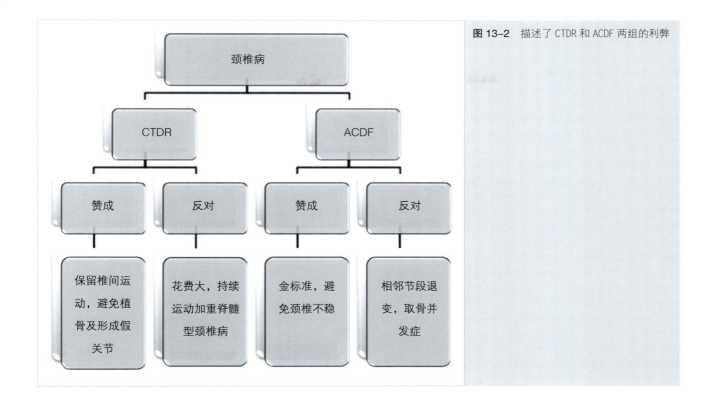

图 13-2 描述了 CTDR 和 ACDF 两组的利弊

另一个关注点在于全关节置换术中所存在的由于聚乙烯和金属对金属组件的磨损产生的颗粒碎片和炎症反应。在膝和髋这类大关节中，颗粒碎片可能会导致一定的问题，而在颈椎中，一旦产生碎片，其距离神经较近，更值得学者们关注。动物研究表明使用 PCM 假体会在硬膜引起轻微改变，对神经没有影响。Anderson 等在绵羊模型中发现，11 例标本中 8 例存在碎片，但在假体周围组织中只有轻微的炎症反应。然而，这毕竟是动物模型，不能完全反映人体中碎片长期存在的影响。

其他的长期潜在缺点包括成本、植入失败、需要翻修（植入失败时）。图 13-2 总结了 CTDR 和 ACDF 比较的优缺点。

（六）颈椎人工椎间盘置换术的适应证

目前，CTDR 的适应证是基于 FDA 医疗器械临床研究豁免（IDE）试验。这些研究显示 CTDR 的适应证与 ACDF 相似，包括 C3~C7 的单节段神经根型或脊髓型颈椎病，临床表现为上肢无力、麻木和疼痛。有许多病变会以如上形式表现，例如压迫神经根的椎间盘突出症，神经根型颈椎病，压迫脊髓的椎间盘突出症以及脊髓型颈椎病。

随着这些假体越来越多的经验积累，其适应证也可能扩大或缩减。例如，多节段的 CTDR 是不在 FDA 对 IDE 试验评估范围内的。Pimenta 等在 2007 年首先报道了使用 PCM 假体行单节段和多节段 CTDR 的前瞻性评估，他们共纳入了 229 例患者，使用 NDI 和 VAS 评分对临床疗效进行评估。随访 3 年后，他们发现多节段手术患者 NDI 评分和 VAS 评分较单节段改善更好，其差异有统计学意义（P=0.021）。两组之间的再手术和严重不良事件是相似的。术后 3 年时的 Kaplan-Meier 植入物分析是 94.5%

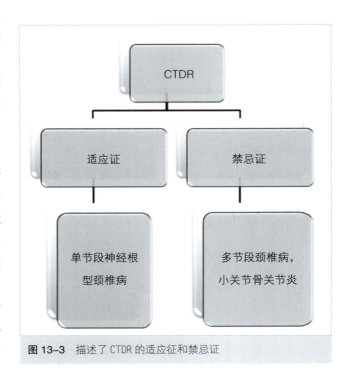

图 13-3 描述了 CTDR 的适应征和禁忌证

（置信区间为 0.82~1.00）。该研究没有对照组比较 NDI 和 VAS。

CTDR 的禁忌证包括骨质疏松症，侧位片上 3mm 或以上的移位，中到重度的小关节炎、感染或肿瘤病史（图 13-3）。通过 CTDR 达不到改善效果的情况包括颈椎轴性疼痛，主要由后方压迫引起的颈脊髓病，畸形（颈椎侧凸，椎板切除术后后凸畸形），CTDR 术后不稳的可能（后柱结构不稳、颈椎节段不稳定），终板完整性缺失（骨质疏松症、代谢性骨病）以及术后效果不佳的可能（之前存在感染、后纵韧带骨化、强直性脊柱炎、类风湿性关节炎）。

三、小结

颈椎人工椎间盘的设计可以解决活动度减少和相邻节段退变的问题。人工椎间盘的其他优势在于其不需要融合，并可减少骨不连以及髂骨取骨相关并发症发生率，因此可以快速回归日常活动。研究人员同样关注这些假体在人体中的长期情况，但是目前的长期随访还不足以预测 10~20 年后这些植入物的状况。不过，早期的随访研究表明人工椎间盘假体可以达到与 ACDF 相同的功效，但并没有明确的数据表明其可以预防相邻节段退变。短期随访结果表明人工椎间盘可以作为金标准 ACDF 的替代手术。长期随访数据将会给我们显示其真正的价值或短板。

四、参考文献

［1］Smith GW, Rbinson RA.The treatment of certain cervical-spine disorders by anterior removal of the intervertebral disc and interbody fusion[J]. Bone Joint Surg Am 1958, 40-A: 607-624.

［2］Bohlman HH, Emery SE, Goodfellow DB, Robinson anterior cervical discectomy and arthrodesis for cervical radiculopathy: long-term follow-up of one hundred and twenty-two patients[J]. Bone Joint Surg Am, 1993, 75: 1298-1307.

［3］Angevine PD, Zivin JG, McCormick PC.Cost-effectiveness of single-level anterior cervical discectomy and fusion for cervical spondylosis[J].Spine, 2005, 30: 1989-1997.

［4］Hilibrand AS, Carlson GD, Palumbo MA,et al. Radiculopathy and myelopathy at segments adjacent to the site of a previous anterior cervical arthrodesis[J]. Bone Joint Surg Am, 1999, 81: 519-528.

［5］Goffin J, Geusens E, Vantomme N, et al.Long-term follow-up after interbody fusion of the cervical spine[J]. Spinal Disord Tech, 2004, 17: 79-85.

［6］Kulkarni V, Rajshekhar V, RaghuramL.Accelerated spondylotic changes adjacent to the fused segment following central cervical corpectomy: magnetic resonance imaging study evidence[J]. Neurosurg, 2004, 100 Suppl Spine: 2-6.

［7］Park JB, Wattanaaphisit T, Riew KD.Timing of development of adjacent-level ossification after anteriror cervical arthrodesis with plates[J].Spine, 2007, 7: 633-636.

［8］Dmitriev AE, Cunningham BW, Hu N,et al. Adjacent level intradiscal pressure and segmental kinematics following a cervical total disc arthroplasty: an in vitro human cadaveric model[J].Spine, 2005, 30: 1165-1172.

［9］DiAngelo DJ, Foley KT, Morrow BR, et al.In vitro biomechanics of cervical discarthroplasty with the ProDisc-C total disc implant[J].Neurosurg Focus, 2004, 17: E7.

［10］DiAngelo DJ, Roberston JT, Metcalf NH,et al. Biomechanical testing of an artificial cervical joint and an anterior cervical plate[J].Spinal Disord Tech, 2003, 16: 314-323.

［11］Puttlitz CM, Rousseau MA, Xu Z, et al. Intervertebral discreplacement maintains cervical spine kinetics[J].Spine, 2004, 29: 2809-2814.

［12］Pickett GE, Rouleau JP, Duggal N.Kinematic analysis of the cervical spine following implantation of an artificial cervical disc[J].Spine, 2005, 30: 1949-1954.

［13］Nunpey PD, Jawahar A, Kerr EJ Ⅲ, et al.Factors affecting the incidence of symptomatic adjacent-level disease in cervical spine after total disc arthroplasty: 2-to 4-year follow-up of 3 prospective randomized trials[J]. Spine, 2012, 37: 445-451.

［14］Wigfield C, Gill S, Nelson R, et al. Influence of an artificial cervical joint compared with fusion on adjacent-level motion in the treatment of degenerative cervical disc diseasde[J]. Neurosurg, 2002, 96 Suppl: 17-21.

［15］Burkus JK, Haid RW, Traynelis VC,et al. Long-term clinical and radiographic outcomes of cervical disc replacement with the Prestige disc: results from a prospective randomized controlled clinical trial[J]. Neurosurg Spine 2010, 13: 308-318.

［16］Mummaneni PV, Burkus JK, Haid RW, et al. Clinical and radiographic analysis of cervical disc arthroplasty compared with allograft fusion: a radnomized controlled clinical trial[J]. Neurosurg Spine, 2007, 6: 198-209.

［17］Jawahar A, Cavanaugh DA, Kerr EJ Ⅲ, et al. Total discarthroplasty does not affect the incidence of adjacent segment degeneration in cervical spine: results of 93 patients in three prospective randomized clinical trials[J]. Spine, 2010, 10: 1043-1048.

［18］Kepler CK, Hilibrand AS.Management of adjacent segment disease after cervical spinal fusion[J].Orthop Clin North Am, 2012, 43: 53-62, viii.

［19］Wang JC, McDonough PW, Endwo K,et al. The effect of cervical plating on single-level anterior cervical discectomy and fusion[J]. Spinal Disord, 1999, 12: 467-471.

［20］Wang JC, McDonough PW,Endow KK,et al. Increased fusion rates with cervical plating for two-level anterior cervical discectomy and fusion[J]. Spine, 2000, 25: 41-45.

［21］Wang JC, McDonough PW, Kanim LE, Increased fusion rates with cervical plating for three-level anterior cervical discectomy and fusion[J].Spine, 2001, 26: 643-646, discussion 646-647.

［22］Phillips FM, Carlson G, Emery SE, Anterior cervical pseudarthrosis[J]. Natural history and treatment.Spine, 1997, 22: 1585-1589.

［23］Newman M.The outcome of pseudarthrosis after cervical anterior fusion[J]. Spine, 1993, 18: 2380-2382.

［24］McAfee PC, Cunningham BW, Orbegoso CM, et al. Analysis of porous ingrowth in intervertebral disc prostheses: a nonhuman primate model[J]. Spine, 2003, 28: 332-340.

［25］Jensen WK, Anderson PA, Nel L,et al. Bone ingrowth in retrieved Bryan Cervical Disc prostheses[J].Spine, 2005, 30: 2497-2502.

［26］Cook SD, Thomas KA, Haddad RJ.Histologic analysis of retrieved human porous-coated total joint components[J].Clin Orthop Relat Res, 1988: 90-101.

［27］Brown CA, Eismont FJ.Complications in spinal fusion[J].Orthop Clin North Am, 1998, 29: 679-699.

［28］Sandhu HS, Grewal HS, Parvataneni H.Bone grafting for spinal fusion[J]. Orthop Clin North Am, 1999, 30: 685-698.

［29］Summers BN, Eisenstein SM.Donor site pain from the illium.A Complication of lumbar spine fusion[J]. Bone Joint Surg Br, 1989, 71: 677–680.

［30］Silber JS, Anderson DG, Daffner SD, et al.Donor site morbidity after anterior iliaccrest bone harvest for single–level anterior cervical discectomy and fusion[J].Spine, 2003, 28: 134–139.

［31］Schaff H, Lendeckel S, Howaldt HP,et al. Donor site morbidity after bone harvesting from the anterior iliac crest[J].Oral Surg Oral Med Oral Pathol Oral Radiol Endod, 2010, 109: 52–58.

［32］Smith–Hammond CA, New KC, Pietrobon R, et al. Prospective analysis of incidence and risk factors of dysphagia inspine surgery patients: comparison of anterior cervical, posterior cervical, and lumbar procedures[J].Spine, 2004, 29: 1441–1446.

［33］Lee MJ, Bazaz R, Furey CG, et al. Risk factors for dysphagia after anterior cervical spine surgery: a two–year prospective cohort study[J].Spine, 2007, 7: 141–147.

［34］Tortolani PJ, Cunningham BW, Vigna F, et al. A comparison of retraction pressure during anterior cervical plate surgery and cervical disc replacement: a cadaveric study[J]. Spinal Disord Tech, 2006, 19: 312–317.

［35］McAfee PC, Cappuccino A, Cunningham BW, et al.Lower incidence of dysphagia with cervical arthroplasty compared with ACDF in a prosective randomized clinical trial[J]. Spinal Disord Tech, 2010, 23: 1–8.

［36］Lee MJ,Bazaz R, Furey CG, et al. Influence of anterior cervical plate design on dysphagia: a 2–year prospective longitudinal follow–up study[J]. Spinal Disord Tech, 2005, 18: 406–409.

［37］Kitagawa T, Fujiwara A, Kobayashi N, et al. Morphologic changes in the cervical neural foramen due to flexion and extension: in vivo imaging study[J].Spine, 2004, 29: 2821–2825.

［38］Nuckley DJ, Konodi MA, Raynak CG, et al. Mirza SK.Neural space integrity of the lower cervical spine: effect of normal range of motion[J].Spine, 2002, 27: 587–595.

［39］Yoo JU, Zou D, Edwards WT, et al. Effect of cervical spine motion on the neuroforamial dimensions of human cervical spine[J].Spine, 1992, 17: 1131–1136.

［40］Shen FH, Samartzis D, Khanna N, et al. Comparison of clinical and radiographic outcome in instrumented anterior cervical discectomy and fusion with or without direct uncovertebral joint decompression[J].Spine, 2004, 4: 629–635.

［41］Goffin J, Van Calenbergh F, van Loon J, et al.Intermediate follow–up after treatment of degenerative disc disease with the Bryan Cervical Disc Prosthesis: single–level and bi–level[J].Spine, 2003, 28: 2673–2678.

［42］Sekhon LH.Cervical arthroplasty in the management of spondylotic myelopathy[J]. Spinal Disord Tech, 2003, 16: 307–313.

［43］Wigfield CC, Gill SS, Nelson RJ.Metcalf NH, Robertson JT.The new Frenchay artificial cervical joint: results from a two–year pilot study[J]. Spine, 2002, 27: 2446–2452.

［44］Albert TJ, Eichenbaum MD.Goals of cervical disc replacement[J].Spine, 2004, 4 Suppl: 292S–293S.

［45］Mehren C, Suchomel P, Grochulla F, et al.Heterotopic ossification in total cervical artificial disc replacement[J].Spine, 2006, 31: 2802–2806.

［46］McAfee PC, Cunningham BW, Devine J,et al. Classification of heterotopic ossificiation(HO)in artificial disk replacement[J]. Spinal Disord Tech, 2003, 16: 384–389.

［47］Chen J, Wang X, Bai W, et al. Prevalence of heterotopic ossification after cervical total disc arthroplasty: a meta–analysis[J].Eur Spine, 2011, 21: 674–680.

［48］Park JH, Rhim SC, Roh SW.Mid–term follow–up of clinical and radiologic Outcomes in cervical total disk replacement(Mobi–C): incidence of heterotopic ossification and risk factors[J]. Spinal Disord Tech, 2013, 26: 141–145.

［49］Anderson PA, Rouleau JP, Bryan VE,et al. Wear analysis of the Bryan Cervical Disc prosthesis[J].Spine, 2003, 28: S186–S194.

［50］Pimenta L, McAfee PC, Cappuccino A, et al. Superiority of multilevel cervical arthroplasty outcomes versus singlelevel outcomes: 229 consecutive PCM prostheses[J].Spine, 2007, 32: 1337–1344.

第十四章　金属对金属颈椎人工椎间盘假体

著者：Darren R. Lebl，Federico P. Girardi，Frank P. Cammisa Jr

审校：宁广智，张宇鹏

译者：李凤宁

一、引言

近年来，生物力学和设计理念的进步使得颈椎人工椎间盘置换术（CTDR）成为传统颈前路椎间盘切除融合术（ACDF）的一种替代方法。CTDR 假体植入的驱动力被认为是相邻节段退变，其与融合节段上下节段生物力学的改变相关。即使目前仍缺乏长期的随访研究，但因为这个原因，许多外科医生支持将椎间盘置换作为 ACDF 的一种替代方法。尽管对 ASD 的病因和其临床发病率仍有争议，尸体研究表明屈曲时融合节段上下两个节段的椎间盘内压力分别增加 73% 和 45%。融合节段的相邻节段的活动度也增加了 40%。

在人工髋关节置换术开展的背景下，金属对金属假体设计也获得了普及，因为其可以减少体积磨损率，并可理论上减少无菌性松动。本文撰写之时美国 FDA 只批准了一种金属对金属的颈椎人工椎间盘假体，即 Prestige 假体。

近几年，金属对金属假体装置不良反应的病例报道导致其临床失败，这有可能降低人们对该设计（金属对金属）的热情。

二、Prestige 颈人工椎间盘

（一）设计

Prestige 系列颈人工椎间盘的设计可追溯至 20 世纪 80 年代。当时的人工椎间盘模型是由布里斯托尔 Frenchay 医院的神经外科医生 Brian Cummins 设计的（图 14-1）。而后，他制造了几个原型，并于 1991 年设计了初步的临床试验。假体是使用 316 型不锈钢制造的球窝关节，允许在 6 个方向的自由活动度。球的曲率半径是一致的，稍微大于凹槽的曲率半径，且没有点负荷。但是，由于脊柱运

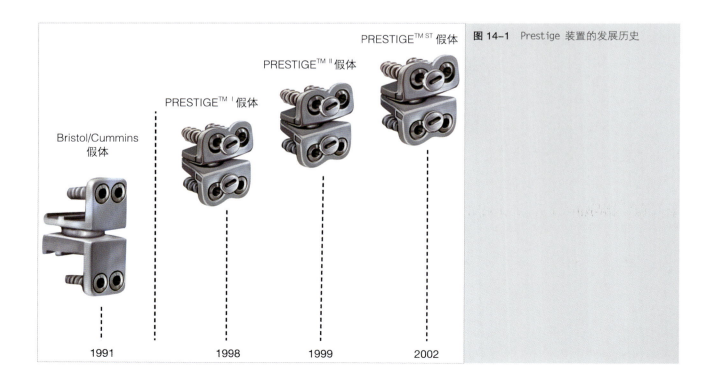

PRESTIGE™ ST 假体

PRESTIGE™ II 假体

PRESTIGE™ I 假体

Bristol/Cummins 假体

1991　　1998　　1999　　2002

图 14-1　Prestige 装置的发展历史

动是保持在体内的，所以这种设计并非没有问题。

对椎体的固定最初是使用前路松质骨螺钉固定于头端和尾端的前缘。该假体在 5 例患者使用之后，在关节的前缘加入一个额外的螺钉插入位点，并调整螺钉部位以确保表面更稳定。前 5 个关节使用简单的不锈钢螺钉。随后，AO 锁定螺钉开始用于固定关节前方椎体。

在 1991 年 2 月至 1996 年 8 月这段时间，有 20 例患者接受手术时共植入 22 个颈椎人工椎间盘。其中 19 例患者颈椎的单个节段或多个节段存在既往手术或先天性融合的现象。尽管有几次螺钉断裂，但仍未观察到沉降现象。Cummins 在原始报道中指出，术后 16 例患者疼痛症状缓解，并在颈椎的屈伸活动中平均存在 5° 的活动度。1 例患者由于螺钉植入时，磨钻损伤脊髓出现短暂性偏瘫；2 例患者出现拔钉，其中 1 例断钉，1 例由于制造问题导致球窝不配套，假体松动后取出。在假体取出的过程中，注意到有光滑的滑膜样的瘢痕组织生成。在当时，这些来源于非对照研究的人工椎间盘置换的系列病例报道数据，虽然并发症相对较高，随访时间有限（<5 年），但这种治疗方式仍被研究者认为是一项"安全的、耐受好的"手术。

1998 年，一项 Prestige Ⅰ 人工椎间盘的前瞻性临床试验在 Frenchay 医院实施，患者指征为退变终末期表现或多节段融合手术。Wigfield 等在 2002 年报道了 15 例患者植入该改良版本的人工椎间盘随访两年的结果。设计改良部分包括减少前方切迹和固定螺钉的几何形状。其凹槽部分组件被改成 1 个椭圆形槽，使球组件可以滑动，允许颈椎屈曲和伸展时的前后平移。该装置的尺寸也减至高 8mm，深 14mm。在这 15 个病例中，2 例患者在术后的前 12 个月出现持续性的根性疼痛，1 例患者出现进展性的脊髓病症状，1 例患者在术后 6 个月出现 2 枚断钉，还有 1 例患者在术后 12 个月因持续的症状取出假体。对于术后 24 个月仍保留假体的 14 例患者，研究人员得出结论：假体稳定性良好且保留活动度。由于这些不锈钢部件成像有大量伪影，磁共振成像（MRI）被认为不适合这些患者。在 2004 年，Roberteon 等报道：这 14 名患者在 3~4 年长期随访中没有发生不良事件，其中 12 例患者的过伸 - 过屈位片显示手术节段存在活动度。

Prestige Ⅱ 人工椎间盘的改良包括减少前方切迹以及改造粗糙的端板（以加强终板的固定强度），型号选择上为高 8mm，宽 12mm 或 14mm（图 14-2）。2004 年，Porchet 和 Metcalf 报道了一项比较 55 例患者使用

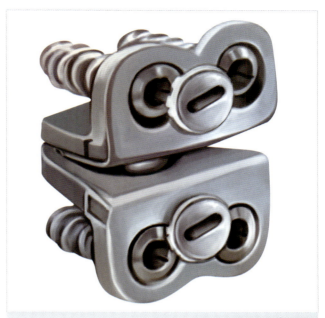

图 14-2　前方带有上、下两个松结骨螺钉的 Prestige 2 号假体

Prestige Ⅱ 和 ACDF（自体髂骨植骨）手术的前瞻性随机对照临床试验的初步结果。由于随访 2 年时，只有 9 例患者没有失访，所以，该试验只给出了有限的可能结论，两组患者都有早期并发症的报道。

发展至 Prestige ST 时，又增加了其他的规格（高 6mm、7mm、8mm 或 9mm，宽 12mm 或 14mm），Mummanenidengren 对该型号进行一项非劣效性调查性器械豁免（IDE）研究，于 2007 年报道了临床和影像学的结果。在 32 个研究地点中共 541 例颈椎退行性椎间盘疾病患者随机分为 CTDR 或 ACDF 组。报道显示，CTDR 组手术节段平均屈伸差 7.59°，无植入失败和移位，二次翻修手术率较低。2010 年，Burkus 等报道了 Prestige ST 试验的 5 年结果，显示临床症状改善（Nurick 伤残指数）；然而，两组患者因相邻节段退变需再次手术的比例并无统计学差异（$P = 0.0376$）。在最初的 IDE 研究入组的 276 例患者的 CTDR 组只有 144 例患者在术后 60 个月没有失访，这或许是对这些公布的数据造成偏差的来源。

Prestige STLP 是开发的下一代产品。不锈钢假体设计为不使用椎体前固定螺钉，而使用多孔涂层终板表面附带两个矢状位龙骨来达到稳定。最新一代的 Prestige 系列的改进包括材料成分的变化提高 MRI 扫描分辨率，降低金属伪影。Prestige LP（低切迹）（图 14-3）采用与 Prestige STLP 相似的设计和型号选择，由钛陶瓷复合材料制成。在中国成都，Prestige LP 人工椎间盘的早期临床尝试中显

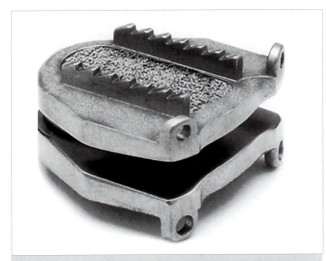

图 14-3　Prsetige LP（薄型）装置采用平行矢状方向的尖峰龙骨进行了改进，用于钛等离子喷涂层的初始固定和介入区域，用于骨性结合

示 3 个节段的人工椎间盘置换在术后 3 个月获得很好的早期效果。在 Walter Reed 医疗中心，2007 年 8 月至 2009 年 11 月，一名外科医生在 119 例患者中使用 Prestige ST 人工椎间盘，其中 31 例为混合式重建（CTDR 和 ACDF），24 例为多节段 CTDR。由 Cardoso 和 Rosner 报道的结果称，手术患者无一例出现螺钉脱出、假体脱落、进展性的脊柱后凸、或有症状的相邻节段病变（ASD）。但尚未报道有效的结果和长期的数据。

基于 C5~C6 节段 CT 影像的三维有限元分析表明，Prestige LP 人工椎间盘可能导致围绕中央的组件高应力集中，以及后置的金属对金属关节可能造成后方沉降。

（二）手术技术

患者在摆放体位时，需使颈椎处于中立位，避免颈椎过伸。在常规的 Smith-Robinson 入路切除椎间盘，咬除骨赘之后，去除颈椎的牵引。上下终板打磨平行，尽可能多地咬除皮质骨（图 14-4）。可以使用粗锉进一步测量所需人工椎间盘的大小。应注意避免终板的破坏，以防止骨折或沉降。使用试模工具确保力线良好，以及植入物的尺寸（图 14-5）。在终板上预置通道以适应装置的轨道来减少颈椎的撞击。为此，使用带导向器的钻头钻 4 个孔道。使用配套的固定装置完成假体的植入。Prestige LP 植入时需要的椎间隙牵拉最小（图 14-6）。通过颈椎侧位透视片来明确假体的位置，屈伸的活动可以由台下助手利用 Gardner-Wells 颈椎牵引弓来进行评估。一般来说，患者术后允许颈椎进行小范围的活动，而不必佩戴颈托一类的外固定。术后拍片显示手术节段的活动度保留（图 14-7，图 14-8）。

（三）FDA 批准情况

Prestige 不锈钢人工椎间盘由 FDA 于 2007 年 7 月 16 日批准用于 C3~C7 节段的人工椎间盘置换手术，指征为保守治疗无效的神经根型和 / 或脊髓型颈椎病。Prestige LP 三期研究正在进行中，但截止本文撰写时并没有招聘更多的参与研究人员。

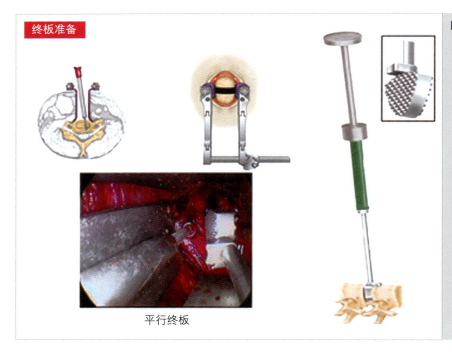

终板准备

平行终板

图 14-4　术中终板准备以获得平行

终板准备　　　　　　　　　　试模

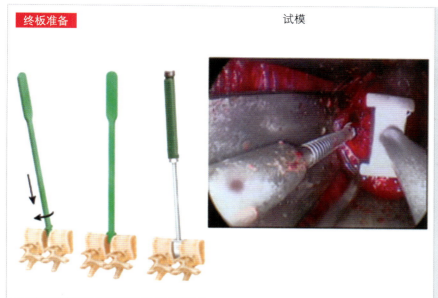

图 14-5　术中终板及装置植入

终板准备

边缘切除

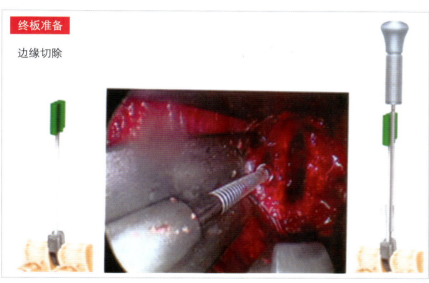

图 14-6　术中终板准备，轨道切割

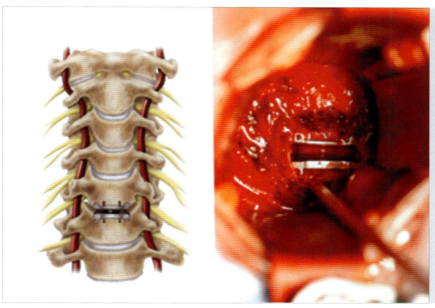

图 14-7　Prestige CTDR 装置的植入

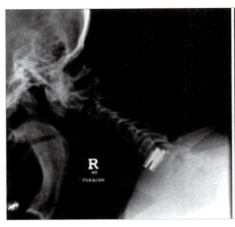
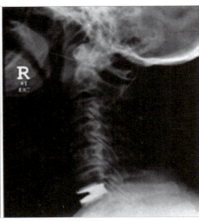

图 14-8　术后正、侧位 X 线片显示颈椎全椎间盘置换装置定位正确

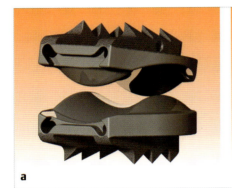
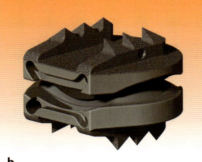
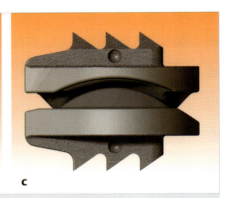

a　　　　　　　　　　b　　　　　　　　　　c

图 14-9　颈椎全椎间盘置换装置。（a）独特的马鞍连接的详细视图。（b）斜视图概述锚定牙和血浆钛喷洒以增强固定。（c）装置的侧视图

三、Cervicore 人工椎间盘假体

（一）设计

Cervicore 人工椎间盘，采用金属对金属的马鞍形设计，是一个半限制性的人工椎间盘，由双铰接钴铬钼轴承，表面有钛等离子喷涂的终板组成（图 14-9）。优于球窝设计或单中心旋转设计，马鞍形的设计被认为更接近脊柱功能单元的生理活动。组件的基板有 2 片，各有 3 个尖峰，锚植入软骨下骨直至成骨发生。

从颈椎的 C3/C4~C6/C7，最大的生理活动度大约是屈伸 10°，侧屈 11°，轴向旋转 7°。侧屈时旋转中心位于上方椎体，而屈伸时位于下方椎体（图 14-10，图 14-11）。在 Cervicore 假体中，马鞍形轴承面在屈伸和侧屈水平上都能提供大约 7.5°的活动度（图 14-12）。更重要的是，屈伸时旋转中心位于假体下方，侧屈时旋转中心位于假体上方，很好地模拟了颈椎的自然生理活动。

马鞍形关节设计的一个独特特征是在轴向旋转所需的耦合运动期间保持椎间隙间的牵张。在前 3°的轴向旋

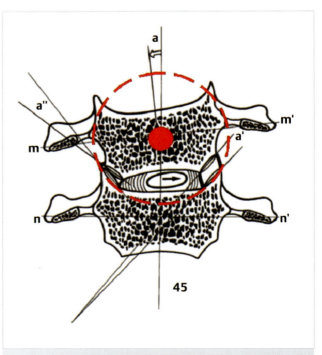

图 14-10　侧屈的运动范围。发现旋转中心位于上椎体。侧屈导致椎体关节受压（a'）和牵张（a"）;m-m'，横轴穿过椎体头侧 ;n-n'，横轴通过椎体尾侧

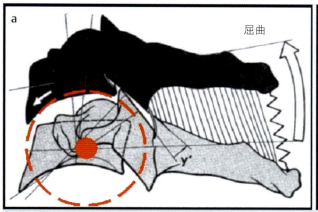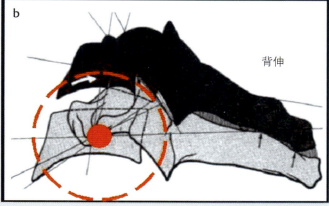

图 14-11　(a)屈曲运动范围。(b)伸展运动范围。发现旋转中心在椎体下部

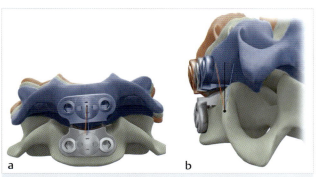

图 14-12　颈椎全椎间盘置换术装置提供的运动范围。侧屈和屈伸的旋转中心分别位于各自的椎体中。(a) 在屈伸状态下，装置下方以旋转中心 (COR) 为中心 ±7.5° 范围。(b) 在侧屈状态下，装置下方以旋转中心 (COR) 为中心 ±7.5° 范围

转，没有轴向牵拉。一旦旋转超过 3°，两个关节表面的曲率半径略有不同，以允许在正常颈椎运动段移动时所产生的牵拉运动（图 14-13）。

使用新鲜冷冻的绵羊颈椎标本来研究 Cervicore 假体的生物力学实验表明，在完整的颈椎间盘标本和假体植入的标本之间，所测量的关节面压力之间没有明显的差异。两组标本之间在屈曲、侧弯和扭转时的接触面是相似的，但是伸展时，Cervicore 组的接触面积明显小于完整标本组。这些数据发表于 2011 年，距离 FDA 拒绝批准该假体的使

用已经 4 年了。

（二）临床结果

关于 2010 年北美学会报道的 Cervicore 假体的初步结果，在同行评审的文献中并没有太多的临床数据可用。媒体报道了个别涉及 Cervicore 装置的患者的不良事件；然而，这些病例的完整信息尚无公开资料可查。

（三）FDA 批准情况

Cervicore 人工椎间盘的 IDE 临床试验开始于 2005 年底。FDA 批准了这一假体的使用，后又禁止，但截至 2012 年 11 月 5 日，该项研究的细节尚未公布。

四、 Kineflex-C 人工椎间盘

（一）设计

Kineflex-C 人工颈椎间盘是一个由两个钴铬钼终板和一个钴铬钼核心组成的三件式模块化设计。在终板上为了使其与骨更好地结合使用了等离子钛喷涂，双凸移动核心设计了一个专有的自我为中心的"保留环"，在理论上允许可控制的位移。该假体最大运动范围为屈伸 12°，侧弯 12°，轴向旋转无限制。Kineflex ICI 装置主要由聚醚醚酮（PEEK）制成的陶瓷核心和端板组成。

该假体作为单一单元植入，其高度从 11~13.75mm

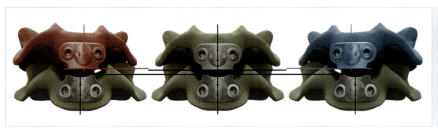

图 14-13　由于所述关节面具有独特的鞍形设计，该装置的轴向旋转与牵张运动相联接

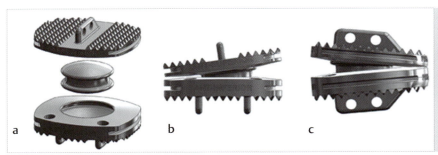

图14-14 Kineflex-C 装置。(a)两个钴铬钼终板和核心。(b)装置前后视图。(c)装置侧面图

有 5 种规格，同时提供 3 种前凸选择（0°，5°，10°）。3 种尺寸可供选择（前后 × 左右：27mm × 36.5mm，30mm × 41mm，35mm × 44mm）。

（二）临床结果

关于 Kineflex-C 的临床数据的最早报道是在一系列独立的 IDE 试验中，包括了 3 种假体（图 14-14）。90 例患者最短随访 24 个月的结果显示，3 组患者在 NDI 和 VAS 评分结果均为"优"。2011 年，在一项前瞻性 IDE 试验中，269 例患者随机分配至 CTDR 组（Kineflex-C 假体）和 ACDF 组（同种异体骨）。两组患者之间的围术期数据如住院时间、出血量、手术时间等均相似。2 年随访时，ACDF 组患者影像学上有更多的患者表现为"严重的"相邻节段退变。但是两组患者相邻节段再手术之间无明显差异（Kineflex-C 组 7.6%，ACDF 组 6.1%）。这些数据解释起来比较复杂，因为再手术率是一个主观的外科医生的判断决定而不是一个客观的研究参数。在该 IDE 试验中，ACDF 组 6.1% 的再手术率明显高于常规临床研究中所报道的 2.1% 的再手术率。

（三）FDA 批准情况

美国进行的一项关于 Kineflex-C 的 IDE 研究始于 2005 年 1 月，纳入患者为 18~60 岁，C3~C7 单节段有症状的椎间盘退变患者。该研究仍在进行中，已不再招募患者，撰写本文时 FDA 的批准也在进行中。

五、小结

在很大程度上来看，研究人员对颈椎金属对金属的人工椎间盘早期虽有发展和热情，但之后一直面临着临床数据少，金属磨损产生炎症反应导致不良后遗症，随访时间短（<5 年），以及 IDE 研究方法局限等问题（如对照组 ACDF 手术包含自体骨植骨和同种异体骨植骨，对照组较高的主观结果参数如控制组的再手术率，以及公司资助研究潜在的研究者偏倚）。在公司资助研究中的偏置效应已经得到了很好的描述，报道称 73% 的公司资助研究有利于公司，而独立研究中该比例只有 44%。这些局限性的批判与目前可用的数据对于临床疗效最优化和未来人工椎间盘的假体设计至关重要。

六、参考文献

[1] Eck JC, Humphreys SC, Lim TH, et al.Biomechanical study on the effect of cervical spine fusion on adjacent-level intradiscal pressure and segmental motion[J].Spine, 2002, 27: 2431-2434.

[2] Fuller DA, Kirkpatrick JS, Emery SE, et al. A kinematic study of the cervical spine before and after segmental artrodesis[J].Spine, 1998, 23: 1649-1656.

[3] U.S.Food and Drug Administration Approval Letter—Prestige Cervical Disc System.P060018.2007.http: //www.accessdata.fda.gov/cdrn_docs/pdf6/p060018a.pdf.

[4] Cavanaugh DA, Nunley PD, Kerr EJ, et al. Jawahar A.Delayed hyperreactivity to metal ions after cervical disc arthroplasty: a case report and literature review[J].Spine, 2009, 34: E262-E265.

[5] Guyer RD, Shellock J, MacLennan B, et al.Early failure of metal-on-metal artificial disc prostheses associated with lymphocytic reaction: diagnosis and treatment experience in four cases[J].Spine, 2011, 36: E492-E497.

[6] Cummins BH, Robertson JT, Gill SS.Surgical experience with an implanted artificial cervical joint[J]. Neurosurg, 1998, 88: 943-948.

[7] Wigfield CC, Gill SS, Nelson RJ, et al. The new Frenchay aritificial cervical joint: results from a two-year pilot study[J].Spine, 2002, 27: 2446-2452.

[8] Porchet F, Metcalf NH.Clinical outcomes with the Prestige Ⅱ cervical disc: preliminary results from a prospective randomized clinical trial[J].Neurosurg Focus, 2004, 17: E6.

[9] Robertson JT, Metcalf NH.Long-term outcome after implantation of the Prestige I disc in an end-stage indication: 4-year results from a pilot study[J]. Neurosurg Focus, 2004, 17: E18.

[10] Mummaneni PV, Burkus KJ, Haid RW, et al. Clinical and radiographic analysis of cervical disc arthroplasty compared with allograft fusion: a randomized controlled clinical trial[J]. Neurosurg Spine, 2007, 6: 198-209.

[11] Burkus JK, Haid RW, Traynelis VC. Long-term clinical and radiographic outcomes of cervical disc replacement with the Prestige disc: results from a prospective randomized controlled clinical trial[J]. Neurosurg Spine, 2010, 13: 308-318.

[12] Liu H, Shi R, Liu X, et al.Preliminary clinical outcome of three-level artificial disc replacement with PRESTIGE LP for cervical disc degenerative disease［in Chinese］[J].Zhongguo Xiu Fu Chong Jian Wai Ke Za Zhi, 2009, 23: 1413-1417.

[13] Cardoso MJ, Rosner MK.Multievel cervical arthroplasty with artificial discreplacement[J].Neurosurg Focus, 2018, 28: E19.

[14] Lin CY, Kang H, Rouleau JP, et al. Stress analysis of the interface between cervical vertebrace end plates and the Bryan, Prestige LP, and ProDisc-C cervical disc prostheses: an in vivo image-based finite element study[J]. Spine, 2009, 34: 1554-1560.

[15] PRESTIGE Cervical Disc System-P060018 Approval Letter.July 16, 2007.U.S.Department of Health & Human Services, Food and Drug Administration.http: //www.accessdata.fda.gov/cdrh_docs/pdf6/p060018a. pdf.

[16] Dvorak J, Antinne JA, Panjabi M,et al. Age and gender related nromal motion of the cervical spine[J].Spine, 1992, 17 Suppl: S393-S398.

[17] Stieber JR, Quirno M, Kang M, et al. The facet joint loading profile of a cervical intervertebral disc replacement incorproating a novel saddle-shaped articulation[J]. Spinal Disord Tech, 2011, 24: 432-436.

[18] Coric D, Cassis J, Carew JD, et al. Prospective study of cervical arthroplasty in 98 patients involved in 1 of 3 separate investigational device exemption studies from a single investigational site with a minimum 2-year follow-up[J].Clinical article. Neurosurg Spine, 2010, 13: 715-721.

[19] U.S.National Institutes of Health-Identifier NCT00588601.2012 [updated November 05] .ttp: //clinicaltrials.gov/ct2/show NCT00588601?term=CT+-+002-04&rank=1.

[20] Coric D, Nunley PD,Guyer RD, et al.Prospective, randomized, multicenter study of cervical arthroplasty: 269 patients from the KineflexJC artificial discinvestigational device exemption study with a minimum 2-year follow-up: clinical article[J]. Neurosurg Spine, 2011, 15: 348-358.

[21] Singh K, Phillips FM, Park DK, et al. Factors affecting reoperations after anterior cervical discectomy and fusion within and outside of a Federal Drug Administration investigational device exemption cervical disc replacement trial[J].Spine, 2012, 12: 372-378.

[22] U.S.National Institutes of Health-Identifier NCT00374413—Kineflex/C Artificial Disc System to Treat Cervical Degenerative Disc Disease(DDD).2012 [updated November 05.http: //clinicaltrials.gov/ct2/show/NCT00374413?term=Kineflex&rank=2.

[23] Jacobs JJ, Urban RM, Hallab NJ, et al. Metal-on-metal bearing surfaces[J]. Am Acad Orthop Surg, 2009, 17: 69-76.

[24] Willert HG, Buchhorn GH, Fayyazi A, et al.Metal-on-metal bearing and hypersensitivity in patients with artificial hip joints.A clinical and histomorphological study[J]. Bone Joint Surg Am, 2005, 87: 28-36.

[25] Gelberman RH, Samson D, Mirza SK,et al. Orthopaedic surgeons and the medical device industry: the threat to sceientific integrity and the public trust[J]. Bone Joint Surg Am, 2010, 92: 765-777.

[26] Shah RV, Albert TJ, Bruegel-Sanchez V, et al. Industry support and correlation to study outcome for papers published in Spine[J].Spine, 2005, 30: 1099-1104, discussion 1105.

第十五章　金属对聚乙烯颈椎人工椎间盘假体的设计原理及手术技巧

著者：Darren R.Lebl，Federico P.Girardi，Frank P.Cammisa Jr
审校：宁广智，张宇鹏
译者：陈智

一、引言

颈椎前路椎间盘切除融合术（ACDF）长期以来被报道具有很高的临床成功率，用于缓解神经根症状以及维持稳定，或用于改善与颈椎病（Symptomatic Cervical Disc Disease, SCDD）症状相关的脊髓病变。颈椎人工椎间盘置换术（CTDR）近年来出现，据报道可以作为融合节段上下相邻节段退变（ASD）后的一种可行的术式，同时能够保留手术节段的活动度。尸体研究已经支持这种临床结果并证实了 ACDF 术后相邻节段处椎间盘内压力和活动范围（ROM）均增加。

外科医生在全膝关节和全髋关节置换术中对聚乙烯金属部件具有广泛经验和长期完整的临床记录。这些经验和记录已经将这种承受表面推广到 CTDR 假体，成为十分有吸引力的一种选择。脊柱植入物与脊柱之间的相对活动已经表明可以导致类似于在大型关节置换术（如髋关节或膝关节）中所见的炎症反应。金属 – 聚乙烯设计应用在脊柱手术中是令人鼓舞的，因为来自 CTDR 的检索研究表明，其假体周围组织中炎症反应很少。已有人提出，CTDR 术后发生的进行性溶骨过程还不是十分清楚，并且其仍然是 CTDR 术后关注的重点。在颈椎中，巨细胞因子对磨损碎片产生反应的临床意义尚不清楚。

金属 – 聚乙烯 CTDR 的禁忌证包括活动性全身感染或局部感染；T-scores ≤ -1；对钴、铬、钼、钛或聚乙烯过敏或敏感；颈椎不稳定［与相邻节段相比大于 3 mm 平移和（或）大于 11° 旋转差异］；椎间盘高度丢失大于 50%；严重小关节病变；症状归因于多个椎体节段的颈椎病。

二、ProDisc-C 人工椎间盘

（一）设计理念

ProDisc-C CTDR 假体由两个金属 [钴铬（CoCr）合金]

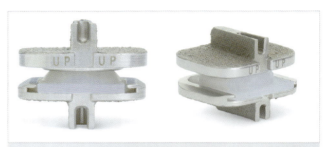

图 15-1　ProDisc-C 假体图像，由上层、下层的金属组件和模块化聚乙烯插入件构成

终板组成，最初由通过中线的龙骨固定在椎体上。等离子体喷涂的钛金属板表面有助于之后的骨生长，以保证植入物的稳定性（图 15-1）。塑料嵌体，即超高分子量聚乙烯（UHMWPE），由模块化组件构成。关节面上部组件是凹形的，其曲率半径大于圆顶，形成半限制性关节（图 15-2）。ProDisc-C 假体的这种球窝设计理论上可以在假体活动范围内使颈椎在弓形运动中把从植入物传递到骨界面的应力降低到最小（图 15-3）。

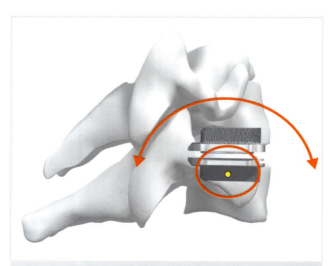

图 15-2　侧方示意图展示了植入的 ProDisc-C 假体的运动弧度和旋转中心

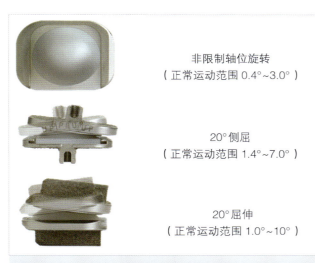

非限制轴位旋转
（正常运动范围 0.4°～3.0°）

20° 侧屈
（正常运动范围 1.4°～7.0°）

20° 屈伸
（正常运动范围 1.0°～10°）

图 15-3　颈椎功能脊柱单位的正常运动范围与 ProDisc-C 假体运动范围的比较

（二）术前评估与手术技术

获得足够的骨质生长的 CTDR 会将负荷转移到局部终板上，这突出了术前评估的重要性。由于终板力学缺陷引起的假体塌陷可能是因为在后续手术准备过程中应力上升的扩散引起的骨骼脆弱或医源性骨折而发生的。在尸体模型中，骨矿物质含量 [通过定量计算机断层扫描（CT）确定] 与终板塌陷的强度成相关性，颈椎骨密度 [由双能 X 线吸收测定法（Dual Energy X-ray Absorptiometry, DEXA）测定] 在当下还不是很可靠的，四肢骨的 DEXA 与中轴骨骼相关性较弱，依赖于腰椎 DEXA 对患者进行选择已被证明是有缺陷的。其主要有两个因素：人为造成的退行性改变及在腰椎和颈椎骨密度值之间缺乏明确的相关性。因此，认真询问患者的病史和细致的体格检查以及谨慎的选择患者对于确定椎体终板是否能够承受 CTDR 假体所带来的剪切力是十分重要的。

植入假体的平衡和术中尺寸的选择对于颈椎形成在假体角度限制内活动的关节是十分关键的。ProDisc-C 有几种尺寸规格 [高度(头侧 – 尾侧):5mm、6mm 或 7 mm；宽度(内侧 – 外侧)：15mm、17mm 或 19 mm；深度（前方 – 后方）：12mm、14mm、16mm 或 18mm)]（图 15-4）。术前在 CT 扫描上比对会提供有用的信息；然而，假体最终的尺寸要在术中取出关节终板软骨后才能确定。研究人员首选的技术是在终板制备过程中避免使用磨钻，以避免应力升高。术中前后位透视并使用棘突和椎弓根作为标志来确定假体中线的位置。侧方透视可以将假体放置在前 – 后位适合的位置，避免将假体放置在相对偏后位置。术后侧位，屈曲和伸展 X 线片可以看到该假体在体内的活动度 ROM（图 15-5a，b）。当终板处于前方时植入假体会导致在颈椎后伸时后部元件产生碰撞（图 15-5c）。

（三）临床经验

既往的体内运动学研究表明，ProDisc-C 可保持椎间盘高度并增加手术节段的 ROM。然而，迄今为止，食品和药物监督管理局（FDA）进行的前瞻性随机对照调查医疗器械临床研究豁免（IDE）试验表明，ProDisc-C 假体与 ACDF 相比，相邻节段的活动范围并没有差异。CTDR 后 ASD 发生率在理论上可以下降的说法仍需要在临床研究中得到证实。

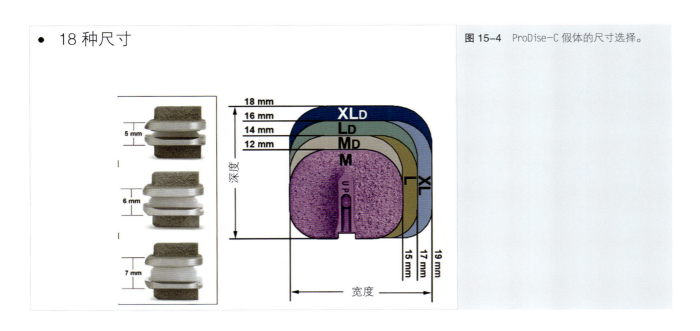

● 18 种尺寸

图 15-4　ProDise-C 假体的尺寸选择。

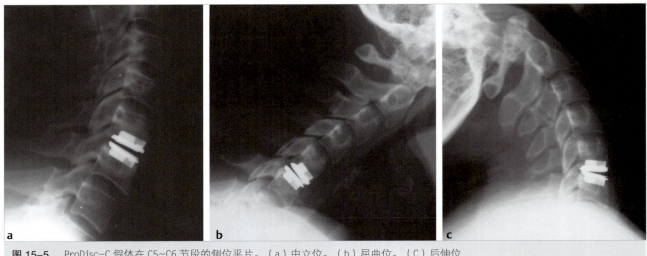

图 15-5 ProDisc-C 假体在 C5~C6 节段的侧位平片。（a）中立位。（b）屈曲位。（C）后伸位

在 ProDisc-C 随机对照试验的 5 年随访中，与基线相比，无论从统计学还是从临床角度来说都有明显改善。该篇报道对于 ProDisc-C 和 ACDF（同种异体移植物）随访率分别为 72.7% 和 63.5%，且研究人员表示没有假体失效及移位。ProDisc-C 组的再手术率（2.9%）明显低于对照组（11.3%）。有趣的是，ACDF 在常规临床实践中已经报道的再次手术率要低于这次 CTDR 临床试验中 ACDF 组的再手术率。

在撰写本文时，ProDisc-C IDE 研究的后续数据仍有待报道。在目前缺乏长期 ProDisc-C 数据的情况下，对移植的 CTDR 假体的分析可能有助于了解其临床使用寿命。30 例早期临床失效的 ProDisc-C CTDR（植入平均时间 1.0 ± 0.2 年；范围为 2~3.5 年）的检索分析表明，金属终板 - 终板抛光是一个常见问题，最常见于假体的后部，这就表示在后伸位时假体的金属终板发生了碰撞。内植物的关节面主要在前后平面会显示轻度刮伤和变形的迹象，与屈曲和伸展中的运动一致。背侧磨损在任何下面模块化的部件上都不明显；然而，由于等离子体喷涂的钛金属终板的部分位移，所以会出现第三体磨损。这些产生的物质平均生长量为终板表面积的 $7.2\% \pm 1.4\%$。CTDR 终板骨质生长的表面积阈值的大小对于固定体内假体的稳定性与否可能是必要的；然而，在撰写本文时，这个量化值仍然没有被完全弄明白。

（四）FDA 的情况

ProDisc-C 于 2007 年 12 月收到了 FDA 上市前批准，可以用于骨骼成形的患者，用于难治性 SCDD 患者进行单节段椎间盘切除术后重建 C3~C7 椎间盘的手术中。

三、Secure-C 颈椎人工椎间盘

（一）设计理念

Secure-C 颈椎人工椎间盘由两个金属（钴铬合金）

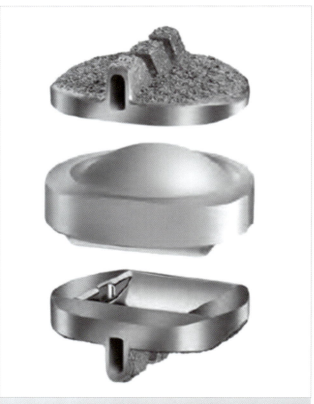

图 15-6 Secure-C 的图像显示上下部件均为金属材质，为等离子喷涂钛金属终板，还包括模块化的聚乙烯核心插入其中，以及锯齿状龙骨

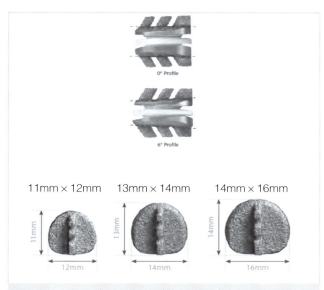

图 15-7　Secure-C 假体的尺寸选择包括两个前倾角和各种尺寸。高度从 7~12mm 不等（以 1mm 为单位）

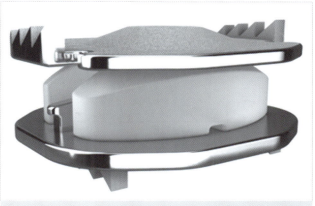

图 15-8　Mobi-C 假体的图像显示假体由上下金属组件，和模块化聚乙烯插入件构成

终板和一个装配在两个终板之间的塑料（UHMWPE）部件插入其中组成。该假体设计可以进行无限轴向旋转、±15° 屈曲伸展、±10° 侧向弯曲和 ±1.25mm 矢状平面平移。上下两个部件上中线位置锯齿龙骨可以提供初始固定，等离子喷涂钛金属涂层提供最终骨质固定（图 15-6）。该假体有两个脊柱前凸角度，几个齿印大小，高度为 7~12mm（以 1mm 为单位）（图 15-7）。

（二）临床经验

由于 Secure-C 假体最近刚被批准可以上市，在撰写本文时，同行评议的文献中有关临床结果的数据有限。数据来自 IDE 对 18 名美国制造商报道的研究，在 2 年随访中，ACDF（同种异体移置物）和 Secure-C 假体之间的 1：1 随机化研究将 151 例患者随机分配至 Secure-C 组，140 例患者分配至 ACDF 组。ACDF 在改善颈部，右手和左臂疼痛视觉模拟量表（VAS）以及 NDI 指数方面体现出了良好的有效性。Secure-C 组平均失血量和手术时间显著高于 ACDF 组；然而，Secure-C 组平均返回工作的时间较早（CTDR 为 44 天，ACDF 为 50 天）。Secure-C 组随访率为 93.2%，ACDF 组随访率为 75.4%。

（三）FDA 的情况

Secure-C CTDR 于 2012 年 9 月 28 日获得 FDA 市场前批准，可以用于在 C3~C7 之间的单节段的 SCDD 患者，这些患者神经根和脊髓症状反复发作，且在手术前至少保守治疗 6 周以上。

（四）Mobi-C 颈椎人工椎间盘

1. 设计理念

Mobi-C 假体是一种金属 - 聚乙烯 CTDR，在下部和上部部件的侧方具有两个锯齿状龙骨（图 15-8）。侧方位较小的龙骨设计用于多节段颈椎手术。

2. 临床经验

在撰写本文时，同行评议的文献中，IDE 研究中 Mobi-C 的临床结果有限。25 个中心的 600 例患者参与了正在进行的 IDE 临床试验；然而，结果还没有被报道。

3. FDA 情况

在撰写本文时，新闻稿报道了 Mobi-C 假体制造商已经收到了"可批准的信件"，预计 2013 年产品将开始在一个节段或两个节段的颈椎病患者身上使用；然而，最终的批准并未列在 FDA 的网页上。整个审批过程的剩余部分预计在 2013 年提出。

四、多孔涂层活动（PCM）颈椎人工椎间盘

（一）设计理念

PCM 颈椎人工椎间盘是由两个钴铬钼合金金属终板和固定到下终板的 UHMWPE 融合器组成的两件式连接假体（图 15-9）。假体关节面由上部成凹形的抛光金属表面和下部凸形的聚乙烯表面组成。

（二）临床经验

由于 PCM 假体刚刚才获得的上市前批准，在撰写本文时，同行评议的文献中有关临床结果的数据有限。早在 2004 年曾有关于 PCM 假体的早期临床经验。2007 年，有

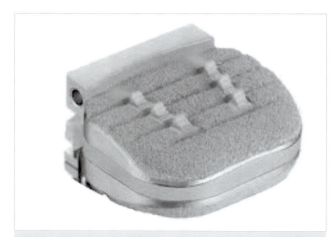

图 15-9　PCM 图像显示假体由上金属组件，独立的金属及聚乙烯下组件构成

人对 PCM 假体进行了探索性研究，对 71 例单节段患者和 69 例多节段患者进行了假体置换手术，并认为 PCM 在多节段 CTDR 中效果较好。目前，IDE 研究的结果仍有待同行评议的文献报道。

（三）FDA 情况

PCM 假体于 2012 年 10 月 26 日获得 FDA 批准，可对顽固性脊神经根病或脊髓病变的患者进行单节段 C3~C7 的颈椎间盘置换术。

五、小结

许多脊柱外科医生正在为那些更年轻、更积极的 SCDD 患者进行金属 - 聚乙烯 CTDR 假体置换手术，以代替传统的 ACDF 手术。据估计，长期随访的患者中由于发生与 ASD 相关的临床症状而可能需要进行翻修手术的比率为 6%~17%。然而，ASD 仍然是一个有争议的话题，其原因可能包括生物力学、医源性和技术依赖性等。目前，对于金属 - 聚乙烯 CTDR 假体研究缺乏长期临床数据。值得高兴的是，迄今为止，在对金属 - 聚乙烯假体的临床实验和检索研究中没有在滑膜关节（如髋关节和膝关节）中见到的溶骨性并发症的发生。但是在颈椎，据估计每年颈椎活动超过 100 000 次，磨损的特征模式将不可避免地发生。到目前为止，关于 CTDR 的争论尚未通过前瞻性随机试验和临床研究的 Meta 分析解决。Meta 分析在稍早前已经证明 ACDF 和 CTDR 之间具有等同性。临床试验的长期随访，精心挑选的对照组，对利益冲突的持续分析，以及客观的测量结果将提高未来的研究水平，以继续优化患有 SCDD 的患者的治疗并明确金属 - 聚乙烯 CTDR

的具体作用。

六、参考文献

［1］Bohlman HH, Emery SE, Goodfellow DB, et al. Robinson anteriro cervical discectomy and arthrodesis for cervical radiculopathy.Long-term follow-up of one hundred and twenty-two patients[J]. Bone Joint Surg Am, 1993, 75: 1298-1307.

［2］Gore DR, Sepic SB.Anterior cervical fusion for degenerated or protruded discs.A review of one hundred forty-six patients[J].Spine, 1984, 9: 667-671.

［3］Palit M, Schofferman J, Goldthwaite N, et al.Anterior discectomy and fusion for the management of neck pain[J].Spine, 1999, 24: 2224-2228.

［4］Robinson RA, Smith GW.Anterolateral cervical disc removal and interbody fusion for cervical isc syndrome[J].Bull Johns Hopkins Hosp, 1955, 96: 223-224.

［5］Gore DR, Sepic SB.Anterior discetomy and fusion for painful cervical discdisease: a report of 50 patients with an average follow-up of 21 years[J]. Spine, 1998, 23: 2047-2051.

［6］Hilibrand AS, Carlson GD, Palumbo MA,et al. Radiculopathy and myelopathy at segments adjacent to the site of a previous anterior cervical arthrodesis[J]. Bone Joint Surg Am, 1999, 81: 519-528.

［7］Goffin J, van Loon J, Van Calenbergh F, et al. Long-term results after anterior cervical fusion and osteosynthetic stabilization for fractures and/or dislocations of the cervical spine[J]. Spinal Disord, 1995, 8: 500-508, discussion 499.

［8］Eck JC, Hum011phreys SC, Lim TH, et al.Biomechanical study on the effect of cervical spine fusion on adjacent-level intradiscal pressure and segmental motion[J].Spine, 2002, 27: 2431-2434.

［9］Anderson PA, Rouleau JP, Toth JM, et al. A comparison of simulator-tested and-retrieved cervical disc prostheses.Invited submission from the Joint Section Meeting on Disorders of the Spine and Peripheral Nerves, March 2004[J]. Neurosurg Spine, 2004, 1: 202-210.

［10］Hallab NJ, Cunningham BW, Jacobs JJ.Spinal implant debris-induced osteolysis[J].Spine, 2003, 28: S125-S138.

［11］Tumial á n LM, Gluf WM.Progressive vertebral body osteolysis after cervical disc arthroplasty[J].Spine, 2011, 36: E973-E978.

［12］Zhang X, Ordway NR, Tan R, et al. Correlation of ProDisc-C failure strength with cervical bone mineral content and endplate strength[J]. Spinal Disord Tech, 2008, 21: 400-405.

［13］Parkson RJ, Durkin JL, Callaghan JP.Estimating the compressive strength of the porcine cervical spine: an examination of the utility of DXA[J].Spine, 2005, 30: E492-E498.

［14］Pouill è s JM, Tremolli è res FA, Martinez S, et al. Ability of peripheral DXA measurements of the forearm to predict low axial bone mineral density at menopause[J].Osteporos Int, 2001, 12: 71-76.

［15］Formica CA, Nieves JW, Cosman F, et al. Comparative assessment of bone mineral measurements using dual X-ray absorptiometry and peripheral quantitative computed tomography[J].Osteopors Int, 1998, 8: 460-467.

［16］Rand T, Seidl G, Kainberger F, et al.Impact of spinal degenerative changes on the evaluation of bone mineral density with dual energy X-ray absorptiometry(DXA)[J].Calcif Tissue Int, 1997, 60: 430-433.

［17］Duggal N, Bertagnoli R, Rabin D, et al. ProDisc-C: an in vivo kinematic study[J]. Spinal Disord Tech, 2011, 24: 334-339.

［18］Park JJ, Quirno M, Cunningham MR, et al.Analysis of segmental cervical spine vertebral motion after ProDisc-C cervical disc replacement[J]. Spine, 2010, 35: F285-F289.

［19］Kelly MP, Mok Jm, Frisch RF, et al. Adjacent segment motion after anterior cervical discectomy and fusion versus ProDisc–C cervical total disc arthroplasty: analysis from a randomized, controlled trial[J].Spine, 2011, 36: 1171–1179.

［20］ Zigler JE, Delamarter R, Murrey D.ProDisc–Cand anterior cervical discectomy and fusion as surgical treatment for single–level cervical symptomatic degenerative disc disease: five–year results of a Food and Drug Administration study[J].Spine, 2013, 38: 203–209.

［21］ Singh K, Phillips FM, Park DK, et al. Factors affecting reoperations after anterior cervical discectomy and fusion within and outside of a Federal Drug Administration investigational device exemption cervical disc relacement trial[J].Spine, 2012, 12: 372–378.

［22］ Lebl DR, Cammisa FP Jr, Girardi FP,et al. The mechanical performance of cervical total disc replacements in vivo: prospective retrieval analysis of ProDisc–C devices[J].Spine, 2012, 37: 2151–2160.

［23］ Prodisc–C Total Disc Replacement–P070001.Food and Drug Administration(FDA)web page.http: //www.accessdata.fda.gov/cdrh_docs/pdf7/p070001a.pdf.

［24］ Globus Medical, Inc., Audubon PA.Secure–C IDE Clinical Overview, 2012. http: //www.globusmedical.com/secure–c/IDEclinicaloverview.pdf, http: // www.accessdata.fda.gov/cdrh_docs/pdf10/p100003a.pdf.

［25］ Secure–C Total Disc Replacement–P100003.Food and Drug Administration(FDA)web page.http: //www.accessdata.fda.gov/cdrh_docs/ pdf10/p100003a.pdf.

［26］ Week WE–OT.LDR's Mobi–C Receives "Approvable Letter," November 7th, 2012.http: //ryortho.com/breaking/ldrrsquos–mobi–c–receives– ldquoapprovable–letterrdquo.

［27］ Pimenta L, McAfee PC, Cappuccino A, et al. Clinical experience with the new artificial cervical PCM(Cervitech)disc[J].Spine, 2004, 4 Suppl: 315S–321S.

［28］ PCM Cervical Disc System–P100012.Food and Drug Administration(FDA) web page.http: //www.accessdata.fda.gov/cdrh_docs/pdf10/p100012a.pdf.

［29］ Bertagnoli R, Duggal N, Pickett GE, et al.Cervical total disc replacement, part two: clinical results[J].Orthop Clin North Am, 2005, 36: 355–362.

［30］ Bertagnoli R, Yue JJ, Pfeiffer F, et al.Early results after ProDisc–C cervical discreplacement[J]. Neurosurg Spine, 2005, 2: 403–410.

［31］ Goffin J, Geusens E, Vantomme N, et al.Long–term follow–up after interbody fusion of the cervical spine[J]. Spinal Disord Tech, 2004, 17: 79–85.

［32］ Rao AR, Engh GA, Collier MB, et al. Tibial interface wear in retrieved total knee components and correlations with modular insert motion[J]. Bone Joint Surg Am, 2002, 84–A: 1849–1855.

［33］ Schmalzried TP, Callaghan JJ.Wear in total hip and knee replacements[J]. Bone Joint Surg Am, 1999, 81: 115–136.

［34］ Wasielewski RC, Galante JO, Leight RM, et al. Wear patterns on retrieved polyethylene tibial inserts and their relationship to technical considerations during total knee arthroplasty[M].Clin Orthop Relat Res, 1994: 31–43.

［35］ Orndorff DO,YJA, Ziemke MK, et al. Meta–analysis Comparing Clinical Outcomes of Cervical Total Disc Replacement vs Anterior Cervical Discectomy and Fusion[M].Charlotte, NC: Cervical Spine Research Society, 2010: 146–147.

［36］ Mrrey D, Janssen M, Delamarter R, et al. Results of the prospective, randomized, controlled multicenter Food and Drug Administration investigational device exemption study of the ProDisc–C total disc replacement versus anterior discectomy and fusion for the treatment of 1–level symptomatic cervical disc disease[J].Spine, 2009, 9: 275–286.

第十六章　Bryan 颈椎人工椎间盘假体

著者：Dilip K. Sengupta

审校：胡学昱，张宇鹏

译者：陈智

一、Bryan 人工颈椎间盘特征

颈椎间盘置换技术所用的人工椎间盘通常根据其构成成分进行分类。由聚合物（聚氨酯核心）和金属（钛合金终板）构成的 Bryan 颈椎间盘假体被归类为金属－多聚合物（图 16-1）。目前，其他所有的金属－聚合物椎间盘假体都具有超高分子量聚乙烯（UHMWPE）核心成分。UHMWPE 具有比聚氨酯更高的弹性模量，使其具有更低的可压缩性。Bryan 核心的可压缩性使其能够适应瞬间的轴向载荷，类似于汽车上的减震器。圆顶形抛光的钛合金终板与聚氨酯护套合成在一起。护套防止纤维组织向内生长并且接纳由活动表面产生的颗粒样碎片。位于外壳里面的是环形聚氨酯核。在假体的顶部和底部是填充口，在插入椎间隙之前可以向其内滴注无菌盐水。盐水起到润滑的作用。该假体无论是在轴向上，还是在尾部到头部方向上都是对称的。

假体的稳定性可以通过假体产生生物性结合前抵抗被挤出的能力体现出来。对于 Bryan 假体来说，这取决于对固定椎间隙的牵拉和钻孔工具，它可以在相邻的椎骨终板上磨出凹面以符合假体的圆顶形钛合金终板。椎间隙被牵开导致的韧带张力加上被研磨出的椎体终板形态形成过盈配合或"戴手套式"配合，以提供初始稳定性。Bryan 假体不使用螺钉固定。最终，固定得牢固与否取决于骨质长入多孔终板的多少。骨质的内生长是 Bryan 假体独有的特征。目前，其他的人工颈椎间盘假体是依靠生物力学固定的。其外表面是使用钛等离子体在生长面喷雾而形成的。

Bryan 假体呈轴向对称，且在颈椎运动的正常范围内不受约束。它还具有与正常的颈椎间盘一样的旋转移动中心。所有半径的假体在颈椎屈曲和伸展时都可达 11°。Bryan 假体可以进行角度和旋转的耦合运动。这些参数及高达 2mm 的位移允许 Bryan 假体很好地模拟正常椎间盘功能。如前所述，Bryan 假体还能够吸收瞬间的轴向载荷。这在颈椎间盘假体中是独一无二的。

与其他假体一样，特别是那些保留运动的假体，可以预见到的是使用颈椎间盘假体会产生一定程度的假体磨损及组件碎屑。重复运动会使一定量假体物块脱出到周围组织，并有可能产生短距离位移。滑膜关节置换术中需要特别关注颗粒物质，因其与骨溶解和继发的假体失败有关。椎间隙被分类为微动关节，它没有滑膜。相反，它仅通过纤维组织和软骨组织连接到骨骼表面。

因为关节缺乏滑膜，所以对磨损碎屑产生的局部反应并不是急性的。虽然颗粒毒性或对碎片的免疫应答是潜在的问题，但 Bryan 假体中应用的材料在骨科和心脏手术中已经被长期使用，所以不用对毒性过度担心。从髓核和金属终板之间的关节产生的碎屑在理论上由护套存留，以防止生物学反应。

运动模拟器中的详细磨损分析表明，经过 1 000 万次循环后，Bryan 假体损失了其质量的 0.75%。动物研究中，在 1 只黑猩猩（共 2 只）和 4 只山羊（共 9 只）的组织中

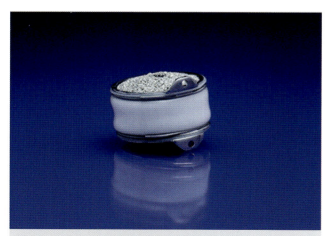

图 16-1　Bryan 椎间盘假体有多孔钛合金终板，可以促进骨骼向内生长。假体的高度一致，直径范围为 14~18mm。图片右侧的金属片附着在假体上，同时金属片也可以消除假体移入中央管的风险

发现碎片。所有的山羊都在脊柱的屈曲方向植入了 Bryan 假体，建立了护套与山羊模型独特的后方骨质磨损的最坏环境。该研究实现了磨损颗粒的产生和释放，使研究团队能够评估粒子形态和生物性反应。平均 3.9mm 的颗粒在硬膜外腔的松散结缔组织中没有发生炎性反应。这与具有更多碎片和炎症反应的对照组动物形成对比。在植入的数千个 Bryan 假体中，在文献中迄今为止只有一篇描述假体发生移位的情况。在该报道中，有 11 个假体由于手术后或感染治疗后无法缓解的持续疼痛从患者身上取出。假体植入平均时间为 1 年。这些假体的实验室评估显示没有氧化降解或核心不稳定的迹象。

二、Bryan 人工椎间盘置换术

所有椎间盘置换手术的共同点是需要精确的放置技术。欠佳的位置会降低任何人工间盘假体的总体活动范围。位置不良可能会改变磨损特性并增加假体挤压的风险。由于假体插入的初始稳定性与器械的圆顶形端板及其相对的椎体终板贴合紧密度近似相关，所以对于假体位置的仔细准备是手术操作的关键部分。Bryan 椎间盘置换手术有 5 个不同阶段：术前规划、手术操作设置、椎间盘置换术部位准备、神经结构减压和假体放置。

（一）术前规划

除了通常的颈椎手术选择标准外，外科医生在把椎间盘置换术作为治疗选择之前，应该先确定患者需要手术的节段是否保留运动能力。假体不太可能使部分或完全自发融合的节段恢复其运动能力。由于椎间盘置换术 Bryan 假体无法恢复脊柱已丢失的前凸，因此对术前颈椎 X 线片上矢状面失平衡的患者应慎重考虑。如果后凸被认为是导致患者症状的原因，那么椎间融合术可能是更好的手术选择。尽管较僵硬的椎间盘置换假体可以理论上改善矢状面平衡，但其带来的弊端是更少的活动性能，以及增加自发性融合的顾虑。

术前计算机断层扫描（CT）或磁共振成像（MRI）扫描可轻松测量假体的尺寸。假设椎体被牵开并达到预定的高度，则仅测量假体的直径即可。这个步骤只是推定假体的尺寸，因为实际大小需要在手术中才能确定。

（二）操作设置

操作设置包括在手术室中进行手术切口之前的一系列步骤。外科医生必须使用侧位透视来确保手术台上患者的体位为颈椎中立位。当外科医生进行颈椎前路融合术

时，患者的颈部通常为后伸的。椎间盘置换术必须避免这种后伸倾向。如果患者的颈部在椎间盘置换术前处于后伸位，那么当患者颈部处于中立位时，该假体则会屈曲。因为该装置允许 11° 的屈曲，所以如果在颈椎处于后伸位安放假体的话，那么在患者试图向前弯曲颈部时，该假体的总体屈曲能力的一部分已被消耗。这样患者就不能完全屈曲。类似地，如果患者的颈部在植入假体时处于屈曲位，那么颈椎中立位时将导致假体后伸并且颈椎后伸的能力将受到进一步限制。

同样重要的是医生在侧位透视中能够看到整个手术的区域。对于体形较大或要在 C6~C7 节段放置内植物的患者来说，可以看到肩膀是十分必要的。为了能够从右到左精确地定位假体，需要拍摄前后位视图以避免颈部倾斜或旋转。一旦建立侧位透视，就可以获得固定在图像增强器上的测角仪（基本上是连接在尺上的铅垂线）的跟踪侧位透视图。该视图有助于确定椎间盘的角度。医生在定位

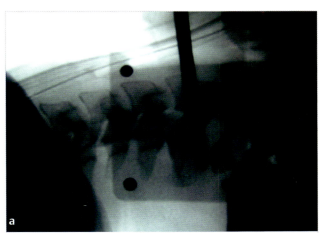

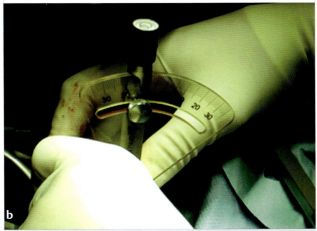

图 16-2　（a）在进行切口之前，使用测角仪来测量椎间隙相对于真正垂直入路的角度。（b）术中，与角度测量工具一起使用水平气泡以确保与椎间隙相平行的入路

时，很少让患者的椎间隙垂直于地面。在大多数情况下，使椎间隙处于倾斜位，这样就使得腹侧到背部运动更深地进入椎间隙，从而也产生从尾端向头端的移动。为了确保假体椎体终板正确相接，外科医生必须将假体定位在平行于椎间隙的位置。通常会达到 15°~20°（图 16-2）。透视也有助于确定皮肤切口的正确位置。

（三）假体位置准备

标准皮肤切口是在外科医生偏爱操作侧，对目标椎间隙用锋利的器械切开完成的。研究人员总是沿着肩胛舌骨肌内侧边界确认切开平面。确认在 C3~C4 节段水平处的喉上神经的位置并在 C6~C7 节段水平分离甲状腺上动脉有利于手术的进行。在初始暴露和牵拉软组织时需使用手持式牵开器。切开准备手术椎间隙的上下椎间盘水平的颈前筋膜。显露颈长肌，这样就可以看到准备做椎间盘置换的椎间隙的横突基底部，从而确保充分的切口以放置自稳式牵开器，以便广泛切开前方的纤维环。清理椎间盘，包括上下软骨终板。在椎间隙上终板的前方边缘处形成的

骨赘通常用 Kerrison 枪钳或磨钻去除，这样在随后牵开椎间隙时可以避免其宽度不对称。在此步骤中应注意，因为过度地移除骨赘将使牵张力缩小，并可能导致后续步骤中颈椎前凸的丢失。

牵开过程开始于连续放置手术器械以便轻轻拉开椎间盘纤维环和小关节囊韧带附着结构。去掉这些附件，并且使用定心工具准确地定位中线。接下来，牵开器被插入到椎间隙中。当牵开器同时牵开椎体并用作锚定固件时，安装用于引导和固定随后步骤中使用的动力器械的外框架，使其在牵开器的顶部上滑动，外框架由带连接杆的螺钉固定于椎体中。该磨钻导航器械平行于椎间隙放置。通过台式支撑臂获得磨钻导航的附加稳定性。

随着磨钻导航的连接，外科医生使用透视设备来测量椎间隙的前后缘的距离（图 16-3）。这是确保选择适当大小假体的关键步骤。稳定性和功能取决于假体是否尽可能多地覆盖椎体直径，并且到达椎体后唇环形突起起到支撑作用。尺寸较小的假体可能更容易滑移，也可能不具有完全运动的能力。磨钻导航件有助于引导电动磨钻将终板磨光滑并且彼此平行。这使得头侧和尾侧的终板形成凹面以适于放置 Bryan 假体。

外科医生确定适当尺寸的 Bryan 假体植入后，将该假体与磨盘一起送至无菌区域（图 16-4）。研磨盘的直径与

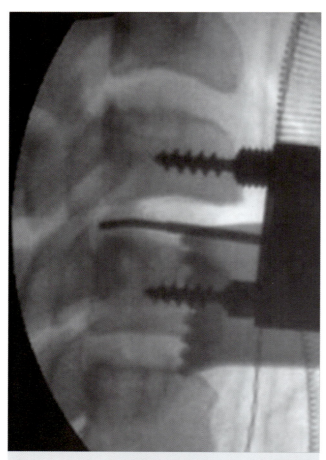

图 16-3　术中透视用于测量椎间隙的后缘宽度。磨钻导航已使用螺纹固定螺钉确保稳定

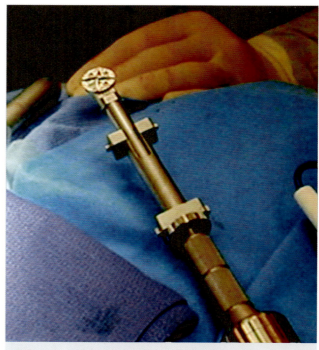

图 16-4　将磨盘连接到电钻上，准备打磨椎体终板

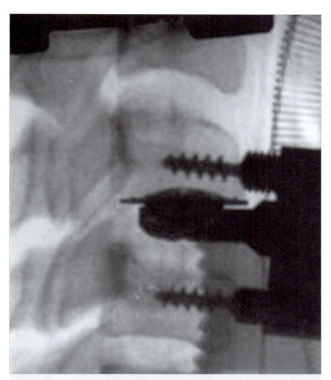

图 16-5　在这个患者中，磨盘被用来打磨 C3 椎体的下表面。打磨好的凹面与 Bryan 人工椎间盘假体的圆顶终板相匹配

假体的直径相对应。认真准备椎体终板的凹面非常重要，使得该假体不仅可以通过韧带压缩而且通过假体表面和终板形成的嵌套结构来接合。凸出的磨钻工具在磨钻导向件中可主动停止以防止过度磨透终板。完成该步骤后，无须对假体插入的位置进行进一步处理（图 16-5）。

（四）神经结构减压

该步骤与任何其他前路椎间盘切除术基本相同。椎间隙牵开器可以在先前保持磨钻导航的锚定柱上滑动，以进行额外的暴露。在本部分手术中常规使用手术用显微镜。研究人员倾向于取下后纵韧带和纤维环，并显露两个神经根的起始部，根据需要单侧或双侧切除钩椎关节的后部。在椎间隙的后缘处可以广泛切除骨赘并切除数毫米的椎体边缘，而不会影响 Bryan 假体插入的稳定性。用双极电凝和浸泡凝血酶的止血剂来止血。通常椎体终板内的凹面会持续渗出血液，以免破坏假体的生物结合能力。

（五）假体的放置

植入假体的过程中，首先将盐水滴入 Bryan 假体，随后放置密封插头并将假体固定在植入工具上。然后将该假体压入在终板上已打磨好的凹面中并松开植入器械。关闭切口前需要在肉眼直视下及透视下确认假体的位置（图

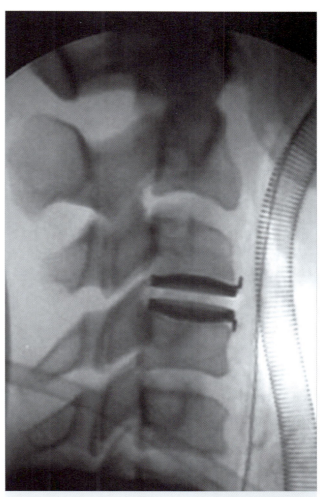

图 16-6　术中所见假体。假体确切的尺寸确保其与椎体终板的整个凹面相接触

16-6）。

三、临床经验

2007 年，Sasso 等在 115 名参与研究患者中进行了随机器械豁免实验（IDE），对 Bryan 人工椎间盘置换术（$n = 56$）与颈椎前路融合术（$n = 59$）的效果进行比较。共有 110 例患者接受了 12 个月随访，99 例患者完成了 24 个月随访。

颈前路椎间盘切除术 ACDF 组平均手术时间为 1.1h，Bryan 假体组为 1.7h。ACDF 组及 Bryan 组的平均失血量分别为 49ml 及 64mL。手术前的患者的平均 NDI 指数在组间无统计学差异，分别为 49（ACDF）和 47（Bryan）。在 2 年的随访中，ACDF 组患者的 NDI 为 20，Bryan 组患者的 NDI 为 11（$P =0.005$）。手术前平均手臂疼痛视觉模拟量表（VAS）评分为 71（ACDF 组）和 70（Bryan 组）。

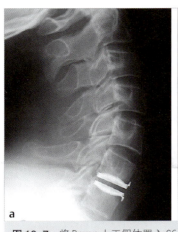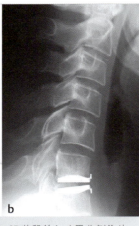

图16-7　将Bryan人工假体置入C6~C7节段的（a）屈曲侧位片。（b）后伸侧位片。术后1年时，活动度与术前X线片显示相同

在2年随访中，Bryan组的平均手臂疼痛VAS评分为14，ACDF组为28（P=0.014）。术前为72（Bryan组）和73（对照组）。2年随访时平均颈痛VAS评分为16（Bryan组）和32（ACDF组）（P=0.005）。SF-36评分（躯体健康部分组分）如下：手术前Bryan组34和对照组32。在2年随访时：Bryan组为51，ACDF组为46（P=0.009）。在指数水平下，人工椎间盘置换术与颈椎前路减压融合术相比，前者术后会保留更多的活动能力。（P < 0.006，3个月、6个月、12个月和24个月）（图16-7）。椎间盘置换术组在24个月随访时平均保留的屈曲伸展活动为7.9°。本系列研究中还有6个附加手术：ACDF组有4名患者，另外2名患者在调查组。没有术中并发症的发生，没有血管或神经系统并发症，没有发生自发性融合，Bryan组队列研究中没有假体失效或移位。在24个月的随访中，研究者认为，Bryan人工椎间盘置换术与ACDF组相比可以显著改善患者的NDI指数，减轻颈部疼痛和手臂疼痛VAS评分，提高了SF-36的躯体健康评分。

最近，Sasso等评估了颈椎前路关节融合术后采用Bryan椎间盘置换术的中期安全性和有效性。在他们48个月的随访中（Bryan椎间盘置换术最初为242例患者，前路融合术最初为221例患者），他们发现了人工椎间盘置换术可以保持良好的手术效果（85%）。值得关注的是那些相对手术效果较差患者的4年随访。在最终的随访中，假体置换组剩下181例（75%）患者，融合组患者数量为138例（62%）。融合组在2年的随访中保持了72%的手术成功率。与融合组相比较，椎间盘置换组患者颈部活动范围，手臂和颈部疼痛改善情况，SF-36评分和颈部残疾

指数评分均更好。对于手术或相邻节段进行翻修的患者，两组之间没有差异性（4%）。

Ren等报道了用混合术式稳定多节段椎间盘疾病的经验；其方法是植入Bryan椎间盘假体与ACDF相结合。研究者回顾了脊髓型颈椎病（12例）或神经根病（14例）共26例患者。（2节段22例，3节段4例）。在2~4年的随访中，这些患者所有做ACDF的节段都实现了坚固的融合，Bryan假体节段也十分稳定，并保留了约9.5°的活动度。

（一）异位骨化

Liu等报道了48例颈椎病患者（27例神经根型，8例脊髓型，13例混合型）在单节段Bryan人工椎间盘置换术后，对人工关节活动度保留的多少与异位骨化（HO）的关系进行了分析。术后4年有13例患者（27.08%）出现了异位骨化症HO（1级8例、2级3例、3级2例）。与没有发生HO的患者相比，HO组VAS评分、NDI、颈椎ROM无显著性差异。研究者认为，单节段Bryan人工椎间盘置换术术后HO的发生率相对较高。然而，HO对颈椎活动度（ROM）和有效性没有影响。

Wu等对83例患者3年的随访结果进行了回顾性分析，发现多节段人工椎间盘置换术的患者发生的HO比率显著高于单节段患者（比率分别为66%和25%）。尽管存在HO，但大多数（98%）的椎间盘假体仍然是有活动度的（图16-8）。

Chung等报道称，Bryan人工椎间盘置换术后，钩椎关节肥大是HO发生的重要危险因素。研究者回顾了19例Bryan椎间盘假体置换术，只进行了24个月的随访，发现37%的HO会对手术节段的活动度产生影响。

（二）内植物失败

Bryan颈椎间盘假体是限制性假体。但是，Bryan人工间盘置换术后植入物失效非常罕见。Fan等报道了1例55岁男性患者在C5~C6节段进行人工间盘置换术后8年时出现了聚氨酯外鞘断裂的情况，在患者椎间盘假体前面产生了囊性肿块（图16-9，图16-10）。

四、小结

Bryan颈椎间盘假体是临床使用的最古老的颈椎间盘假体之一，并于2009年在美国获得FDA批准。在全球范围内，Bryan椎间盘假体是最常见的植入颈椎的假体之一。大量的临床经验表明，对于退行性颈椎间盘疾病合并脊髓

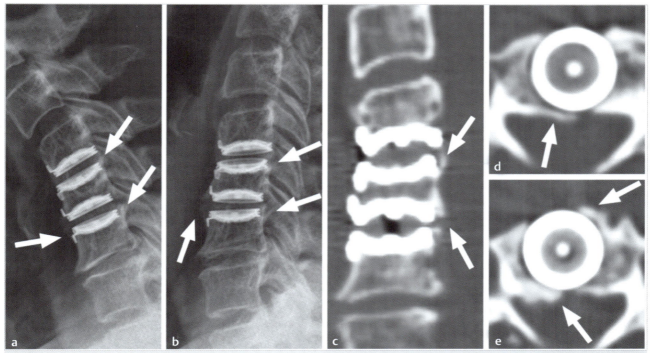

图 16-8　59 岁女性患者，C4~C6 节段接受 Bryan 人工间盘置换术术后的 X 线片。（a，b）侧位动态 X 线片如图所示，尽管存在异位 HO，手术节段水平仍然可以活动。（c）矢状位重 CT 三维重建显示在两个节段上出现了 HO。（d）轴状位 CT 扫描显示 C4~C5 后缘存在 HO。（e）在 29 个月随访时，C5~C6 的前后缘均出现 HO，如箭头所指

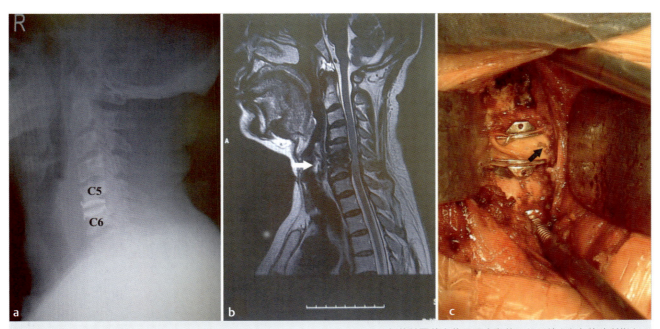

图 16-9　（a）侧位 X 线片显示在 C5~C6 节段植入的 Bryan 人工间盘。（b）Bryan 假体前面的高信号强度和软组织团块（白色箭头所指）。（c）聚氨酯护套断裂，Bryan 人工间盘前部轻微塌陷（黑色箭头所指）

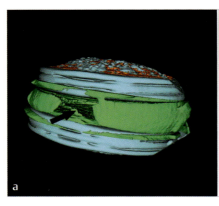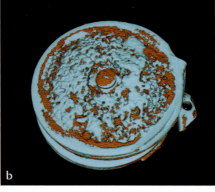

图16-10 通过微电脑断层扫描重建的三维图像。（a）聚氨酯护套（绿色区域）破裂的图像，出现横向裂纹（黑色箭头所指）。（b）钛合金外壳－骨界面的图像，提示骨质向内生长（棕色区域）

病变和神经根病变的患者，Bryan假体是安全有效的。该假体是否会作为独立个体在治疗颈部疼痛中发挥作用尚待研究。在椎间隙保留活动度的潜在好处是很玄妙的。因为这种术式没有进行融合，所以消除了现行状态下一些显著的弊端。引起更大兴趣的是保留了手术椎间盘节段的活动后是否会降低相邻节段疾病症状的发生。虽然椎间盘置换术与融合术相比很好，但仍需要进行大量的随访来确定其应用范围。经验告诉我们，必须认真评估一种新术式的安全性、有效性和实用性，才能将其作为一种新的治疗标准。

五、参考文献

［1］Anderson PA,Pouleau JP.Intervertebral disc arthroplasty[J].Spine, 2004, 29: 2779-2786.

［2］Anderson PA, Rouleau JP, Bryan VE, et al. Wear analysis of the Bryan Cervical Disc prosthesis[J].Spine, 2003, 28: S186-S194.

［3］Anderson PA, Rouleau JP, Toth JM, et al. A comparison of simulator-tested and-retrieved cervical disc prostheses.Invited submission from the Joint Section Meeting on Disorders of the Spine and Peripheral Nerves, March 2004[J]. Neurosurg Spine, 2004, 1: 202-210.

［4］Sasso RC, Smucker JD, Hacker RJ,et al. Clinical outcomes of BRYAN cervical disc arthroplasty: a prospective, randomized, controlled, multicenter trial with 24-month follow-up[J]. Spinal Disord Tech, 2007, 20: 481-491.

［5］Sasso RC, Anderson PA, Riew KD,et al. Results of cervical arthroplasty compared with anterior discectomy and fusion: four-year clinical outcomes in a prospective, randomized ontrolled trial[J]. Bone Joint Surg Am, 2011, 93: 1684-1692.

［6］Ren X, Chu T, Jiang T, et al.Cervical disc replacement combined with cage fusion for the treatment of multi-level cervical disc herniation[J]. Spinal Disord Tech, 2012.

［7］Liu W, Zhu B, Liu X, et al. Analysis of effectiveness and incidence of heterotopic ossification after single-level Bryan cervical artificial disc replacement［in Chinese］[J].Zhongguo Xiu Fu Chong Jian Wai Ke Za Zhi, 2012, 26: 699-702.

［8］Wu JC, Huang WC, Tasi TY, et al.Multievel arthroplasty for cervical spondylosis: more heterotopic ossification at 3 years of follow-up[J].Spine, 2012, 37: E1251-E1259.

［9］Chung SB, Muradov JM, Lee SH, et al. Uncovertebral hypertrophy is a significant ris factor for the occurrence of heterotopic ossification after cervical disc replacement: survivorship analysis of Bryan disc for single-level cervical arthroplasty[J].Acta Neurochir(Wien)2012, 154: 1017-1022.

［10］Fan H, Wu S, Wu Z, et al. Implant failure of Bryan cervical disc due to broken polyurethane sheath: a case report[J].Spine, 2012, 37: E814-E816.

第十七章　M6-C 颈椎人工椎间盘假体

著者： Carl Lauryssen，Domagoj Coric

审校： 胡学昱，张宇鹏

译者： 马振江，张志文，马辉

一、M6 历史与演变

颈椎人工椎间盘置换术（TDR）保留了椎间隙活动度，是除颈椎间植骨融合术外的另一种治疗神经根型颈椎病的术式。理论上，在避免假关节形成及供骨区并发症方面，颈椎间盘置换术优于颈椎植骨融合术，同时可以最大程度减少非正常应力对周围组织影响引起的相邻椎体病变，降低再手术的潜在可能性。现代颈椎间盘置换术的实施得益于 Cummins 人工椎间盘的发明，该椎间盘是一种金属对金属球－窝装置，后来演变成 Prestige 人工椎间盘。多种类似设计的人工椎间盘不断问世，例如 ProDisc-C 人工椎间盘，PCM 人工椎间盘和 Bryan 人工椎间盘。其中，Prestige、ProDisc-C、PCM 属于第一代球－窝装置或球槽装置。在腰椎球－窝装置，髋、膝关节置换技术的影响下，这些人工椎间盘具有低摩擦力界面和不可压缩组件以维持椎间盘高度及颈椎活动度（ROM）。Bryan 人工颈椎间盘增加了一个可压缩性聚酯胺核，但该设计没有抵抗运动的递增性阻力。

M6-C 颈椎人工椎间盘是仿人体椎间盘生物学性能及生物力学性能的新一代人工椎间盘。仿正常椎间盘结构的独特设计允许颈椎在各个方向活动 6°。M6-C 由高分子聚合物核及超大分子量的聚乙烯纤维环及钛合金终板组成（图 17-1）。纤维环绕核并有多个层面卷入钛合金终板。M6-C 在纤维环和核协同下可进行各个方向可控的活动，活动范围为 6°。装置外周裹以高分子聚合物材料做

成的鞘，可减少周围组织长入同时容纳该装置磨损碎屑。锯齿状棘提供假体植入后早期稳定性，等离子喷洒的钛涂层促进骨长入以维持长期稳定性。

大量试验用于检测 M6-C 的生物相容性、耐久性、稳定性及蠕变性。钛合金、聚碳酸酯聚氨酯、高分子聚乙烯等组成材料已被广泛应用于医学领域并且具有可靠的生物相容性。上述所有材料的生物相容性均经国际标准化组织（ISO 10993）的严格认证。按照美国材料与试验协会（ASTM）2423 标准通过颈椎前后屈伸、左右侧屈及轴向旋转活动进行稳定性和耐久性检测。结果显示人工椎间盘使用期限内最小磨损为 0.03mg/ 百万次循环，最大磨损为 0.19mg/ 百万次循环，其中磨损碎屑存积于保护鞘后部。这些磨损碎屑量与其他人工椎间盘试验中产生的量相近，例如 ProDisc-C（0.9mg/ 百万次循环～2.6mg/ 百万次循环），Prestige（接近 1.4mg/ 百万次循环），及 Bryan（0.7mg/ 百万次循环～1.2mg/ 百万次循环）等人工椎间盘。

M6-C 人工椎间盘适用于治疗 C3~C7 颈椎间盘疾病致顽固性神经根病为主而进行手术的患者。2005 年 8 月第一篇关于 M6-C 临床研究论文发表，该研究在墨西哥国家骨科与康复医学研究所进行。2006 年该人工椎间盘获得欧洲质量检测许可。2008 年 3 月 12 日美国食品和药品监督管理局授权脊柱动力公司进行 M6-C 的器械审查研究豁免（IDE）的初步试验。截至 2012 年 9 月，全球范围内共计超过 14 000 例患者接受了 M6-C 植入。

二、M6-C 生物力学性能

M6-C 生物力学性能已被广泛研究报道。其中一篇关于 M6-C 植入尸体模型后假体活动量的研究还检测了矢状位上不同假体位置产生的不同效果。这项研究还检查了假体植入前及植入后随访 24 个月内颈椎活动度（ROM）及旋转中心（COR）的影像学；假体植入前后小关节活动的有限元分析等。

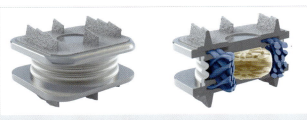

图 17-1　M6-C 颈椎人工椎间盘

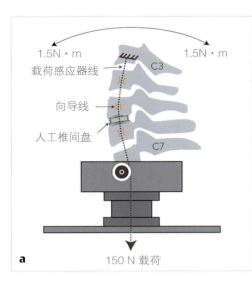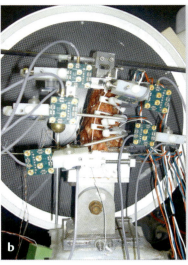

图 17-2　（a）示意图：生物力学测试装置与颈椎连接，并施加 150N 的负荷。（b）装置感应器：当施加 1.5N·m 时颈椎活动的数据将被采集

（一）尸体研究

此研究中，用骨水泥和针将 12 具尸体的颈椎（C3~C7）固定于杯槽内，自上端施加 ±1.5N·m 屈伸力、侧屈力及轴向旋转力。屈伸活动试验通过在每部分旋转中心轴向定向施加 150N 压力而进行，椎体活动通过光电子运动测量系统监测（图 17-2）。椎体活动还通过矢状位连续透视监测。在尸体颈椎完成各项测试后，根据使用指南将 M6-C 植入 C5~C6，在盘空间中线的 ±1mm 内，并重复上述生物力学试验。调整其中 6 具尸体的 C5~C6 人工椎间盘至更深位置，再次进行生物力学试验。

该研究表明 M6-C 植入后颈椎屈伸活动度保持或稍大于未植入假体时的活动度。该节段屈伸活动度由假体植入前 13.5°±2.3° 增加至植入后 15.7°±3°，植入前后差异具有统计学意义（$P < 0.05$），且假体的位置对该节段活动度无明显影响（图 17-3）。同时施加 150N 轴向压力后颈椎屈伸活动曲线如图 17-4 所示。M6-C 植入椎间隙正中后与植入前在颈椎僵硬度、前后位屈伸旋转中心（COR）上无明显差异。在假体植入椎间隙偏后时，颈椎屈伸活动度较植入前减小（$P < 0.05$），较假体植入椎间隙正中时无明显差异（$P=1.0$）。相对于假体植入前，假体植入后的颈椎 COR 更靠近头端，前后位 COR 的不同可引起小关节应力改变，但 COR 向头端偏移所产生的影响目前尚不明确。

总之，这项研究表明 M6-C 植入位置较椎间隙正中线有 ±1mm 偏移时颈椎屈伸活动仍与假体植入前高度相似。额外的研究，包括临床研究，可能需要开展以增加我们对颈椎侧屈和轴向旋转活动的有限恢复对于临床疗效潜在影响的认识。

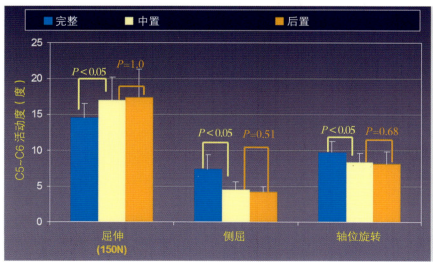

图 17-3　不同平面、不同假体位置时颈椎活动范围 ROM（M6-C）

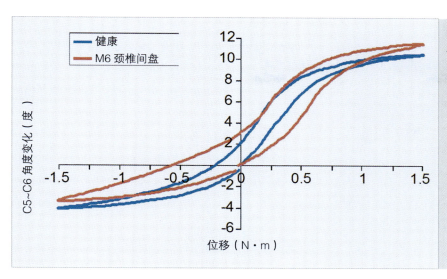

图 17-4　150N 压力下屈伸活动时假体植入前（蓝）与植入后（红）的应力 - 位移曲线

（二）颈椎旋转中心的影像学研究

有研究人员通过分析患者影像学数据资料来更好地认识 M6-C 植入对颈椎 COR 的影响。这些资料包括 72 例患者影像学数据，分别来自美国 M6-C IDE 可行性研究计划和德国 M6-C 上市后登记注册信息，共计 94 个节段进行了人工椎间盘植入，其中单节段 50 例患者，2 个节段 22 例患者。影像学图片包括前后位、侧位、过伸 - 过屈位，来自美国的资料还包括了左、右侧屈位 X 线片。我们通过

一种经过有效验证计算机协助的方法对术前和术后 6 周、3 个月、6 个月、12 个月及 24 个月的资料进行分析来评估颈椎 COR。研究结果显示 M6-C 植入后 COR 在矢状位上低于椎间盘，在冠状位上高于椎间盘。与尸体研究结果一致，矢状位上 COR 的前后位置与术前比较无明显差异（$P > 0.99$），而上下位置偏近头端大约 2mm（$P < 0.001$）（图 17-5）。左、右侧屈位术前与术后 2 年结果比较发现 COR 有偏近尾端的趋势（$P=0.21$），但大部分患者的 COR 仍保持在椎间隙以内或以上。重要的是，M6-C 植入后 COR 在无症状人群 COR 的 95% 有效可信区间内（图 17-6）。这说明 M6-C 的 COR 在正常生理范围内。

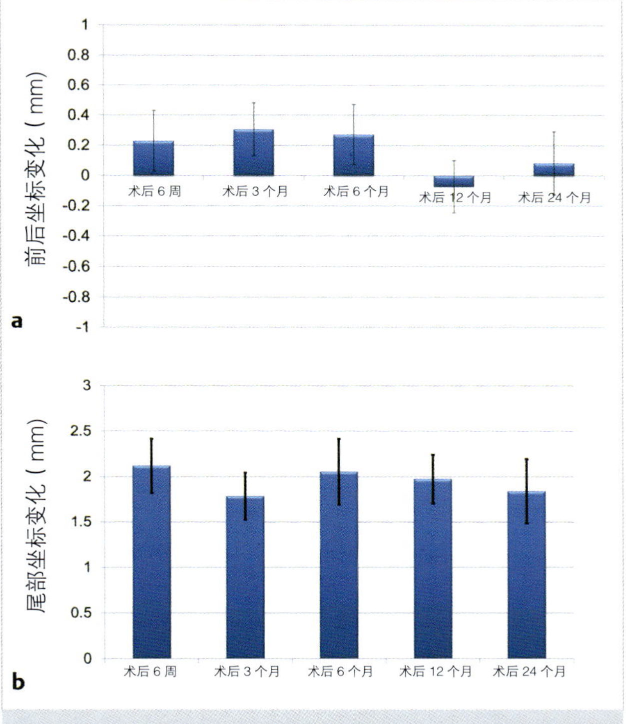

（三）关于小关节的研究

符合人体运动力学的人工椎间盘应尽可能减少对小关节活动和应力的影响。然而，小关节的运动力学很难直

图 17-5　术后假体植入节段 COR 平均变化。（a）前后坐标。（b）尾部坐标

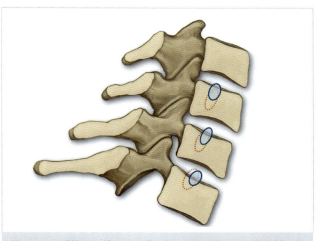

图 17-6　颈椎 COR 的 95% 可信区间，M6-C 植入后（蓝色椭圆）和无症状志愿者（红色椭圆）

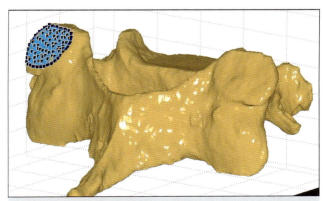

图 17-7　椎体 CT 扫描重建，高亮部分为小关节区域

接评估。但通过上下关节突重叠区域的评估分析可深入反映人工椎间盘对小关节活动的影响。此研究中，9 具尸体（年龄 42±10.5 岁）的颈椎（C3~T1）安装了不透射线的标志物并行 CT 扫描及三维重建（图 17-7）。对不透射线标志物的位置连接进行椎体屈伸活动度的测量，通过这样的方式任何解剖标志点的活动都可以进行评估，例如尸体试验中承受负荷的小关节活动。借助于此，屈曲测试中的脊柱活动得以完整记录。用同样的方法评估 C5~C6、C6~C7 椎间隙植入 M6-C 后的活动度。得到的数据用于 CT 解剖模型建立。此外，分别在中立位、过伸-过屈位上对假体植入前后小关节重叠区域面积大小进行评估。

此研究表明，C5~C6 椎间隙假体植入后小关节重叠区域大小与术前无明显差异（$P=0.06$ 中立位；$P=0.5$ 屈曲位；$P=0.75$ 伸直位）。尽管原因未明，中立位时小关节重叠区域有减小的趋势，这可能与该节段受假体撑开有关。C6~C7 椎间隙假体植入前后小关节重叠区域无明显差异（$P=0.95$ 中立位；$P=0.1$ 屈曲位；$P=0.81$ 伸直位）（图 17-8）。研究结果表明，M6-C 植入 C5~C6 和 C6~C7 后，切面历经一种动力学和负载接近地模仿自然盘的环境。

综上所述，生物力学研究表明假体的生物力学性能与原始椎间盘十分相似，这一点在矢状位上表现尤为突出。正常生物力学性能可改善假体长期使用效果并减少非正常应力对周围组织影响。

三、M6-C 手术技术

（一）手术入路及术前准备

通过标准颈椎前方入路进行 M6-C 颈椎人工椎间盘植入。当暴露至颈椎体时，辨别目标椎间隙，确定中线，

椎体中线处平行终板安置椎间隙撑开器，切除两侧纤维环和后纵韧带以彻底减压。透视监测下逐级撑开至椎间隙高度恢复，注意不要过度撑开。刮除终板下软骨，保留皮质骨，必要时一并去除前后方骨赘。此操作过程所需的椎间隙高度可通过撑开器来维持。

（二）内植物尺寸

足迹模板依靠脊椎终板放置来决定合适尺码的试验足迹，试模有 4 种不同规格，中号、大号、大长号和中等长号（图 17-9）。终板覆盖区域为距其前后缘各 1mm 为宜。可对称切除钩椎关节以调整试模达最佳位置。以正中位置的撑开器固定销等为参考，C 臂机监控下椎间隙内植入所选大小的试模（图 17-10）。通过中央校准端口确定 C 臂机投照平面与椎间隙水平一致。试模置于椎体终板后缘 1mm 内。

（三）龙骨轨道的开凿

移去试模，选取相应大小开槽器置于正中位置，逐渐植入达深度与试模安置深度一致（图 17-11）。使用滑动锤移去开槽器，冲洗椎间隙清除碎屑。

（四）植入 M6-C

确保人工椎间盘的龙骨与椎体上的槽位置一致后，通过插入器植入相应大小 M6-C，C 臂机透视确认 M6-C 达到开槽器所达位置（图 17-12）。假体位置评估满意后关闭切口。

（五）临床结果

M6-C 临床初步研究

2005 年 8 月第一项 M6-C 的临床研究在墨西哥国家骨科及康复研究所进行。这一单一研究因素的前瞻性、可行性研究用以评估 M6-C 装置的初始安全性、有效性及物理性能。患者纳入标准为：症状和影像学检查一致的退变性神经根型颈椎病；非手术治疗效果不佳；此研究获得伦理委员会批准，并且每位患者均签署了知情同意书。

临床效果评估通过颈椎功能障碍指数（NDI）、颈臂疼痛评分、SF-36 健康调查进行。神经功能评估通过标准颈椎神经功能检查包括：感觉功能、运动功能及反射功能。X 线片包括前后位、侧位、过伸-过屈位和左右侧屈位。放射影像的结果通过医学度量公司进行分析，在术前和术后 6 周、3 个月、6 个月、1 年、2 年和 5 年等不同的时间点进行结果评估。

此次研究共 25 例患者，其中 2 例男性，23 例女性，共对 38 个节段进行了人工椎间盘植入，其中单节段手术

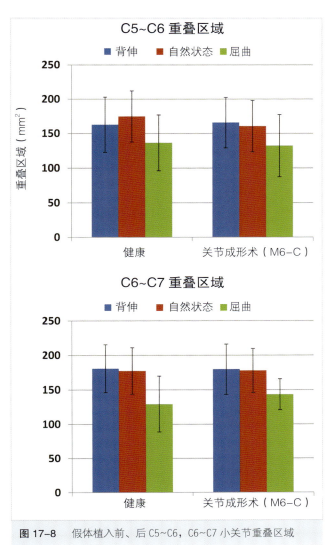

C5~C6 重叠区域

- ■ 背伸
- ■ 自然状态
- ■ 屈曲

C6~C7 重叠区域

- ■ 背伸
- ■ 自然状态
- ■ 屈曲

图 17-8　假体植入前、后 C5~C6，C6~C7 小关节重叠区域

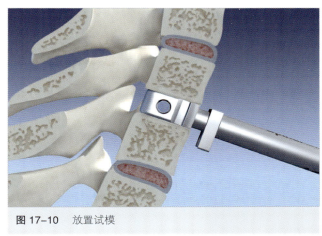

图 17-10　放置试模

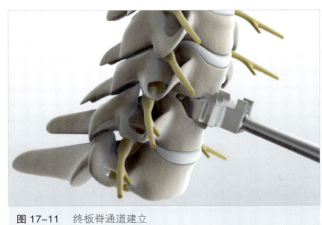

图 17-11　终板脊通道建立

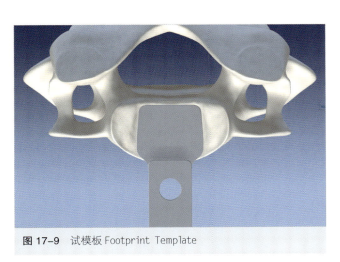

图 17-9　试模板 Footprint Template

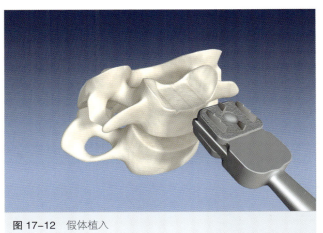

图 17-12　假体植入

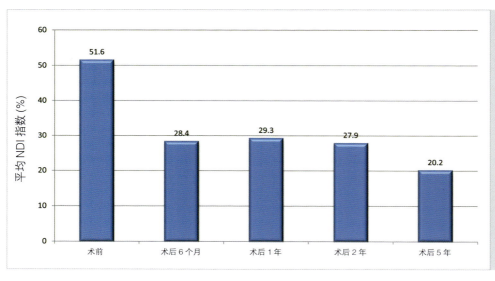

图 17-13　5 年随访后颈椎功能障碍指数基准线

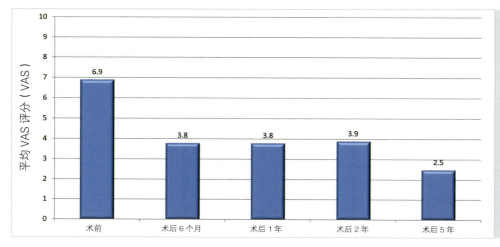

图 17-14　5 年随访后臂痛 VAS 评分基准线，平均臂痛评分（VAS）

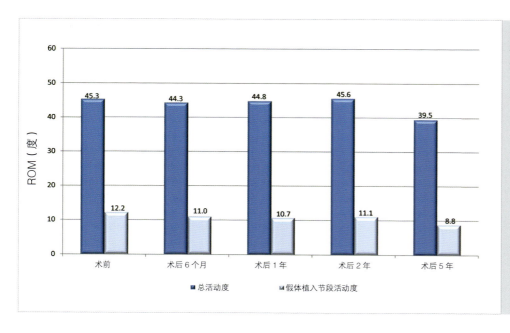

图 17-15　术前至术后 5 年颈椎整体及假体植入节段 ROM 基线

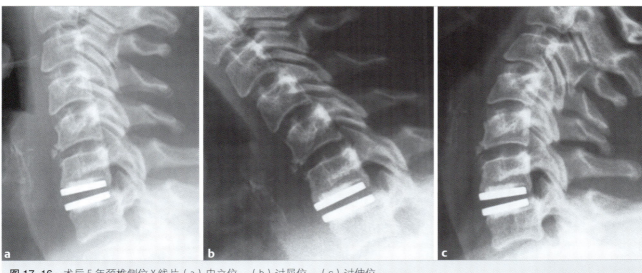

图 17-16　术后 5 年颈椎侧位 X 线片（a）中立位。（b）过屈位。（c）过伸位

患者 12 例，2 节段手术患者 13 例。18 例患者完成了 5 年随访。颈椎功能障碍指数（NDI）基线为 51.6%。术后早期随访时，NDI 持续降低，术后 6 个月至 5 年基本保持稳定。术后 5 年，平均 NDI 较基线下降 60%（图 17-13）。

手术后臂痛症状也有一个持续的缓解，术后 6 个月至 5 年症状稳定，术后 5 年随访时平均臂痛评分较基线下降 64%（图 17-14）。

手术后颈椎整体（C2~C6）及假体植入节段的 ROM 轻度减少，但至术后 5 年仍满足生理运动功能需求（图 17-15 和图 17-16）。

手术及随访期间，通过不良事件记录监测手术安全性。1 例患者因假体骨性融合而要求再手术，其余患者无再手术及与移植物相关的不良事件发生。

第一篇关于 M6-C 颈椎人工椎间盘的临床研究表明，M6-C 可明显改善颈椎功能，缓解疼痛，同时保持颈椎整体及手术节段生理功能所需的 ROM。该装置具有较高的安全性。进一步随访研究仍在继续。

（六）美国 M6-C 的器械审查研究豁免（IDE）的初步试验

2008 年 3 月 12 号美国 FDA 授权脊柱动力公司进行 M6-C 器械审查研究豁免的初步研究。来自美国 3 个临床中心的 30 例患者参与此次多中心前瞻性单一研究因素的调查研究。通过 M6-C 颈椎人工椎间盘治疗单节段或 2 节段症状性神经根型颈椎病患者评估其安全性和有效性。其他纳入标准：患者年龄 21~75 岁，疼痛视觉模拟评分（VAS）至少 4 分，颈椎功能障碍指数（NDI）至少 40%，

症状无缓解。

临床疗效评估通过 NDI，颈臂痛 VAS 评分和 SF-36 健康调查量表。术前及术后各随访时间点进行标准影像学检查（前后位、侧位、屈曲位、伸直位及左右侧屈应力位）。通过这些检查结果测量椎间隙高度、角度、假体植入节段 ROM，颈椎整体 ROM(C2~C6) 及侧屈应力位角度。测量数据由影像实验中心收集。这些数据包括术前，术中，术后 6 周、3 个月、6 个月及术后 1 年、2 年、3.5 年的影像学测量结果。其中 27 例(90%)患者完成了术后 3.5 年随访。

通过术中及随访期间不良事件记录进行安全性检测。所有不良事件由 3 位独立的未参与此研究的脊柱外科医生组成的医疗事件评定委员会（CEC）进行裁定。整个研究过程中未出现内植物及与手术操作相关的严重不良事件。

该研究纳入 19 例男性患者，11 例女性患者，年龄 45.1 ± 8.1 岁，体重指数（BMI）28.3 ± 4.9。对 12 例患者进行单节段手术，平均手术时间 67.1min，18 例患者进行了 2 节段手术，平均手术时间 128.6min。初次随访时 NDI 及颈臂痛明显改善（$P < 0.001$），这些疗效改善一直维持至术后 3.5 年（图 17-17 和图 17-18）。术后随访过程中颈椎整体及假体植入节段 ROM 轻度减小，至术后 3.5 年仍可满足生理运动功能所需（表 17-1）。术后椎间隙前、后高度有所增加并维持至术后 3.5 年（图 17-19）。

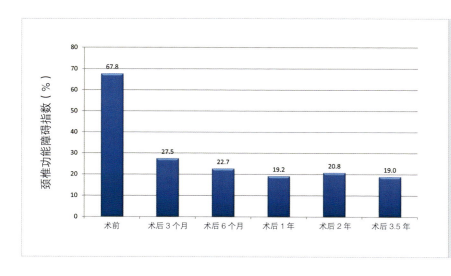

图 17-17　术前至术后 3.5 颈椎功能障碍指数（NDI）

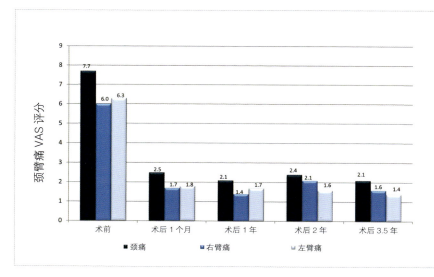

图 17-18　颈臂痛 VAS 评分

表 17-1　颈椎整体和植入节段的活动度（ROM）

	术前	术后 3 个月	术后 6 个月	术后 1 年	术后 2 年	术后 3.5 年
假体植入节段 ROM	8.8 ± 4.8	6.7 ± 3.1	7.2 ± 3.8	7.2 ± 4.2	5.4 ± 3.9	5.7 ± 3.9
颈椎整体 ROM	39.4 ± 10.9	34.0 ± 11.0	35.9 ± 11.5	37.2 ± 10.4	34.7 ± 10.4	37.0 ± 10.2

个体手术治疗效果满意包括：（a）无内植物和与手术操作相关的严重不良事件发生；（b）手术节段无额外手术干预，如加用内固定，进行翻修和／或内植物取出等；（c）NDI 评分至少改善 15 分；（d）无正常神经功能恶化。至术后 3.5 年随访时，89% 的患者手术疗效达到上述标准。研究中所有患者未发生内植物及与手术操作相关严重不良事件，未进行再次手术干预，NDI 评分至少改善 15 分，其中术后随访 3.5 年时 2 例患者的神经功能检查结果发生变化，而这一变化被认为无临床意义。

总之，第一篇关于 M5-C 5 年随访的临床研究结果和美国 IDE 3.5 年随访的初步研究结果一致表明：M6-C 具有非常好的安全性及治疗有效性。随后的随访研究也将对此结果行进一步验证。

（七）M6-C 的优缺点

（1）减少骨接触，尽量减少或避免使用高速电钻，如果必须使用，使用后可大量冲洗。谨慎保护骨性终板完整。去除后方骨赘和对称去除邻近钩椎关节，必要时可使用科里森骨凿和刮匙，来完成充分减压。

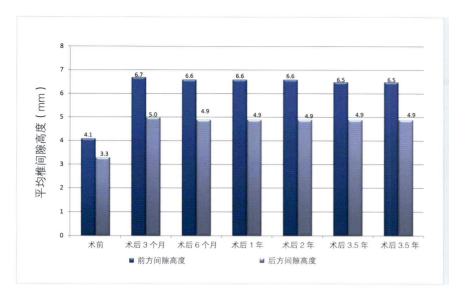

图 17-19 椎间盘前、后缘高度

（2）透视下用试模测量确保用最大合适尺寸的 M6-C 来获得最大终板覆盖；放置于矢状位正中时，M6-C 的设计可提供生理状态下的旋转中心，故没有必要将其过度靠后方安置，这可允许后方部分终板环及骨赘存留，偏前放置假体不会牺牲运动功能。

（3）暴露松质骨的区域需覆盖装置终板或涂以骨蜡来减少异位骨化形成的可能性；椎间隙和沿颈长肌走行应尽量减少组织剥离和电刀使用。

（4）如果最合适尺寸 M6-C 的终板不能完全覆盖椎前后部骨面，那么尽可能靠后方植入假体，使无法覆盖的骨面尽可能集中在椎体前部，推荐在缝合前使用足量骨蜡涂抹覆盖骨面。

（5）冲洗和吸引一般在骨凿使用后。

（6）在使用开槽器开槽前清理椎体前部骨膜组织，可更清楚显示假体锯齿状棘轨道。

（7）小的神经拉钩可用于清理终板棘通道。

（8）对所有颈椎间盘假体一样，合适的中线位置是必要的。一旦标准前后位透视确定椎间隙撑开器固定销位于正中线位置，可减少选取合适尺寸假体和钩椎关节之间两侧对称放置假体的过程中的透视次数。准确放置的椎间隙撑开器固定销也可作为建立合适椎间隙轨道的外部定位参考物。

（9）骨质较好情况下，M6-C 的锯齿状棘不能自行切割建立骨槽，因此应谨慎使用开槽器准确建立骨槽。如果骨槽太浅，将无法更靠近后方植入假体。

（10）十分谨慎小心地使用电钻。过多地去除上下终板骨质可导致医源性椎间隙后凸、假体沉降和异位骨化。

（11）所有患者术后使用非甾体抗炎药（NSAIDs）2~4 周，可减少异位骨化发生。

四、小总

为较好地模拟正常椎间盘的生理功能及生物力学性能而设计的 M6-C 为最新一代颈椎人工椎间盘。经过严格的试验台测试，该装置在应用时具有内在稳定性及结构完整性。生物力学测试表明 M6-C 与正常椎间盘性能十分相似，其中在矢状位上尤为相似。手术技术简单，首批患者 5 年随访的临床研究结果体现了优异的临床安全性及治疗有效性。而与其他治疗手段相比，M6-C 的生物力学及运动学性能如何转化成为维持长期临床治疗效果的有利条件，需进一步的长期随访研究。

五、参考文献

［1］Baba H, Furusawa N, Imura S, et al. Late radiographic findings after anterior cervical fusion for spondylotic myeloradiculopathy[J].Spine, 1993, 18: 2167–2173.

［2］Goffin J, Geusens E, Vantomme N, et al.Long-term follow-up after interbody fusion of the cervical spine[J]. Spinal Disord Tech, 2004, 17: 79–85.

［3］Hilibrand AS, Carlson GD, Palumbo MA, et al. Radiculopathy and myelopathy at segments adjacent to the site of a previous anterior cervical arthrodesis[J]. Bone Joint Surg Am, 1999, 81: 519–528.

［4］Wigfield C, Gill S, Nelson R, et al. Influence of an artificial cervical joint compared with fusion on adjacent-level motion in the treatment of degenerative cervical disc disease[J]. Neurosurg, 2002, 96 Suppl: 17–21.

［5］DiAngelo DJ, Roberston JT, Metcalf NH, et al. Biomechanical testing of an artificial cervical joint and an anterior cervical plate[J]. Spinal Disor Tech, 2003, 16: 314–323.

［6］Van Loon J, Goffin J.Unanticipated outcomes after cervical disk arthroplasty[J].Semin Spine Surg, 2012, 24: 20–24.

［7］Mummaneni PV, Burkus JK, Haid RW, et al. Clinical and radiographic analysis of cervical disc arthroplasty compared with allograft fusion: a randomized controlled clinical trial[J]. Neurosurg Spine, 2007, 6: 198–209.

［8］Jaramillo-de la Torre JJ.Grauer JN, Yue JJ.Update on cervical disc arthroplasty: where are we and where are we going[J].Curr Rev Musculoskelet Med, 2008, 1: 124–130.

［9］Coric D, Cassis J, Carew JD, et al. Prospective study of cervical arthroplasty in 98 patients involved in 1 of 3 spearate investigational device exemption studies from a single investigational site with a minimum 2-year follow-up[J]. Clinical article. Neurosurg Spine, 2010, 13: 715–721.

［10］Coric D, Nunley PD, Guyer RD, et al.Prospective, randomized, multicenter study of cervical arthroplasty: 269 patients from the Kineflex|C artificial discinvestigational device exemption stuey with a minimum 2-year follow-up: clinical article[J]. Neurosurg Spine, 2011, 15: 348–358.

［11］Cummins BH, Robertson JT, Gill SS.Surgical experience with an implanted artificial cervical joint[J]. Neurosurg, 1998, 88: 943–948.

［12］Wigfield CC, Gill SS, Nelson RJ, et al. The new Frenchay artificial cervical joint: results from a two-year pilot study[J].Spine, 2002, 27: 2446–2452.

［13］Traynelis VC.The Prestige cervical disc replacement[J].Spine, 2004, 4 Suppl: 310S–314S.

［14］Bryan VE.Cervical motion segment replacement[J].Eur Spine, 2002, 11 Suppl 2: S92–S97.

［15］Duggal N, Pickett GE, Mitsis DK, et al. Early clinical and biomechanical results following cervical arthroplasty[J].Neurosurg Focus, 2004, 17: E9.

［16］McAfee PC, Cunningham B, Dmitriev A et al.Cervical disc replacementporous coated motion prosthesis: a comparative biomechanical analysis showing the key role of the posterior longitudinal ligament[J].Spine, 2003, 28: S176–S185.

［17］Coric D, Finger F, Boltes P.Prospective randomized controlled study of the Bryan Cervical Disc: early clinical results from a single investigational site[J]. Neurosurg Spine, 2006, 4: 31–35.

［18］Bushelow M, Nechtow W, Hinter M,et al. Wear testing of a cervical total disc replacement: effect of motion and load parameters on wear rate and particle morphology[M].Paper presented at the Orthopaedic Research Society 2008, San Francisco, CA.

［19］Andreson PA, Rouleau JP, Toth JM,et al. A comparison of simulator-tested and-retrieved cervical disc prosthesesl.Invited submission from the Joint Section Meeting on Disorders of the Spine and Peripheral Nerves, March 2004[J]. Neurosurg Spine, 2004, 1: 202–210.

［20］Anderson PA, Rouleau JP, Bryan VE, et al. Wear analysis of the Bryan Cervical Disc prosthesis[J].Spine, 2003, 28: S186–S194.

［21］Patwardhan AG, Tzermiadianos MN, Tstisopoulos PP, et al.Primary and coupled motions after cervical total disc replacement using a compressible six-degree-of-freedom prosthesis[J].Eur Spine, 2012, 21 Suppl 5: S618–S629.

［22］Lauryssen C, Coric D, Dimming T, et al.Will an advanced generation artificial cervical disc provide normal post-operative kinematics[M]. Paper presented at: SAS 2011, Las Vegas, NV.

［23］Havey RM, Potluri T, Good sitt J, et al.Does disc arthroplasty alter cervical facet engagement?A combinatorial approach using experimental data and 3-D CT model[M].Paper presented at : CSRS 2012, Chicago, Il.

［24］Patwardhan AG, Havey RM, Ghanayem AJ, et al.Load-carrying capacity of the human cervical spine in compression is increased under a follower load[J].Spine, 2000, 25: 1548–1554.

［25］Dooris AP, Goel VK, Grosland NM, et al. Load-sharing between anterior and posterior elements in a lumbar motion segment implanted with an artificial disc[J].Spine, 2001, 26: E122–E129.

［26］Sears WR, McCombe PF, Sasso RC.Kinematics of Cervical and Lumbar Total Disc Replacement[J].Semin Spine, Surg 2006, 18: 117–129.

［27］Hipp JA, Wharton ND.Quantitative motion analysis(QMA)of the spine.In: Yue JJ, Bertagnoli R, Mcafee PC, An HS, eds.Motion Presercation Surgery of the Spine[J].Vol 1.New York, NY: Elsevier Health, 2008.

第十八章　PEEK 与陶瓷颈椎人工椎间盘假体

著者： Matthew N.Songer

审校： 宁广智，张宇鹏

译者： 金成春，张哲，马辉

颈椎关节成形术的出现意味着治疗颈椎退变性椎间盘突出症和神经根型颈椎病有了革命性的变革。大量实验研究表明：椎间盘压力不断增加和一定程度的过度运动会形成一定程度的椎体融合的手术指征。通过对颈椎融合与颈椎关节成形术进行前瞻性对比研究，我们不断发现与颈椎融合术相比，颈椎关节成形术的术后复发率更低。另外，对多个前瞻性研究进行 Meta 分析的结果证实，与人工全膝关节和全髋关节置换术相比，颈椎关节成形术后疼痛感和功能均有所改善。然而，采用颈椎关节成形术依然出现了新的问题，因此也推动了临床上不断出现能融合新材料、形状和不同固定方法的假体。据报道，颈椎间盘成形术会增加小关节性关节病风险，导致后期不稳定，增加脊柱前凸过度和肾盂积水的风险，与磁共振成像（MRI）也不兼容。与所有的聚乙烯种植体和现有的金属对金属种植体一样，磨屑也是一个关键问题。最终，后续的设计改善了运动弧度，从而可以让患者进行更多的生理活动。而聚醚醚酮（PEEK）和陶瓷盘假体的出现也解决了产品早期设计中存在的一些问题。

一、Discocerv 颈椎成形假体的设计原理

Discocerv 颈椎间盘呈梯形，更加符合生物解剖学结构，并且可以预防椎间孔受到冲击，而这种冲击现象会出现在含有更多"盒式"的产品设计中（图 18-1）。端板的周边放置在骨质最密集的地方。板上方是凸起的矢状轮廓与上颈椎终板凹处相吻合。板下方是凸起的冠状面，也与下颈椎终板的生理结构相吻合。这套产品的形状有助于形成更好的载荷分布并降低沉降风险。

本假体设计成眼窝形状，所有平面的活动范围（ROM）为 9°。这种受限制的关节成形术不会出现任何的前后移位状况，并有一个固定的旋转中心。假体的几何中心在上盘的上表面和下盘的凹表面顶端。假体上下端的材料是钛 [TA6V ELI 美国材料检测协会（ASTM）F136]，中间各自是一个陶瓷对陶瓷的芯。上板的陶瓷材料是氧化铝 [Al_2O_3 国际标准化组织（ISO）6474 型 A]，下板部分材料为氧化锆（$ZrO_2+HfO_2+Y_2O_3$ ISO 13356）。钛板的外侧是等离子涂层面，方便骨组织生长。对于全髋关节置换手术，陶瓷对陶瓷关节一向具有良好的生物相容性和极低的磨损率。而且全髋关节置换术中的磨损颗粒与骨质溶解无关。

Discocerv 假体固定方式是即时固定，产品带有一列脊状纹，这样可以防止移位和滑动，同时钛的等离子涂层有助于进行长时间的骨固定。盘面有 2 个支架，可以设定 4 种不同的高度（表 18-1）。

二、NuNec 颈椎关节成形假体原理

NuNec 颈椎间盘的外形比 Discocerv 颈椎间盘假体更像盒子（图 18-2）。但是为了给椎间孔和暴露的神经根留下间隙，后外侧角被切除。该产品的设计也体现了底盘最大化的概念，板末端呈平面状。

NuNec 假体是一个球槽形的半球形设计，当患者颈部伸长并弯曲时，头部组件相对于尾部组件可以有 1mm 的前移。凸面在下方板上，凹面在上方板上。而且 NuNec 采用这种设计的同时，还在假体的槽前上方设计了一个斜坡（0.313mm）。斜坡可以让假体上部分向后滑动以增加假

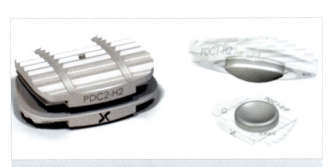

图 18-1　Discocerv 颈椎间盘

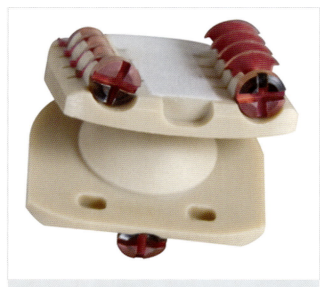

图 18-2　NuNec 颈椎间盘

体高度，而不会同时旋转下面的圆顶。这种设计可以完全更替传统的球形 - 凹槽设计而达到旋转目的。它是一个混合设计，可以解决让颈椎生理活动范围最小化的需求。该设备的设计是为了让患者可以进行正常活动和维持活动范围，同时可以让患者恢复和脊柱未受损时相似的围绕旋转中心（COR）的运动。运动范围能达到伸屈 22°，侧屈 11°的水平。

该假体是混合了聚醚醚酮 - 聚醚醚酮材质关节和羟基磷灰石（HA）涂层的复合材料。而聚醚醚酮 - 聚醚醚酮材质关节也是首次应用在关节成形术上。钛材质的凸轮嵌入在聚醚醚酮内帮助颈椎进行即时固定。钛凸轮旋转 90°可以将凸轮的螺纹固定在颈椎上。如果将来需要拆卸，也可以反向操作。聚醚醚酮上的陶瓷 HA 涂层技术在该领域也是首次被应用，目前正在纳入融合器的制备技术中 [未经美国食品和药品监督管理局（FDA）批准]。

NuNec 颈椎间盘假体有 4 个支架，3 种不同高度，分别为 5mm、6mm、7mm（表 18-2）。

三、临床前生物力学检测试验

（一）Discocerv 颈椎成形假体生物力学检测

上端板的脱出试验 231N，标准偏差（SD）为 27；下端板 114N，标准偏差（SD）为 14。静态压缩剪切试验设计为 10°剪切角加载在中间部分，同时加了 9°屈曲。破坏载荷分别为 13 700N 和 20 890N。破坏模式是直至下

侧陶瓷刀片出现断裂，但测出的破坏载荷已经远远超过任何生理负荷强度。动态压缩剪切测试表明，在 10Hz 的 1 000 万次循环条件下，假体可承受 10min 高达 8000N 的破坏强度。下侧陶瓷氧化锆插入物易碎且断裂，但负荷强度高于生理负荷。耐磨实验使用一个伺服液压控制的脊柱模拟器同时检测 3 个旋转轴，条件是以 2Hz 的频率载入从 50~150N 的压力。液体培养基为牛血清白蛋白，测试进行 1 000 万次循环，每 100 万次循环检查一次样品。下侧方组件测试期间的磨损率 = 0.054 ± 0.018 mg / 百万次循环，上侧方组件 = 0.034 ± 0.06 mg / 百万次循环。

Barrey 等解剖了 6 例成人尸体的颈椎，将 C5~C6 椎间盘植入 Discocerv 假体并通过一台 2TM 测试机进行检测。样品与完整脊柱节段的耦合运动无统计学差异，但 ROM 一般小于完整脊柱。因此颈椎间盘假体确实能复制正常的活动。Barrey 等也进行了几项研究，比较了颈椎间盘假体在完整的脊柱中以及在融合的脊柱中的差异（表 18-3）。

表 18-1　Discocerv 假体能放置的空间

参照段	L（mm）	D（mm）	H（mm）
11PDC1-H1			5.25
11PDC1-H2			6
11PDC1-H3	17.00	13.00	6.75
11PDC1-H4			7.50
11PDC2-H1			6
11PDC2-H2			6.75
11PDC3-H3	20.00	15.00	7.50
11PDC2-H4			8.25

研究者在不同检测条件下测试 12 个人类尸体的颈椎：完整颈椎，一个节段和两个节段椎间盘置换（TDR）（Discocerv），一个节段和两个节段颈椎前路融合（Anterior Cervical Arthodesis, ACA），一个混合结构，以比较置于一个节段和两个节段融合关节的 Discocerv 假体的活动情况，处于完整颈椎中的混合结构作为对照组（表 18-3，图 18-3）。

尽管在一个节段和两个节段 TDR 植入只能恢复颈椎本身的部分运动学特性，但是在一个节段和两个节段 TDR 植入还是比在颈椎关节的其他邻近部分植入能产生

更好的生物力学条件，这一方面限制了 ROM 在这些全球性的细分市场的应用，另一方面也减轻了细分市场中的一些内部压力。

（二）NuNec 颈椎关节置换生物力学测试

利用脱出实验通过合成的椎骨模型来检测假体的拔出强度。有很多方法可以固定假体。如带有前凸缘的颈椎板或 PCM 这些外部装置具有更强的拔出力。这项研究表明 NuNec 凸轮固定模式比其他任何常用的方法需要更强的拔出力。

表 18-2　NuNec 颈椎间盘假体适合的尺寸

支架大小	侧面（mm）	前后径（mm）	高（mm）
小型	14	12	5，6，7
小深型	14	14.5	5，6，7
中型	17	14.5	5，6，7
中深型	17	17	5，6，7

NuNec 的轴向静态测试表明强度为 9 640±251N 时发生偏移，位移为 0.70±0.02 mm。在 10° 弯曲时静态压缩剪切试验的负荷为 4 774±3 72N 时发生偏移，位移为 0.44±0.01mm。在 10° 弯曲时外扩静态剪切试验测试的平均负荷为 6 788±412N 时发生偏移，位移为 0.53±0.02mm。颈椎间盘的主要破坏模式是 PEEK 出现断裂。可以在弯曲 10° 的情况下开展疲劳试验来模拟出最坏的情况，因为相同情况下相较于外扩静态剪切，静态压缩剪切弯曲程度更低。在 1600N 作用下循环 1000 万个周期，疲劳试验没有检测出任何塑性变形或设备开裂情况。相较于文献报道，这个结果显得很好，因为该项研究论证了施加在颈椎上的最大压缩力，并得出弹性极限为 1230N。

Xin 等对 PEEK 颈椎间盘检测了其接触应力，并对 PEEK 盘上的 PEEK 进行了润滑分析。在 150N 载荷下，最大接触应力在 5.9~32.1 MPa 的范围内。这些应力值远低于 PEEK 的屈变力，据记载 PEEK 的屈变力为 120MPa。据报道，在 100 万次循环的条件下，PEEK 的疲劳强度为 58.72MPa。这些文献由此得出结论，上述压力不足以导致材料疲劳。

通过 Bionix Spine 磨损模拟器，在最小的尺寸（12mm×12mm）和最低高度（5mm）下进行磨损测试。检测液是混合磷酸盐缓冲液的新生牛血清溶液。每百万次循环后停止测试收集磨屑样品，针对植入假体共测试了 2000 多万次。图 18-4 可见 NuNec 假体与 Kineflex、M6-C 颈椎人工椎间盘、Discover、ProDisc-C、NeoDisc、Bryan 和 Prestige ST 等假体的磨损率比较。按照 ASTM 标准测试 1000 万次循环，磨损量为 0.26±0.01mm / 百万次循环。

NuNec 假体在板末端的涂层 HA 可以促进骨骼固定在假体上进行生长。生产中使用了大家熟识的等离子喷涂工艺，相对而言这属于高温处理步骤。在涂层 HA 后对 PEEK 进行了检测。发现产品没有出现分层，由此得出的结论是此处并未出现化学结合，PEEK 和 HA 之间的机械结合非常牢固。

公司根据 ISO 10993 标准对涂层 HA 和非涂层 HA 的产品进行了生物相容性检测。产品并没有发现有细胞毒

表 18-3　植入 C3~C7 段的假体（ROM C3~C7）在屈伸、轴向旋转和侧弯 2N·m 时的最大活动范围

	组 A 完整的颈椎（度）		
	屈伸 52±10（37~63）	轴向旋转 44±9（27~51）	侧弯 43.5±6.5（32~51）
1 级 TDR	51.5±10（39~67）	41.5±11（23~53）	41.5±6（30~49）
2 级 TDR	48±10（34~61）	39.5±10（20~50）	39±7（26~45）
2 级 关节固定	32±7（25~42）	26.5±9（13~39）	27.5±5（20~33）
	组 B 完整的颈椎（度）		
	57.5±8.5（47~71）	46.5±6.5（39~57）	43.5±6（35~51）
1 级 关节固定	49±7（41~59）	39.5±6.5（32~47）	38±4.5（33~45）
混合结构	45.5±7（37~53）	36.5±5.5（29~43）	35.5±4.5（27~41）

缩写：TDR，人工椎间盘置换术（Discocerv）；注意：均值以度数 ± 标准偏差（min-max）表示；$P<0.05$（设备植入与完整颈椎）

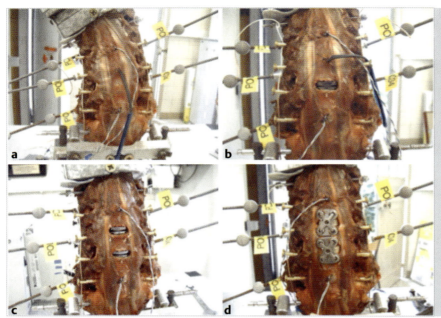

图18-3　组A：（a）完整颈椎。（b）1级TDR。（c）2级TDR。（d）2级关节固定术。在颈椎假体安装后在C3~C7的每个椎骨上安装固定一个可反射标记的颈椎佩戴器，通过一个光电测试系统来测量3D位移。将压力传感器插入相邻的椎间盘，以测量柔性试验期间的椎间盘内压（IDP）

性、迟发性皮肤接触致敏现象或是全身性毒性。

尸检后取12个颈椎进行体外试验，并使用Optotrak 3020运动捕捉系统来测量活动情况。试验针对完整脊柱、椎间盘切除后不稳定脊柱、NuNec关节成形术后脊柱和融合脊柱进行了比较。经椎间盘切除术后屈伸试验显示活动范围增加5°（10.5°~15.6°）。融合颈椎的标本的ROM减少了8.71°。PEEK椎间盘恢复到了完整的颈椎ROM范围（11.9° PEEK椎间盘与10.5°完整颈椎）。屈伸试验中PEEK椎间盘与完整的颈椎的ROM值没有统计学意义上的差异（$P < 0.05$）。完整颈椎、融合颈椎、经椎间盘切除

后的颈椎以及PEEK椎间盘在轴向旋转和侧弯方面也不存在差异性。

将PEEK NuNec椎间盘假体植入到山羊体内模型中。4只山羊植入涂有HA涂层的假体，4只植入没有HA涂层的假体。3个月后杀死山羊，分析脊柱、脊髓和周围组织以及器官的情况。手术和愈合过程中有轻微的组织细胞浸润情况。脊髓未见病理改变，未见磨屑。假体板末端的HA涂层部分骨生长良好且附着良好。这与未涂层的PEEK颈椎盘假体的端板周边的瘢痕组织形成明显的差异（图18-5）。

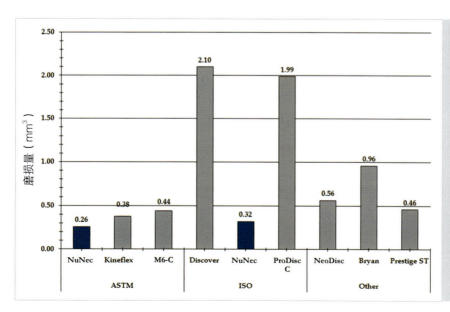

图18-4　图表显示了NuNec与一些最常见的颈椎假体的已公开的磨损量的对比

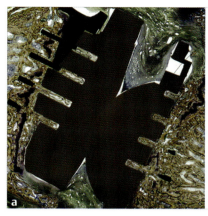
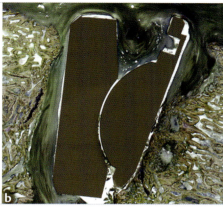

图 18-5 （a）与 HA 涂层表明并置部分的骨组织生长良好，钛凸轮填充了所有的间隙。（b）大多数纤维组织出现在 PEEK 植入体周围而没有出现在 HA 涂层四周。PEEK 植入假体未发现磨屑

四、关于植入颈椎假体的手术技术

（一）陶瓷对陶瓷（Discocerv）椎间盘假体

Discocerv 的植入很简单。按照通常的手术方式清理出椎间盘假体植入空间，根据需要对椎间孔减压。Barrey 等建议仅在病症发生部位部分切除后纵韧带。调整假体尺寸，使之与板末端的支架匹配，同时也需要和相邻的椎间盘高度一致。由于没有龙骨突或其他辅助固定物，因此假体需要插入到椎间盘的中心。无须使用颈托，患者在术后服用非甾体抗炎药 2 周。

（二）PEEK-PEEK（NuNec）椎间盘假体

NuNec 颈椎间盘的手术操作与 Discocerv 颈椎间盘的不同之处在于整个后纵韧带与后骨赘一起被去除。这

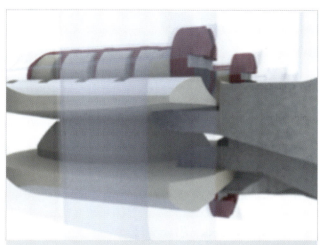

图 18-7　NuNec 椎间盘假体插入，将凸轮与预先钻好的通道对齐，2 上 1 下（RTI 手术）

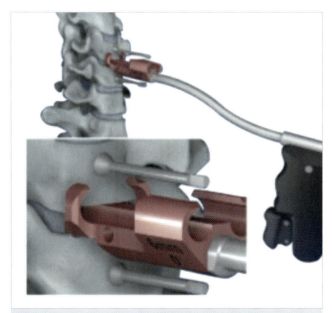

图 18-6　试用隔垫片和钻导子联合使用。每钻完一个通道后，钻头都留在原位，防止钻导子移动

个彻底清理椎间盘空间的行为能部分解释为什么相对于 Discocerv 的随访数据，NuNec 临床评估报告有更好的 ROM。注意不要切除板末端，而是去除前骨赘来确保植入假体的尺寸合适。在板末端有 4 个支架和 3 个高度来匹配植入假体。由于需要与其他颈椎间盘一致，植入目标是调整到可以适合插入椎间盘空间的最小高度。试验用隔离垫片也可以作为钻导子，用于钻 3 个凸点（图 18-6）。钻头在通道钻好后留在原位是很重要的。将 NuNec 种植体插入椎间盘的中心，2 个凸轮与板上端预先钻好的通道对齐，1 个凸轮与板下端的通道对齐（图 18-7）。放射标记物应该置于椎体的中心。

最后一步是将锁定的凸轮旋转 180° 锁紧板末端（图 18-8）。上面的 2 个凸轮随后转向两侧，同时患者的右侧逆时针转动，患者的左侧顺时针转动。下方的凸轮顺时针旋转 180°。如果植入假体需要移除，反向进行这个步骤

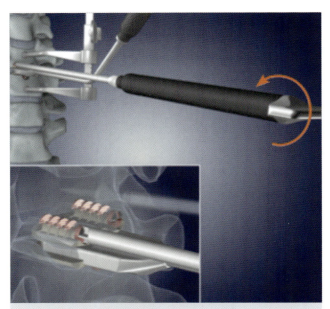

图 18-8　NuNec 假体演示如何锁定。凸轮旋转 180°

即可。

五、陶瓷和 PEEK 材质椎间盘成形术的临床疗效

（一）Discocerv 临床结果

第一代陶瓷对陶瓷椎间盘假体被称为 Cervidisc。第一个 Cervidisc 于 1999 年 6 月在日内瓦被植入患者体内。这是由 Ramadan 等在对本书的首次编辑时报道出的。本研究招募了 52 例患者，随访期较短，但经视觉模拟评分（VAS），颈部和手臂疼痛评分分别从 62 分和 67 分降至 13 分和 5 分。颈椎功能障碍指数（NDI）分数从术前的 25 分，降至术后 3 个月的 11 分。Ramadan 和 Kaech 发表了一个关于 MRI 兼容性的报道。他们证实陶瓷颈椎盘假体几乎没有 MRI 伪成像，神经基元清晰可见（图 18-9）。

Barrey 等在 2011 年报道了 32 例患者接受 Discocerv 颈椎假体单节段重建手术并有 2 年随访期的研究成果。研究关注点在仪器方面和临近椎间盘层面的矢状面平衡和运动学研究。共有 18 例女性患者和 14 例男性患者，平均年龄为 42 岁。本研究唯一的并发症是 2 例出现短暂性吞咽困难，1 例出现浅表感染。没有出现假体植入失效、移位或椎体骨折现象。2 年随访期间发现 6 个异位骨化病例。这项前瞻性研究的临床疗效表明，颈部和手臂根部 VAS 评分分别从术前的 69.6 ± 8.5 分和 69.3 ± 24.7 分在 24 个月后降低到 17.3 ± 16.6 分和 12.8 ± 17.5 分（图 18-10）。

此外，NDI 从术前的 49.7 ± 12.2 分明显下降到术后 2 年的 20.7 ± 14.1 分（$P<0.001$）。2 年间达到 85.7% 的成功标准（NDI 改善度 > 15%）。椎间盘高度如所期盼的一样，术后相对术前明显增高，但更重要的是椎间盘局部颈椎的曲度从术前的 –2° 增加到术后的 7°（图 18-11）。2 年随访期间没有发现邻近椎间盘高度出现显著降低的情况。因此术后阶段性脊柱前凸平均增加了 6° ~ 7°。节段性前凸增加。全身脊柱前凸平均也增加了大约 10° ~ 11°。假体的设计是为了保持阶段性脊柱前凸并带有上板的脊柱前凸形状。

ROM 术前为 10.2° ± 6.5°，术后 24 个月降到 6.1° ± 4°。研究者发现 24 个月时 81.25% 的患者 ROM> 3°。术后 VAS 评分高低和颈椎 ROM 并无相关性。上下相邻间盘的 ROM 和 COR（旋转中心）在植入椎间盘假体术后没有变化。关于其他的颈椎成形术植入假体，如 ProDisc-C 和 Bryan 等医疗器械也被报道出现了类似的 ROM 数值情况降低的情况。球窝设计对于固定的 COR 有一定限制，因此不会完全复制颈椎的正常活动。在这些研究人员的系列文章中指明，对于假体的各个细分产品，COR 的平均值有一个向上的变化趋势。这些研究证实，术后 COR 的位置与假体的设计和假体旋转中心的位置高度相关。为了恢复颈椎的正常运动，不仅必须保持或恢复

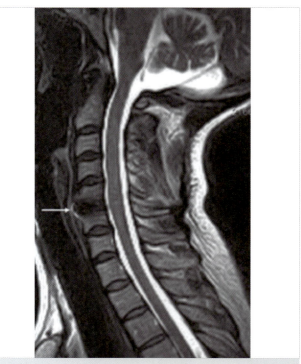

图 18-9　在 C5~C6 处植入 Discocerv 后 6 周，MRI 显示颈椎直立位在延伸

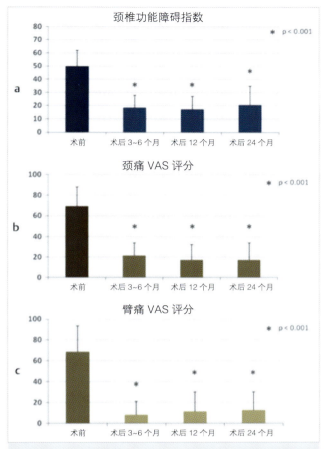

图 18-10　（a）NOI 均值。（b）颈椎疼痛。（c）臂痛的 VAS 分值在术前和术后 3~6 个月、12 个月和 24 个月的测试情况。在每个图标中都标注了术前、术后分值的统计学差异

ROM，而且必须通过椎间盘假体的帮助来恢复动作质量。侧向弯曲和轴向旋转的 COR 位于椎间盘空间上方，这与在完整正常脊柱中观察的情况一致。因此，带有头部几何中心的椎间盘的设计理念是能帮助患者更多地复制侧向弯曲和轴向旋转的一般生理运动。带有尾部旋转中心的颈部关节成形装置在颈椎屈伸时会更多地出现正常的生理活动，而具有头部旋转中心的装置在侧向弯曲和轴向旋转中会更多地出现正常的生理活动。

Discocerv 假体在 FDA 的申请和批准情况尚不清楚。但目前尚未在美国被批准使用。该器械被 CE 认证通过，自 2007 年起在欧洲使用。

（二）NuNec 临床疗效

目前尚没有同行评议的临床报道。Shabtai Friesem 于 2010 年初在英国发起了一项前瞻性随机临床试验。这项研究会随机选择 Prestige(一种金属材质假体) 或 NuNec(一种 PEEK-PEEK 假体) 作为植入假体。目标招募人数为 60 人。截至撰写本文时，FDA 尚未批准由先锋外科科技

公司（Pioneer Surgical Technology）提交的器械临床研究豁免（IDE）方案。该设备已通过 CE 认证，从 2008 年开始已被批准在欧洲使用。

据报道，MRI 与假体兼容性好，无散射或伪影。神经基元可以清晰地显示出来。PEEK-PEEK 的 MRI 结果与早期描述的陶瓷对陶瓷假体的 MRI 结果相似（图 18-12、表 18-4）。

先锋外科科技公司一直在进行多中心研究（主要在欧洲），收集与临床疗效相关的前瞻性数据。数据是初级数据和相对短期的数据，其中包括 24 例接受单层植入的患者和 22 例接受多层植入的患者。在接受单层颈椎成形术之前，患者的 NDI 评分基准值是 40.6 分，6 个月时下降到 15.3 分；1 年后下降到 6.0 分（图 18-13）。6 个月时的成功标准（NDI 评分降低了 15 分）达到 70%，1 年时为 85%。颈部 VAS 疼痛评分基线为 4.0 分，6 个月时降至 1.7 分，1 年时降至 0.3 分。手臂 VAS 疼痛评分起点分为 5.8 分，在术后 6 个月时降至 1.8 分，在术后 1 年后降至 0.3 分。多层关节置换术的 NDI 基线分为 52.0 分，术后 6 个月为 22.0 分。颈部 VAS 疼痛评分的基线分是 7.3 分，在 6 个月时降至 1.8 分。手臂 VAS 疼痛评分在术后 6 个月时从基线的 7.5 分下降到 4.5 分。患者椎间盘高度得到恢复，术后脊柱前凸显著增加。虽然临床数据是初步结果，但是

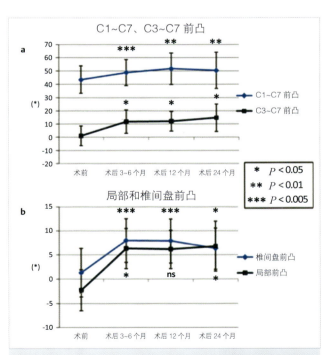

图 18-11　（a）全身。（b）细分部分脊柱前弯在术前和术后 3~6 个月、12 个月和 24 个月的评估情况。在每个图标中都标注了术前、术后分值的统计学差异

这种临床得到改善的状况与其他经报道过的颈椎间盘的情况相似，当然还需要更长期的随访观察。

PEEK-PEEK 关节假体上的球 – 槽设计能在术后再现正常的生理运动。ROM 术前、术后基本没有变化。术前屈曲至伸展的位移为 1.0mm，术后一年基本没变，为 0.9mm。当患者术后运动与正常脊柱运动相匹配时，是否能引导长期的临床改善还需要长期随访和观察。

Berg 等展示了针对 NuNec 与 Prestige LP 种植假体进行 1 级和 2 级椎间盘置换手术，以比较二者在改善全面颈椎矢状对齐和平衡的临床结果。该项研究采用放射影像评估，最短评估周期为 29 个月。结果显示两种植入物均保持了矢状对齐。Prestige 假体相对于 NuNec 假体会更多地降低全局矢状平衡，研究者将这归因于 Prestige 组中患者损失了更多的活动能力。

六、小结

PEEK-PEEK 和陶瓷对陶瓷颈椎假体显然是第三代假体。这两种假体都具有优异的 MRI 兼容性，这对于患者未来的治疗至关重要。陶瓷对陶瓷假体的优势还在于假体的磨损超乎寻常地低。与市场上现有的颈椎间盘假体相比，PEEK-PEEK 的磨损率也很低。这两种假体似乎都可以重新矫正椎间盘高度，并显著改善脊柱前凸现象。这两种假体设备的初始临床疗效令人鼓舞。

陶瓷对陶瓷 Discocerv 假体在上端板上有圆顶，形成了一个圆顶几何 COR。该器械是固定的且不允许发生位移。尽管手术部分的椎间盘的 ROM 减少，但相邻椎间盘

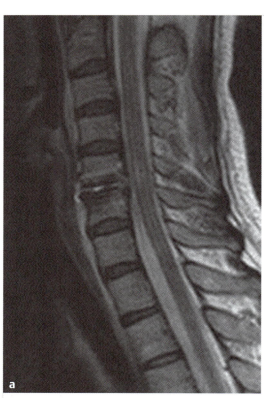
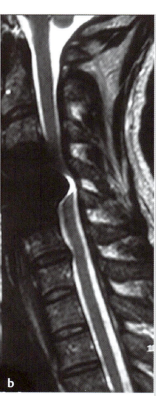
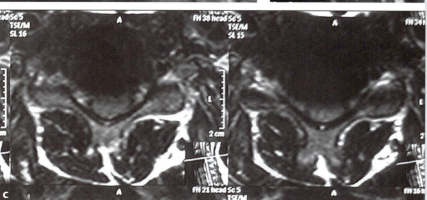

图 18-12 （a）术后对 NuNec 的 MRI，图片中几乎没有伪影。（b，c）术后对 ProDisc-C 的 MRI，图片中有很严重的伪影

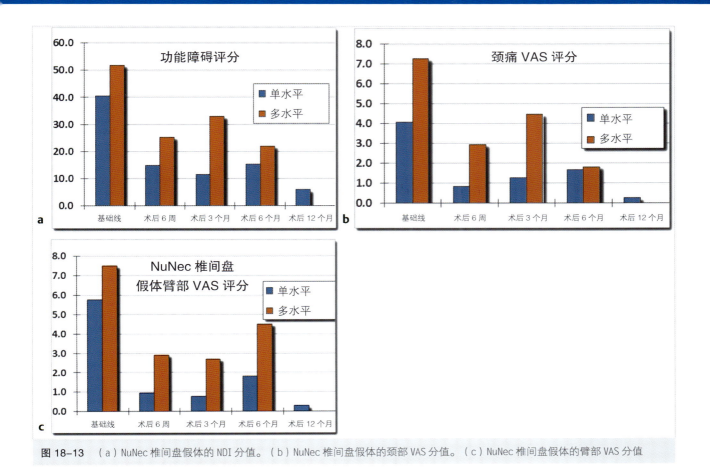

图 18-13　（a）NuNec 椎间盘假体的 NDI 分值。（b）NuNec 椎间盘假体的颈部 VAS 分值。（c）NuNec 椎间盘假体的臂部 VAS 分值

表 18-4　聚醚醚酮（PEEK）颈椎关节置换假体与其他颈椎固定假体的拔出（固定）强度对比

实验组	固定模式	板末端比表面积（mm²）	破坏载荷（N）
PEEK 颈椎假体（小型）	凸轮卡片	168	386.3 ± 44.1
PEEK 颈椎假体（大型）	凸轮卡片	289	566.2 ± 72.0
PCM 低剖面	0.2mm 板末端锯齿纹	300	257.4 ± 28.5
PCM V 型齿形	0.2mm 板末端锯齿纹；带有 1.0mm 齿形嵴	300	308.8 ± 15.3
PCM 标准法兰式	配有 4mm x 15mm 螺丝的锯齿纹	300	496.4 ± 40.0
PCM 固定法兰式	4mm x15mm 螺丝	300	528.0 ± 127.8
Prestige LP	带齿形的 2.3mm 高的中竖龙骨	275	306.4 ± 31.3
Kineflex-C	0.2mm 板末端齿轮；配有 2.5mm 高的中竖龙骨	250	286.9 ± 18.4
配有植入体内框架的颈椎前路钢板	带 4 个螺丝的齿轮	180	635.5 ± 112.6
髂嵴自体骨	N/A	235	161.6 ± 16.6

缩写：N/A，不适用；PEEK，聚醚醚酮；

并没有改变。治疗后侧向弯曲和轴向旋转时的 COR 与完整脊柱的情况相似。在屈曲和伸展方面与正常的完整脊柱的 CRO 情况相比出现背离，但是截至本文初稿时，尚未发现对临床有任何影响。假体的固定虽然不是绝对坚固，但看起来已经足够，因为临床上并没有出现挤压或半脱位的相关报道。

PEEK-PEEK 椎间盘假体的下端板上是圆顶形状并且能复制出正常完整脊柱的活动能力。ROM 保持不变，椎

间盘高度和脊柱前凸增加，并且位移情况与完整脊柱一致。此举能否会让磨损面变小，此刻尚不清楚，针对相较于其他现有假体它有更佳的运动能力改善的理论，还需要有更多的研究来支持。该器械的固定系统很独特，它可以快速稳定住固定并且还可以反向解除固定，并且有 HA 涂层面的 PEEK 能让骨组织长期生长。

七、参考文献

［1］Goffin J, Geusens E, Vantomme N, et al.Long-term follow-up after interbody fusion of the cervical spine[J]. Spinal Disord Tech, 2004, 17: 79-85.

［2］Kullkarni V, Rajshekhar V, Raghuram L.Accelerated spondylotic changes adjacent to the fused segment following central cervical corpectomy: magnetic resonance imaging study evidence[J]. Neurosurg, 2004, 100 Suppl Sine: 2-6.

［3］McAfee PC, Reah C, Gilder K, et al. A meta-analysis of comparative outcomes following cervical arthroplasty or anterior cervical fusion: results from 4 prospective multicenter randomized clinical trials and up to 1226 patients[J].Spine, 2012, 37: 943-952.

［4］Anderson PA, Rouleau JP.Intervertebral disc arthroplasty[J].Spine, 2004, 29: 2779-2786.

［5］Rodriguez AG, Rodriguez-Soto AE, Burghardt AJ, et al. Morphology of the human verbetral endplate[J]. Orthop Res, 2012, 30: 280-287.

［6］Barrey C, Mosnier T, Jund J, et al. In vitro evaluation of a ball-and-socket cervical disc prosthesis with cranial geometric center[J]. Neurosurg Spine, 2009, 11: 538-546.

［7］Barrey C, Campana S, Persohn S, et al. Cervical disc prosthesis versus arthrodesis using one-level, hybrid and two-level constructs: an in vitro investigation[J].Eur Spine, 2012, 21: 432-442.

［8］Moroney SP, Schultz AB, Miller JA.Analysis and measurement of neck loads[J]. Orthop Res, 1988, 6: 713-720.

［9］Xin H, Shepherd D, Earn K.PEEK(polyether-ether-ketone)based cervical total disc arthroplasty: contact stress and lubrication analysis[J].Open Biomed Eng, 2012, 6: 73-79.

［10］Brown T, Bao QB, Hallab N.Biotribology assessment of NuNec, a PEEK on PEEK cervical total disc replacement, according to ISO and ASTM recommendations[M].Presented at Spine Arthroplasty Society(SAS)Abstract 2009.

［11］Barrey C, Champain S, Campana S, et al. Sagittal alignment and kinematics at instrumented and adjacent levels after total disc trplsvrmrny in yhr vrtbivsl spine[J].Eur Spine, 2012, 21: 1648-1659.

［12］Ramadan AS, Maindron-Perly Ⅴ, Schmitt P.Cervidisc concept: six-year follow-up and introducing Cervidisc Ⅱ: Discocerv.In: Kim DH, Cammissa FP, Fessler RG, eds[M].Dynamic Reconstruction of the Spine.New York: NY: Thieme, 2007.

［13］Ramadan AS, Kaech DL.Early postoperative dynamic upright MRI after Discocerv® implantation[J]. ArgoSpine News & Journal, 2009, 21: 148-150.

［14］Berg AJ, Jensen CD, Reddy G,et al. Global cervical sagittal alignment, balance and segmental contribution: radiographic outcomes of one and two level disc replacement with NuNec and Prestige LP implants[J].Presented at International Society for the Advancement of Spine Surgery(ISASS)April 3-5, 2013, Vancouver BC, Canada.Abstract 370.2013.

第十九章 单节段与多节段颈椎人工椎间盘置换选择的复杂性

著者：William E. Neway Ⅲ，Lisa Ferreara，James Joseph Yue
审校：胡学昱，张宇鹏
译者：顾苏熙

一、引言

颈椎间盘置换术是治疗颈腰椎间盘退行性疾病的选择之一，常见的适应证包括成年患者的神经根型颈椎病或脊髓型颈椎病。目前多家公司的单节段颈椎间盘置换已经被美国食品和药品监督管理局（FDA）所批准，而被批准可以同时用于单节段及双节段的假体品牌则为数不多。尽管初期其疗效评估多针对为单节段颈椎病，但目前已有多项研究证实多节段颈椎间盘置换术，类似于单节段置换，也具有良好的效果。多项前瞻性研究已经证明：多项疗效自我评估测试，如颈部功能障碍指数（Neck Disability Index，NDI）、疼痛模拟评分（VAS）和 Odom 多节段置换量表（Odom's Scale for Multilevel Replacement）显著完善，从而增加了其有效性与真实性。

颈椎人工椎间盘置换术（TDR）的提出是基于以下理念：在保持正常颈椎节段生物力学活动性的前提下也可以实现神经结构的减压。保持活动性的好处是可以减少融合节段相邻位置的异常应力改变。在理论上，这种应变的减少将降低相邻节段疾病和力学不稳的发生率。

二、 适应证和禁忌证

近年来颈椎间盘置换的适应证一直在演变。最常见的适应证是单节段颈椎间盘髓核突出伴有神经根型颈椎病和 / 或脊髓型颈椎病。首先，患者采用保守治疗至少 6 周，包括休息、理疗、颈托、药物和姿势纠正。而以下情况可以考虑立即行颈椎间盘置换术：包括急性髓核突出（H erm'ated Nucleus Pulposus, HNP）导致明显的神经损害（无力改变，上肢或下肢神经损害表现）。存在这种明确无力表现的情况下，患者需要紧急的前路减压和行颈椎间盘置换术。其他适应证还包括多节段颈椎病，存在多节段神经根型颈椎病的表现；此外，融合术后的患者相邻节段退变也是椎间盘置换术的适应证。这种情况下，如果不

影响人工颈椎间盘假体的植入（取决于假体自身设计，比如有固定中轴和无固定中轴设计），第一次手术的颈前路钢板多数情况下不必取出。将多节段颈椎病的患者分为两个组：第一组为多节段颈椎间盘置换，第二组为采用混合手术，一个节段融合，另一节段间盘置换。最后，假设患者未发生颈椎钩椎及侧块关节的退变，一个不太常见的手术指征就是轴性颈痛：椎间盘退变导致或椎间盘源性颈痛。在大多数情况下，这种情况应该是首先行椎间盘造影初步诊断，然后必须通过小关节突注射封闭排除后柱病变后才能确诊；否则将无法使用人工椎间盘。颈椎关节置换术的禁忌证包括：重度小关节突退变、骨质疏松症的 T 值显著小于 1、颈椎感染史、严重的颈椎病伴显著椎间盘高度丢失和间隙挛缩、颈椎不稳定如过伸 – 过屈位的位移差大于 1.5mm、明显的颈椎侧凸 Cobb 角大于 6° 及显著存在后凸畸形且大于 10° 。

如果患者必须进行部分椎体次全切除才能达到前路充分减压，则颈椎人工椎间盘置换术不应使用。如果存在畸形椎体，将导致植入的颈椎人工椎间盘结构上不稳定，也是一个禁忌证。无法完成术中透视成像是人工椎间盘植入的相对禁忌证，因为术中 C 臂透视的前后位（AP）和侧位影像是确保人工椎间盘准确而安全放置的基本要求。任何对某一特定人工椎间盘组成材料成分过敏都是禁忌证。任何炎症性关节病如类风湿关节炎、银屑病性关节炎或其他相关疾病过敏史，应该被视为禁忌证。任何一种脊柱肿瘤或恶性肿瘤史，同样是一个禁忌证。最后一个禁忌证是椎体尺寸不足，椎体终板太小无法进行假体植入，也是相对禁忌证。

后纵韧带的骨化也是一种禁忌证，其他如先天性颈椎管狭窄伴脊髓型颈椎病、前后钳夹样颈椎病也应成为禁忌证。任何椎管后方结构的增厚或黄韧带钙化，都应该是颈人工间盘置换术的相对禁忌证。

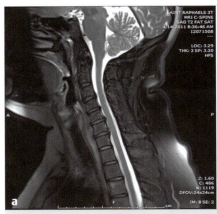 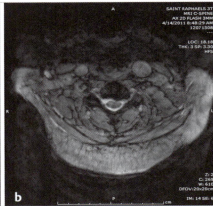 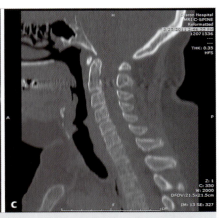

图 19-1　（a）2节段颈椎病患者的矢状磁共振成像（MRI）。（b）2节段颈椎病患者的轴向磁共振成像。（c）2节段间盘病变的术前CT 扫描

三、　术前影像学评估

　　所有患者行人工椎间盘置换术前均需行正位、侧位、屈曲、过伸位 X 线检查。同时应进行磁共振成像（MRI）扫描评估狭窄或脊髓压迫的情况（图 19-1a，b）。50 岁以上的患者，无论是男性还是女性，都应该做骨密度检测。所有吸烟者都应该进行骨密度测试，也应术前行颈椎 CT 扫描评估骨性结构是否存在异常（图 19-1c）。这些异常包括：例如，椎体内囊肿及囊肿的具体位置，任何关节突骨折或关节退变，以及后纵韧带骨化。

四、颈椎间盘置换优缺点

　　颈椎间盘置换术比较颈前路椎间融合（ACDF）存在以下几个优点：第一个是愈合时间短，椎间盘置换术的愈合时间要比 ACDF 短得多。其愈合过程主要包括皮肤和皮下组织的愈合，一般时间较短，当然，如果需要骨整合到假体界面则时间较长，这种通常发生在微观层面，并不影响患者在术后 1~2 周内可以进行日常办公和轻微活动，或者自行开车驾驶。然而融合术后患者则需要更长的时间才能愈合，尤其是使用同种异体骨时，骨整合期至少需要 2~6 个月，而且并不是所有的患者都能成功融合，有些甚至形成假关节将需要再次翻修手术。患者人工椎间盘置换术没有假关节形成的风险，从而降低了需要额外手术的风险。此外从生物力学角度来看，使用多节段颈椎间盘置换更符合生物力学要求。颈椎间盘置换术，尤其是多节段的间盘置换，可以减少相邻节段症状性退变的形成和减少翻修手术的可能性（图 19-2）。

　　在常规的多节段颈椎融合术中，一般需要自体髂骨

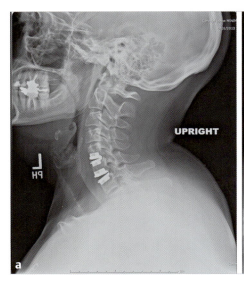 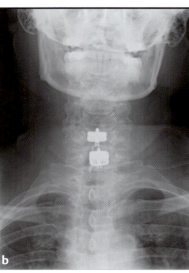

图 19-2　（a）2节段椎间盘置换的侧位片。（b）正位 X 线片

取骨。而在人工间盘置换术这是不需要的，从而避免了潜在的风险：比如髂骨区域疼痛和感染以及髂前上棘骨折。多节段椎间盘置换的优势还包括：食道后方没有内植物直接接触，因此吞咽功能受损的问题也可能较少。

（一）外科技术

患者手术当天入院。因为需要进行融合手术，患者被要求在手术前至少 2 周停止吸烟，戒烟还有助于降低潜在的感染风险。手术前，患者仰卧体位，手臂放在两侧轻微牵引。通常肩膀使用胶带固定在手术床沿。小号支撑垫放在颈椎后面，头部和颈部处于 1 个中立的位置。头部也通常使用胶带固定在床头，以防止左右转动。C 臂透视正位和侧位，必要时进一步旋转调整患者的颈椎，确保棘突中间部位于正位片视图的中点。从侧位片来看，皮肤标记需要正好在目标节段的正前方。在 1 个或 2 个节段的情况下，将在两者之间做 1 个小的横切口。如果 3 个节段或更

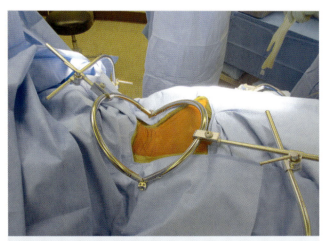

图 19-3　支架放置的角度

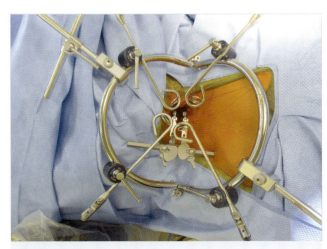

图 19-4　放置拉钩

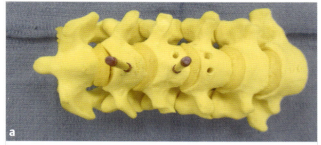

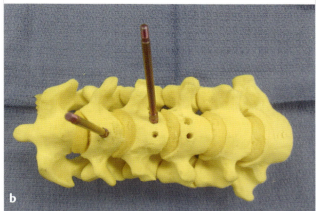

图 19-5　（a）正确放置撑开针，注意平行。（b）不正确地放置，会导致椎间盘撑开不对称

多的情况下，则在胸锁乳突肌内缘行纵向斜切口，仔细分离颈椎前路的软组织层次。气管和食管被牵拉到对侧，颈动脉鞘则牵向术者同侧。研究人员（JY）喜欢使用可以固定在手术台上的环状牵引器。通过与悬在术野上方的固定环，拉钩可以稳定在颈椎结构侧方（图 19-3 和图 19-4）。仔细分辨手术节段。目标节段的上下邻椎分别植入牵开针，然后适当牵开。注意 2 枚牵开针务必在冠状面和矢状面均保持平行（图 19-5a，b）。完整切除纤维环的前部、髓核、后部纤维环、连带后纵韧带切除骨赘，探查椎间孔及椎体后方，全面评估减压范围。最后尽量少切除终板，在椎体的深面（前部）稍使用高速磨钻。若骨表面明显出血则用骨蜡覆盖。减压结束后，释放牵开针，然后重新轻度撑开。选择一个适当大小的假体试模先试验，然后进行假体植入。最终在 C 臂正位及侧位透视下植入最终所用假体。所有病例均进行脊髓监测，评估脊髓和神经根组织的功能完整性。每完成一个节段，牵开针孔均需被骨蜡覆盖。如果假体所需的椎体骨槽已经开凿形成，也需覆盖适量的骨蜡，必要时对邻近的椎间盘进行暴露。在进行多节段间盘置换时，建议首先进行头尾两侧节段的处理。例如 C3~C4、C4~C5、C5~C6 3 个节段的置换，C3~C4 节段要首先做，然后是 C5~C6，最后是 C4~C5。如果担心空间不

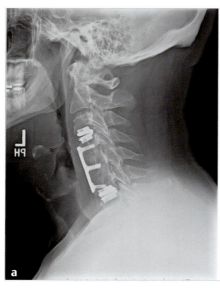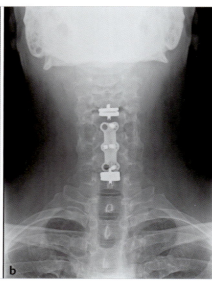

图 19-6　（a）融合术后头尾双节段椎间盘置换的侧位 X 线片。（b）正位 X 线片

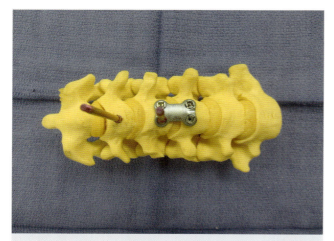

图 19-7　在 ACDF 术后进行人工椎间盘置换时，术中最好是利用原固定孔放置牵开针

足，可在所有 3 个节段间隙放置试模，最后逐一放置植入物。如果术前计划进行复合（间盘置换和融合混合）手术，一般先放人工椎间盘，再融合节段放置移植骨或钛笼。

　　如果需要在非连续的多个节段跳跃放置多个人工间盘，可以考虑使用两个单独切口，避免过度显露带来的创伤（图 19-6）。可以考虑将牵开针放置到相邻节段前次融合钢板的螺丝孔钉道内，从而避免移除钢板（图 19-7）。在手术将结束时，对食管组织进行仔细检查，以确保没有食道的软组织侵蚀或挤压。检查颈动脉鞘是否有异常的血流搏动。在颈前间隙放置引流管，然后关闭切口。大多数患者在人工椎间盘置换术后 1~2 周使用软质护颈。一般 2 周内，可在身体耐受许可的情况下负重和开车。围手术期使用适当抗生素，对于任何术后计划口腔科操作的患者，需要在牙科手术前口服适当抗生素。

（二）生物力学

　　通过采用颈椎人工椎间盘置换代替融合或在相邻融合节段的使用，而达到保护颈椎运动的作用，目前椎间盘置换术已经成为治疗退变性颈椎病的一个普遍术式。然而颈椎间盘置换的临床疗效不仅取决于患者状况和是否符合适应证，还取决于外科医生的手术操作技术，以及对退变条件下的人工间盘植入物力学特性的认知。当前颈椎间盘置换术仍然被认为是一种前沿的技术，尚缺乏有效的前瞻性临床研究及生物力学研究用以评价多节段颈椎间盘置换术的远期疗效。

　　生物力学研究发现在多节段颈椎融合术后，相邻节段的运动范围有所增加。然而，多节段颈椎间盘置换术并没有统计显示假体相邻节段的运动增加。生物力学研究已经证明退行性颈椎多节段融合可能由于改变应力传递，导致相邻运动节段退变加速等不利影响：包括改变运动轨迹、增加运动范围并增加椎间盘压力等问题。因此，颈椎人工椎间盘置换术，可以通过保留手术节段的运动能力，减少相邻节段退变的发生率，降低应力转移到周围组织，抑制额外的运动传递到相邻的颈椎节段，从而成为一个替代传统 ACDF 术式的解决方案。

　　比较单节段的人工椎间盘置换术与单节段 ACDF 固定融合术，研究显示传统手术与椎间盘置换术相比，术后短期的临床疗效类似。这样的结果提示：就颈椎单节段手术而言，一个节段的融合操作，能够通过其余节段代偿，从而保持整体的运动范围没有大的损失。相反随访研究已发现颈椎多节段比单节段 ACDF 融合术成功率更低，是由于增加融合节段后，相邻节段的运动代偿将明显增加，每增加一个融合节段将更大的压力转移到相邻节段，导致手术相邻节段，尤其是远端往往出现较高的假关节发生率。在这种情况下，多节段融合术后的生物力学环境的改变，随着融合节段的增多而导致刚度的增加，导致在相邻节段有更多的运动范围传导，增加椎间盘压力和不良应力，从而导致相邻节段的退变。多节段融合术后，较大的应力和运动范围甚至传递到周围的脊椎组织，导致相邻节段退变的多米诺骨牌效应。然而，椎间盘置换术可以通过保留脊柱节段的运动能力，减轻不良的应力和应变，为退行性颈椎病提供一种可供选择的策略。从本质上讲，人工椎间盘置换技术本身试图解决在行走和日常活动中沿着脊柱产生的正常冲击力的能量耗散和吸收。植入体内的人工间盘的运动能力将有助于分散冲击能量，并减少有害的应力转移到周围节段。人工椎间盘置换术的最终目标是模仿人体自身椎间盘组织的特质，从而模拟健康的椎间盘的弹性功能。正常的颈椎间盘自然的弹性行为，可以对周围组织达到保护作用，以目前的科技水平，这点尚难以纳入人工椎间盘的设计中。

目前制备颈椎人工椎间盘时所使用的非生物材料，尽管具有生物相容性，但它们仍然是非生物性的，缺乏天然材料的黏弹性和非线性性质，导致这些植入物的寿命有限。这些材料由于需要维持或恢复退变性节段的运动，也会导致其他的生物力学挑战，比如植入物的使用寿命，骨界面的融合能力，长期组织反应，脊柱功能单位（FSU）和沿颈椎组织荷载传递的适应改变等。

人工椎间盘的制造厂商想要生产出模仿人体椎间盘正常的黏弹性行为的器械难度极大，因为当前的生物技术还无法复制真实活组织的非线性和动态自适应性自然属性。随着我们年龄的增长，韧带及脊柱组织逐渐变硬，从而改变 FSU 的运动负荷曲线和运动行为。颈椎人工椎间盘置换术，意味着一个预期寿命 15~20 年的植入物，当患者年龄从四五十岁到六七十岁的增长过程中，其机械性能稳定保持在适当的水平，这样可以显著改变患者的颈椎生物力学性质。颈椎间盘置换和自身颈椎间盘之间在化学、物理和自身脊柱组织力学性能的显著变化，将导致不匹配的生物力学分布，也可能诱发不良的结果，这些差异与融合术后的不良结果将有明显差异。

考虑到以上这些挑战，如果再进行多节段颈椎间盘置换，从生物力学角度来看，这些问题将进一步复杂化。人工椎间盘在中轴线序列的对齐是维持矢状面平衡、最优负荷转移、良好的运动学，以及抵抗移位、排斥或植入物失败等至关重要的因素。一个或多个对位失调能导致偏心应力转移到周围的组织，可能引发进一步的退化或内固定系统失效，缩短人工椎间盘寿命。人工间盘植入数量增多后，运动行为就更复杂，生物力学特性也就更复杂，早期植入物失效的风险就越大。此外跳跃植入人工间盘，比如两个人工间盘置换节段之间的一个正常椎间盘，偏心应力转移到假体相邻正常节段的水平，从而进一步增加退变以及其他不良反应：比如固定物的骨界面失效，植入物的位移、显著改变应力分布的不良组织反应，并最终导致 FSU 及植入物失败。

人工椎间盘置换术的成功与内植物的设计有关，也有很多生物力学相关的挑战。虽然植入物必须保持和维护退变节段的运动能力，但尚缺乏能充分模仿人体组织能力的植入物设计。

（三）植入物的摩擦学研究

影像学检查显示，植入物在术后 3~6 个月能达到骨界面的充分融合。两例患者在术后 6 个月的随访时还可以发现极小但能测量到的微动，所有植入物在 2 年随访后达到了稳定。此外，随访观察到术后 6 个月内仍然有一定的植入物沉降，但所有植入物的骨长入均被证明是安全的。最终随访 2 年后，完全骨长入后没有发现沉降。在 24 个月的随访中，未发现早期运动和临床疗效之间的相关性。除内固定的沉降问题之外，植入物的磨损也会有明显的后果。比如发生在大关节置换术后的骨溶解。体积和线性磨损导致细微的聚乙烯和金属轴承表面的磨损碎片。这些微小粒子启动免疫反应，巨细胞和巨噬细胞被激活，导致骨植入界面的骨吸收。颈椎运动范围有限，与其他人工关节置换相比，其体积磨损率可能要低得多。其结果是在颈椎人工椎间盘置换术后，第三体（Third-Body）磨损发生基本上是微乎其微的。这些结果与 Anderson 等公布的山羊模型数据一致，该研究显示出在颈椎间盘置换术后，只会导致非常微小的炎症反应。炎性假瘤的形成是由于金属过敏导致，即金属对金属钴铬钼假体植入物的过敏。

（四）并发症

颈椎间盘置换与其他颈椎前路术式一样，存在许多相同的手术入路相关并发症。即短暂性声带麻痹、吞咽困难、咽后血肿、食管穿孔、伤口感染、脑脊液漏、椎动脉

表 19-1 全椎间盘置换术失效的原因

植入失败	轴承面磨损
闭锁畸形	节段性后凸畸形
骨－植入失败	固定、摩擦、下沉、移位
宿主反应	异位骨化

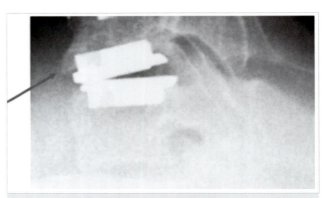

图 19-8 1 级 HO（箭头），但不在椎间盘水平

损伤、椎体骨折，并已有相关文献报道。

颈椎间盘置换也存在一些独有的，与人工关节置换相关的并发症。这些并发症包括：植入物固定困难、假体磨损、异位骨化、节段后凸畸形、内固定移位和植入物下沉等（表 19-1）。

五、植入物的特殊并发症

（一）节段性后凸畸形

颈椎间盘置换术后可能会导致颈椎的矢状面平衡改变。颈椎曲度的丧失在很多研究中已经得到证实。节段性后凸畸形往往反映了人工间盘术后的生物力学以及相邻节段和周围肌肉组织改变。如果术后出现持续的疼痛和不适，也可能需要额外的手术。Pickett 等研究证明了 2 节段颈椎间盘置换术后，患者的颈椎后凸畸形显著增加。

（二）放置

过度撑开而形成的小关节突以及椎间隙是导致术后颈部疼痛的主要原因。术中应考虑到椎间隙的高度，以避免这种现象的发生。由于多个手术节段的叠加效应，考虑椎间隙的高度在多节段间盘置换术中尤为重要。术前可能存在的小关节突病变也会导致此类颈痛。因此，术前彻底的临床和影像学评估是必要的。植入物沉降、错位、椎体骨折也有可能发生。

（三）异位骨化

异位骨化的出现是椎间盘置换术后最不愿看到的并发症，因为 HO 的出现将抵消人工椎间盘置换带来的活动

表 19-2 颈椎人工椎间盘置换术后 HO 分类

0 级	无
1 级	椎体前而不是在椎间隙水平
2 级	进入椎间隙水平，可能影响假体功能
3 级	桥接骨化，还允许假体活动
4 级	完全融合，无任何屈伸运动

性。置换间盘的目的是给病变椎间盘节段提供无痛性运动能力。HO 是置换关节周围软组织出现了异常的骨生成。这可能是与局部关节创伤或脑外伤有关。Wu 等发现，多节段人工颈椎间盘置换术与单节段间盘置换术相比，HO 发生率显著提高（66% vs 25%，$P < 0.001$），尽管较高的异位骨化形成率与术后活动度以及临床疗效上没有相关性。McAfee 等发表了颈椎间盘置换术后的异位骨化分类系统（表 19-2，图 19-8），它们展示了 2 例患者，异位骨化跨过了手术节段，导致节段运动的受限。Chen 等进行 Meta 分析总结颈椎间盘置换术后 HO 发生率，他们的研究提示严重型 HO（McAfee III ~ IV 级）的患病率在 12 个月为 11.1%，在 24 个月随访期时为 16.7%。他们还得出结论：HO 形成与临床症状改善无关。这项多中心研究的回顾显示，在术后使用非甾体类抗炎药可以降低 HO 的发生率。

（四）相邻节段异位骨化的发展

相邻水平异位骨化（Adjacent Level Dssification Development, ALOD）可能是 HO 形成中的一个亚类。ALOD 与植入物到邻近椎间盘的距离（Plate- To- Disc）有关。先前已有研究表明 ACDF 术后患者发生的 ALOD 比例高达 59%。当 PTD 距离 <5mm 时，该形成速度明显加快 2.8 倍。Kim 等通过系统回顾发现颈椎前路固定后，头侧相邻节段 ALOD 的发生率是术前 2 倍。目前没有研究发现 ALOD 发展的时间窗。总的来说，TDR 的 ALOD 发展率较低（6%~24%）而 ACDF 的 ALOD 发展率相对较高（41%~64%）。到目前尚未见多节段颈椎间盘置换术后关于 ALOD 发病率的报道。

六、小结

早期结果显示颈椎人工椎间盘置换术的临床疗效类似于ACDF这一经典手术，而且具有相邻节段间盘再手术率较低的优势。尽管与单水平椎间盘置换相比，随着置换节段的增加，手术并发症往往会增多。但迄今为止，并未有明显临床差异。目前，仍然需要进行长期的随访研究评估多节段间盘置换术的安全性和复杂性。

七、参考文献

［1］ Cardoso MJ, Rosner MK.Multievel cervical arthroplasty with artificial disc replacement[J].Neurosurg Focus, 2010, 28: E19.

［2］ Pimenta L, McAfecc PC, Cappuccino A. et al. Superiority of multilevel cervical arthroplasty outcomes versus single-level outcomes: 229 consecutive PCM prostheses[J].Spine, 2007, 32: 1337–1344.

［3］ Pickett GE, Sekhon LH, Sears WR, et al. Complications with cervical arthroplasty[J]. Neurosurg Spine, 2006, 4: 98–105.

［4］ DiAngelo DJ, Roberston JT, Metcalf NH, et al. Biomechanical testing of an artificial cervical joint and an anterior cervical plate[J]. Spinal Disord Tech, 2003, 16: 314–323.

［5］ Puttlitz CM, DiAngelo DJ.Cervical spine arthroplasty biomechanics[J]. Neurosurg Clin N Am, 2005, 16: 589–594.

［6］ Maiman DJ, Kumaresan S, Yoganandan N, et al. Biomechanical effect of anterior cervical spine fusion on adjacent segments[J].Biomed Mater Eng, 1999, 9: 27–38.

［7］ DiAngelo DJ, Roberston JT, Metcalf NH,et al. Biomechanical testing an artificial cervical joint and an anterior cervical plate[J]. Spinal Disord Tech, 2003, 16: 314–323.

［8］ Samartzis D, Shen FH, Mattews DK, et al. Comparison of allograft to autograft in multievel anteriror cervical discectomy and fusion with rigid plate fixation[J].Spine, 2003, 3: 451–459.

［9］ DiAngelo DJ, Gilmour LJ, Schwab JS,et al. Biomechanical comparison of multi-level cervical disc arthroplasty versus fusion: ProDisc-C versus Prestige LP.Paper presented at the SAS10 Annual Conference[J].The International Society for the Advancement of Spine Surgery.

［10］ Cherubino P, Benazzo F, Borromeo U, Degenerative arthritis of the adjacent spinal joints following anterior cervical spinal fusion: clinicoradiologic and statistical correlations[J].Ital J Orthop Traumatol, 1990, 16: 533–543.

［11］ DiAngelo DJ, Roberston JT, Metcalf NH,et al. Biomechanical testing of a artificial cervical joint and an anterior cervical plate[J]. Spinal Disord Tech, 2003, 16: 314–323.

［12］ Dmitriev AE, Cunningham BW, Hu N,et al. Adjacent level intradiscal pressure and segmental kinematics following a cervical total disc arthroplasty: an in vitro human cadaveric model[J].Spine, 2005, 30: 1165–1172.

［13］ Matsunage S, Kabayama S, Yamamoto T, et al. Strain on intervertebral discs after anterior cervical decompressin and fusion[J].Spine, 1999, 24: 670–675.

［14］ Lind B, Zoëga B, Anderson PA.A radiostereometric analysos if the Bryan Cervical Disc prosthesis[J].Spine, 2007, 32: 885–890, discussion 891.

［15］ Anderson PA, Squire M.Now AAOS.Adverse inflammatory reactions in discarthroplasty.http: //www.aaos.org/news/aaosnow/nov10/research5.asp.

［16］ Buchowski JM, Sekhon JH, Yoon DH.Adverse events of cervical arthroplasty[J].Tech Orthop, 2010, 25: 138–144.

［17］ Salari B, McAfee PC.Cervical total disc replacement: complications and avoidance[J].Orthop Clin North Am, 2012, 43: 97–107.

［18］ Interactive Educational Program.Total Disc Replacement.http: //www.spineiep.com/iep/User/Chapters.aspx.

［19］ Wu JC, Huang WC, Tsai TY, et al.Multievel arthroplasty for cervical spondylosis: more heterotopic ossification at 3 years of follow-up[J].Spine, 2012, 37: E1251–E1259.

［20］ McAfee PC, Cunningham BW, Devine J,et al. Classificiation of heterotopic ossification(HO)in artificial disc replacement[J]. Spinal Disord Tech, 2003, 16: 384–389.

［21］ Mehren C, Suchomel P, Grochulla F, et al.Heterotopic ossification in total cervical artificial disc replacement[J].Spine, 2006, 31: 2802–2806.

［22］ Chen J, Wang X, Bai W, et al. Prevalence of heterotopic ossification after cervical total disc arthroplasty: a meta-analysis[J].Eur Spine, 2012, 21: 674–680.

［23］ Park JB, Cho YS, Riew KD.Development of adjacent-level ossification in patients with an anterior cervical plate[J]. Bone Joint Surg Am, 2005, 87: 558–563.

［24］ KIm HJ, Kelly MP, Ely CG, et al. The risk of adjacent-level ossification development after surgery in the cervical spine: are there factors that affect the risk[J]. A systematic review.Spine, 2013, 38: E49.

第二十章　FDA 批准的颈椎人工椎间盘置换临床试验

著者：Uday Pawar，Abhay Nene，Dilip K. Sengupta

审校：胡学昱，张宇鹏

译者：王聪

一、引言

随着脊柱外科的大步发展，更新的理念和技术正前所未有地涌向我们这个专业，我们可以看到全新设计的内植物在加速这个行业的发展进步。在过去的 20 年里，种类繁多的内植物被引进脊柱外科"市场"，许多已经停止了使用，而另一些则被保留了下来。很显然，从图纸上的理念设计到转化为可应用的、安全的、设计精良的内植物之间还存在巨大的距离。鉴于这是技术性的不断革新，健康管理者们在确保患者安全方面负有更大的责任。一方面，他们不应为新型医疗器械的更新换代设置阻碍，另一方面，他们还要对任何新设计执行更为严格地监督，以确保新型器械的安全性及有效性。医疗器械临床研究豁免（Investigational Device Exemption，IDE）试验是能够完成这项任务最为系统性的方法。本章节将对目前正在进行中的人工颈椎间盘器械临床研究豁免试验进行详细讨论。

二、 医疗器械临床研究豁免（IDE）试验的目的

骨科内植物被美国食品和药品监督管理局（Food and Drug Administration，FDA）列为具有"重大风险的器械"一类。IDE 试验的目的是在市场准入之前要确保临床试验器械的安全性及有效性。由于人工颈椎间盘的设计理念考虑到了周围相邻节段病的问题，作为 Cloward 提出的、已经被广为接受的颈前路间盘切除融合术（Anterior Cervical Discectomy and Fusion，ACDF）的替代性手术，颈椎人工椎间盘置换术逐渐变成一种通用的新术式。这种理念在 Hilibrand 于 1999 年发表的研究结果中得到了进一步的推动，他指出：ACDF 术后相邻椎间盘退变每年发生率大概为 2.9%，35% ~ 40% 的患者存在影像学上的相邻节段退变的表现。但是，这种退行性改变究竟是由手术造成的，还是仅仅因为椎间盘的自然退变，仍然存在着争议。Hilibrand 系列报道中提到，虽然目前对"症状性"相邻节段病的问题仍没有绝对的判断，但是因相邻节段病的翻修手术的发生率高达 14%。此外，生物力学研究已经提示 ACDF 术后在邻近椎间盘纤维环后方出现异常的压力。从理论上讲，节段运动的保留使得应力在跨多节段传导时更为合理，有希望避免相邻节段加速退变。颈椎间盘置换的概念适宜地预示了这样一种假设。

基于髋关节和膝关节置换所用假体的经验，许多制造商设计了他们的产品。IDE 试验参照 ACDF 手术的金标准对这些假体的安全性及有效性进行了系统性的研究。大部分试验已经进行了 5~8 年，平均时间已有 6 年之久。在本文行文时再无更新的实验招募患者。

IDE 试验致力于确保全新的内植物应满足以下标准：

a. 可以安全应用于人体；

b. 与目前可获得的选择相比较无劣势；

c. 确实可作为一种更为合适的选择。

三、 获 FDA 批准的颈椎人工椎间盘现状

（一）经 FDA 许可 IDE 试验通过的颈椎人工椎间盘

● Prestige-ST（Medtronic Sofamor Danek，Memphis，TN）-2007 年 8 月

● ProDisc-C（Synthes Spine West Chester，PA）-2007 年 12 月

● Bryan 颈椎间盘（Medtronic Sofamor Danek，Memphis，TN）-2009 年 5 月

● Secure-C（Globus Medical.Inc.，Audobon，PA）-2012 年 9 月

● Porous Coated Motion（PCM）（NuVasive，Inc.，San Diego，CA）-2012 年 10 月

- Mobi-C（LDR USA, Austin, TX）–2012 年 11 月，适用于 2 节段的人工椎间盘置换

- 待 FDA IDE 批准的人工颈椎间盘

- Kineflex-C（SpinalMotion, Inc., San Antonio, TX）–2010 年 1 月完成注册

- Prestige LP（Medtronic Sofamor Danek, Memphis, TN）– 2010 年 1 月完成注册

- 已停止 FDA IDE 试验和放弃申请 FDA 批准的人工颈椎间盘

- NeoDisc（NuVasive. Inc., San Diego, CA）——该公司决定放弃争取 FDA 的批准

- Discover（DePuy Spine, Inc., Raynham, MA）——该公司决定放弃争取 FDA 的批准

（二）终止的试验

- 颈椎人工椎间盘置换术与 ACDF 术式治疗单节段颈椎间盘退行性疾病的比较（IDE 试验）（原因：超出预期的翻修率）

- CerPass-NuVasive：一项评价人工椎间盘置换术用于颈椎间盘疾病的临床试验（原因：CE 的假体停止销售）

（三）FDA IDE 批准的临床试验结果的概要

1. Prestige ST 人工椎间盘

2007 年 3 月，Mummaneni 等公布了第一项由美国 FDA 批准的 541 人参与的实验结果。在这项随机（1：1）前瞻性研究中，对下颈椎单节段病变的 541 例患者，随机给予 ACDF 或 Prestige ST 人工椎间盘置换的手术。276 例患者接受颈椎间盘置换手术，另外 265 例患者作为随机对照组接受 ACDF 手术。在随后 2 年的定期随访中，颈椎间盘置换组在神经功能改善、NDI 评分及 SF-36 量表评分方面具有显著的优势，相对于 ACDF 组也能更早地恢复工作。对相邻节段退变的翻修率进行比较，虽然颈椎间盘置换组较 ACDF 组更低，但两组无统计学差异。颈椎间盘置换组保留了平均 7° 的节段运动功能。由于这项短期随访研究存在明显不足，他们对相同的一组患者进行了为期 5 年的随访观察，541 例患者中有 271 例（人工颈椎间盘置换组 144 例，ACDF 组 127 例）完成了 5 年随访观察。在早期的参数比较当中，颈椎间盘置换组表现出更显著的优势，这种优势甚至延续到术后第 60 个月的时候。在术后 60 个月时，人工椎间盘的活动范围从术后 36 个月时的 7.3° 下降到 6.5°。研究人员认为，从术后 5 年的随访结果来看，人工颈椎间盘置换术在改善临床疗效的同时，具有

潜在保留颈部运动的能力。

2. Bryan 人工椎间盘

Sasso 等报道了另一项类似的前瞻性、随机 IDE 研究，对随机分配到 Bryan 人工椎间盘组（n=56）及颈椎前路融合组（n=59）的 115 例患者进行了比较。通过 NDI 评分、颈部及上肢 VAS 疼痛评分及动态的影像学观察，对结果进行评价。在术后 2 年随访时，人工椎间盘置换组表现出更加令人满意的 NDI 评分及 VAS 评分，较 ACDF 组有统计学差异。在融合组出现更高的手术节段翻修率（ACDF 组 4 例、Bryan 椎间盘置换组 2 例）。这项短期随访数据表明，Bryan 人工椎间盘表现出更为令人满意的临床结果。

Sasso 等在另一项为期 48 个月的随访中观察到，Bryan 人工椎间盘置换组（最初入选 242 例）相对于融合组（最初入选 211 例）来说，维持了一个优良的结果（85%）。但是 4 年的随访结果显示了一个较低的随访率，人工椎间盘置换组仅 181 例（75%）、融合组仅 138 例（62%）获得了随访结果。在术后 2 年随访时融合组维持了 72% 的成功率。椎间盘置换组在活动范围、上肢及颈部疼痛改善情况、SF-36 量表评分中全部项目以及 NDI 评分方面均显著优于融合组。在手术节段及相邻节段的手术翻修率方面，两组表现为相同的结果（4%）。

3. ProDisc-C 人工椎间盘

在 2009 年一项 FDA 批准的随机对照前瞻性研究中，Murrey 等将 209 例患者随机分成 ProDisc-C 人工椎间盘置换组（103 例）及标准 ACDF 组（106 例）。对患者进行为期 2 年的规律性随访，通过 VAS 疼痛强度评分（颈部及上肢）、VAS 满意度、NDI 评分、神经功能检查、不良事件及 SF-36 标准化问卷进行评测。结果显示，在两组间表现为相似的临床疗效。所以研究人员认为，ProDisc-C 人工椎间盘置换术优于或等同于 ACDF。

Delemarter 和 Zigler 等公布了一组 ProDisc-C 人工椎间盘置换术及 ACDF 术随访 5 年的再手术率。ProDisc-C 人工椎间盘置换组的随访率为 72.7%（72/99），ACDF 融合组随访率为 63.5%（61/96），结果显示，ACDF 组再手术率是 ProDisc-C 人工椎间盘置换组的 5 倍。ACDF 组中再手术的原因主要是由于假关节形成（最常见）和相邻节段退变。在 ProDisc-C 人工椎间盘置换组的再手术率相对较低，这部分患者主要是由于持续性疼痛和相邻节段退变。他们认为，人工椎间盘置换对相邻节段退变具有保护作用，而且该假体可持续应用 5 年之久。

4. PCM 人工椎间盘

PCM 人工椎间盘在 2012 年 10 月获得了 FDA 的上市前的批准。Pimenta 等对 229 例行单节段及多节段 PCM 人工椎间盘置换的患者进行了前瞻性研究作为 FDA 试点研究。在完成颈前路神经减压后，71 例患者接受了单节段 PCM 人工椎间盘置换，病变范围从 C3~C4 至 C7~T1（S 组，单节段），69 例患者接受了多节段 PCM 人工椎间盘置换，手术涉及 158 个节段，其中双节段置换 53 例，3 节段 12 例，4 节段 4 例（M 组，多节段）。单节段间盘置换的 NDI 评分改善为 37.6%，多节段为 52.6%（$P=0.021$）。VAS 评分变化与之类似，单节段组改善为 58.4%，多节段组改善为 65.9%。从 Odom's 评分同样可以看到在多节段组较单节段组有更佳的改善（93.9%vs90.5%）。再手术率及严重并发症情况两组相近，单节段组 3 例，多节段组 2 例。229 例人群中，术后 3 年的 Kaplan-Meier 生存分析显示生存率为 94.5%（可信区间 1.00~0.82）。

Phillips 等在 FDA IDE 试验中，对应用 PCM 人工椎间盘的患者进行了前瞻性研究，将研究人群分组为无 ACDF 手术史和既往有 ACDF 手术史两组。152 例患者中的 126 例患者之前无 ACDF 手术史，26 例患者术前在相邻节段已行 ACDF 手术。对所有患者进行 2 年的有规律随访，126 例无手术病史患者中的 93 例患者以及 26 例既往有 ACDF 手术史患者中的 21 例患者获得了为期 1 年的随访，术后两组 NDI 评分及 VAS 评分均有所改善，并且两组在各时间点上的结果均较为相近。其中每组中均有 2 例进行了再手术，研究结果显示短期随访结果较为相近，需要进一步的随访观察。

5. Kineflex-C 人工椎间盘

Coric 等报道了一项 FDA IDE 重要试验，该试验纳入全美 21 所医疗中心的病例进行前瞻性随机研究，对植入 Kineflex-C 人工椎间盘的患者进行了 2 年以上的随访。临床结果评价主要包括 NDI、VAS 评分以及临床成功的综合衡量标准。将总共入选的 269 例患者随机分配到颈椎间盘置换组（CTDR）（136 例）和 ACDF 组（133 例）。与 ACDF 组（71%）的总体成功率比较，CTDR 组的总体成功率（85%）显得更高（$P=0.05$）。在术后 3 个月随访时发现，CTDR 组的运动范围（Range Or Motion，ROM）有所下降，但在术后 12 个月和 24 个月随访时 ROM 的平均值仍明显高于术前。评估两组患者术前及术后 2 年相邻节段退行性改变程度，可分为无、轻度、中度或重度。术前评估两组

病例不同相邻节段退行性变化程度差异无统计学意义。在术后 2 年随访时发现，ACDF 组有更多的患者相邻节段出现了严重影像学变化，差异有统计学意义（$P<0.0001$）。然而，两组中因相邻节段退变的再手术率的差异无统计学意义（Kineflex-C 组为 7.6%，ACDF 组为 6.1%）。研究人员认为，Kineflex-C 组与 ACDF 相比具有更高的总体成功率，同时也保留了手术节段的运动能力。

6. 人工椎间盘置换术后异位骨化

在人工椎间盘置换术后，异位骨化（Heterotopic Ossification，HO）是一个值得关注的问题。McAfee 等将非灵长类动物椎间盘置换术后的 HO 根据严重程度分为 5 个级别。Jin 等回顾了 95 例人工椎间盘置换术（Bryan = 35 个节段，PCM = 30 个节段，Prestige LP = 30 个节段），提出了一个新的形态学 HO 分类，根据其形态特征（终板、牵张性骨赘和泪滴样类型）将 HO 分类为 Ⅰ 型、Ⅱ 型和 Ⅲ 型。所有病例和一级亚组总体发生率分别为 64.2% 和 60.3%。根据人工椎间盘的类型不同，HO 的发生率分别为 49%（Bryan），80%（PCM），60%（Prestige）。Ⅰ 型 HO（62.1%）仅发现在椎间隙后上方出现；Ⅱ 型 HO（13.7%）主要在椎间隙的前上方出现，在椎间隙后上方的情况较少（3.2%）；Ⅲ 型 HO（4.2%）仅在椎间隙的前部见到。根据研究者的观点，Ⅰ 型和 Ⅱ 型 HO 的发生都和生物力学应力作用（压缩力引起 Ⅰ 型 HO，牵引力引起 Ⅱ 型 HO）相关。

Mehre 等对已行 ProDisc-C 人工间盘置换的 77 个节段，进行了术后 1 年 HO 发生情况的研究。近 50% 的患者发生了 2~3 级骨化，同时，7 个节段自发融合。同样地，Heidecke 等也观察到了 HO 的进展，他们的一项前瞻性研究对 54 例行 Byran 人工椎间盘置换的患者进行观察，其中有 7 例患者由于 HO 而失去节段运动度。此类研究需要更长时间的随访观察，才能明确多节段发生骨化的深层次的原因。由于骨化使得自发融合的出现，这样就不能达到人工椎间盘置换可以保留颈椎活动能力的手术目的了。

7. IDE 试验的 Meta 分析

Upadhyaya 等对 3 种人工椎间盘的研究结果进行了 Meta 分析，每项原始研究均为多中心联合、符合 FDA IDE 标准、有企业赞助的随机研究，并且针对治疗单节段颈椎病与 ACDF 进行了为期 2 年的对照随访观察。共 1213 例单节段病变的颈椎病患者被随机分配至人工椎间盘置换组（$n=621$）和 ACDF 组（$n=592$）。ACDF 组在

术后 2 年的融合率为 95%。在术后第 24 个月随访时观察，NDI、SF-36 心理和生理健康调查量表评分、颈部疼痛评分和手臂疼痛评分在两组间无统计学差异，但是人工椎间盘置换组在神经功能恢复上具有更好的结果，并且二次手术率较低。研究人员认为在术后 2 年内，人工椎间盘置换的相邻节段病发生率较低，但还需要进一步的随访和研究来证实这一观点。

McAfee 等最近通过汇总 4 项已完成的人工颈椎间盘 IDE 试验的研究数据，进行了 Meta 分析，试图最大程度获得相关信息。有 98 个观察点共 1608 例患者接受治疗，可以收集 1352 例经治的患者数据，其中 1226 例患者在术后第 24 个月得到随访的评估数据。当与 ACDF 术的"金标准"相比时，这些由公司赞助发起，并且符合 FDA 严格规范的研究结果表明，被研究的人工椎间盘都一致地通过了非劣性检验。研究的所有 4 种假体（Prestige ST、Bryan、Prestige、ProDisc-C）均已被 FDA 批准用于临床。在 24 个月后的随访中，人工椎间盘置换的手术成功率达到了 77.6%，ACDF 组的手术成功率达到 70.8%［汇总优势比 OR 值：0.699；95% 可信区间：(CI) 0.539~0.908，P=0.007］（表 20-1）。图 20-1 呈现了随访 24 个月时 4 组研究整体成功率优势比的树状图。对于这项研究，有不同意见认为，每个 IDE 研究的结果显示 ACDF 组的成功率大致为 71%，这一数据相对较低。由于 FDA 规定的"整体成功率"的标准（包括所有标准达到满意：NDI、神经功能状态、存活率和严重并发症），使手术成功率显得没有那么突出。如果仅把翻修手术和再手术认定为失败的

标准的话，那么人工椎间盘置换组的成功率可达 97%，ACDF 组的成功率可达 93%。Meta 分析的研究者认为，颈椎人工椎间盘置换术在手术整体成功率、神经功能恢复率以及术后 24 个月的生存率方面都优于 ACDF 术。

Fallah 和 Ebrahim 在通过对这项 Meta 分析运用的统计学方法进行严格审查后，给编辑致信质疑了该分析中关于颈椎人工椎间盘置换术优越性的结论，他们认为这样的优势性结论过于勉强，研究人员指出回顾性研究通常被用于获得最佳的医学证据来支持临床实践结果。鉴于 Meta 分析在方法学上的不足，他们认为目前的结果不可以用来直接推断颈椎人工椎间盘置换术优于 ACDF。

在 2 年的随访研究中，人工椎间盘已经通过与标准 ACDF 比较确立了非劣效性。近年来的一些回顾性研究已经证明颈椎人工椎间盘置换术的优越性，但还需要从多方面仔细评估该术式的长期疗效。

其中一种观点，人工椎间盘置换术的优点是再手术发生率较 ACDF 手术低。ACDF 术后 2 年内的再手术率几乎与作为 FDA IDE 试验对照组的再手术率（平均 9%）一样高，这一点说明了颈椎人工椎间盘置换术的优点。Singh 等对 FDA IDE 人工椎间盘试验研究影响 ACDF 术后早期再手术率的相关因素。该研究者评估了接受以 ACDF 为常规术式的一项队列研究，对术后早期再手术率进行观察并评价再手术适应证，并将这些结果与同样接受 ACDF 手术并以此为对照组的 5 个 FDA IDE 研究结果进行对照。这项队列研究包括了 176 例患有神经根型或脊髓型颈椎病的患者，并由同一机构的 3 名外科医生实施 ACDF 治

表 20-1　4 个月总成功率

研究	对照		实验组		N	ORa（95%CI）P 值	P₁~Pc（95%CI）P 值	验后优势概率
	失败	成功	失败	成功				
ProDisc-C	32	69	28	73	202	0.827（0.452~1.514）	4.0%（-8.6~16.6%）	0.730
Prestige	21	82	25	101	239	0.655（0.359~1.196）	7.6%（-3.7%~8.4%）	0.916
PCM	48	105	52	138	343	0.824（0.517~1.315）	4.0%（-5.7%~13.7%）	0.792
Bryan	53	141	40	190	424	0.560（0.352~0.891）	9.9%（2.0%~17.9%）	0.993
Total	164	397	145	502	1208	0.699b（0.539~0.908）0.007	6.8%（1.9%~11.8%）0.008c	0.997

缩写：CI（可信区间）。颈椎人工椎间盘置换术与颈椎前路减压融合术疗效比较的 Meta 分析：来自 4 项前瞻性、随机的、多中心研究的 1226 例临床试验的结果。Spine 2012;37(11):943-952.
a. 每项研究 OR 值的 95% 可信区间基于渐近标准误；
b. OR 值、95% 可信区间、双侧 P 值是基于随机效应模型；
c. 运用双侧 Fisher 确切概率法

疗。研究者发现 2 年内常规单节段的 ACDF 的再手术率仅为 2.1%，比在 FDA 试验中报道的相关对照组 Prestige、ProDisc-C、Bryan、Kineflex-C、Mobi-C 的再手术率要低（平均 9%）。即使通过更长时间的随访，并囊括了多节段的病例，再手术率（7.6%）和 IDE 试验的对照组相比较，也取得了满意的结果。研究人员指出，这种差异可能反映出作为 IDE 试验的对照组的研究结果与常规临床实践存在着不同的再手术标准。此外，接受单节段 IDE 试验的患者可能会在 IDE 研究外接受多节段手术，这个因素会导致相邻节段的后续手术率上升。这些数据表明，我们需要更准确了解影响再手术率的因素，以及更加认真评估人工椎间盘置换术的优点。

人工颈椎间盘置换的前提是保留运动能力和防止相邻节段退行性改变。虽然在 ProDisc 和 Prestige 的实验中报道了人工椎间盘具备维持颈椎手术节段运动的能力，但还没有研究来观察这种运动能力的保留对相邻节段椎间盘退变的影响。Jawahar 等将 93 例患者随机分配到颈椎椎间盘置换组（59 例）和 ACDF 组（34 例），并对这两组患者相邻节段病的发病率进行比较。此项 FDA IDE 研究包括 3 种人工椎间盘（Kineflex-C、Mobi-C、Advent Cervical），并与 ACDF 组进行比较，在 4 年时间里进行定期随访。无论 3 种人工椎间盘的设计如何不同，在研究结束时的两组手术成功率的数据都是可以被用来做比较的。重要的是，在最终随访期内两组之间的相邻节段椎间盘退化发生率（椎间盘置换组为 18%，ACDF 组为 15%）无显著差异。此外，在并发腰椎退行性改变的人群中，发生颈椎相邻节段退行性改变的风险更大（近 50%）。研究人员认为，尽管颈椎椎间盘置换可以更快地缓解临床症状，但长期疗效与 ACDF 相似，而且颈椎椎间盘置换术并不影响相邻椎间盘的退行性改变的发展。另一方面，Walraevens 等对 89 例行 Bryan 颈椎椎间盘置换术的患者进行了长期的影像学随访，在大多数（85%）病例中，在手术节段的活动度得到了保留。研究人员认为，Bryan 似乎可以防止相邻节段退行性改变的加速。这一观点需要更多的数据和长期的随访来进一步验证。到目前为止的研究只能证明人工椎间盘置换术能保留 5 年的椎间盘活动性。

四、未来的发展方向

研究证实，对于下颈椎单节段间盘退变引起的轴性颈痛和（或）神经根病，应用颈椎人工椎间盘置换术是安全和有效的。现在的主要问题是植入的人工椎间盘能持续使用多长时间。与骨科常见的关节（膝关节和髋关节）置换不同，颈椎人工椎间盘置换通常应用于年轻患者，因此需要做长期的随访工作来评估内植物是否安全。人工椎间盘置换节段 ROM 的维持也需要更长期的随访，因为节段运动的保留是患者选择做人工椎间盘置换的目的之一。HO 的产生和手术节段的自发融合使得节段活动受到了威胁，需要更进一步关注队列观察研究，可能需要通过基因

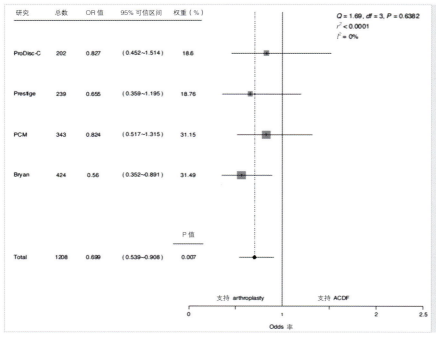

图 20-1　24 个月总成功率 OR 值的树状图。ACDF：颈椎前路椎间盘切除融合术；CI：可信区间

方面的手段加以检测。

现有的证据还不能明确颈椎间盘置换是否能保护相邻节段，防止退变发生。人工椎间盘的设计理念对假体的使用寿命和磨损率有重要影响，如金属对金属材料与金属对聚乙烯材料的对比，限制性与非限制性的对比等。在长期随访中，聚乙烯成分的灭菌技术对氧化磨损率也有着重要影响。我们可能需要对人工椎间盘置换术后患者进行长期的临床资料和影像学数据采集，通过与融合术后患者对比，来完成符合FDA IDE标准的前瞻性随机对照临床试验研究。

五、小结

颈椎人工椎间盘置换术已经逐渐得到广泛应用，尤其在年轻的、伴或不伴有神经根病变的C3~C7单节段颈椎退行性病变的人群中，较融合术更易获得青睐。就短期至中期的疗效上来看，目前的文献认为颈椎人工椎间盘置换术优于融合术。但是，这一术式是否能真正优于融合术，尚需要在无并发症发生的情况下对其使用寿命进行更进一步的评估。

六、参考文献

[1] Hilibrand AS, Carlson GD, Palumbo MA, et al. Jones PK, Bohlman HH.Radiculopathy and myeloparthy at segments adjacent to the site of a previous anterior cervical arthrodesis[J]. Bone Joint Surg Am, 1999, 81: 519–528.

[2]［cited 2013 27 Jan 2013］http: //www.fda.gov/Medical Devices Device Regulation and Guidance/How to Market Your Device/Investigational Device Exemtion IDE/ucm051345.htm.

[3] Mummaneni PV, Burkus JK, Haid RW, et al Clinical and radiographic analysis of cervical disc arthroplasty compared with allograft fusion: a randomized controlled clinical trial[J]. Neurosurg Spine, 2007, 6: 198–209.

[4] Burkus JK, Haid RW, Traynelis VC, et al. Long-term clinical and radiographic outcomes of cervical disc replacement with the Prestige disc: results from a prospective randomized controlled clinical trial[J]. Neurosurg Spine, 2010, 13: 308–318.

[5] Sasso RC, Smucker JD, Hacker RJ, et al. Clinical outcomes of BRYAN ceriwith 24–month follow-up[J]. Spinal Disord Tech, 2007, 20: 481–491.

[6] Sasso RC, Anderson PA, Riew KD, et al. Results of cervical arthroplasty compared with anterior discectomy and fusion: four-year clinical outcomes in a prospective, randomized controlled trial[J]. Bone Joint Surg Am, 2011, 93: 1684–1692.

[7] Murrey D, Janssen M, Delamarter R, et al. Results of the prospective, randomized, controlled multicenter Food and Rrug Administration investigational device exemption study of the ProDisc-C total disc replacement versus anterior discectomy and fusion for the treatment of 1-level symptomatic cervical disc disease[J].Spine, 2009, 9: 275–286.

[8] Delamarter RB, Zigler J.Five-year reoperation rates, cervical total discreplacement versus fusion, results of a prospectie randomized clinical trial[J].Spine, 2012.

[9] Pimenta L, McAfee PC, Cappuccino A, et al. Superiority of multilevel ecrvical arthroplasty outcomes versus singlelevel outcome: 229 consecutive PCM prosheses[J].Spine, 2007, 32: 1337–1344.

[10] Phillips FM, Allen TR, Regan JJ, et al.Cervical disc replacement in patients with and without previous adjacent level fusion surgery: a prospective study[J].Spine, 2009, 34: 556–565.

[11] Coric D, Nunley PD, Guyer RD, et al.Prospective, randomized, multicenter study of cervical arthroplasty: 269 patients from the Kineflex|C artificial disc investigational device exemption study with a minimum 2–year follow-up: clinical article[J].Neurosurg Spine, 2011, 15: 348–358.

[12] McAfee PC, Cunningham BW, Devine J, et al. Classification of heterotopic ossification(HO)in artificial disk replacement[J]. Spinal Disord Tech, 2003, 16: 384–389.

[13] Jin YJ, Park SB, Kim MJ, et al. An analysis of heterotopic ossification in cervical disc arthroplasty: a novel morphologic classification of an ossified mass[J].Spine, 2013, 13: 408–420.

[14] Mehren C, Suchomel P, Grochulla F, et al.Heterotopic ossification in total cervical artificial disc replacement[J].Spine, 2006, 31: 2802–2806.

[15] Heidecke V, Burkert W, Brucke M, et al. Intervertebral disc replacement for cervical degenerative disease–clinical results and functional outcome at two years in patients implanted with the Bryan cervical disc prosthesis[J].Acta Neurochir(Wien),2008, 150: 453–459, discussion 459.

[16] Upadhyaya CD, Wu JC, Trost G, et al.Analysis of the three United States Food and Drug Administration investigational device exemption cervical arthroplasty trials[J]. Neurosurg Spine, 2012, 16: 216–228.

[17] McAfee PC, Reah C, Gilder K, et al. A meta-analysis of comparative outcomes following cervical arthroplasty or anterior cervical fusion: results from 4 prospective multicenter randomized clinical trials and up to 1226 patients.[J]Spine, 2012, 37: 943–952.

[18] McAfee PC, Reah C, Gilder K, et al. A meta-analysis of comparative outcomes following cervical arthroplasty or anterior cervical fusion: results from 4 prospective multicenter randomized clinical trials and up to 1226 patients[J].Spine, 2012, 37: 943–952.

[19] Singh K, Phillips FM, Park DK, et al. Factors affecting reoperations after anterior cervical discectomy and fusion within and outside of a Federal Drug Administration investigational device exemption cervical disc replacement trial[J].Spine, 2012, 12: 372–378.

[20] Jawahar A, Cavanaugh DA, Kerr EJ Ⅲ, et al. Total discarthroplasty does not affect the incidence of adjacent segment degeneration in cervical spine: results of 93 patients in three prospective randomized clinical trials[J]. Spine, 2010, 10: 1043–1048.

[21] Walraevens J, Demaerel P, Suetens P, et al.Longitudinal prospective longterm radiographic follow-up after treatment of single-level cervical disk disease with the Bryan Cervical Disc[J].Neurosurgery, 2010, 67: 679–687, discussion 687.

第二十一章 颈椎人工椎间盘置换的并发症

著者：Troy Morrison，Richard D. Guyer，Donna D. Ohnmeiss
审校：胡学昱，马辉
译者：王聪

一、引言

仅仅通过外科医生或患者的主观判断来决定是否进行手术干预是不可靠的。每一种手术都有其固有的风险。如果外科医生没有全面了解各种可能的并发症及相关危险因素，就很难有效地降低不良反应的发生率。无论哪种具体操作，外科医生和患者必须明确预期收益，并全面了解该操作的所有风险。

本章全面回顾了颈椎椎间盘置换术相关的潜在并发症。根据这些并发症发生时间的不同将其分为术中并发症和术后并发症，并分别进行了明确阐述，临床医生可以根据文中提供的策略来预防并发症的发生。最后，我们介绍了颈椎椎间盘置换术并发症治疗的常用方法。

二、术中并发症

（一）体位相关并发症

并发症甚至可以发生在手术切开之前。对这一风险清醒的认识可能是预防该并发症的最重要的因素。患者采取仰卧位颈部稍后伸，同时为了获得满意的 X 线透视效果，双侧肩膀向下方牵引。臂丛神经牵拉性损伤已经有文献报道，将上臂和肩关节向侧方牵拉以及颈椎在后伸位时牵引被认为是引起臂丛神经麻痹的可能原因。这种牵引相关损伤通常是一过性的，程度较轻。在 Uribe 的一项 Meta 分析中，61 例术后臂丛神经损伤的患者中仅有 5 例术后 3 个月的时候仍残留神经功能损害表现。在脊髓型颈椎病患者中，后伸颈部以获得更好的颈椎显露应格外谨慎，因为这样可能导致脊髓型颈椎病患者颈椎管的容积变得更小。

其他需要考虑的因素还包括手术医生和助手倚靠在患者手臂上造成的压力。Anderson 等回顾性比较了 Byran 人工椎间盘置换术（TDR）和颈椎前路融合术（Anterior Cervical Fusion, ACF）的并发症，在对照组中发现了 1 例前臂骨筋膜室综合征。Yi 报道了 1 例颈椎前路手术后发

生腓总神经麻痹的病例，该患者并没有完全恢复。研究人员推测将肢体固定于某一特定位置是产生神经麻痹的原因，而不是直接的压迫或是牵拉。

（二）手术入路相关并发症

用于椎间盘切除术和椎体次全切除术的 Smith-Robinson 手术入路也适用于颈椎间盘置换术。这种入路利用胸锁乳突肌和颈动脉鞘之间的间隙，相对安全。尽管并发症非常少见，但仍有报道显示并发症的发生率为 0.03%~19.3%，所有患者都应该被告知并发症发生的可能性，其中出血和感染是任何有创手术避免不了的风险。文献报道的颈椎前路手术的感染率较低，在最近两项关于颈椎手术并发症的回顾性研究中，感染率仅有 0.1%。在一项纳入 6735 例的大样本研究中，颈椎前路椎间盘切除融合术（ACDF）的感染率为 0.3%，这一结果与之前的报道相一致。

血管损伤尽管非常罕见，但重要血管损伤确实也会发生。有报道称椎动脉损伤高达 0.3%。在一项 1015 例颈椎前路手术的回顾性研究中，Fountas 等并没有发现重要的血管损伤。术前评估可以识别变异的畸形椎动脉。

硬脊膜破裂在颈椎前路手术中并不常见，大多数报道显示发生率低于 2%。治疗方法通常包括抬高患者头部和腰大池引流，或使用新型的硬脑膜封堵剂。大多数硬脊膜损伤不会有长期后遗症，但也可能会导致脑脊液瘘和脑膜炎。

（三）急性神经系统并发症

任何脊柱外科手术都会有潜在的神经损伤风险。每一位接受脊柱外科手术的患者必须清楚地了解这一客观事实。在 Byran 人工椎间盘置换术（TDR）与 ACF 的比较研究中，Anderson 等发现在人工椎间盘置换组中，严重神经损伤（世界卫生组织 WHO 分级 3 级和 4 级）发生率为 1.6%，而在融合组的发生率为 1.8%，两者之间差异并无统计学意义。Smith 等报道了 6735 例行 ACDF 术的患者中有 0.3%

的患者发生了急性神经损伤并发症。有趣的是，在手术过程中的神经监护没有提示异常（联合肌电图 EMG 和体感诱发电位 SSEPs）。有 2 例 TDR 术后的颈脊髓症状被详细描述，其中 1 例残存的椎间盘组织导致了神经压迫症状，另 1 例患者则是由于关节突关节退变，节段性后凸和后纵韧带骨化等因素，被认为是不适宜行 TDR 手术的。脊柱侧凸研究协会最近的一份报告中指出颈椎手术后新发神经功能损害的总发生率为 0.70%。研究人员指出新发神经功能损害累及神经根的发生率为 0.47%，累及脊髓的发生率为 0.23%。近 52% 的神经根损伤和 41% 的脊髓损伤能够实现完全恢复，仅 7.4% 的脊髓损伤没能恢复。

三、术后并发症

吞咽困难是颈椎前路手术最常见的相关并发症之一。Riley 等系统性回顾了相关文献后结论是吞咽困难的发生率为 1%~79% 不等。ACDF 后术后第一周的平均发病率为 33.1%。文献报道的数据之所以有出入，可能归因于收集数据的方式不同。与术后即刻调查问卷采集数据的方式相比较，根据病例回顾采集数据的方式可能会低估吞咽困难的发病率。在一项前瞻性研究中，Bazaz 发现吞咽困难的发生率在术后 1 个月、2 个月、6 个月和 12 个月分别为50.2%、32.2%、17.8% 和 12.5%。上述这两个研究均发现女性患者和多节段手术是术后发生吞咽困难的危险因素。除了多节段手术这一因素外，年龄的增长和行 C4~C5 或C5~C6 节段手术也被认为与术后吞咽困难有关。

术后血肿是颈椎前路手术后更为常见的并发症。在一项纳入 1015 例患者的大型回顾性研究中，术后血肿的发病率为 5.6%，是排名第二的常见并发症。Bertalanffy 和Eggert 在他们研究中报道了术后血肿的发病率相对较低，仅为 1.3%。在 Bryan 人工椎间盘置换术与 ACF 的并发症比较的相关研究中，463 例入组病例中有 5 例（1%）出现了术后血肿，ACF 组中有 1 例患者需要外科手术清除血肿。临床上广泛应用术后放置引流管，以减少血肿形成的风险。然而，Fountas 等报道了应用 Jackson-Pratt 引流管后，57 例患者中的 31 例患者仍有血肿形成。

咽喉部水肿可导致气道严重并发症甚至死亡。Sagi 等回顾性研究了 311 例颈椎前路手术病例，发现气道并发症发生率为 6.1%，插管率为 1.9%。Emery 等发表了类似的研究结果，他们发现 5.2% 的多节段手术后的患者发生了气道阻塞。与气道并发症发生有关的危险因素包括：暴露 3 个以上椎体、手术时间超过 5h 以及术中失血量超过300ml。其他可能导致气道阻塞的原因包括血肿、脑脊液漏、血管性水肿和植骨块或钢板脱落。

大部分临床医生已经充分认识到了颈椎手术中喉返神经（Recurrent Laryngeal Nerve, RLN）损伤的风险。发病率一般在 1.9%~3.1%，虽然也有一篇文献报道了喉返神经损伤的发生率高达 24.2%。通常认为，由于解剖的原因右侧入路暴露更容易造成右侧喉返神经损伤。也有文献不支持这一观点，在比较左右两侧手术入路后，发现喉返神经损伤的发病率双侧没有明显差异。绝大多数喉返神经麻痹也都能自愈。

另一个已被熟知的颈椎手术术后并发症是 C5 神经根麻痹，常见于颈椎后路手术，也会发生在颈椎前路手术。Hashimoto 等发现颈椎前路术后 C5 神经根麻痹总体发病率 8.5%。研究人员认为后纵韧带骨化（Ossification of the Posterior Longitudinal Ligament, OPLL）和脊髓型颈椎病的前路手术治疗会增加 C5 神经根麻痹的风险，他们还发现如果治疗 3 个或 3 个以上节段的话，C5 神经根麻痹的发病率会显著增加。C5 神经根麻痹引起的肌无力通常发生于手术后 7 天。70% 的患者需要平均约 2.8 个月的时间才能完全恢复。术后 C5 神经根麻痹的病因尚不清楚。最广为接受的假设包括直接的神经根损伤，神经根牵拉致脊髓移位或脊髓病变。重要的指出的是，建议 C5 神经根麻痹的患者行主动和被动的物理治疗以预防肌肉挛缩累及肩部。

上消化道穿孔是颈椎前路手术可能危及生命的并发症。Orlando 等回顾了 1075 例颈椎前路手术患者，发现有5 例（0.4%）发生食道或梨状窝穿孔。食管或咽喉部穿孔发生的机制与移植物或硬物在术中或术后的慢性压迫和移位有关。及时诊断和快速处理是治疗这一潜在致命并发症的最重要的方法。

深静脉血栓形成（Deep Venous Thrombosis, DVT）和肺栓塞（Pulmonary Embolism, PE）是颈椎前路手术的罕见并发症。Epstein 在一项前瞻性研究中发现 100 例接受ACF 手术的患者中只有 1 例发生了 DVT/PE，这名患者被发现 Leiden V 因子突变。在 6735 例 ACDF 患者的回顾性研究中，DVT 和 PE 的发病率分别为 0.01% 和 0.04%。间歇性气动压力袜已被认为与低剂量肝素一样能有效预防DVT / PE。

（一）颈椎人工椎间盘置换术并发症

上述并发症可以发生在任何颈椎前路手术。现在我们再讨论颈椎 TDR 手术特殊的并发症。颈椎椎间盘置换术的目的是恢复椎间盘和椎间孔的高度并保留生理性运动范围。可以肯定的是，如果减压不充分或是椎间盘和其他组织引起残留狭窄，患者的脊髓病变或神经根病变可能会持续存在甚至加重。在一项对 96 例接受 Byran 人工椎间盘置换患者的研究中，有 1 例出现了短暂的根性疼痛加重，另有 1 例出现了脊髓压迫症状的恶化，但未接受再次手术症状自行缓解。在对 136 例 Kineflex-C 人工椎间盘置换术为期 2 年的前瞻性对照研究中，4 例（3%）持续或疼痛复发的患者接受了再次手术，其中 1 例是迟发性的镍金属引发的多动症。此外，在一项持续 2 年的 FDA 研究中，103 例应用 ProDisc-C 人工椎间盘的患者中有 2 例因为难以忍受的疼痛不得已再次行椎间融合手术。

异位骨化（Heterotopic Ossification，HO）是椎间盘置换术术后的一个已被熟知的现象。McAfee 等将 HO 分为 4 个等级：0 级无 HO；1 级为在椎体前可见 HO，未累及椎间隙；2 级可见 HO 侵入椎间隙；3 级显示有桥形骨赘形成，但仍保留节段运动；4 级 HO 为关节完全融合。李（Lee）等对 48 例患者进行了回顾性研究来评估 HO 的发病率和对临床治疗效果的影响。结果显示，27% 的 HO 对临床治疗效果没有影响。有人推测假体类型可能和椎间盘置换术后 HO 的发生率有关。Yi 研究了以下 3 组使用不同植入物中 HO 的发病率：Bryan 人工椎间盘、Mobi-C 和 ProDisc-C。这 3 组中 HO 总体发病率为 40.6%：Bryan 组为 21.0%；Mobi-C 组为 52.5%；ProDisc-C 组为 71.4%。只有 2 例（1.1%）患者发展成为 4 级 HO，并且这 2 例均在 Bryan 组中。该研究者得出结论，HO 是颈椎 TDR 手术不可避免的术后并发症。Mehren 等在一项 54 例植入 ProDisc-C 假体的研究中发现 33.8% 的患者没有出现 HO，49.4% 的患者出现了 2~3 级的 HO。8 例（10.4%）患者在 1 年内出现了自发融合现象，而其余病例的 HO 评级较低。Pickett 等报道使用 Bryan 椎间盘治疗的 96 个节段中有 2% 发展为 HO，结果发生晚期融合。Coric 等报道 136 例 Kineflex-C 人工椎间盘置换术的 2 年随访的患者中桥接 HO 的发生率为 1%。HO 的发病机制尚未明确。Puzas 等认为残留骨碎屑在病理性骨形成中起着重要作用。另外，HO 亦可能是由正常骨组织与假体生物力学之间发生退变性炎症反应所引起的，而非手术并发症。有文献证实，植入 Bryan 人工颈椎间盘前未能实现理想的终板处理是术后 HO 发生的主要原因。Tu 等在对发生严重 HO（12.1% vs 6.5%）的患者的研究中发现，此类患者终板的处理均不良，术后出现的后凸畸形及术后 CT 扫描上呈现的终板表面不良表现也证实了这一点。

（二）技术和假体相关的并发症

ACDF 手术与颈椎间盘置换术的区别在于假体的机械特点和植入方式的不同。假体的终板各不相同，与天然终板之间可能并不匹配，从而影响椎间高度和契合性。与技术相关的不良事件包括植入过大或过小的内植物以及假体位置不良。此外，并发症也通常发生在人工椎间盘假体植入前的终板准备期间。

人工椎间盘假体设计的初衷就是椎间隙维持活动度，因此容易出现活动度过大或活动度过小的问题。正如之前讨论过的，过小的活动度会导致自发融合。另一方面，过大的活动度也会导致严重的后果。Pickett 等报道了 1 例由于假体活动过大导致假体失效的病例，该病例已经出现了半脱位。研究人员认为术前该节段自身过度的活动（运动范围 22°，后伸 16°）是假体失效的主要原因。在同一项研究中，96 例植入 Bryan 人工椎间盘后有 49% 的患者出现不同程度的后凸畸形。一篇最近发表的文章报道了 Bryan 人工椎间盘植入 8 年后聚氨酯保护层失效，金属磨损碎屑在假体周围引起无菌囊肿的病例，然而并没有描述假体失效的具体原因。

磨损和碎屑的概念在颈椎置换术中仅仅是理论上的，对这一观点的报道相关数据较少，许多结果显示并没有出现人体对碎屑产生显著的免疫应答反应。理论上讲，人工关节各组件的摩擦会产生颗粒从而引起溶骨反应继而影响植入物稳定。Tumialan 和 Cluf 报道了 1 例使用 ProDisc-C 人工假体后在接触区域产生持续骨溶解的现象，取出植入物后检查显示无异常，感染检查也是阴性。金属对金属的人工椎间盘假体已经被认为与严重的炎症反应相关，最终必须移除假体并行融合术。有文献报道了 3 例腰椎和 2 例颈椎手术由于使用了金属对金属的人工椎间盘，产生了严重的淋巴细胞反应，导致必须取出人工椎间盘，再行融合术。因此，磨损和碎屑的问题应该得到进一步细致的研究和监测。

（三）假体下沉和移位

任何医用假体植入后，都存在移位或位置不良的风险（图 21-1）。Anderson 等发现 242 例人工椎间盘置换术

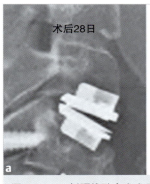
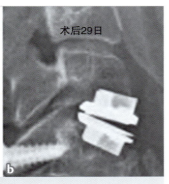

图 21-1　1 例颈椎融合术术后的患者，在相邻节段接受人工椎间盘置换术，术后早期随访 X 线片中可见人工假体向前移位

中有 1 例由于假体位置不良必须进行翻修手术。Pickett 等报道了 1 例假体移位而出现术后局部后凸的病例。

假体相关的并发症包括磨损、移位和沉降，这些都应该予以关注，这些并发症也不仅仅局限于人工椎间盘置换术。许多文献报道颈椎钢板固定融合术的并发症也包括钛网下沉；螺钉、钢板和植骨的位置不良或移位；内植物失效等。除此之外，融合术还有不融合或疼痛性假关节形成的风险。

（四）椎体骨折

对颈椎人工椎间盘置换术中终板的处理要十分谨慎。已经有文献报道，人工椎间盘假体植入后发生椎体骨折的病例。有 2 例病例在术中处理假体放置所需纵行轨时发生了椎体的骨折，其中有 1 例骨折块进入椎管，将骨折片取出后再放置 TDR。另有 1 例病例累及 2 个节段，考虑到颈椎椎体高度相对较小，研究人员认为 2 个假体间的椎体同时容纳假体上下的纵行轨是很困难的。Tu 等报道了 1 例植入 ProDisc-C 人工椎间盘后椎体骨折的病例，术后 X 线片显示椎体内沿着假体纵脊出现了 1mm 宽的线性透光影。该患者使用颈托治疗 3 个月后完全恢复。在以上 3 个病例中，所有患者均接受了人工椎间盘置换术（TDR）并且临床症状均改善明显。

（五）并发症的总体发生率

毫无疑问，每个脊柱外科医生都会面临并发症的问题。许多研究已经成功帮助脊柱外科医生降低了颈椎间盘置换手术的风险。对一项 74 例 Byran 人工椎间盘置换术围手术期并发症的研究发现，单个节段发生率为 6.2%，每名患者发生率为 8.1%。Sasso 等发现术后 4 年间的随访时，人工椎间盘置换组和 ACDF 组在二次手术和手术干预的节段（3.7% vs 4.5%）方面没有明显差异。他们还发现

两组间的严重并发症（WHO 分级 3 级和 4 级）的发病率也没有明显差异。这与所有颈椎退行性疾病外科手术中总体并发症的发病率（3.9%）一致。

1. 相邻节段退变

近年来，相邻节段加速退变（Adjacent Segment Degeneration，ASD）受到广泛关注。在融合术后，活动后产生的应力会重新分配到相邻节段，从而加速这些节段的退行性改变。这些改变的临床意义虽然尚不清楚，但从直观上来说，对脊柱是不利的。因此出现了人工椎间盘置换术以期能够减少或消除 ASD 的发生。有报道指出人工椎间盘置换术与 ASD 的显著降低没有相关性。然而，在对 Kineflex-C 和 Mobi-C 假体的大规模随机研究中发现，与 ACF 手术相比，人工椎间盘置换后 ASD 发生的比例明显降低。对我们自己诊所的再手术数据进行评估后，我们发现 TDR 组患者由于 ASD 而再次手术的比例较 ACF 组显著降低。此外，TDR 组的患者即使由于 ASD 需要再次手术，两次手术的间隔时间也更长。

2. 危险因素

许多文献试图找出引起并发症的高危因素。但是大部分研究没能找到研究变量与并发症发生率之间的明确相关性。唯一能被明确的变量就是年龄，颈椎外科手术并发症发生的风险随着年龄的增长而逐渐增加。Wang 等观察，74 岁以上人群与 35 岁以下人群在住院时间相等的情况下，前者较后者并发症的发病率高 4.1 倍，死亡率高 19 倍。Smith 等报道 50 岁以上患者的总体并发症发生率为 3.1%，而小于 50 岁的患者总体并发症发生率为 1.9%。

3. 降低 TDR 相关并发症的策略

与任何手术一样，患者的选择和手术技术是避免并发症的关键因素。有明显关节突关节退变或节段性后凸畸形的患者通常不适合做 TDR。尽管椎体骨折非常少见，但也是一种潜在的严重并发症。骨密度评估可能有助于评估骨质疏松症患者的并发症风险。生物力学研究已经证实了颈椎 TDR 手术中骨骼质量和终板失效之间的相关性。所以骨骼质量评估可以有效地避免对有骨折风险的患者行人工椎间盘植入。尽管没有相关文献证实，但是骨质水平应该在假体沉降方面扮演着重要的角色。

外科操作技术对降低 TDR 相关并发症也具有重要意义。椎间盘组织应该被清除得尽可能彻底，多节段椎体在应用带有纵轨的人工椎间盘假体时，要格外小心处理椎间盘组织。假体的准确放置对于避免假体移位以及因材料磨

损、疲劳而致远期假体失效的并发症是至关重要的。

四、小结

　　避免并发症的综合措施包括对患者进行仔细的术前评估，认真的体位摆放，细致的手术技巧，术后的积极预防措施以及外科和护理团队所有成员之间的共同努力。脊柱外科领域目前已取得了长足的进步，特别是椎间盘置换手术方面。随着技术的不断发展，临床医生的知识和经验也会不断地得到补充。随着我们对椎间盘置换术相关经验的增长，减少和控制并发症的能力也必将随之提高。

五、参考文献

［1］ Uribe JS, Kolla J, Omar H, et al.Brachial plexus injury following spinal surgery[J]. Neurosurg Spine, 2010, 13: 552–558.

［2］ Pezeshki C, Brooker AFJ, Riley LHJ.Brachial plexus palsy and isolated deltoid muscle paralysis as positional complication of anterior cervical fusion[J].Spine, 1977, 2: 248–250.

［3］ Anderson PA, Sasso RC, Riew KD.Comparison of adverse events between the Bryan artificial cervical disc and anterior cervical arthrodesis[J].Spine, 2008, 33: 1305–1312.

［4］ Yi HJ, Oh SH, Hong HJ, et al. Common peroneal nerve palsy as a complicatin of anterior cervical operation: a case report[J].Surg Neurol, 2004, 61: 379–383, discussion 383.

［5］ Wang MC, Chan L, Maiman DJ, et al. Complications and mortality associated with cervical pine surgery for degenerative disease in the United States[J]. Spine, 2007, 32: 342–347.

［6］ Bertalanffy H, Eggert HR.Complications of anterior cervical discectomy without fusion in 450 consecutive patients[J].Acta Neurochir(Wien),1989, 99: 41–50.

［7］ Romano PS, Campa DR, Rainwater JA.Elective cervical discectomy in California: postoperative in–hospital complications and their risk factors[J]. Spine, 1997, 22: 2677–2692.

［8］ Fountas KN, Kapsalaki EZ, Nikolakakos LG, et al.Anterior cervical discectomy and fusion associated complications[J].Spine, 2007, 32: 2310–2317.

［9］ Smith JS, Fu KM, Polly DW, et al.Complication rates of three common spine procedures and rates of thromboembolism following spine surgery based on 108, 419 procedures: a report from the Scoliosis Research Society Morbidity and Mortality Committee[J].Spine, 2010, 35: 2140–2149.

［10］ Taylor BA, Vaccaro AR, Albert TJ.Complications of anterior and posterior surgical approaches in the treatment of cervical degenerative disc disease[J]. Semin Spine Surg, 1999, 11: 337–346.

［11］ Cammisa FP, Girardi FP, Sangani PK,et al. Incidental durotomy in spine surgery[J].Spine, 2000, 25: 2663–2667.

［12］ Chen J, Wang X, Yuan W, et al. Cervical myelopathy after cervical total disc arthroplasty: case report and literature review[J].Spine, 2012, 37: E624–E628.

［13］ Hamilton DK, Smith JS, Sansur CA, et al. Scoliosis Research Society Morbidity and Mortality Committee.Rates of new neurological deficit associated with spine surgery based on 108, 419 procedures: a report of the Scoliosis Research Society morbidity and Mortality Committee[J].Spine, 2011, 36: 1218–1228.

［14］ Riley LH, Vaccaro AR, Dettori JR, et al. Postoperative dysphagia in anterior cervical spine surgery[J].Spine, 2010, 35 Suppl: S76–S85.

［15］ Edwards CC, Karpitskaya Y, Cha C, et al.Accurate identification of adverse outcomes after cervical spine surgery[J]. Bone Joint Surg Am, 2004, 86–A: 251–256.

［16］ Bazaz R, Lee MJ, Yoo JU.Incidence of sysphagia after anterior cervical spine surgery: a prospective study[J].Spine, 2002, 27: 2453–2458.

［17］ Kalb S, Reis MT, Cowperthwaite MC, et al. Dysphagia after anterior cervical spine surgery: incidence and risk factors[J].World Neurosurg, 2012, 77: 183–187.

［18］ Sagi HC, Beutle W, Carroll E, et al. Airway complications associated with surgery on the anterior cervical spine[J].Spine, 2002, 27: 949–953.

［19］ Emery SE, Smith MD, Bohlman HH.Upper–airway obstruction after multilevel cervical corpectomy for myelopathy[J]. Bone Joint Surg Am, 1991, 73: 544–551.

［20］ Kiburg C, Sullivan HG, Mathiason MA.Effect of approach side during anterior cervical discectomy and fusion on the incidence of recurrent laryngeal nerve injury[J]. Neurosurg Spine, 2006, 4: 273–277.

［21］ Beutler WJ, Sweeney CA, Connolly PJ.Recurrent laryngeal nerve injury with anterior cervical spine surgery risk with laterality of surgical approach[J]. Spine, 2001, 26: 1337–1342.

［22］ Jung A, Schramm J, Lehnerdt K, et al. Recurrent laryngeal nerve palsy during anterior cervical spine surgery: a prospective study[J]. Neurosurg Spine, 2005, 2: 123–127.

［23］ Hashimoto M, Mochizuki M, Aiba A, et al.C5 palsy following anterior decompression and spinal fusion for cervical degenerative diseases[J].Eur Spine, 2010, 19: 1702–1710.

［24］ Hirabayashi K, Toyama Y, Chiba K.Expansive laminoplasty for myelopathy in ossification of the longitudinal ligament[M]. Clin Orthop Relat Res, 1999: 35–48.

［25］ Chiba K, Toyama Y, Matsumoto M,et al. Segmental motro paralysis after expansive open–door laminoplasty[J].Spine, 2002, 27: 2108–2115.

［26］ Tsuzuki N, Abe R, Saiki K, et al. Paralysis of the arm after posterior decompression of the cervical spinal cord, Ⅱ : Analyses of clinical findings[J].Eur Spine, 1993, 2: 197–202.

［27］ Orlando ER, Caroli E, Ferrante L.Management of the cervical esophagus and hypofarinx perforations complicating anterror cervical spine surgery[J]. Spine, 2003, 28: E290–E295.

［28］ Epstein NE.Intermittent pneumatic compression stoking prophylaxis against deep venous thrombosis in anterror cervical spinal surgery: a prospective efficacy study in 200 patients and literature review[J].Spine, 2005, 30: 2538–2543.

［29］ Pickett GE, Sekhon LH, Sears WR,et al. Complications with cervical arthroplasty[J]. Neurosurg Spine, 2006, 4: 98–105.

［30］ Coric D, Nunley PD, Guyer RD, et al.Prospective, randomized, multicenter study of cervical arthroplasty: 269 patients from the Kineflex|C artificial disc investigational device exepmtion study with a minimum 2–year follow–up: clinical article[J]. Neurosurg Spine, 2011, 15: 348–358.

［31］ Murrey D, Janssen M, Delamarter R, et al.Results of the prospective, randomized, controlled multicenter Food and Drug Administration investigational device exemption study of the ProDisc–C total disc replacement versus anterior discectomy and fusion for the treatment of 1–level symptomatic cervical disc disease[J].Spine, 2009, 9: 275–286.

［32］ McAfee PC, Cunningham BW, Devine J,et al. Classification of heterotopic ossification(HO)in artificial disk replacement[J]. Spinal Disord Tech, 2003, 16: 384–389.

［33］ Lee JH, Jung TG, Kim HS, et al. Analysis of the incidence and clinical effect of the heterotopic ossification in a single–level cervical artificial discreplacement[J].Spine, 2010, 10: 676–682.

［34］ Yi S, Kim KN, Yang MS, et al.Difference in occurrence of heterotopic ossification according to prosthesis type in the cervical artificial disc replacement[J].Spine, 2010, 35: 1556–1561.

［35］ Puzas JE, Miller MD, Rosier RN.Pathologic bone formation[M].Clin Orthop Relat Res, 1989: 269–281.

［36］ Puzas JE, Miller MD, Rosier RN.Pathologic bone formation[M].Clin Orthop Relat Res, 1989: 269–281.

［37］ Tu TH, Wu JC, Huang WC, et al. The effects of carpentry on heterotopic ossification and mobility in cervical arthroplasty: determination by computed tomography with a minimum 2-year follow-up: clinical article[J]. Neurosurg Spine, 2012, 16: 601–609.

［38］ Fan H, Wu S, Wu Z, et al. Implant failure of Bryan cervical disc due to broken polyurethane sheath: a case report[J].Spine, 2012, 37: E814–E816.

［39］ Kibuule LK, Fischgrund JS.Complications of cervical disc arthroplasty[J]. Semin Spine Surg, 2009, 21: 185–193.

［40］ Tumialán LM, Gluf WM.Progressive vertebral body osteolysis after cervical disc arthroplasty[J].Spine, 2011, 36: E973–E978.

［41］ Guyer RD, Shellock J, MacLennan B, et al.Early failure of metal-on-metal artificial disc prostheses associated with lymphocytic reaction: diagnosis and treatment experience in four cases[J].Spine, 2011, 36: E492–E497.

［42］ Cavanaugh DA, Nunley PD, Kerr EJ, et al. Delayed hyperreactivity to metal ions after cervical disc arthroplasty: a case report and literature review[J]. Spine, 2009, 34: E262–E265.

［43］ Shim CS, Shin HD, Lee SH.Posterior avulsion fracture at adjacent vertebral body during cervical disc replacement with ProDisc-C: a case report[J]. Spinal Disord Tech, 2007, 20: 468–472.

［44］ Datta JC, Janssen ME, Beckham R,et al. Sagittal split fractures in multievel cervical arthroplasty using a keeled prosthesis[J]. Spinal Disord Tech, 2007, 20: 89–92.

［45］ Tu TH, Wu JC, Fay Ly, et al. Vertebral body split fracture after a single-level cervical total disc replacement[J]. Neurosurg Spine, 2012, 16: 231–235.

［46］ Sasso RC, Anderson PA, Riew KD,et al. Results of cervical arthroplasty compared with anterior discectomy and fusion: four-year clinical outcomes in a prospective, randomized controlled trial[J]. Bone Joint Surg Am, 2011, 93: 1684–1692.

［47］ Jawahar A, Cavanaugh DA, Kerr EJ,et al. Total disc arthroplasty does not affect the incidence of adjacent segment degeneration in cervical spine: results of 93 patients in three prospective randomized clinical trials[J]. Spine, 2010, 10: 1043–1048.

［48］ Hisey MS, Bae H, Davis R, et al.Does Total Disc Replacement Reduce the Incidence of Adjacent Segment Degeneration?Results of a Multi-center, Prospective, Randomized, Controlled Trial Comparing Mobi-C® Cervical Artificial Disc to Anterior Cervical FusionChicago, IL: North American Spine Society, 2011.

［49］ Blumenthal SL, Ohnmeiss DD, Guyer RD, et al. Eroperations in cervical total disc replacement compared with anterior cervical fusion: results compiled from multiple prospective food and drug administration investigational device exemption trials conducted at a single site[J].Spine, 2013, 38: 1177–1182.

［50］ Zhang X, Ordway NR, Tan R, et al. Correlation of ProDisc-C failure strength with cervical bone mineral content and endplate strength[J]. Spinal Disord Tech, 2008, 21: 400–405.

第二十二章　颈椎人工椎间盘置换假体取出后分析

著者：JayDeep Ghosh，Huang Peng，Dilip K. Sengupta
审校：胡学昱，马辉
译者：金根洋

一、引言

对颈椎人工椎间盘置换（CTDR）所使用的内植物取出后进行研究，是判断其临床使用寿命和耐久性的重要手段。因为截至目前，尚未有 5 年以上的颈椎人工椎间盘置换术长期随访数据。由于缺乏 CTDR 植入物的长期临床资料，只有对取出的假体进行研究和分析，才能了解假体在体内发生的表面磨损，而这一点可能是植入物临床使用寿命的限制因素。关于 CTDR 植入物的体内磨损的临床意义尚不清楚，实际上其他运动关节植入物，如髋关节和膝关节置换术中的假体也未见严重的临床磨损。因此，深入分析植入的人工椎间盘发生的磨损对于了解手术的远期疗效至关重要。例如，尽管碳纤维增强聚乙烯全膝关节植入物的体外性能优异，但相关的取出后研究证实其并不适用于临床，这也进一步说明了假体取出研究的重要性。在探讨全髋关节和全膝关节置换术中的磨损和破坏机制时，内植物取出后研究具有很重要的意义，这一点已经得到公认。类似的分析能够提供一些直观的重要信息，从而提高对 CTDR 磨损的理解。现已证明，植入物的材质，对周围结构的损伤程度，以及其与骨界面的固定能力是预测假体临床使用寿命的重要参考指标。

二、进行 CTDR 取出后研究的原因

在近期 CTDR 取出研究的综述中，Lehman 等选择了 10 篇文章，共记录了从患者体内移除的 17 例内植物。研究人员发现，假体取出的最常见原因是术前症状的持续或复发。另一个主要原因是内植物松动或出现植入并发症。其他原因包括感染、持续颈部疼痛、进行性骨质溶解和脊髓附近出现肉芽肿（表 22-1）。没有检索到植入时间超过 4 年的报道。从手术到假体取出时间 3~39 个月，其中 15 例（共 17 例）能够提供较完整的病历资料。

Lebl 等报道了 ProDisc-C CTDR 的前瞻性取出后研究分析，入组 30 例 ProDisc-C 假体，是由 24 名外科医生在 6 年内为 29 例患者完成的植入手术。从外科角度分析，CTDR 翻修的原因如下：9 例轴性疼痛，6 例神经根症状，6 例无创性松动，5 例创伤引起，1 例金属过敏，1 例脊髓压迫，1 例手术节段出现关节活动过度综合征，1 例未报道原因。所有入组病例内植物体内植入时间均小于 4 年。植入时间为 1.0 ± 0.2 年（2 天 ~3.5 年）。

三、颈椎或腰椎全椎间盘置换术后磨损的模式

已证实的人工关节假体表面磨损的模式主要有 4 种，该结论源于对全髋关节置换术相关假体的研究。关节假体中的金属和聚乙烯（PE）成分可能导致表面出现磨损、磨蚀、刮擦、塑性变形、裂纹、凹坑和剥离，Lebl 等（表 22-2）重新定义了适用于 CTDR 的假体表面磨损。金属和聚乙烯部件表面损伤是由于关节运动引起的不同类型的磨损；可以分为两种类型，一种是由设计者计划中的假体本身关节表面之间的关节运动，以期实现人工假体运动时间和距离的最大化。另一种是设计者计划外的植入人工关节之外的异常磨损和运动。这些异常的关节表面运动包括：（a）承重表面与非承重表面（例如有 PE 圆端的金属终板）的运动；（b）夹在两个承重表面之间的"三体"磨损颗粒；（c）两个非承重表面的相对运动（例如，由 Lebl 等描述的终板对终板的挤压）。生物力学研究已经证实，前纵韧带是限制颈椎过伸的主要解剖结构，切除韧带和相应的椎间盘结构可能导致向后成角（过伸）和平移（后滑脱），这可导致 CTDR 装置运动范围之外的后方关节表面磨损。与之相似，腰椎间盘置换术（TDR）中如果切除前纵韧带，也可以观察到后方终板对终板的挤压，以及两个非承重表面发生相对的后方磨损。

表22-1　文献检索所示人工椎间盘中的肉眼、组织学和病理学结果

案例/来源	设备	植入时间	移除原因	腐蚀	刮痕	碎片 金属	碎片 聚合物	发炎	感染	骨质溶解/破骨细胞吸收	其他发现
A: Anderson 等 (2004) 2[a]	Bryan	13个月	尚未报道;设备未失效	-	未报道	-	+	+	-	-	
B: Anderson 等 (2004) 2[a]	Bryan	14个月	尚未报道;设备未失效	-	未报道	-	+	+	NR	-	
C: Jesnen 等 (2005) 5	Bryan	8个月	原有症状持续进行	未报道	未报道	未报道	未报道	未报道	NR	-	未见装置松动
D: Anderson 等 (2003) 1	Bryan	10个月	原有症状持续进行	未报道	未报道	未报道	未报道	未报道	NR	NR	未见装置松动
E: Coric 等 (2011) 10	Kineflex-C	NR	持续/复发性疼痛	未报道	未报道	未报道	无	未报道	-	-	患者对镍出现迟延超敏反应
F: Guyer 等 (2011) 4	Kineflex-C	14个月	压紧松动装置	未报道	+	++	无	++	NR	-	软组织坏死;解释为对金属的延迟超敏反应
G: Cavanaugh 等 (2009) 3	未命名的全金属设备龙骨	7个月	症状重现;脊髓附近有硬块	未报道	未报道	-	无	++	NR	-	出现反应,解释为对金属的延迟超敏反应
H: Cummins 等 (1998) 9	Prestige	NR	疼痛,推定设备松动	未报道	未报道	+	无	未报道	-	-	
I: Wigfield 等 (2002) 8	(Frenchay/Cummins)	12个月	颈部疼痛	未报道	未报道	-	无	-	++	+	装置松动,研究者认为背切除过多
J: Anderson 等 (2004) 2	Prestige	18个月	感染	++	+	++	无	++	-	-	明显少于生物力学模拟中的磨损
K: Anderson 等 (2004) 2	Prestige	39个月	尚未报道	++	+	++	无	+	NR	-	明显少于生物力学模拟中的磨损
L: Pitzen 等 (2007) 6	Prestige	12周	尸检	未报道	+	+	无	+	-	+	骨骼与设备融合,但设备端处未融合;从下端板移出装置所需的力为146 N(远小于拉出颈椎螺钉/笼所需的力)
M: Turmiaian 等 (2011) 7	ProDisc-C	15个月	进行性骨质溶解	未报道	未报道	未报道	未报道	-	-	-	骨骼上方骨质疏松,但装置未松动;研究者将该反应解释为与金属敏感性一致

缩写:NR,未报道;NA,不适用;一,未适用;+,观察;一,未观察;+,低(观察到小/中等程度;见方法部分);++,高(观察到中/高度;见方法部分)。
a:Anderson 等评估了4种其他氧化的 Bryan 椎间盘(见正文),但没有提供其他具体信息

表 22-2　半限制性颈椎人工椎间盘置换（CTDR）的磨损模式

磨损模式	McKellop 关节置换的磨损模式	在 CTDR 中磨损的表面	
		上部组件	下部组件
1	两个承重表面以设计者希望的方式连接	CoCrMo "插口"	PE 端
2	承重表面与非承重表面相连	CoCrMo 端板	PE 端
3	夹在两个承重表面之间的 "第三体" 磨料颗粒	CoCrMo "插口" – 第三体粒子	PE 端 – 第三体粒子
4	（a）两个不相关的表面相互对接——终板对终板的挤压	CoCrMo 终板	CoCrMo 终板
	（b）两个不相关的表面相互对接—— "背面磨损"		PE 插入下表面和 CoCrMo 盘

缩写：PE，聚乙烯；CoCrMo，钴铬钼

四、取出后假体本身及其周围组织结构的研究

上文提到了 Lehman 等报道了 17 例需要移除内植物的患者。这些假体包括 8 例 Bryan，4 例 Prestige disc，以及 2 例 Kineflex-C 和 2 例 ProDisc-C 人工椎间盘。剩余的 1 例病例中，取出的假体具体来源不详（表 22-1），Lehman 等从磨损程度、耐久性和对周围组织的影响等方面对移除的人工椎间盘进行了评估。在不同的文献中，评估取出的 CTDR 假体所运用的方法并不统一。文献中报道的病例在评估特定磨损状况和用于评估的方法都不同。在几篇文章中，研究结论以研究人员的主观判读为依据，并没有提供客观的评价标准。而在另一些文章中，研究人员描述了一些取出假体的磨损和耐久性特征，但未涉及其他方面。在内植物取出研究中评估的内容主要有假体对机体周围组织的影响和对取出的内植体的影响，包括第三体磨损，金属植入物磨削，植入物的牢固程度以及等离子喷涂的钛金属关节面上下骨生长的数量 / 面积。钛表面实现了骨长入，这有利于假体和骨床之间的稳定，从而确保了内植物的牢固在位。

（一）表面损伤腐蚀 / 氧化

在入组研究的 5 例颈椎人工椎间盘病例中，有 4 例观察到了关节表面的磨损。有 2 例病例中发现了明显的腐蚀 / 氧化的证据（均为 Prestige 人工椎间盘）。与未植入患者体内的同批次椎间盘相比，植入患者体内的 4 个 Bryan 椎间盘 4~16 个月后未表现出氧化或分子质量丢失等现象。

（二）磨损碎片及其相关影响的分析研究

1. 17 例 CTDR 取出病例中有关磨损颗粒的探讨

在 Lehman 等的综述中，聚合物碎片似乎是金属 – 聚合物人工关节（Bryan 间和 ProDisc-C 的植入物中最常见的磨损副产物）。每个假体周围的软组织中都发现了聚合物碎屑（2/2 例 Bryan 人工椎间盘和 1/1 例 ProDisc-C 人工椎间盘）。

在大多数人工间盘的金属对金属表面都发现了金属碎屑。在 Kineflex-C（1/1 例）、Prestige（3/4 例）和 ProDisc-C 装置周围的软组织中均发现了金属碎屑（1/1 例）。在 Bryan 间盘和另一种不知名的全金属假体周围的软组织（2/2 例）中没有发现金属碎屑。

2. 磨损颗粒的炎症反应

假体周围的软组织中通常存在炎性细胞（2/2 例 Bryant、1/1 例 Kineflex-C、2/3 例 Prestige 和 1/2 例 ProDisc-C 假体中观察到炎性细胞，同时在不知名的全金属装置中也观察到炎性细胞的存在）。然而，感染的现象并不常见，仅在 1 例患者中发生。在发生炎症反应的组织中，通常能够观察到聚合物和金属碎屑。对金属离子反应强烈，出现严重炎症反应导致 CTDR 失败的发生率目前还未知，也只有极少数病例报道中记录了这一现象。

3. 磨损颗粒和金属离子引起的骨质溶解

在所有病例中，均未在发现碎屑的同时观察到假体周围骨质溶解。然而，还是有局灶性骨质溶解的报道。Tumialan 和 Gluf 报道了 1 例患者在植入假体后在固定嵴附近出现了进行性骨质溶解，不得已取出了 ProDisc-C 人工间盘。有文献报道称 Prestige 假体在取出时发现其松动，

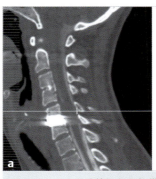
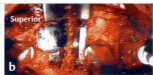
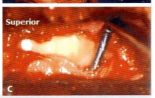

图 22-1　（a）计算机断层扫描骨髓造影。（b，c）术后图像，显示了植入内植物之前。（c）之后的 C5~C6 空间

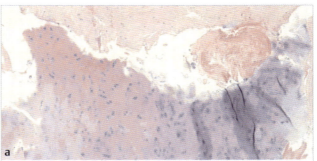
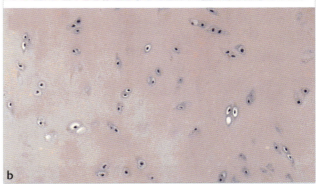

图 22-2　在（a）低倍（x5）和（b）高倍（＞40）的放大倍率下，以指数级从硬膜外腔中去除的组织的病理学切片。切片显示纤维透明质软骨异常，出现失活，且由相对无定形的嗜酸性细胞组成，没有软骨细胞。存在局灶性慢性炎症，由淋巴细胞和血管增生组成

我们认为原因主要在于初次手术骨切除过度。在另一名安装了 ProDisc-C 假体的患者身上，固定嵴附近的骨骼附着良好，但下终板的其余部分未能贴合。该病例从椎体上移除假体时仅使用了很小的力量（146N）。

金属超敏反应有可能是颈椎人工椎间盘置换患者内植物失效的早期危险因素。尚不清楚金属超敏反应的真正发生率和发病率。1 例病例中出现的骨质溶解反应被认为与金属超敏反应有关。另外 3 例患者（2 例安装 Kineflex-C 间盘，第 3 例安装的是某种不知名的带有固定嵴的全金属假体）的反应也被认为是对金属的延迟超敏反应。

Lehman 等的综述结果并不说明颗粒碎片可引起剧烈的炎症反应或植入物周围骨溶解。但是有其他文献报道认为金属离子有可能会引起严重的炎症反应，Cavanaugh 等报道了 1 例 39 岁女性患者，因 C5~C6 椎间盘突出接受 CTDR 手术治疗，术中植入了带有固定嵴的假体，9 个月随访时因其症状复发而行内植物取出手术。影像学资料显示植入假体后方的软组织块压迫脊髓。手术中在椎间隙后方发现了一层较厚的异常透明软骨组织与慢性炎症性碎片。尽管在组织中的细胞内或细胞外没有检测到金属合金颗粒，但病理学家指出这种反应类似于认为在髋关节金属对金属假体承重后出现的淋巴细胞主导的炎症反应（图 22-1，图 22-2）。翻修手术后，患者的症状完全消失。然而，形成的这种软组织炎性物质可能导致神经组织的压迫，或引发金属超敏反应。目前还需要更多的长期随访资料来确定植入物产生的碎屑是否会引起骨质溶解和炎症反应。

4. 多中心、独立实验室的 ProDisc-C 假体取出后分析

Lebl 等报道了一组大样本内植物取出的研究结果，

这些研究人员考察了全美和国际上 24 名外科医生完成的 CTDR 取出手术，且作为一个独立的第三方实验室，分析其内植物失败的原因并向生厂商备案。使用光立体显微镜和扫描电子显微镜检查手术取出的假体，以了解钴铬钼（CoCrMo）、PE 承重表面和非抛光的 CoCrMo 终板表面是否有表面损伤。将假体表面划分为前、后、左和右 4 个象限并分别记录（图 22-3）。将终板自身撞击定义为非承重终板表面与假体设计初衷不一致的碰撞（表 22-1）。将假

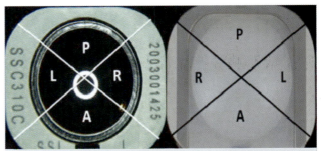

图 22-3　ProDisc-C（Synthes）颈椎人工椎间盘置换假体的表面分为前（A）、后（P）、左（L）和右（R）象限，用于分析上组分钴铬钼（CoCrMo）表面（左）和下组分 CoCrMo 与聚乙烯表面（右）

体周围撞击定义为至少 3 个象限的碰撞。

通过对聚乙烯嵌体的下表面和与之相对应的下方钴铬钼（CoCrMo）金属假体底层结构的研究，可以了解假体取出后聚乙烯部分是否发生了磨损（表 22-1）（$n = 16$）。使用几何网格系统，通过等离子体喷涂层表面面积的百分比来量化钛涂层终板上的骨生长（定义为等离子体喷涂表面积最小值的 1%）。通过能量色散 X 线分析（Energy Dispersine X-ray Analysis, EDAX）鉴定了嵌入聚乙烯中的第三体碎屑的成分。用另一枚未植入的新 CFDR 假体进行对照，以区分生产过程中产生的痕迹和实际在体内发生的表面损伤。同时小心鉴别假体植入过程中使用手术器械造成的表面损伤和体内真实的划伤及磨损。

（三）模块化下部组分

43%（13/30）聚乙烯组件可以观察到外观变形。多见于后象限 20%（6/30），发生在穹顶周围的比率为 17%（5/30），前象限为 6.7%（2/30）。聚乙烯穹顶的显微镜检查可以观察到轻度损伤（变形、刮伤和点状侵蚀），大多数位于前后平面。一般假定穹顶部位的高受损率源于颈椎运动旋转轴与 CTDR 假体旋转轴之间的不匹配。没有任何证据表明聚乙烯材料渗入金属假体。在所有取出的内植物（$n = 16$）上均未观察到背面磨损，所有假体的聚乙烯嵌体中的钴铬钼托上都可以观察到相应的机械标记和激光标记。

1. 第三体磨损

Lebl 等在 ProDisc-C 文献检索分析中发现第三体磨损的发生率极高（7/30 例，23%）。扫描电子显微镜（图 22-4）和 EDAX 显示有 2 例患者第三体颗粒是从植入物多孔涂覆的表面上脱落的钛颗粒。剩下的 5 例在聚乙烯内部出现划痕和点蚀，并且与第三体磨损的浅条纹一致；但是其来源未知。

2. 背面磨损

两个不相连的非承重表面可能发生背面磨损。理论上讲，在颈椎间盘置换手术过程中，下方聚乙烯关节面和钴铬钼底座的植入本身就可以引起背面磨损。在 Lebl 等的研究中，取出的 30 个假体中有 16 个被拆开进行鉴定分析，但是并没有观察到明显的背面磨损。所有假体的聚乙烯嵌体上的钴铬钼底座上都可以看到机械标记和激光标记。与腰椎人工椎间盘置换术早期失败的病例中后方磨损的高发病率不同，CTDR 文献检索中没有发现类似的报道，原因可能在于颈椎的负荷相对较小。

是否存在磨损颗粒对相邻神经根的直接刺激或者巨噬细胞等炎性因子对颈椎有何影响目前还不清楚。理论上讲，椎间隙内滑膜的减少（碎屑增多）可能会减轻溶骨的级联反应，这一点已经在髋关节和膝关节置换手术中得到了证实。

3. 植入物金属部分磨损

在大部分假体上（80%~90%）能够发现金属终板与

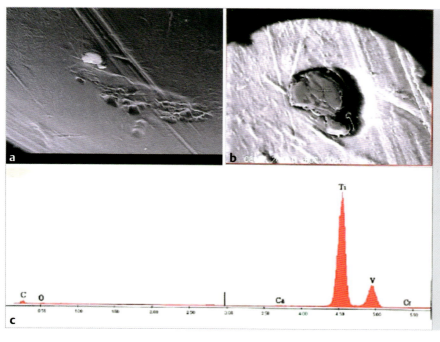

图 22-4 （a）聚乙烯组分 at×200 放大倍率下第三体碎片的代表性图像。（b）金属颗粒的扫描电子显微镜图像。（c）嵌入颗粒的能量色散 X 线分析，显示钛和钒的峰值与来自假体的等离子喷涂多孔涂层的金属碎片一致

终板上撞击导致的表面损伤的证据。相比其他象限，这种现象在后象限（14/30，46%）中更为常见，这一点与金属底边在颈椎过伸时发生的撞击相一致。尽管不同假体的宽度（前后径）和聚乙烯厚度（头尾径）不同，在后象限撞击这方面各种假体没有显著差异。在23%（8/30）和13%（4/30）的假体中观察到前部的磨损（图 22-5）。在其中一个假体中观察到了下部底面的侧方（左侧）的磨损。

当功能性脊柱单元的运动超过 CTDR 装置的运动范围时，会发生金属对金属的终板撞击；实验中表现为磨损和金属损耗。原因可能有以下几种：（a）颈椎过伸状态下植入假体（假体植入时未能与椎体终板平行）；（b）假体未能放置在终板的中心；（c）假体大小不合适；（d）由于破坏了韧带等解剖结构，增加了向后成角或平移的风险。这一点是依据生物力学研究得出的结论。目前认为完整的颈椎功能单元轴向运动时瞬时旋转轴（Instantaneous Axis of Rotution, IAR）位于尾端椎体的前下方，并且在屈伸运动过程中不断发生移动。如果能将 CTDR 装置的旋转轴与患者的生理性 IAR 的匹配得更加精确，可以观察到更小的撞击，更佳的临床疗效，并减少翻修手术。

4. 骨的生长与假体松动

70%（21/30）等离子体喷涂钛涂层的上表面和下表面上都观察到了骨长入。但是，骨长入所占的面积非常小，只有上表面的 6.6% 和下表面的 7.9%。在所有手术节段，总体骨长入之间没有显著性差异。上下表面上均观察到骨长入证据的假体在体内留置的时间为 10.5±2.5 个月。CTDR 在体内实现稳定所需的时间窗目前仍然无法确定（可能接近上述时间，与全髋关节置换中匹配良好的非骨水泥臼杯骨生长情况相似，后者比例为 12.1%±8.2%）。颈椎 TDR 松动或脱落可有潜在的严重神经损伤风险。金属内骨生长与松动之间并无明显相关性。Lebl 等发现，

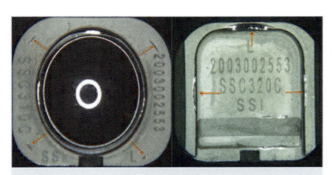

图 22-5　颈椎人工椎间盘置换假体的上（左）和下（右）金属磨损（红色箭头）

在外科医生因内植物松动、轴向疼痛以及其他原因行假体取出的病例中，金属表面骨长入量没有显著差异。因非创伤性松动而取出假体的病例中，内植物在体内的时间为 5±2.1 个月，33%（n=2）的取出假体上任何部分都没有观察到骨长入。

5. 骨质疏松患者中的非创伤性松动

导致 CTDR 术后患者出现颈部轴性疼痛的原因有很多（相邻节段退变，植入物与骨界面的微小移动，小关节退变等），内植物松动的影像学评估经常会受到大量周围伪影的影响。固定良好的 CTDR 假体才可以将负荷完整地传导至患者的原始终板，因此术前评估显得至关重要。假体植入前如果终板骨质薄弱或发生了术中医源性骨折，终板局部承受的应力会明显增加，最终导致假体下沉。尸体模型研究已经证实椎体骨矿物质含量与终板抗压强度相关（定量 CT 检查）。DEXA 骨密度检查并不能准确评价颈椎的骨质疏松程度，原因在于颈椎的直接 DEXA 可信度不高，延长式的 DEXA 检查轴向骨骼可信度也不高。腰椎的 DEXA 结果也不适用于颈椎，因为在退行性疾病的病例中，测量结果可能本身就人为地偏高。

6. 动物模型检索研究

Lehman 等选定了 3 篇文献，共记录了从非人类动物（2 只黑猩猩，21 只山羊）体内取出的 23 个人工假体。研究中植入到取出的时间为 3~12 个月，比文献中人类体内研究的时间要短。

2 只黑猩猩体内植入 Bryan 人工椎间盘后，确实观察到了假体周围组织中存在聚合物、金属碎屑与炎症反应，但没有证据表明发生了感染或骨溶解。将 9 只山羊体内植入了 Bryan 人工椎间盘，以研究内植物在体内不同留置时间的差别，结果发现随着内植物在体内时间的延长，检测到聚合物、金属碎屑和炎症反应征象的可能性也逐渐增加（植入 12 个月后，3 只山羊中有 2 只有阳性发现）。

另一项研究中，将 12 只山羊体内分别植入 PCM 人工椎间盘，假体体内留置时间为 6 个月或 12 个月。结果未发现碎屑、炎症反应或骨质溶解的迹象。

7. 生物力学模拟研究

Lehman 等进行了颈椎人工椎间盘磨损相关的生物力学模拟研究。受试的假体包括 Bryan、Activ-C 和 Prestige。尽管研究都是在 37℃ 的小牛血清中进行，并且在 1~4Hz 频率下进行 1 000 万到 2 000 万次震荡（相当于在体内磨损 50~100 年），但是各种模拟实验之间

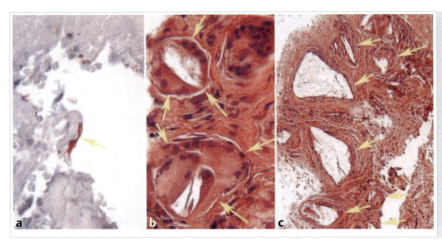

图 22-6　术后 13 个月从 Bryan 椎间盘处取得的的假体周围组织的显微照片。在约 0.5%~1 % 的微观区域中发现了聚合物颗粒。在这些具有一个或多个颗粒的小区域中，观察到了宿主反应和异物巨细胞（箭头）。(a) 苏木精—伊红（H & E），原始放大倍数 ×100；(b) H&E，原始放大倍数 ×400。(c) 观察到聚合物颗粒（Orrow），且无证据表明发生了宿主反应。（H&E，原始放大倍数 ×600）

还是有一定差别。生物力学模拟结果显示接受测试的人工椎间盘具有良好的耐久性，未发生假体失效的情况。 Anderson 等在对 4 个 CTDR 假体（2 个 Bryan，2 个 Prestige）的组织学研究中发现，与其他关节置换的假体相比，Bryan 和 Prestige 颈椎间盘在脊柱模拟器中的磨损程度明显低于传统的髋关节金属对聚乙烯或金属对金属假体。

在生物力学研究中，与传统的金属对聚乙烯髋关节假体相比，颈椎人工椎间盘使用 10 年产生的颗粒总量要低 1000 倍。但是生物力学模拟也会产生误差，主要原因在于实验研究中假体的放置十分精确，并且运动范围完全在人工间盘设计的运动弧内，而假体植入体内时不太可能完全如此。假体在体内失效可能主要源于不能按照理想的设计植入体内，而这些是生物力学研究所不能模拟的。

Anderson 等报道了 4 例体内取出的颈椎人工间盘，也发现了假体周围组织中有生物材料碎片。2 个 Bryan 椎间盘病例中均未检测到金属碎片，只发现了聚合物碎屑（图 22-6），上述情况其实并不多见，相对而言，更多见的是在植入 Prestige 椎间盘后发现的金属碎屑（图 22-7）。对于这两种假体来说，碎屑的形成应该与巨噬细胞和异物巨细胞介导的慢性炎症反应相关。已知的研究未报道急性炎症和其他免疫反应。细胞内可以观察到一些碎屑，但是除此之外的碎屑应该与宿主反应无关。与文献报道全膝关节和髋关节置换假体取出后周围组织标本相比，颈椎人工间盘假体周围组织中的金属碎屑数量明显更少。研究员指出，金属和聚合物碎片的存在以及巨噬细胞的存在并不一定会产生临床症状。换言之，在这些颈椎人工间盘植入病例中并没有观察到与材料降解相关的不良事件，如局部坏死、骨溶解、免疫或组织退变等。

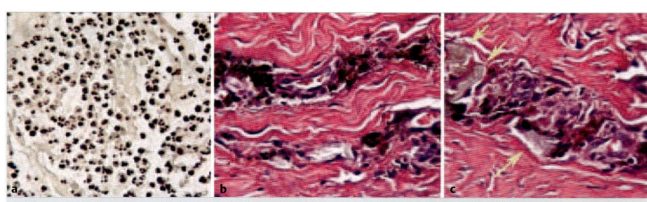

图 22-7　Prestige 椎间盘在检查中假体周围组织的显微照片，显示出：（a）由分段的多形核白细胞组成的高度急性炎症反应，Brown 染色和 Brenn 染色证实了假体周围组织中存在感染。（b）发现了细微金属碎片，主要位于假体周围的组织样品中纤维血管组织里与胶原纤维方向相对应的层中（H & E，原始放大倍数 ×400）。（c）腐蚀产物（箭头）与细微金属碎片主要分布在组织样本中纤维血管组织里与胶原纤维方向相对应的层中（H & E，原始放大倍数 ×400）

8. 目前假体取出研究的局限性

由于各种限制，目前假体取出的研究局限于临床失败的病例或者接受尸检的病例中。因此，研究结果可能并不一定适用于更多的早期随访时判定为临床疗效满意的病例。

文献检索研究还有一个不足之处在于需要手术取出假体的数量还是太少，同时植入、取出之间的时间间隔太短，因此难以得出更为普遍适用的结论。随着临床上植入体内 CTDR 数量的增多，随访时间的延长，将会有对更多需要取出的假体来进行研究，对体内 CTDR 假体的认识也会越来越深入。

五、小结

由于目前还缺少颈椎间盘置换的长期随访结果，对于 CTDR 术的患者来讲，假体取出后的研究是了解其使用寿命和临床疗效的重要辅助手段。研究 CTDR 的失败和取出病例有利于深化我们对假体的耐久性、磨损和失败原因的理解。

颈椎人工间盘置换术后翻修的适应证主要包括轴性疼痛、神经根和 / 或脊髓压迫症状、无创伤性的松动、金属过敏和手术节段活动度过大等。有时候一些患者术后再次受到创伤，哪怕临床症状不明显，也需要行假体取出手术。

内植物取出后研究的内容应包括第三体磨损程度、假体撞击情况，以及是否存在骨长入等。聚合物和金属碎片源自颈椎人工间盘的运动，研究发现这些碎片的出现往往伴随着受体的炎症反应，结果可能会导致假体周围骨溶解和松动。

通过对取出的 CTDR 假体进行研究可以推测其运动的特征，尤其需要关注颈椎屈伸运动时前后平面的运动模式。假体取出研究中一个很重要的发现就是证实了金属对金属撞击是普遍存在的，也间接说明术中椎间盘韧带结构的切除范围以及当前精确的平衡技术和 CTDR 术后的远期疗效相关。以后应该可以设计出更好的模拟颈椎各向节段运动，特别是后伸运动的人工假体。手术操作技术可能需要相应的改良，以确保颈椎的后伸运动和假体设计的运动轨迹相吻合。与其他关节的置换手术相比，颈椎人工间盘置换术还处于起步阶段，假体磨损和失败的相关因素还需要进一步的研究证实。这些研究对于 CTDR 技术的进一步改良和改善患者的预后至关重要。

六、参考文献

［1］Lebl DR, Cammisa FP, Girardi FP, et al. The mechanical performance of cervical total disc replacements in vivo: prospective retrieval analysis of ProDisc-C devices[J].Spine, 2012, 37: 2151-2160.

［2］Lehman R, Bevevino AJ, Brewer DD, et al. A systematic review of cervical artificial disc replacement wear characteristics and durability[J].Evid based Spine Care, 2012, 3 S1: 31-38.

［3］Wright TM, Astion DJ, Bansal M, et al.Failure of carbon fiber-reinforced polyethylene total knee-replacement components[J].A report of two cases. Bone Joint Surg Am, 1988, 70: 926-932.

［4］Bosco JA, Benjamin JB.Loosening of a femoral stem associated with the use of an extended-lip acetabular cup line[J].A case repots.J Arthroplasty. 1993, 8: 91-93.

［5］Dobzyniak M, Fehring TK, Odum S.Early failure in total hip arthroplasty[J]. Clin Orthop Relat Res, 2006, 447: 76-78.

［6］Kobayashi S, Takaoka K, Tsukada A, et al. Polyethylene wear from femoral bipolar neck-cup impingement as a cause of ermoral prosthetic loosening[J]. Arch Orthop Trauma Surg, 1998, 117: 390-391.

［7］Messieh M, Mattingly DA, Turned RH, et al. Wear debris from bipolar femoral neck-cup impingement: a cause of femoral stem loosening[J]. Arthroplasty, 1994, 9: 89-93.

［8］Pidhorz LE, Urban RM, Jacobs JJ, et al. A quantitative study of bone and soft tissues in cementless porous-coated acetabular components retrieved at autopsy[J]. Arthroplasty, 1993, 8: 213-225.

［9］Lebl DR, Cammisa FP, Girardi FP, et al. In vivo functional performance of failed ProDisc-L devices: retrieval analysis of lumbar total disc replacements. [J|Spine, 2012, 37: E1209-E1217.

［10］McKellop HA.The lexicon of polyethylene wear in artificial joints[J]. Biomaterials, 2007, 28: 5049-5057.

［11］McKellop HA, Campbell P, Park SH, et al.The origin of submicron polyethylene wear debris in total hip arthroplasty[M].Clin Orthop Relat Res, 1995: 3-20.

［12］Schmalzried TP, Callaghan JJ.Wear in total hip and knee replacements[J]. Bone Joint Surg Am, 1999, 81: 115-136.

［13］White AA Ⅲ Johnson RM, Panjabi MM, et al. Biomechanical analysis of clinical stability in the cervical spine[J].Clin Orthop Relat Res, 1975, 109: 85-96.

［14］Käfer W, Clessienne CB, Däxle M, et al. Posterior component impingement after lumbar total disc replacement: a radiographic analysis of 66 ProDisc-L prosthese in 56 patients[J].Spine, 2008, 33: 2444-2449.

［15］Tumial á n LM, Gluf WM.Progressive vertebral body osteolysis after cervical disc arthroplasty[J].Spine, 2011, 36: E973-E978.

［16］Wigfield CC, Gill SS, Nelson RJ, et al. The new Frenchay artificial cervical joint: results from a two-year pilot study[J].Spine, 2002, 27: 2446-2452.

［17］Pitzen T, Kettle A, Drmm J, et al.Cervical spine disc prosthesis: radiographic, biomechanical and morphological post mortal findings 12 weeks after implantation[J].A retrieval example.Eur Spine, 2007, 16: 1015-1020.

［18］Cavanaugh DA, Nunley PD, Kerr EJ Ⅲ , et al. Delayed hyperreactivity to metal ions after cervical disc arthroplasty: a case report and literature review[J].Spine, 2009, 34: E262-E265.

［19］Johnson RM, Crelin ES, White AA Ⅲ , et al Some new observations on the functional anatomy of the lowe cervical spine[J].Clin Orthop Relat Res, 1975: 192-200.

［20］Lysell E.Motion in the cervical spine.An experimental study on autopsy specimens[M].Acta Orthop Scand 1969 Suppl 123.

［21］Pidhorz LE, Urban RM, Jacobs JJ,et al. A quantitative study of bone and soft tissues in cementless porous-coated acetabular components retrieved at autopsy[J]. Arthroplasty, 1993, 8: 213-225.

［22］Zhang X, Ordway NR, Tan R, et al. Correlation of ProDisc-Cfailure strength with cervical bone mineral content and endplate strength[J]. Spinal Disord Tech, 2008, 21: 400-405.

［23］Parkinson RJ, Durkin JL, Callaghan JP.Estimating the compressive strength of the porcine cervical spine: an examination of the utility of DXA[J].Spine, 2005, 30: E492-E498.

［24］Pouill è s JM, Tremolli è res FA, Martinez S, et al. Ability of peripheral DXA measurements of the forearm to predict low axial bone mineral density at menopause[J].Osteoporos Int, 2001, 12: 71-76.

［25］Formica CA, Nieves JW, Cosman F,et al. Comparative assessment of bone mineral measurements using dual X-ray absorptionetry and peripheral quantitative computed tomography[J].Osteoporos Int, 1998, 8: 460-467.

［26］Rand T, Seidl G, Kainberger F, et al.Impace of spinal degenerative changes on the evaluation of bone mineral density with dual energy X-ray absorptiometry(DXA)[J].Calcif Tissue Int, 1997, 60: 430-433.

［27］Anderson PA, Rouleau JP, Toth JM, et al. A comparison of simulator-tested and-retrieved cervical disc prosthese.Invited submission from the Joint Section Meeting on Disorders of the Spine and Peripheral Nerves, March 2004[J]. Neurosurg Spine, 2004, 1: 202-210.

［28］Grupp TM, Meisel HJ, Cotton JA, et al.Alternative bearing materials for intervertebral disc arthroplasty[J].Biomaterials, 2010, 31: 523-531.

第四部分　腰椎运动节段保留技术

4

第二十三章　腰椎运动学

著者：Haibo Fan
审校：胡学昱，马辉
译者：郭继东

运动保留装置最重要的目的之一是恢复或维持脊柱的正常运动。很多参数可以用来评估运动保留装置的运动效应，但是每一个参数均有其优点和缺点。为了探讨脊柱运动学，本章将讨论这些参数的特点，尤其是椎弓根间距（Inter Pechcular Distance，IPD）的运动轨迹和偏倚（Tracking and Excursion）这一新参数。动态稳定装置的设计理念实际上来源于腰椎运动节段动力学的研究结果。

一、活动度和融合对相邻节段活动度的影响

脊柱的活动度（Rong Of Motion，ROM）仍然是脊柱运动学评估的金标准。

有学者认为融合手术后相邻节段的活动度会增加，出现所谓的相邻节段效应（Adjacert Level Effect，ALE）。由于相邻节段效应可能加速节段退变，所以预防相邻节段效应已成为使用运动保留装置的一个主要目的。

然而，考虑到临床和基础研究并没有得出一致的结论，现在就断定融合一定会引起相邻节段效应还为时过早。并不是所有研究结果都发现了相邻节段效应。不同的研究其结论不同，部分体外试验观察到了相邻节段效应，而另一些则并没有观察到。Panjabi 等研究了融合术后脊柱活动度的区域性再分配。他们的结论是脊柱融合术后丢失的活动度会由非融合节段进行代偿。

（一）脊柱活动度（ROM）的局限性

尽管 ROM 的概念得到了广泛的应用，但是其也有局限性。它主要的缺点是只能够反映运动的数量而不能评价其质量。一个脊柱节段的任何形式的运动都包括两部分内容：平移和旋转。ROM 反映了旋转情况而忽视了整体的平移情况。在临床运用时，可以通过单独测量脊柱节段的平移来弥补 ROM 的不足。因为 ROM 仅仅对运动节段旋转时初始点和终末点进行了比较，实际上并不能反映脊柱在这两点之间运动时的具体情况。

ROM 用于评估融合手术的治疗效果是一个很理想的

参数。因为融合术的目的就是消除运动，也就没有必要明确融合手术术后的具体运动模式。通过对比手术前后的 ROM 就足以评价是否实现了理想的融合。

然而，对于诸如人工椎间盘和动态稳定系统这些运动保留装置来说，手术的目的不仅仅是保留运动，同时还要尽可能把运动能力恢复到正常水平。实际上，即使一个动态装置可以在一定程度上恢复 ROM，其恢复后的运动方式也不一定接近于生理状态。比方说已经在临床上广泛使用的 Dynesys 系统，研究证实在屈曲和伸直时该装置能保留部分的脊柱 ROM。但是 Dynesys 固定后的 ROM，尤其在屈曲时，是否是接近于生理状态下的脊柱运动这一点还存在很大争议。脊柱屈曲时承受应力的是 Dynesys 的多聚酯纤维绳，而其本质上是没有延展性的。脊柱中立位时，由于多聚酯纤维绳的作用椎弓根间距（IPD）保持固定不变，但屈曲位时 IPD 会发生非常微小的改变。由此可见，屈曲时观察到的脊柱运动很有可能是上位椎体异常旋转造成的结果。

同样，单独用 ROM 这一参数还不足以比较不同运动装置的差别。即使两个运动保留装置保留了接近的 ROM，二者的运动模式可能是完全不同的。比如说 Charité 和 ProDisc-L 这两种广泛使用的人工椎间盘，相关报道证实它们均能实现接近生理状态的 ROM。但是，ProDisc-L 是一个球–窝关节设计，它控制上位椎体围绕球形结构的中心轴来旋转。Charité 是一个滑槽式中心设计，它允许上位椎体围绕不同的轴线来旋转。目前还无法确定哪一种装置更接近生理运动。但是可以肯定的是，单独应用 ROM 这一参数还不能完全评价这两种装置的优劣。

（二）其他动力学参数

除了 ROM，脊柱动力学的研究中还引入了很多其他参数。这些参数包括中立区运动、瞬时旋转轴（IAR）、螺旋轴（HA）及椎弓根间距运动轨迹和偏倚。在这些参数中，后三者均包含了旋转和平移。因此，它们有可能改善 ROM 的缺陷。

中立区（NZ）运动属于 ROM 的一部分，是指脊柱中立位时测量到的运动，此时脊柱内部的张力最小。Panjabi认为脊柱的异常运动最常发生在依靠韧带和椎间盘的完整性来维系的中立区运动。脊柱的 ROM 和 NZ 是评估脊柱稳定装置和人工椎间盘的重要参数。然而，与 ROM 类似，NZ 也是一个粗略的旋转运动参数，它并不能精确地描述脊柱的运动模式。同时，NZ 仅能从负荷 – 变形曲线上得出，这就限制了其在临床上的应用。原因在于实际上脊柱载荷在患者身体上是难以测量的。

HA 是指脊柱沿着某一轴线旋转的同时也发生了平移。HA 是描述刚性物体运动的一个具有三维特性的参数。它包含了最完整的脊柱运动模式。HA 已被用来描述脊柱的运动和评估椎间盘置换、人工关节以及其他稳定装置。然而，为了减少可能的误差，很多有关 HA 的研究对象是大角度的位移。Kettler 等认为限定的 HA（FHA）仅能定性地描述关节功能。还有学者认为 HA 用于评价脊柱动力学的所有运动模式其敏感度不够。而且 HA 的相关图表也难以解读。总的来说，HA 不太容易界定，可重复性也不高。

在任一瞬间，刚性物体发生平面运动时，其内部有一条线不发生运动，这条线就是瞬时旋转轴（IAR）。Seligman 等和 Gertzbein 等对 IAR 进行了里程碑式的阐释。这些学者试图确定并比较正常椎间盘和异常椎间盘的 IAR。最近一些研究是通过影像学来测量 IAR 的。在这些研究中，测量 IAR 应用了不到 5 种体位的 X 线片。IAR 的局限性只能较为理想地反映屈伸运动，因为屈伸运动本来就是某一平面里的一种运动。而测量脊柱侧屈时和轴向旋转时的 IAR 就面临比较多的困难。因为它们往往参与非平面的耦合运动。与 HA 类似，IAR 也很难测量，其结果也难以被复制。

（三）椎弓根间距的变化

运动时 IPD 的变化是研究脊柱动力学的一个新参数，尤其适用于研究后方动力稳定装置的力学效应。描述 IPD 变化的参数有两个：IPD 偏移和 IPD 轨迹。IPD 偏移是指从中立位到过屈位或过伸位的最大 IPD 位移。IPD 的轨迹是指脊柱运动时椎弓根之间距离的运动轨迹。由于过度坚强的后路动态稳定装置会使 IPD 偏移明显减小，因此依靠IPD 偏移这一参数，很容易通过后路动态稳定装置的强度对其进行区分。另一方面，IPD 轨迹包含了脊柱运动的旋转和平移两种模式，有可能突破了 ROM 的局限性。

然而直到目前为止，有关运动时的 IPD 变化的研究还不多，对于正常的 IPD 轨迹和 IPD 偏移更是知之甚少。

接下来讨论的是尸体脊柱生物力学实验得出的 IPD。对于完整的脊柱标本上和放置后路动态稳定装置的脊柱标本上分别测量其 IPD 变化。将脊柱标本置于拥有 6 个自由度和屈曲 – 伸直载荷的脊柱检测器上，该仪器持续运动时能产生 7.5N·m 的最大力矩。在完整的脊柱标本上置入椎弓根螺钉是为了测量 IPD。先将标记物连接到椎弓根螺钉头部（图片 23-1c），然后利用运动监测系统来追踪标记物的位置，从而得出 IPD 变化。在脊柱标本上植入动态稳定系统装置如 Dynesys 后再测量 IPD，然后用新得

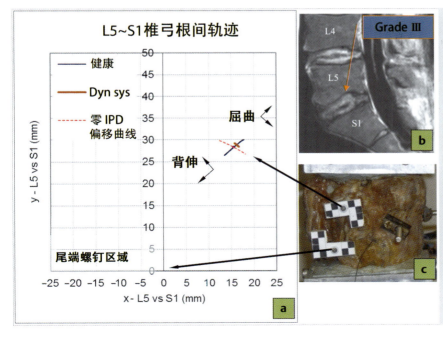

图 23-1 使用 Dynesys 固定前后 L5~S1 节段屈伸运动时椎弓根之间距离（IPD）轨迹。（a）IPD 轨迹。（b）MRI 所示受试椎间盘退变的程度。（c）照片显示椎弓根螺钉头端位于中立区

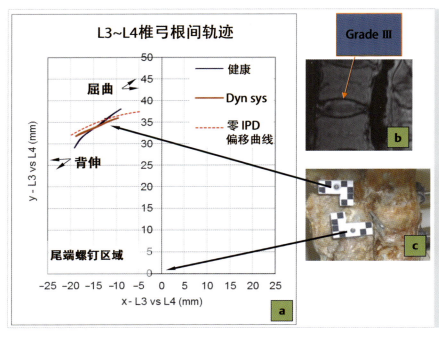

图 23-2　使用 Dynesys 固定前后 L3~L4 节段屈伸运动时椎弓根之间距离（IPD）轨迹。（a）IPD 轨迹。（b）MRI 所示受试椎间盘退变的程度。（c）照片显示椎弓根螺钉尾端位于中立区

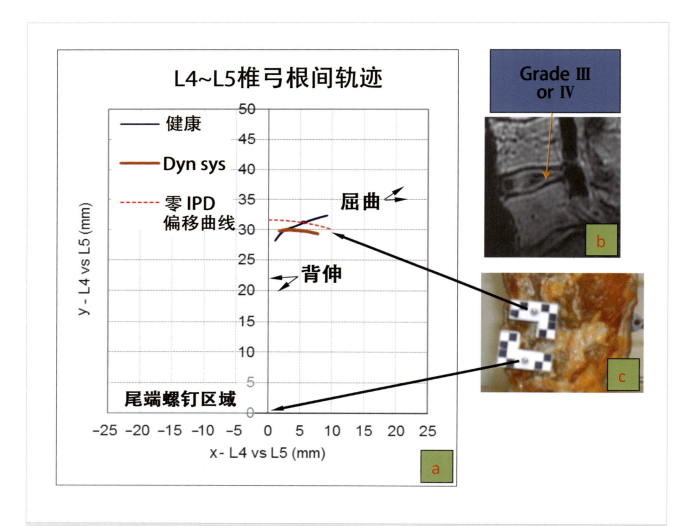

图 23-3　使用 Dynesys 固定前后 L4~L5 节段屈伸运动时椎弓根之间距离(IPD 轨迹。(a)IPD 轨迹。(b)MRI 所示受试椎间盘退变的程度。(c) 照片显示椎弓根螺钉尾端位于中立区

到的 IPD 来评估后路稳定装置对于 IPD 变化的影响。用 Pfirrmann 椎间盘退变分级来评估所有测试的运动节段。

L5~S1、L3~L4 及 L4~L5 的 IPD 轨迹的示例如图 23-1~图 23-3 所示。在这些示意图中，下位椎弓根螺钉钉尾中心点的位置始终保持在（0，0），当上位椎弓根螺钉钉尾离开初始点时其运动轨迹即被记录，从而得出 IPD 轨迹。每幅图都可以显示两个 IPD 轨迹和一个相关曲线即零 IPD 偏移，该偏移就是一个位于中心点（0，0）的圆弧，圆弧半径和完整标本中立位时的 IPD 相同。完整标本的 IPD 轨迹和零 IPD 偏移之间的间隔代表了 IPD 偏移。间隔越大，偏移也越大。

图 23-1 显示了 L5~S1 运动节段 IPD 的几个有意思的特征。在如图 23-1c 所示运动节段的图片中，中立位时 L5 椎弓根螺钉钉尾的位置比 S1 椎弓根螺钉钉尾的位置要靠前些。如图 23-1a 所示的 IPD 轨迹图精准地显示了这个解剖学特点，距离 16mm。图 23-1a 的 IPD 轨迹接近垂直于零椎弓根偏移曲线。当过屈或过伸时，完整标本的 IPD 轨迹和零 IPD 偏移曲线之间的间隔的增大意味着 IPD 的增加。另外，通过测量 IPD 轨迹的曲率可以定位 L5 椎体的瞬时旋转轴 IAR。完整标本的 IAR 大概位于图 23-1a 远离（0，0）的右下角。如果要在图 23-1c 中的脊柱标本上定位 IAR，那它应该位于目标椎间盘或者 S1 椎体。

Dynesys 固定后，图 23-1a 的 IPD 轨迹成了一个与零 IPD 偏移曲线几乎平行的弧形节段。这就是说 Dynesys 已基本上消除了在屈伸时的 IPD 偏移（任何平行于零 IPD 偏移曲线的 IPD 轨迹都能阻碍相应的 IPD 偏移）。Dynesys 固定后的 IPD 轨迹的曲率提示 L5 的 IAR 已转移到接近 S1

螺钉钉尾的位置（图 23-1a）。尽管 IPD 的弧形轨迹的存在提示 Dynesys 固定后能保留部分活动度，但是这个活动度可能达不到正常水平，因为与完整标本的轴线定位不同，这个活动度的旋转轴已经转移到 S1 螺钉的头部，也就是位于目的椎间盘或 S1 椎体。

如图 23-2 所示完整标本的 L3~L4 运动节段的 IPD 轨迹有些不同的特征。如图 23-2c 所示运动节段的图片中，中立位时 L3 椎弓根螺钉钉尾的位置比 L4 椎弓根螺钉钉尾的位置要靠后些。如图 23-2a 所示的 IPD 轨迹图显示了这个解剖学特点，距离 12mm。L3~L4 节段的轨迹不同于 L5~S1 的原因在于相对于零 IPD 偏移曲线来说，IPD 轨迹的运动角度非常小。但是过屈或过伸运动时，在完整标本的 IPD 轨迹和零 IPD 偏移曲线之间的间隔将会变宽。这就提示了 IPD 偏移的存在。通过测量 IPD 轨迹的曲率可以定位完整标本的 L3 椎体的 IAR，大概位于图 23-2a 远离（0，0）的右下角。如果要在图 23-2c 中的脊柱标本上定位 IAR，那它应该位于目标椎间盘或者 L4 椎体。

另一方面，L3~L4 节段行 Dynesys 固定后，其 IPD 轨迹的变化与 L5~S1 类似。如图 23-2a 所示经内固定后的 IPD 轨迹成了一个与零 IPD 偏移曲线几乎平行的弧形节段。这一结果再次说明 Dynesys 固定基本上消除了在屈伸时的 IPD 偏移。Dynesys 固定后的 IPD 轨迹的曲率提示 L3 的 IAR 已转移到接近 L4 螺钉钉尾的位置（图 23-2a）。尽管 IPD 的弧形轨迹的存在提示 Dynesys 固定后能像 L5~S1 节段一样保留部分 ROM，但是这个 ROM 可能达不到正常水平，因为与完整标本的轴线定位不同，这个活动度的旋转轴已经转移到 L4 螺钉的头部，也就是位于标本的椎间盘

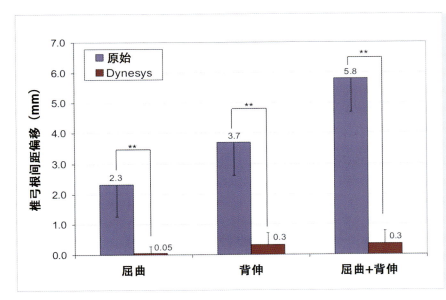

图 23-4 使用 Dynesys 固定前后各运动节段屈伸位时椎弓根之间距离（IPD）轨迹（n=5，P=0.05，误差线即标准差）

或 L4 椎体。

如图 23-3 所示完整标本的 L4~L5 运动节段的 IPD 轨迹的特征介于 L3~L4 节段和 L5~S1 节段之间。在如图 23-3a 所示运动节段的图片中，中立位时 L4 椎弓根螺钉钉尾的位置比 L5 椎弓根螺钉钉尾的位置要靠前 5mm。这个位置相对 L3~L4 节段和 L5~S1 节段来说刚好处于中间的位置。图图 23-3a 所示：对比 L5~S1 节段，完整标本的 L3~L4 运动节段的 IPD 轨迹相对于零 IPD 偏移曲线来说，轨迹的运动角度要小一些。但对比 L3~L4 节段，其轨迹的运动角度要大些。但是过屈或过伸运动时，在完整标本的 IPD 轨迹和零 IPD 偏移曲线之间的间隔将会变宽。这就提示了 IPD 偏移的存在。与 L3~L4 节段和 L5~S1 节段类似的是，完整标本的 L4 椎体的 IAR，大致位于目的椎间盘或者 L5 椎体。

L4~L5 节段行 Dynesys 固定后，其 IPD 轨迹的变化与 L5~S1 及 L3~L4 的轨迹类似。如图 23-3a 所示经内固定后的 IPD 轨迹成了一个与零 IPD 偏移曲线几乎平行的弧形节段。这说明 Dynesys 已基本上消除了 IPD 偏移。Dynesys 固定后的 L4 的 IAR 已转移到接近 L5 螺钉钉尾的位置。尽管 IPD 的弧形轨迹提示 Dynesys 固定后能保留部分活动度，但是这个活动度可能达不到正常水平，其原因与相邻节段一样。

IPD 偏移是通过测量 IPD 轨迹而得出的，其结果详见图 23-4。屈曲时，完整标本的 IPD 偏移的值为 $2.3 \pm 1.1mm$；后伸时为 $3.7 \pm 1.1mm$；屈伸时为 $5.8 \pm 1.1mm$。IPD 偏移在 Dynesys 固定后基本上没有了。屈曲时，IPD 偏移的值减少到 $0.05 \pm 0.2mm$；伸直时减少到 $0.3 \pm 0.4mm$；屈伸时减少到 $0.3 \pm 0.4mm$。这个结果与 IPD 轨迹的定性评估是一致的。Dynesys 对 IPD 偏移有同样的作用。

二、小结

就腰椎运动节段的动力学来说，一个理想的动态稳定装置应该达到以下目的：

（1）对所有方向 ROM 的均衡限制；

（2）保留 IPD 偏移和所有方向上均衡控制 IPD 偏移；

（3）保留和完整脊柱一样的 IPD 轨迹图；

（4）拥有合适的刚度以利于运动节段的 IAR 位于椎间隙或者下位椎体，而非下位椎弓根螺钉的头端。

三、参考文献

［1］Axelsson P, Johnsson R, Strömqvist B. Adjacent segment hypermobility after lumbar spine fusion: no association with progressive degeneration of the segment 5 years after surgery [J]. Acta Orthop, 2007, 78: 834-839.

［2］Berg S, Tropp HT, Leivseth G. Disc height and motion patterns in the lumbar spine in patients operated with total disc replacement of suion for discogenic back pain [J]. Results from a randomized controlled trial. Spine, 2011, 11: 991-998.

［3］Panjabi M, Malcolmson G, Teng E, et al. Hybrid testing of lumbar CHARITE discs versus fusions [J]. Spine, 2007, 32: 959-966, discussion 967.

［4］Schmoelz W, Huber JF, Nydegger T, et al. Dynamic stabilization of the lumbar spine and its effects on adjacent segments: an in vitro experiment [J]. Spinal Disord Tech, 2003, 16: 418-423.

［5］Cakir B, Carazzo C, Schmidt R, et al. Adjacent segment mobility after rigid and semirigid instrumentation of the lumbar spine [J]. Spine, 2009, 34: 1287-1291.

［6］Shim CS, Lee SH, Shin HD, et al. CHARITE versus ProDisc: a comparative study of a minimum 3-year follow-up [J]. Spine, 2007, 32: 1012-1018.

［7］Panjabi MM. Biomechanical evaluation of spinal fixation devices: I. A conceptual framework [J]. Spine, 1988, 13: 1129-1134.

［8］Panjabi MM. Clinical spinal instability and low back pain [J]. Electromyogr Kinesiol, 2003, 13: 371-379.

［9］Wilke HJ, Kavanagh S, Neller S, et al. Effect of a prosthetic discnucleus on the mobility and disc height of the L4-5 intervertebral disc postnucleotomy [J]. Neurosurg, 2001, 95 Suppl: 208-214.

［10］Kettler A, Marin F, Sattelmayer G, et al. Finite hilical axes of motion are a useful tool to describe the three-dimensional in vitro kinematics of the intact, injured and stabilised spine [J]. Eur Spine, 2004, 13: 553-559.

［11］Zhu Q, Larson CR, Sjovold SG, et al. Biomechanical evaluation of the Total Facet Arthroplasty System: 3-dimensional kinematics [J]. Spine, 2007, 32: 55-62.

［12］Niosi CA, Zhu QA, Wilson DC, et al. Biomechanical characterization of the three-dimensional kinematic behaviour of the Dynesys dynamic stabilization system: an in vitro study [J]. Eur Spine, 2006, 15: 913-922.

［13］Osterbauer PJ, Long K, Ribaudo TA, et al. Three-dimensional head kinematics and cervical range of motion in the diagnosis of patients with neck trauma [J]. Manipulative Physiol Ther, 1996, 19: 231-237.

［14］Wilke HJ, Kettler A, Claes L. Range of motion or finite heliucal axis?Comparison of different methods to describr spinal segmental motion in vitrol [J]. Roundtables in Spine Surgery, 2005, 1: 13-21.

［15］Seligman JV, Gertzbein SD, Tile M, et al. Computer analysis of spinal segment motion in degenerative disc disease with and without axial loading [J]. Spine, 1984, 9: 566-573.

［16］Gertzbein SD, Seligman J, Holtby R, et al. Centrode characteristics of the lumbar spine as a function of segmental instability [J]. Clin Orthop Relat Res, 1986: 48-51.

［17］Cuningham BW, Gordon JD, Dmitriev AE, et al. Biomechanical evaluation of total disc replacement arthroplasty: an in vitro human cadaveric model [J]. Spine, 2003, 28: S110-S117.

［18］Kotani Y, Cunningham BW, Abumi K, et al. Multidirectional flexibility analysis of anterior and posterior lumbar artificial disc reconstruction: in vitro human cadaveric spine model [J]. Eur Spine, 2006, 15: 1511-1520.

［19］Pfirrmann CW, Metzdorf A, Zanetti M, et al. Magnetic resonance classification of lumbar intervertebral disc degeneration [J]. Spine, 2001, 26: 1873-1878.

第二十四章　腰椎运动力学

著者：Ata M.Kiapour，Haibo Fan，Constantine K.Demetropoulos
审校：胡学昱，马辉
译者：郭继东

腰椎的核心功能是承载应力，因此要想对腰椎有更深入的了解，必须研究其运动力学。运动力学主要的研究内容包括力量如何作用于人体使其产生运动和相关的应力如何承载和传递。尽管人体的运动力学应该包括静力学和动力学，但本章主要讨论的内容是腰椎解剖结构本身应力负荷的相关问题而不太涉及运动时的应力负荷。想要充分认识和理解腰椎的功能和病理生理特点以及不同内植物、不同外科手术式的特点和临床应用疗效，腰椎的运动力学是必须首先了解的内容。

人体脊柱的腰椎部分接续于上方的颈胸椎，向下连接骶尾骨，是临床上腰背痛发生的主要区域。腰段脊柱和其他节段相比最大的生物力学特点在于腰椎椎体（L1~L5）承受着人体最大，沿脊柱向下的应力（图 24-1）。腰椎承受的应力主要来自体重，但是同时经常需要加上日常功能活动时新增加的应力（比如提重物、推动物体）。正是因为这一区域承受了太多的各种应力，也就不难理解为什么

腰段比较容易发生退行性疾病。腰椎的三柱理论被广为接受，在这里前柱是指椎体和椎间盘，后柱主要包括沿着头尾轴运动的小关节。前柱和后柱的负荷状况是目前研究的重点。随着年龄的增长，退行性改变逐渐发生，严重者椎体及相关韧带结构的完整性会丧失。椎间盘和两侧的小关节组成三关节复合体承担了脊柱承受的主要应力。因此脊柱的退行性改变往往是从椎间盘退变或者小关节骨性关节炎开始的。本章讨论的主要内容是腰椎的运动力学以及相应解剖结构的应力负荷问题。相关的研究非常多，在这里主要选取一部分最具说服力的报道。本章的内容有助于认识腰椎解剖结构对脊柱的生物力学稳定所起的重要作用。对腰椎运动力学的深入彻底的研究有助于进一步深化临床医生对腰椎稳定和各种手术并发症的认识，因为这些与腰椎的生物力学特性息息相关。

一、小关节

相邻椎体之间的上关节突和小关节突组成了腰椎小关节或者称为 Zygapophyseal 关节，是脊柱运动单元的重要组成部分。小关节是维持脊柱稳定的重要结构，同时还有很多腰痛直接来源于小关节，因此腰椎小关节具有重要的临床意义。外科手术中如果损伤了小关节可能会导致节段不稳定。小关节的位置和方向决定了其能够承担一部分施加于脊柱上的应力（大约 1/3），同时能够防止相邻节段的过度运动如滑脱等。在腰骶段小关节更是成为最主要的稳定结构。从生物力学角度分析，小关节是重要的脊柱稳定结构，也是过度轴向旋转和剪切力的初始限制结构。腰椎小关节属于滑囊关节，透明软骨覆盖相对的关节面，其外包裹关节囊。在正常的关节囊内，可以观察到感觉和自主神经纤维的存在，这就构成了关节囊引起疼痛的解剖基础。双侧小关节和前方的椎间盘一起组成了腰椎的功能运动单元。小关节的位置和方向决定了不同节段脊柱运动的方向。和其他所有关节一样，腰椎小关节也会发生骨性关节炎，当然这类患者往往同时有椎间盘的退变。椎间盘退变和小关节骨性

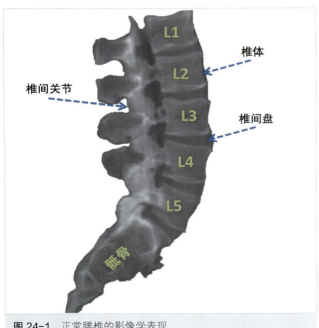

图 24-1　正常腰椎的影像学表现

关节炎有一定的相关性，一般来讲，椎间盘的退变要早于小关节的退变。腰椎僵硬、滑脱、椎间盘突出以及椎管狭窄均可继发于相应节段的椎间盘和小关节的退变。

临床上对小关节越来越重视是因为现在已经确定小关节可以是疼痛的直接来源。小关节的退变，包括与其相关的组织损伤和炎症均会引起化学介质的释放从而刺激关节内神经末梢，其结果就是腰背痛发生。使用局部麻醉剂和激素进行小关节封闭甚至是小关节的神经毁损手术已经成为治疗腰背痛的一种推荐治疗方法。

多年以来，腰椎小关节承受压力负荷的能力和方式一直存在争议。Nachemson 的研究发现小关节承担了施加于运动节段上全部压力的 18%。之后 King 等通过尸体解剖研究证实双侧小关节和椎间盘共同承担所受应力，他们的结论是小关节承载的压应力和脊柱姿势有关，最多可达全部应力的 33%。再后来 Yang 和 King 的研究发现健康腰段脊柱的上下关节突最多承受全部压力负荷的 25%。一旦小关节发生了骨性关节炎，那么它们需要承受的应力可能高达全部压力负荷的 47%。以上研究不但包括尸体解剖研究，同时还应用了有限元分析。考虑到腰段脊柱内存在广泛的伤害感受器，从以上研究我们不难得出结论——小关节退变可以直接引起腰背痛。

小关节应力载荷的相关研究非常多。有研究人员使用穿刺针直接进行关节穿刺来测定关节突承受的应力。在这些研究中，有人试图通过器械固定椎体的参数校正来评价小关节的应力传导，也有人使用神经网络计算方法来模拟小关节承受应力的状态。由于关节突的形态和周围的解剖结构难以被完全模拟出来，所以以上所有的相关研究还存在很多不足，研究结果也存在生理学上的局限性。有研究人员换了另外一种思路，通过测定关节突的应力分布来评价小关节所承受的应力。这类研究中比较有代表性的是使用富士胶片。这种胶片有点像传统打字机使用的复写纸，通过胶片上校准后的刻度来读取所受的压力值。当然这种技术也受到各种混杂因素的影响。首先，只有破坏部分关节囊才能将胶片置入关节间隙，这个操作本身就可能会损失一定的关节功能。其次，只有在试验终止时才能将胶片取出并进行扫描以测定应力的峰值。屈曲应力感受器（Tekscan）是改良的胶片技术。胶片感受器变得更薄，植入关节囊内一段时间之后就可以用于测量数据。尽管应力感受器也需要破坏关节囊，但好处是可以读取实时数据。单一的传感片无法测定关节内应力的分布是该技术最主要

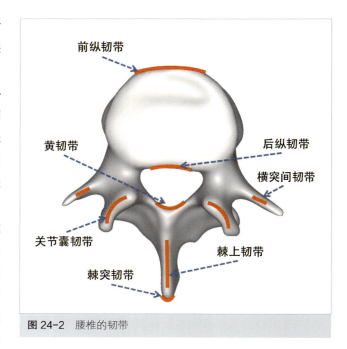

图 24-2　腰椎的韧带

的不足之处。感受器技术可以和胶片技术联合使用，这样的话理论上能够在一定程度上评价应力分布。最近出现了最新一代的胶片感受器 Tekscan6900，该产品与屈曲应力感受器相似，但是拥有多达 121 个传感器用以测定实时的应力分布。传感器类产品最大的问题是刻度难以精确校准，正是这一点限制了其在应力分布测量中的应用。

二、韧带结构

腰椎的相关韧带类结构能够对抗张力和屈曲应力，同时有效地限制了节段运动的范围，脊柱运动度过大往往意味着发生了某种损伤。当机体承受张力性应力时，韧带结构能够提供被动的保护以维持躯体的姿势。最近的研究发现韧带还有一个重要功能——为肌肉骨骼系统提供信号反馈以启动肌肉收缩。脊柱的韧带类结构可以粗略分为两类：作用于某个椎体的节段内韧带以及跨越相邻椎间隙的节段间韧带（图 24-2）。前者包括分别从前方和后方跨越椎体的前纵韧带（ALL）和后纵韧带（PLL），以及棘上韧带。ALL 和 PLL 紧密地附着在椎体上，成为对抗分离应力的主要结构，同时还有保护椎间盘将其限制在椎间隙内的作用。ALL 非常结实，是前柱的重要张力性结构。当脊柱伸展时，ALL 承受了主要的牵张力，但是脊柱弯曲时 ALL 明显变得松弛。PLL 的功能与 ALL 类似，但是 PLL 更宽，几乎覆盖了整个椎体后方包括椎间孔区域。作为脊柱后方

主要的张力性结构，脊柱前屈时 PLL 承受牵张应力，脊柱后伸状态下逐渐变得松弛。棘上韧带附着于相邻的棘突尖端，和 PLL 类似脊柱屈曲时棘上韧带起到一定的限制作用。节段间韧带主要是指附着于相邻棘突间的棘间韧带，附着于相邻横突间的横突间韧带以及附着于相邻椎板间的黄韧带。黄韧带是脊柱后方重要的稳定结构并且沿脊髓走行参与椎管的构成。任何外科手术方式都可能会破坏这些韧带结构的完整性。在很多脊柱手术中，不得不牺牲一些韧带结构以获得更好的显露。例如后路融合术中显露椎间盘的时候要切除部分后纵韧带，前路融合手术中需要损伤部分前纵韧带。近年来临床上棘突间撑开装置的使用有增多的趋势。安装棘突间装置需要破坏棘间韧带，也就损失了该韧带的功能。棘突间内植物一旦植入，腰椎伸展运动也就被完全阻断。这种对于腰椎后伸的限制减轻了黄韧带在椎管内的皱褶程度，同时也在一定程度上防止了后伸所致椎间孔狭窄引起的神经压迫。使用棘突间撑开装置后，脊柱后伸时棘突会承受更多的压缩应力，相应的脊柱其他的后方结构也会承担更多的负荷，很多相关的研究都证实了这一点。对于有神经性间歇性跛行的轻度椎管狭窄患者来说，和融合手术相比，上述技术可以作为一种相对保守的手术治疗选择。还有类似的方法可以实现限制脊柱后伸的目的，即后路动力化固定。这些后路动力内固定基本上都是通过双侧椎弓根螺钉连接非坚强的固定物来实现的。使用之后可以从后方进行一定程度的撑开，也可以同时行神经减压以治疗相应的神经压迫。动力内固定实际上将应力从脊柱后方结构转移到了椎弓根螺钉系统上。需要指出的是，由于大部分椎弓根螺钉相关的数据都是从融合手术中获得的，而实际上在融合手术中内固定只需要短期内起到作用直到脊柱实现融合即可，因此在这种非融合应力环境下椎弓根螺钉的远期转归如何还不是十分清楚。

三、肌肉

　　和韧带被动起作用不同，肌肉可以主动地为脊柱提供保护。复杂的脊柱神经肌肉结构的作用首先是稳定脊柱，然后还要产生运动，最后形成各种生理活动。脊柱在运动过程中如果受到外力影响，肌肉就需要产生相应的对抗力量。躯干肌肉是支撑和稳定脊柱的肌肉系统中很重要的一部分。有超过 30 块肌肉参与了脊柱的支撑和负荷，这些肌肉可以分为主要附着于单个椎体的节段内大肌肉和跨过多个椎体的节段间小肌肉。此外，按照肌肉的所在位置可以分为椎体前肌群和椎体后肌群。椎体后肌群（位于脊柱后方的肌肉）还可以进一步分为深层、中间层和浅层肌群。椎体前肌群（位于脊柱前方的肌肉）主要由 4 块腹肌组成。下列肌肉对于脊柱的支撑和稳定具有重要意义：

- 腹直肌（主要的屈曲躯干的肌肉）
- 多裂肌（脊柱胸腰段主要的伸展肌肉）
- 竖脊肌
- 腰大肌（唯一一个连接脊柱和髋关节的肌群，也是脊柱主要的稳定肌）
- 腹内斜肌
- 腹外斜肌

　　在没有应激的情况下，肌肉起的作用类似于其他被动的、非收缩性的组织（例如韧带和肌腱），即对抗外来应力，提高稳定性。但是应激之后不同的肌肉基于不同的附着节段和生理学特点，能够产生相应的运动。肌肉可以对脊柱施加强大的作用力，这是脊柱运动的重要前提。肌肉功能异常的患者既可能发生急性腰痛，也可能表现为长期存在的腰背痛。大量的临床和基础研究均证实慢性腰背痛患者躯干肌肉的兴奋模式和无腰背痛患者有明显差别。

四、椎间盘

　　对于长期和慢性腰背痛患者而言，目前认为最主要的疼痛来源是椎间盘。椎间盘在脊柱运动和承受应力过程中扮演着非常重要的角色，作用于椎间盘上的应力非常复杂难以进行精确研究。一般认为作用于躯干的全部压缩应力是由椎间盘和双侧小关节共同承担的（图 24-3）。体内直接测量结果得出了机体静止时椎间盘承受的最大压应力（大约是躯干自重的 3 倍）。但是剧烈运动（例如跑步、跳跃）时，椎间盘显然会承受更大的负荷。依据作用持续时

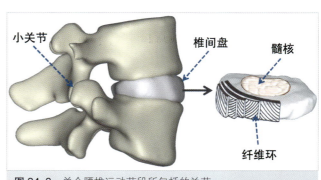

图 24-3　单个腰椎运动节段所包括的关节

间和对椎间盘的作用强度不同，施加于椎间盘上的应力可以分为短期高强度（例如提重物）和长期低强度（例如日常生活运动）。短期高能的应力可以导致椎间盘结构的破坏，而过度的长期低能负荷一般只会引发疲劳。正常的椎间盘是非均质性的，由70~90层互相穿插的纤维结构包绕，纤维环的排列方向和纵轴约成65°角。多层的纤维环形成同心圆像"戒指"一样保护其中的凝胶状核心，也就是髓核。整个椎间盘结构组成了脊柱的减震机制，同时还负责传递作用于椎体间的应力。

椎间盘退行性病（Degenerative Disc Disease，DDD）是一种很常见的疾病。但是DDD的形成原因，包括引起椎间盘的生物力学特性改变的机械和生物学原因目前还存在争论。椎间盘的生物力学特性主要取决于椎间盘的退变程度，和患者的年龄也有一定程度的相关性。尽管研究人员对作用于脊柱上的应力和椎间盘退变之间的关系已经进行了充分的研究，但是迄今为止还是没有找到精确量化脊柱所受应力的理想方法。一旦开始，椎间盘的退变就会呈一种瀑布式的进行性进展，椎间盘承担和传导应力的生物力学能力就会发生相应的改变。这种改变不只局限于椎间盘的生物力学特性，还包括椎间盘内组织化学成分的变

化。此时椎间盘内组织结构会发生紊乱，而这种结构是椎间盘能够承受各种应力的流体力学基础。虽然椎间盘退变发生和进展的准确病理演变过程还不是很清楚，但是目前已知的很多因素被认为和退变相关。这些可能的因素包括年龄，职业暴露相关因素，异常的负重工作环境和椎间盘营养不足等。也有人认为椎间盘的退变和基因相关。

从生物力学角度讲，椎间盘退变的结果是髓核内压力的减轻以及纤维环应力的增加。失去了髓核承担应力作为保护，纤维环承重后更多的椎板间剪切力会作用于其上。在椎间盘退变的情况下，椎间盘承受和传导应力的主要区域和机体姿势密切有关（例如腰椎屈曲运动时前部纤维环承受主要应力，伸展运动时后部纤维环承受更大应力）。这种不同姿势下纤维环不同区域承受更大应力的异常变化可以用来解释姿势和活动相关机械性腰背痛。椎间盘受力的重新分布也会使邻近的韧带、肌肉和小关节承受更多的应力，进而造成这些结构的损伤。

椎间盘和小关节的力学载荷特点在腰椎的不同节段不尽相同，正常节段和退变节段之间也有明显差别。年轻人的椎间盘中心髓核形态接近乳胶，能够将应力非常均匀地传导下去。随着年龄的增大，椎间盘内的纤维结构增

表24-1　体内测量椎间盘应力的各种结论汇总

评估条件	使用技术	椎间盘载荷（N）	参考文献
术后恢复，呕吐	装有应变仪的哈林顿棒	7~10	Waugh, 1966
各种任务	体内压力测量	10~2648	Nachemson, 1966
各种任务	体内压力测量	665~2531	Nachemson and Elfstrom, 1970
休息或负重 8kg	体内压力测量 EMG	343~2353	Schultz et al, 1982
旋转弯曲	EMG	473~2607	Schultz et al, 1982
负重 15kg	5cm 的力矩臂	7855	Leskinen et al, 1983
负重状态	动态链	1633~4404	Kromodihardjo, Matal, 1987
提非常重的物品	动态链	18 803~36 400	Granhed et al, 1987
负重 50N	体内压力测量	1400	Goel, Weinstein, 1990
提非常重的物品	动态链	17 191	Cholewicki et al, 1991
侧屈	EMG 动态链	1880~2500	McGill, 1992
负重至 180N	EMG 动态链	2332~3700	Hcm et al, 1995
颈椎的轴向载荷	数字模型	5500	Sansa, Rengachary, 1996
行走任务	装有应变仪的 AO 椎间盘固定器	0~370	Rohlmann et al, 1997
重复负重 10kg	EMG	3128~3590	Dolan, Adams, 1988
各种任务	装有应变仪的椎间盘固定器	90~1920	Ledet et al, 2000
各种任务	装有应变仪的 AO 椎间盘固定器	0~412	Rohlmann et al, 2000

缩写：EMG，肌电图

多，水分减少，椎间高度丢失，最终可能和相邻椎体自发融合。

由于脊柱解剖结构的复杂性和相关实验（无论是体内还是体外）包括计算机模型辅助等研究固有的局限性，目前还无法完全模拟出腰椎承载负荷的状态。近几十年来，涌现出了各种各样不同的新技术，试图直接或者间接地在体内测量脊柱受力情况。Nachemson 和 Morris 最早设计了一种能够在体内测量椎间盘承受应力并使之量化的工具。他们使用尾端连接压力感受器的中空穿刺针来测定髓核内的液体压力，然后将测量到的液体压力通过一定的公式换算成作用于椎间盘的轴向应力，这样得出椎间盘在体内承受压力的数值。依靠上述方法，Nachemson 和 Morris 完成了各种生理活动时腰椎间盘承受应力的测量。

还有其他研究人员使用不同的方法测定了各种运动状况下体内椎间盘承受的应力。Ledet 和他的同事完成了一篇非常详尽的综述，全面介绍了之前绝大部分有关椎间盘应力测定的临床和生物力学研究，详见表 24-1。文中所提及的各种实验方法由于其复杂性和精确性各有不同，所得到的有关椎间盘应力的结果也差别很大。

Nachemson 和他的同事们通过直接测量椎间盘内压力的方法得出了最全面的腰椎运动力学方面的体内研究数据。该研究组经过 20 余年的比较研究发现人体处于坐位时椎间盘承受的压力最大，他们的研究结果同时证实站立位时椎间盘内的压力也很高（但比坐位时略低），仰卧位时椎间盘内的应力降到最低。Nachemson 等还根据其实验结果推导出了一个公式，用以通过椎间盘内压力的测量数值来计算其实际承受的负荷。实际上，由于脊柱承担并传递应力是一个非常复杂的过程，上述的计算方法有着明显的局限性。

用以稳定脊柱的内固定连接棒在体内承受着各种方向的应力，Rohlmann 和他的同事将其引入实验研究，测定患者体内连接棒承受的长期应力，其测得的结果原则上具有很高的精确性。Waugh、Elfstrom 和 Nachemson 都使用了类似的技术对施加于脊柱上的应力进行了测定。但是这些研究至少都有一个共同的问题——实际上测量到的只能是经过内植物传导的应力，而作用于应力感应棒（平行于脊柱序列）的力量肯定不是全部应力。Wilke 和其研究团队对正常人体各种日常活动中椎间盘内的压力进行了测定和量化。最近 Rohlmann 等对 Nachemson 之前的研究结果提出了质疑，他们发现站立位时腰椎承受更大的应力而

不是坐位的时候。这种截然不同的结论应该缘于实验研究的局限性。要知道 Nachemson 的研究本身是一种"粗略估计"，但其方法和结果为后来研究者的研究指出了方向。同时必须指出的是就当时的科技水平而言，Nachemson 的数据已经是非常精确的了。

McNally 和他的研究团队发明了一种被称为轮廓测定法的椎间盘内压力的测量方法，并发表了一系列的研究论文。该方法具体内容如下：将具有压力感受功能的穿刺针从前向后穿过椎间盘标本。给标本施加轴向压缩力，然后将穿刺针抽出椎间盘，这样就生成了前后方向的、从前纵韧带到后纵韧带的线性压力图。对于年轻健康人的椎间盘，开始的时候后纵韧带后方压力应该很低。由于穿刺针自纤维环的前方拔出，纤维环局部应力快速上升到和髓核实际承受的流水静力学压力相似的水平，再往后纤维环所受压力开始下降，继而前纵韧带的应力也逐渐下降。McNally 为这种方法绘制了详细的示意图。随着年龄的增长和脊柱的逐渐退变，椎间盘相应地发生退变，从而逐渐失去了将应力均匀承载传递的能力。伴随着髓核水分的减少和纤维结构的再塑形，退变的椎间盘内组织不再均匀受力，有的区域承受的应力会减小。而如果退变进一步加重的话，椎间盘受力会变得更加不均匀，塌陷的终板之间可能会出现应力高度集中的区域。这种应力高度集中在某一个点的现象可能会导致椎间盘源性疼痛。用"鞋中石子"理论来解释的话，就是这些应力高度集中的点就像是鞋子里面尖锐的鹅卵石。由于现有的临床检查手段难以检查到这种局部性的压力增高，有时候只能将椎间盘切除术或者腰椎融合术作为一种不得已的选择。需要指出的是，随着诊断和介入技术水平的提高，现在已经能够发现一些以前难以发现的疼痛诱发因素并给予直接的针对性治疗。只有充分认识到体内直接测量的局限性，同时接受体外的试验性测量作为非常有意义的补充，这样我们对脊柱运动学的认识才能够逐渐深化。

五、小结

某个腰椎节段退变的根本原因是相邻节段的生物力学特性改变（例如融合）还是年龄的增长所致的自然退变，这一问题目前学术界还存在很大的争议。某一节段活动度的减少往往会使得相邻节段的活动度增加。依据运动学的理论，节段运动的增加必然会导致相应的应力增加。要想对这一现象进行深入的研究必须动态地测定整个椎间盘承

受的各向应力。虽然尸体标本研究能够做到，但是体内研究目前还无法实现这一点。也许随着微创传感器科技的进步，将来会出现更安全的体内研究手段，这样研究技术才能更上一层楼。对于腰椎运动力学的深入了解是技术进步和理解相关科学现象的前提和基础。

六、参考文献

［ 1 ］ Yang KH, King AI. Mechanism of facet load transmission as a hypothesis for low-back pain [J]. Spine, 1984, 9: 557-565.

［ 2 ］ Wilke HJ, Neef P, Caimi M, et al. New in vivo measurements of pressures in the intervertebral disc in daily life [J]. Spine, 1999, 24: 755-762.

［ 3 ］ Cholewicki J, McGill SM, Norman RW. Lumbar spine loads during the lifting of extremely heavy weights [J]. Med Sci Sports Exerc, 1991, 23: 1179-1186.

［ 4 ］ Rohlmann A, Bergmann G, Graichen F, et al. Changes in thd loads on an internal spinal fixator after ilica-crest autograft [J]. Bone Joint Surg Br, 2000, 82: 445-449.

［ 5 ］ Eewinnek GE, Warfield CA. Facet joint degeneration as a cause of low back pain [M]. Clin Orthop Relat Res, 1986: 216-222.

［ 6 ］ Luoma K, Riihmäki H, Raininko R, et al. Lumbar disc degeneration in relation to occupation [J]. Scand Work Environ Health, 1998, 24: 358-366.

［ 7 ］ Mimura M, Panjabi MM, Oxland TR, et al. Disc degeneration affects the multidirectional flexibility of the lumbar spine [J]. Spine, 1994, 19: 1371-1380.

［ 8 ］ Noren R, Trafimow J, Andersson GB, et al. The role of facet joint tropism and facet angle in disc degeneration [J]. Spine, 1991, 16: 530-532.

［ 9 ］ Hai Y, Zou D, Ma H, et al. Surgical treatment of single level unstable degeneration with foraminal stenosis [in Chinese] [J]. Zhonghua Wai Ke Za Zhi, 2000, 38: 607-609.

［ 10 ］ Hilibrand AS, Rand N. Degenerative lumbar stenosis: diagnosis and management [J]. Am Acad Orthop Surg, 1999, 7: 239-249.

［ 11 ］ Nasca RJ. Lumbar spinal stenosis: surgical considerations [J]. South Orthop Assoc, 2002, 11: 127-134.

［ 12 ］ Sheehan JM, Shaffrey CI, Jane JA. Degenerative lumbar stenosis: the neurosurgical perspective [M]. Clin Orthop Relat Res, 2001: 61-74.

［ 13 ］ Wiltse LL, Kirkaldy-Willis WH, Mclvor GW. The treatment of spinal stenosis [J]. Clin Orthop Relat Res, 1976: 83-91.

［ 14 ］ Hazlett JW, Kinnard P. Lumbar apophyseal process excision and spinal instability [J]. Spine, 1982, 7: 171-176.

［ 15 ］ Wood PM. Applied anatomy and physiology of the vertebral column [J]. Physiotherapy, 1979, 65: 248-249.

［ 16 ］ Fujiwara A, Lim TH, An HS, et al. The effect of disc degeneration and face joint osteoarthritis on the segmental flexibility of the lumbar spine [J]. Spine, 2000, 25: 3036-3044.

［ 17 ］ Sommer C, Lindenlaub T, Teuteberg P, et al. AntiTNF-neutralizing antibodies reduce pain-related behavior in two different mouse models of painful mononeuropathy [J]. Brain Res, 2001, 913: 86-89.

［ 18 ］ Fujiwara A, Tamai K, An HS, et al. The relationship between disc degeneration, facet joint osteoarthritis, and stability of the degenerative lumbar spine [J]. Spinal Disord, 2000, 13: 444-450.

［ 19 ］ Borenstein D. Does osteoarthritis of the lumbar spine cause chronic low back pain [J]? Curr Pain Headache Rep, 2004, 8: 512-517.

［ 20 ］ Cavanaugh JM, Ozaktay AC, Yamashita HT, et al. Lumbar face pain: biomechanics, neuroanatomy and neurophysiology [J]. Biomech, 1996, 29: 1117-1129.

［ 21 ］ Lippitt AB. The facet joint and its role in spine pain: management with facet joint injections [J]. Spine, 1984, 9: 746-750.

［ 22 ］ Stollker RJ, Vervest AC, Groen GJ. Percutaneous facet denervation in chronic thoracic spinal pain [J]. Acta Neurochir(Wien), 1993, 122: 82-90.

［ 23 ］ Nachemson A. Lumbar intradiscal pressure: experimental studies on postmortem material [J]. Acta Orthop Scand Suppl, 1960, 43: 1-104.

［ 24 ］ King AI, Prasad P, Ewing CL. Mechanism of spinal injury due to caudocephalad accleration [J]. Orthop Clin North Am, 1975, 6: 19-31.

［ 25 ］ Yang KH, King AI. Mechanism of facet load transmission as a hypothesis for low-back pain [J]. Spine, 1984, 9: 557-565.

［ 26 ］ Cavanaugh JM, el-Bohy A, Hardy WN, et al. Sensory innervation of soft tissues of the lumbar spine in the rat [J]. Orthop Res, 1989, 7: 378-388.

［ 27 ］ el-Bohy A, Cavanaugh JM, Getchell ML, et al. Localization of substance P and neurofilament immunoreactive fibers in the lumbar facet joint capsule and supraspinous ligament of the rabbit [J]. Brain Res, 1988, 460: 379-382.

［ 28 ］ Sawa AG, Crawford NR. The use of surface strain data and a neural networks solution method to determine lumbar facet joint loads during in vitro spine testing [J]. Biomech, 2008, 41: 2647-2653.

［ 29 ］ Dunlop RB, Adams MA, Hutton WC. Disc space narrowing and the lumbar facet joints [J]. Bone Joint Surg Br, 1984, 66: 706-710.

［ 30 ］ Stieber JR, Quirno M, Kang M, et al. The facet joint loading profile of a cervical intervertebral disc replacement incorporating a novel saddle-shaped articulation [J]. Spinal Disord Tech, 2011, 24: 432-436.

［ 31 ］ Wilson DC, Niosi CA, Zhu QA, et al. Accuracy and repeatability of a new method for measuring facet loads in the lumbar spine [J]. Biomech, 2006, 39: 348-353.

［ 32 ］ Solomonow M. Ligaments: a source of work-related musculoskeletal disorders [J]. Electromyogr Kinesiol, 2004, 14: 49-60.

［ 33 ］ Solomonow M, Eversull E, He Zhou B, et al. Neuromuscular neutral zones associated with viscoelastic hysteresis during cyclic lumbar flexion [J]. Spine, 2001, 26: E314-E324.

［ 34 ］ Solomonow M, Zhou BH, Baratta RV, et al. Biomechanics of increased exposure to lumbar injury caused by cyclic loading, I: Loss of reflexive muscular stabilization [J]. Spine, 1999, 24: 2426-2434.

［ 35 ］ Kettler A, Drumm J, Heuer F, et al. Can a modified interspinous spacer prevent instability in axial rotation and lateral bending?A biomechanical in vitro study reulting in a new idea [J]. Clin Biuomech(Bristol, Avon), 2008, 23: 242-247.

［ 36 ］ Adams MA, McNally DS, Dolan P. 'Stress'distribution inside intervertebral discs: the effects of age and degeneration [J]. Bone Joint Surg Br, 1996, 78: 965-972.

［ 37 ］ McNally DS, Adams MA. Internal intervertebral disc mechanics as revealed by stress profilometry [J]. Spine, 1992, 17: 66-73.

［ 38 ］ McNally DS, Adams MA, Goodship AE. Development and validation of a new transducer for intradiscal pressure measurement [J]. Biomed Eng, 1992, 14: 495-498.

［ 39 ］ Gardner WD, Osborn WA. Structure of the Human Body [M]. Philadelphia, PA: WB Saunders, 1973.

［ 40 ］ Macintosh JE, Valencia F, Bogduk N, et al. The morphology of the human lumbar multifidus [J]. Clin Biomech(Bristol, Avon), 1986, 1: 196-204.

［ 41 ］ Macintosh JE, Bogduk N. The biomechanics of the lumbar multifidus [J]. Clin Biomech(Bristol, Avon), 1986, 1: 205-213.

［ 42 ］ Macintosh JE, Bogduk N. 1987 Volvo award in basic science: the morphology of the lumbar erector spinae [J]. Spine, 1987, 12: 658-668.

［ 43 ］ Bartelink DL. The role of abdominal pressure in relieving the pressure on the lumbar intervertebral discs [J]. Bone Joint Surg Br, 1957, 39-B: 718-725.

［44］Morris JM, Lucas DB, Bresler B. Role of the trunk in stability of the spine [J]. Bone Joint Surg, 1961, 43A: 327-351.

［45］Nachemson A. Electromyographic studies on the vertebral portion of the psoas muscle, with special reference to its stabilizing function of the lumbar spine [J]. Acta Orthop Scand, 1966, 37: 177-190.

［46］Marras WS. The Working Back: A Systems View [M]. Hoboken, NJ: John Wiley & Sons, 2008.

［47］Haxton HA. Absolute muscle force in the ankle flexors of man [J]. Physiol, 1944, 103: 267-273.

［48］Dankaerts W, O'Sullivan P, Burnett A, et al. Altered patterns of superficial trunk muscle activation during sitting in nonspecific chronic low back pain patients: importance of subclassification [J]. Spine, 2006, 31: 2017-2023.

［49］Kaigle AM, Wessberg P, Hansson TH. Muscular and kinematic behavior of the lumbar spine during flexion-extension [J]. Spinal Disord, 1998, 11: 163-174.

［50］Nachemson A, Morris JM. In vivo measurements of intradiscal pressure. discometry, a method for the determination of pressure in the lower lumbar discs [J]. Bone Joint Surg Am, 1964, 46: 1077-1092.

［51］Adams MA, Freeman BJ, Morrison HP, et al. Mechanical initiation of intervertebral disc degeneration [J]. Spine, 2000, 25: 1625-1636.

［52］Nachemson A, Elfström G. Intravital dynamic pressure measurements in lumbar discs: a study of common movements, maneuves and exercises [J]. Scand Rehabil Med Suppl, 1970, 1: 1-40.

［53］Perey O. Fracture of the vertebral end-plate in the lumbar spine: an experimental biochemical investigation [J]. Acta Orthop Scand Suppl, 1957, 25: 1-101.

［54］Miller JA, Schmatz C, Schultz AB. Lumbar disc degeneration: correlation with age, sex, and spine level in 600 autopsy speciments [J]. Spine, 1988, 13: 173-178.

［55］Gracovetsky S, Farfan HF, Lamy C. The mechanism of the lumbar spine [J]. Spine, 1981, 6: 249-262.

［56］Adams MA, Hutton WC. The relevance of torsion to the mechanical derangement of the lumbar spine [J]. Spine, 1981, 6: 241-248.

［57］Goel VK, Weinstein JN. Biomechanics of the Spine: Clinical and Surgical Perspective [M]. Boca Raton, FL: CRC Press, 1990.

［58］Stokes IA, Iatridis JC. Mechanical conditions that accelerate intervertebral disc degeneration: overload versus immobilization [J]. Spine, 2004, 29: 2724-2732.

［59］Ala-Kokko L. Genetic risk facors for lumbar disc disease [J]. Ann Med, 2002, 34: 42-47.

［60］Solovieva S, Noponen N, Männikkö M, et al. Association between the aggrecan gene variable number of tandem repeats polymorphism and intervertebral disc degeneration [J]. Spine, 2007, 32: 1700-1705.

［61］Goel VK, Monroe BT, Gilbertson LG, et al. Interlaminar shear streese and laminae separatin in a disc: finite element analysis of the L3-L4 motion segment subjected to axial compressive loads [J]. Spine, 1995, 20: 689-698.

［62］Le Huec JC, Basso Y, Aunoble S, et al. Influence of facet and posterior muscle degeneration on clinical results of lumbar total disc replacement: two-year follow-up [J]. Spinal Disord Tech, 2005, 18: 219-223.

［63］Calisse J, Rohlmnn A, Bergmann G. Estimation of trunk muscle forces using the finite element method and in vivo loads measured by telemeterized internal spinal fixation devices [J]. Biomech, 1999, 32: 727-731.

［64］Farfan HF. Form and function of the musculoskeletal system as revealed by mathematical analysis of the lumbar spine [J]. An essay. Spine, 1995, 20: 1462-1474.

［65］Nachemson A. The load on lumbar disks in different positions of the body [J]. Clin Orthop Relat Res, 1966, 45: 107-122.

［66］Dolan P, Adams MA. Repetitive lifting tasks fatigue the back muscles and increase the bending moment acting on the lumbar spine [J]. Biomech, 1998, 31: 713-721.

［67］Granhed H, Jonson R, Hansson T. The loads on the lumbar spine during extreme weight lifting [J]. Spine, 1987, 12: 146-149.

［68］Han JS, Goel VK, Ahn JY, et al. Loads in the spinal structures during lifting: development of a three-dimensional comprehensive biomechanical model [J]. Eur Spine, 1995, 4: 153-168.

［69］Kromodihardjo S, Mital A. Biomechanical analysis of manual lifting tasks [J]. Biomech Eng, 1987, 109: 132-138.

［70］Leskinen TP, Stålhammar HR, Kuorinka IA, et al. A dynamic analysis of spinal compression with different lifting techniques [J]. Ergonomics, 1983, 26: 595-604.

［71］McGill SM. A myoelectrically based dynamic three-dimensional model to predict loads on lumbar spine tissues during lateral bending [J]. Biomech, 1992, 25: 395-414.

［72］Rohlmann A, Bergmann G, Graichen F. Loads on an internal spinal fixation device during walking [J]. Biomech, 1997, 30: 41-47.

［73］Sanan A, Rengachary SS. The history of spinal biomechanics [J]. Neurosurgery, 1996, 39: 657-668, discussion 668-669.

［74］Schultz A, Andersson G, Orgengren R, et al. Loads on the lumbar spine: validation of a biomechanical analysis by measurements of intradiscal pressures and myoelectric signals [J]. Bone Joint Surg Am, 1982, 64: 713-720.

［75］Schultz AB, Andersson GB, Haderspeck K, et al. Analysis and measurement of lumbar trunk loads in tasks involving bends and twists [J]. Biomech, 1982, 15: 669-675.

［76］Waugh TR. Intravital measurements during instrumental correction of idiopathic scoliosis [J]. Acta Orthop Scand, 1966 Suppl 93-1-87.

［77］Ledet EH, Sachs BL, Brunski JB, et al. Real-time in vivo loading in the lumbar spine, I: Interbody implant: load cell esign and preliminary results [J]. Spine, 2000, 25: 2595-2600.

［78］Ledet EH, Tymeson MP, DiRisio DJ, et al. Direct real-time measurement of in vivo forces in the lumbar spine [J]. Spine, 2005, 5: 85-94.

［79］Nachemson AL. Disc pressure measurements [J]. Spine, 1981, 6: 93-97.

［80］Andersson GB, Orgengren R, Nachemson A. Intradiskal pressure, intraabdominal pressure and myoelectric back muscle activity related to posture and loading [M]. Clin Orthop Relat Res, 1977: 156-164.

［81］Rohlmann A, Graichen F, Weber U, et al. 2000 Volvo Award winner in biomechanical studies: monitoring in vivo implant loads with a telemeterized internal spinal fixation device [J]. Spine, 2000, 25: 2981-2986.

［82］Rohlmann A, Bergmann G, Graichen F, et al. Influence of muscle forces on loads in internal spinal fixation devices [J]. Spine, 1998, 23: 537-542.

［83］Rohlmann A, Bergmann G, Graichen F. A spinal fixation device for in vivo load measurement [J]. Biomech, 1994, 27: 961-967.

［84］Elfström G, Nachemson A. Telemetry recordings of forces in the Harrington disctraction rod: a method for increasing safety in the operative treatment of scoliosis patients [M]. Clin Orthop Relat Res, 1973: 158-172.

［85］Wilke HJ, Neef P, Caimi M, et al. New in vivo measurements of pressures in the intervertebral disc in daily life [J]. Spine, 1999, 24: 755-762.

［86］Rohlmann A, Claes LE, Bergmannt G, et al. Comparison of intradiscal pressures and spinal fixator loads for different body positions and exercises [J]. Ergonomics, 2001, 44: 781-794.

［87］Demetropoulos CK, Morgan CR, Sengupta DK, et al. Development of a

4-axis load cell used for lumbar interbody load measurements [J]. Med Eng Phys, 2009, 31: 846-851.

［88］Demetropoulos CK, Jangra J, Felo L, et al. Intradiscal pressure mapping during in vitro tests: development of aminmally invastive technique [J]. In: Proceedings of the International Society for the Study of Lumbar Spine Annual Meeting. June 10-14, 2007. Hong Kong China.

［89］Eck JC, Humphreys SC, Hodges SC. Adjacent-segement degeneration after lumbar fusion: a review of clinical, biomechanical, and radiologic studies [J]. Am J Orthop, 1999, 28: 336-340.

［90］Huang RC, Wright TM, Panjabi MM, et al. Biomechanics of nonfusion implants [J]. Orthop Clin North Am, 2005, 36: 271-280.

［91］Axelsson P, Johnsson R, Strömqvist B. Adjacent segment hypermobility after lumbar spine fusion: no association with progressive degeneration of the segment 5 years after surgery [J]. Acta Orthop, 2007, 78: 834-839.

［92］Pellisé F, Hernéndez A, Vidal X, et al. Radiologic assessment of all unfused lumbar segments 7. 5 years after instrumented posterior spinal fusion [J]. Spine, 2007, 32: 574-579.

［93］Tseng M, Bilkhu SK, Herkowitz HN, et al. Effects of vertebroplasty on adjacent intradiscal pressure profile [J]. In: Proceedings of the International Society for the Study of Lumbar Spine Annual Meeting. June 10-14, 2007. Hong Kong, China.

第二十五章　腰椎动态内固定的设计原理和基本原则

著者： Dilip K. Sengupta

审校： 胡学昱，马辉

译者： 郭继东

轴向机械性腰背痛的形成机制和外科治疗选择仍然存在很大争议。顾名思义，动力化内固定使用的理论基础在于：承认导致与运动相关的机械性腰背痛源于腰椎不稳。不幸的是，目前还缺乏对脊柱不稳深入的了解，甚至还没有明确的定义。大部分临床医生认为继发于椎间盘的小关节退变的机械性腰背痛的重要病理生理基础在于异常动度或者异常的应力载荷，也就是某种形式的腰椎不稳。从20世纪初开始，脊柱融合术就成了治疗腰背痛的主要外科治疗手段。虽然脊柱融合后大部分腰痛获得了明显的改善，但是还有一部分病例虽然在实现了坚强融合后腰痛仍然没有缓解，这种情况严重困扰着外科医生和患者。此外，理想的融合手术之后随之而来的相邻节段加速退变是很普遍的现象。正是由于融合手术并不能够获得足够满意的临床效果，动力化内固定的概念应运而生。动力化内固定是指限制脊柱活动度和/或改变活动节段的应力载荷，以期达到控制腰椎不稳，治疗腰背痛的目的。

一、融合手术用于治疗腰背痛的历史

早在一个世纪之前（1914年）就有了使用融合手术来治疗腰背痛的记载，当时治疗的是腰骶段疾病。1929年Hibbs和Swift报道了1914—1927年一共147例因腰背痛行腰骶融合的病例。本组病例的主要诊断是"腰骶段进展性异常"，包括腰椎滑脱。但是研究人员并没有讨论为什么这种腰骶段异常会导致疼痛。1931年Meyerding认为经包括外固定等保守治疗无效的腰椎滑脱病例应行腰椎融合术以治疗腰背痛。施行腰椎融合术有一个前提，患者有腰背痛同时还有某种进展性腰椎异常，而后者是引起腰背痛的主要原因。除了腰椎滑脱之外，目前主流观点认为还有很多其他腰椎进展性疾病属于腰椎融合术的适应证。

1918年，Shackleton报道了一种常见的先天异常疾病——L5横突过长和髂骨相接触，结果导致骶髂关节功能紊乱，严重者会有到下肢的放散痛。该病的机制和颈肋引起神经刺激相似。Fiske在1921年发现骶髂关节的局部刺激也是导致坐骨神经痛的一种可能原因。以上疾病都被认为是腰椎融合术的适应证。但是此时椎间盘相关疾病并没有被归到融合手术的适应证当中，更没有人认为病变的椎间盘可能也是一种疼痛来源。直到1934年，Mixter和Barr明确证实突出的椎间盘可以导致坐骨神经痛之后，逐渐有越来越多的研究者承认椎间盘是腰背痛可能的来源。1932年Keyes和Compere写了一篇综述，非常详尽地论述了椎间盘的解剖和生理，同时得出结论在很多临床病例中椎间盘的病变是疼痛的重要原因。在Mixter和Barr的报道之后，近20年来针对椎间盘的手术成为了治疗腰背痛的主流术式，甚至有些情况下并没有明显的椎间盘脱出和坐骨神经痛也是如此。1944年Magnuson指出"除非其他所有的治疗方式均无效，否则在没有明确的神经根受压证据支持下，不宜盲目地行椎间盘摘除手术。"毫无疑问这篇文章给医生们对于椎间盘手术（不必要的融合手术）的过度热情泼了一盆冷水。

20世纪40年代后期，摘除脱出的椎间盘组织成为坐骨神经痛外科治疗的主要手术方式。但是临床实践中人们同时发现，接受该手术后相当一部分患者尽管神经痛得到了缓解，仍然残留严重的腰背痛。1950年，Barr在一篇综述中指出："越来越多的证据证实背痛和椎间盘退变所致腰椎不稳有关。"这是第一篇提到腰椎不稳可能是腰背痛诱因的文献。

Harris和Mcnab在1954年关注到了椎间盘在腰痛和坐骨神经痛发生过程中的重要作用。通过尸检，他们详细描述出了正常和退变椎间盘的解剖和病理生理特点，以及和在各个方向节段运动过程中和在退变以后节段运动中所起的作用。他们提出如下假说：尽管椎间盘本身就可以引起疼痛，但是椎间盘退变后引起症状的主要原因在于其他脊柱邻近结构包括小关节的继发性退变。他们同时指出，脊柱承受了更多的垂直应力也是产生疼痛的重要因素，遗憾的是该文献中并没有讨论这一现象的成因。他们同时使用了术语"不稳"来描述椎间盘内的不规则运动，但是没有提到过度的节段运动和横向运动。1957 年 Morgan 和 King 报道了 500 例因腰背痛行融合手术的病例，其中 143 例是因为腰椎不稳而行腰椎融合，换言之，这些融合手术并不是用来治疗前文所述的先天性畸形。在他们的研究中最常见的融合节段是 L4~L5，其中很多病例属于腰椎后滑脱。Jonky 最早发现了过度的前屈或后伸活动度与腰痛相关性，但是他并没有使用"不稳"这一术语。

二、腰椎不稳的起源

最早，可能也是迄今为止最广为接受的对于继发于椎间盘 / 小关节退变脊柱不稳的系统描述是 Harmon 于 1962 年在圣弗朗西斯科举办的西部骨科协会会议上提出的，该文章发表于 1964 年。Harmon 指出："脊柱不稳的主要临床表现包括背 – 臀 – 大腿部位部分或同时存在的症状，严重病例可以伴有局部无力和疼痛。椎间盘的退变并不意味着一定要有明显的椎间盘突出。如果腰背部肌肉或韧带拥有较强的代偿能力，可以没有明显临床症状或者症状很轻微。这一概念既不是一些外科医生在手术中经常会发现的棘突间或者椎板间的过度松弛，也不等同于临床上常说的脊柱过度活动，后者可以在过伸过屈位 X 线片上观察到。实际上解剖学上的过度运动往往并不会引起症状。"

遗憾的是，这一对不稳的相对准确的描述早期并没有引起广泛关注，近些年来越来越多的研究人员才逐渐接受机械性不稳是腰痛的重要原因。整个 20 世纪 60 年代使用腰椎融合术治疗腰背痛成为主流。必须认识到椎间盘退变的病例可以没有任何症状，而椎间盘退变的程度也和疼痛的严重程度没有明显相关性。融合手术用于治疗多节段椎间盘退变往往疗效欠佳。因此确定引起症状的病变节段尤为重要。

20 世纪 70 年代早期，比较公认的观点是椎间盘退变会导致异常的椎体间横向移动，而这种横向不稳是引起疼痛的主要原因。直到今天，很多医生仍然相信这一错误的概念。Kirkaldy Willis 对这种疼痛的发生机制提出了质疑。他和 Farfan 将脊柱不稳定义为这样一种临床现象——可以由较小的刺激引发的，持续一段时间的严重的腰背痛。他们同时指出，节段运动的增加并不一定会伴随相应的临床症状，异常动度不只包括活动度的增加，还包括活动度的减少。他们进一步认为椎间盘退变过程中先是经过一个不稳的阶段，这时候往往伴有疼痛，随着退变的进一步加重，经过一段时间椎间隙会重新建立一个无痛的平衡状

态。这一点可以用来解释为什么很多退变严重的椎间盘并不会导致疼痛。

三、腰椎不稳的生物力学概念——异常（增加的）活动度

20 世纪 80~90 年代，越来越多的研究人员认识到进一步地了解脊柱的功能需要求助于基础研究。1985 年 Dupuis 提出了退变性腰椎不稳的影像学诊断标准，用于评价异常的节段运动。由于术语"不稳"更多地用于腰背痛，因此他们只是从生物工程角度对结果进行了分析。1985 年 Pope 和 Panjabi 给出了"脊柱不稳的生物力学定义"——由于限制结构的松弛导致脊柱平衡状态被打破，继而引起的脊柱稳定性的丢失。之后 Panjabi 又指出，节段运动的增加并不是他所定义不稳的必要条件，中立区运动的减少才是。

也就是说，脊柱不稳的临床概念从 20 世纪 50 年代的"椎间盘退变所致异常节段运动相关的，较小刺激就可以诱发的特点时间内的腰背痛"逐渐过渡到了 80 年代的生物力学概念"横向异常活动"。正是因为引起疼痛的主要原因是异常动度，因此融合或者终止节段运动之类的治疗方式看上去是非常符合逻辑的。

四、腰椎不稳的异常载荷分布理论

临床医生通常认为与其他关节诸如膝关节和肩关节相似，脊柱不稳意味着异常增加的节段运动。2002 年，Mulholland 和 Sengupta 在一篇综述性的文章中对这一单纯生物力学角度的定义提出了质疑。他们认为和大多数学者的认知不同，脊柱不稳并不一定意味着"节段运动的增加"，而是和椎体终板上的异常应力负荷有关。

对于含水量正常的椎间盘，均匀分布的胶原和蛋白多糖组成了"装满液体的袋子"，该结构使得椎体终板能够承受各种不规则的应力。而对于退变塌陷的椎间盘，由于髓核水分的丢失，作用到椎体终板上的不规则力量不再能被有效地分解。大部分所承受的应力直接骨对骨传导到终板的表面。纤维环和终板软骨破裂以后，塌陷的椎间隙内较硬的碎片可能会导致椎体终板承受应力的突然增加，继而引起疼痛。一些常见的临床现象和尸体脊柱的生物力学研究结果支持这一假说。

五、"鞋中石"假说

临床上经常见到如下现象，继发于椎间盘 / 小关节退

变的慢性腰痛患者经常会有疼痛的急性发作，但是在两次急性发作期间，往往疼痛很轻甚至可以没有明显疼痛。轴性腰背痛的这种反复发作的病史特点很难用不稳这一生物力学概念来解释。如何用不稳的理论来解释两次严重的腰痛急性发作之间的症状缓解期？难道是椎间盘突然变得稳定了？ Mulholland 和 Sengupta 对此的解释是这样的：相对较硬的退变椎间盘或终板软骨碎片就像鞋里的石头，当它卡在终板的某一处特定的高应力区时，就会产生急性的疼痛症状。当这些碎片漂移到椎间盘内的低压力区域时，急性疼痛相应地出现缓解。

还有一个临床证据就是按摩可以对急性腰痛起到明确的治疗作用。这很可能与椎间盘内的组织的位置变化有关，也就意味着椎间盘内环境可以快速地发生改变。用"鞋中石"概念可以很好地解释这种现象。当石子移动到脚底的非负重区，人们就又可以正常行走而没有明显疼痛症状了。按摩疗效的随机性和可变性可以用"鞋中石"假说加以解释。

六、支持异常应力载荷理论的生物力学实验

Schultz 等的开创性研究结果有力地支持了异常应力载荷是机械性腰背痛的主要原因这一假说。该研究证实椎间盘内的压力和姿势与疼痛有相关性，而与运动无关（图25-1）。

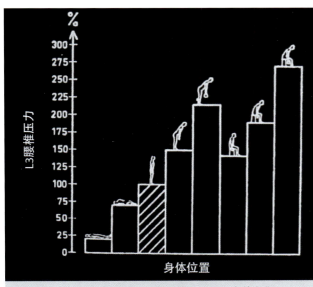

图 25-1　仰卧、直立、端坐姿势下椎间盘内压力的变化

Modic 等分析了 MRI 上椎间盘退变的程度。结果发现椎间盘的退变需要很长的时间，常常伴有硬化后血肿形成，这很可能意味着松质骨对异常应力载荷的反应。该研究属于支持异常应力载荷理论的间接证据。

McNally 和 Adams 发明了可以测定尸体椎间盘承受应力的方法——以恒定的速度将 1.3mm 直径穿刺针置入椎间盘内，穿刺针尾端侧方连接变形测量器。研究发现受力的应力图和椎间盘退变严重程度呈明显的正相关。此后不久，该研究人员完成了腰背痛患者的体内试验，所有患者均行术前椎间盘造影。体内试验证实临床上观察到的退变的椎间盘内有应力集中的现象，同时应力集中和椎间盘源性疼痛相关（图 25-2）。

七、不稳的异常动度理论

Panjabi 在 2003 年将脊柱不稳重新定义为继发于韧带松弛的异常节段运动，常常合并中立区（Neutral Zone，NZ）动度的增加。符合以上定义的前提下，即使正常各向活动度（Range Of Motion，ROM）消失也属于不稳。他认为人体脊柱结构的稳定主要依靠以下 3 个部分：（a）脊柱本身；（b）椎旁肌肉；（c）中立控制单元。尽管椎旁肌和中立控制单元可能在维持脊柱稳定中占据更重要的作用，但是现阶段在腰背痛的外科治疗中更多的注意力还是被放在保持脊柱本身的稳定上。骨结构、关节以及韧带的损伤或者退变会造成脊柱的不稳，其早期特点是脊柱运动单元异常动度的增加。但是等到疼痛症状严重到需要手术干预的时候，脊柱的 ROM 往往是减少或者消失的。Panjabi 在这里用了一个很形象的比喻——汤碗中的弹球（图 25-3）。

实际上脊柱不稳相关的异常动度理论（Panjabi）和应力载荷异常理论（Mulholland）之间也许并不矛盾。这两个假说之间很可能存在着本质上的联系。异常动度会导致异常的应力载荷，这些都会成为疼痛的诱发因素。与之相反，如果异常的动度并没有伴随着应力载荷的异常，可能疼痛也不会出现。异常应力载荷概念的提出有助于解释椎间盘退变程度和腰痛缺乏相关性这一现象。椎间盘退变程度相似的不同个体之间异常应力传导分布会不尽相同，甚至同一个慢性腰背痛的患者在急性发作期和其他时间段也不一样。载荷伴随着退变的进一步加重，椎间隙发生彻底的塌陷，应力载荷最终出现重新分布，结果可能就是随着年龄的增长，疼痛出现一定程度的自发缓解。

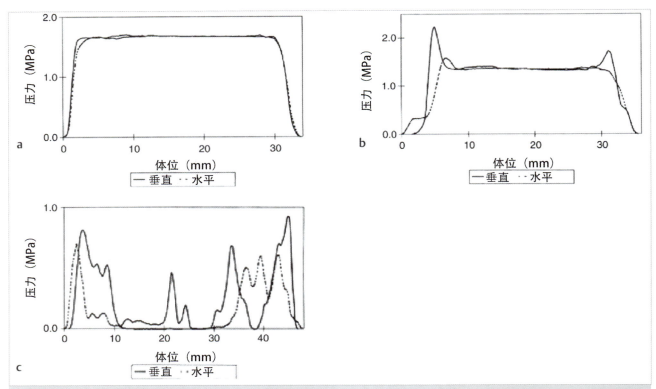

图 25-2 （a）图示健康人群中正常 L4~L5 椎间盘承受力后，应力在髓核内均匀传导，到达纤维环区域应力明显下降；（b）记录显示退变的 L2~L3 椎间盘受力后应力不能传导，很多都集中在纤维环区域；（c）记录显示 L5~S1 椎间盘受力后应力主要集中在纤维环的后外侧，很可能会导致椎间盘突出

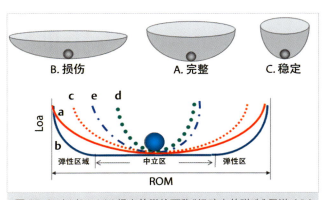

图 25-3 （A）Panjabi 提出的脊柱不稳"汤碗中的弹珠"假说；（B）对于损伤或者不稳的节段，汤碗的底部扁平，弹珠来回移动受到的阻力较小；（C）稳定的脊柱节段代表着汤碗碗口比较小，能够有效地减少弹珠在碗里的滚动。负荷和运动曲线原理示意图：（a）正常脊柱节段。（b）节段不稳——中立区（NV）范围变大而 ROM 并不增加。（c）理想的固定——限制 NV，尽可能少地限制 ROM。（d）坚强内固定。（e）未能均衡地限制 ROM 的内固定

八、动力化固定系统的临床和生物力学目标

要想对动力化内固定系统达到的目标有明确的界定，需要从临床和生物力学的角度对脊柱不稳进行更深入的研究和了解。临床上应用这类器械主要目的是治疗活动相关的慢性机械性轴性腰背痛，这一类疼痛的特点是日常生活中加重，某种很轻的刺激可以引起剧烈的疼痛，也就是所谓的"不稳瞬间"。要想实现理想的治疗效果，动力化固定需要能够实现以下目的——将作用于椎间隙的应力重新均匀分布以减小椎间盘受力，尽可能保留正常的节段运动并消除中立区的异常动度。基于以上理念设计出来的各种产品将在以下章节一一介绍。

九、小结

一个多世纪之前就出现了脊柱融合术，最早该术式是用于治疗腰骶段的结构异常，但是那个时候人们并没有意识到腰骶段这些结构本身就可能引发疼痛，对于疼痛发生的机制更是一无所知。除了腰椎滑脱外，腰椎融合术并没有用于其他腰骶疾患的明确适应证。关于椎间盘突出和坐骨神经痛之间关系的阐明证实了椎间盘本身就可以是腰背痛的疼痛来源。虽然在 20 世纪 50 年代就有研究人员对脊柱不稳进行了相当准确的描述，但是此后

的很长时间内这一观点得不到应有的重视，更多的研究人员错误地认为不稳就是椎间活动度的异常增加，由此得出结论融合术是理想的，是外科治疗选择。在很多成功的融合病例中，疼痛症状并没有得到相应的缓解，这一临床现状促使人们不得不深化对以下这些概念的认识，包括不稳、动力化内固定和节段运动保留等。腰椎不稳目前的定义如下：继发于解剖结构退变的异常动度或者作用于椎间隙、小关节异常应力载荷导致的疼痛，相关的疼痛症状日常活动就可能诱发。由此可见动力化内固定系统应该能够达到以下目的——消除异常动度，保留或恢复正常的节段运动，均匀承担应力避免应力过于集中，最终实现腰痛的治疗和缓解。

十、参考文献

［1］Sengupta DK. Posterior dynamic stabilization [J]. In: Herkowitz HN, Garfin SR, Eismont FJ, Bell GR, Balderston RA, eds. Rothman Simeone The Spine. Vol 2. 6th ed. New York: Elsevier, 2011.

［2］Bono CM, Lee CK. Critical analysis of trends in fusion for degenerative discdisease over the past, 20 years: influence of technique on fusion rate and clinical outcomes [J]. Dpine, 2004, 29: 455-463, discussion Z5.

［3］Mulholland RC. Scientific basis for the treatment of low back pain [J]. Ann R Coll Surg Engl, 2007, 89: 677-681.

［4］Gibson JN, Waddell G. Surgery for degenerative lumbar spondylosis [J]. Cochrane Database Syst Rev, 2005: CD001352.

［5］Hibbs R, Swift W. Developmental abnormalities at the lumbosacral junction causing pain and disability [J]. Surg Gynecol Obstet, 1929, 48: 604-612.

［6］Meyerding H. Spondylolisthesis [J]. Bone and Joint Surg, 1931, 13: 39-48.

［7］Shackleton W. Common lesions producing backache [M]. Surg Gynae and Obstretrics, 1918.

［8］Fiske E. Mechanical influences in sciatica [J]. Am J Orthop Surg, 1921, 19: 563.

［9］Mixter WJ, Barr JS. Rupture of the intervertebral disc with involvement of the spinal canal [J]. N Engl J Med, 1934, 211: 210-214.

［10］Keyes D, Compere E. The normal and pathological physiology of the nucleus pulposus of the intervertebral disc: an anatomical, clinical and experimental study [J]. Bone Joint Surg, 1932, 14: 897-938.

［11］Magnuson PB. Differential diagnosis of causes of pain in the lower back accompanied by sciatic pain [J]. Ann Surg, 1944, 119: 878-891.

［12］Barr JS. Editorial: back pain [J]. Bone Joint Surg, 1950, 32B: 461-569.

［13］Harris R, Mcnab I. Structural changes in the lumbar intervertebral discs: their relationship to low back pain and sciatica [J]. Bone Joint Surg, 1954, 36B: 304-322.

［14］Morgan FP, King T. Primary instability of lumbar vertebrace as a common cause of low back pain [J]. Bone Joint Surg Br, 1957, 39B: 6-22.

［15］Jonck LM. The mechanical diturbances resulting from lumbar disc space narrowing [J]. Bone and Joint Surg Br, 1961, 43: 362-375.

［16］Harmon PH. Indications for spinal fusion in lumbar diskopathy, instability and arthrosis, I: Anatomic and functional pathology and review of literature [J]. Clin Orthop Relat Res, 1964, 34: 73-91.

［17］Newman PH. Lumbosacral arthrosis [J]. Bone and Joint Surg, 1965, 47B: 209.

［18］McNab I. The traction spur: an indicator of segmental instability [J]. Bone Joint Surg Am, 1971, 53A: 663-670.

［19］Kirkaldy-Willis WH, Farfan HF. Instability of the lumbar spine [J]. Clin Orthop Relat Res, 1982, 165: 110-123.

［20］Dupuis PR, Yong-Hing K, Cassidy JD, et al. Radiologic diagnosis of degenerative lumbar spinal instability [J]. Spine, 1985, 10: 262-276.

［21］Pope MH, Panjabi M. Biomechanical definitions of psinal instability [J]. Spine, 1985, 10: 255-256.

［22］Mulholland RC, Sengupta DK. Rationale, principles and experimental evaluation of the concept of soft stabilization [J]. Eur Spine, 2002, 11 Suppl 2: S198-S205.

［23］Frymoyer JW, Krag MH. Spinal stability and instability: definitions, classification, and general principles of management [M]. In: Dunske SB, Schnidel HH, Frymoyer JW, Kahn A, eds. The Unstable Spine. New York: Grune & Statton, 1986.

［24］Pope MH, panjabi M. Biomechanical definitions of spinal instability [J]. Spine, 1985, 10: 255-256.

［25］McNally DS. The objective for the mechanical evaluation of spinal instrumentation have changed [J]. Eur Spine, 2002, 11 Suppl 2: S179-S185.

［26］Schultz A, Andersson G, Ortengren R, et al. Loads on the lumbar spine. Validation of a biomechanical anysis by measurements of intradiscal pressures and myoelectric signals [J]. Bone Joint Surg Am, 1982, 64: 713-720.

［27］Modic MT, Masaryk TJ, Ross JS, et al. Imaging of degenerative disk disease [J]. Radiology, 1988, 168: 177-186.

［28］McNally DS, Adams MA. Internal intervertebral disc mechanics as revealed by stress profilometry [J]. Spine, 1992, 17: 66-73.

［29］McNally DS, Shackleford IM, Goodship AE, et al. In vivo stress meassurement can predict pain on discography [J]. Spine, 1996, 21: 2580-2587.

［30］Panjabi MM. Clinical spinal instability and low back pain [J]. Electromyogr Kinesiol, 2003, 13: 371-379.

［31］Fujwara A, Tamai K, An HS, et al. The relationship between disc degeneration, facet joint osteoarthritis, and stability of the degenerative lumbar spine [J]. Spinal Disord, 2000, 13: 444-450.

［32］Sengupta DK, Herkowitz HN. Pedicle screw-based posterior dynamic stabilization: literature review [J]. Adv Orthop, 2012, 2012: 424-468.

［33］Nockels RP. Dynamic stabilization in the surgical management of painful lumbar spinal disorders [J]. Spine, 2005, 30 Suppl: S68-S72.

第二十六章　基于椎弓根螺钉动态内固定的设计原理、适应证及分类

著者：Dilip K. Sengupta
审校：胡学昱，马辉
译者：郭继东

1989 年 Jenry Graf 率先将动态稳定装置应用于临床，作为慢性机械性腰背痛的治疗中除了融合术之外的一种手术选择。正是由于融合术用于治疗退变性腰背痛相关疼痛具有明显的不足，在 20 世纪末至 21 世纪初，各种不同类型的动态稳定装置被广泛应用于临床。在设计之初，非融合装置只是用于连接两组椎弓根螺钉以限制或者调节手术节段的活动度，缺少相关的生物力学资料，甚至缺乏对器械设计理念和工作机制的准确描述。在刚刚过去的 8 年里，出现了各种各样的非融合固定系统。包括从避免应力遮挡促进融合的半坚强固定棒到代替融合手术治疗机械性腰背痛的全动态系统。棘突间撑开装置（Spinous Process Distraction，SPD）最早用于治疗神经性间歇性跛行，但是由于这种装置也有一定的控制椎间活动度的作用，SPD 的适应证也适当扩大，可以作为非融合系统或者动态系统用于治疗腰背痛。

越来越多更新的动态稳定装置像雨后春笋般涌现出来，可能的原因如下：首先是由于对脊柱不稳定本身的理解并不够深入，因此对这类装置的设计目的缺乏准确的界定；其次是尽管实际上有相当一部分在几年以后由于内植物疲劳或者松动发生内固定失败，但大部分此类器械在治疗腰背痛中均取得了相对满意的近期临床疗效；最后，可能也是最重要的原因在于很多动态系统在用于治疗椎管狭窄症的同时也进行了椎管减压术，单独的椎板切除椎管减压手术本身就会带来良好的手术疗效，而这一点往往会被误认为动态系统的作用，因而在一定程度上掩盖了其很多的不足。

一、腰椎不稳

作为腰背痛的原因之一，迄今为止对于腰椎不稳的了解还远远不够（详见第二十五章）。从 20 世纪 50 年代中叶开始，临床医生经常使用术语"不稳"来描述一种活动时突然出现的机械性背痛，为此还产生了一种体征叫作"不稳瞬间"（Instability Catch Sign）。后来不稳用于表述继

发于椎间盘、小关节关节囊以及其他韧带结构松弛的过多异常动度。1985 年，Pope 和 Panjabi 最早对椎间不稳进行了生物力学角度的描述和定义，他们认为临床上的腰椎不稳需要通过椎体之间的移位来测量和诊断。但实际上恰恰相反，椎间盘和小关节的退变导致的结果往往是椎间活动度的降低而不是增加活动度。Mulholland 和 Sengupta 提出了一种假说——和之前广为接受的概念不同，脊柱不稳并不意味着"活动度的增加"，而是指经过椎体终板的应力载荷异常。Mulholland 的学说认为引起机械性腰背痛的主要原因在于异常的应力载荷，这一点通过椎间盘造影阳性证实的椎间盘内压力的变化和腰背痛的密切相关可以得到一定程度的验证。

Panjabi 在 2003 年提出机体维持脊柱稳定主要依靠以下 3 个部分：（a）脊柱本身；（b）椎旁肌肉；（c）维持中立单元（The Neural Control Unit）。尽管椎旁肌和维持中立单元可能在维持脊柱稳定中占据更重要的作用，但是在现阶段腰背痛的外科治疗中更多的注意力还是被放在保持脊柱本身的稳定上。骨结构、关节以及韧带的损伤或者退变会造成脊柱的不稳定，其早期特点是脊柱运动单元异常活动度的增加。但是等到疼痛症状严重到需要手术干预的时候，脊柱的运动范围（Range Of Motion，ROM）往往是减少或者消失的。Panjabi 将脊柱不稳重新定义为伴有中立区（Neutral Zone，NZ）活动度增加的源于韧带松弛的异常活动度，ROM 可以减少或消失。他使用了一个形象的模型来描述这一现象——碗中的弹球（详见第二十五章）。

与实际上脊柱不稳相关的异常活动度理论（Panjabi）和异常应力载荷理论（Mulholland）之间也许并不矛盾。这两个因素很可能存在着本质上的联系。异常活动度会导致异常的应力载荷，这些都会成为疼痛的诱发因素。异常应力载荷概念的提出有助于解释椎间盘退变程度和腰痛缺乏相关性这一现象。椎间盘退变程度相似的不同个体之间异常应力传导分布会不尽相同，甚至同一个人在不同的时间段也不一样，应力改变也可以用来解释慢性腰背痛患者

急性疼痛发作。载荷伴随着退变的进一步加重，椎间隙发生彻底的塌陷，应力载荷最终出现重新分布，结果造成随着年龄的增长疼痛出现一定程度的自发缓解。

二、动态稳定系统的设计理念

使用动态稳定装置治疗腰背痛的生物力学目的可以归纳如下：

（1）保留节段运动。

（2）分担和减少椎间盘和小关节承受的应力。

三、保留节段运动

顾名思义，非融合固定装置必须能够保持手术节段的活动度。但是实际上，任何试图控制动度的装置必然会在一定程度上限制节段运动。由于脊柱退变的结果往往是ROM减少，因此理想状况下一定要尽可能地保留脊柱的节段运动。一般来讲，动态稳定装置不大可能增加退变脊柱节段的活动度，只能用于限制异常活动度，而异常活动度被认为是导致不稳定的主要原因。脊柱在中立区（NZ）范围内运动更容易出现异常活动度，因为脊柱在中立区时韧带最松弛。所有的非融合系统设计初衷都是限制脊柱的异常节段运动，但实际上往往是错误地减少了中立区的活动。这一点可以解释为什么大部分这一类器械至少在短期内能够对腰背痛有一定的治疗作用。少数研究人员试图使用动态稳定装置撑开以恢复椎间隙的高度，使退变的椎间盘再水化从而在一定程度上达到增加节段运动的目的，相关的生物力学基础研究也支持这一可能性。如果ROM肯定会受到影响（例如椎板切除术或者髓核摘除术后），后路动态系统（PDS）使用的目的就应该是恢复正常的活动范围和活动度。

四、减少椎间盘和小关节应力

动态稳定系统用于治疗腰背痛的核心机制是通过载荷分享减小椎间盘和小关节承受的应力。理想状况下，使用这类系统后，各个方向节段运动产生的应力应该被均匀地减少，然后在节段运动的所有时间段椎间盘和小关节承受剩余的应力。固定节段各个方向运动，特别是屈伸活动时动态稳定系统承担的应力可以通过对椎间盘内压力的测量来评价。一般来讲，伴随着脊柱的屈伸运动，椎间盘内压力会相应地增加，而位于中立位时压力处于最低状态。理想状况下，动态系统应该允许脊柱屈伸时椎间盘内的压力增高，但实际上由于内固定装置的应力分担，这一点很难做到。使用后路经椎弓根的动态系统后，如果椎间盘内的压力在任何时候特别是后伸状态下都难以升高，这往往意味着在整个后伸动作中所有应力都由内固定装置来承担。过多的应力载荷可能会导致内固定物的疲劳断裂或螺钉－骨界面的松动（图26-1）。

动态稳定装置面临两个难题：

（1）如何避免疲劳断裂。

（2）如何保证椎弓根之间的活动。

实际上如果没有实现骨融合的话，即使是融合器械中的连接棒也可能会发生疲劳断裂。和融合所用的内固定物不同，非融合固定装置需要实现在一定的时间段内既维持运动，又不发生疲劳断裂。由于动态稳定装置作用于不同运动节段的正常解剖结构之间，脊柱的节段运动和动态稳定装置的运动之间必须维持一定的一致性。从应力传导的角度讲，动态稳定装置应该扮演的是应力分享的角色而不是时刻承担所有的应力，否则的话其结果很可能是内固定疲劳失败。需要尽可能实现对脊柱在整个运动弧中各方

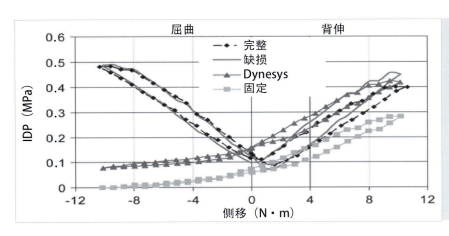

图26-1　椎间盘内压力随着脊柱的屈伸运动而相应变化。通常在脊柱屈曲和后伸时椎间盘中心的压力都会上升。Dynesys动态系统在后伸状态时恢复椎间盘内压力至正常，所有椎间盘应力均完全由内固定装置来承担

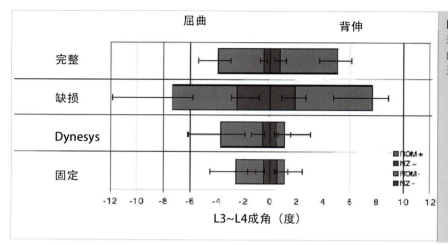

图 26-2　Dynesys 动态系统限制脊柱屈曲运动，在某种程度上与坚强内固定是等同的，而在尸体标本实验中发现其可允许接近正常的后伸运动

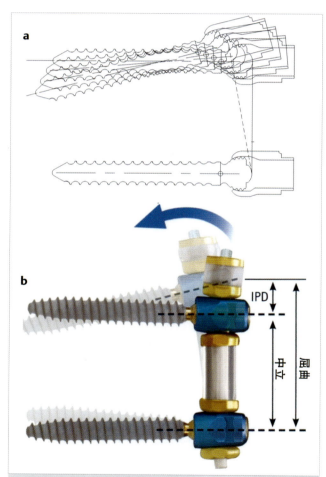

图 26-3　（a）脊柱屈伸状态时上下椎弓根之间的移动距离超过 9mm，接近正常活动度；（b）动态稳定系统（例如过渡棒，Globus 医疗）应该允许椎弓根螺钉尾端和棘突间的相对活动

屈曲活动却没有明显的限制作用）。通过后方撑开，棘突间的非融合装置能将脊柱维持在完全屈曲的位置上，因此进一步的屈曲变得非常困难。椎间盘应力试验证实由于整个椎间隙过撑，只有脊柱的后伸运动可能还会有所保留。越来越多的学者开始关注到术中撑开可能增加远期内固定失败的风险（图 26-2）。

非融合器械的另外一个重要的生物力学指标应该是能够保证上下椎弓根之间在正常 ROM 之内的运动，也就是并不会单独限制某一个方向的运动。上下椎弓根之间的屈伸位时最大的位移可以达到 6~9mm，侧方位移相对较少，旋转位移最小（图 26-3）。不幸的是，只有很小一部分动力化器械能够支持这样程度的活动度。要实现控制 ROM 的目的，动力化器械必须保证三维各个不同方向上的相对椎弓根之间的位移（屈伸、左右侧屈、左右旋转）。伸展活动度受限，椎弓根之间相对位移受限以及伸展位完全承载应力负荷可能都是内固定失败（螺钉松动或断裂）的重要原因。关于脊柱正常节段运动时椎弓根之间活动度的详细讨论详见第二十二章。

五、临床设计理念

从临床需要的角度出发，非融合器械至少要解决以下 5 个问题：

（1）安全且容易翻修——失败后可以改为融合手术。

（2）减少内植物顶端固定螺钉应力。

（3）适用于微创手术。

（4）能够恢复腰椎前凸。

（5）生物 - 金属或非金属材质内固定。

动力化内固定系统所使用的椎弓根螺钉不一定需要

向运动的均匀限制，这一点对延长内固定的使用寿命非常重要。某些非融合系统对节段运动的限制是过度或者不均衡的（例如大部分棘突间固定系统能够明显控制过伸，对专门的设计。如果用于保护融合手术的相邻节段，实际上只能使用常规的上开口螺钉进行连接。使用常规的椎弓根螺钉还有一个好处就是：如果非融合手术失败，很容易就可以改为融合手术。如果使用动力化固定系统仅仅是为了治疗腰背痛而无须同时行减压手术，那么手术应该尽可能用微创的方法完成，以避免损伤后方肌群、关节囊、韧带等结构。考虑到此类内植物疲劳断裂的风险较大，有研究建议使用羟基磷灰石涂层螺钉来增加螺钉－骨界面张力。任何新的设计都应该符合一旦内固定失败易于翻修这一基本原则。内固定如果需要在体内加压往往需要更长的手术时间。后方固定装置不可避免与后凸增加相关，因此在设计中必须要考虑到脊柱弯曲的恢复。和椎弓根螺钉相连的活动部分可以是金属的，也可以是非金属的。重复循环的应力负荷使金属连接装置更容易发生疲劳，疲劳断裂在普通 X 线片上往往就可以确定诊断。非金属的连接装置可以是塑料或者纤维束，这类内植物对于反复运动造成的疲劳断裂有更好的抵抗性。但是如果发生了失败断裂，在影像学上不太容易观察到。很多时候只有到需要再次手术取出内植物的时候才发现原来其早已疲劳断裂。

六、动态稳定系统的适应证

（一）后方动态稳定系统

1. 早期的适应证：用于治疗脊柱不稳

与活动相关的机械性腰背痛，伴有早期的椎间盘／小关节退变(椎间盘退变，小关节退变以及退变性腰椎滑脱)。

2. 扩展适应证：预防脊柱不稳

椎板切除减压／椎间盘切除减压后所致医源性不稳定；用于固定融合手术相邻节段伴有早期退变，以保留一定活动度；小关节置换时作为全椎间盘置换术的补充固定。

动力化固定的设计初衷是治疗由脊柱不稳引起的机械性腰背痛。对于神经放射痛或者间歇性跛行等症状，单纯减压手术就能收到良好的治疗效果。这种情况下再给予动力内固定实际上仅仅起到防止可能发生的不稳定和腰痛的作用。只有动力化固定装置单独用于治疗机械性腰背痛，而未同时行减压手术的情况下才能判断其临床有效性。只有这一点得到了证实，才应该建议在减压手术的同时联合应用动力化系统。

（二）棘突间撑开装置

1. 早期适应证：中央椎管狭窄——伴有神经性间歇性跛行

2. 扩展适应证：椎间孔狭窄——伴有神经根刺激症状

理想状况下，棘突间撑开（Interspinous Process Distraction，IPD）装置应该用于需要行腰椎中央椎管或者椎间孔狭窄的间接减压的微创手术。一般来讲，部分椎板和小关节的切除能够获得更好的直接减压，哪怕不使用内植物也可以保证临床症状的有效缓解。只有证实了和传统单独减压手术相比，确实能够降低并发症的发生率，IPD 才能作为一种常规手段使用。一些 IPD 的支持者认为这种装置可以用于治疗轴性腰背痛，但是到目前为止，这一适应证还缺乏足够有效并被广泛接受的证据。

（三）动力化固定装置

真正的动力化固定装置应该同时具备两个作用，即控制手术节段的活动度和部分承担椎间盘和（或）小关节的应力。由此可见，该装置需要和椎体紧密地固定在一起。这种紧密的固定是通过椎弓根螺钉这一从生物力学角度讲最坚强的椎体固定方式来实现的，继而承担和分享来自椎间盘和小关节的应力，最终达到减少这些结构所承受应力的目的。从定义上讲，基于椎弓根螺钉固定的后方动力固定（Posterior Dynamic Stabilization，PDS）代表了真正的动力内固定系统。棘突间撑开装置（IPD）实际上属于一种漂浮固定，它能够对腰椎过伸起到明显的限制作用，但是对于其他方向的活动基本上没有什么有效的控制。IPD 漂浮在棘突中间而不是锚定在椎体上，因此并不是真正的动力化固定系统，但是因为其非融合的设计理念，同时该装置能够部分限制脊柱运动并且在过伸运动时能够承担部分应力，IPD 也被归到动力化内固定这一类里。

有一些后方动态稳定装置设计得太坚强了，因而实际上无法保留多少节段运动。这些器械设计的目的是通过半坚强固定来获得理想的融合，避免使用坚强的钛合金连接棒形成的应力遮挡影响融合。其代表就是 Isobar TTL、Accuflex 和 CD Horizon Legacy 经皮 PEEK 棒系统。Isobar TTL 使用的是半坚强金属固定棒，它的中间部分由特制弹簧组成。CD Horizon Legacy 经皮 PEEK 棒系统使用了半坚强的 PEEK 棒代替钛合金棒。这些器械并不是典型的能够保留节段运动的器械，把它们归到真正的后方动力系统实际上是不太准确的。

小关节置换装置包括 ACADIA 小关节置换系统和 TOPS 系统等，这类装置属于植入假体类产品，作用是在腰椎节段运动中代替一些解剖结构的功能。与之相反，动态稳定系统作用于运动节段，不需要置换任何正常解剖结构。这类器械对于行全椎间盘置换术但存在后方小关节疾患的患者，是一种补充手段，目的是实现真正的全运动节段置换。

真正的基于椎弓根螺钉的后方动态稳定系统像 Dynesys 动态稳定系统和过渡棒稳定系统实际上是被美国食品药品监督管理局（FDA）作为融合器械批准应用的。因此很多情况下这类器械被用于融合手术。由于避免了应力遮挡，使用半坚强的固定物代替坚强的连接棒可以获得更理想的融合。在美国，这类器械用于非融合的动力化固定实际上属于适应证外应用。

（四）基于椎弓根螺钉的后方动力固定系统的主要类型

1. 非金属器械

（1）Graf 张力带系统。

（2）Dynesys 装置。

（3）过渡棒固定系统。

2. 金属器械

（1）Bioflex 弹簧棒系统。

（2）中立区 Stabilimax 系统。

（3）Cosmic 后路动态稳定系统。

3. 混合器械

（1）Hybrid 系统（金属和塑料混用）。

（2）CD Horizon Agile 系统。

（3）NFlex 装置。

七、非金属器械

1. Graf 张力带系统

1992 年 Henry Graf 最早使用了后路动力化系统来治疗腰背痛。Graf 设计的器械非常简单——使用聚丙烯编织捆绑带绑在上下椎弓根螺钉钉尾之间并使其保持一定的张力。该设计被认为是第一代后方动力化固定装置。从本质上讲，Graf 张力带减少了小关节的活动，这样理论上有可能限制引起疼痛的异常活动，也就是所谓的不稳定。

2. Dynesys 装置

Dynesys 是世界上得到最广泛临床应用的后方动力化固定器械。该器械的设计理念源自对 Graf 张力带的改良，通过使用聚乙烯套管来减少螺钉之间的压缩应力。因此 Dynesys 也被称为第二代后方动力化固定装置。塑料套管［聚碳酸酯聚氨酯（PCU）］包绕着椎弓根螺钉之间的张力绳索，提供相应的撑开力量。这样可以减少小关节承受的

应力，理论上解决了 Graf 张力带的缺陷。

关于 Dynesys 固定对节段运动（ROM）的影响，尸体标本研究和临床实际应用得出的生物力学研究结果大相径庭。在体外脊柱标本上，Dynesys 几乎限制了所有的屈曲动度，剩余的屈曲能力很小。但是，以中间的塑料套管为支点，通过撑开椎间隙，可以实现一定程度上的过伸。这一点可以通过过伸运动时椎间盘内压力异常降低来得到证实。与之相反，体内的研究发现 Dynesys 对过伸运动的限制要多于过屈运动。Dynesys 像一个脊柱过伸阻断器，脊柱后伸时几乎会承担所有产生的应力。这就解释了为什么 Graf 张力带很少有螺钉松动或者断裂而使用 Dynesys 经常会遇到这样的问题，内固定失败率据报道有的高达 17%。

3. 过渡棒固定系统

过渡棒由 Dynesys 发展而来，并解决了其一部分设计缺陷。也有人称之为第三代后方动力化固定装置。和 Dynesys 相似，该装置由圆柱形的 PCU 垫片包绕聚对苯二甲酸乙二醇酯（PET）材质的绳索组成。与 Dynesys 相比，过渡棒系统至少有了 3 个主要的设计改进：（a）使用常见的顶端开口螺钉；（b）可以通过器械的力量主动恢复腰椎前凸；（c）通过使用附加的缓冲器增加了上下椎弓根之间的活动范围。和 Dynesys 相比另外一个重要的设计改进就是过渡棒是预先安装好的，避免了手术中组装特别是绳索拉近过程中对脊柱直接的损伤。使用上开口椎弓根螺钉还有一个好处，万一非融合手术失败，需要改为融合手术会比较容易完成。和 Dynesys 可能会导致前凸减少不同，过渡棒固定的节段可以维持腰椎前凸。最后，过渡棒系统适用于融合节段的相邻节段，原因就在于上开口椎弓根螺钉既可以连接坚强的融合棒也可以连接灵活的非融合组件（图 26-4）。过渡棒近期才被 FDA 批准作为融合器械应用于临床，目前还缺少相关临床应用的研究和文献报道。

4. Bioflex 弹簧棒系统

Bioflex 系统中，连接在上下椎弓根螺钉之间的是 4mm 的镍钛记忆合金弹簧棒。镍钛记忆合金增加了这套器械的活动度。Bioflex 是在韩国首尔发明的，最常用于联合使用椎间融合器行椎间融合时以增加融合率，但是也可以单独当作非融合器械使用。最近钛合金材质的 Bioflex 被 FDA 批准作为融合器械用于临床，但是目前在美国还没有临床应用的报道。

5. 中立区 Stabilimax 系统

中立区（NZ）Stabilimax 是由 Panjabi 发明的。该装

置由双核的弹簧系统组成，目的是对腰椎承受的压缩和撑开应力都有一定的程度的控制。设计理念就是限制中立区的运动但是尽可能不影响椎间隙其他活动区的节段运动。FDA（IDE）批准的一项研究临床研究中，观察了中立区 Stabilimax 治疗从 L1~S1 一个或者相邻两个节段症状性腰椎管狭窄和融合手术相比是否具有相似的安全性和有效性。由于出现了早期的螺钉松动断裂，生产厂家（Spine Technologies）在 2008 年 8 月主动暂停了该试验。2009 年，在推出改进的器械后该试验得以继续。

6. Cosmic 后路动态稳定系统

和传统的后路动态系统相比，Cosmic 拥有独特的设计，连接椎弓根螺钉的固定棒是坚强的，但是近端螺钉头是铰链式可以活动的。这种坚强的固定棒和动力化椎弓根螺钉的连接被称为后路经椎弓根动态稳定系统（Posterior Dynamic Transpedicular Stabilization，PDTS）。目前还没有相关的生物力学研究报道。在一项随访至少 2 年的前瞻性的临床研究中，Kaner 等发现 Cosmic 固定组（n=26）和坚强融合组（n=20）在治疗退变性腰椎滑脱中获得了等同的临床治疗效果。在另一项至少 2 年随访的临床疗效评价研究中，研究人员使用 Cosmic 治疗了 40 例之前行显微镜下椎间盘切除但术后复发的患者，该研究证实 Cosmic 固定系统是安全有效的。

八、混合器械

1. Hybrid 系统

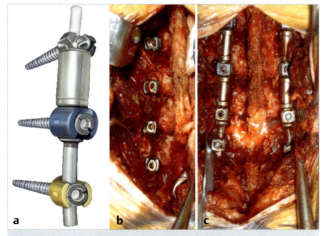

图 26-4　（a）使用 Dynesys 行融合相邻节段的动力固定需要 3 种不同设计的螺钉。（b）这样就可以和预先安装好的主流的上开口椎弓根螺钉相连。（c）这样的螺钉可以用于坚强固定，也可以用于相邻退变节段的动力化固定

Hybrid 系统由两部分组成，金属的固定棒以及与其连接的非金属的活动部分。设计初衷是希望能够实现减震同时保留一定程度的椎弓根之间的活动。由于能够和融合手术常用的上开口螺钉连接，因此可以用于坚强融合相邻节段的"Topping off"手术。

2. CD Horizon Agile 系统

CD Horizon Agile 系统在坚强融合棒的尾端设计了塑料的圆柱形缓冲器，其中心是金属缆。该器械于 2007 年发明，用于单节段的动力化固定或者在融合手术的上端所谓的"Topping Off"混合手术。2007 年 12 月，由于失败率太高该器械被召回，一项相关的临床试验也被迫终止。一个研究网站最近报道了该中心使用 CD Horizon Agile 治疗 40 例患者的临床结果（18 例单节段固定，22 例融合手术后的 Topping Off 手术），影像学测量结果提示内固定失败的病例较多。40 个病例中有 37 例获得了 2 年以上的随访，其中 10 例（27%）出现了内固定失败。研究人员认为与内固定失败相关的两个重要因素是椎间隙高度过大和内植物移位，他们的结论是高失败率的主要原因在于内固定移位，这一点源于内植物不能有效地承担作用于其上的剪切力。

3. NFLex 装置

NFLex 的设计理念是通过一个缓冲装置来承担过屈时产生的成角和牵张应力以及过伸时产生的压缩应力。该装置属于半坚强固定，钛棒的一端在钛合金芯外面包绕了钛合金高分子碳纤维套筒。尽管该装置允许压缩和伸展，但是是否能够前后运动自如转换还存在疑问。2006 年秋天以后 NFLex 开始应用于临床。在一项对尸体脊柱标本（n=7）的生物力学研究中，Mageswaran 等发现 NFLex 的生物力学特性接近于全金属的坚强融合固定系统。该装置实际上将 1 个节段腰椎融合手术变为了 2 个节段融合，大多数保留的节段运动实际上体现在了剩余未固定的椎间隙上。

九、小结

当越来越多的研究人员认识到融合术用于治疗机械性腰背痛的不足后，非融合的动力内固定被逐渐应用于临床。基于后路椎弓根螺钉系统的后方动力固定装置设计的初衷，越来越多非融合动力内固定被用于治疗运动相关的机械性腰背痛。第二个适应证就是用于预防减压手术后可能发生的脊柱不稳。问题是近 10 年来在美国逐渐开始使

用的大部分动力化固定装置的作用机制实际上还没有搞清楚。临床上这些装置主要用于预防减压手术后可能发生的腰椎不稳或者用于融合手术的相邻节段，对于脊柱不稳和腰背痛治疗的有效性还没有取得更多的临床证据。只有在其临床疗效得到明确肯定后，在减压或者融合手术同时使用动力化稳定装置才能被广泛推广使用。棘突间撑开装置最初用于通过间接减压来治疗腰椎管狭窄引起的间歇性跛行或者神经放散痛，属于传统的椎板切除减压术的一种微创的代替选择。由于产品的开发和推广都需要大量的花费，因此大部分临床研究设计的目的就是为了证明该器械的有效性而不是对其临床疗效进行科学的评估。这类装置想要快速在美国市场应用，有一条捷径就是作为融合器械通过 FDA 的批准。这样的话如果在美国使用动力化固定器械但不是出于融合的目的，实际上属于超适应证使用。动力化固定带来了大量的热情，理论上的美好前景和更多的期望。但是和许多新的技术一样，也伴随着很多临床问题。最重要的是要证明其安全性和有效性，这一点还需要对其设计原理和准确的临床疗效进行排除各种混杂因素的综合评价。从近期疗效看，几乎所有的动力固定器械由于对病变节段有一定的稳定作用而取得了相对的疗效，但是对这类装置最大的挑战仍然是如何在保证节段运动的同时避免内固定因疲劳而失败。就退变性腰背痛的外科治疗而言，中等程度的椎间盘或者小关节退变可能比较合适使用动力固定系统。对于非常严重的椎间盘 / 小关节退变和明显的椎间不稳病例，融合可能还是必要的选择。但是对于多节段腰椎间盘退变的病例，特别是行腰椎融合手术的年轻患者如果伴有相邻节段的退变，这种情况可能是后方动态稳定系统的主要适应证。全椎间盘或者髓核置换术失败后，用动力化固定装置提供临时性的机械支撑为椎间盘修复或再生的药物治疗创造条件可能是其未来的适应证。对于那些同时伴有椎间盘和小关节退变的病例，小关节置换装置可以联合椎间盘置换术一起应用以获得整个腰椎运动单元的完全置换。

十、参考文献

［1］Graf H. Lumbar instability: surgical treatment without fusion [J]. Rachis, 1992, 412: 123-137.

［2］Pope MH, Panjabi M. Biomechanical definitions of spinal instability [J]. Spine, 1985, 10: 255-256.

［3］Mulholland RC, Sengupta DK. Rationale, principles and experimental evaluation of the concept of soft stabilization [J]. Eur Spine, 2002, 11 Suppl 2: S198-S205.

［4］Frymoye JW, Krag MH. Spinal stability and instability: definitions, classification, and general principles of management [M]. In: Dunsker SB, Schmidek HH, Frymoyer JW, Kahn A, eds. The Unstable Spine. New York: Grune & Stratton, 1986.

［5］McNally DS, Shackleford IM, Goodship AE, Mulholland RC. In vivo stress measurement can predict pain on discography [J]. Spine, 1996, 21: 2580-2587.

［6］Panjabi MM. Clinical spinal instability and low back pain [J]. Electromyogr Kinesiol, 2003, 13: 371-379.

［7］Fujiwara A, Tamai K, An HS, et al. The relationship between disc degeneration, facet joint osteoarthritis, and stability of the degenerative lumbar spine [J]. Spinal Disord, 2000, 13: 444-450.

［8］Nockels RP. Dynamic stabilization in the surgical management of painful lumbar spinal disorders [J]. Spine, 2005, 30 Suppl: S68-S72.

［9］Sengupta DK, Herkowitz HN. Pedicle screw-based posterior dynamic stabilization: literature review [J]. Adv Orthop, 2012, 2012: 424-468.

［10］Stoll TM, Dubios G, Schwarzenbach O. The dynamic neutralization system for the spine: a multi-center study of a novel non-fusion system [J]. Eur Spine, 2002, 11 Suppl 2: S170-S178.

［11］Schnake KJ, Schaeren S, Jeanneret B. Dynamic stabilization in additon to decompression for lumbar spinal stenosis with degenerative spondylolisthesis [J]. Spine, 2006, 31: 442-449.

［12］Hadlow SV, Fagan AB, Hillier TM, et al. The Graf ligamentoplasty procedure. Comparison with posterolateral fusion in the management of low back pain [J]. Spine, 1998, 23: 1172-1179.

［13］Grevitt MP, Gardner AD, Spilsbury J, et al. The Graf stabilisation system: early results in 50 patients [J]. Eur Spine, 1995, 4: 169-175, discussion 135.

［14］Grob D, Benini A, Junge A, et al. Clinical experience with the Dynesys semirigid fixation system for the lumbar spine: surgical and patient-oriented outcome in 50 cases after an average of 2 years [J]. Spine, 2005, 30: 324-331.

［15］Schmoelz W, Huber JF, Nydegger T, et al. Dynamic stabilization of the lumbar spine and its effects on adjacent segments: an in vitro experiment [J]. Spinal Disord Tech, 2003, 16: 418-423.

［16］Schmoelz W, Huber JF, Nydegger T, et al. Influence of a dynamic stabilisation system on load bearing of a bridged disc: an in vitro study of intradiscal pressure [J]. Eur Spine, 2006, 15: 1276-1285.

［17］Beastall J, Karadimas E, Siddiqui M, et al. The Dynesys lumbar spinal stabilization system: a preliminary report on positional magnetic resonance imaging findings [J]. Spine, 2007, 32: 685-690.

［18］Sakas GS, Themistocleous GS, Mavrogenis AF, et al. Stabilization of the lumbar spine using the dynamic neutralization system [J]. Orthopedics, 2007, 30: 859-865.

［19］Segupta DK. Posterior dynamic stabilization [M]. In: Herkowitz HN, Garfin SR, Eismont FJ, Bell GR, Balderston RA, eds. Rothman Simeone The Spine. 6th ed. New York: Elsevier, 2011.

［20］Kim YSMB. Bioflex spring rod pedicle screw system [M]. In: Kim DH CFJ, Fessler RG, eds. Dynamic reconstruction of the Spine. New York: Thieme, 2006: 340-346.

［21］Kim YS, Zhang HY, Moon BJ, et al. Nitonal spring rod dynamic stabilization system and Nitinol memory loops in surgical treatment for lumbar disc disorders: short-term follow up [J]. Neurosurg Focus, 2007, 22: E10.

［22］Yue JJ, Timm JP, Panjabi MM, et al. Clinical application of the Panjabi netural zone hypothesis: the Stabilimax NZ posterior lumbar dynamic stabilization system [J]. Neurosurg Focus, 2007, 22: E12.

［23］Yue JJ, Malcolmon G, Timm JP. The Stabilimax NZ Posterior Lumbar

Dynamic Stabilization System [M]. In: Yue JJ, Bertagnoli R, McAfee PC, An HS, eds. Motion preservation Surgery of the Spine—Advanced Techniques and Controversies. Philadelphia, PA: Saunders Elsevier, 2008: 476-482.

[24] Karabekir HS, Sedat C, Mehmet Z. Clinical outcomes of Cosmic Dynamic Neutralization System: preliminary results of 1-year [J]. The Internet Journal of Minimally Invasive Spinal Technology, 2008, 2.

[25] Kaner T, Dalbayrak S, Oktenoglu T, et al. Comparison of posterior dynamic and posterior rigid transpedicular stabilization with fusion to treat degenerative spondylolisthesis [J]. Orthopedics, 2010, 33.

[26] Kaner T, Sasani M, Oktenoglu T, et al. Minimum two-year follow-up of cases with recurrent disc herniation treated with microdiscectomy and posterior dynamic transpedicular stabilisation [J]. Open Orthop, 2010, 4: 120-125.

[27] Hoff E, Strube P, Rohlmann A, et al. Which radiographic parameters are linked to failure of a dynamic spinal implant [J]. Clin Orthop Relat Res, 2012, 470: 1834-1846.

[28] Wallach CJ, Teng AL, Wang JC, et al. In: Yue JJ Bertagnoli R, McAfee PC, An HS, eds. Motion Preservations Surgery of the Spine—Advanced Techniques and Controversies [M]. Philadelphia, PA: Saunders Elsevier, 2008: 505-510.

[29] Mageswaran P, Techy F, Colbrum RW, et al. Hybrid dynamic stabilization: a biomechanical assessment of adjacent and supraadjacent levels of the lumbar spine [J]. Neurosurg Spine, 2012, 17: 232-242.

第二十七章 Graf 张力带动态稳定装置

著者：Young-Soo Kim，Dong-Kyu Chin，Dilip K. Sengupta
审校：胡学昱，马辉
译者：郭继东

脊柱的退变常导致脊柱稳定结构包括骨骼、韧带、关节囊和椎间盘的破坏，最终结果是脊柱活动度增加，进而出现不稳定。此外，突出的椎间盘、增生的小关节、肥厚的韧带这些结构也会对椎管内造成压迫。在这类患者的外科治疗选择中，椎管减压是必需的步骤。但是椎板切除减压过程中去除的是稳定脊柱的解剖结构，椎板切除后的医源性脊柱不稳是一个非常复杂的问题。对于那些手术前就存在腰椎不稳或者椎板减压术后医源性脊柱不稳风险很高的患者，常见的解决办法往往是术中使用内植物来进行内固定。近年来随着脊柱内固定装置的发展，特别是椎弓根螺钉系统和椎间融合器的使用，手术可以实现脊柱坚强的固定，相应的临床治疗效果也非常理想。但是，稳定却僵硬的脊柱必然会牺牲相应节段的部分生理功能（例如运动），毫无疑问，这是坚强固定的不足之处。

一般来讲，坚强的内固定系统主要用于治疗腰椎的不稳定。但是也有相关的并发症包括骨不连、螺钉松动断裂、平背综合征等。坚强内固定也会增加融合节段相邻间隙承受的应力。有些长期随访的临床研究证实脊柱融合会导致相邻节段的退变。

正是由于坚强内固定有不少并发症，比坚强固定装置更符合人体生物力学的非融合器械逐渐涌现出来。"动力化固定"的概念是指限制不稳定的脊柱节段的过度运动而不是使节段运动完全丢失。在数量繁多的软固定系统中，Graf 软固定系统是最早在临床广泛应用的一种。

一、概念和基本原理

Graf 软固定系统的发明人是 Henry Graf。组成该系统的内植物包括钛合金的椎弓根螺钉和涤纶绑带，绑带连接在椎弓根钉的尾端之间有点像韧带结构，该器械用于固定不稳定的脊柱节段（图 27-1）。Graf 认为脊柱不稳主要是由于旋转不稳定引起的。这种异常的旋转运动和小关节之间的牵张应力是腰背痛的成因之一。Graf 张力带的理论基础就是在维持生理前凸的前提下动力化的控制异常的旋转运动，以期改变纤维环和终板承受的应力。这种后方稳定装置保证了前凸，这样理论上可以合拢撕裂的纤维环，闭合退变的小关节之间的间隙，为受损的软组织提供修复的条件。

部分尸体的生物力学研究证实 Graf 张力带系统减少了各向的 ROM，但是在某些负荷模式下还能保留一定的屈曲活动度。Strauss 等发现 Graf 张力带对手术节段屈伸运动的影响比较大，但是对椎体横向移动没有明显限制作用。该研究结果意味着 Graf 张力带可以用于治疗屈曲不稳定。Graf 张力带的优势如下：（a）手术可以微创进行；（b）更符合人体生物力学；（c）降低了相邻节段承受的应力；（d）没有假关节形成的风险；（e）无须植骨也就不存在供区的疼痛。

一般认为 Graf 软固定系统率先赋予了脊柱内固定动力化内固定的概念，使外科医生对坚强内固定的意义有了进一步的认识。毫无疑问，这是脊柱外科学领域腰椎退变治疗中的一次飞跃。

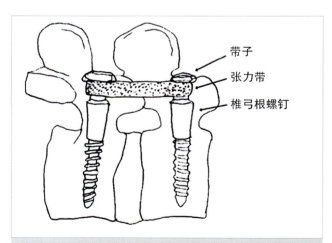

图 27-1 Graf 张力带系统的椎弓根螺钉和聚酯绑带。Graf 张力带系统由两部分内植物组成，钛合金的椎弓根螺钉固定在椎体上，像张力带一样的绑带穿过其上实现节段固定的目的

（图中标注：带子、张力带、椎弓根螺钉）

二、适应证和禁忌证

我们使用Graf张力带成形术的适应证是伴有或不伴有脊柱不稳的慢性退变性腰椎间盘相关疾病。必须是6个月以上保守治疗无效的慢性腰背痛患者。最开始的时候，适用人群包括经椎间盘造影或小关节封闭证实的退变性"黑间盘"和小关节综合征的患者，但是事实证明这类患者使用Graf张力带的临床疗效并不是特别理想。随着Graf张力带使用经验的逐渐增多，退变性"黑间盘"和小关节综合征的患者虽然早期被列在适应证中，但是现在已经不再属于适应证。

在伴有腰椎管狭窄的慢性退变性椎间盘相关疾病的治疗中，Graf张力带可以用来预防椎板切除减压术或椎间盘切除术后可能导致的医源性不稳定，这已经成为我们最主要的适应证。椎体Ⅰ度真性滑脱和退行性滑脱（<25%）可能也是其适应证。当然，我们必须清醒地认识到Graf张力带成形术并不能完全代替脊柱融合和关节成形术。

（一）Graf张力带成形术的适应证

（1）伴有或不伴有腰椎管狭窄的退变性腰椎间盘相关疾病。若可能会出现术后医源性脊柱不稳，可以考虑使用Graf张力带。

（2）多节段腰椎管狭窄。行多处椎板切除减压术后，使用Graf张力带可以预防术后医源性不稳。

（3）腰椎不稳综合征。屈曲不稳定是其良好的适应证。

（4）主要病变节段上下相邻节段的固定。使用Graf张力带可以降低相邻节段承受的机械应力。

（5）退变性腰椎滑脱（移位<相邻椎体25%）。

（6）在以下情况下需要同时联合椎间融合术。（a）椎间盘切除术后。（b）Modic改变。（c）冠状位不稳定。（d）椎间高度降低或椎间孔狭窄。（e）其他需要前柱支撑的情况。

（二）Graf张力带成形术的禁忌证

（1）狭部裂性腰椎滑脱

（2）腰椎后滑脱

（3）超过Ⅰ度的退行性滑脱

（4）肿瘤、感染或者创伤

（5）脊柱侧弯畸形

（6）僵硬的后凸畸形

三、手术技巧

（一）手术体位

患者采取McNab最先描述的手术体位。躯干保持水平，上肢承受一定的压力即所谓的"四点支撑"的体位。手术床上用衬垫将胸部垫高以维持腹部不受力。在这种体位下，腰椎可以保持适度的前凸。要注意骨性突起、会阴和神经血管等结构避免受压。通过术中X线可以观察到椎体的形态和位置。

（二）手术入路

后正中切口切开显露手术节段。手术显露的两边可能是非对称的：助手使用钝头的牵开器而不是常规的自动撑开器。显露到小关节周围后，保护关节囊，暴露横突以确定内植物的植入位置。

（三）内植物植入

椎弓根螺钉的进针点选在横突的上下缘中点，关节突和横突的连接处。有时候必须要去除部分外侧的上关节突以便螺钉的植入。在进针点附近，可能需要凿除一部分多余的骨质。骶骨的进针点位于L5~S1关节突外5mm，关节突和第一骶骨孔的中点。骶骨植钉需要十分小心，同时对经验的要求也比较高。S1螺钉的方向建议和L5螺钉平行。为了保证螺钉的把持力，推荐螺钉前端可以穿入椎体对侧皮质，但是尽量不要完全穿透。

使用开口锥在骨皮质上做一个长5mm左右的开口。使用圆钝的椎弓根手锥，轻柔地旋转使其逐渐钻入椎弓根。所需螺钉的长度可以从手锥的刻度上读出。内植物的植入一定要依据椎弓根的解剖结构，因此每个椎体螺钉的角度和方向应该是不尽相同的。螺钉的长度取决于术中的

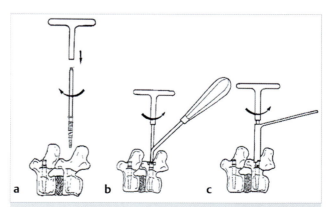

图27-2　内植物的放置。（a）使用六方改锥或把持器拧入。（b，c）需要另一个套筒固定后，再将把持器松开

测量结果，直径的确定要靠术前的影像学测量。螺钉的植入需要使用六方形改锥或者内植物把持器。这些植钉装置都拥有足够的长度使医生可以向切口对侧拧入。把内植物把持器从螺钉上松开需要另一个套筒帮忙（图 27-2）。

（四）绑带的安装

不同型号的绑带相差 2.5mm。具体的选取需要测量器测量，测量器通过拉紧上下椎弓根螺钉钉尾来实现测量。测量器的作用其实就是评估绑带的张力和所需使用绑带的型号。合适的张力也就意味着不能有局部不稳定的存在。对于小于 25mm 的张力带，张力在 5 级就足够了（可以在测量器读出读数）。超过 25mm 的张力带，张力保持在 10 级左右比较合适。

张力带通过专用的张力钳放置在椎弓根钉尾端，使之能够实现一定程度的旋转和水平运动。对应椎弓根螺钉的上开口旋转至面对面后才能放置张力带。张力带推进器有助于将其准确装入椎弓根螺钉尾端并保持适当的张力。为了固定张力带，螺钉顶端的半球形尾帽需要旋转至少半圈以拧紧（与椎弓根螺钉旋转的方向相反），这样的旋转有利于维持张力带的正常位置。在双节段病例中，中间节

段椎弓根螺钉的顶端会加用一个钛金属帽以固定绑带的位置（图 27-3）。

（五）手术注意事项

应特别注意避免植入的张力带在腰椎小关节表面的磨损，因此特建议如下：

（1）注意检查植入的金属内植物和小关节的外侧缘之间是否保留了足够的间隙。

（2）检查张力带植入后不会与小关节发生摩擦。

（3）椎弓根螺钉不要植入太深，这样有可能会使张力带直接接触骨面。

（六）Graf 张力带固定系统的临床疗效评价

从短期随访（2 年以内）结果来看，该装置和传统的融合手术疗效相当。Grevitt 等发表了他们使用 Graf 张力带治疗腰背痛的一组共包含 50 例患者（平均年龄 41 岁，女性患者 32 例，男性患者 18 例）的早期临床结果。每例患者均有慢性腰背痛，平均持续时间为 24 个月。术前平均的 ODI 评分为 59%，平均随访时间为 24 个月（19~39 个月）。末次随访时平均 ODI 评分为 31%，72% 的患者临床疗效评价为"优"或者"良"，10% 的患者评价为"中"，

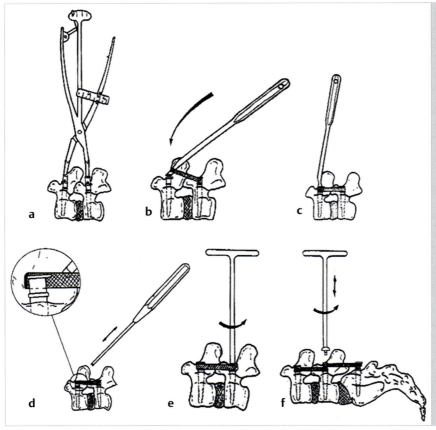

图 27-3　张力带的放置。（a）通过拉紧椎弓根螺钉头来测量需要张力带的型号。（b，c）通过张力钳适当的旋转张力带使其放置到椎弓根螺钉尾端。（d）张力带推进器有助于张力带植入和控制合适的张力。（e）旋转一圈半以拧紧椎弓根螺钉尾端和张力带的连接。（f）双节段手术时，中间的椎弓根螺钉上方需要加用一个钛合金尾帽以固定张力带位置

16% 的患者症状和术前相比无明显变化，只有 2% 的患者评价为"差"。除了 3 例之外，其他患者都认为施行该手术是值得的。随着随访时间的延长，腰痛并没有明显加重的趋势，但是大约有 25% 的病例出现了继发于椎间孔狭窄的神经刺激症状，而使用 Graf 张力带固定之前并没有这些症状。

对于 Graf 张力带固定系统的远期疗效（文献报道）争论比较大。Gardner 等对上文提到的该组病例进行了进一步随访并发表了 7 年的随访结果（5.6~8.5 年）。50 例患者中有 40 例入组，其中 31 例 Graf 张力带固定系统仍然牢固在位。62% 的患者疗效评价为优或良；61% 的患者认为腰背痛明显或者完全缓解，77% 从不或者很少使用镇痛药。术前 ODI 评分为 59%±10%，术后 7 年随访时 ODI 评分为 37.7%±14%（$P < 0.05$）。该研究结果认为 Graf 张力带成形术尽管可能会导致退变的发生，但是其长期疗效还是值得肯定的。

在另一项长期随访研究中，Markwalder 等报道了 39 例患者长达 7.4 年的临床随访结果。本组病例有严格的筛选标准——年轻机械性腰背痛患者保守治疗无效并伴有：（a）没有小关节退变或者小关节退变很轻微；（b）椎间盘退变不显著；（c）经过规范的腰背肌训练；（d）诊断性麻醉后症状缓解；（e）佩戴支具症状改善。末次随访时 39 例患者的优、良、中、无变化、差等各项指标的比例分别为 43.6%、20.5%、10.2%、23.1% 和 2.6%。7 例无效患者最后接受了坚强固定手术。在本组病例的问卷调查中，66.6% 的患者认为背痛完全消失，25.7% 的患者认为疼痛明显缓解，7.7% 的患者认为疼痛有所改善。腰痛的 VAS 评分：69.2% 的患者为 0 分，15.4% 的患者为 2.5 分，15.4% 的患者为 5 分；腿痛的 VAS 评分：92.3% 的患者为 0 分，7.7% 的为 2.5 分。研究人员认为使用腰椎软固定系统来治疗保守治疗无效的机械性腰背痛的年轻患者，长期疗效值得肯定，但前提是病例的选择要极为严格。

与之相反，Hadlow 等对 Graf 张力带成形术和后外侧融合术进行了回顾性的病例对照研究。入组 83 例腰背痛患者，手术由同一名外科医生完成。术前向患者交代软固定系统尽管是试验性的，但是不会造成不可逆的损伤，然后由患者选择在椎弓根螺钉固定的基础上进行软固定还是后外侧融合术。两组患者术前一般资料，固定节段数量，疼痛评分之间无统计学差异。研究人员发现 1 年随访时如果使用 Low-Back-Outcome 评分评价的话，后外侧融合

组明显疗效更佳（$P=0.02$），2 年随访时差异开始变小（$P < 0.34$）。和其他诊断组相比，软固定系统对小关节相关疼痛疗效不明显，1 年随访时融合组疗效更佳（$P < 0.003$），与前面类似 2 年随访时差异开始明显变小（$P=0.09$）。软固定系统组在 1 年随访（$P =0.11$）时有翻修率增高的趋势，2 年随访时翻修率更是具有统计学意义（$P=0.01$）。研究人员的结论是：使用 Graf 张力带的软固定系统 1 年随访时疗效不佳，同时 2 年随访时有较高的翻修率。

HKanayama 等报道了一组 43 例使用张力带做后路动态内固定的病例。这组病例包括退行性腰椎滑脱 23 例，伴有屈曲不稳定的椎间盘突出 13 例，椎管狭窄伴屈曲不稳定 4 例，退行性脊柱侧凸 3 例，随访时间至少 10 年。单节段病例 36 例，多节段病例 7 例。在退行性滑脱或者屈曲不稳定的病例中，腰背痛和（或）坐骨神经痛引起的功能障碍明显改善。但是对于退行性侧弯和侧方滑移的病例的治疗 Graf 张力带效果比较差。末次随访时的影像学测量证实，腰椎前凸平均 10.9°，屈伸活动度平均维持在 3.6°。术后平均 82 个月随访时有 14 例（32.6%）患者发生了小关节的退变。因发生相邻节段退变而需要再次手术的患者一共有 3 例（7.0%）。研究人员的结论如下：长期随访结果证实使用 Graf 张力带做非融合固定是治疗低度滑脱和屈曲不稳定是一种有效的治疗手段。但是该器械对脊柱畸形的矫正能力非常有限，不建议用于治疗退行性侧弯和椎体的侧方滑移。

2006 年，在本书的上一版中，Kim 等报道了一组 106

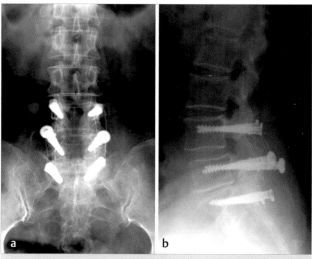

图 27-4　X 线片所见 Graf 张力带和椎弓根螺钉。L4~L5 节段减压后双侧使用 Graf 张力带固定。(a) 正位 X 线片 (b) 侧位 X 线片

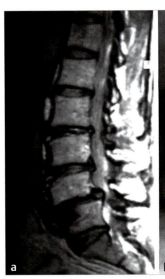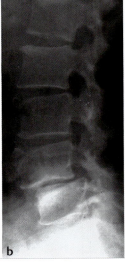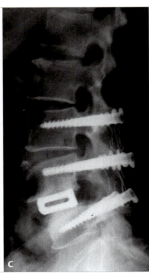

图 27-5　X线片显示 Graf 张力带成形术联合椎间融合作为前柱支撑。（a）术前磁共振影像。（b）X线侧位片显示 L4~L5 退行性滑脱，如果减压后单独使用 Graf 张力带固定可能会导致椎间隙高度和前方支撑的进一步丢失。（c）术后侧位片可见 Graf 张力带系统和前方椎间融合的 Cage

例伴有椎管狭窄的腰椎退行性椎间盘疾病患者，在椎板切除减压术后使用 Graf 张力带软固定系统进行固定。6 例患者有屈伸不稳定，21 例伴有横向不稳定。Graf 张力带尤其适用于小关节退变松弛导致的屈曲不稳定病例，这种情况下 Graf 软固定系统像真正的人工韧带一样可以控制腰椎不稳（图 27-4）。研究人员认为影像学检查结果看上去很好但是实际上临床疗效往往并不是那么理想，他们认为 Graf 张力带成形术的主要问题是缺少前柱的支撑，同时可能导致小关节过度绞索。

四、Graf 张力带固定同时行前柱支撑——混合手术

　　使用 Graf 张力带系统固定会导致后方结构诸如黄韧带和小关节囊的卷曲和折叠，其结果可能会在椎间孔水平对神经根造成压迫。Graf 张力带用于椎板减压椎间盘切除术后的固定也可以导致椎间孔的卡压。椎间盘是支撑前柱的重要结构，当压缩应力通过椎弓根螺钉作用于脊柱节段时，椎间隙的高度应该尽量予以维持来防止小关节的过度绞索以及医源性椎间孔狭窄。

　　在以下几种情况下，使用 Graf 张力带固定后可能会加剧椎间隙高度的丢失使前柱的支撑进一步变少：（a）椎间盘切除术后；（b）椎间盘 Modic 改变；（c）横向不稳定；（d）椎间隙或者椎间孔狭窄。Kim 等建议在这种情况下应行前方椎间融合，重建前柱的支撑（图 27-5）。他们改良了 Graf 张力带成形术的使用方式：主要的病变节段需行后路椎间融合（Posterior Lumbar Interbody Fusion，PLIF）

术来实现前柱的稳定，使用 Graf 张力带固定主要的病变节段和其相邻节段以防止相邻节段出现退变。这种动力化的固定实际上也有利于加快椎间融合的进程。

　　Kim 等报道了一组病例，120 例伴有椎管狭窄的腰椎退行性椎间盘疾病患者，同时行 PLIF 和 Graf 张力带固定。结果证实临床疗效满意，其中自我评价优和良的共有 110 例患者（88.7%）。

五、小结

　　传统意义上讲，脊柱融合术是治疗退变性腰椎不稳定的主要外科手段。但是坚强的内固定会使融合节段的相邻节段承受更多的应力，出现所谓的过渡区疾病。正是由于坚强内固定的这一并发症，更符合人体生理的动力化固定装置被逐渐发明出来并应用于临床。

　　即使使用了动力内固定装置，合适的前柱支撑也非常重要。由于椎间盘是维持前柱稳定的重要结构，缺少前柱支撑的动力固定很容易失败。Graf 张力带固定装置的远期疗效并不十分令人满意。融合主要病变节段，使用软固定系统固定相邻节段这种混合手术方式可能会改善 Graf 张力带的远期疗效。尽管这种联合前柱支撑的改良 Graf 张力带成形术的临床疗效值得期待，但这种手术方式目前还不能完全取代脊柱固定术。

六、参考文献

［1］Panjabi MM, White AA Ⅲ. Basic biomechanics of the spine [J]. Neurosurgery, 1980, 7: 76-93.

［2］Schneck CD. The anatomy of lumbar spondylosis [J]. Clin Orthop Relat

Res, 1985, 193: 20-37.

[3] Kirkaldy-Willis WH, Farfan HF. Instability of the lumbar spine [J]. Clin Orthop Relat Res, 1982, 165: 110-123.

[4] Kirkaldy-Willis WH, Wedge HJ, Yong-Hing K, et al. Pathology and pathogenesis of lumbar spondylosis and stenosis [J]. Spine, 1978, 3: 319-328.

[5] Posner I, White AA III Edwards WT, et al. A biomechanical analysis of the clinical stability of the lumbar and lumbosacral spine [J]. Spine, 1982, 7: 374-389.

[6] Roy-Camille R, Saillant G, Mazel C. Internal fixation of the lumbar spine with pedicle screw plating [J]. Clin Orthop Relat Res, 1986, 203: 7-17.

[7] Luque ER. The anatomic basis and development of segmental spinal insdtrumentation [J]. Spine, 1982, 7: 256-259.

[8] McGuire RA, Amundson GM. The use of primary internal fixation in spondylolisthesis [J]. Spine, 1993, 18: 1662-1672.

[9] Steffee AD, Biscup RS, Sitkowski DJ. Segmental spine plates with pedicle screw fixation. A new internal fixation device for disorders of the lumbar and thoracolumbar spine [J]. Clin Orthop Relat Res, 1986, 203: 45-53.

[10] Deburge A. Modern trends in spinal surgery [J]. Bone Joint Surg Br, 1992, 74: 6-8.

[11] Frymoyer JW, Hanley EN Jr Howe J, Kuhlmann D, et al. A comparison of radiographic findings in fusion and nonfusion patients ten or more years following lumbar disc surgery [J]. Spine, 1979, 4: 435-440.

[12] Schlegel JD, Smith JA, Schleusener RL. Lumbar motion segment pathology adjacent to thoracolumbar, lumbar, and lumbosacral fusions [J]. Spine, 1996, 21: 970-981.

[13] Hilibrand AS, Robbins M. Post-arthrodesis adjacent segment degeneration [M]. In: Vaccaro A, Anderson DG, Crawford A, et al, eds. Complications of Pediatric and Adult Spinal Surgery. New York: Marcel Dekker, 2003.

[14] Lee CK. Accelerated degeneration of the segment adjacent to a lumbar fusion [J]. Spine, 1988, 13: 375-377.

[15] Lehamnn TR, Spratt KF, Tozzi JE, et al. Long-term follow-up of lower lumbar fusion patients [J]. Spine, 1987, 12: 97-104.

[16] Leong JC, Chun SY, Grange WJ, et al. LOng-term results of lumbar intervertebral disc prolapse [J]. Spine, 1983, 8: 793-799.

[17] Ray CD. The PDN prosthetic disc-nucleus device [J]. Eur Spine, 2002, 11 Suppl 2: S137-S142.

[18] Cinotti G, David T, Postaccini F. Results of disc prosthesis after a minimum follow-up period of 2 years [J]. Spine, 1996, 21: 995-1000.

[19] Graf H. Lumbar instability: surgical treatment without fusion [J]. Rachis, 1992, 412: 123-137.

[20] Kanayama M, Hashimoto T, Shigenobu K. Rationale, biomechanics, and surgical indications for Graf ligamentoplasty [J]. Orthop Clin North Am, 2005, 36: 373-377.

[21] Strauss PJ, Novotny JE, Wilder DG, et al. Multidrectional stability of the Graf system [J]. Spine, 1994, 19: 965-972.

[22] Wild A, Jaeger M, Bushe C, et al. Biomechanical analysis of Graf's dynamic spine stabilisation system ex vivo [J]. Biomed Tech(Berl), 2001, 46: 290-294.

[23] Hasegawa K, Takano K, Endo N, et al. A biomechanical study on the stabilizing effect of Graf ligamentoplasty in a graded destabilization model of porcine lumbar spine [in Japanese] [J]. Rinsho Seikei Geka, 2004, 39: 133-140.

[24] Gardner ADH. An alternative concept in the surgical management of lumbar degenerative disc disease flexible stabilization [M]. In: Margulies JY, ed. Lumbosacral and Spinopelvic Fixation. Philadelphia: Lippincott-Rave, 1992, 889-905.

[25] Grevitt MP, Gardner AD, Spilsbury J, et al. The Graf stabilisation system: early results in 50 patients [J]. Eur Spine, 1995, 4: 169-175, discussion 135.

[26] Gardner A, Pande KC. Graf ligamentoplasty: a 7-year follow-up [J]. Eur Spine, 2002, 11 Suppl 2: S157-S163.

[27] Markwalder TM, Wenger M. Dynamic stabilization of lumbar motion segments by use of Graf's ligaments: results with an average follow-up of 7. 4 years in 39 highly selected, consecutive patients [J]. Acta Neurochir(Wien), 2003, 145: 209-214, discussion 214.

[28] Hadlow SV, Fagan AB, Hillier TM, et al. The Graf ligamentolplasty procedure. Comparison with posterolateral fusion in the management of low back pain [J]. Spine, 1998, 23: 1172-1179.

[29] Kanayma M, Hashimoto T, Shigenobu K, et al. A minimum 10-year follow-up of posterior dynamic stabilization using Graf artificial ligament [J]. Spine, 2007, 32: 1992-1996, discussion 1997.

[30] Kim YS, Chin DK. Graf soft stabilization: Graf ligamentoplasty. In Kim DH, Cammisa FP, Fessler RG, eds. Dynamic Reconstruction of the Spine [M]. New York, NY: Thieme, 2006.

[31] Kim YS, Cho YE, Jin BH, et al. Soft Graf fixation and posterior lumbar interbody fusion in multiple degenerative lumbar diseases [J]. Korean Neurosurg Soc, 1998, 27: 229-236.

第二十八章 Dynesys 动态内固定装置的临床应用

著者： Gilles G.DuBois，Dilip K. Sengupta

审校： 胡学昱，马辉

译者： 张志成

在椎间盘的自然退变过程中，从早期的椎间盘退变到晚期僵硬的脊柱畸形，间盘和两侧小关节组成的三点的脊柱运动节段经历了长期的不稳定与异常的活动。Dynesys 动态稳定系统能够使因椎间运动障碍而导致临床症状的患者获益；所谓的运动障碍是指处于早期有症状的退变脊柱运动节段和存在伴有自发性骨化的脊柱结构畸形之间的一种状态。Dynesys 动态稳定系统的目标是恢复一个或多个腰椎间盘或腰骶段的序列，使椎体稳定于正常的解剖位置，以改善椎间的生理功能，同时保持椎间具有一定的活动度（图 28-1）。

一、技术方面

Dynesys（脊柱动态稳定系统）是由 Dubois 在 1994 年设计的。它是第二代动态稳定装置。它改良了第 1 代后路动态稳定系统（PDS）——Graf 张力带装置。通过在椎弓根螺钉之间植入可塑性的套管，从而防止椎间孔的狭窄。

Dynesys 系统由钛合金（Protasul 100）椎弓根螺钉、聚酯（PET）绳和聚碳酸酯聚氨酯（PCU）构成的中空管组成。聚酯绳限制了脊柱的屈曲活动，中空管限制了脊柱的伸展活动，使得脊柱的后方结构重新恢复并接近一个正常的解剖位置。

通过体外生物力学实验研究了该系统的有效性，这些已经在第二十五章进行了详细的探讨。装置的疲劳应力

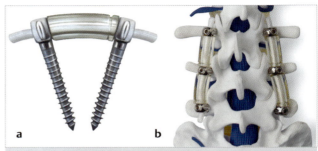

图 28-1 （a）Dynesys 功能模型图。（b）植入 Dynesys 系统的腰椎骨模型

实验进行了 1000 万个周期，这被认为是代表了大约 5 年的体内实验。在实验最初阶段（100~200 万次），系统显示了应力的分解和保持在一定负荷下的稳定性。

这种内在的支撑装置使得椎体的后部附件，纤维环和后纵韧带恢复张力。它能使后方小关节关节面恢复到原来的位置和功能，改善椎间盘缺少黏弹性而导致的运动障碍，并恢复后方结构张力。这些改变能恢复脊柱节段旋转中心，创造一个椎间盘生理的解剖学环境。中空管的弹性保证了一定程度的活动度并减少了对相邻节段应力的影响。

二、适应证

Dynesys 旨在控制由 Kirkaldy-Willis 所定义的早期退变所致的可复位性不稳定状态。这些包括动态的椎管狭

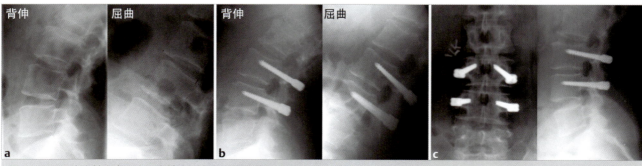

图 28-2 40 岁女性患者，患退变性椎间盘疾病伴滑脱，行 Dynesys 植入手术。（a）术前 X 线片。（b）术后即刻功能性 X 线片。（c）术后 9 年正位和侧位 X 线片

窄、退变滑脱性狭窄，伴有下肢放射痛或腰痛。其他适应证包括：单节段或多节段椎间盘退行性疾病（DDD）以及减压所致医源性不稳定引起的腰痛（图 28-2）。

在多节段 DDD 中，Dynesys 也可以结合融合手术，如腰椎后路椎间融合术（PLIF），适应证取决于节段椎间盘的破坏程度。Dynesys 不适用于峡部裂性滑脱或者严重的退变性脊柱侧凸和后凸畸形。

三、手术技巧

手术取腰椎后路正中切口，沿中线切开腰背筋膜，分离椎旁肌肉，进行动态稳定系统植入，然后进行椎管内减压。如果不进行椎管内操作，可行椎旁肌间入路，这种入路不破坏腰背部肌肉及筋膜，同时提供直接进入关节突与横突连接的位置，既不破坏关节突表面及关节囊，又使得螺钉的植入角度达到要求。

不管采用什么入路，重要的是不要干扰关节突和关节囊。螺钉的植入点必须位于关节突和横突表面的连接部位。

后方加压和撑开螺钉的头部，测量所需中空管的确切长度（6~45mm），这种选择取决于疾病本身和需要达到的稳定程度。

椎弓根螺钉植入的同时，中空管的长度选择应在植入后保证 Dynesys 固定节段椎板是完全平行的，以避免造成节段的后凸畸形。对于节段前凸的恢复可由术者决定，但应避免关节突关节的过度压缩，因为这样会限制运动功能，与装置的设计理念相背。当截取连接管后，插入绳索并拉紧。

四、动态稳定系统与椎间盘"再生"

Dynesys 使用者报道了各种各样的椎间盘"再生"现象。一项前瞻性队列研究专门探讨了这种现象。一些研究人员报道了核磁 T2 像上椎间盘信号部分恢复（图 28-3），信号恢复是椎间盘再水化的有力证据。这一结果与新英格兰白兔试验研究结果一致，结果发现脱水变性的椎间盘在动态牵张后可能存在再生。

由于椎间盘内的液体可以通过压力作用调节，这种压力回归正常，类似于一种亲密的交换活动，可能是软骨下骨和椎间盘之间的转化。这种液体流动运动控制细胞的合成代谢和分解代谢之间的平衡，促进了基本物质的恢复，组成了一个高度水合胶原蛋白多糖凝胶，是 II 型胶原内部结构的一部分。这种解释来自那些受益于动态稳定系

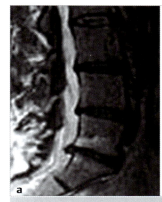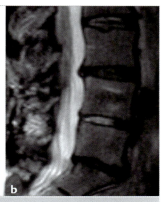

图 28-3 （a）43 岁女性患者，L5-S1 节段采取椎间盘切除、椎间孔减压及后外侧融合。L3~L4 采取 Dynesys 植入。（b）术后 18 个月，MRI 显示 Dynesys 固定节段椎间盘信号增高，含水量增加

统临床症状改善的患者以及影像随访的结果。然而，目前它仍然是一种纯粹的理论，并没有任何组织学或生物化学研究的支持。

Vavg 等研究了人体内动态稳定系统的长期影响，主要通过磁共振延迟增强软骨成像（dGEMRIC）对植入节段和相邻节段进行糖胺聚糖（GAG）的定量检测。研究人员对实施动态稳定系统固定后的 10 例慢性腰痛患者应用 dGEMRIC 检查术前和术后 6 个月内的 GAG 浓度变化（图 28-4）发现，虽然固定节段 Pfirrmann 分级系统无法检测到任何变化，但成像数据已经显示普遍升高。GAG 浓度在固定节段增加了 61%，而 68% 的非固定节段 GAG 水平呈现下降，这些减低主要位于椎间盘的后面部分。

研究人员的结论是：腰椎动态稳定后能够阻止或部分逆转椎间盘退变，尤其是在严重退变椎间盘。然而临近节段的应力增加，则会造成椎间盘基质的改变和间盘早期的退变。

五、临床疗效

初步临床疗效 2002 年由 Stoll 等报道。在一项前瞻性、多中心的研究中，评估了 83 例采用 Dynesys 治疗腰椎失稳的病例，病例主要涉及腰椎管狭窄（60%）和退行性椎间盘病（24%），其中 30 例既往有腰椎手术病史。手术时平均年龄为 58.2 岁（26.8~85.3 岁）；平均随访时间为 38.1 个月（11.2~79.1 个月）。56 例患者采用 Dynesys 系统结合直接减压术；疼痛、功能指数（采用 ODI）及影像学资料进行术前、术后对比，症状均得到明显改善。随访结

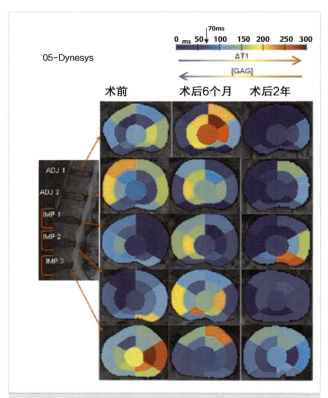

图 28-4　T1 图示 3 例植入（IMP）和相邻的（ADJ）节段椎间盘，术前、术后 6 个月（FU1）、术后两年（FU2）。较低的 T1 值，与高浓度的糖胺多糖（GAG）相关，以蓝色表示，而高 T1 值与低浓度的 GAG 相关联，呈红色。在彩条图（70ms）作为正常阈值为术前椎间盘节段，用箭头标示

果如下：背部疼痛评分从 7.4 分降低到 3.1 分，下肢疼痛评分从 6.9 分降低到 2.4 分，ODI 从 55.4% 降低到 22.9%。大多数并发症与植入物无关。在术后随访期间，3 例患者由于持续的腰背痛取出内植物并采用植骨融合手术；1 例采取椎板切除手术；1 例由于螺钉松动而取出内植物；7 例由于相邻节段退变而需要进一步手术。研究人员认为研究结果优于常规手术，而且动态稳定手术比融合手术创伤更小。在某些情况下，随着疾病的进展，对于一些多节段椎间盘疾病可能需要进一步的手术治疗。目前的研究证明动态稳定系统 Dynesys 在腰椎不稳患者中是一种安全有效的治疗选择。

StoCakir 等在 2003 年发表一篇回顾性研究文章，他们对腰椎退行性不稳伴椎管狭窄的患者行手术减压，分别采用前路手术和后路动态稳定手术，并对 ODI 指数和生活质量（SF-36 健康调查）进行分析。在一个小样本的研究中（n = 20），他们发现 Dynesys 组有稍好的结果。此外，非融合组住院时间和手术时间相对较短。他们的结论是，

动态稳定对于退行性腰椎不稳伴椎管狭窄的患者来说是一种疗效可期的替代方法，但仍需要进行更大规模的研究。

Putzier 等比较行单纯髓核摘除术（49 例）和椎间盘髓核切除后行动态内固定（35 例）治疗有症状的椎间盘突出症患者，平均随访时间为 34 个月。3 个月后两组患者在临床症状、ODI 评分和视觉疼痛模拟量表（VAS）评分都有明显改善。在随访中，单纯髓核摘除组在 ODI 评分、VAS 评分显著增加。Dynesys 组中，随访的椎间盘退变无明显进展，而在单纯髓核摘除组存在手术节段退变加速的影像学征象，研究中没有与植入物相关的并发症的发生。研究人员认为 Dynesys 系统能有效预防腰椎间盘术后的椎间盘退变的进展。

Grob 等发表了一项回顾性研究，50 例患者植入 Dynesys，其中 31 例患者（20 例女性患者，11 例男性患者）至少随访 2 年时间。年龄为 50 ± 13 岁（SD）。手术的主要适应证是退行性疾病（椎间盘突出或椎管狭窄）并伴有脊柱不稳。31 例患者中的 13 例（42%）同时进行了减压。31 例患者中 11 例（35%）曾接受过脊柱手术。在所有病例中，32% 患者手术为 1 个节段，52% 患者为 2 个节段，13% 患者为 3 个节段，3% 患者为 4 个节段。在 2 年的随访期间，31 例患者中有 6 例（19%）需要或计划进行下一步的外科手术干预。研究人员认为，Dynesys 系统在术后 2 年的随访中，腰痛及下肢疼痛还是普遍存在的。只有一半的患者认为手术有助于改善他们的整体生活质量，还有不到一半的患者认为改善了腰背部功能。Dynesys 固定后有较高的再手术率。结果显示，没有证据证实腰椎弹性固定预后优于典型的腰椎融合手术。

Schaeren 等报道了一项前瞻性临床研究，Dynesys 动态固定联合椎板减压治疗退行性腰椎滑脱合并椎管狭窄，该研究至少随访 4 年。26 例患者（平均年龄 71 岁）采用 Dynesys 动态固定联合椎板减压治疗有症状的腰椎管狭窄和退行性腰椎滑脱症。其中 19 例平均随访 52 个月（48~57 个月）。疼痛 VAS 评分和步行距离在 2 年内明显改善（P < 0.001），随访 4 年后无明显改变。X 线片示脊柱滑脱没有进展，节段运动保持稳定。3 例患者在 2 年和 4 年随访中出现轻度螺钉松动。1 例患者表现为螺钉断裂，伴腰痛，腰椎屈伸片可见椎间活动度。随访 4 年，47% 的患者在邻近的节段出现了退变。总的来说，患者满意度高达 95%。研究人员认为，在老年椎管狭窄和退变性腰椎滑脱患者中，减压和动态稳定治疗具有良好的临床和影像学效

果，能够保持足够的稳定性，防止脊椎滑脱的进展。由于需要植骨，自体取骨部位并发症是融合手术的主要缺点之一，而动态固定不需要植骨。然而，退行性疾病是逐渐进展的，相邻节段退变仍然是一个不可忽视的问题。

Hoppe 等回顾性分析了 39 例有症状的退行性腰椎滑脱病例。对这组病例在 L4~L5 节段行双侧减压的同时行 Dynesys 系统固定，并总结了长期随访结果。平均随访 7.2 年（5.0~11.2 年），和术前对比腰背部疼痛改善了 89%，下肢疼痛改善 86%。83% 的患者整体满意度提高，92% 的患者同意接受同样的手术。8 例（21%）要求再次手术治疗，其中有症状的相邻节段病变 6 例、迟发性感染 1 例、断钉 1 例。9 例患者在手术节段的滑脱出现了影像学上的进展。74% 的手术节段伸屈活动度小于 4°。在 L5~S1（17.9%）和 L3~L4（28.2%）节段出现了无临床症状的相邻节段退变，出现了 4 例无症状螺钉松动。研究人员认为在 L4~L5 腰椎滑脱节段 Dynesys 系统固定具有良好的长期随访结果。

Yu 等比较了融合（PLIF 26 例）与 Dynesys 动态稳定（27 例）治疗 L4~L5 节段伴有或不伴有滑脱的腰椎管狭窄患者。Dynesys 动态稳定能够显著保持较高的运动水平（$P < 0.001$），并显著减少（$P < 0.05$）相邻节段的过度活动。ODI 和腰背部及下肢疼痛 VAS 评分显著改善，但组间比较均无明显差异。Dynesys 组在手术时间、出血量，及住院时间均显著减少（$P < 0.001$）。研究人员认为 Dynesys 动态稳定具有较少的术后并发症，尤其适用于老年患者和有中重度合并症的患者。

混合动态内固定

正如本章前面讨论的，Dynesys 的禁忌证是椎间高度丢失所导致的椎间盘退行性改变。与 PLIF 和 TLIF 椎间融合可用于严重的椎间退变节段不同，Dynesys 可用于中等程度椎间盘退变节段。这可以通过使用一个刚性杆和 Dynesys 联合固定，实现严重退变节段行融合固定和相邻节段 Dynesys 固定。有临床研究报道了 Dynesys 混合固定。

Putzier 等报道了行动态固定治疗单节段融合早期没有症状的相邻节段退变（iASD），并进行 6 年的随访。他们对无临床症状的 iASD 行动态固定并与单独腰椎融合固定进行比较。60 例有症状的退变间盘 L5~S1 或 L4~L5（Modic ≥ 2 度）和并无临床症状的 iASD（Modic = 1 度，经椎间盘造影证实）被随机分为两组。30 例行单节段融合处理（SLF）。在动态固定（DFT）组病例中，使用

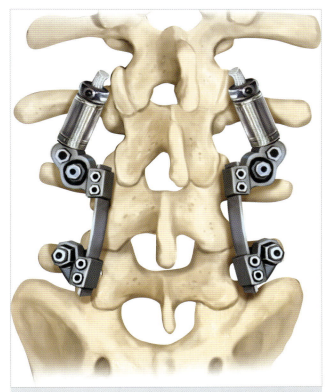

图 28-5 Allospine Dynesys 混合固定装置模型，刚性连接与动态固定相连

Dynesys 系统（图 28-5）额外动态固定 iASD。在最后的随访中，每组均有 2 例未融合。6 例 SLF 患者和 1 例 DFT 患者出现相邻节段退变进展（PASD）。2 例 DFT 患者，其中 1 例 PASD 发生在动态固定节段上段；另 1 例发生在融合动态混合节段。4 例 DFT 患者出现影像学上的内植物失效。组间临床评分无显著差异，术后改善明显（$P < 0.001$）。组间临床评分与 PASD 患者和 / 或影像学的不良事件基本相当。研究人员不建议无临床症状相邻节段退变的患者行动态固定治疗。动态固定具有较低数量的 PASD 并伴随较高的内固定失败，以及上段 PASD。

Schwarzenbach 等报道了他们的经验，他们对于多节段的退行性椎间盘疾病采取节段之间逐一固定，即混合固定技术。研究人员对一部分节段使用 Dynesys 非融合固定装置，而其他部分联合 PLIF 作为融合装置使用。他们报道一组随访病例，16 例女性和 15 例男性，平均年龄为 53.6 岁（26.3~76.4 岁）。平均随访 39 个月（24~90 个月），腰背部疼痛 VAS 从 7.3 ± 1.7 分到 3.4 ± 2.7 分；下肢疼痛 VAS 从 6.0 ± 2.9 分下降到 2.3 ± 2.9 分；ODI 评分从 51.6% ± 13.2% 到 28.7% ± 18%。222 枚植入螺钉中仅仅 1

枚发生松动（0.45%）。研究人员认为，外科手术治疗多节段 DDD，采用 Dynesys 系统联合植骨融合术，逐一节段的治疗技术是可行的、安全的、有效的。

Maserati 等回顾性分析研究了 22 例（总计 24 例）随访 1~22 个月病例，采用腰椎后路 Dynesys 联合融合术的混合内固定方式（DOT）。VAS 评分从术前的 8.8 分减轻到术后的 5.3 分。3 例患者治疗失败，表现为术前症状无缓解，而需要再次手术。

六、小结

Dynesys 动态稳定适用于椎间退变导致的可自行复位的不稳定。通过对异常活动的限制，能够减轻疼痛的症状，促进纤维环韧带结构及终板关节突结构的修复。

从解剖学角度来看，在一个功能正常的区域保持一定的活动度，这有助于恢复局部正常的状态，促进软骨结构的愈合。最重要的技术问题是椎弓根螺钉的植入，必须是绝对地精确，不能有任何的技术错误，特别是植钉期间不能出现退出螺钉的情况。

在世界范围内，Dynesys 是目前临床实践中使用最广泛的一种动态稳定系统。总的来说，短期和长期的临床疗效是令人满意的，特别是来源于欧洲外科医生的临床数据。但在使用 Dynesys 固定而不行椎板减压的疗效上，也有一些不同的观点。

七、参考文献

［1］Stoll TM, DuBois G, Schwarzenbach O. The dynamic neutralization system for the spine: a multi-center study of a novel non-fusion system [J]. Eur Spine, 2002, 11 Suppl 2: S170-S178.

［2］Kroeber M, Unglaub F, Guehring T, et al. Effects of controlled dynamic disc distraction on degenerated intervertebral discs: an in vivo study on the rabbit lumbar spine model [J]. Spine, 2005, 30: 181-187.

［3］Vaga S, Brayda-Bruno M, Perona F, et al. Molecular MR imaging for the evaluation of the effect of dynamic stabilization on lumbar intervertebral discs [J]. Eur Spine, 2009, 18 Suppl 1: 40-48.

［4］Cakir B, Ulmar B, Koepp H, et al. Posterior dynamic stabilization as an alternative for dorso-ventral fusion in spinal stenosis with degenerative instability [in German] [J]. Z Orthop Inhre Grenzgeb, 2003, 141: 418-424.

［5］Putzier M, Schneider SV, Funk JF, et al. The surgical treatment of the lumbar disc prolapse: nucleotomy with additional transpedicular dynamic stabilization versus nucleotomy alone [J]. Spine, 2005, 30: E109-E114.

［6］Grob D, Benini A, Junge A, et al. Clinical experience with the Dynesys semirigid fixation system for the lumbar spine: surgical and patientoriented outcome in 50 cases after an average of 2 years [J]. Spine, 2005, 30: 324-331.

［7］Schaeren S, Broger I, Jeanneret B. Minimum four-year follow-up of spinal stenosis with degenerative spondylolisthesis treated with decompression and dynamic stabilization [J]. Spine, 2008, 33: E636-E642.

［8］Hoppe S, Schwarzenbach O, Aghayev E, et al. Long-term outcome after monsegmental 14/5 stabilization for degenerative spondylolisthesis with the Dynesys device [J]. Spinal Disord Tech, 2012.

［9］Yu SW, Yang SC, Ma CH, et al. Comparison of Dynesys posterior stabilization and posterior lumbar interbody fusion for spinal stenosis L4L5 [J]. Acta Orthop Belg, 2012, 78: 230-239.

［10］Putzier M, Hoff E, Tohtz S, et al. Dynamic stabilization adjacent to single-level fusion: part Ⅱ. No clinical benefit for asymptomatic, initially degenerated adjacent segments after 6 years follow-up [J]. Eur Spine, 2010, 19: 2181-2189.

［11］Schwarzenbach O, Rohrbach N, Berlemann U. Segment-by-segment stabilization for degenerative disc disease: a hybrid technique [J]. Eur Spine, 2010, 19: 1010-1020.

［12］Maserati MB, Tormenti MJ, Panczykowski DM, et al. The use of a hybrid dynamic stabilization and fusion system in the lumbar spine: preliminary experience [J]. Neurosurg Focus, 2010, 28: E2.

第二十九章　Transition 动态内固定装置在腰椎假关节翻修手术中的应用

著者：Paul C. McAfee，Liana Chotikul，Erin M. Shucosky，Jordan McAfee
审校：胡学昱，马超
译者：李想

一、引言

随着 Agile 和 N-Hance 脊柱内固定系统被召回，无法在美国市场销售，动态稳定系统的实际应用受到一定程度的限制。此外，有关 Dynesys 动态稳定系统的前瞻性随机研究未获美国 FDA 批准，这使得 Transition 稳定系统成为可用于治疗脊柱假关节形成的主要的内固定器械。Transition 稳定系统最初的设计是利用聚碳酸酯型聚氨酯（Polycarbonate Urethane，PCU）的缓冲作用，减少钛金属固定节段与保持活动的脊柱未固定节段之间的应力转移。Transition 稳定系统的应用指征主要有:(a)Topping off 术后；(b) 1~2 个节段的坚强固定结合 1 个或更多节段 PCU 的混搭；(c) 作为后路动态稳定装置，分享相同节段 PEEK 材质椎间融合器的应力载荷。按上述适应证选择标准，我们连续回顾了 85 例按上述指征接受翻修手术的患者资料。动态稳定系统有助于融合区域逐步接受更多的应力，因此在治疗脊柱融合翻修手术方面具有一定的优势。如果所有的应力都由内固定来承担，椎弓根螺钉则需要承担更大的悬臂应力，而连接棒也需要承担较大的张力，因此发生内固定断裂的风险较高。本研究的焦点是对于 85 例连续观察的患者手术失败做了严格的无可争议的界定，即需要再次手术处理；同时应用动态减震系统治疗假关节；以便于明确是否可以取得比传统内固定器械更低的再手术率。所有 85 例患者均严格按 FDA 批准的 Transition 稳定系统的适应证接受治疗。

二、临床融合的定义

所有 85 例假关节患者在影像学上均符合 Lenke D 级表现。所有患者均表现有机械性腰背痛；术前存在至少 6 个月的功能障碍；术前屈伸动力位片表现为至少 2mm 的位移。

Lenke 等采用单纯后外侧植骨融合（自体髂骨）治疗了 56 例峡部裂患者，通过对上述临床资料的回顾，Lenke 等将植骨融合情况分为 4 级：

（1）明确骨性融合(50%)：双侧植骨区域呈现出大的、坚固的、有骨小梁分布的植骨融合块。

（2）可能骨性融合(18%)：一侧呈现大的植骨融合块，对侧呈现小的植骨融合块。

（3）可能不融合（11%）：双侧呈现小的、薄的植骨融合块。

（4）明确不融合（21%）：双侧植骨块再吸收，或双侧植骨块内存在明确假关节。

（一）临床经验

85 例假关节患者翻修手术时均使用 Transition 节段性椎弓根螺钉系统。其中 33 例患者初次手术时曾使用脊柱内固定，在翻修手术时需要首先取出原内固定。翻修手术的指征如下：假关节形成(85 例)，复发性椎间盘突出(14 例)，复发性腰椎管狭窄（22 例），相邻节段退变（2 例），脊柱畸形进展（包括侧凸、前滑脱或后滑脱共 19 例）（表 29-1)。

表 29-1　主要的手术指征

手术指征	患者例数
假关节形成	85
复发性椎间盘突出	14
复发性腰椎管狭窄	22
相邻节段退变	2
脊柱畸形进展（包括侧凸、前滑脱、后滑脱）	19

（二）Transition 手术技术和设计特点

Transition 是一种以椎弓根螺钉为基础的内固定系统，其中的 PCU 减震器和间隔器可在限制脊柱屈伸活动过程中起到缓冲的作用。减震器和间隔器中 PCU 材料的长度决定了该系统的弹性，现有的 PCU 长度为 20~42mm。Transition 稳定系统使用半刚性连接棒，利用线轴和套袖之间的重叠和挤压作用，对于水平剪切力具有较好的稳定性。区别于其他系统，Transition 稳定系统在屈伸活动

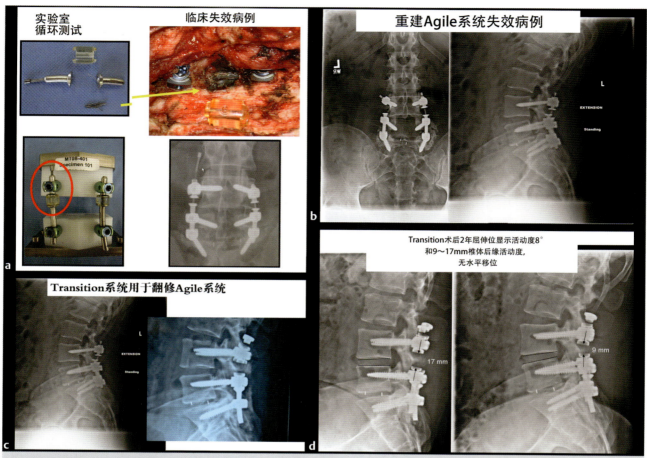

图 29-1 （a）生物力学试验复制了 Agile 系统（美敦力）失效的机制。Agile 系统使用聚碳酸酯型聚氨酯材料和线缆，以提供后路动态稳定作用。左图显示了内固定失败的情况，可见线缆在 3mm 前后移位的疲劳试验中发生断裂。右图所示有助于临床判断内固定是否发生失效，可见线缆断裂，假关节骨块周围可见干燥的磨损颗粒。（b）32 岁男性患者，初次手术后 12 个月发生双侧 Agile 棒缆交界部位的断裂。其失效的原因与（a）中所示相同。侧位片可见 L4 椎体相对于 L5 椎体出现 5mm 后滑移，提示 Agile 系统无法承受向后的剪切应力。（c）采用 Transition 内固定系统联合自体骨植骨成功实现了假关节修复。利用钛质线轴与 PCU 间隔器之间的重叠和压缩作用，起到了稳定后方剪切应力的作用。（d）翻修术后 3 年屈伸动力位片显示稳定性良好。在 PCU 间隔器部位发生 8° 的角度活动以及 8mm 拉伸。过伸位椎体间未再出现后滑移的表现

过程中相邻节段椎弓根螺钉之间具有一定的角度及间距变化，其曲度可选择平直、前凸和过度前凸，因此该系统的前凸角度变化范围为 0°~40°，以适应不同程度的腰椎前凸变化。聚酯条带可承受超过 3100N 张力，而在聚酯条带和钛棒连接部位的底端可承受超过 1000N 的拔出力。Transition 系统连接棒在 500 万次剪切应力疲劳试验中未出现断裂，而其他两种获 FDA 批准的动态稳定系统出现断裂的平均循环次数分别是 12 685 次（图 29-1）（Agile）和 13465 次（图 29-2）（N-Hance）。

可压缩性半坚强融合系统的治疗目的主要有三方面：

（1）优化脊柱前后柱之间的载荷分享，达到正常状态下最佳的比例分布（80∶20）。而普通的钛合金棒和不锈钢棒使后柱承受的应力远超过 80%。

（2）在脊柱承受轴向应力时通过节段之间的加压使椎间融合器受到均匀一致的压应力。PEEK 材质的连接棒和静态连接棒在脊柱屈伸活动时并不改变椎弓根之间的距离，即中柱高度保持不变，因此不能对椎间融合器产生均匀一致的压应力。Transition 系统的设计使得中柱可获得同前柱一样程度的压应力，因此椎间融合器在终板之间可获得均匀一致的载荷。

（3）减少骨-螺钉界面之间的应力。由于 PCU 棒可吸收部分载荷，因此减少了骨-螺钉界面之间的应力，进而降低了螺钉松动和断裂的风险。翻修病例，如假关节形成和雨刷器型内固定失效（Windshield-Wiper-Type），往往不适于采用静态稳定性内固定，因此半坚强融合系统对于此类翻修病例具有一定的优势（图 29-3）。

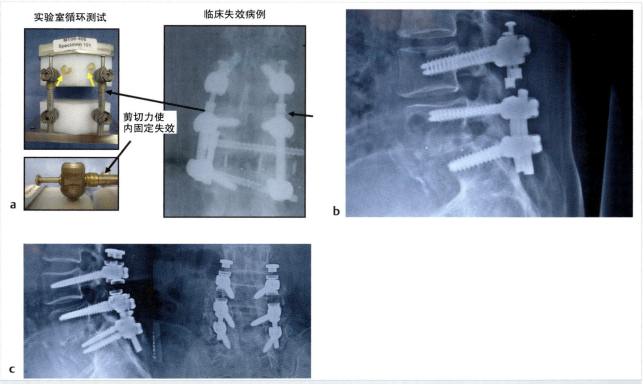

图 29-2　（a）左图所示为 N-Spine 内固定系统在实验中发生失败的情况，右图所示为临床失败的实际情况。采用 3mm 剪切应力进行疲劳测试，结果在异形棒交界部位，也就是 5.5mm 直径连接棒和窄直径连接棒焊接的部位发生了断裂。体内和体外实验都显示 PCU 也发生了继发性断裂。（b）66 岁女性患者，行 L4~S1 椎体融合术后 13 个月发生 N-Spine 连接棒焊点部位的断裂。（c）采用 Transition 内固定系统行 L4~S1 假关节翻修手术，翻修术后 2 年影像学结果显示为 Lenke A 型融合，患者症状消失

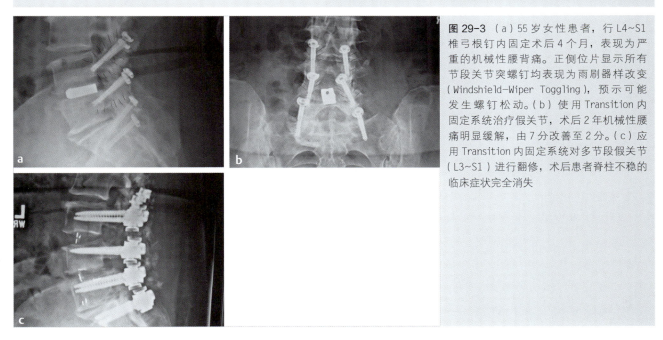

图 29-3　（a）55 岁女性患者，行 L4~S1 椎弓根钉内固定术后 4 个月，表现为严重的机械性腰背痛。正侧位片显示所有节段关节突螺钉均表现为雨刷器样改变（Windshield-Wiper Toggling），预示可能发生螺钉松动。（b）使用 Transition 内固定系统治疗假关节，术后 2 年机械性腰背痛明显缓解，由 7 分改善至 2 分。（c）应用 Transition 内固定系统对多节段假关节（L3~S1）进行翻修，术后患者脊柱不稳的临床症状完全消失

（三）患者人口统计学特点

本组患者平均年龄 54.5 岁（31~81 岁）。术中平均失血量 806mL（200~2900mL），其中包括翻修减压的病例，融合和安装 Transition 节段性内固定的过程。平均手术时间 147min（85~297min），平均住院日 3.54 天（2~5 天）。

所有 85 例患者均表现为症状性假关节和 / 或内固定失败。平均疼痛 VAS 评分 6.59 分（1~10 分）。33 例患者先前手术使用的内固定和生物材料包含的种类较多，包

括 Agile 系统、N-Hance 系统、Dynesys 系统、Expedium Spine 系统、CDH、Harrigton 棒、Quantum 棒、Revere 4.5 稳定系统、Silhouette 脊柱固定系统、ISOLA/VAP 脊柱系统、Versilok 脊柱系统，Moss-Miami 脊柱系统及 TSRH 脊柱椎弓根系统。

本次手术使用 Transition 翻修的具体情况包括：15 例单节段融合；44 例双节段翻修融合；20 例 3 节段翻修融合；6 例 4 个或 4 个节段以上的翻修融合。所有病例术中均采用自体骨行双侧横突间或后外侧融合，植骨融合范围包括所有固定节段，以及 Transition 连接棒中 PCU 间隔器的部位。这与 FDA 批准的 Transition 内固定的使用适应证是一致的。

表 29-2 列举了 85 例患者发生假关节的危险因素，其中所有患者均发生内固定失败；65/85 例（80%）患者初次手术行多节段融合；18/85（21.2%）例患者吸烟；35/85（41.2%）例患者 BMI 过大；11.8% 患者合并 2 型糖尿病。

表 29-2　假关节的相关危险因素	
危险因素	发生率
多节段融合	68/85=80%
吸烟	18/85=21.2%
BMI 超过 40	35/85=41.2%
将融合作为翻修的治疗手段	85/85=100%

（四）临床疗效

1. 再手术率

4 例（4/85）例患者出现内固定相关并发症：3 例患者在 2 年随访期内出现螺钉断裂（螺钉表面包被有可供侧孔长入的 HA 涂层）；1 例患者在术后 8 个月时出现椎弓根螺钉的连接器和椎弓根螺钉断裂。因为硬膜外血肿、椎弓根螺钉位置欠佳和融合器移位压迫椎管而再手术患者各 1 例。因此 85 例患者 2 年内翻修率总计为 8.24%（7/85）。

85 例患者均未出现永久性的医源性神经损害。1 例患者（36 号患者）术后出现硬膜外血肿，在术后第 10 日成功地进行了减压手术。在探查过程中为了更好地暴露受累的神经根，取出了有症状一侧的 Transition 连接棒。减压完毕后再次安放 Transition 连接棒。血肿清除减压后随访 24 个月，未对患者的临床疗效产生不利影响。

患者自述背痛 VAS 评分从 6.59 分改善至 3.61 分。平均改善率达 25.2%。Kelly 报道了将 12mm 作为 VAS 疼痛评分的最小临床显著性差异（95% 可信区间 9~15mm）。因此本研究保守采用 15mm 作为最小临床显著性差异标准，并使所有患者处于 95% 置信区间。在 85 例患者中，53 例患者在最短 24 个月的随访中表现出 15 分以上的 VAS 评分改善。23 例患者 VAS 评分无改善（0~14mm）。9 例患者疼痛加重，其中 7 例患者 2 年随访期内接受了再次手术。总之，在这组具有挑战性的翻修病例中，53 例在术后至少 2 年的随访中，慢性腰背痛的改善具有显著的临床差异。

2. 融合情况

根据 Lenke 分型对正侧位 X 线片进行评估。为了便于跟以往的研究进行比对，我们将 Lenke 分型原始文献的数据罗列如下：

（1）明确骨性融合，25/85=29.4%（Lenke 分型占 50%），双侧植骨区域呈现大的、坚固的、有骨小梁分布的植骨融合块。

（2）可能骨性融合，17/85=20%（Lenke 分型占 18%），单侧呈现大的植骨融合块，对侧呈现小的植骨融合块。

（3）可能不融合，14/85=16.5%（Lenke 分型占 11%），双侧呈现小的、细的植骨融合块。

（4）明确不融合，29/85=34.1%（Lenke 分型占 21%）双侧植骨块再吸收，或双侧植骨块内存在明确假关节。

需要注意的是，Lenke 分型采用的是单节段融合及内固定的病例，而 Transition 翻修病例大多为多节段融合的患者。

3. 腰椎内固定及融合的最佳强度

确定适于脊柱融合的最佳内固定强度，几十年来一直是脊柱外科研究的热点，但这超出了本章阐述的范围。

关于椎间融合术后判定融合的标准，相关研究人员曾发表专门的论文。8 名专家就此问题发表了自己的观点，特别是如何利用屈伸动力位片和 CT 检查进行判断。专家认为最大的分歧在于如何对融合成功进行定义。多数专家认为，即使达到骨性融合，在侧位像屈伸动力位片上仍可表现出 1°~5° 的活动。即便侧位像屈伸动力位片未表现出活动迹象，也不能保证达到骨性融合，因为内固定在其中仍可能起到限制活动的作用，而掩盖了假关节形成的后果。此外患者的配合度以及疼痛对屈伸活动范围的影响，也可能影响检查结果。确认骨性融合最无可争议的判断标准是术中发现植骨区有连续骨痂形成，以及取出内固定后融合节段在应力作用下未发现活动。尽管骨性融合是手术的主要目标，但对于临床疗效满意的患者，没必要深究是否达到骨性融合。因此，即使融合失败，但稳定的假关节也可能获得满意的临床疗效。根据已发表的文献，应该根据坚强程度的不同，对骨性融合做出不同的分级（图 29-4）。

McAfee 等发现了一个有意义的现象。即使获得了牢固的后外侧融合，在前路间盘切除后椎体间仍存在一定的活动度。这是由于椎弓根本身存在一定的弹性，因此即使获得了牢固的椎间融合，后方结构复合体之间仍存在轻微的活动。Weatherley 等观察了 5 例患者，均表现为明确的后外侧融合，但椎体间仍存在持续的活动。从骨结构生

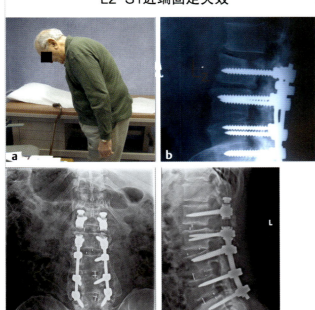

L2~S1近端固定失效

图 29-4 （a）男性患者，68 岁，由于椎弓根螺钉固定近端的应力集中，患者在弯腰后出现急性腰椎体骨折。（b）此图显示为 Transition 内固定系统结合椎间融合行长节段固定后近端椎体的典型表现。本研究所包括的 85 例患者均未出现固定近端内固定失效的情况，其中包括 20 例 3 节段固定，6 例 4 个或 4 个以上节段固定的病例。（c，d）所示为最近治疗的 1 例患者，在 Transition 内固定系统近端使用我们目前最倾向使用的钴铬合金 5.5mm 连接棒。通过这种搭配方式，使连接棒之间实际有两个应力转移的部位，一是位于钴铬合金和钛质连接棒之间，另一个位于钛棒与 PCU 间隔器之间，这实际上使钴铬合金的强度得到增强。其目的是减少长节段固定与上方可活动脊柱节段之间突然的模量变化

物力学的角度考虑，得出上述结论并不令人吃惊。因为就像之前阐述的一样，骨组织本身并非像钢铁一样坚固的结构，它具有一定的柔韧性以增加强度。

根据上述结论，研究人员承认所有有关脊柱融合的研究都具有一定的局限性。我们应用 Lenke 分型是由于其应用广泛，但同时也存在一定的局限性，比如标准的划分有些主观和武断。由于骨愈合是一个持续的过程，因此该分型应该将骨愈合程度分为清晰的 4 个等级。

4. 既往研究的再手术率

虽然有关融合的判断分歧较多，但对于手术失败的判断标准较为统一，即再手术或重返手术室。本研究针对脊柱假关节形成行翻修手术的再手术率为 7/85（8.24%）。这一数据与既往的研究结果是否一致呢？以往所有的大宗病例报道都发现，多次手术后的治疗效果要低于初次手术的临床疗效。本研究中有 10 例患者在接受 Transition 内固定返修手术前曾有过 3 次或更多次的手术病史。

Bago 等报道了 133 例接受 CD 内固定手术治疗的患者资料，总计 22% 的患者接受了 28 例次再手术，21% 的患者需要手术取出内固定。Pihlajamaki 等报道了 102 例因非创伤性原因接受椎弓根钉棒系统治疗的患者资料，主要关注并发症和假关节形成的发生率。总计包括 75 例多节段手术患者和 27 例单节段手术患者。46 例患者因为 1 项或更多的并发症接受了至少 1 次再手术治疗（38.3%），其中有 20 例患者（19.6%）因植骨不融合而行再次手术治疗。Brook 等对华盛顿州医院的 24 882 例患者的临床资料进行分析。随访时间长于本项使用 Transition 内固定的随访时间，最高达到了 11 年，其中大部分再手术发生在最初的 2 年内。累计的再手术率为 19%，其中融合手术再手术率为 21.5%，单纯减压手术再手术率为 18.8%。融合术后再手术的原因多与内固定或假关节形成相关（62.5%）。Javalkar 等报道了 335 例因腰椎管狭窄行手术治疗的患者，其中 63 例术中行内固定及融合，21 例接受再手术。总体再手术率 44/335（13%），44 例患者共接受 50 例次的再手术治疗。初次手术接受内固定的患者再手术的风险最高。本项有关 Transition 内固定的研究同质性较高，所有患者均采用了相同的内固定器械，且患者的手术指征、手术节段、人口统计学特点均相同。目前与本研究类似的其他研究还未见报道。上述的研究结果显示相对于传统的融合手术，使用内固定后的再手术率介于 13%~38.3% 之间，而 Transition 内固定再手术率为 8.24%，上述结果令人鼓舞，

值得进一步深入研究。

三、小结

在上述研究结果基础上，有两项前瞻性随机对照研究正在进行。（a）一项是比较 Transition 内固定系统与钛质椎弓根螺钉在 1~2 节段脊柱融合中的治疗效果（有或无椎间融合器）。这是 FDA 对所有后路动态稳定系统上市后市场调研的一部分。（b）由 Berven 等进行的一项前瞻性随机对照研究，用于治疗和防止脊柱侧凸患者长节段固定后（4 个或 4 个节段以上）头端的交界性后凸。希望这种可压缩的弹性棒能够减少坚强的长节段固定后头端的应力集中现象（图 29-4）。

四、参考文献

［1］Durrani A, Jain V, Desai R, et al. Could junctional problems at the end of a long construct be addressed by providing a graduated reduction in stiffness [J]? A biomechanical investigation. Spine, 2012, 37: E16-E22.

［2］Kelly AM. The minimum clinically significant difference in visual analogue scale pain score does not differ with severity of pain [J]. Emerg Med, 2001, 18: 205-207.

［3］McAfee PC, Boden SD, Brantigan JW, et al. Symposium: a critical discrepancya criteria of successful arthrodesis following interbody spinal fusions [J]. Spine, 2001, 26: 320-334.

［4］Weatherley CR, Prickett CF, O'Brien JP. Discogenic pain persisting despite soild posterior fusion [J]. Bone Joint Surg Br, 1986, 68: 142-143.

［5］Currey JD. The many adaptations of bone [J]. Biomech, 2003, 36: 1487-1495.

［6］Deckey JE, Court C, Bradford DS. Loss of sagittal plane correction after removal of spinal implants [J]. Spine, 2000, 25: 2453-2460.

［7］Johnston CE Ⅱ Welch RD, Baker KJ, et al. Effect of spinal construct stiffness on short segment fusion mass incorporation [J]. Spine, 1995, 20: 2400-2407.

［8］Asher MA, Carson WL, Hardacker JW, et al. The effect of arthrodesis, implant stiffness, and time on the canine lumbar spine [J]. Spinal Disord Tech, 2007, 20: 549-559.

［9］Kotani Y, Cunningham BW, Cappuccino A, et al. The role of spinal instrumentation in augmenting lumbar posterolateral fusion [J]. Spine, 1996, 21: 278-287.

［10］Craven TG, Carson WL, Asher MA, et al. The effects of implant stiffness on the bypssed bone mineral density and facet fusion stiffness of the canine spine [J]. Spine, 1996, 21: 278-287.

［11］Craven TG, Carson WL, Asher MA, et al. The effects of implant stiffness on the bypassed bone mineral density and facet fusion stiffness of the canime spine [J]. Spine, 1994, 19: 1664-1673.

［12］McAfee PC, Farey ID, Sutterlin CE, et al. The effect of spinal implant rigidity on vertebral bone density [J]. A canine model. Spine, 1991, 16 Supple: S190-S197.

［13］McAfee PC, Farey ID, Sutterlin CE, et al. 1989 Volvo Arard in basic science: device-related osteoporosis with spinal instrumentation [J]. Spine, 1989, 14: 919-926.

［14］Saphier PS, Arginteanu MS, Moore FM, et al. Stress-shielding compared with load-sharing anterior cervical plate fixation: a clinical and radiographic prosective analysis of 50 patients [J]. Nuerosurg Spine, 2007, 6: 391-397.

［15］Heggeness MH, Esses SI. Classification pf seudarthroses of the lumbar spine [J]. Spine, 1991, 16 Suppl: S449-S454.

［16］Kleiner JB, Odom JA Jr Moore MR, et al. The effect of instrumentation on human spinal fusion mass [J]. Spine, 1995, 20: 90-97.

［17］McAfee PC, Regan JJ, Farey ID, et al. The biomechanical and histomorphometric properties of anterior lumbar fusions: a canine model [J]. Spinal Disord, 1988, 1: 101-110.

［18］Hilibrand AS, Robbins M. Adjacent segment degeneration and adjacent segment disease: the consequences of spinal fusion [J]. Spine, 2004, 4 Suppl: 190S-194S.

［19］Lenke LG, Bridwell KH, Bullis D, et al. Results of in situ fusion for isthmic spondylolisthesis [J]. Spinal Disord, 1992, 5: 433-442.

［20］Sengupta DK. Dynamic stabilization system [M]. In: Yue JJ, Bertagnoli R, McAfee PC, An HS, eds. Motion Preservation Surgery of the Spine—Advanced Techniques and Controversies Philadelphia, PA: Saunders Elsevier: 2008: 472-475.

［21］Bago J, Ramirez M, Pelise F, et al. Survivorship analysis of Cotrel Dubousset instrumentation in idiopathic scoliosis [J]. Eur Spine, 2003, 12: 435-439.

［22］Pihlajämaki H, Myllynen P, Böstman O. Complications of transpedicular lumbosacral fixation for non-traumatic didorders [J]. Bone Joint Surg Br, 1997, 79: 183-189.

［23］Martin BI, Mirza SK, Comstock BA, et al. Reoperation rates following lumbar spine surgery and the influence of spinal fusion procedures [J]. Spine, 2007, 32: 382-387.

［24］Javalkar V, Cardenas R, Tawifik TA, et al. Reoperations after surgery for lumbar spinal stenosis [J]. World Neurosurg, 2011, 75, 737-742.

［25］TRANSITION Stabilization System 510K PreMarket notification FDA K073439. US Food and Drug administration posting of Post-market Surveillance Studies. http: //www. accessdata. fda. gov/scripts/cdrh/cfdocs/cfPMN/pmn. cfm?ID=26567.

［26］Berven, Sig. Proximaj junctional kyphosis(PJK)following long instrumented spinal fusion: the effect of implant selection. Clinical Trials. gov indetifier: NCT01441999. http: //clinicaltrials. gov/ct2/show/NCT01441999.

第三十章　Cosmic 动态内固定装置

著者： Archibald von Strernpel

审校： 胡学昱，马超

译者： 张宇鹏

腰椎运动节段的退变始于椎间盘高度的降低，其由髓核脱水导致。关节突关节失去正常的对合关系，从而引起脊椎关节炎。纤维环和韧带内的纤维失去张力，引起结构性松弛，最终导致旋转不稳定。为代偿这种不稳定，黄韧带和关节突关节常会增生，使中央椎管和侧隐窝的横截面积减小。与此同时，运动节段可丧失初始序列关系，出现侧凸、平背、旋转和滑脱畸形。随着退变的进展，侧方和前方的骨赘形成，最终导致节段强直。

症状与退变阶段有关。首先，椎间盘高度降低，关节突关节正常对合关系丧失，可出现慢性复发性腰痛，负重时症状加重。其次，随着椎管狭窄的加重，可出现单侧或双侧下肢症状，并可伴有跛行。如果脊椎关节自发性僵硬出现在椎管狭窄症状之前，则腰痛的频率和强度会降低。

神经压迫可引起下肢症状，压迫部位可为中央椎管、侧隐窝或椎间孔。因此，充分减压才能获得好的临床疗效。腰痛的病因尚不十分清楚，其临床疗效也和腰椎融合率无直接相关。目前能够明确的是，由椎间盘萎缩导致的节段间不稳是腰痛的一个诱发因素。非生理性活动可能是椎间盘萎缩的原因，可引起椎间盘髓核变性或碎裂，并使椎间盘内长入介导疼痛的神经末梢。这种椎间盘内的异常神经分布也是椎间盘造影时"疼痛复制"的原因。

"不稳"的含义已由 Panjabi 给出了很好的定义，即导致病理性运动、疼痛、畸形和神经症状的"临床不稳"。

因此，腰椎退变的手术治疗远远不止对于病变节段的稳定、矫形和充分减压，往往还包括融合。近年来，各种各样的融合术（ALIF、PLIF、TLIF 和 PLF）成为研究的热点，而 360° 融合被认为可获得最高的临床成功率。

这个理论被一个前瞻性的随机对照、双盲试验所否定。该试验表明，临床效果和选择的融合方式无关，相反，手术做得越大，并发症越多。本研究中，假关节并未对临床效果产生影响。

融合术的一个潜在不足是其增加了相邻节段退变加速的概率。融合术后 5 年相邻节段出现症状性退变的概率是 16.5%，而 10 年后是 36.1%。显然，如果不应用椎弓根螺钉系统，则融合的风险会比较低。随着融合强度的增加，相邻节段退变的风险也相应增加。这使人们重新审视当前推崇的椎间融合器加椎弓根螺钉系统的 360° 融合的必要性。

这似乎并不适用于长节段畸形矫正病例的融合。因此，即便应用 Harrington 器械进行融合超过 20 年后，仍仅有 13% 的患者有腰痛。

一、融合的指征

（一）为什么退变性腰椎疾病需要融合？

直到现在，融合手术都没有很好的替代者。一个重要的原因是，退变性腰椎疾病的外科手术发展历史相对较短。矫形和融合技术在脊柱侧凸手术中非常成功，所以也在脊柱外科的这一新领域中被应用，并从 20 世纪 80 年代开始不断增加。融合术的一个重要目的是保护内植物，防止其失效（脱位、断裂）。

（二）什么时候需要矫形？

与青少年脊柱侧凸相比（矫形也是其治疗目标之一），退变性腰椎疾病的矫形并不十分必要，因其主要目的是缓解疼痛和恢复神经功能。

在矢状面和冠状面上的并不导致身体垂线巨大变化的位置性畸形并不需要矫形。这多数是侧方偏移。因此，退变性腰椎侧凸的病例中只有个别需要矫形。

椎间盘萎缩常导致腰椎变短，如果患者能保持直立位良好的平衡，一般来讲这并不需要矫正。成人真性和退变性滑脱通常并不进展。稳定和减压可达到治疗目的，无须矫形。因此，将脊柱侧凸的治疗原则不加选择地应用到退变性腰椎疾病中并不恰当。

（三）什么时候需要融合？

当有必要用矫形（多数是矢状面）来治疗疼痛时，需要考虑融合。

（四）什么时候可以不做融合？

在应用动态内固定器械而无须融合术进行保护时。但首先应能在无须矫形的前提下实现治疗目标(缓解疼痛，恢复神经功能)。稳定节段不应多于 3 个。

二、通用内固定器械

这是一种后路非融合植入物，不需要融合术进行保护，不应有任何坚固特性。然而，为了能够有效控制移位，这套系统也应当有一些稳定装置。后路通用动态稳定装置是一种稳定的、非固定的内植物。稳定系统是 6.25mm 直径的棒，活动部位则是带铰链的螺钉头。此螺钉的特点是，在钉头和钉身之间是铰链结构，可使螺钉与前柱共同承担应力（图 30-1）。实验室检测证实，这套系统可以提供与真实人体相似的旋转稳定性。在一个循环压力承载试验中，压力为 0.3~3.0 kN/1 Hz，我们在 1 千万次循环后并未发现任何疲劳断裂或碎裂。因为此系统类似于稳定的内假体，椎弓根内骨的愈合就至关重要。正因如此，钉身的螺钉上用 Bonit 包裹。Bonit 是第二代磷酸钙包被的生物活性物质。1995 年，它首先被口腔科应用在种植牙中。在脊柱外科中，应用第一代生物活性磷酸钙包被的 Schanz 螺钉与未包被的螺钉相比，固定力明显提高。之后这种螺钉就被应用于经椎弓根固定，并以一种内假体的方式固定。为了得到足够的把持力，椎弓根最大可钻孔至 3.2mm，但只有大约 50% 的螺钉可以满足这个要求。螺钉本身有自攻螺纹，所以攻丝仅在骨质极硬时需要。放置内植物前应当将棒预弯，以便连接钉头时无任何问题。

将钉棒连接后，在铰链处会有微动，其在未连接棒之前有约 20° 的头尾方向的活动度（图 30-2）。

由于具备良好的旋转稳定性，这套器械被用于单纯的椎间盘源性腰痛，也可用于传统的椎板切除或小关节切除术。横联装置用于单节段椎板切除术。对 2~3 个节段的手术，无须应用横连装置。

植入螺钉可用传统正中入路（进钉点在关节突关节外侧，与矢状面约成 15°夹角），或者偏外侧的 Wiltse 入路（进钉点偏腹侧，靠近横突极部，与矢状面成 20°~25°夹角）（图 30-3）。不建议按照完全矢状面的方向植钉，因为会导致其方向平行于螺钉铰链，增加矢状面上的活动度。

安装连接棒之前，应当重新检查患者体位，以尽可能接近正常腰椎前凸。为避免早期松动，矫形力不应当作用于螺钉。

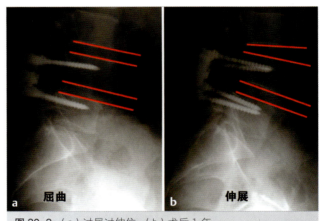

图 30-2 （a）过屈过伸位。（b）术后 1 年

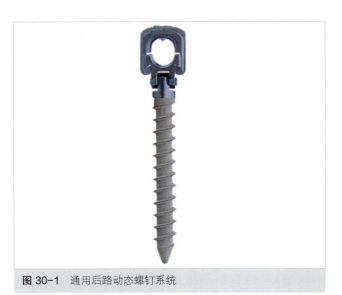

图 30-1 通用后路动态螺钉系统

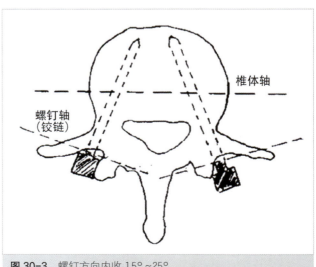

图 30-3 螺钉方向内收 15°~25°

三、通用内固定器械动态固定的使用指征

（一）有症状的腰椎管狭窄症（神经性跛行）

单纯减压可能导致椎管狭窄复发，因为由此造成的不稳会引起黄韧带和关节突关节的增生。而且，由不稳定导致的腰痛和畸形可能性增加。因此，通常需要额外的稳定装置（图 30-4）。

（二）在椎间盘源性腰痛和小关节综合征病例中的慢性复发性腰痛

如果在 MRI 上发现椎间盘脱水、高度降低和 Modic 改变，则说明存在退变性椎间盘病。如果发现椎间盘有进一步改变（黑间盘），我们将进行额外的椎间盘造影检查。疼痛复制阳性表明可能有症状性椎间盘退变。对于小关节综合征的病例，我们在 X 线透视引导下用 2mL 局麻药进行封闭。如果疼痛缓解可维持数小时，则可以确诊。在这些病例中，我们在棘突旁经肌肉间隙（Wiltse 入路）应用通用内固定器械（图 30-5）。

（三）椎间盘突出复发

对于椎间盘突出第二次复发的病例，我们采用神经根减压加通用内固定器械动态固定的方式处理。

（四）加用融合术

通用内固定器械也可用于当 1~2 个节段有融合指征且加用非融合固定的情况。例如，如果功能位 X 线片上显示有明显滑脱，且有症状性椎间盘退变。除了通用内固定器械局部固定，在滑脱区域也可加用后外侧融合。椎板切除或小关节切除也可考虑（图 30-6）。

（五）融合相邻节段存在疼痛性退变时的处理

一般来说，在用融合器和椎弓根螺钉系统行坚强的 360° 融合时，相邻节段面临着出现疼痛性不稳的可能。这时，我们会去除椎弓根螺钉系统，应用通用内固定器械进行相邻节段的固定，如有指征则同时进行减压。我们用骨块填塞原有钉孔，并用 7mm 螺钉进行翻修（图 30-7）。

四、手术禁忌证

通用内固定器械最多应用在 3 个节段。如果需要矫形以满足患者诉求（之前已经说明，几乎所有退变性畸形都不需要），则必须在固定的同时进行融合。例如，融合术后发生的后凸畸形需要行闭合性截骨矫形以缓解疼痛。对于成年滑脱病例，在侧位 X 线片上未见明显滑移是其原则。如果是这样，则可用通用内固定器械加后外侧局部融合。对于存在更大不稳的病例，就像在青壮年中所见，我们采用后路部分复位加后外侧和椎间融合的方法。

固定延伸超过 3 个节段

对腰椎退变性疾病来说，延长固定在原则上应当禁止。如果无法做到，则可将内固定器械应用在同时进行后外侧融合的超过 3 个节段的病例。例如，如果存在退变性侧后凸畸形、矢状面失平衡，则延长固定是需要的。在矫形区需要行后外侧融合，更靠头端的节段则行非融合。

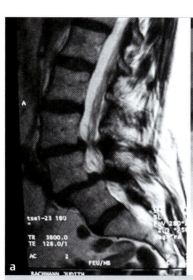
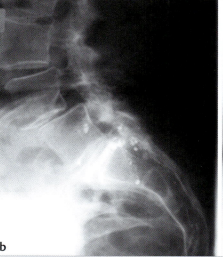
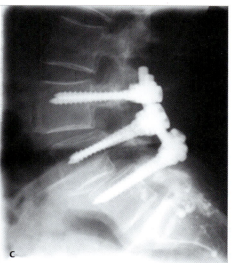

图 30-4　（a）椎管狭窄。（b）假性滑脱。（c）减压并以通用内固定器械进行固定

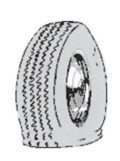
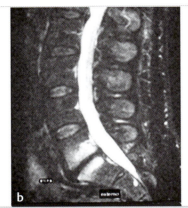
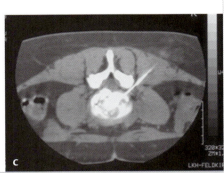

图 30-5　（a）退变性椎间盘病（瘪轮胎）。（b）Modic 征阳性。（c）CT 造影

五、手术技术

全麻，患者取膝胸俯卧位，髋关节屈曲 90° 以避免压迫腹部。透视下随时监控腰椎前凸，也可通过抬高支撑腿部的手术台来增加前凸。如果行单纯固定，则可在椎旁做两个切口，均距离棘突 4cm。分离胸腰筋膜，用手指钝性分离多裂肌和最长肌间隙，直至能感受到横突。C 臂机透视辅助进行植钉操作。对于单节段病例，仅应用闭合螺钉（图 30-8）；2~3 个节段固定时，尾端应用闭合螺钉，其他节段均应用开放螺钉（图 30-9）。在骶骨，我们建议在

螺钉长度小于 50mm 时应用双层皮质固定。

在单节段固定时应用直棒连接，在 2~3 个节段则应按照相应弧度进行预弯。对于开放螺钉，连接棒被一个朝向螺钉底部的夹具固定，然后安装螺帽。钉棒之间有螺纹，以保证其旋转稳定性（图 30-10）。最后以 1 枚小的平头螺钉以 6N·m 的力矩进行固定。此入路也可实现侧方减压。如果需要行椎板切除，则可应用正中切口，需要将肌肉剥离超过小关节，螺钉固定和减压都在此进行；或者应用上述入路行螺钉固定，正中入路进行减压。侧入路可减少出血和肌肉损伤。单纯固定时，术后第一日应当制动。在应用传统后正中入路的病例，制动应当延长至术后第二日。术后第一日拔除引流管。为预防感染，应在切皮前静脉应用头孢菌素。术后应用低分子肝素 2 周以预防血栓。无须其他额外措施。

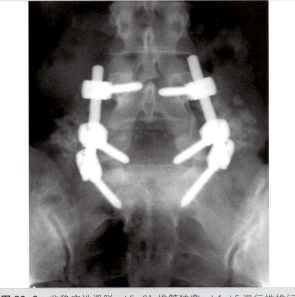

图 30-6　非稳定性滑脱，L5~S1 椎管狭窄，L4~L5 退行性椎间盘病。L4~S1 应用通用内固定器械，L5 椎板切除，L5~S1 后方融合

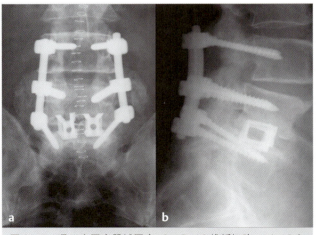

图 30-7　通用内固定器械固定 L3~L5，L3 椎板切除，L4~L5 之前已融合

六、结果

2002—2005 年，研究人员在奥地利费尔德基希治疗了 203 例患者。并对 96 例患者进行了 12 个月的随访，这其中 38 例进行了 24 个月随访。每个患者术前都进行了标准站立位 X 线正侧位片检查，并尽可能进行 CT 扫描，除非无法完成（如患者有陌生环境恐怖症）。同时进行 VAS 评分和 ODI 评分。

术后 3 个月、12 个月和 24 个月再次进行 X 线片正侧位检查，并观察 VAS 和 ODI 的变化。观察 X 线片中有无内植物断裂、螺钉松动或脱位。松动定义为螺钉周围有透亮区，同时排除内固定脱位。

96 例患者中，有 51 例是女性（53%），45 例是男性（47%），年龄分布如下：

- 30~40 岁：3 例
- 41~50 岁：8 例
- 51~60 岁：30 例
- 61~70 岁：19 例
- 71~80 岁：31 例
- 81~90 岁：5 例

另外 4 例患者无法完成术后 2 年随访，原因为 3 例死亡（与手术无关），1 例搬家。

对 51 例患者进行了单节段固定，35 例双节段，10 例 3 节段。共植入 494 枚螺钉、192 根连接棒和 23 根横连接棒。

本组病例与另外一组随访至少 24 个月的 75 例患者进行对比，其具有同样的手术指征，但应用了另一套固定器械。后者也有活头螺钉但没有涂层，应用传统后外侧融合。SSCS 自 1989 年开始应用。

两组病例的手术指征相似：腰椎管狭窄症表现、疼痛性滑脱、疼痛性骨软骨炎、复发性椎间盘突出和椎间盘源性疼痛。

平均年龄在非融合组是 67.2 岁，融合组是 55.9 岁。

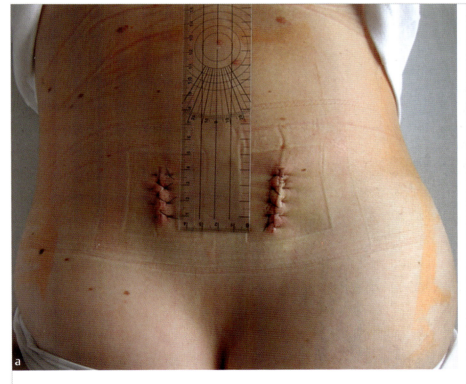
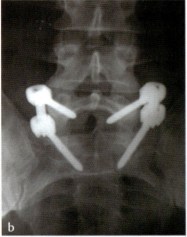
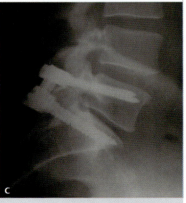

图 30-8 （a）L5~S1 椎旁入路，单节段固定。（b）术后 2 年正位片；（c）术后 2 年侧位片

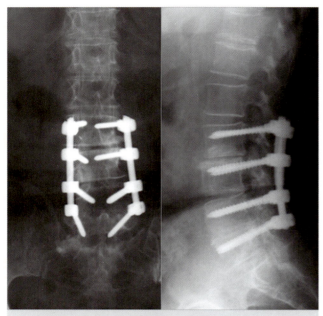

图 30-9　3个节段固定，2 年随访

非融合组年龄较大的原因是，我们在第一年主要将非融合技术应用在高龄人群，以减少手术创伤。随着经验的积累，后来也将其应用于中年人群。

在非融合组，VAS 评分在术前是 5.7 分，术后是 2.9 分；在融合组，术前是 5.8 分，术后是 3.4 分。

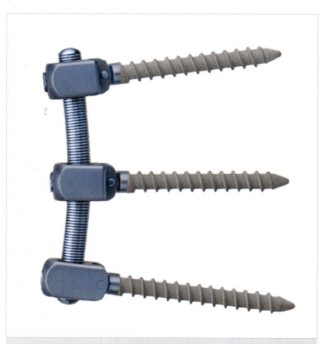

图 30-10　通用动态固定钉棒系统

ODI 评分在非融合组是术前 25.4 分（50.8%），术后 17.0 分（34%）；在融合组则是术前 23.7 分（47.4%），术后 14.7 分（29.4%）。

住院时间在非融合组是 7.4 天（6~18 天），融合组是 16.9 天（9~36 天）。

手术时间（切皮到缝皮）在非融合组是 118.8min（62~200min），融合组是 172.4min（120~215min）。围手术期输血量在非融合组是 0.60U（0~4U），融合组是 2.96U（0~6U）。

在非融合组，4 例进行了翻修（4.2%），而在融合组则有 6 例进行了翻修（8.0%）。翻修原因在非融合组为切口感染（1 例为非融合组，3 例在融合组），2 例螺钉松动，1 例螺钉断裂，在融合组则为 3 例假关节形成。

在非融合组，发现 2 例共 2 枚螺钉断裂，5 例共 10 枚螺钉松动（2.4%）。共 7 例患者受影响，其中 3 例患者由于产生症状而需要进行翻修手术。

在翻修手术中，去除松动或断裂的螺钉，螺钉孔用取自棘突的碎骨块填塞（火柴棒形状），之后植入 7mm 直径的螺钉。这些病例未再次出现内固定松动或断裂。有 1 例患者出现连接棒断裂，但无症状。未见螺钉脱位和横连断裂。

2005 年有一项由 6 个国际脊柱中心参与的多中心研究启动。到目前为止，已记录 215 例患者信息，其中 100 例进行了 3 个月的随访，58 例进行了 12 个月随访。3 个月之后，未见内固定失效，12 个月之后发现 1 例由于螺钉断裂而进行了翻修，6 例螺钉松动但无症状，因此并未翻修。未观察到螺钉脱位。

七、讨论

退变性腰椎疾病是一类独立的疾病。它们最初是按照畸形和创伤外科的原则进行治疗的。

为达到最佳矫形效果，医生们应用坚强内固定器械尽可能地进行三维矫形手术。对退变性腰椎手术节段的融合导致了疼痛性不稳（特别是坚强的 360° 融合），这引发了对此类技术的质疑。

术后矢状面形态对相邻节段不稳并无影响。

另外，对于老年患者，较低的骨密度并不允许进行矫形和坚强固定。还有一些高龄患者会有一些合并症，增加了围手术期风险。

融合作为退变性腰椎疾病领域内治疗慢性疼痛的金

标准受到了质疑，因为 100% 的融合并不意味着 100% 的临床成功率。

选择合适的患者是取得良好临床疗效的无可争议的重要因素。因此，许多人在寻求替代融合术的治疗手段。令人惊讶的是，在相当长时间内，人们并未对融合术作为金标准提出质疑，但已经有人试图找到其代替方法，Graf 张力带可能是第一个用来治疗疼痛性腰椎失稳症的基于椎弓根螺钉的非融合系统。在生物力学上，它增加了后方张力带应力，减少了小关节和椎间盘的疼痛性异常活动。有报道认为其可获得很好的临床疗效。

其不足之处是失去了旋转稳定性，并有早期线缆断裂的风险。Dynesys 动态稳定系统代表了 Graf 系统更进一步的发展，其弹性带较好地模拟了张力。这增加了稳定性，但同时也增加了钉骨界面负荷，从而可能导致松动。至于旋转稳定性，Dynesys 系统并未显示出任何优势。

关于 Dynesys 的临床报道基本是正面的。但如果进行神经减压，则很少用到 Dynesys 和 Graf，因为任何小关节缺损都可能导致旋转不稳定。

其他不基于椎弓根螺钉的非融合技术通过撑开棘突来达到扩大椎管的目的。其适应证仅为轻度椎管狭窄和小关节综合征。棘突间撑开装置可用微创手术方法植入。截至目前，并无相应的临床报道。

与前述的后路非融合系统相比，通用内固定器械可用于椎管狭窄症需要减压的情况，以及单纯椎间盘源性疼痛或小关节源性疼痛。

由于非融合内植物的行为类似稳定假体，必须在没有融合保护下永久保持，通用内固定器械的螺钉就额外做出涂层以确保获得更牢固的钉 – 骨界面。目前的临床疗效表明，其与传统融合术疗效相当，而围手术期创伤明显减小。通过多裂肌和最长肌之间的入路进行手术可进一步减小创伤。

即使应用通用内固定器械，合适的病例选择仍是取得良好疗效的先决条件。

坚强内固定加融合病例的内植物相关并发症在文献报道中变异较小。有 2.5%~15% 的螺钉断裂。

本组研究中出现的影像学松动表现并未见文献报道，除非有螺钉脱位。无论是融合手术还是非融合手术，内植物相关并发症并不等同于临床失败。对于手术后短期内症状缓解，但很快再次出现疼痛，影像学发现内植物相关并发症的病例，建议进行翻修手术。原则上来讲，应用非融合系统时，应当在移除内植物时进行传统的融合手术。本研究中有 3 例由于内植物出现问题并有症状而进行了翻修，仍采用了通用非融合内固定器械。

截至目前，应用通用内固定器械的临床结果令人鼓舞，但尚需长期观察。因此，我们在 2004 年开始了一项国际多中心研究。

八、小结

后路非融合固定技术为治疗疼痛性腰椎退变性疾病提供了一种新的方法。

通用内固定器械是一种用于腰椎的动态非融合椎弓根螺钉系统。铰链式螺钉结构在内植物和骨之间分担应力，允许高强度的旋转应力。

本研究对 96 例患者随访 12~24 个月，总结了其临床和影像学结果，并与另外一组 75 例应用铰链螺钉和传统方法进行融合固定的病例进行对比。两组病例的手术指征相似：腰椎管狭窄症、椎间盘源性腰痛、小关节综合征和椎间盘切除术后综合征。两组病例的 ODI 指数和 VAS 评分都显示其良好的临床疗效，且无显著性差异。

围手术期并发症在非融合组明显降低。非融合组共植入 494 枚螺钉，有 2 个病例共 2 枚螺钉断裂，另外 5 例病例有 10 枚螺钉松动。在这 7 例病例中，3 例由于疼痛复发而进行了翻修。在融合组，有 3 例因假关节形成、螺钉断裂而翻修。所有内固定相关翻修手术都发生在术后第 1 年。

近、中期随访结果表明，通用内固定器械表现优异，但仍需长期随访。

九、参考文献

[1] Fujiwara A, Tamai K, Yamato M, et al. The relationship between facet joint osteoarthritis and disc degeneration of the lumbar spine: an MRI study [J]. Eur Spine, 1999, 8: 396-401.

[2] Fujiwara A, Lim T-H, An HS, et al. The effect of disc degeneration and facet joint osteoarthritis on the segmental flexibility of the lumbar spine [J]. Spine, 2000, 25: 3036-3044.

[3] Krismer M, Haid C, Behensky H, et al. Motion in lumbar functional spine units during side bending and axial rotation moments depending on the degree of degeneration [J]. Spine, 2000, 25: 2020-2027.

[4] Tanaka N, An HS, Lim TH, et al. The relationship betweeen disc degeneration and flexibility of the lumbar spine [J]. Spine, 2001, 1: 47L-56L.

[5] Rauschning W. Pathoanatomy of lumbar disc degeneration and stenosis [J]. Acta Orthop Scand Suppl, 1993, 251: 3-12.

[6] Peng B, Wu W, Hou S, et al. The pathogenesis of discogenic low back pain [J]. Bone Joint Surg Br, 2005, 87: 62-67.

［7］Panjabi MM. Clinical spinal instability and low back pain [J]. Electromyogr Kinesiol, 2003, 13: 371-379.

［8］Fritzell P, Hägg O, Nordwall A. Swedish Lumbar Spine Study Group. Complications in lumbar fusion surgery for chronic low back pain: comparison of three surgical techniques used in a prospective randomized study [J]. A report from the Swedish Lumbar Spine Study Group. Eur Spine, 2003, 12: 178-189.

［9］Ghiselli G, Wang JC, Bhatia NN,et al. Adjacent segment degeneration in the lumbar spine [J]. Bone Joint Surg Am, 2004, 86-A: 1497-1503.

［10］Park P, Garton HJ, Gala VC, et al. Adjacent segment disease after lumbar or lumbosacral fusion: review of the literature [J]. Spine, 2004, 29: 1938-1944.

［11］Chosa E, Goto K, Totoribe K, et al. Analysis of the effect of lumbar spine fusion on the superior adjacent intervertebral disk in the presence of disk degeneration, using the three-dimensional finite element method [J]. Spinal Disord Tech, 2004, 17: 134-139.

［12］Brantigan JW, Neidre A, Toohey JS. The Lumbar I/F Cage for posterior lumbar interbody fusion with the variable screw placement system: 10-year results of a Food and Drug Administration clinical trial [J]. Spine, 2004, 4: 681-688.

［13］Rahm MD, Hall BB. Adjacent-segement degeneration after lumbar fusion with instrumentation: a retrospective study [J]. Spinal Disord, 1996, 9: 392-400.

［14］Helenius I, Remes V, Yrjönen T, et al. Comparison of long-term functional and radiologic outcomes after Harrington instrumentation and spondylodesis in adolesecent idiopathic scoliosis: a review of 78 pateients [J]. Spine, 2002, 27: 176-180.

［15］Scifert JL, Sairyo K, Goel VK, et al. Stability analysis of an enhanced load sharing posterior fixation device and its equivalent concentional device in a calf spine model [J]. Spine, 1999, 24: 2206-2213.

［16］Ettinger C. Test report No. 27. 011019. 30. 95. Endolab. Mech Eng. Rosenheim, Germany, 2002: 1-7.

［17］Lacefield WR. Current status of ceramic coatings for dental implants [J]. Implant Dent, 1998, 7: 315-322.

［18］Sandén B, Olerud C, Petrén-Mallmin M, et al. Hydroxyapatite coating improves fixation of pedicle screws. A clinical study [J]. Bone Joint Surg Br, 2002, 84: 387-391.

［19］Guyer RD, Ohnmeiss DD. Lumbar discography. Position statement from the North American Spine Society Diagnostic and Therapeutic Committee [J]. Spine, 1995, 20: 2048-2059.

［20］Wiltse LL, Bateman JG, Hutchinson RH, et al. The paraspinal sacrospinalis-splitting approach to the lumbar spine [J]. Bone Joint Surg Am, 1968, 50: 919-926.

［21］Aota Y, Kumano K, Hirabayashi S. Postfusion instability at the adjacent segments after rigid pedicle screw fixation for degenerative lumbar spinal disorders [J]. Spinal Disord, 1995, 8: 464-473.

［22］Esses SI, Doherty BJ, Crawford MJ, et al. Kinematic evaluation of lumbar fusion techniques [J]. Spine, 1996, 21: 676-684.

［23］Kumar MN, Jacquot F, Hall H. Long-term follow-up of functional outcomes and radiographic changes at adjacent levels following lumbar spine fusion for degenerative disc disease [J]. Eur Spine, 2001, 10: 309-313.

［24］Gillet P. The fate of the adjacent motion segments after lumbar fusion [J]. Spinal Disord Tech, 2003, 16: 338-345.

［25］Etebar S, Cahill DW. Risk factors for adjacent-segment failure following lumbar fixation with rigid instrumentation for degenerative instability [J]. Neurosurg, 1999, 90 Suppl: 163-169.

［26］Eck JC, Humphreys SC, Hodges SD. Adjacent-segment degeneratin after lumbar fusion: a review of clinicak, biomechanical, and radiologic studies [J]. Am J Orthop, 1999, 28: 336-340.

［27］Chou WY, Hsu CJ, Chang WN, et al. Adjacent segment degeneration after lumbar spinal posterolateral fusion with instrumentation in elderly patients [J]. Arch Orthop Trauma Surg, 2002, 122: 39-43.

［28］Booth KC, Bridwell KH, Eisenberg BA, et al. Minimum 5-year results of degenerative spondylolisthesis treated with decompression and instrumented posterior fusion [J]. Spine, 1999, 24: 1721-1727.

［29］Axelsson P, Johnsson R, Strömqvist B. The spondylolytic vertebra and its adjacent segment. Mobility measured before and after posterolateral fusion [J]. Spine, 1997, 22: 414-417.

［30］Sudo H, Oda I, Abumi K, et al. In vitro biomechanical effects of reconstruction on adjacent motion segment: comparisos of aligned/kyphotic posterolateral fusion with aligned posterior lumbar interbody fusion/posterolateral fusion [J]. Neurosurg, 2003, 99 Suppl: 221-228.

［31］Okuda S, Iwasaki M, Miyauchi A, et al. Risk factors for adjacent segment degeneration after PLIF [J]. Spine, 2004, 29: 1535-1540.

［32］Hilibrand AS, Robbins M. Adjacent segment degeneration and adjacent segment disease: the consequences of spinal fusion [J]. Spine, 2004, 4 Suppl: 190S-194S.

［33］Wenger M, Sapio N, Markwalder TM. Long-term outcome in 132 consecutive patients after posterior internal fixation and fusion for Grade I and II isthmic spondylolisthesis [J]. Neurosurg Spine, 2005, 2: 289-297.

［34］Lai PL, Chen LH, Niu CC, et al. Effect of postoperative lumbar sagittal alignment on the development of adjacent instability [J]. Spinal Disord Tech, 2004, 17: 353-357.

［35］Bohmen IM, Schaafsma J, Tonino AJ. Resuls and complications after posterior lumbar spondylodesis with the "Variable Screw Placement Spinal Fixation System"[J]. Acta Orthop Belg, 1997, 63: 67-73.

［36］Tunturi T, Kataja M, Keski-Nisula L, et al. Posterior fusion of the lumbosacral spine. Evaluation of the operative results and the factors influencing them [J]. Acta Orthop Scand, 1979, 50: 415-425.

［37］Fritzell P. Fusion as treatment for chronic low back pain—existing evidence, the scientific frontier and research strategies [J]. Eur Spine, 2005, 14: 519-520.

［38］Huang RC, Wright TM, Panjabi MM, et al. Biomechanics of nonfusion implants [J]. Orthop Clim North Am, 2005, 36: 271-280.

［39］Sengupta DK, Mulholland RC. Fulcrum assisted soft stabilization system: a new concept in the surgical treatment of degenerative low back pain [J]. Spine, 2005, 30: 1019-1029, discussion 1030.

［40］Kanayama M, Hashimoto T, Shigenobu K, et al. Adjacent-segment morbidity after Graf ligamentoplasty compared with posterolateral lumbar fusion [J]. Neurosurg, 2001, 95 Suppl: 5-10.

［41］Kanayama M, Hashimoto T, Shigenobu K. Rationale, biomechanics, and surgical indications for Graf ligamentoplasty [J]. Orthop Clin North Am, 2005, 36: 373-377.

［42］Kanayama M, Hashimoto T, Shigenobu K, et al. Nonfusion surgery for degenerative spoindylolisthesis using artificial ligament stabilization surgical indication and clinical results [J]. Spine, 2005, 30: 588-592.

［43］Brechbühler D, Markwalder TM, Braun M. Surgical results after soft system stabilization of the lumbar spine in degenerative disc disease—long-term results [J]. Acta Neurochir(Wien), 1998, 140: 521-525.

［44］Schwarzenbach O, Berlemann U, Stoll TM, et al. Posteriro dynamic stabilization systems: DYNESYS [J]. Orthop Clin North Am, 2005, 36: 363-372.

［45］Schmoelz W, Huber JF, Nydegger T, et al. Dynamic stabilization of the lumbar spine and its effects on adjacent segments: an in vitro experiment [J]. Spinal Disord Tech, 2003, 16: 418-423.

［46］Putzier M, Schneider SV, Funk J, et al. Application of a dynamic pedicle screw system(DYNESYS)for lumbar segmental degenerations-comparison of clinical and radiological results for different indications [in German] [J]. Z Orthop Ihre Grenzgeb, 2004, 142: 166-173.

［47］Stoll TM, Dubois G, Schwarzenbach O. The dynamic neutralization system for the spine: a multi-center study of a novel non-fusion system [J]. Eur Spine, 2002, 11 Suppl 2: S170-S178.

［48］Zander T, Rohlmann A, Klöckner C, et al. Influence of graded facetectomy and laminectomy on spinal biomechanics [J]. Eur Spine, 2003, 12: 427-434.

［49］McAfee PC, Weiland DJ. Carlow JJ. Surviviorship analysis of pedicle spinal instrumentation [J]. Spine, 1991, 16 Suppl: S422-S427.

［50］Marchesi DG, Thalgott JS, Aebi M. Application and resultes of the AO internal fixation system in nontraumatic indications [J]. Spine, 1991, 16 Suppl: S162-S169.

第三十一章　DSS 动态内固定装置

著者：Luiz Pimenta，Roberto Diaz，Dilip K. Sengupta
审校：王丰，马超
译者：张宇鹏

应用动态稳定系统治疗慢性活动相关性机械性腰背痛的原则由本章的作者之一 DKS 进行了描述。理想的动态稳定系统应当在腰椎正常活动时通过分担应力，从而避免异常高强度载荷经过椎间盘和小关节的传递。分担负荷是动态稳定系统能够缓解疼痛的理论基础。然而，载荷分担和活动度保留的概念都需要进一步阐明。

一、应当分担多大载荷及限制多少活动度？

为维持椎间盘和终板软骨的正常营养和健康状态，使它们承受正常负荷和维持正常活动至关重要。因此，这类装置应当仅分担部分应力，同时允许正常的负荷应力传递至椎间盘以及小关节。限制活动度并非缓解疼痛的原理，也不是我们想得到的结果。但是，为发挥分担载荷的作用，这类装置也会不同程度地导致活动度受限。具体需要分担多大载荷及限制多少活动度才能缓解疼痛仍未确定。也许在不同的人以及同一个人的不同节段之间这两个参数存在不同的变化。假定 20%~40% 的载荷被装置分担，其余的载荷可通过椎间盘和小关节传递。应当尽可能减少活动受限的程度。但更重要的是，使装置可以在整个腰椎活动范围内阻止任何异常、局部集中的应力通过椎间盘和小关节，以及任何异常的腰椎活动。

二、器械装置在活动时如何防止疲劳断裂？

如果椎体节段尚未融合，再坚强的内固定也会疲劳断裂。动态内固定器械如何在节段间持续活动时避免疲劳断裂呢？动态内固定系统本身具有延展性，并且被设计成在一定活动度和载荷下保持弹性。如果在脊柱节段活动的任何阶段该器械都要分担很大的应力（如大于总载荷的60%，而正常应当仅分担 30%），则器械可能发生疲劳断裂或钉-骨界面松动。因此，在脊柱节段活动范围内载荷分散应该是均衡的。

动态稳定系统（Dynamic Stabilization System，DSS）由作者 DKS 设计，并与 Abbott-Spine 合作。其设计基于下列原理：椎间盘载荷分担约 30%，对活动度有最低程度的限制，以及在整个节段活动期间的载荷分担较为均衡。这预示着 DSS 的设计符合微创外科理念，并且易于在内固定断裂的翻修中被应用。

三、动态稳定系统 DSS 的设计原理

DSS 器械设计的前身是 Sengupta 和 Mulholland 共同提出的支点辅助柔性固定系统，即 Fulcrum Assisted Soft Stabilization（FASS）。其目的是稳定脊柱，使对脊柱活动度的影响减至最小，维持正常腰椎前凸，并降低椎间盘的压力。生物力学试验表明，尽管 FASS 能够在减轻椎间盘载荷的同时对腰椎活动度限制较小，椎间盘载荷减小和活动度的限制并不均衡。FASS 限制腰椎过屈活动，并在屈曲状态时对椎间盘载荷的减低较大，而过伸位时不受影响。这表明脊柱过度前屈时器械所承担应力较大，可能导致早期疲劳断裂或钉-骨界面松动。

Sengupta 随后设计了 C 形的钛弹簧装置，称为 DSS-I（图 31-1）。在尸体标本上进行了生物力学测试表明，其载荷-应变曲线更加理想，其均衡地限制了屈伸活动度的 30%。这对防止疲劳断裂很重要。不均衡的限

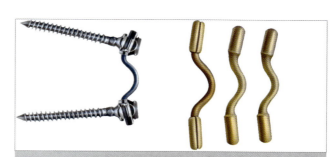

图 31-1　第一代 DSS-I 是 C 形的直径 4mm 的弹性钛棒。其末端直径增粗为 6mm 以适应常规的椎弓根螺钉系统对 6mm 连接棒的要求

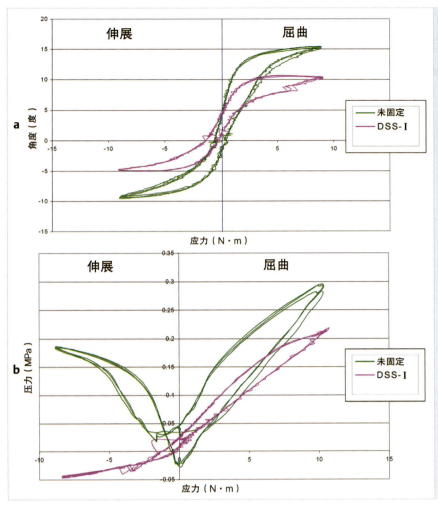

a　角度（度）／应力（N·m）　伸展　屈曲　未固定　DSS-I

b　压力（MPa）／应力（N·m）　伸展　屈曲　未固定　DSS-I

图 31-2 （a）第一代 DSS 系统（DSS-I）在尸体标本上的应力 – 应变曲线表明，与未固定节段相比，其对屈伸活动均有约 30% 的活动度限制。(b) 对椎间盘中心压力的持续监测表明，在前屈、后伸时其压力均增加，在后伸运动早期压力最低。用 DSS-I 固定后，前屈运动末期压力减少约 30%，在后伸运动期间其压力持续降低，至最大后伸状态时压力下降为最低。这表明，DSS-I 可在前屈时分担 70% 的椎间盘载荷，但在后伸时几乎承担部分载荷，使椎间盘几乎无任何应力传导

制活动度会导致器械在某一运动方向上载荷分担过大，从而发生早期疲劳断裂。然而，当 DSS-I 在尸体标本上进行测试时，椎间盘的压力变化并不理想。该器械在屈曲状态下可以分散约 30% 的椎间盘内力，这个结果令人满意；但在极度后伸的状态下，该器械则分担了全部应力，导致椎间盘出现负压。

正常来说，椎间盘压力在腰椎屈伸时均增加，在后伸运动早期最低（图 31-2）。用 DSS-I 固定后，后伸时椎间盘内负压持续增加，表明器械分担的应力增加，这在应力 – 应变试验中并未反映。这样过度的应力分担会导致早期内固定失效，因此这项设计并未应用于临床（图 31-2）。

DSS-II 的设计（图 31-3）有助于改善屈伸活动时的载荷分担。其包含一个 α 形的线圈结构，由直径 4mm 弹性钛棒组成，线圈外径为 25mm。线圈呈椭圆形而非圆形，从而使该器械的瞬时旋转轴心能够模拟正常节段活动，以使前面所讲的载荷分担更加均匀。DSS-II 可以与

使用 4mm 固定棒的多轴椎弓根螺钉相连，这与正常融合手术所用的 6mm 的固定棒不同。在尸体标本上进行的生

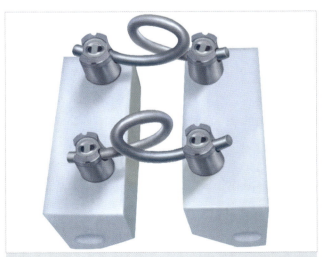

图 31-3 第二代 DSS（DSS-II）包含 α 形的由直径 4mm 弹性钛棒组成的线圈。这个器械可连接至椎弓根螺钉，后者可与直径 4mm 的棒相连

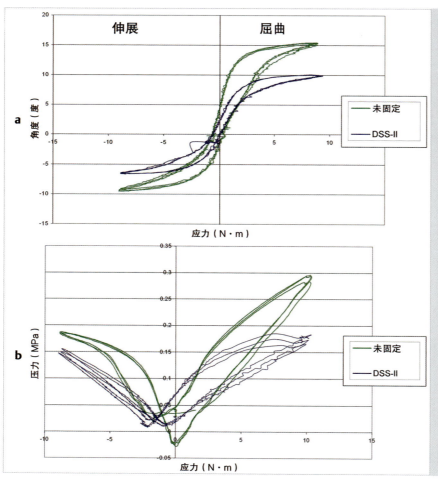

图 31-4 （a）第二代 DSS 器械 DSS-Ⅱ在尸体标本上进行的生物力学试验的应力－应变曲线表明，屈伸活动减少了 30%。（b）对椎间盘中心压力的持续监测表明，在正常脊柱内，盘内压力在屈伸时均增加，在后伸早期最低。用 DSS-Ⅱ固定后，屈伸终末期压力减少 25%，表明其可均衡分担载荷

物力学试验表明，相比较正常情况，DSS-Ⅱ可使屈、伸、侧屈活动度各减少 30%，旋转减少 20%。对椎间盘中心的持续压力监测表明，椎间盘内压力在屈伸姿态下均有增加，但峰值压力减少 25%。这表明在腰椎极度屈伸时，DSS-Ⅱ可以均匀地减少约 25% 的椎间盘压力。在中立位，椎间盘内压力并未变化，表明 DSS-Ⅱ在中立位时并未分担载荷（图 31-4）。在临床上，机械性背痛多是由于屈伸末期的退变性不稳导致。因此，DSS-Ⅱ预计可以防止活动相关的机械性背痛。在正常脊柱中，侧屈和旋转时椎间盘压力变化很小，因此并未针对 DSS-Ⅱ进行此测试。

实验室内进行的疲劳试验表明，DSS-Ⅱ可以承受 1 千万次 ±7.5° 的屈伸运动。可以预期的是，由于 DSS 可限制 30% 的节段间活动，所以使用 DSS 固定后的脊柱活动度不会超过这个数值。更为重要的是，压力试验表明，DSS-Ⅱ在整个腰椎屈伸活动中将分担不超过 25% 的椎间盘载荷。因此，试验提示 DSS-Ⅱ将不会发生疲劳断裂。必须指出，目前没有理想的试验来模拟植入器械在体内的复杂活动情况，以便于预测真实的疲劳寿命。

四、DSS-Ⅱ 的临床研究

在生物力学试验之后，一项临床初步研究用来评价植入器械的有效性和安全性。这是一项单中心临床试验，所有手术都由一位医生完成。纳入标准是，活动相关的机械性背痛持续 6 个月以上，伴有影像学表现的单节段椎间盘退变（X 线片和 MRI，且椎间盘造影阳性），保守治疗无效。既往椎间盘切除术失败的病例和小关节退变但未造成明显椎管狭窄者也被纳入。排除标准包括，严重的椎间盘退变并高度降低 50% 以上，Ⅱ度以上滑脱及明显骨质疏松。更为重要的是，如果患者需要任何其他合并手术，如任何节段的减压或椎间盘切除，或相邻节段的融合，都被排除在外，因为这些操作可能提高或降低临床疗效，从而混淆试验结果。90kg 以上的患者也被排除，因为仅有一种型号的 DSS-Ⅱ，可能无法满足超重的患者。2002—2004 年，共有 19 例患者被纳入研究，其中 16 例（7 男 9

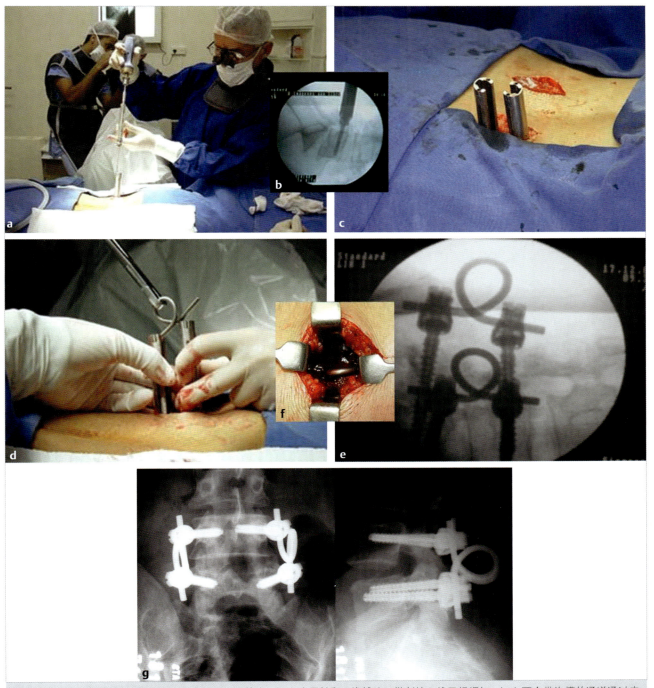

图 31-5 （a）第二代 DSS 系统 DSS-Ⅱ 的手术应用技术。（b）在导针和 X 线辅助下微创植入椎弓根螺钉。（c）两个带沟槽的通道通过皮肤切口与椎弓根螺钉头相连。（d）DSS-Ⅱ 沿通道植入。（e）双侧植钉后最终的 X 线片。（f）DSS-Ⅱ 的线圈在矢状面上显示，其在皮肤深部，并不刺激皮肤。（g）术后正侧位

女）完成了至少1年的随访。平均年龄是 52 岁（42~58 岁）。初步诊断包括椎间盘突出 9 例，椎间盘突出伴退变性滑脱 4 例，髓核成形术后失败 2 例，椎间盘置换失败 1 例。手术节段包括单节段 14 例（L4~L5 节段 6 例，L5~S1 节段 8 例），双节段 2 例（L4~S1）。如果前次手术未失败，则所有患者都行术前椎间盘造影。

五、应用微创动态稳定系统的外科技术

患者取俯卧位，保持腰椎前凸，这可通过侧位透视来确认。经皮植入椎弓根螺钉，用透视、导针和逐级扩张

器辅助。同侧椎弓根螺钉共同经一长约 3cm 的纵切口植入。2 枚螺钉之间的通道通过解剖器械分离竖脊肌获得。每枚螺钉头在皮肤表面用有沟槽的管道连接。确认螺钉位置良好后，将 DSS 弹性装置滑至上述管道内并进入螺钉头。DSS 线圈保持矢状面，将螺帽锁紧。不用撑开或加压。对侧重复同样的操作。平均手术时间 90min，平均失血量不超过 50mL。患者在术后数小时后即可站立，当天可出院（图 31-5）。

六、临床疗效

该手术并发症发生率较低，多数患者在手术当天疼痛即可得到缓解。1 年随访时，VAS 评分从 7.3 分降至 3.5 分，ODI 评分从 65 分降低至 27 分。16 例病例中的 14 例疼痛及功能在术后明显好转。12 例患者重返工作。3 例未获明显缓解的患者，1 例之前进行过失败的人工髓核置换术，另外 2 例之前进行过椎间盘切除并有 50% 的椎间

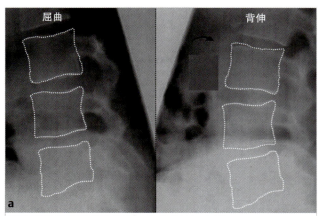

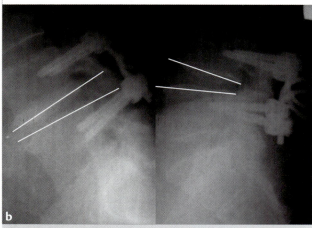

图 31-6　（a）正常情况下，椎体前缘在前屈时相互间距离很近，后缘在后伸时距离近，提示旋转中心在前缘后方和后缘前方。（b）在二代 DSS 中也观察到了正常的运动学模式

高度降低。在这项小样本研究中，1 例在椎间盘置换后有持续疼痛，另 1 例为人工髓核置换术，二者均在应用 DSS 后疼痛明显缓解。术后站立侧位 X 线片示所有病例的腰椎前凸均维持良好。屈伸位片显示，手术节段平均有 7.5° 的活动度（近端相邻节段 60% 的活动度）。更重要的是，屈伸活动的能力与正常活动节段类似（例如，终板前缘在前屈时与其后缘在后伸时相反）（图 31-6）。这表明，器械在屈伸位时均分担载荷，并允许剩余载荷通过椎间盘传递。未发现影像学显示植入器械的松动或断裂。2 例病人在术后 6 个月进行了 MRI 检查，其中 1 例显示手术椎间盘内 T2 像高信号。

七、讨论

初步临床疗效令人鼓舞。多数病例疼痛明显缓解，无并发症出现，且手术操作简单。最重要的是，未观察到内固定失效。考虑到这些内植物必须在节段持续活动时不发生失效，弹性装置断裂或螺钉松动仍然是关注的重点。如前所述，实验室数据对于疲劳断裂情况估计不足，因为在聚乙烯脊柱标本上进行了循环运动试验并不能复制体内运动的复杂性，另一个原因是运动节段的解剖结构无法在实验室中进行模拟（如椎间盘和小关节）。椎间盘和 DSS 器械间均衡的载荷分担，如前述正常屈伸活动所预测的那样，支持一种假设：即 DSS 的运动学特性对正常运动节段具有功能上的补充。因此，椎间盘和小关节可能并不会影响器械的使用寿命。只有通过长期随访才能得到正确答案。即使 DSS 内植物失效，也可以很容易进行翻修，或进行融合术。

尽管本研究并未纳入任何需要进行合并手术者，如减压或融合，但它并不排除将其应用在相邻节段椎间盘摘除、减压或融合手术中。本项研究的目的是在排除其他手术，尤其是椎板切除减压干扰的情况下评价 DSS 的临床疗效，其在缓解因椎管狭窄导致的下肢疼痛的疗效很好。在之前 Dynesys 应用的临床报道中，对 68% 的病例进行了减压，导致很难评价其良好疗效是减压还是固定获得的。一旦 DSS 的临床疗效被认可，其适应证可能扩展至融合节段相邻节段的预防性固定，或预防减压造成的不稳定。

对 DSS 的设计理念在实验室中进行了验证，可模拟正常腰椎节段的运动。椎间盘或髓核置换后的运动力学可能会发生改变。只要运动力学特性接近正常节段，DSS 就可用于椎间盘或髓核置换失败手术的补救措施。在椎间隙

假体存在的情况下，将后路融合手术作为补救措施并不容易。然而，理想情况下，DSS 应当和这样的椎间盘假体一起在实验室中进行测试，以观察其是否可作为人工椎间盘置换手术的补充措施。有明显小关节病变者仍是人工椎间盘置换的禁忌证。如果 DSS 被证实可以作为人工椎间盘的补充，则这两种手术可以在退变性椎间盘和小关节疾病存在时一起做，以使其类似于全关节置换一样进行全椎间盘置换。

八、小结

本研究表明，当前 DSS 的设计安全有效。其植入过程属于微创操作，术后并发症少。初步研究结果显示，DSS 可能被用于相邻节段进行减压和稳定的情况，以预防退变。然而，仍有若干问题尚未解决。尽管直径 4mm 的器械在一般人群 L4~L5 和 L5~S1 节段适用，但对于超重或过瘦的患者，什么型号最适合？它能在人工椎间盘或人工髓核手术之前使用吗？需要进一步长期研究来回答有关器械疲劳断裂和任何固定之后退变椎间盘的修复或再生问题。

九、参考文献

［1］Sengupta DK. Dynamic stabilization devices in the treatment of low back pain [J]. Orthop Clin North Am, 2004, 35: 43-56.

［2］Sengupta DK. Dynamic stabilization in the treatment of low back pain due to degenerative disorders [J]. In: Herkowitz HN, ed. The Lumbar Spine. Vol 1. 3rd ed. Philadelphia: Lippincott Williams and Wilkin, 2004, 373-383.

［3］McNally DS, Adams MA. Internal intervertebral disc mechanics as revealed by stress profilometry [J]. Spine, 1992, 17: 66-73.

［4］McNally DS, Shackleford Im, Goodship AE, et al. In vivo stress measurement can predict pain on discography [J]. Spine, 1996, 21: 2580-2587.

［5］Panjabi MM. Clinical spinal instability and low back pain [J]. Electromyogr Kinesiol, 2003, 13: 371-379.

［6］Panjabi MM. The stabilizing system of the spine, Ⅱ : Neutral zone and instability hypothesis [J]. Spinal Disord, 1992, 5: 390-396, discussion 397.

［7］Mulholland RC, Sengupta DK. Rationale, principles and experimental evaluation of the concept of soft stabilization [J]. Eur Spine, 2002, 11 Suppl 2: S198-S205.

［8］Sengupta DK, Demetropoulos CK, Herkowitz HN, et al. Instantaneous axis of rotation and its clinical importance in a healthy lumbar functional spinal unit. Roundtables in Spinal Biomechanics [J]. St. Louis: Quality Medical Publishing, 2004, 1: 2-12.

［9］Sengupta DK, Demetropoulos CK, Herkowitz HN, et al. Instant centre of rotation and intradiscal pressure study to identify load-sharing property of dynamic stabilization devices in the lumbar spine without fusion: a biomechanical study in cadaver spine [M]. Paper presented at : World Spine II, 2003, Chicago, IL.

［10］Sengupta DK, Mulholland RC. Fulcrum assisted soft stabilization system: a new concept in the surgical treatment of degnerative low back pain [J]. Spine, 2005, 30: 1019-1029, discussion 1030.

［11］Sengupta DK, Demetropoulos CK, Herkowitz HN, et al. Loads sharing characteristics of two novel soft stabilization devices in the lumbar motion segments: a biomechanical study in cadaver spine [M]. Paper presented at: Spine Arthroplasty Society Annual Conference, 2003, Scottsdale, AZ.

［12］Sengupta DK, Pimenta L, Mulholland RC. Prospective clinical trial of soft stabilization with Dynamic Stabilization System(DSS)in the treatment of chronic low back pain: results of minimum one-year follow-up [M]. Paper presented at: Spine Arthroplasty Society Annual Meeting, 2005, New York, NY.

［13］Stoll TM, Dubois G, Schwarzenbach O. The dynamic neutralization system for the spine: a multi-center study of a novel non-fusion system [J]. Eur Spine, 2002, 11 Suppl 2: S170-S178.

第三十二章　Dynesys 动态内固定装置的 IDE 临床试验

译者：Alex Ha，Dilip K. Sengupta

审校：王丰，马超

著者：张宇鹏

一、引言

Dynesys 动态稳定系统作为后路融合辅助装置于 2004 年引入美国。2009 年，FDA 进行的 IDE 临床试验完成了 Dynesys 和椎弓根钉棒的后外侧融合术（PLF）之间的比较。2009 年 4 月 FDA 总结报告表明 Zimmer 脊柱 Dynesys 动态稳定系统被列为骨科及康复设备。

二、FDA 对 Dynesys 进行 IDE 研究的概述

（一）目的

FDA 进行 IDE 研究的目的是评估在退变性腰腿疼痛患者的外科治疗中，进行一个或相邻两个节段行减压，并辅助腰椎或腰骶部后路脊柱固定时，Dynesys 动态稳定系统的有效性和安全性。研究比较 Dynesys 动态稳定系统与后外侧融合术（PLF）二者间的临床应用结果，PLF 采用自体骨与坚强的脊柱多轴后路固定系统（Silhouette 脊柱内固定系统）。

所有受试患者都接受了 24 个月关于术后主要并发症和二次手术干预情况的评估，主要用于确定治疗的安全性。同一时期的神经学评估显示神经功能得以恢复。术后 24 个月，基于 100mm 视觉模拟评分（VAS）评估的下肢疼痛得到缓解；ODI 结果显示功能的恢复；二者是主要疗效评估指标。尽管 IDE 研究指出在减压后应用 Dynesys 系统固定，使用的适应证及纳入或排除标准特意指出患者可以在治疗需要的情况下进行减压，但并不是所有的参与临床研究的患者都实施了减压。

（二）研究设计

研究提供的数据源于多中心、前瞻性、随机、对照、非盲、非劣效性试验，Dynesys 动态稳定系统与自体骨进行脊柱后外侧融合的技术进行的比较研究。研究的纳入或排除标准概述如下：患者存在神经根症状、退行性滑脱或反向滑脱（最高 I 度）、椎管狭窄或其他狭窄病变。最初的研究设计为 30 个临床中心所属的 399 个病例（266 例 Dynesys 系统治疗，133 例 Silhouette 系统治疗）；然而，最终试验的样本量（经过统计学修正）为 184 例 Dynesys 系统治疗和 92 例 Silhouette 系统治疗。

另一项研究选取美国的 26 个临床中心，368 例患者随机分组，由 70 名外科医生实施手术。1 例 3 个节段 Dynesys 手术治疗的患者被排除在外。总计评估 367 例患者，253 例 Dynesys 系统治疗患者和 114 例 Silhouette 系统治疗患者。Dynesys 系统治疗患者被作为初始的研究病例（每中心 1 例）。该项研究称为 Dynesys 训练队列研究。其中，第一例手术在 2003 年 3 月 3 日完成。

每例患者成功率（即总体成功率）在术后 24 个月时最终确定，并被定义为复合终点。如果符合以下所有标准，患者被认定是治疗成功的：

- 腿痛：随访至 24 个月时，下肢疼痛改善至少 20mm，该评分以 100mm 的 VAS 评分为基线水平

- 功能：随访至 24 个月时，与基线相比，使用 100 分制的 ODI 评分，至少存在 15 分值的功能改善（第 2 版）

- 从 4 个方面（运动功能、感觉功能、反射、直腿抬高）评估神经功能

- 在 24 个月时，神经功能得到维持或改善，没有新的永久性神经功能障碍

- 术后 24 个月内无重大并发症，如主要血管损伤、神经损伤或神经根损伤

- 术后 24 个月内没有额外的手术干预，如手术部位的翻修、再次手术、去除或补充的固定 / 融合固定

在整体成功性的评估中并没有包括影像学结果。如果 Dynesys 总体成功率相对于 Silhouette 成功率并无劣势，则认为该研究是成功的。

纳入 / 排除标准

纳入标准

- 退行性脊椎滑脱或后滑脱患者（滑脱小于 I 度）

和（或）

- 具有侧隐窝狭窄或中央椎管狭窄或其他狭窄症状的患者。包括：神经根症状、神经性间歇性跛行或影像学证实
- L_1~S_1 之间的单节段或相邻双节段 PLF
- 患者下肢症状较腰背部症状严重，症状包括：疼痛、肌肉力量减弱、和 / 或既往存在感觉异常

和

- 诊断研究
- 在治疗节段上可能需要进行减压的患者
- 术前下肢疼痛 VAS 评分 ≥ 40mm（100mm VAS 评分）
- 保守（非手术）治疗 3 个月无效的下肢疼痛
- 术前 ODI 评分 ≥ 30 分，至少中度的功能障碍
- 骨骼发育成熟的患者，年龄在 20~80 岁
- 愿意并能够符合研究要求，包括愿意签署本研究机构审查委员会（IRB）批准的知情同意书，完成必要的文书工作和研究，并按照要求进行随访

排除标准

- 主要诊断为椎间盘源性腰痛，腰痛重于腿痛，多个节段退变时可行间盘造影
- 患者下肢疼痛但除外以下因素造成，如外伤、外周血管疾病和神经病变
- 受累运动节段存在退行性脊柱侧凸 > 10°
- 受累节段计划行椎间支撑的手术（如骨移植，间隔器，或椎间融合器）
- 受累节段存在大于 1° 的退变性滑脱或反向滑脱
- 神经根症状超过相邻的两个或两个不连续的脊椎节段
- 既往尝试行腰椎融合手术，既往行全关节突切除或存在骨折
- 超过标准体重 40% 以上
- 活动的局部或全身感染
- 既往明显骨质疏松症、X 线片显示或骨折史，双能 X 线骨密度仪(DEXA)扫描证实小于 −2t 标准差的年龄组。所有 50 岁以上的女性和 60 岁以上男性均行骨密度检查

- 接受免疫抑制剂或长期使用类固醇治疗的患者
- 肝炎活动期或人类免疫缺陷病毒（HIV）阳性、肾功能衰竭、系统性红斑狼疮或任何其他严重的疾病，会大大增加手术的风险
- 钛合金、聚乙烯（PE）或聚碳酸酯聚氨酯（PCU）过敏或不耐受
- 恶性肿瘤或其他严重的内科合并症
- 目前的药物依赖，可能影响治疗效果的严重情感和 / 或心理障碍；研究参与者存在 3 个或更多的阳性 Waddell 体征
- 怀孕
- 监禁
- 严重危及脊柱的肌肉、神经或血管疾病
- 由于严重变形的解剖或先天性畸形所致的骨结构缺失，使植入物缺乏牢固的锚定点
- 任何可能损害功能或减低疗效的所有伴随疾病
- 椎体骨折
- 胸椎和颈椎的治疗
- 先天畸形引起的严重解剖畸形
- 瘫痪

（三）术后护理

研究人员建议，研究对象将从适合的融合病例中提取，并且在 IDE 前讨论中为该过程制订了标准的术后护理流程。因此，并没有特定地为 Dynesys 动态固定系统 IDE 制订专门的术后护理方案。

（四）评价

患者接受术前（术前 2 个月内），术中，术后 3 周、3 个月、6 个月、12 个月和 24 个月及每年进行评估，直至最后一位患者随访到术后 24 个月并进行评估。在试验过程中，对不良事件和并发症同样进行评估。对试验中的每个时间节点，主要和次要的临床及影像学结果、参数也需要评估。最初的数据来自术后 24 个月的随访，从而确定临床研究是否成功。

（五）不良事件

患者出现任何原有疾病或症状恶化，无论是什么原因，都被定义为不良事件。对患者因疼痛、神经及功能症状而进行计划外随访时，也应记录为不良事件。所有并发症将被进一步划分为手术相关并发症或器械相关并发症，

或其他情况。

所有不良事件的最初临床总结报告日期为2007年12月21日，由一个独立的数据安全监测委员会（DSMB）对事件的严重程度（并发症或观察期）和事件的相关性进行审查。

（六）评估

1. 主要研究评估

（1）下肢疼痛VAS评分。

（2）ODI。

（3）神经功能状态。

（4）主要并发症。

（5）额外的手术干预。

2. 次要研究评估

（1）腰痛VAS评分。

（2）SF-12健康调查。

（3）髂嵴疼痛VAS评分。

（4）患者满意度。

（5）Prolo经济和功能评价。

3. 未融合节段稳定性（Dynesys组）

Dnyesys组影像学成功定义：可见节段稳定，但未见融合。

节段稳定性定义为腰椎节段的角度变化：

- 在L1~L2、L2~L3或L3~L4节段，角度<15°
- 在L4~L5节段，角度<20°
- 在L5~S1节段，角度<25°
- 平移运动<4.5mm

4. 融合组（Silhouette组）

在融合组，影像学定义为手术节段可见融合改变。
融合定义为：

- 可见明确的桥接骨结构
- 平移运动<3mm
- 角度运动变化<5°

由两位独立的放射科医生根据影像学资料分别测成角和平移活动的范围，以及是否存在骨桥的确切证据（如果在骨桥、旋转和平移方面出现不同意见，则需要第三位放射科医生做仲裁）。

- 术后用药：麻醉性镇痛药的使用、非麻醉性镇痛药、非甾体抗炎药、甾体抗炎药和其他药物。术后

每次临床评估的同时对药物的使用进行评估

- 工作状态：每一个治疗组，都将评估在每个术后时间点因腰部功能障碍而不能工作的患者比例，及其他原因导致腰部功能障碍而不能工作的比例

5. 主要研究终点/成功标准

主要研究终点（个体患者成功）是以24个月为期限，并被定义为一个复合终点。如果患者符合下列所有指标，则被认为是成功的。

- 下肢疼痛：术后24个月时，VAS评分改善至少20mm（100mmVAS评分为基线水平）
- 功能：术后24个月时与基础值相比较，ODI（第2版，100分）评分至少提高15分
- 术后24个月时对比基础值，神经功能得到良好维持或者改善（运动功能、感觉功能、反射、直腿抬高试验结果），且没有新发的永久性神经功能障碍
- 术后24个月未发生严重大血管并发症、神经损伤或神经根损伤等并发症
- 在术后24个月内，未进行额外的外科手术干预，比如翻修、再手术或辅助固定/融合。无论是Dynesys系统还是Silhouette系统，都缺少判断总体成功的影像学评估终点

如果Dynesys系统总成功率优于Silhouette系统，则可以认为本研究就是成功的。原始的研究方案采用了10%的非劣效性，后来矫正为15%；然而，试验发起人在上市许可中批准采用了10%的非劣效性分析。这是因为对FDA将10%非劣效性作为主要安全性和有效性分析的指标。

6. 统计分析计划

（1）随机化和盲法

随机化是按照2∶1的比例抽取研究对照组。研究中心最初将患者按照每3个样本量进行分组，后期改为7个组，每组6例，再改为每组3例，最终区组样本量是每组6例。

研究设计的一个重要的局限性和偏倚是缺乏针对患者和外科医生的盲法。然而，由于这两种内固定的截然不同，盲法在这项研究中是不可能实现的。这也就可能导致报告中存在偏倚。这种研究者和患者之间的偏倚，可能得出对治疗方法有利或者不利于对照组的结果。患者报告的结果可能就存在偏倚。

（2）患者的资料

IDE 研究数据库初次关闭是在 2007 年 9 月 20 日。为了回应 FDA 所指出的研究不足，于 2008 年 11 月 6 日再次开放输入补充的数据，在 2009 年 3 月 13 日再次关闭。

图 32-1　随机化后每组退出的原因

原因	Dynesys 组（例）	Silhouette 组（例）
保险公司拒绝	5	1
患者的决定	8	16
医生的决定	5	3
不符合纳入 / 排除标准	2	2
随机化后注册关闭	1	0
总计	21	22

在随机对照临床试验后，共纳入 467 例患者。其中，368 例患者中植入了该研究装置。然而，1 例患者由于接受 3 个节段 Dynesys 手术被排除在研究之外。因此，最终随机纳入了 26 家中心，共 367 例（253 例 Dynesys 系统治疗，114 例 Silhouette 系统治疗）患者。此外，在 28 家中心选择 28 例患者作为 Dynesys 训练队列。其中，24 例患者在上述研究组中因为筛选失效，未被随机分配。3 例患者符合试验条件，但在随机化分配之前被淘汰。1 例患者从未被随机分配，是因为该患者在入组之后才要求随机分配。因此，411 例患者被随机分配（275 例 Dynesys 系统治疗，136 例 Silhouet 系统治疗）。然而，43 例患者未植入内固定装置（其中，Dynesys 组 21 例，Silhouette 组 22 例）（表 32-1）。最终，对 70% 的 Silhouette 组患者和 74.6% 的 Dynesys 组患者完成了 24 个月主要时间点数据统计，每个治疗组中各有 57.3% 和 56.0% 的患者纳入完成

协议研究框架。参考已知数据，部分患者即使没有完整的主要时间节点数据，依旧可以确定其结果的成功或失败，因为这部分患者已经存在可知的试验失败的要素。具体来说，主要终点以平均 24 个月内每组减去 1 例死亡患者作为标准，分别是 217/252（86.1%）Dynesys 组和 89/113（78.8%）Silhouette 组。76.4% 的 Dynesys 组患者和 68% 的 Silhouette 组患者具有影像学资料；而 73% 的 Dynesys 组患者和 67% 的 Silhouette 组患者则具有完整的影像学资料。

（3）人口统计学和术前特点

试验组和对照组在人口统计方面和研究基础特点上具有可比性，除了吸烟史，在吸烟年数上，Dynesys 组明显少于 Silhouette 组。

三、结果

这项临床研究的结果表明，Dynesys 组患者的临床总体成功率为 52.1%，而 Silhouette 组患者的临床总体成功率为 40.4%；Dynesys 培训组患者临床总体成功率为 62.5%。如果仅考虑研究协议框架内的患者，Dynesys 组患者临床总体成功率则下降到 47%，Silhouette 组患者下降到 37.5%。另外，只有 74.65% 的 Silhouette 组患者在术后 24 个月被认定达到融合标准（表 32-2）。

全部试验研究的总体临床成功率和亚分组研究的总体临床成功率完成了比较：

- 单节段治疗的患者和双节段治疗的患者
- 患者具有不同的影像学指征（如中央椎管狭窄、不稳定、侧隐窝狭窄）
- 同时行减压的患者和未进行减压治疗的患者

总之，Dynesys 组和 Silhouette 组获得了不同的研究

表 32-2　24 个月整体临床成功和各评估组成部分的主要结果（分析窗）

	Dynesys 组	Silhouette 组	差异（90% 置信区间）	P 值	Dynesys 训练
VAS 下肢疼痛成功	151/173（87%）	51/70（73%）	N/A	0.01	19/22（86%）
ODI 成功	133/175（76%）	49/70（70%）	N/A	0.34	19/23（83%）
神经功能成功（维持 / 改善）	157/171（92%）	58/69（84%）	N/A	0.10	19/21（90%）
无重大并发症	251/252（99.6%）	112/113（99.1）	N/A	0.53	28/28（100%）
无二次手术	231/253（91%）	102/114（89%）	N/A	0.56	27/28（96%）
总的临床成功	113/217（52.1%）	36/89（40.4%）	11.6%（1.4%~21.8%）	0.98	15/24（62.5%）

N/A 不可用；ODI：Oswestry 功能障碍指数；VAS：视觉模拟疼痛评分

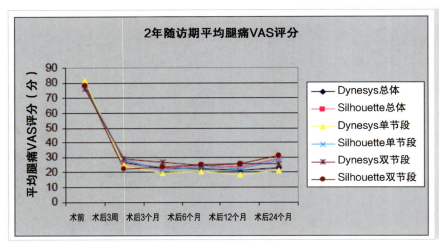

图 32-1　2 年随访期间 Dynesys 与 Silhouette 改善下肢疼痛视觉模评分表（VAS）

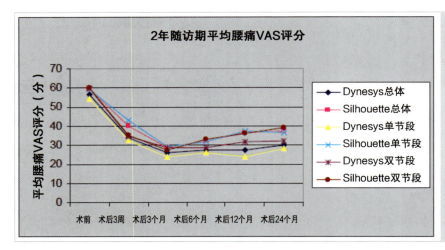

图 32-2　2 年随访期间 Dynesys 与 Silhouette 改善腰背部疼痛视觉模评分表（VAS）

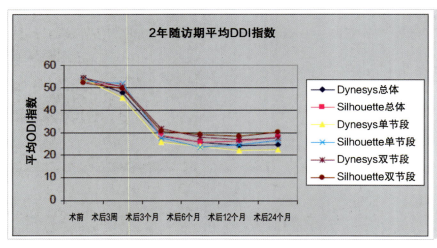

图 32-3　2 年随访期间 Dynesys 与 Silhouette 提高 ODI 评分

结果，是根据主要适应证和是否接受了 1 个或者 2 个节段的治疗。对于那些存在腰椎不稳或侧隐窝狭窄为主要影像学表现的患者，植入 Dynesys 系统后疗效显著。稳定性成功率 Dynesys 组患者为 64.6%，Silhouette 组患者为 41.5%；侧隐窝狭窄治疗成功率 Dynesys 组患者为 50.7%，

Silhouette 组患者为 29.2%。然而，对于具有中央椎管狭窄的患者来说，治疗效果发生了变化，Silhouette 组优于 Dynesys 组。

其中，Dynesys 组成功率为 37.3%，Silhouette 组为 54.5%。尽管这样的分析并不是预先设定的，主要适应证

与治疗组在统计学方面仅仅存在名义上的差异。这一统计结果表明，试验数据应该根据不同适应证的亚分组进行分析。然而，治疗组中手术节段数并没有明显的统计学方面的内在联系。比较整体试验结果，Dynesys 组患者为 52.1% 和 Silhouette 组患者为 40.4%。单节段手术的成功率较高（Dynesys 组为 59.7%，Silhouette 住为 45.6%）；双节段手术的成功率较低（Dynesys 组为 42.9% 和 Silhouette 组为 31.3%）（图 32-1 ~ 图 32-3）。

四、重大并发症

在 24 个月内出现血管损伤（如大血管损伤、髂静脉撕裂）、神经损害（如神经麻痹、神经损伤）、神经根损伤等则被定义为重大并发症。每个随机化的研究组出现 1 例重要的并发症。

Dynesys 组：双节段侧隐窝狭窄手术患者在 6 个月时出现神经损伤；影像学诊断为滑膜囊肿而造成严重的狭窄和神经损伤。手术切除囊肿后，患者无后遗症发生。

Silhouette 组：双节段侧隐窝手术患者出现神经根损伤导致 12 个月内感觉功能异常。患者由于遭受车祸导致腰背部及小腿疼痛。后经过影像学检查患者被确诊为新发的腰椎间盘突出。

（一）二次手术干预

试验过程中，如果初次手术后发生不良事件，则进行二次手术干预。在最初的 24 个月，Dynesys 组中，有 9%（22/252）的患者进行了二次手术治疗，包括翻修、取出、再手术或增加固定等；而 Silhouette 组有 11%（12/113）二次手术治疗发生率。Dynesys 组 22 例二次手术中有 7 例发生在单节段手术患者（二次手术率为 5%），而 15 例发生在双节段手术患者（二次手术率为 13%）。两组间（$P=0.56$）和节段间（单节段 / 双节段，$P=0.10$，$P=0.59$）在二次手术发生率上的差异无统计学意义。在 24 个月后，Dynesys 组有 10 例，Silhouette 组有 1 例接受二次手术干预。

（二）器械相关的并发症

器械相关并发症，Dynesys 组为 8/253（3%），Silhouette 组为 6/114（5%）。然而，该结果差异无统计学意义（$P=0.38$）。单节段手术患者器械相关并发症两组均为 4%（Dynesys 组显示 5/137；Silhouette 组显示 3/69）。双节段手术患者器械相关并发症，Dynesys 组显示 3/116（3%），而 Silhouette 组显示 3/45（7%），两组结果差异无

统计学意义（$P > 0.99$ 和 $P=0.35$）。在提交原始 PMA 后，FDA 统计了螺钉失败的原因，如螺丝透亮、松动、位移或错位，将作为研究失效的案例。当患者存在这些情况的时候，病例可能被剔出试验。21 例（Dynesys 组 16 例，Silhouette 组 5 例）固定螺钉出现问题。其中，Dynesys 组 1 例螺钉失效出现在术后 3 周，1 例在术后 3 个月，1 例在术后 6 个月，5 例在术后 12 个月，3 例在术后 24 个月，2 例在术后 36 个月，另外 2 例属于其他随访。

（三）安全评价总结

Dynesys 组（77.5%）与 Silhouette 组（67.5%）相比，患者出现至少一次术后不良事件的比例更高，该结果差异具有统计学意义（$P=0.05$）。然而，各组器械相关不良事件或者手术相关不良事件发生率的结果并无统计学差异。尽管，一个有意思的结果显示，在神经功能恢复的成功率和二次手术干预率方面，Dynesys 组为 9%，Silhouette 组为 11%，但两组结果并没有统计学差异。在术后 24 个月内，"腰 - 腿疼痛"的不良事件发生率分别为 Dynesys 组 18.6% 和 Silhouette 组 7.9%，结果差异有统计学意义。然而，Silhouette 组中"腰 - 腿疼痛"相关的其他类别的不良事件发生率较低，结果差异具有统计学意义。12 例患者因为螺钉固定失效而被排除在研究之外。其他 3 例患者同样出现螺钉固定失效，但由于其他原因而被排除在试验之外。然而，24 个月之前，Dynesys 组（11%）相比较 Silhouette 组（9%）表现出较高的二次手术干预的风险。24 个月之后，Dynesys 组（10%）相对于 Silhouette 组（1%）表现出更高的二次手术率。

五、小结

FDA 没有批准 Dynesys 作为非融合器械使用。原因如下：PLF 在患者群体中作为一种治疗标准缺乏基础研究支持；研究中 Dynesys 系统治疗缺乏让人可接受和信服的优势；随访比率不足，也是导致 Dynesys 系统治疗未被批准的原因。

六、参考文献

[1] Orthopedic and Rehabilitation Devices Panel. FDA executive Summary for Zimmer Spine's Dynesys Spinal System, 2009. http: //www. fda. gov/downloads/advisorycommittees/committesmeetingmaterials/ medicaldevices/mecicaldevicesadvisorycommittee/orthopaedicandrehabilit ationdevicespanel/ucm188734. pdf.

第三十三章 棘突间撑开装置的分类、设计原理与力学机制

著者：Chadi Tannoury，Frank M. Phillips
审校：王丰，马超
译者：张宇鹏

脊柱固定术常用来治疗与腰椎退变相关的综合征。腰椎固定术后临床试验结果，以及有关发病率和并发症的研究结果并不一致。生物力学研究表明，脊柱固定融合术使手术节段的运动范围受限，导致相邻节段产生异常活动，并可加剧这些节段的不稳和退变。为解决这一问题，动态稳定系统应运而生。理论上讲，动态稳定系统在减少异常活动的同时，可以保留腰椎活动功能。

第一代非坚强固定的棘突间内植物产生于 1986 年。过去 20 年间，多种棘突间装置（Interspinous Process Devices，IPD）已经设计出来，但其适应证仍然无法明确界定。应用这些装置的临床病例多为个案报道，其适应证不同，随访不完整，导致难以得出明确结论。

棘突间撑开装置的设计原理是，通过有限创伤植入器械，在脊椎节段内施加撑开力，使椎管和神经根管产生间接减压，同时允许保留一定程度的活动。这种装置尤其适合老年患者，因为传统的全麻下腰椎减压或融合手术风险较大，并发症较多。

一、一般应用和适应证

最初适应证是患者存在椎管狭窄导致的神经性跛行，且屈曲时能缓解。放射痛和以神经根管狭窄为主的病例也可能有一定疗效。其原理是，限制导致椎管和神经根管狭窄的过伸动作。

当前很少有证据支持应用棘突间撑开装置治疗轴性腰痛。在尸体上进行的生物力学研究表明，一种称为 X-Stop 挡板的棘突间撑开装置可使椎间盘内和间盘后方纤维环的压力降低。腰椎小关节的病理性改变如何引发腰疼依旧存在争论。腰椎关节突关节可传导 25%~47% 的轴向载荷，尸体研究证实棘突间装置可以减少 46% 的小关节接触面积，并减少其 46% 的平均压力和 39% 的节段间压力。理论上讲，棘突间装置可以减轻病变小关节的载荷，从而可能减轻小关节源性腰痛。

二、棘突间撑开装置的分类

1. 允许自由前屈的坚强装置

（1）X-Stop 挡板。

（2）Flexus。

（3）棘间挡板。

2. 限制前屈的坚强装置

（1）Wallis 后方动态稳定系统。

（2）棘间 Locker。

3. 可屈曲装置

（1）非金属：DIAM。

（2）金属：Coflex。

三、多种棘突间装置

（一）IPDs 的应用经验

1. X-Stop 挡板

（1）生物材料：钛（图 33-1）。

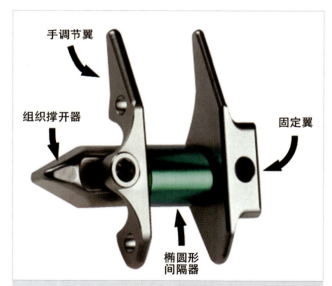

图 33-1 X-Stop 是一种钛质内植物，有固定翼和活动翼，可限制前方和侧方活动。组织扩张器便于其插入棘突间，撑开器限制过伸

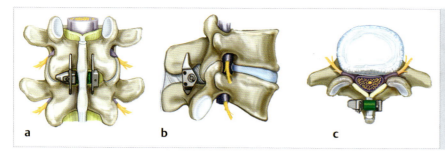

图 33-2 X-Stop 植入过程示意图：(a) 后面观；(b) 侧面观；(c) 轴面观。注意保留棘上韧带

（2）运动机制。

1）X-Stop 通过限制后伸来改善间歇跛行症状（图 33-2）。

2）X-Stop 植入棘突间，但并不影响棘间和棘上韧带。此技术可经正中入路、双侧显露。

3）一项应用 MRI 进行测量的尸体研究表明，X-Stop 可以使脊柱保持后伸的同时，增加 18% 椎管面积，10% 椎管直径，25% 椎间孔面积，以及 41% 椎间孔宽度。

（3）X-Stop 允许脊柱前屈。

（4）临床疗效。

1）神经性间歇性跛行：一项前瞻性随机对照多中心研究对比了 X-Stop 和非手术治疗的椎管狭窄病例，其有臀部、腹股沟或下肢疼痛，在前屈时消失。2 年随访结果表明，X-Stop 在所有时间点均可提高活动能力，改善症状，提高满意度评分。X-Stop 组的 2 年内再手术率是 6%，与腰椎减压手术类似。本研究的不足之处是缺乏盲法，并有失访病例；更主要的是，并未将 X-Stop 与传统椎管减压进行对比。另外，各研究中心的结果并不一致。

2）轴性腰痛：尸体生物力学研究表明，通过此装置进行撑开后，椎间盘内压力明显降低。另有研究表明，其可减少小关节接触面积和关节内压力。因此，一些研究人员建议将其用于轴性腰痛的治疗。但是，目前并无临床数据来支持这一观点。

（5）并发症和失败病例。

内植物脱位和棘突骨折均有报道。伤口裂开、血肿形成、内植物位置不佳和内植物相关腰痛也有报道。

（6）禁忌证：低骨密度和骨质疏松症可能会造成出棘突骨折或内植物脱位。

（7）争议：尽管一项前瞻性多中心随机对照临床试验证实了 X-Stop 治疗伴 I 度滑脱的腰椎管狭窄症的临床效果，但其他研究则报道了 58% 的手术翻修率。因此，有研究人员认为，任何程度的腰椎滑脱都是 X-Stop 应用的

禁忌证。

（8）尽管短期随访研究报道了应用 X-Stop 在术后 1 年随访时的良好效果，但更多的回顾性研究则指出其疗效并不理想，且有较高的再手术率（30%）。

2. Flexus

（1）材质：聚醚醚酮（PEEK）。

（2）机制：与 X-Stop 类似，Flexus 可限制腰椎过伸活动，因此可改善神经性间歇跛行症状。此装置可通过单侧入路植入，因此可进一步降低软组织损伤。

（3）临床应用：此装置用于治疗轻至中度的腰椎管狭窄症。一项前瞻性的随机临床试验正在进行，比较 Flexus 和 X-Stop 的安全性和有效性。目前尚无临床数据。

（4）并发症和失败病例：无临床数据。

（5）禁忌证：尽管可以从 X-Stop 的应用中推测其禁忌证，但尚无实际临床数据。

3. 棘间挡板系统

（1）材质：钛。

（2）机制：经皮植入病变节段棘突之间。棘上和棘间韧带可获得保留。

1）限制后伸。

2）保持手术节段的生理性中立位和前屈活动（10°）。

3）比 X-Stop 体积更小。

（3）临床应用：

1）伴放射痛的中度椎管狭窄：一项 12 个月随访研究表明，该装置可使 53% 的下肢症状改善。

2）伴轴性痛的中度椎管狭窄：可使 49% 的具有轴性疼痛的椎管狭窄症状改善。

3）一些医生建议可将其用于门诊患者。

（4）并发症和失败病例：常规外科手术并发症如切口感染、持续疼痛已有报道。目前尚无长期随访数据，因此，并发症和手术翻修率无法确定。

（5）禁忌证：重度滑脱、椎体骨质疏松、躯干前屈

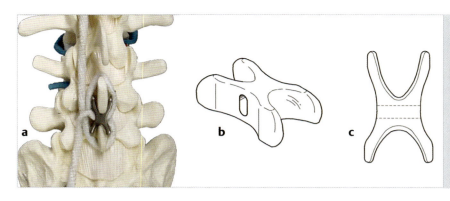

图33-3　棘间 Locker 系统。（a）锁定装置植入：钛质的棘突间装置通过聚乙稀韧带与棘突相连。（b,c）装置呈 H 形，有法兰，正中有孔。

时持续性腰腿痛。

4. 棘间 Locker 系统

（1）材质：钛，通过聚乙烯韧带与棘突相连（图33-3）。

（2）力学机制。

1）不稳节段的稳定性：在完整的脊柱上，Locker 可以减少屈伸活动度，但对轴向和侧方活动无影响。

2）减压手术后的稳定：与在完整脊柱中类似，Locker 可以减少不稳节段的屈伸活动度；但是它不能对旋转不稳施加影响。

3）棘突间撑开、降低椎间盘内压力（后方和中央）、降低后伸和侧屈时的小关节载荷。

4）生物力学研究发现，此装置不改变相邻节段的活动度和椎间盘内压力。在相邻节段，各方向活动度都得以保留。另外，相邻节段前、后方纤维环和中间髓核的压力并无明显变化。

（3）Lee 等建议该装置在临床中可用于多种腰椎退变性疾病，如腰椎管狭窄症、低度退变性滑脱（Ⅰ度）、椎间盘突出复发、预防相邻节段退变和伴潜在不稳的较大椎间盘突出。

（4）并发症和失败情况：目前并无长期随访数据。理论上讲，此内植物可能长入相邻骨内，也可能松动。

（5）禁忌证：

1）无法植入器械的情况：腰椎后方结构缺如，棘突不完整或严重骨质疏松。

2）此器械不提供轴向稳定力量，因此应考虑其在多向不稳定病例中是否适用。

5. Wallis 后方动态稳定系统：

（1）材质：坚强 PEEK 材料，并有两条多酯涤纶条带。

（2）力学机制：

1）棘突间撑开器使脊柱前屈，并限制后伸：早期随访结果表明，此装置可使椎间角度减小、椎间盘前方高度降低、后方高度增大。

2）撑开装置被两条涤纶条带固定在棘突间，后者绕过头侧和尾侧的棘突加以固定，从而防止松脱并限制脊柱前屈（图33-4）。

3）体外生物力学研究提示，在椎间盘切除模型中，此装置可使固定节段保持接近于正常的活动度。另外，有限元模型分析证实，它可使椎间盘载荷减小，使应力通过棘突传递。

（3）临床应用。

1）作为椎管狭窄或椎间盘突出的一种可替代融合术的方法：一项平均随访13年的回顾性研究报道，此装置可成功用于单纯椎管狭窄、椎管狭窄伴椎间盘突出、单纯椎间盘突出或椎间盘突出复发。报道认为，其临床疗效良好，80% 的器械得以保留，患者满意率高（95%）（通过 SF-36 和 ODI 进行评测，VAS 评分用来评价腰腿痛）。尽管此装置可使 80% 的患者避免融合手术，但仍有 20 例患

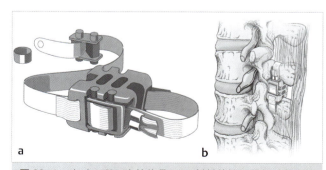

图33-4　（a）Wallis 内植物是 PEEK 材料的撑开器加两条涤纶条带。（b）Wallis 撑开器由两条涤纶条带固定在棘突间用来防止松脱并限制脊柱前屈

者（共107例患者）最终取出了装置并进行了融合。

2）防止相邻节段椎间盘退变：一项前瞻性研究表明，术后5年随访时Wallis可降低腰骶段固定节段上方相邻节段的退变率，并避免未固定节段融合。在短固定节段的近端使用Wallis的患者情况（年龄、诊断、节段）与未应用Wallis组进行对照。影像学证据显示：相邻节段退变（ASD）的发生率在Wallis组是4.1%，而对照组是28.6%。5年随访时，有症状且需要进一步治疗的ASD在对照组是14%，而Wallis组是0。

3）单纯Modic Ⅰ型改变的慢性腰痛（暂无数据支持）。

（4）并发症和失败情况

1）曾有报道在应用第一代器械时有感染和椎板骨折发生。

2）在复发性椎间盘突出病例中应用第二代器械时，有浅表和深部感染、硬膜撕裂的报道。

（5）禁忌证

1）椎间盘突出复发：一项回顾性研究评价了在首次进行腰椎间盘切除术后，应用Wallis在防止椎间盘突出复发和进一步手术方面的情况。研究人员报道，13%的椎间盘突出复发发生在初次手术后1~9个月。复发的病例中，有40%再次行椎间盘切除和融合。研究人员认为，此装置在防止椎间盘突出再复发时效果不佳。

2）不适合放置此器械的情况：腰椎后方结构不完整、峡部裂性滑脱、棘突缺如、骨质疏松。

3）重度滑脱、椎间盘明显退变和塌陷。

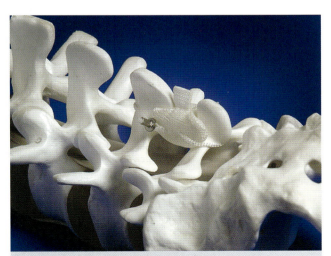

图33-5　DIAM内植物包含硅树脂内核，可插入棘突间，并以3条绳索环绕相邻棘突

6. DIAM（Device for Intervertebral Assisted Motion）固定系统

（1）材质：聚酯包被的硅树脂内核。

（2）力学机制：H形的装置置于棘突间，并以3条绳索包绕棘突和棘上韧带（图33-5）。与X-Stop类似，植入DIAM可保留棘间和棘上韧带。

1）在固定节段减少活动度，相邻节段不受影响。一项三维有限元分析比较了应用DIAM前后L3~S1节段的情况，发现在L4~L5应用DIAM后的前屈活动减少43%，后伸减少17%，相邻节段无明显变化。

2）降低椎间盘内压力并减少病变小关节载荷：Bellini等也报道了椎间盘内压力在前屈时减少27%，后伸时减少51%，轴向减少6%。对于头端和尾端的相邻节段来说，纤维环载荷也分别减少26%和8%。

3）椎间盘切除术后，DIAM基本保留中立区和屈伸活动弧至接近正常的水平，但并不增加旋转稳定性。

（3）临床应用：可应用此装置的疾病谱很广，包括相邻椎间盘病变、小关节紊乱、椎间盘突出伴腰背痛、脊柱失稳、腰椎管狭窄等。在神经减压后应用DIAM的临床满意率是97%。然而，Kim报道的另外一组病例则表明DIAM并无明显优势。因此，目前缺乏理想的临床和实验室数据。

（4）并发症和失败情况：疲劳断裂的可能性不大；此装置在物理载荷下经受了500万次循环试验。

（5）禁忌证：不适合植入器械者（如腰椎后方结构不完整、峡部裂性滑脱、棘突不完整等）。退变性滑脱、明显脊柱畸形和骨质疏松也不是DIAM的理想适应证。

7. Coflex：棘突间U形装置

（1）材质：钛质撑开器。

（2）力学机制：U形装置放在棘突间，由两个突缘夹持上下棘突进行固定。要去除棘上韧带和棘间韧带（图33-6）。

1）生物力学研究表明，Coflex可限制固定节段的屈伸活动。

2）在脊柱失稳的尸体标本中，Coflex装置也可为屈伸和旋转活动提供部分稳定。

3）与PLIF相比，Coflex并不明显增加相邻节段活动度。在PLIF组，有33.3%的患者上方相邻节段活动度增加5°，而在Coflex组则只有11%的比例。

（3）临床应用。

1）椎管狭窄症伴节段间不稳的替代治疗手段（图

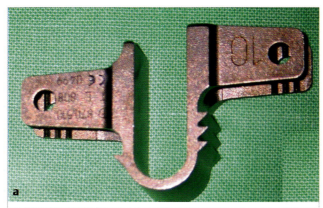

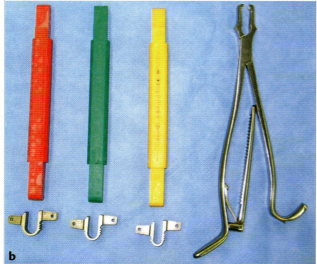

图33-6 （a）棘突间Coflex这种U形装置是非坚强钛质材料，带有侧方法兰。Coflex插入棘突间，并以法兰钳夹到相邻棘突上。（b）不同大小的Coflex和模板

33-7）：一项回顾性研究针对腰椎管狭窄和轻度不稳的病例［Ⅰ度退变性滑脱，和（或）在侧位像上显示有超过10°节段间活动度］分别应用PLIF或腰椎减压加用Coflex

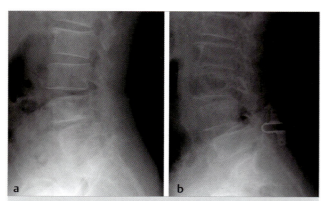

图33-7　L4~L5节段Ⅰ度滑脱病例。（a）植入Coflex前。（b）植入Coflex后

装置。两组病例均取得了明显并相似的临床疗效，然而，融合手术的相邻节段活动度明显增大。

2）一项前瞻性病例对照研究评价了在腰椎管狭窄症减压手术病例中应用Coflex的情况。研究人员将单纯减压和减压加Coflex的病例进行对比，发现在临床疗效和患者满意度方面无明显差异。

（4）并发症和失败情况：Park等报道了一些内植物周围透亮区和滑脱进展的情况。疲劳断裂极少出现，因为它的疲劳应力远高于实际的物理载荷。另外，中期随访报道了腰椎管狭窄病例中的椎间盘突出，下肢症状残留和椎间盘突出复发的情况。

（5）禁忌证：严重的节段间不稳，重度和峡部裂性的滑脱，严重侧凸和后凸畸形被认为是Coflex的禁忌证。可能由于松动、骨质疏松时的骨侵蚀或进展性不稳导致内植物松动。

四、小结

有症状的轻中度椎管狭窄且保守治疗无效的病例可应用动态稳定装置，通过间接减压防止脊柱融合，进而避免相邻节段退变加速。

棘突间撑开装置可分为坚强和非坚强两类，其可限制脊柱后伸，并保留不同程度的屈曲功能。

多数此类装置的应用效果都优于保守治疗，目前并无将其与直接减压进行对比的研究。

对棘突间装置的安全性、临床疗效和并发症进行的科学评估和长期随访研究较为缺乏。

五、参考文献

［1］Sénégas J. Mechanical supplementation by non-rigid fixation in degenerative intervertebral lumbar segments: the Wallis system [J]. Eur Spine, 2002, 11 Suppl 2: S164-S169.

［2］Siddiqui M, Karadimas E, Nocol M, et al. Influence of X Stop on neural foramina and spinal canal area in spinal stenosis [J]. Spine, 2006, 31: 2958-2962.

［3］Swanson KE, Lindsey DP, Hsu KY, et al. The effects of an interspinous implant on intervertebral disc pressures [J]. Spine(Phila Pa1976), 2003 Jan 1, 28(1): 26-32.

［4］Dreyfuss PH, Dreyer SJ. Lumbar zugapopysial(facet)joint injection [J]. Spine, 2003, 3 (3 Suppl): 50S-59S.

［5］Berven S, Tay BB, Colman W, et al. The lumbar zygaphyseal(facet) joints: a role in the pathogenesis of spinal pain syndromes and degenerative spondylolisthesis [J]. Semin Neurol, 2002, 22: 187-196.

［6］Yang KH, King AI. Mechanism of facet load transmission as a hypothesis for low-back pain [J]. Spine, 1984, 9: 557-565.

［7］Wiseman CM, Lindsey DP, Fredrick AD, et al. The effect of an interspinous process implant on facet loading during extension [J]. Spine, 2002, 30: 903-907.

[8] Talwar V, Lindsey DP, Fredrck A, et al. Insertion loads of the X STOp interspinous process distractin system designed to treat neurogenic intermittent claudication [J]. Eur Spine, 2006, 15: 908-912. Epub, 2005 May 31.

[9] Richards JC, Majumdar S, Lindsey DP, et al. The treatment mechanism of an interspinous process implant for lumbar neurogenic intermittent claudication [J]. Spine, 2005, 30: 744-749.

[10] Zucherman JF, Hsu KY, Hartjen CA, et al. A multicenter, prospective, randomized trial evaluating the X STOp interspinous process decompression system for the treatment of neurogenic intermittent claudication: two-year follow-up results [J]. Spine, 2005, 30: 1351-1358.

[11] Lindesy DP, Swanson KE, Fuchs P, et al. The effects of an interspinous implant on the kinematics of the instrumented and adjacent levels in the lumbar spine [J]. Spine, 2003, 28: 2192-2197.

[12] Barbagallo GM, Olindo G, Corbino L, et al. Analysis of complications in patients treated with the X-Stop Interspinous Process Decompression System: proposal for a novel anatomic scoring system for patients selection and review of the literature [J]. Neurosurgery, 2009, 65: 111-119, discussion 119-120.

[13] Andreson PA, Tribus CB, Kitchel SH. Treatment of neurogenic claudication by interspinous decompression: application of the X STOP device in patients with lumbar degenerative psondylolisthesis [J]. Neurosurg Spine, 2006, 4: 463-471.

[14] Verhoof OJ, Bron JL, Wapstra FH, et al. High failure rate of the interspinous disctrction device(X-Stop)for the treatment of lumbar spinal stenosis caused by degenerative spondylolisthesis [J]. Eur Spine, 2008, 17: 188-192. Epub, 2007 Sep 11.

[15] Siddiqui M, Smith FW. Wardlaw D. One-year results of X Stop interspinous implant for the treatment of lumbar spinal stenosis [J]. Spine, 2007, 32: 1345-1348.

[16] Tuschel A, Chavannne A, Eder C, et al. Implant survival analysis and failure modes of the x-stop interspinous distraction device [J]. Spine, 2013, 38: 1826-1831.

[17] Goyal A, Goel VK, Mehta A, et al. Cyclic doads do not compromise functionality of the interspinous spacer or cause damage to the spinal segment: an in vitro analysis [J]. Long Term Eff Med Implants, 2008, 18: 289-302.

[18] Bini W, Miller LE, Block JE. Minimally invasive treatment of moderate lumbar spinal stenosis with the superion interspinous space [J]. Open Orthop, 2011, 5: 361-367.

[19] Shim CS, Park SW, Lee SH, et al. Biomechanical evaluation of an interspinous stabilizing device, Locker [J]. Spine, 2008, 33: E820-E827.

[20] Lee DY, Lee SH, Shim CS, et al. Decompression and interspinous dynamic stabilization using the locker for lumbar canal stenosis associated with lowgrade degenerative spondylolisthesis [J]. Minim Invastive Neurosurg, 2010, 53: 117-121.

[21] Sobottke R, Schluter-Brust K, Kaulhausen T, et al. Interspinous implants(X Stop, Wallis, DIAM)for the treatment of LSS: is there a correlation between radiological parameters and clinical outcome [J]?Eur Spine, 2009, 18: 1494-1503.

[22] Lafage V, Gangnet N, Senegas J, et al. New interspinous implant evaluation using an in vitro biomechanical study combined with a finiteelement analysis [J]. Spine, 2007, 32: 1706-1713.

[23] Senegas J, Vital JM, Pointillart V, et al. Clinical evaluation of a lumbar interspionous dynamic stabilization device(the Wallis system)with a 13-year mean follow-up [J]. Neurosurg Rev, 2009, 32: 335-341, discussion 341-332.

[24] Korovessis P, Repanits T, Zacharatos S, et al. Does Wallis implant reduce adjacent segment degeneration above lumbosacral instrumented fusion [J]? Eur Spine, 2009, 18: 830-840.

[25] Floman Y, Millgram MA, Smorgick Y, et al. Failure of the Waillis interspinous iplant to lower the incidence of recurrent lumbar discherniations in patients undergoing primary disc excison [J]. Spinal Disord Tech, 2007, 20: 337-341.

[26] Bellini CM, Galbusera F, Raimondi MT, et al. Biomechanics of the lumbar spine after dynamic stabilization [J]. Spinal Disord Tech, 2007, 20: 423-429.

[27] Phillips FM, Voronov LI, Gaitanis IN, et al. Biomechanics of posterior dynamic stabilizing device(DIAM)after facetectomy and discectomy [J]. Spine, 2006, 6: 714-722.

[28] Taylor J, Pupin P, Delajoux S, et al. Device for intervertebral assisted motion: technique and initial results [J]. Neurosurg Focus, 2007, 22: E6.

[29] Mariottini A, Pieri S, Giachi S, et al. Preliminary results of a soft novel lumbar intervertebral prothesis(DIAM)in the degenerative psinal pathology [J]. Acta Neurochir Suppl, 2005, 92: 129-131.

[30] Kim KA, McDonald M, Pik JH, et al. Dynamic intraspinous spacer technology for posterior stabilization: case-control study on the safety, sagittal angulation and pain outcome at 1-year follow-up evaluation [J]. Neurosurg Focus, 2007, 22: E7.

[31] Trautwein FT, Lowery GL, Wharton ND, et al. Determination of the in vivo posterior loading environment of the Coflex interlaminarinterspinous implant [J]. Spine, 2009, 10: 244-251.

[32] Tsai KJ, Murakami H, Lowery GL, et al. A biomechanical evaluation of an interspinous device(Coflex)used to stabilize the lumbar spine [J]. Surg Orthop Adv, 2006, 15: 167-172.

[33] Kong DS, Kim ES, Eoh W. One-year outcome evaluation after interspinous implantation for degenerative psinal stenosis with segmental instability [J]. Korean Med Sci, 2007, 22: 330-335.

[34] Richter A, Schutz C, Hauck M, et al. Does an interspinous device(Coflex) improve the outcome of decompressive surgery in lumbar spinal stenosis?One-year follow up of a prospective case control study of 60 patients [J]. Eur Spine, 2010, 19: 283-289.

[35] Park SC, Yoon SH, Hong YP, et al. Minimum 2-year-follow-up result of degenerative spinal stenosis treated with interspinous u(Coflex) [J]. Korean Neurosurg Soc, 2009, 46: 292-299.

[36] Sun HL, Li CD, Liu XY, et al. Mid-term follow-up and analysis of the failure cases of interspinous implants for degenerative lumbar diseases [in Chinese] [J]. Beijing Da Xue Xue Bao, 2011, 43: 690-695.

第三十四章　棘突间撑开装置的临床疗效与并发症

著者：Kern Singh，Alejandro Marquez-Lara，Sreeharsha V.Nandyala，Miguel Pelton
审校：王丰，马超
译者：张宇鹏

腰椎管狭窄症是一种影响老年人健康和生活质量、限制生活自理能力的疾病。广泛累及椎间盘的退变性改变、黄韧带肥厚、小关节增生均可导致中央椎管、侧隐窝或椎间孔狭窄。从解剖上看，这些狭窄导致腰骶神经受压、无菌性炎症发生和动态不稳。其临床表现包括行走或久站后出现的各种疼痛和不适，可放射至一侧或双侧臀部、大腿、下肢和足。往往可见到前屈时症状缓解，表现为"购物车征"。

腰椎管狭窄症的病例，棘突间撑开装置可用于神经结构减压、限制过伸并缓解神经性跛行。这些装置对于难以耐受大手术的老年患者极具吸引力。理论上讲，撑开装置允许进行微创入路操作，同时可对椎管进行有效的间接减压。尽管这种装置已经问世一段时间，但尚无可靠数据对其确切适应证和禁忌证进行总结。最近对 X-Stop、Wallis、DIAM、Coflex 等装置的研究均认为其用于退变性腰椎管狭窄症、椎间盘源性腰痛、椎间盘突出症和滑脱的临床疗效满意。

本章基于现有文献对其适应证和禁忌证的研究展开分析。另外，还会指出每种设备的并发症及其预防措施。

一、原理和分型

除了各自特殊的设计之外，所有棘突间撑开装置都通过牵引椎管、限制过伸、产生局部前屈来发挥作用。这些装置所造成的局部后凸可有效减轻后方结构应力，包括小关节和椎间盘等。由于它是静态设计，不会产生压缩，可在棘突间产生长期牵拉力（表34-1）。动态棘突间撑开装置包括弹性材料，允许更多的屈伸活动。近来，经皮棘突间撑开装置投入使用，其通过更小的切口和应用特制拉钩，允许其他更小的内植物的使用。

二、适应证和禁忌证

棘突间撑开装置可在下列疾病的应用中使相应节段屈曲，同时限制过伸：Meyerding Ⅰ度退变性滑脱，2个节段以内的退变性腰椎中央管狭窄（L1~L5），侧隐窝/椎间孔狭窄（轻到中度），小关节综合征，腰椎间盘突出症以及腰椎手术后相邻节段疾病（所谓的"Topping Off"）。

禁忌证包括：Ⅰ度以上滑脱、肿瘤、峡部裂滑脱和重度骨质疏松症。L5~S1 节段是相对禁忌证，因为此处常无 S1 棘突和棘上韧带。创伤后节段不稳和大于 25° 的重度腰椎侧凸也是禁忌证。由于缺乏文献支持，3 个节段病变是相对禁忌证。节段强直也是相对禁忌证，因为无法撑开后柱结构。

三、动态装置（可压缩）的临床疗效

（一）DIAM

DIAM 是一种聚乙烯包被的硅酯材质的棘突间装置，其通过两个设计来确保安全：一是包绕上位棘突，一是包绕下位棘突（表34-1）。Fabrizi 等最近报道了应用 DIAM 8 年的临床疗效。共有 1315 例患者，诊断包括：退变性椎间盘病（478 例），椎管或椎间孔狭窄（347 例），椎间盘突出（283 例），退变黑间盘和小关节综合征（143 例）以及 Topping-Off 手术（64 例）。上述病例分别在术后 2 个月、6 个月和 12 个月对症状的严重程度、身体功能和影像学结果进行评价。另外，应用 ZCQ、EQ-5D、VAS 和 MacNab 进行生活质量和自我疼痛评价。术后 1 年随访发现，ZCQ 分数增长了近 20 分，EQ-5D 增长了 40 分。腰痛的平均 VAS 评分也明显降低至 5.13 分。

多项研究对 DIAM 的适应证进行了验证。Taylor 等建议其最佳适应证为轻中度椎管狭窄症、小关节囊肿综合征、Ⅱ度以内滑脱及前屈时症状能够缓解的神经性间歇性跛行。Sur 等建议可将其扩展至腰椎融合术后相邻节段退变。但此项指征尚未获得长期随访数据支持。然而，之前的尸体标本生物力学试验报道，DIAM 可使运动节段前屈和后伸的活动度减小，并为相邻节段提供稳定性。此项指征的广泛应用尚需进一步研究。

Buric 和 Pulidori 随访了 52 例应用 DIAM 治疗的患者后发现，经 4 年随访后，腰痛的 VAS 和 RMDQ 评分明显

表 34-1 棘突间装置的分类

名称	分类	特点	内植物
DIAM	动态	聚乙烯包被的硅树脂材质的棘突间弹性内植物	
Coflex	动态	U 形钛材质，可在减压之后植于棘突间	
X-Stop	静态	全钛质材料，椭圆形内核，由两个侧翼进行稳定，可骑跨在棘突上	
Wallis	静态	PEEK 材料，通过涤纶带子固定在棘突上	
Falena	静态	由一个主杆和两个翼状结构组成。尚包括一个可活动的帽状结构，允许无创穿过棘间韧带	
Aperius	经皮/动态	一种可扩张的装置，经皮植入棘突间，然后撑开	

名称	分类	特点	内植物
Superion	经皮 / 动态	单片钛质内植物，可经皮植入棘突间	

改善，且未报道并发症。他们将 DIAM 应用在 Pfirrmann 3 或 4 级的椎间盘退变且 Modic 改变在 1 或 2 级以内的患者。与基线值相比，术后 2 个月（3.7，95% CI 3.1~4.2）和 48 个月（3.1，95% CI 2.5~3.6）的疼痛均明显改善。功能障碍评分在术后 2 个月和 48 个月时相似。48 个月时，67.3% 的患者达到了最小的有临床意义的差值（Minimum Clinically Important Difference，MCID）：≥ 1.5 单位的 VAS 分数改善，且 78.9% 的患者达到了 RMDQ 分数的 MCID（30% 以上改善）。这些结果支持应用 DIAM 作为一种治疗方案来处理轻中度椎管狭窄症。

其他几项未设置对照组或疼痛评估的研究发现，应用 DIAM 可使术后疼痛明显缓解。Schiavone 和 Pasquale 发现，1 年随访时不伴放射痛的机械性腰痛获得 84% 的缓解。Mariottini 等在 43 个神经减压病例中应用了 DIAM，其满意率为 97%。因此，对于退行性椎间盘病所致的腰痛，DIAM 可作为保守治疗失败后的一项可选择措施。

（二）Coflex 棘突间动态稳定装置

Coflex 是一种可压缩的 U 形钛质器械，可在椎管减压后植于棘突间（表 34-1）。其可对后柱提供弹性支持，共有 5 种型号（8mm、10mm、12mm、14mm 和 16mm）。其支持者认为，它可被用来治疗椎间盘突出、退变性椎间盘病、脊柱侧凸、椎管狭窄症和不稳。其中的一个设计理念认为，它允许用于相邻节段。

Kong 等设想，植入棘突间撑开装置可以在椎管狭窄合并轻度节段不稳的病例中获得与 PLIF 相似的临床疗效，且其不干扰相邻节段，因此优于 PLIF。对 18 例患者进行了 Coflex 植入合并腰椎管减压，并与 24 例 PLIF 进行对比。所有患者术前均为轻度滑脱（Ⅰ度），并在术后 12 个月行 VAS 和 ODI 评分。尽管两组均在 VAS 和 ODI 分数上有 50% 以上的明显改善，但上位相邻节段间活动度（ROM）在 PLIF 组较 Coflex 组明显增加。ROM 增加超过 5° 的患者

数量分别是：PLIF 组 8 例（共 24 例，占 33.3%），Coflex 组 2 例（共 18 例，占 11.1%）。因此研究人员认为，在轻度滑脱中 Coflex 可以降低上位相邻节段应力。

在一项类似的研究中，Park 等对 18 例应用 Coflex 且包括或不包括椎间孔减压的病例与 17 例单纯行椎间孔减压和部分椎板切除病例的 23 个月随访数据进行了回顾性对比分析。两组的 VAS 评分 [器械组（8.5 ± 1.0）~（3.8 ± 1.7），单纯减压组（7.7 ± 1.2）~（2.5 ± 1.1）] 和日常活动评分 [ADL，器械组（1.4 ± 0.6）~（2.5 ± 0.8），单纯减压组（1.6 ± 0.7~2.8 ± 0.8）] 与术前相比均明显改善。

Richter 等将 30 例腰椎管减压 +Coflex 植入的病例与 30 例单纯行腰椎管减压的病例进行回顾性对比分析，评价指标为 ODI、VAS、RMDQ 和无痛行走距离。手术适应证为一或两个节段轻度腰椎管狭窄症和 Ⅰ 度滑脱。双侧减压操作包括部分椎板切除、黄韧带去除和部分小关节切除。30 例患者加用 Coflex 植入。1 年随访时，两组的 ODI、VAS 和 RMDQ 分数均提高 50%。无痛行走距离也都明显提高，较基线平均提高 1 000m。然而，在相同的随访时间点内，两组的患者满意度和主观手术愿望无明显差异。这提示 Coflex 与传统减压手术相比并无额外的临床价值。虽然数项研究证实其在腰腿痛的 VAS 和 ODI 评分方面 Coflex 较保守治疗有优势，但仍尚需进一步的前瞻性、随机化、长期随访研究以充分证明其临床价值和性价比。

（三）静态非压缩性装置的临床效果

1. X-Stop 棘突间装置

X-Stop 是一种纯钛内植物，包括椭圆形中央内核和可将其固定的两个侧翼，可作为两个部件插入后互相锁定，并横跨在棘突上。扩张器可使其轻松插入棘突间（表 34-1）。两翼可限制前方和侧方活动。撑开器可限制后伸。

Abrams 等最近发表了他们对于 285 例应用 X-Stop 的大宗临床病例的 21 个月的随访结果。58 例（20.4%）患

者存在滑液囊肿导致的椎管狭窄症。而这 58 例患者中有 12 例存在 3mm 以上的小关节囊肿。无滑液囊肿、滑液囊肿小于 3mm 和大于 3mm 的病例，其 ODI 分数分别为 15.6 分、15.8 分、16.2 分。VAS 分数分别提高了 2.3 分、1.8 分和 2.3 分。患者满意率（非常满意和基本满意）分别是 72.4%、82.0% 和 77.8%。

针对 X-Stop 在腰椎管狭窄症中应用的单中心非对比研究的满意率结果各有不同。Brussee 等对 65 例应用 X-Stop 的病例进行了平均 12 个月的随访。通过 SF-36 和 ZCQ 进行的评估结果显示，疗效良好者占 31%，未缓解或症状复发者占 9%，需要进行二次手术者占 9%。Lee 等应用瑞士腰椎管狭窄症问卷对 10 例手术患者进行了 11 个月的系统随访，其中 7 例有某种程度的满意（5 例非常满意，2 例基本满意）。Siddiqui 等报道指出，患者在 12 个月随访时的 ZCQ、ODI 和 SF-36 评分均明显提高。这 40 例患者中，平均 ODI 分数从 48 分降为 37 分，ZCQ 满意率为 71%，SF-36 分数降低了 20 分。

2. Wallis 后方动态稳定系统

Wallis 装置包括一个 PEEK 材料的棘突间撑开器，其通过涤纶绳索锚定在棘突上（表 34-1）。撑开器为 H 形，可卡在两个棘突间。额外的稳定性由缠绕在棘突上的涤纶绳索提供。

数项研究已经对 Wallis 的应用指征进行了验证。多数研究者认为，当患者有轻度椎管狭窄症或由于退变性椎间盘病导致的椎间盘源性腰痛时，Wallis 是一种保守但有效的缓解疼痛的方法。为了检验 Wallis 装置防止椎间盘突出复发的能力，Floman 等在 37 例行初次椎间盘摘除的病例中应用了 Wallis。平均随访 16 个月，其 ODI、腰痛的 VAS 评分、腿痛的 VAS 评分均较术前明显降低（从 43 分到 12.7 分，从 6.6 分到 1.4 分，从 8.2 分到 1.5 分）。但是，5 例（13%）出现了 CT 扫描证实的椎间盘复发导致的腿痛。这个结果说明，Wallis 无法应对纤维环缺损，从而允许前屈和旋转活动，进而导致髓核进一步突出。因此，Wallis 不应在有椎间盘复发风险的病例中应用。

3. Falena 棘突间装置

Falena 棘突间装置包括两个翼状结构的组件，其主杆的两端分别有两翼。可活动的帽状结构允许对棘间韧带的无创性环绕（表 34-1）。制造商建议的适应证为伴椎管狭窄症在局麻下行微创减压手术者。一项研究分析了 26 例病例随访 6 个月的临床疗效。ODI 从术前的 48.9 分降至术后

的 31.2 分。VAS 评分也从 7.6 分降为 3.6 分。未来需要进一步的长期随访的前瞻性研究来支持这些短期随访结果。

（四）经皮／动态装置的临床疗效

1. Aperius 经皮腰椎棘突间减压系统

Aperius 装置是目前在欧洲应用的较新的第一个经皮棘突间减压系统。取与中线平行、距棘突 4~6cm 的小切口（大约 1.5cm）。透视引导下插入套管并将其植于棘突间。经皮逐级植入较大套管（8mm、10mm、12mm 和 14mm）。内植物的位置由两翼结构固定（表 34-1）。

Postacchini 等最近针对中重度椎管狭窄症进行了一项对比研究。一组应用 Aperius 装置，另一组采用开放减压方式。在术后 24 个月的终末随访时，Aperius 组的 ODI 较开放减压组平均降低了 29 分。另外，中度狭窄症亚组的 ZCQ 表明，Aperius 组结果为差的比例为 40%，开放减压组是 31%。对于重度椎管狭窄症亚组，结果为差的比例分别为 69% 和 11%。这些结果提示，Aperius 仅适用于轻中度椎管狭窄症的治疗，不建议用于重度椎管狭窄症。其他研究发现，这些结果可能导致较高的再手术率，显微减压可能更加适合。

2. Superion 棘突间装置

Superion 是一种单片钛质内植物，可经皮植入症状节段的棘突间（表 34-1）。

Shabat 等最近在一项前瞻性研究中，对 53 例应用 Superion 装置的患者进行 2 年的随访。其指标包括 ODI、SF-12、ZCQ、身体机能和精神机能分数。研究人员发现，术后 2 年随访时的疼痛、功能和健康相关的生活质量改善了 50%。另外，研究显示其未见不良反应，包括感染、内植物断裂、移位或拔出等情况。2 例患者术后由于持续存在的放射性症状进行了椎板切除术。

研究人员认为，其病例结果较高的成功率（74%~89%）源于仔细的病例筛选和由于未切除后方结构而保留的活动度。FDA 的临床试验对比了应用 Superion 和 X-Stop 的短期结果，显示 Superion 在疼痛缓解和腰椎功能恢复方面至少与 X-Stop 相当。此项研究的长期随访结果将明确 Superion 是否可用于中度椎管狭窄症。

3. 棘突间装置与标准减压术的对比

因为棘突间装置的使用目的是在提供足够减压效果的同时避免传统减压术的缺点，多项研究已经将两项技术进行了对比。Sobottke 等将应用 Aperius 的 11 例患者与接受显微减压的 25 例患者 1 年随访结果进行了对比。研

究人员发现，在所有的随访时间点两组患者的 ODI、SF-36、PCS 和 MCS 均无显著性差异。另外，行走耐受性在两组内也基本相仿。棘突间固定组的病例无并发症，而手术减压组的并发症包括 3 例硬膜撕裂。然而，Aperius 组有 27.3%（3 例）患者转为显微双侧减压术。因此研究人员认为，尽管棘突间固定装置代表了一种安全、代价低和并发症少的理念，但仍然需要慎重考虑再手术率。

Skidmore 等将 X-Stop 棘突间装置与保守治疗和椎板切除术进行了对比。此项研究将 131 例中度椎管狭窄症病例随机分配至 X-Stop 组（69 例）和保守治疗组（62 例），并就其临床、生活质量和经济指标进行对比。保守治疗失败且后续进行了椎板切除术者作为第三组。费用指标包括初次和二次治疗花费、随访费用和不良反应相关治疗花费。每个组都进行了费用 / 效益比的计算，结果显示 2 年随访时 X-Stop 组与保守治疗组和椎板切除组相比性价比最高。这些结果支持保守治疗 6 个月仍失败的病例行棘突间固定。

四、并发症

术中对严重骨质疏松症的病例过度牵拉可导致棘突骨折，当时并不明显，术后会表现出来。棘突间装置位置不佳可导致术后持续症状。持续的症状可发生于把棘突间装置植入解剖异常的病例，如韧带纤细，以及相邻棘突互相接触导致过小的棘突间隙。

数项研究认为，可以通过术前认真检查后方结构解剖、正确的患者选择和外科经验来避免。Barbagallo 等最近对 69 例应用 X-Stop 治疗神经性间歇性跛行伴或不伴退变性 I 度滑脱的病例进行了 23 个月的随访研究。研究期间共观察到 8 例发生并发症，包括 4 例器械脱位，4 例棘突骨折。2 例行双相邻节段 X-Stop 治疗后的自发性棘突骨折。基于这些结果，研究人员能够构建一个治疗失败的解剖模型。这些解剖异常包括明显增大的棘突间距、合并小关节肥大、后方 V 形棘突间形态、由于小关节增生导致的棘突根部和尖部空间异常使内植物植入困难以及上位棘突的下表面形状变异。

Bowers 等最近报道了在不合适的人群中应用棘突间装置可能的并发症。研究人员回顾性分析了 13 例由于中央椎管狭窄症而接受 X-Stop 植入手术的患者的 4 年随访结果。9 例为重度椎管狭窄症，4 例为中度，5 例为 I 度滑脱。患者术后即刻的疼痛分数缓解 72%；然而 77%（10 例）

的患者疼痛迅速复发。并发症发生率达到 38%，其中包括 3 例棘突骨折和 2 例新发的放射痛。另外，13 例中有 11 例需要再手术。另一项对 X-Stop 在 46 例患者中的应用的长期随访发现，术后 1 年随访时有 30.4% 的再手术率。研究人员认为，术前选择合适的患者至关重要。

五、小结

棘突间装置对于老年神经性间歇性跛行患者合并腰椎管狭窄症者来说是一个方便的选择。该治疗允许更少的麻醉药的应用、更少的失血量、更短的手术时间，以及与传统减压手术相比更少的术后并发症。然而，为取得理想的疗效，医生必须仔细选择患者。对最近文献的分析表明，其适应证为前屈时腰腿痛确能缓解者、经 6 个月保守治疗失败者、II 度以内滑脱者、伴或不伴小关节囊肿者以及经 CT 扫描证实的两个节段以内的轻至中度椎管狭窄症者。未来需要长期随访的前瞻性随机对照临床试验对此适应证进行修正，以改善患者术后的生活质量。

六、参考文献

[1] An HS, Singh K. Synopsis of spine surgery [M]. 2nd ed. 2008, New York: Thieme. viii, 272 p.

[2] Katz JN, Harris MB. Clinical practice: lumbar spinal stenosis [J]. N Engl J Med, 2008, 358: 818-825.

[3] Suri P, Rainville J, Kalichman L, et al. Does this older adult with lower extremity pain have the clinical syndrome of lumbar spinal stenosis [J]? JAMA, 2010, 304: 2628-2636.

[4] Simmons ED. Surgical treatment of patients with lumbar spinal stenosis with associated scoliosis [J]. Clin Orthop Relat Res, 2001, 384: 45-43.

[5] Hoskins J, Zaglama R, Smith S, et al. Interspinous process devices for motion preservation and fusion [J]. Cntem Spine surg, 2011, 12: 1-5.

[6] Sobottke R, Siewe J, Kaulhausen T, et al. Interspinous spacers as treatment for lumbar stenosis [J]. Seminars in Spine Surgery, 2011, 23: 27-33.

[7] Kuzhta J, Sobottke R, Eysel P, et al. Two-year results of interspinous spacer(X-Stop)implantation in 175 patients with neurologic intermittent claudication due to lumbar spinal stenosis [J]. Eur Spine, 2009, 18: 823-829.

[8] Sandu N, Schaller B, Arasho B, et al. Wallis interspinous implantation to treat degenerativ spinal disease: description of the method and case series [J]. Expert Rev Neurother, 2011, 11: 799-807.

[9] Mariottini A, Pieris S, Giachi S, et al. Preliminary results of a soft novel lumbar intervertebral prosthesis(DIAM)in the degenerative spinal pathology [J]. Acta Neurochir Suppl(Wien), 2005, 92: 129-131.

[10] Richter A, Shütz C, Hauck M, et al. Does an interspinous device(Coflex) improve the outcome of decompressive surgery in lumbar spinal stenosis [J]? One-year follow up of a prospective case control study of 60 patients. Eur Spine, 2010, 19: 283-289.

[11] Nardi P, Cabezas D, Rea G, et al. Aperius PercLID stand alone interspinous system for the treatment of degenerative lumbar stenosis: experience on 152 cases [J]. Spinal Disord Tech, 2010, 23: 203-207.

[12] Bini W, Miller LE, Block JE. Minimally invasive treatment of moderate

lumbar spinal stenisis with the Superion interspinous spacer [J]. Open Orthop, 2011, 5: 361-367.

[13] Masala S, Fiori R, Bartolucci DA, et al. Percutaneous decompression of lumbar spinal stenosis with a new interspinous device [J]. Cardiovasc Intervent Radiol, 2012, 35: 368-374.

[14] Bono CM, Vaccaro AR. Interspinous process devices in the lumbar spine [J]. Spinal Disord Tech, 2007, 20: 255-261.

[15] Kabir SM, Gupta SR, Casey AT. Lumbar interspinous spacers: a systematic review of clinical and biomechanical evidence [J]. Spine, 2010, 35: E1499-E1506.

[16] Sénégas J. Mechanical supplementation by non-rigid fixation in degenerative intervertebral lumbar segments: the Wallis system [J]. Eur Spine, 2002, 11 Suppl 2: S164-S169.

[17] Ramachandran R, Whang PG. Interspinous process decompressions: In: Baaj AA, ed [M]. Handbook of Spine Surgery. New Yrk: Thieme, 2012, 373-377.

[18] Kim DH, Albert TJ. Interspinous process spacers [J]. Am Acad Orthop Surg, 2007, 15: 200-207.

[19] Fabrizi AP, Maina r, Schiabello L. Interspinous spacers in the treatment of degenerative lumbar spinal disease: our experience with DIAM and Aperius devices [J]. Eur Spine, 2011, 20 Suppl 1: S20-S26.

[20] Taylor J, Pupin P, Delajoux S, et al. Device for intervertebral assisted motion: technique and initial results [J]. Neurosurg Focus, 2007, 22: E6.

[21] Sur Y-J, Kong C-G, Park J-B. Survivorship analysis of 150 consecutive patients with DIAM™ implantation for surgery of lumbar spinal stenosis and disc heriation [J]. Eur Spine, 2011, 20: 280-288.

[22] Kim KA, McDonald M, Pik JH, et al. Dynamic intraspinous spacer technology for posterior stabilization: case-control study on the safety, sagittal angulation, and pain outcome at 1-year follow-up evaluation [J]. Neurosurg Focus, 2007, 22: E7.

[23] Buric J, Pulidori M. Long-term reduction in pain and disability after surgery with the interspinous device for intervertebral assisted motion(DIAM)spinal stabilization system in patients with low back pain: 4-year follow-up from a longitudinal prospective case series [J]. Eur Spine, 2011, 20: 1304-1311.

[24] Kim DH, Cammisa FP, Fessler RG. Dynamic Reconstruction of the Spine [J]. New York: Thieme, 2006.

[25] Kong D-S, Kim E-S, Eoh W. One-year outcome evaluation after interspinous implantation for degernerative spinal stenosis with segmental instability [J]. Korean Med Sci, 2007, 22: 330-335.

[26] Park YS, Kim YB, Kim KT. Benefits and weaknesses of interspinous devices in elderly patients with lumbar spinal stenosis-comparative study of interspinous U and devompression surgery alone [J]. Kor Spine, 2009, 6: 1-5.

[27] Kaech DL, Jinkins JR. Spinal Restabilization Procedures: Diagnostic and Therapeutic Aspects of Intervertebral Fusion Cages, Artifical Discs, and Mobile Implants [J]. Boston, MA: Elsevier Science, 2002.

[28] Abrama J, Hsu K, Kondrasdhov D, et al. Treatment of facet cysts associated with neurogenic intermittent claudication with X-Stop [J]. Spinal Disord Tech, 2013, 26: 218-221.

[29] Brussee P, Hauth J, Donk RD, et al. Self-rated evaluation of outcome of the implantation of interspinous process distraction(X-Stop)for neurogenic claudication [J]. Eur Spine, 2008, 17: 200-203.

[30] Lee J, Hida K, Seki T, et al. An interspinous process distractor(X STOP) for lumbar spinal stenosis in elderly patients: preliminary experiences in 10 consecutive cases [J]. Spinal Disord Tech, 2004, 17: 72-77, discussion 78.

[31] Siddiqui M, Smith FW, Wardlaw D. One-year results of X Stop interspinous implant for the treatment of lumbar spinal stenosis [J]. Spine, 2007, 32: 1345-1348.

[32] Sénégas J, Vital JM, Pointillart V, et al. Long-term actuarial survivorship analysis of an interspinous stabilization system [J]. Eur Spine, 2007, 16: 1279-1287.

[33] Reith M, Richter M. Results of the Wallis interspinous spacer [in German] [J]. Orthopade, 2010, 39: 580-584.

[34] Floman Y, Millgram MA, Smorgick Y, et al. Failure of the Wallis interspinous implant to lower the incidence of recurrent lumbar discherniations in patients undergoing primary disc excision [J]. Spinal Disord Tech, 2007, 20: 337-341.

[35] Postacchini R, Ferrari E, Cinotti G, et al. Aperius interspinous implant versus open surgical decompression in lumbar spinal stenosis [J]. CORD Conference Proceedings, 2011, 11(10): 933-939.

[36] Sobottke R, Röllinghoff M, Siewe J, et al. Clinical outcomes and quality of life 1 year after open microsurgical decompression or implantation of an interspinous stand-alone spacer [J]. Minim Invasive Neurosurg, 2010, 53: 179-183.

[37] Shabat S, Miller LE, Block JE, et al. Minimally invasive treatment of lumbar spinal stenosis with a novel interspinous spacer [J]. Clin Interv Aging, 2011, 6: 227-233.

[38] Miller LE, Block JE. Interspinous spacer implant in patients with lumbar spinal stenosis: preliminary results of a multicenter, randomized, controlled trial [J]. Pain Res Treat, 2012.

[39] Minns RJ, Walsh WK. Preliminary design and experimental studies of a novel soft implant for correcting sagittal plane instability in the lumbar spine [J]. Spine, 1997, 22: 1819-1825, discussion 1826-1827.

[40] Skidmore G, Ackerman SJ, Bergin C, et al. Cost-effectiveness of the X-STOP®interspinous spacer for lumbar spinal stenosis [J]. Spine, 2011, 36: E345-E356.

[41] Barbagallo GM, Olindo G, Corbino L, et al. Analysis of complications in patients treated with the X-Stop Interspinous Process Decompression System: proposal for a novel anatomic scoring system for patients selection and review of the literature [J]. Neurosurgery, 2009, 65: 111-119, discussion 119-120.

[42] Bowers C, Amini A, Dailey AT, et al. Dynamic interspinous process stabilization: review of complications associated with the X-Stop device [J]. Neurosurg Focus, 2010, 28: E8.

[43] Anderson PA, Tribus CB, Kitchel SH. Treatment of neurogenic claudication by interspinous decompression: application of the X STOP device in tatients with lumbar degenerative spondylolisthesis [J]. Neurosurg Spine, 2006, 4: 463-471.

[44] Kim DH, Tantorski M, Shaw J, et al. Occult spinous process fractures associated with interspinous process spacers [J]. Spine, 2011, 36: E1080-E1085.

[45] Moojen WA, Arts Mp, Bartels RH, et al. Effectiveness of interpspinous implant surgery in patients with intermittent neurogenic claudication: a systematic review and meta-analysis [J]. Eur Spine, 2011, 20: 1596-1606.

[46] Barbagallo GM, Corbino LA, Olindo G, et al. The"sandwich phenomenon": a rare compication in adjacent, double-level X-Stop surgery: report of three cases and review of the literature [J]. Spine, 2010, 35: E96-E100.

[47] Tuschel A, Chavanne A, Eder C, et al. Implant survival analysis and failure modes of the X-Stop interspinous distraction device [J]. Spine, 2013, 38: 1826-1831.

第三十五章　X-Stop 棘突间撑开装置

著者：Elizabeth Yu，James F. Zucherman

审校：王丰，马超

译者：张宇鹏

一、腰椎管狭窄症

腰椎管狭窄症是由椎管发生狭窄导致马尾神经受压的疾病。狭窄可发生在单个或多个节段。可以是先天性 / 进展性狭窄，获得性 / 退变性狭窄或两者都有。当狭窄继发于退变时，其在 50 岁以上人群中发生较多。

神经性间歇性跛行是腰椎管狭窄症的典型临床表现。其症状由 Verbiest 首先于 1954 年报道 7 例患者时描述。所有患者均有椎管狭窄，症状包括双下肢无力、行走或站立时麻木，休息时缓解。前屈时椎管和椎间孔扩张，神经性跛行症状缓解。治疗方法包括保守治疗和手术治疗。其自然史表现多样，45% 的患者无进展，15% 的患者减轻，30% 的患者加重。

二、治疗

非手术治疗包括止痛药物、支具制动、物理治疗和硬膜外注射。Weinstein 等进行了一项多中心随机对照试验和观察性队列研究对非手术治疗和外科减压进行比较。包括 13 个美国医疗中心，最长 4 年随访。分别在术后 6 周、3 个月、6 个月和 1 年评估 SF-36 和 ODI 分数。研究发现，经 3 个月保守治疗失败的症状性腰椎管狭窄患者行手术减压后的疼痛评分和功能状况在 4 年随访时较继续行保守治疗者明显改善。

三、手术治疗

手术治疗的目的是对硬膜囊进行减压。其步骤包括但不限于椎板切除、椎板开窗、植入棘突间撑开装置。本章重点关注棘突间撑开系统，特别是 X-Stop（图 35-1）。

X-Stop 被用来限制狭窄节段的末期过伸从而缓解症状。它的目标人群是神经性间歇性跛行患者。适用于保守治疗失败且前屈时能够缓解症状者。手术指征是 50 岁以上、能够耐受 50min 连续坐位、行走超过 15.24m 的人群。

多项研究已经对应用 X-Stop 的风险与收益进行了回

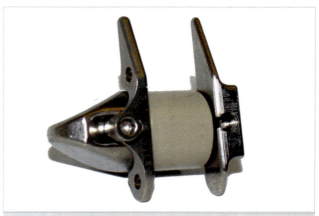

图 35-1　聚醚醚酮（PEEK）材料的 X-Stop 内植物

顾。Zucherman 等进行了一项多中心前瞻性研究，评估其应用第 1 年的疗效。从 2000 年 5 月到 2001 年 7 月，共有 9 个中心的 200 例患者参与研究。患者均进行 MRI 或 CT 扫描证实存在一或两个节段的狭窄。100 例患者被随机分配进入 X-Stop 组，91 个患者进入非手术组。9 个患者在随机化后退出研究。非手术治疗包括一次或多次硬膜外类固醇注射、应用非甾体抗炎药、镇痛药以及物理治疗和支具制动。X-Stop 组的平均年龄是 70 岁，保守组是 69 岁。症状持续时间是 3~4 年。用 SF-36 和 ZCQ 进行量化评价。患者分别在治疗后 6 周、6 个月和 1 年进行随访。术前 ZCQ 分数在两组间无显著性差异。在每个随访时间点，X-Stop 组的患者的 ZCQ 和 SF-36 分数均较非手术组明显提高。研究人员认为，在治疗后 1 年时应用 X-Stop 治疗的神经性跛行病例的临床效果明显优于保守治疗病例，其再手术率相当。

同样的患者群在 2 年和 4 年时再次随访。2 年随访时，93/100 例 X-Stop 病例和 81/91 例非手术病例获得随访。6/93 例 X-Stop 组患者和 24/81 例非手术治疗组患者在 2 年时接受了减压手术。回顾影像学表现，96% 的 X-Stop 病例在 2 年时保持了撑开效果。48.4% 的 X-Stop 组病例的 ZCQ 分数提高，而非手术组仅为 4.9%。同样的受试患者也应用 SF-36 进行了生活质量评估。研究人员收集身体疼痛、整体健康、精神和身体机能、物理功能、情感和物理角色、社会功能等数据。2 年时，与非手术治疗组相比，X-Stop 组在除了整体健康、情感角色和精神机能方面外均较非手术组明显提高。主要生活质量评分，包括物理机能和功能均得以提高。

Kondrashow 等报道在 4 年时有 18 例患者获得随访。平均随访时间是 51 个月，疗效以 ODI 分数进行评价。与术前相比，ODI 分数从 45 分（20~80）下降至 15 分（0~36）。研究人员指出，对腰椎管狭窄症，ODI 和 ZCQ 评分在疗效评价方面结果类似。他们认为，X-Stop 具有持久疗效。

对一项包括 Zucherman 等的持续 5 年的多中心研究数据进行了收集和分析。28 例接受 X-Stop 治疗的患者进行了至少 5 年随访，其纳入标准与之前讨论的相同。平均年龄是 67.5 岁。用 ZCQ 来进行疗效评价。术前术后对比分析显示，在症状严重程度和物理功能方面的平均分数改善了 1 分，而改善 0.5 分即可认为有临床价值。有 1 例 X-Stop 脱位，在试验期间进行了翻修。研究人员总结，通过 5 年的随访，用 X-Stop 能够改善间歇性跛行。

四、生物力学 / 设计原理

已经有生物力学和尸体标本试验用来评估脊柱在屈伸时中央椎管和椎间孔的容积改变。Schmid 等分析了 12 例平均年龄 28 岁的志愿者的 MRI 扫描图像。所有患者 MRI 均正常，未检出椎间盘病变。MRI 扫描其坐位中立位、坐位前屈位、坐位后伸位和仰卧后伸位。两位影像学专家审读了 MRI 扫描结果并测量中央椎管前后径，包括椎间盘层面、椎弓根层面及椎间孔层面。除了 2 例之外，其他病例的个体间评价结果相差在 10% 以内。结果发现，在 L4~L5 节段的坐位前屈位较坐位后伸位的平均横截面积减少了 16.4%，但在椎弓根层面无变化。坐位后伸时的黄韧带厚度是坐位前屈时的 3 倍。在 L1~S1 各节段的椎间盘层面，比较坐位屈、伸位置，椎间孔面积平均减少 23.2%。坐位中立位面积较坐位前屈位增加了 19.2%。研究人员认为，脊柱的位置，特别是坐位后伸位，能够引起椎管和椎间孔面积的改变。Fujiwara 等对尸体标本模型进行研究并评估了 6 个方向上的活动度。尸体贡献者的平均年龄是 69 岁。将全部肌肉去除，留下韧带、椎间盘和神经结构。生物力学测试包括前屈、后伸、侧屈和旋转。用

CT 扫描对椎间孔层面进行测量。前屈增加了 11.3% 的横截面积，后伸减少了 12.0%，侧屈减少 8.4%，对侧椎间孔增加 8.0%，旋转减少 5.7%，对侧增加 6.5%。

对 X-Stop 在椎间孔和椎管区域的影响进行了研究。26 例腰椎管狭窄症患者接受了 X-Stop 植入，评估其术前和术后 MRI 影像。平均年龄是 71 岁。MRI 扫描在患者直立位、坐位中立位和前屈位及后伸位分别进行。在单节段 X-Stop 治疗病例中，椎管面积在直立位和坐位中立位时明显增加。在双节段治疗病例中，椎管面积在直立位和坐位后伸位明显增加。椎间孔面积则在坐位前屈位和坐位后伸位时均增加。另一项研究有相似的结果。一项包括 10 例病例至少随访 9 个月的回顾性 X-Stop 研究证实，MRI 显示术后较术前的硬膜囊面积增加了 22.3%，椎间孔面积增加了 36.5%。Zucherman 团队也评价了患者的 MRI 结果。9 例患者进行了术前及术后平均 6 年的 MRI 检查，用来评估椎管和椎间孔面积。对椎间盘高度和终板角度也进行了测量。结果显示，椎管面积从 $1.27cm^2$ 增加到 $1.42cm^2$，椎间孔面积从 $0.54cm^2$ 增加到 $0.97cm^2$。椎间盘高度和终板角度无明显差异。

器械植入后的矢状面平衡问题日益引起关注。Siddiquis 团队回顾了之前提到过的 26 例患者，观察 X-Stop 对其活动度和椎间盘高度和角度变化的影响。进行站立位、坐位中立位和屈伸位、仰卧位术前及术后 MRI 扫描。测量了坐位屈伸位和仰卧位及直立位的椎间盘高度。腰椎活动度从 L1~S1 的上终板分别在坐位屈伸位进行测量。结果表明，术前与术后的腰椎曲度无明显差异。对两个节段 X-Stop 来说，其尾端节段活动度减小。单节段则无明显变化。术前与术后椎间盘前方和后方高度无明显变化。研究人员总结，X-Stop 对腰椎动力学无明显改变。Schulte 等开展了一项前瞻性研究，包括 20 例接受 X-Stop 植入的患者。所有患者拍摄站立位平片，并进行术前及术后矢状面平衡评估。患者平均年龄 68 岁。5 例接受单节段 X-Stop 植入，14 例接受双节段，1 例接受 3 节段。16/20 例患者的矢状面平衡得以改善，另外 4 例变差。矢状面平均改变 −2.0cm。

Lindsey 等另外回顾了 X-Stop 植入节段和相邻节段的腰椎活动度。测量使用了 7 具尸体标本，年龄为 17~55 岁，对其 L2~L5 节段进行了研究，评价了屈、伸、侧屈和旋转活动。对单节段 X-Stop 在每个节段独立进行植入。研究发现，L3~L4 和 L4~L5 节段的后伸活动度明显减小。

L2~L5 的整体活动度也明显下降。内植物对侧屈和旋转无明显影响。因此，研究人员认为，X-Stop 相邻节段的运动特性未受明显影响。

五、X-Stop 的生物力学效应

X-Stop 被设计为一种治疗腰椎管狭窄症引起的神经性间歇性跛行安全、微创的方法。由于其相对安全、术后恢复快、局麻下容易管理，对许多高龄、骨质疏松和恐惧手术的患者尤其有吸引力，对医生也是如此。Talwar 等对 X-Stop 插入失败载荷和棘突失败载荷进行了研究。4 具尸体标本用来研究 L3~L4 和 L4~L5 的插入失败载荷。对插入最大载荷和平均载荷进行测量。7 具尸体标本用来测量当内植物被放在头端、中间和尾端时的棘突失败载荷。对每具标本都进行了骨密度测量，平均年龄是 64 岁。研究人员发现，X-Stop 的平均侧方插入载荷是 65.6N，平均棘突失败载荷是 316.9N。棘突各区域的平均失败载荷无明显差异。他们发现，棘突的平均失败载荷和骨密度的平方成正比。研究人员认为，对 X-Stop 来说其腰椎棘突的平均失败载荷是侧方插入载荷的 4 倍以上，因此当骨密度大于 -2.8 时可用此装置。

椎间盘压力、小关节载荷以及它们受什么影响，在尸体模型中已有研究。Swanson 等在 8 具腰椎尸体标本中用压力传感器，年龄为 56~80 岁。L2~L5 的每个椎间盘都被施以 700N 的轴向载荷，并在脊柱中立位、后伸和前屈位测量椎间盘内压力。屈曲时使用 7.5N·m 的力矩。将 X-Stop 随后放在 L3~L4 之间并重复测量。研究人员报道，L3~L4 后方纤维环压力和椎间盘内压力也在中立位和后伸位明显降低。L2~L3 和 L4~L5 椎间盘内压力无明显变化。

Wiseman 等评价了应用 X-Stop 后腰椎过伸时的小关节压力。7 具尸体标本用来测量 L2~L3、L3~L4 和 L4~L5 小关节压力。所有标本的轴向载荷为 700N，小关节压力应用压力片进行测量。然后施加 15N·m 的后伸力矩并用压力片进行重新测量。X-Stop 放置在 L3~L4 之间后对模型进行重新测量。结果显示，X-Stop 可使 L3~L4 节段的平均压力降低 39%、接触面积降低 46% 和压力降低 67%。L2~L3 相邻小关节无变化。研究人员总结，X-Stop 在内植物节段降低小关节载荷，且不影响相邻节段载荷。

六、经济考虑

众多研究对腰椎管狭窄症治疗费用进行了总结。

Skidmore 等比较了腰椎管狭窄症非手术治疗和 X-Stop 的花费以及椎板切除术和 X-Stop 的花费。进行了文献回顾，并基于一项包括 131 例病例的多中心随机研究提出了费用 - 效益分析公式。收集了 2 年内的医疗赔偿、低保赔偿和医疗花费。同样计算了生活质量。研究人员认为，对于腰椎管中度狭窄患者，X-Stop 作为一种可在门诊应用的治疗手段，其费用 - 效益比明显优于椎板切除术和保守治疗。

另一方面，Burnett 等也对比了非手术治疗、椎板切除减压和 X-Stop 植入的 2 年随访结果。进行了文献回顾并建立了一个花费 - 效益模型以研究人均花费和美国 16 个州的赔偿以及 3 种治疗手段的医疗赔偿花费。用生活质量评估疗效。椎板切除术被认为是住院治疗手段，X-Stop 则是门诊方法。两个手术组都有额外的非手术治疗花费。治疗进行 2 年时，研究人员认为椎板切除术效率最高，其次是 X-Stop，最后是非手术治疗。Kondrashov 等回顾了 18 例行 X-Stop 单节段或双节段植入并与年龄相匹配的行椎板切除减压的患者进行对比。两组随访时间相当，均为 4 年多。X-Stop 在门诊操作。通过评估每项手术的平均医疗费用，研究人员总结，在对 X-Stop 和椎板切除术进行直接对比时，单节段 X-Stop 的直接医疗费用相当于单节段椎板切除术的 1/3，而双节段则是 1/2。

七、并发症

对使用 X-Stop 的并发症进行了回顾分析。Bowers 等回顾了其机构中进行 X-Stop 手术的病例。共有 13 例中重度椎管狭窄症的患者接受了 L4~L5 和 L3~L4 的手术。平均年龄是 75 岁。除一例外，其余所有患者均获得 2 年内的正常随访。所有患者在术后 4 年进行联系。所有患者在术后均有腰腿痛的改善，但有 10 例疼痛复发（77%）。研究人员指出，X-Stop 的并发症包括 3 例由于棘突骨折导致行椎板切除术加融合。2 例出现新的放射痛症状，其中 1 例在 X-Stop 节段，另 1 例在相邻节段。4 例需要再行椎板切除减压。2 例被劝说进行椎板切除。研究人员总结，其病例中的并发症发生率是 85%，X-Stop 可能并不适用于中重度椎管狭窄症病例，术前应当进行仔细的病例选择。

图斯克（Tuschel）等针对生存分析进行了一项单中心回顾性研究，46 例患者共接受了 61 次 X-Stop 手术。平均年龄 68.2 岁，31 个单节段手术，15 个双节段手术。平均随访时间是 34 个月。其中 5 例随访丢失，14 例在最后随访时接受了翻修手术。最后剩下 29 例 X-Stop 手术者的资料。VAS、ODI 和 SF-36 分数（身体机能总结分数）明显改善，而 SF-36 分数（精神机能总结分数）则无明显提高。在满意率方面，47% 非常满意，37% 满意，16% 不满意。14 例接受翻修手术者中，9 例进行了减压伴或不伴器械固定融合，2 例由于内植物引起疼痛而去除了 X-Stop，另有 2 例在其他机构取出了 X-Stop。最后 2 例患者取出内植物的原因不详。Kaplan-Meier 生存曲线显示在 48 个月时有 68% 的生存率。11 例在最初 18 个月时接受了翻修手术，全部由于症状持续或复发。3 例在接受 X-Stop 手术后 3~4 年后进行了翻修手术。这 3 例患者在术后至进行翻修之前的症状已获得改善。研究人员总结，X-Stop 治疗并非总是有效，选择合适的病例很重要。

尽管尚未发表，Zucherman 团队回顾了他们应用 X-Stop 的并发症。从 2006 年 1 月到 2007 年 8 月，共有 300 例行 1~3 个节段 X-Stop 植入者。平均年龄 74 岁，随访 3~4.5 年。20 例（6.7%）出现了并发症，其中 10 例需要外科干预。并发症包括 6 例内固定断裂，5 例内植物移位或棘突骨折，3 例新发放射痛，1 例压缩骨折，1 例感染，1 例血肿形成，3 例内科并发症。全部 6 例内固定断裂者接受了翻修手术，3 例取出内植物，1 例接受椎板切除术和后路融合。

八、适应证扩展

X-Stop 的应用已经获得进一步发展。如前所述，棘突负荷失效与患者骨密度相关。可以这么说，双能 X 线骨扫描（DEXA）的 T 值越低，棘突骨折的风险越高，X-Stop 失效的可能性越大。Idler 等尝试将聚甲基丙烯酸甲酯（PMMA）注射进棘突来增强 X-Stop 的整体强度。他们在 8 具尸体标本上进行了试验。每个标本的运动节段进行解剖后分为 PMMA 组和对照组。用 11 号穿刺针在每个棘突注入 $2cm^3$ 的 PMMA。在轴向施加 1cm/min 载荷下，计算每组的平均失败载荷和强度。测量 9 个标本的骨密度，平均 0.99。对照组 X-Stop 的平均失败载荷是 1250N，而 PMMA 组是 2386N。研究人员发现，骨密度、失败载荷及负荷强度均线性相关。研究人员总结，PMMA 增强的棘突增加了失败载荷量和 X-Stop 装置的强度，因此具有应用于体内的潜在可能性。Zucherman 等进行了一项前瞻性研究来评估 PMMA 增强在体内的应用。240 例由双能骨密度仪诊断为骨质疏松或骨量减少的患者被纳入研究。所

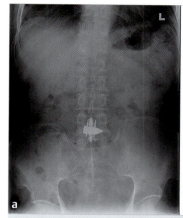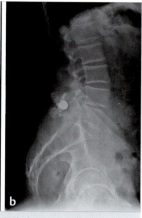

图 35-2 （a）骨水泥增强的站立位腰椎片；（b）X-Stop

有患者获得至少 1 年随访。77 例是 PMMA 增强加 X-Stop 固定组，163 例是 X-Stop 对照组。采用 ODI、行走和站立时间、患者满意度和 VAS 评分来评价疗效。通过骨水泥技术单独进行评价。研究人员发现，整体上 ODI 改善程度在 PMMA 组是 18.7 分，对照组是 14.3 分。两组间无统计学差异。站立和行走时间及满意率也相近。当 PMMA 组依据骨水泥技术进一步分为亚组时，骨水泥为 3 级（骨水泥在棘突内充分弥散）时 ODI 分数比对照组明显提高（图 35-2）。

对年龄与 X-Stop 应用的关系也进行了评估。Romero 等进行了一项包括 255 例在 1 年内接受 X-Stop 手术的病例的回顾性研究。最少随访 1 年，用 ODI 分数来评价疗效。患者根据年龄被分为两组，即 70 岁以上组和 70 岁以下组。研究人员发现，ODI 分数、站立时间和行走时间在 70 岁以下组改善更加明显，结果具有统计学差异。

在一些病例，椎管狭窄的程度相当严重，因此单独应用 X-Stop 并不够，尤其是存在严重小关节增生和椎间孔狭窄的病例。Fuchs 等分析了分等级行小关节切除和 X-Stop 植入的腰椎的稳定性。7 例尸体标本用来评估 L2~L3、L3~L4 和 L4~L5。分等级小关节切除包括单侧内侧切除、单侧全小关节切除和双侧全小关节切除。用摄像机照片测量各级小关节切除术伴或不伴 X-Stop 应用情况下的旋转、前屈、后伸和中立位情况。轴向载荷为 700N，弯曲力矩是 7.5N·m。研究人员发现，双侧全小关节切除显著增加了屈曲和侧方弯曲的活动度。单侧内侧小关节切除和单侧全小关节切除并未造成明显不稳，可能适合 X-Stop 的应用。

由小关节退变产生的小关节囊肿可能在腰椎管狭窄症中扮演侵占腰椎管空间的角色。Abrams 等进行了一项 5 年内在单中心实施的包括 285 例 X-Stop 手术的患者的回顾性研究。58 例（20.4%）有滑液囊肿导致的椎管狭窄。平均随访时间是 22 个月。对伴或不伴小关节囊肿病人的 ODI 和 VAS 分数进行了对比。应用 X-Stop 治疗伴或不伴小关节囊肿病例的结果无明显差异。研究人员总结，在有小关节囊肿的情况下，仍可应用 X-Stop 获得有效治疗。

由 Zucherman 等进行的 IDE 研究包括了 Ⅰ 度以内滑脱的病例。Anderson 等进行了一项多中心随机对照研究，特别关注 X-Stop 在 Ⅰ 度滑脱和椎管狭窄症中的应用情况。9 个研究中心对 191 例腰椎管狭窄症和滑脱 5%~25% 且符合初始纳入标准的患者进行随机化分组。对患者于术后 6 周、6 个月、12 个月和 24 个月进行随访。用 ZCQ 和 SF-36 进行结果评价。对照组和 X-Stop 组并无交叉。5 例 X-Stop 组病例和 4 例对照组病例接受了椎板切除减压术。在影像学方面，滑脱和后凸在 2 年随访时无明显增加。2 年随访时，63.4% 的 X-Stop 组病例的 ZCQ 分数获得提高，而对照组是 12.9%。

对 X-Stop 和脊柱侧凸的关系进行了研究。Rolfe 等回顾了 179 例在 2006 年 1 月至 2007 年 5 月行 X-Stop 手术并获得至少 1 年随访的病例，涉及 1~3 个节段。其中，116 例有不超过 10° 的侧凸，41 例有 11°~25° 的侧凸，22 例有 26°~55° 的侧凸。ODI 分数用来评估疗效。在他们的研究中，作者发现所有组的 ODI 分数均获得改善；然而，当侧凸角度在 23°~28° 时的改善不明显。

九、小结

X-Stop 的设计初衷是通过限制狭窄节段腰椎的过伸而缓解症状。这些均已由影像学研究发现中央管和椎间孔面积增大而获得证实。这是一种无须全麻、在门诊即可实施的治疗腰椎管狭窄症的手段。选择合适的患者可使其症状缓解达到 5 年。

十、参考文献

［1］Spivak JM. Degenerative lumbar spinal stenosis [J]. Bone Joint Surg Am, 1998, 80: 1053-1066.

［2］Verbiest H. A radicular syndrome from developmental narrowing of the lumbar vertebral canal [J]. Bone Joint Surg Br, 1954, 36-B: 230-237.

［3］Sengupta DK, Herkowitz HN. Lumbar spinal stenosis. Treatment strategies and indications for surgery [J]. Orthop Clin North Am, 2003, 34: 281-295.

［4］Weinstein JN, Tosteson TD, Lurie JD, et al. Surgical versus nonoperative treatment for lumbar spinal stenosis four-year results of the Spine Patient Outcomes Research Trial [J]. Spine, 2010, 35: 1329-1338.

［5］Zucherman JF, Hsu KY, Hartjen CA, et al. A prospective randomized multicenter study for the treatment of lumbar spinal stenosis with the X STOP interspinous implant: 1-year results [J]. Eur Spine, 2004, 13: 22-31.

［6］Kondrashov DG, Hannibal M, Hsu KY, et al. Interspinous process decompression with the X-STOP device for lumbar spinal stenosis: a 4-year follow-up study [J]. Spinal Disord Tech, 2006, 19: 323-327.

［7］Zucherman JF, Hsu KY, Hartjen CA, et al. A multicenter, prospective, randomized trial evaluating the X STOP interspinous process decompression system for the treatment of neurogenic intermittent claudication: two-year followup results [J]. Spine, 2005, 30: 1351-1358.

［8］Hsu KY, Zucherman JF, Hartjen CA, et al. Quality of life of lumbar stenosistreated patients in whom the X STOP interspinous device was implanted [J]. Neurosurg Spine, 2006, 5: 500-507.

［9］Pratt RK, Fairbank JC, Virr A. The reliability of the Shuttle Walking Test, the Swiss Spinal Stenosis Questionnaire, the Oxford Spinal Stenosis Score, and the Oswestry Disability Index in the assessment of patients with lumbar spinal stenosis [J]. Spine, 2002, 27: 84-91.

［10］Zucherman J. Five Year Outcomes in Patients with the X-Stop Interspinous Process Device for Neurogenic Intermittent Claudication Due to Lumbar Spinal Stenosis [M]. Toronto, ON: North American Spine Society, 2008.

［11］Schmid MR, Stucki G, Duewell S, et al. Changes in cross-sectional measurements of the spinal canal and intervertebral foramina as a function of body position: in vivo studies on an open-configuration MR system [J]. AJR Am Roentgenol, 1999, 172: 1095-1102.

［12］Fujiwara A, An HS, Lim TH, et al. Morphologic changes in the lumbar intervertebral foramen due to flexion-extension, lateral bending, and axial rotation: an in vitro anatomic and biomechanical study [J]. Spine, 2001, 26, 876-882.

［13］Siddiqui M, Karadimas E, Nicol M, et al. Influence of X Stop on neural foramina and spinal canal area in spinal stenosis [J]. Spine, 2006, 31: 2958-2962.

［14］Lee J, Hida K, Seki T, et al. An interspinous process distractor(X STOP) for lumbar spinal stenosis in elderly patients: preliminary experiences in 10 consecutive cases [J]. Spinal Disord Tech, 2004, 17, 72-77, discussion 78.

［15］Idler C. Long term Xstop interspinous process decompression follow-up comparing pre and post operative MRI canal and foramen area. Presented at: 8th Annual Global Symposium on Motion Preservation Technology [J]. Spine Arthroplasty Society, 2008, Miami Beach, Florida.

［16］Siddiqui M, Karadimas E, Nicol M, et al. Effects of X-STOP device on sagittal lumbar spine kinematics in spinal stenosis [J]. Spinal Disord Tech, 2006, 19: 328-333.

［17］Schulte LM, O'Brien JR, Matteini LE, et al. Change in sagittal balance with placement of an interspinous spacer [J]. Spine, 2011, 36: E1302-E1305.

［18］Lindsey DP, Swanson KE, Fuchs P, et al. The effects of an interspinous implant on the kinematics of the instrumented and adjacent levels in the lumbar spine [J]. Spine, 2003, 28: 2192-2197.

［19］Talwar V, Lindsey DP, Fredrick A, et al. Insertion loads of the X STOP interspinous process distraction system designed to treat neurogenic intermittent claudication [J]. Eur Spine, 2006, 15: 908-912.

［20］Swanson KE, Lindsey DP, Hsu KY, et al. The effects of an interspinous implant on intervertebral disc pressures [J]. Spine, 2003, 28: 26-32.

［21］Wiseman CM, Lindsey DP, Fredrick AD, et al. The effect of an interspinous process implant on facet loading during extension [J]. Spine,

2005, 30: 903-907.

[22] Skidmore G, Ackeman SJ, Bergin C, et al. Cost-effectiveness of the X-STOP interspinous spacer for lumbar spinal stenosis [J]. Spine, 2011, 36 : E345-E356.

[23] Burnett MG, Stein SC, Bartels RH. Cost-effectiveness of current treatment strategies for lumbar spinal stenosis: nonsurgical care, laminectomy, and X-STOP [J]. Neurosurg Spine, 2010, 13: 39-46.

[24] Kondrashov D, Hannibal M, Hsu K, et al. X-Stop versus decompression for neurogenic claudication: economic and clinical analysis [J]. Internet Journal of Minimally Invasive Spinal Technology, 2005, 1(2).

[25] Bowers C, Amini A, Dailey AT, et al. Dynamic interspinous process stabilization: review of complications associated with the X-Stop device [J]. Neurosurg Focus, 2010, 28: E8.

[26] Tuschel A, Chavanne A, Eder C, et al. Implant survival analysis and failure modes of the X STOP interspinous distraction device [J]. Spine, 2013, 38: 1826-1831.

[27] Iezza A. Analysis of Complications with XStop. Goteborg, Sweden: International Society for the Study of the Lumbar [M]. Spine, 2011.

[28] Idler C, Zuchedrman JF, Yerby S, et al. A novel technique of intra-spinous process injection of PMMA to augment the strength of an inter-spinous process device such as the X STOP [J]. Spine, 2008, 33: 452-456.

[29] Zucherman J. Use of PMMA Augmentation in Osteopenic/Osteoporotic Patients Treated with the X-Stop Device for Neurogenic Intermittant Claudication [M]. In Proceedings of thew International Society for the Study of the Lumbar Spine, May, 2009, South Beach, Miami, FL.

[30] Romero N. Outcome versus Age: A Retrospective Patient Chart Review After X-Stop Decompression, in International Society for the Advancement of Spine Surgery [J]. April, 2010 Poster: New Orleans, LA.

[31] Fuchs PD, Lindsey DP, Hsu KY, et al. The use of an interspinous implant in conjunction with a graded facetectomy procedure [J]. Spine, 2005, 30: 1266-1272, ciscussion 1273-1274.

[32] Abrams J, Hsu K, Kondashov D, et al. Treatment of facet cysts associated with neurogenic intermittent claudication with x-stop [J]. Spinal disord Tech, 2013, 26: 218-221.

[33] Anderson PA, Tribus CB, Kitchel SH. Treatment of neurogenic claudication by interspinous decompression: application of the X STOP device in patients with lumbar degenerative spondylolisthesis [J]. Neurosurg Spine, 2006, 4: 463-471.

[34] Rolfe KW, Zucherman JF, Kondrashov DG, et al. Scoliosis and interspinous decompression with the X-STOP: prospective minimum 1-year outcomes in lumbar spinal stenosis [J]. Spine, 2010, 10: 972-978.

第三十六章　腰椎小关节临床生物力学

著者：Conor Regan，Moe R.Lim，Joon Y.Lee，Todd J.Albert

审校：常煜昂，李忠海，马超

译者：尹欣

一、引言

对于腰椎退行性疾病的患者而言，保留腰椎节段活动度或者非融合技术已经成为治疗时可选择的方案。前路非融合装置包括全椎间盘关节置换和髓核置换，后路非融合技术主要包括3种类型：棘突间撑开装置，经椎弓根固定的动态稳定系统和小关节置换装置。本章节将重点阐述与小关节置换装置相关的腰椎小关节的临床生物力学机制。

各种装置尝试在疾病发展的早期替代腰椎小关节的功能。小关节置换的可能应用范围包括：(a)作为单独的装置用于治疗小关节源性腰痛；(b)作为全椎间盘置换的辅助治疗装置；(c)作为在治疗腰椎管狭窄伴随广泛减压之后的后方动态重建装置。

二、解剖学

脊柱节段的活动能力主要由3个"关节"构成：前方的椎间盘和后方双侧的小关节。小关节属于滑膜关节，由关节表面的透明软骨和滑膜内层组成。腰椎的小关节呈斜弧形，关节表面呈半球窝状。在轴位上，下腰椎的小关节与中线成30°~40°夹角。在矢状面上，小关节与前方成10°~30°夹角（图36-1）。

小关节的位置和方向特性有助于维持脊柱节段的稳定性，同时可以对抗旋转和过度后伸，以及上方椎体向前方滑移。尽管椎间盘是维持节段活动稳定性的主要结构，但小关节在维持腰椎节段扭转稳定性时起到了50%的作用。两个相对的软骨关节面发挥了阻挡功能，限制了腰椎节段可活动的范围。同时发挥了一种导向功能，用于控制脊柱的运动力学特性。在腰椎的屈伸活动过程中，小关节主要沿着一个固定的中间外侧轴旋转，并且在颅尾维度上平移。活动度在L2~L3节段最大，并逐渐向尾端的各个节段降低。反之，在腰椎做侧屈，或者旋转活动的时候，L4~L5节段活动度最好，并且向近端各个节段逐渐降低。

在站立姿态时，腰椎小关节承受了大约占体重15%的压力，其余的压力由椎间盘承担。腰椎屈曲时，小关节承受的压力相对减少。而在伸展时，小关节承受的压力则相对增加。小关节承受压力的性能会随着脊柱节段的退变

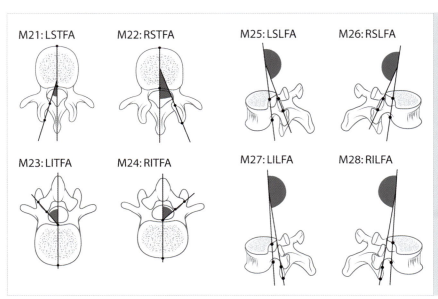

图36-1　腰椎的小关节呈斜弧形，关节表面呈半球窝形。在轴位上，下腰椎的小关节与中线成30°~40°夹角。在矢状面上，小关节与前方成10°~30°夹角

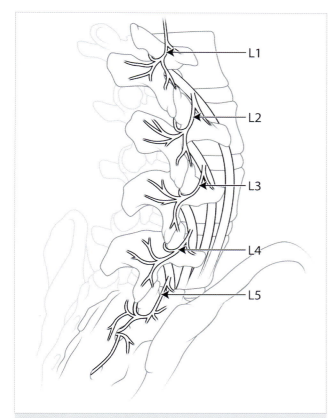

图 36-2　腰椎小关节的神经分布。每一个小关节都接受同水平节段和上一节段的背内侧支神经的支配。例如，L4~L5 小关节受到 L3 内侧支神经（神经经过 L4 横突后再下行分布于关节突处）和 L4 内侧支神经（神经走行于 L5 上关节突和横突之间，再折返向上分布于 L4~L5 小关节）的支配

进程而逐渐增加。

　　小关节与椎体及其附属骨骼结构相似，同样存在年龄相关性改变。皮质孔隙率与年龄和性别相关，女性以及衰老通常易出现骨密度的降低。此外，关节面的外周区比中心区存在更多、形态更大的骨小梁结构。

　　如同附属的骨骼组织一样，小关节关节炎与关节间隙减少有关。小关节间隙的变窄通常最早发生在中心区的外周部分。年龄在 30~40 岁，小关节从远端，即 L5~S1 节段开始，出现进行性的狭窄。这种变化可能导致 L5~S1 节段的前凸增加，导致该节段小关节承受压力的增大。

　　小关节的关节囊区域能够高表达炎症相关因子和与疼痛相关的神经多肽。疼痛反应被认为源自背内侧支的疼痛神经纤维。每一个小关节都接受同水平节段和上一节段的背内侧支神经的支配。例如，L4~L5 小关节受到 L3 内侧支神经（神经经过 L4 横突后再下行分布于关节突处）和 L4 内侧支神经（神经走行于 L5 上关节突和横突之间，

再折返向上分布于 L4~L5 小关节）的支配（图 36-2）。背内侧支神经也分布于棘间韧带和多裂肌。相比较而言，椎间盘的后方边界、后纵韧带及硬膜主要由发自脊髓腹侧的窦椎神经支配。

三、单独应用小关节置换装置治疗小关节源性腰痛

　　腰痛是一种常见的症状，每年的发病率约为 5%，并且每个人一生中有 60%~90% 的时间受其影响。尽管现代医疗发展日新月异，但是有关腰痛的准确病因学研究结果依旧不尽如人意。多个解剖学结构被认为是导致腰痛的原因，例如椎间盘、纤维环、小关节、骶髂关节、韧带及肌肉组织。传统观念认为，椎间盘被认为是导致腰痛的主要的病理性结构。然而，由于诊断性封闭技术的进步，小关节作为导致疼痛的始发因素而广受关注。

　　尽管少数临床医生怀疑小关节是引发疼痛的潜在原因，但是小关节相关性疼痛（小关节源性疼痛）对于导致慢性腰痛的相关性依旧值得讨论。8%~70% 的慢性腰痛患者中，病理性的小关节改变被认为是导致疼痛发生的原因。众多研究结果常常用于小关节源性疼痛的诊断。然而，部分研究在采用更加严谨的诊断标准后证实：只有在不到 10% 的腰痛患者中，小关节被认为是单独的或者主要的疼痛诱发因素。

　　准确诊断小关节源性疼痛主要的难点在于患者往往缺少特征性的临床表现。传统理念认为在腰椎处于过伸或者旋转状态时，可以诱发小关节源性疼痛，其原因是此时压力作用于小关节处。许多将诊断性封闭治疗作为金标准的研究中发现，这些诱因是非特异性的，并且反驳了依靠病史或者物理查体结果来诊断小关节源性腰痛的情况。由于腰椎小关节没有单独的功能，而是作为三关节复合体的一部分结构发挥其应有的作用，因此很难用一些临床症状来解释小关节源性腰痛。因此，任何活动都可能对小关节产生压力，如同对椎间盘、韧带等结构产生压力一样。因此，小关节退变的患者通常伴随着椎间盘的退变，因此疼痛也往往是非特异性的。

　　除了非特异性的临床表现以外，多个研究结果证实并没有发现任何影像学异常与小关节源性疼痛之间存在的关联。可能由于部分无症状患者的影像学检查中也发现了大量的"异常"表现，诸如普通平片、CT、MRI 对于鉴别的腰痛症状存在时解剖学结构的价值有限。在大部分

20 岁以上人群中，脊柱均存在一些与年龄相关的形态学改变，但这不是导致患者症状的病理因素或者发病必然原因。小关节骨性关节炎作为全椎间盘成形术的禁忌证，使用 CT 或者 MRI 检测时并不比专业的观察者更为可靠，而观察者的可靠性对于两种方式来说是可以忽略不计的。此外，异常的 CT 和 MRI 表现与小关节注射后腰痛症状缓解之间并无明显的关联。尽管新型的三维 CT 扫描技术潜在性地提高了诊断的准确性，但是，这些方法主要应用于明确椎体小关节解剖结构的研究。

近年来，用于鉴别患者小关节源性腰痛最为有效的方法是诊断性小关节封闭技术。使用局部麻醉药物进行关节内注射后腰痛显著缓解的现象表明腰椎小关节是疼痛症状的主要来源。临床上在透视的辅助下，通过注射造影剂对小关节进行定位，然后注射小剂量（< 2mL）麻醉药物。然而，不同文献中描述了有关小关节注射技术不同的操作方法。部分研究人员指出约 50% 的疼痛得到缓解即为有效。另一部分研究人员则认为需达到 80% 的症状缓解可称为有效治疗。单一注射技术或者双次注射技术使用较为常见。双次注射技术，即分别进行两次单独的注射，并且使用不同药物作用时间的局部麻醉药物。患者疼痛缓解的时间与所应用药物的药效相一致才可以认为是阳性结果。相比较双次封闭技术而言，单一注射技术存在 38% 的假阴性率。为了提高诊断性封闭技术的特异性，许多研究人员推荐使用标准更为严格的方法，例如三次注射技术、明确阴性对照组标准、刺激关节囊膨胀引发类似的症状，以及与背内侧支阻滞技术相一致的小关节注射。由于小关节源性腰痛的诊断缺少金标准，因此这些诊断性注射方法的敏感性和特异性仍不得而知。

小关节源性腰痛的诊断较为困难，因此治疗效果存在的差异性是在意料之中的。在 3 项前瞻性随机研究中，对比安慰剂，治疗性关节内激素注射对于缓解腰痛并没有明显优势。许多非控制性观察研究中表明，对于支配小关节的神经进行经皮射频消融治疗是有效的。但是对比安慰剂治疗组，更为严格的对照组并没有表现出任何治疗效果。

目前对于小关节源性腰痛治疗效果并不理想，这为研究新的治疗方法和技术提供了潜在的可能性。不同于注射治疗和神经切除术，小关节置换可以永久去除导致疼痛的小关节和关节囊。而与融合技术相比，小关节置换可能保留小关节正常的动态活动度。

单纯的小关节源性腰痛是小关节置换相对少见的适应证，但是大量的临床和基础研究证据支持小关节可能是腰痛的主要原因，或者是与其他解剖结构相互作用所致。不幸的是，没有单独的临床特性、影像学表现，或者诊断性注射用于鉴别腰痛是来源于小关节，还是来源于其他结构组织。而最大的挑战在于当小关节置换被当作单独用于治疗小关节源性腰痛时，需要做出准确的诊断，以便于确定患者可能从该技术中获利。

四、全椎间盘置换的组成部分——小关节置换

全椎间盘置换（Total Disc Replacement, TDR）同时伴有小关节置换可完成全关节成形的操作，能够提高治疗的效果和扩大全椎间盘置换术的适应证。腰椎小关节病变理论上被认为是腰椎椎间盘置换术的禁忌因素。病变的小关节可能影响全椎间盘置换的治疗效果，或者在置换后症状无明显缓解。许多实际的临床病例中，小关节置换可以作为全椎间盘置换的辅助治疗，包括同时伴有小关节源性疼痛和椎间盘源性腰痛，无症状的小关节退变和椎间盘源性腰痛，椎间盘置换术后出现的医源性小关节源性疼痛，以及由于小关节切除和全椎间盘置换后出现的医源性不稳。

由小关节和椎间盘共同导致慢性腰痛的情况比较少见。一项涉及 92 例慢性腰痛患者的研究中，在接受椎间盘造影和双侧关节突阻止治疗后，仅仅 3% 的患者既存在椎间盘造影阳性，又存在诊断性关节注射治疗阳性。患者同时出现椎间盘源性疼痛和小关节源性疼痛的情况是极少数全关节成形术的适应证。

然而，椎间盘的退变往往伴随着小关节的退变，特别是椎间盘有破损的老年患者。小关节置换的应用可以扩大全椎间盘置换的适应证范围，比如患者存在椎间盘源性腰痛伴有无症状的小关节退变。众所周知，退变的小关节可以限制脊柱各个节段的活动，并且被认为是全椎间盘置换的禁忌证，部分原因是退变的小关节可能潜在地限制了全椎间盘置换后脊柱的活动度。生物力学研究表明小关节成形系统的植入可以重建脊柱节段的运动力学功能，并使该功能在全椎间盘置换后接近正常。重建脊柱的运动力学功能，并近似正常水平是极其重要的，这是由于术后远期临床疗效和相邻节段退变的发生率可能与节段活动度保留的范围有关。

全椎间盘置换系统植入体内后的结果是使小关节从无症状变为有症状。全椎间盘置换后的活动方式值得关

注，这是由于术后长期的临床疗效和相邻节段退变的发生率可能与节段活动度保留的范围有关。全椎间盘置换可以通过两种潜在的机制导致医源性小关节源性疼痛。第一种，全椎间盘置换系统的植入可能导致前凸的椎间隙撑开。同时，相比较而言，前方关节比后方关节撑开得更大。小关节的关节面相对位置的改变可能会导致应力集中，疼痛持续存在，并且加速退变过程的进展。如果术后 TDR 植入位置不佳，这种关节面处应力的改变可能是长期存在的。第二种，对于小关节有严重骨性关节炎的患者而言，椎间盘通常存在结构破损。由于脊柱节段活动度的丧失，退变的小关节可能并不引发症状的出现。作为 TDR 植入后的结果之一，脊柱节段活动能力得到恢复，小关节可能参与更多的脊柱活动，并成为导致疼痛的原因之一。小关节置换技术具有潜在地处理上述问题的能力，为由于小关节因素导致 TDR 失败提供了一种非融合的补救措施。

关节置换技术的设计初衷是与 TDR 技术协同发挥作用，必须综合设计特性，确保与 TDR 技术之间存在生物力学方面的兼容。TDR 的两个核心设计包括一个半限制性的球体形结构和相匹配的关节窝结构与具有一个非限制性滑动核心的 Charité 人工椎间盘。在这种球 - 窝结构的设计中，TDR 的屈伸功能在前后转化上是强制耦合的。当 TDR 处于屈曲位时，近端的终板比远端的终板向前方变动。向前滑移的范围与屈曲的角度有关，依赖于球 - 窝关节的曲率半径。Maverick TDR 比 ProDisc 具有更小的曲率半径，并且在屈伸动作时向前后方滑动的可能性更小。小关节置换与具有球 - 窝结构设计的 TDR 技术联合应用，必须要考虑屈伸活动时的前后位移。由于缺少此类机制，脊柱节段性的活动范围受到严重限制，而任何尝试性的活动可能导致在假体与骨组织界面形成压力集中。相比较而言，Charité 滑动核心设计允许 TDR 屈伸活动且不受前后位移的影响。当 TDR 屈曲时，滑动核心向后发生位移，终板在前后位上依旧保持不动。小关节置换技术打算用于具有滑动核心结构的 TDR，仅仅需要在 TDR 屈伸活动时允许关节突的活动。无论 TDR 的设计如何，由于目前所有的 TDR 设计均属于非限制性轴性旋转，360° 关节成形的轴性旋转将仅仅受到小关节置换的控制。

尽管 360° 关节成形术的想法非常吸引人，但是用于临床时仍需十分谨慎。在 360° 关节成形术中植入的失败或者假体与骨组织界面的结合失败很有可能会使整个节段失去稳定性，甚至导致严重的神经损伤。植入物失效后的补救措施以及感染也会被限制。为了恢复脊柱的稳定，可能需要向骨盆延伸的多级融合。

五、广泛加压后小关节置换用于后方动态结构的建立

对于腰椎管狭窄治疗，当需要后方结构动态重建的时候，小关节置换技术具有潜在的广泛的临床应用价值。过度增生的退变小关节在椎管变狭窄的过程中，以及神经压迫引发症状这一过程中都扮演了重要的角色。为了获得充分的减压，部分或者大部分的小关节切除是必要的。需要关注的是，过度的小关节切除可能引发脊柱节段的不稳。在外科治疗腰椎管狭窄时，需要平衡适度减压带来的弊端和保留一定的小关节结构用于维持腰椎稳定之间的关系。当患者经受了过度减压或者严重的退变性腰椎滑脱时，一般需要接受器械固定融合治疗。然而，腰椎融合后可能导致应力向相邻节段转移，这一过程与相邻节段退变密切相关。

为了避免相邻节段退变和其他融合相关并发症的出现，基于椎弓根螺钉的动态稳定系统得到进一步研发。这些系统利用椎弓根螺钉充当与脊柱的锚定点，并通过弹性绳索相互连接。这些弹性绳索重建了后方弹性张力带结构，在消除一些病理性活动的同时保留了一些正常生理活动。

在腰椎管狭窄治疗中，由于小关节将被切除，小关节置换在重建后方结构的同时需要在椎弓根充当与脊柱的固定点。然而，小关节置换技术具有多种优势。第一，充分的小关节切除可以获得彻底的减压，并且消除了腰痛的潜在来源。第二，关节置换有助于更好地重建脊柱正常的运动力学功能。稳定系统的弹性张力带结构发挥了一种"阻止"的功能，在张力带的张力达到临界值的时候，便于控制脊柱活动的范围。然而，脊柱在允许活动的范围内，脊柱节段的运动力学性质不能被弹性张力带"引导"。比较而言，小关节置换的设计需要符合关节软骨的情况，这样可以在整个允许活动的范围内复制复杂的脊柱活动。这样能够重现正常小关节本身具有的"阻止"和"引导"功能。第三，稳定系统的张力带结构不能抵抗常见于腰椎滑脱时来自前方的剪切力。小关节的关节面置换能够发挥抵抗前方剪切力的作用。在腰椎退变性滑脱中，可以在理论上完成滑脱的复位，并且通过小关节置换而得以维持。

这是只是理论上小关节置换技术强于动态稳定系统

的优势，然而，假体需要具有更多内在的限制性。周围关节置换的经验提示，更多的假体内在的限制性导致假体关节面和假体 – 骨交界面的应力增加。基于椎弓根螺钉的动态稳定系统在临床上主要问题是可能导致假体的松动。小关节置换设计上内在的限制性可能导致假体 – 骨交界面出现内植物失效或者松动的发生率更高。

六、小结

在治疗腰椎退行性疾病领域，小关节置换是一种令人振奋的前沿新技术。作为一种可单独使用的技术，小关节源性腰痛诊断的精准性至关重要。当与 TDR 技术联合应用时，对用椎间盘置换而言，小关节置换可以消除小关节的病理性改变，而这种改变往往是椎间盘置换的禁忌证之一。对于椎间盘置换和小关节置换而言，设计特性的不断改进是确保生物力学相容性的必要因素。应用动态稳定系统治疗腰椎管狭窄的时候，小关节置换治疗存在的复杂的临床问题可能是：小关节在承受长久的负荷压力之后，可能出现与之相关的内植物松动。

七、参考文献

［1］Panjabi MM, Oxland, Takata K, et al. Articular facets of the human spine. Quantitative three-dimensional anatomy [J]. Spine, 1993, 18: 1298-1310.

［2］Farfan HF, Cossette JW, Robertson GH, et al. The effects of torsion on the lumbar intertebral joints: the role of torsion in the production of disc degeneration [J]. Bone Joint Surg Am, 1970, 52: 468-497.

［3］Kozanek M, Wang S, Passias PG, et al. Range of motion and orientation of the lumbar facet joints in vivo [J]. Spine, 2009, 34: E689-E696.

［4］Adams MA, Hutton WC. The effect of posture on the role of the apophysial joints in resisting intervertebral compressive forces [J]. Bone Joint Surg Br, 1980, 62: 358-362.

［5］Wilke HJ, Zanker D, Wolfram U. Internal morphology of human facet joints: comparing cervical and lumbar spine with regard to age, gender and the vertebral core [J]. Anat, 2012: 233-241.

［6］Simon P, Espinoza Orías AA, Andersson GB, et al. In vivo topographic analysis of lumbar joint space width distribution in healthy and symptomatic subjects [J]. Spine, 2012, 37: 1058-1064.

［7］Abbas J, Hamoud K, Peleg S, et al. Facet joints arthrosis in normal and stenotic lumbar spines [J]. Spine, 2011, 36: E1541-E1546.

［8］Igarashi A, Kikuchi S, Olmarker K. Inflammatory cytokines released from the facet joint tissue in degenerative lumbar spinal disorders [J]. Spine, 2004, 29: 2091 -2095.

［9］Frymoyer JW, Pope MH, Clements JH, et al. Risk factors in low-back pain. An epidemiological survey [J]. Bone Joint Surg Am, 1983, 65: 213-218.

［10］Schwarzer AC, Aprill CN, Derby R, et al. The relative contributions of the disc and zygapophyseal joint in chronic low back pain [J]. Spine, 1994, 19: 801-806.

［11］Jackson RP, Jacobs RR, Montesano PX. 1988 Volvo award in clinical sciences. Facet joint injection in low-back pain [J]. A prospective statistical study. Spine, 1988, 13 : 966-971.

［12］Schwarzer AC, Aprill CN, Derby R, et al. Clinical features of patients with pain stemming from the lumbar zygapophysial joints [J]. Is the lumbar facet syndrome a clinical entity? Spine, 1994, 19: 1132-1137.

［13］Stieber J, Quirno M, Cunningham M, et al. The reliability of computed tomography and magnetic resonance imaging grading of lumbar facet arthropathy in total disc replacement patients [J]. Spine, 2009, 34: E833-E840.

［14］Schwarzer AC, Wang SC, O'Driscoll D, et al. The ability of computed tomography to identify a painful zygapophysical joint in patients with chronic low back pain [J]. Spine, 1995, 20: 907-912.

［15］Svedmark P, Tullberg T, Noz ME, et al. Three-dimensional movements of the lumbar spine facet joints and segmental movements: in vivo examinations of normal subjects with a new non-invasive method [J]. Eur Spine, 2012, 21 : 599-605.

［16］Garette S, Marcoux S, Truchon R, et al. A controlled trial of corticosteroid injections into facet joints for chronic low back pain [J]. N Engl J Med, 1991, 325: 1002-1007.

［17］Schütz U, Cakir B, Dreinhöfer K, et al. Diagnostic value of lumbar facet joint injection: a prospective triple cross-over study [J]. PLoS ONE, 2011, 6: e27991.

［18］Huang RC, Lim MR, Girardi FP, et al. The prevalence of contraindications to total disc replacement in a cohort of lumbar surgical patients [J]. Spine, 2004, 29: 2538-2541.

［19］Voronov LI, Havey RM, Sjovold SG, et al. Kinematics of total facet replacement(TFAS-TL) with total disc replacement [J]. SAS, 2009, 3: 85-90.

［20］Huang RC, Girardi FP, Cammisa FP, et al. Correlation between range of motion and outcome after lumbar total disc replacement: 8. 6-year follow-up [J]. Spine, 2005, 30: 1407-1411.

［21］Le Huec JC, Basso Y, Aunoble S, et al. Influence of facet and posterior muscle degeneration on clinical results of lumbar total disc replacement: two-year follow-up [J]. Spinal Disord Tech, 2005, 18: 219-223.

［22］Dooris AP, Goel VK, Grosland NM, et al. Load-sharing between anterior and posterior elements in a lumbar motion segment implanted with an artificial disc [J]. Spine, 2001, 26 : E122-E129.

［23］Huang RC, Girardi FP, Cammisa FP, et al. The implications of constraint in lumbar total disc replacement [J]. Spinal Disord Tech, 2003, 16: 412-417.

［24］Hilibrand AS, Rand N. Degenerative lumbar stenosis: diagnosis and management [J]. Am Acad Orthop Surg, 1999, 7: 239-249.

［25］Zander T, Rohlmann A, Klöckner C, et al. Influence of graded facetectomy and laminectomy on spinal biomechanics [J]. Eur Spine, 2003, 12: 427-434.

［26］fischgrund JS. The argument for instrumented decompressive posterolateral fusion for patients with degenerative spondylolisthesis and spinal stenosis [J]. Spine, 2004, 29: 173-174.

［27］Kanayama M, Hashimoto T. Shigenobu K, et al. Adjacent-segment morbidity after Graf ligamentoplasty compared with posterolateral lumbar fusion [J]. Neurosurg, 2001, 95 Suppl: 5-10.

［28］Stoll TM, Dubois G, Schwarzenbach O. The dynamic neutraliazation system for the spine: a multi-center study of a novel non-fusion system [J]. Eur Spine, 2002, 11 Suppl 2: S170-S178.

［29］Morishita Y, Ohta H, Naito M, et al. Kinematic evaluation of the adjacent segment after lumbar instrumented surgery: a comparison between rigid fusion and dynamic non-fusion stabilization [J]. Eur Spine, 2011, 20: 1480-1485.

第三十七章　腰椎小关节置换的研究现状

著者： Kern Singh，Sreeharsha V. Nandyala，Alejandro Marquez-Lara，Steven J. Fineberg，Matthew Oglesby，Larry T. Khoo，Luiz Pimenta，Roberto Diaz

审校： 张瑜，李忠海，马超

译者： 尹欣

目前关于腰痛的病理生理学机制尚未完全阐明。虽然神经压迫导致的疼痛可通过传统的减压手术达到治疗目的，但机械性或者椎间盘源性腰痛的治疗依旧存在很多问题。对于许多难以通过保守治疗或者微创治疗无效的患者，脊柱融合仍旧是缓解背部疼痛的首选外科治疗方式。不幸的是，通过评估多个疼痛相关的标准化问卷表格，例如 ODI、VAS 和 SF-36 等，脊柱融合术的临床疗效存在着差异和不一致性。长期的影像学研究，大量的病例对照分析以及生物力学研究显示融合后相邻节段的退变速度明显增加。虽然有关相邻节段病变（ASD）的确切发生率尚无法明确，但是可以明确的是 ASD 是脊柱融合术后最为令人担忧的长期临床后遗症之一。从生物力学研究和影像学研究看，ASD 似乎归咎于在脊柱刚性融合后，椎间盘、钩椎关节和相邻小关节处承载负荷的变化，同时上述部位伴随着压力、牵张力、剪切力和活动度的增加。考虑到这一点，许多假说认为在相应的病变节段限制活动和承载负荷，将有助于减少 ASD 的整体发生率。本章节着重讨论就目前的研究而言，若干关节突置换应用中内植物的设计、应用技术、相关结论及进展。

一、后方关节突置换和关节成形术的基本原理

为了达到降低相邻节段受力的目的，目前已开发了诸如 SB Charité Ⅲ 和 ProDisc Ⅱ 这类的全椎间盘置换（TDR）假体用于保留节段活动。目前 FDA 的批准的临床器械研究（IDE）显示，相比较应用前路融合技术的随机对照组，SB Charité Ⅲ 能够提供相同的疗效。然而，众多研究人员指出，严重的关节病变、椎管狭窄、神经源性跛行、显著的椎管病变、腰椎滑脱和水平不稳等情况，是前路 TDR 的相对或绝对禁忌证。Huang 检查了 3 级脊柱诊所来诊患者的人群结构，研究发现其中患脊髓损伤、椎管狭窄症、滑脱或者伴有脊柱不稳的患者占很大比重。这些患者并不适

合 TDR 治疗，他们更适合脊柱的减压治疗，并且在许多病例中需要辅以后路的融合。显然，能够保留节段活动度的假体对于需要接受背部手术治疗患者十分必要。

当我们检查存在背部脊柱疾病和椎管狭窄症患者时，不仅要考虑疾病发展的病史，同时要关注由于减压导致的医源性脊柱不稳。因为这些患者中的大部分人存在根性症状或者中央椎管压迫症状，他们需要接受旁正中的椎板减压和至少 1/3~1/2 的关节突复合体减压。减压时椎板过度切除可造成小关节面由冠状面向矢状面的进行性偏移，从而导致脊柱不稳的进行性加重。许多椎管狭窄症的患者需要对重度椎间孔狭窄采取更为激进的减压方式，而脊柱融合常紧随着关节突切除。在 Resnick 和 Fischgrund 等的分析中，对比单纯减压的患者，滑脱和狭窄的患者接受初次融合和减压后具有较好的腰痛评分。然而，许多椎管狭窄或者椎管狭窄伴有滑脱的患者在没有融合的情况下依旧显示出较好的疗效，并且在减压术后没有出现显著的脊柱不稳。

综上所述，主要问题是可保留活动度的脊柱后路固定器械是否确实有效。关于腰痛的病因学存在许多理论。其中较为成熟的理论是 Panjabi 提出的生物力学中性区的概念。基于此理论，活动的节段应当具有分散承载的能力和在力学数据设定下的活动能力。在生物力学测试中可发现，任何脊柱可活动的节段都会根据每次承载的数量大小出现移动。这种承载负荷的能力是由连接两个椎体的组织结构的弹力特性所决定的。在任意的三维结构图示中演示了经典的中性区负荷 - 位移曲线（图 37-1）。退变、急性损伤或者其他病理变化改变了系统的生物力学限制条件，出现结构松弛、异常的承载负荷分配和扩大的负荷替换曲线。当脊柱节段的活动超出了其初始的"设定值"，小关节疼痛和张力受体开始激活，在相应区域出现疼痛信号和损伤（图 37-1）。关于患者机械性疼痛的原因，这个模型提供了一个具有意义的参考要点。

261

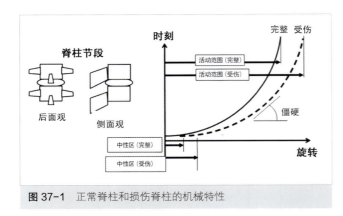

图 37-1　正常脊柱和损伤脊柱的机械特性

减压可以缓解根性疼痛症状。对于所治疗的脊柱节段，通过外科治疗恢复适当的负荷分配和中性区的正常化能够降低疼痛和炎症因子的刺激。因此在融合和固定后，坚强的融合和固定治疗的疗效可能是因为融合纠正了活动节段的负荷－位移特性，使之在任何负荷下出现活动能力近似消失。根据这个观点，当融合近端的节段依旧存在一定度数脊柱活动力时，一种保留适当活动度的内植物必须能够纠正负荷－位移曲线，以恢复至正常解剖状态下的中性区。此外，通过保留治疗节段的负荷分配，这种内植物能够降低在邻近非治疗节段的应力阶梯效应。最后，保留活动度的内植物必须确保在无数次活动后，骨－内植物界面能够保持稳定。

二、后方固定系统（TOPS）特性

（一）设计参数

TOPS 系统（Total Posterior Solution System），是一套单一整体的固定装置（图 37-2），由上下为钛金属构成的金属盘和聚碳酸酯聚氨酯（PCU）组成的连锁关节结构组成，类似"三明治"形态。PCU 含有可延展性物质，允许两个钛金属盘之间存在一定的活动度，并且可以完成旋转、侧曲及屈伸活动。各项活动受到材料结构的机械特性限制，±1.5°的旋转，±5°的侧曲，2°的后伸，和8°的前屈。内植物也可以阻止过度的前后矢状位平移。TOPS 系统使用以表面附着羟基磷灰石的万向轴椎弓根螺钉与椎体固定（图 37-3）。由于 PCU 缓冲装置的内在结构特性，最终充当了限制活动的角色，TOPS 装置具有阻尼的特性，当脊柱节段活动时产生正常的负荷力作用该装置时，发挥分散能量的作用。此外，在垂直重力方向上，PCU 还具有一

些吸收震动的特性，因此从横联到装置中心的垂直负荷力同样受到抑制。

对于具有小关节退变或者关节肥大、Ⅰ度腰椎滑脱和椎管狭窄的患者来说，TOPS 具备 3 个主要的优势：(a) 可以进行广泛的减压；(b) 稳定脊柱；(c) 更好地控制节段活动度。植入假体主要由金属钛和可延展性材料构成，允许术后相应脊柱节段出现被动的侧曲、伸直和旋转活动。因此，TOPS 系统能够完成生理中性区的重建，在刚性融合的情况下维持一定的节段活动度，降低相邻节段异常的受力分布，以及通过包含 PCU 材料的阻尼器尽可能降低螺钉－骨表面的应力。

（二）有限元分析

在 TOPS 系统早期设计阶段，作为整个发展计划的一

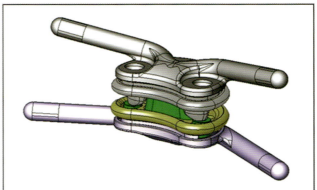

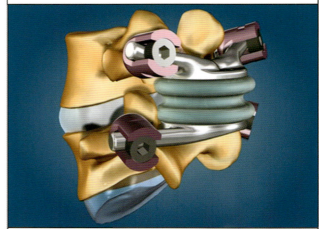

人工小关节关节囊
聚碳酸酯聚氨酯关节囊提高了稳定性
也充当了内源性缓冲器

图 37-2　TOPS 系统，是一套整体统一的固定装置，由上下为钛金属构成的金属盘和聚碳酸酯聚氨酯组成的连锁关节结构组成，类似"三明治"形态

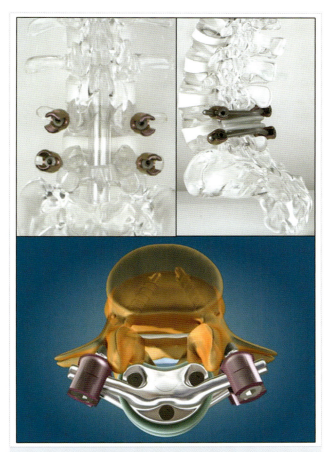

图 37-3　TOPS 系统使用以表面附着羟基磷灰石的万向轴椎弓根螺钉与椎体固定

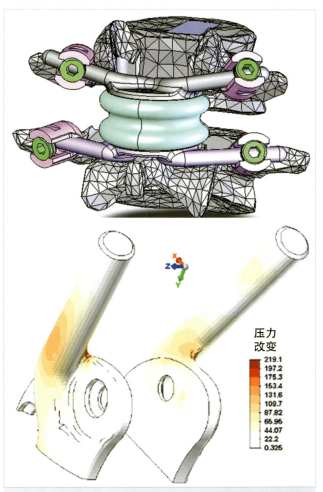

图 37-4　主要压力产生于器械受到最大负荷的时候，并且明显低于产生于钛金属的焊接部位的压力

部分，使用 ANSYS 计算机软件对该内植入物进行有限元分析。用于受力分析的开发原型以该装置的半剖面表示。选择该模型的原因是发现该器械在水平面的负荷承载是对称的。这个半结构模型分析可较快产生计算结果，同时保证数据的准确性。评估的结果显示作用于分析模型的主要压力等同于实际压力作用的结果。主要压力产生于内植物受到最大负荷的时候，并且远低于制造它的钛合金的屈曲应力（图 37-4）。

（三）体外节段活动度的生物力学分析

TOPS 系统在 6 具冰冻尸体标本上进行了检测：（a）评估了完整脊柱节段活动的重建能力；（b）评估在固定稳定之后，相邻节段的活动情况。测试的结果显示，相比较结构完整的节段，当关节突被切除后，TOPS 系统在近乎理想的情况下可以重建脊柱节段在左右侧屈位的活动能力（图 37-5a）和向左右两侧的轴性旋转能力（图 37-5b）。在脊柱屈伸运动时（图 37-5c），可以达到正常节段 55%

的活动范围。通过比较而言，这些结果显著优于 Dynesys 系统。对于相邻节段并没有显示明显的疗效。这种情况需要进一步解释，可能是由于负荷的集中所致。

有关椎间盘内压力的数据证实内植入物可使椎间盘承受部分负荷，这与椎间盘的自然生物力学特性相一致。然而，实际数据不能直接与体内情况相比较，因为预先的压力负荷不能被模拟。此外，仅能在未退变的椎间盘内准确测量流体静压。

（四）椎弓根螺钉的负荷

一项对比试验用于评估万向轴椎弓根螺钉的有效性和 TOPS 系统固定于腰椎的疗效。万向椎弓根螺钉的测试是在尸体的脊柱上进行的。张力分布在相同的 4 枚螺钉上面（图 37-6）。该项测试的结果指出应用 TOPS 系统时椎弓根螺钉上的负荷显著小于应用 Dynesys 系统时的负

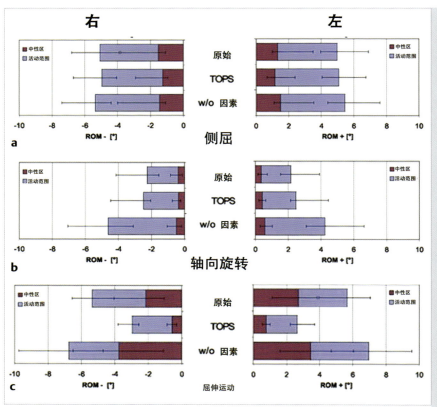

图 37-5 （a）测试显示 TOPS 系统在近乎理想的情况下重建脊柱节段在左右侧屈下的活动能力。（b）向左右两侧的轴性旋转能力。（c）在脊柱屈伸时，可以达到正常节段 55% 的活动范围

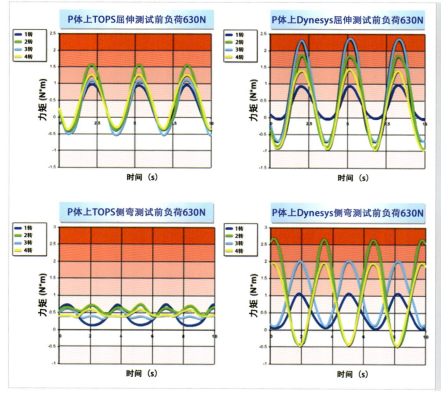

图 37-6 张力可以作用于 TOPS 系统的 4 枚螺钉和 Dynesys 系统，所以当脊柱的相应节段安装刺激器的时候可以监测到机械性压力和产生相应张力向内固定物的传导

荷。Dynesys 的临床研究指出，通过 2~3 年的随访可观察到 6%~8% 的螺钉松动率，因此可以预见的是即使长期的内固定物植入后没有显示更好的疗效，TOPS 系统依旧可以发挥作用。

（五）TOPS 关节置换的应用结果和研究进展

一般而言，TOPS 系统的主要适应证是指椎管狭窄伴有明确的不稳，Ⅰ度或者Ⅱ度滑脱伴有或者不伴有椎管狭窄，和严重的椎间盘源性腰痛伴有显著的关节肥大或者不稳并且禁止单独使用 TDR。TOPS 系统于 2011 年在美国已经完成临床 3 期试验。时至今日，尽管许多阶段性报告被发表，但是最终结果尚未报道。一项前瞻性临床试验，在腰椎管狭窄症伴有或者不伴退变性滑脱和关节炎患者中比较了 TOPS 系统和传统的后路固定融合方式。虽然部分患者经历 L3~L4 节段的手术，但绝大部分操作用于 L4~L5 节段。全部操作包括减压并应用 TOPS 系统或者传统器械融合固定。在一项随机对照研究中，应用 TOPS 系统的 53 例患者和采用融合技术的患者进行对比。研究人员对比了运用 TOPS 系统和融合技术所花费的手术时间（2.7h vs 2.5h）。影像学分析指出接受 TOPS 系统治疗的患者，其腰椎的活动度和椎间盘的高度获得了更好的保留。在屈曲和伸展状态下，影像学资料证实在相应节段保留约 4°~7° 的活动度，并且没有证据显示在相邻节段出现过度活动（图 37-7）。静态中立位影像评估证实椎体滑脱病例中可获得平均 30% 的复位。在 TOPS 系统植入后，影像学证据显示有 1/300（0.33%）的椎弓根螺钉松动。总体来说，在 TOPS 系统治疗组中，3 例因器械相关并发症（4%）的患者接受了翻修融合手术，其中之一就是椎弓根螺钉位置异常。在融合治疗组中，同样存在 3 例患者（6%）需要接受翻修手术。

前瞻性系列研究的中期报告证实了 TOPS 系统在功能方面，1~2 年的观察结果令人满意。ODI 评分和 VAS 评分分别从术前的 55.9 分和 70 分降低至术后 2 年时的 17.6 分和 22 分。上述结果等同于或者好于融合组的治疗结果。在术后 3~4 年随访期时，ODI 评分和 VAS 评分分别增加至 28.3 分和 52 分。而融合组的随访时间没有超过 2 年。

Premia Spine 公司在 2011 年就从早期的开发者 Impliant 公司那里购买了 TOPS 系统。通过一系列设计和制造工艺的改造之后，该系统重新参与另一项 FDA 的临床 3 期试验。

三、双侧小关节置换系统（TFAS）

（一）设计原理

双侧小关节置换系统（Total Facet Arthroplasty System，TFAS）内植物主要设计应用于存在显著解剖参数变异的情况。TFAS 主要以可降解钛合金为主要材料，其主要构成元件可以适用于体积和角度的变化（图 37-8）。

TFAS 的设计有助于外科医生同时将其应用于减压、椎弓根植入等常规外科技术（图 37-9）。TFAS 可以实现 13° 的前屈和 2° 的后伸，7.5° 的双侧侧屈和 2° 的轴向旋转。瞬时的旋转中心主要位于椎体的后 1/3 的位置（表 38-1）。

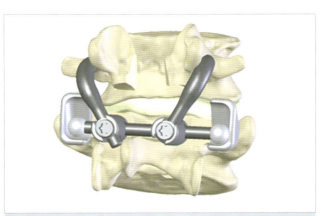

图 37-8　TFAS 系统图示

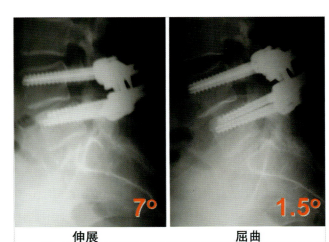

图 37-7　在屈曲和伸展状态下，影像学资料证实双侧小关节置换系统在相应节段可保留约 4°~7° 的活动度，并且没有证据显示在邻近节段出现活动幅度的过度

伸展　　　　屈曲　　7°　　1.5°

表 38-1　对比正常腰椎的活动度，表中显示 TFAS 活动度设计规格

运动范围	原生	TFAS
屈伸运动	L3~L4 ≈ 11.2° ≤ θ ≤ 15.3° L4~L5 ≈ 14.5° ≤ θ ≤ 18.2°	15°（±13°/-2°）
侧弯运动	L3~L4 ≈ ±5.7° ≤ θ ≤ ±12.4° L4~L5 ≈ ±5.7° ≤ θ ≤ ±12.4°	±7.5°
轴向运动	L3~L4 ≈ ±1.5° ≤ θ ≤ ±2.6° L4~L5 ≈ ±1.5° ≤ θ ≤ ±2.2°	±2°

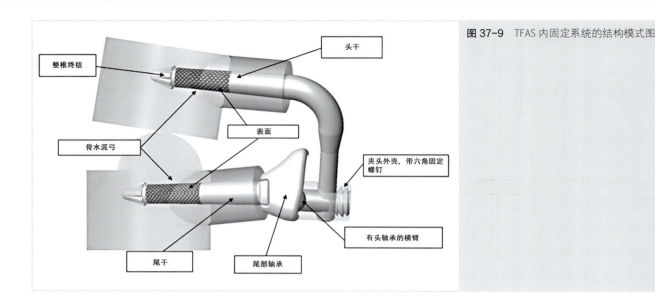

图 37-9　TFAS 内固定系统的结构模式图

（二）TFAS 的应用结果和研究现状

TFAS 的获批的临床研究试验开始于 2007 年，由于经济原因终止于 2009 年。那时 TFAS 的研发者从 Facet Solution 公司获得该项技术。随后 ACADIA 关节置换系统（AFRS）的研发者于 2011 从 Globus Medical 获得该技术。但是 TFAS 的有关产品和相关临床试验似乎并不支持 ACADIA 系统。

尽管 TFAS 已不再应用，近期部分文献报道了该装置的应用结果和设计缺陷。Hierlmeier 等报道了亚分组共 24 例患者，为期 3 年的前瞻性 IDE 试验结果。相关结果包括苏黎世跛行问卷（ZCQ）、VAS 评分和 SF-36 评分。研究人员发现 79.2% 的患者在功能和症状方面得到显著的改善，95.8% 患者的腿疼症状得以缓解。另一项通过随访 10 名患者长约 2 年的 IDE 试验中，可以观察到 ZCQ 和 VAS 评分显著提高，但是 ODI 评分并无明显改善。对比术前各项数据测量，术后的动力位平片证明活动能力并无显著改善。然而，40% 的患者（4/10）被发现存在着严重的假体相关并发症。这些并发症包括 2 例螺钉断裂、1 例螺钉松动和 1 例骨水泥向椎管内渗漏。上述出现并发症的患者相比较其他患者具有更高的体重指数（BMI），并且 4 位患者随后都接受了融合手术。研究人员推测，尽管有理由证明 TFAS 短期缓解疼痛和改善机体功能，但是其应用风险远大于使用效果。这些早期与 TFAS 相关的不良事件可能为下一代关节置换技术的设计提供有价值的借鉴。

（三）ACADIA 关节置换系统

ACADIA 关节置换系统是一种可保留活动度的小关节置换技术，可以作为一种小关节固定术的备选技术，并且达到节段稳定的目的。该技术设计模拟正常的小关节结构，尽可能减少对关节周围软组织及韧带等后方结构造成破坏。ACADIA 技术主要用于椎管狭窄伴有 I 度滑脱或者小关节骨性关节炎的患者。为了保留稳定性和活动度，同时保持作用于腰椎力量的分布均匀，ACADIA 系统是一种良好的半限制性动态稳定融合器械的替代品。

（四）器械书说明

ACADIA 系统构成包括精确的器械参数设置和一套基于综合计算层析成像研究设计的仿小关节结构内固定物。内固定物的上下关节面主要包括防磨损的钴铬钼合金。与骨组织接触的垫衬表面覆盖钛离子涂层羟基磷灰石，用于促进骨组织生长。ACADIA 通过钛合金椎弓根螺钉与椎体相固定，左右两侧下方的固定结构通过横联提供了额外的稳定性（图 37-10）。

（五）前期临床研究

Goel 等的体外研究评估了 ACADIA 装置在脊柱上应用的生物力学机制。通过切除 L4~L5 小关节导致模型出现不稳，并且使用 ACADIA 小关节置换系统修复相关结构。比较内容包括腰椎节段活动度范围、小关节承载负荷、椎间盘压力和器械承载负荷。ACADIA 系统证实可以在各种承载负荷情况下重建正常小关节的运动力学参数。研究人员推测相比较传统的后路钉棒固定系统，ACADIA

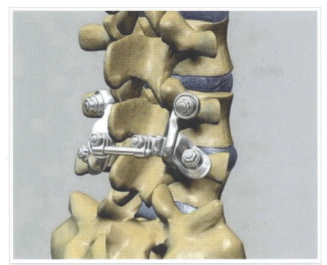

图 37-10　ACADIA 通过钛合金椎弓根螺钉与椎体相固定，左右两侧下方的固定结构通过横联提供了额外的稳定性

装置可以重建手术节段正常的活动度，甚至可能更好地阻止发生相邻节段病变。

（六）ACADIA 的应用结果及研究现状

ACADIA 近期受到一项 FDA 监管的 IDE 临床 3 期试验的评估。研究开始于 2006 年，主要目标是在 2013 年研究完成之前收集 300 例患者的数据。患者均诊断为腰椎管狭窄，并且随机分配接受 ACADIA 小关节置换器械或者后外方融合器械。研究人群的排除标准包括：既往尝试融合手术、骨质疏松症和骨代谢疾病、椎体滑脱大于Ⅰ度或者滑脱出现在除了手术节段的其他节段、体重指数大于 40，和已知的对钴铬钼合金存在过敏。

近期报道了部分有症状的腰椎管狭窄患者（24 个月随访 106 例患者）接受 ACADIA 技术治疗的结果。患者平均年龄 60 岁，平均 BMI 为 29~30，大于 84% 的患者接受了 L4~L5 节段的手术。常见的并发症是硬膜破裂（15.1%）、狭窄导致的疼痛加重（4.7%），伤口感染和裂开（3.8%）。ODI 从 3 个月随访时的 29 分平均提高至 12 个月随访时的 44 分。VAS 评分的改善大于 80%，而 ZCQ 的改善超过 66%。研究人员认为这些结果可以和发表的后外侧减压固定融合数据相似。长期的随访结果与融合技术比较，判断 ACADIA 是否可以减少相邻节段病变。

四、小结

小关节置换内固定物代表了一种全新概念的后方稳

定手术方法。这些假体可以保留活动度，重建生物力学中性区，阻止异常承载负荷的分布在治疗节段及其相邻节段。小关节固定术可能仅仅适用于治疗单纯的小关节炎，结合椎间盘置换可以治疗或者阻止小关节退变，或者在一个广泛的减压之后作为一个可以重建节段的稳定性保留活动性的操作。少量的临床证据表明减压结合小关节置换假体的植入能够达到功能性的疗效，和早期采用融合技术治疗滑脱和椎管狭窄症时使用的钉棒一样受到关注。TOPS、TFAS 和 ACADIA 3 种器械在短期研究中显示成功治疗病例。此外，长期的研究必须要确定小关节置换技术在相邻节段退变中的疗效，长期承载负荷情况下器械的耐久度，以及持续的功能提高和疼痛缓解。

五、参考文献

[1] Abumi K, Panjabi MM, Kramer KM, et al. Biomechanical evaluation of lumbar spinal stability after graded facetectomies [J]. Spine, 1990, 15: 1142-1147.

[2] Blumenthal S, McAfee PC, Guyer RD, et al. A prospective, randomized, multicenter Food and Drug Administration investigational device exemptions study of lumbar total disc replacement with the CHARITE artificial disc versus lumbar fusion: part I: evaluation of clinical outcomes [J]. Spine, 2005, 30: 1565-1575, discussion E387-E391.

[3] Resnick DK, Choudhri TF, Dailey AT, et al. American Association of Neurological Surgeons/Congress of Neurological Surgeons. Guidelines for the performance of fusion procedures degenerative disease of the lumbar spine, V: Correlation between radiographic and functional outcome [J]. Neurosurg Spine, 2005, 2: 658-661.

[4] Resnick DK, Choudhri TF, Dailey AT, et al. American Association of Neurological surgeons/Congress of Neurological Surgeons. Guidelines for the performance of fusion procedures for degenerative disease of the lumbar spine, VII: Intractable low-back pain without stenosis or spondylolisthesis [J]. Neurosurg Spine, 2005, 2, 670-672.

[5] Resnick DK, Choudhri TF, Dailey AT, et al. American Association of Neurological Surgeons/Congress of Neurological Surgeons. Guidelines for the performance of fusion procedures for degenerative disease of the lumbar spine, IX: Fusion in patients with stenosis and spondylolisthesis [J]. Neurosurg Spine, 2005, 2: 679-685.

[6] Resnick DK, Choudhri TF, Dailey AT, et al. American Association of Neurological surgeons/Congress of Neurological Surgeons. Guidelines for the performance of fusion procedures for degenerative disease of the lumbar spine, X: Fusion following decompression in patients with stenosis without spondylolisthesis [J]. Neurosurg Spine, 2005, 2: 686-691.

[7] Fischgrund JS, Mackay M, Herkowitz HN, et al. 1997 Volvo Award winner in clinical studies. Degenerative lumbar spondylolisthesis with spinal stenosis: a prospective, randomized study comparing decompressive laminectomy and arthrodesis with and withotu spinal instrumentation [J]. Spine, 1997, 22: 2807-2812.

[8] Gamradt SC, Wang JC. Lumbar disc arthroplasty [J]. Spine, 2005, 5: 95-103.

[9] Geisler FH. Surgical technique of lumbar artificial disc replacement with the Charité aritficial disc [J]. Neurosurgery, 2005, 56 Suppl: 46-57, discussion 46-57.

［10］Grod D, Benini A, Junge A, et al. Clinical experience with the Dynesys semirigid fixation system for the lumbar spine: surgical and patient-oriented outcome in 50 cases after an average of 2 years [J]. Spine, 2005, 30: 324-331.

［11］Huang RC, Lim MR, Girardi FP, et al. The prevalence of contraindications to total disc replacement in a cohort of lumbar surgical patients [J]. Spine, 2004, 29: 2538-2541.

［12］Hunter LY, Braunstein EM, Bailey RW. Radiographic changes following anterior cervical fusion [J]. Spine, 1980, 5: 399-401.

［13］Kostuik JP. Complications and surgical revision for failed disc arthroplasty [J]. Spine, 2004, 4 Suppl: 289S-291S.

［14］Lee CK. Accelerated degeneration of the segment adjacent to a lumbar fusion [J]. Spine, 1988, 13: 375-377.

［15］Lee CK, Langrana NA. Lumbosacral spinal fusion [J]. A biomechanical study. Spine, 1984, 9: 574-581.

［16］Lu WW, Luk KD, Holmes AD, et al. Pure shear properties of lumbar spinal joints and the effect of tissue sectioning on load sharing [J]. Spine, 2005, 30: E204-E209.

［17］Olsewski JM, Garvey TA, Schendel MJ. Biomechanical analysis of facet and graft loading in a Smith-Robinson type cervical spine model [J]. Spine, 1994, 19: 2540-2544.

［18］McAfee P. Biomechanics and results of implant testing of the TOPS Facet Replacement Device. Luncheon Symposium Presentation-TOPS Device. Spine Arthroplasty Society 5th Annual Meeting [J]. New York, NY, May 4-8, 2005.

［19］Panjabi MM. Clinical spinal instability and low back pain [J]. Electromyogr Kinesiol, 2003, 13: 371-379.

［20］Panjabi MM. The stabilizing system of the spine, Ⅱ: Neutral zone and instability hypothesis [J]. Spinal Disord, 1992, 5: 390-396, discussion 397.

［21］Stoll TM, Dubois G, Schwarzenbach O. The dynamic neutralization system for the spine: a multi-center study of a novel non-fusion system [J]. Eur Spine, 2002, 11 suppl 2: S170-S178.

［22］Yone K, Sakou T, Kawauchi Y, et al. Indication of fusion for lumbar spinal stenosis in elderly patients and its significance [J]. Spine, 1996, 21: 242-248.

［23］McAfee P, Khoo LT, Pimenta L, et al. Treatment of lumbar spinal stenosis with a total posterior arthroplasty prosthesis: implant description, surgical technique, and a prospective report on 29 patients [J]. Neurosurg Focus, 2007, 22: E13.

［24］Pimenta L, Hes R, Hamzaoglu A, et al. Treatment of lumbar spinal stenosis with a total posterior arthroplasty prosthesis versus posterior lumbar fusion: a prospective report on 145 patients [J]. Presented at : Spine Arthroplasty Society 10th Annual Meeting, New Orleans, LA, April 27-30, 2010.

［25］Policy Corporate medical. Total Facet Arthroplasty [M]. North Carolina: BlueCross BlueShield Association, 2012.

［26］Palmer DK, Inceoglu S, Cheng WK. Stem fracture after total facet replacement in the lumbar spine: a report of two cases and review of the literature [J]. Spine, 2011, 11: e5-e19.

［27］Hierlmeier B, Webb S, Castellvi AE. Functional outcomes following the total facet arthroplasty system(tfas)in the treatment of degenerative lumbar spinal stenosis [J]. Presentd at: Spine Arthroplasty Society 11th Annual Meeting. Las Vegas, NV, April 26-29, 2011.

［28］Wong WW, Palmer DK, Clarke E, et al. Clinical outcomes from a prospective study on Archus Total Facet Arthroplasty System for treatment of lumbar stenosis with degenerative spondylolisthesis [J]. Presented at: Spine Arthroplasty Society 11th Annual Meeting, Las Vegas, NV, April 26-29, 2011.

［29］Goel VK, Mehta A, Jangra J, et al. Anatomic facet replacement system(AFRS)restoration of lumbar segment mechanics to intact: a finite element study and in vitro cadaver investigation [J]. SAS Journal, 2007, 1: 46-54.

［30］Globus Medical Inc. Clinical trial: a pivotal study of a facet replacement system to treat spinal stenosis ［NIH］, 2012. http: □clinicaltrials. gov/ ct2/show/NCT00401518? term=ACADIA&rank=1.

［31］Youssef JA, Regan JJ, Dryer RF, et al. Clinical outcomes for worldwide cohort of 106 lumbar spinal stenosis patients treated with ACADIATM [J]. Presented at: Spine Arthroplasty Society 10th Annual Meeting, New Orleans, LA, April 27-20, 2010.

［32］Youssef JA, Regan JJ, Hartjen CA, et al. Prospective randomized FDA IDE pivotal study of symptomatic lumbar spinal stenosis patients treated with ACADIATM: interim perioperative and clinical outcomes for the investigational device [J]. Presented at: Spine Arthoplasty Society 11th Annual Meeting, Las Vegas, NV, April 26-29, 2011.

第三十八章 髓核置换假体的生物力学机制和基本原理

著者：Naresh Kumar，Barry W.L.Tan，Hee-kit Wong

审校：张瑜，李忠海，张志成

译者：尹欣

椎间盘退行性疾病（Degenerative Disc Disease，DDD）是一类最为常见的颈腰椎退行性改变，也是导致腰痛的主要原因。绝大部分的椎间盘退行性疾病，虽然患者存在症状，但并不需要任何手术治疗。在所选的案例中，手术治疗方案包括椎间盘切除术、椎间孔切开术或者椎板切除术，但是腰椎融合技术仍旧是处理该问题的首选治疗方式。治疗 DDD 的阶梯式方案总结如图 38-1 所示。

过去的二十多年期间，出现了多种微创治疗 DDD 的新技术。这些新技术耗费巨大，但这些技术或者产品都不能成为治疗的标准方案。然而，许多新型器械的早期临床试验均显示该产品具有令人满意的研究结果，并且证实这些器械都具有应用于 DDD 治疗的潜能。

髓核置换是一种对病变节段运动能力损伤最小且可用于治疗椎间盘病理性改变的技术。该技术的主要作用效果是重建椎间盘高度和纤维环的张力，使承载负荷均匀分布于活动节段。髓核置换的新理念是运用微创技术，在保留纤维环的完整性的同时替换病变的髓核。材料的特性和内固定物的工业设计伴随外科技术一同发展，并且受到相

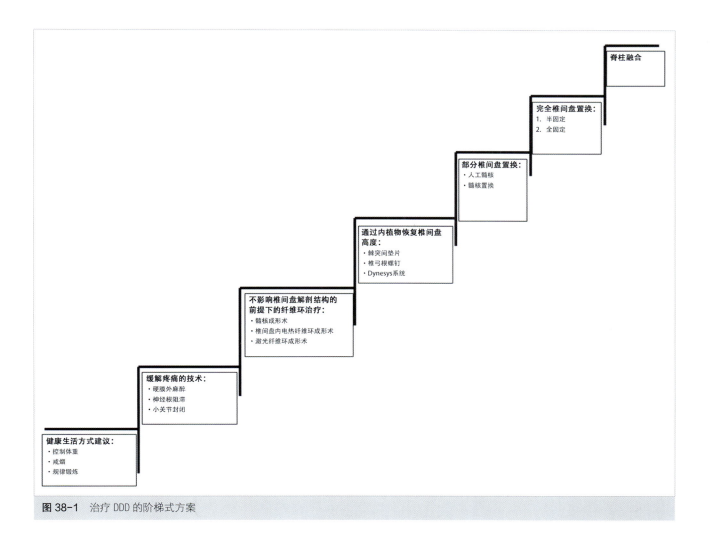

图 38-1 治疗 DDD 的阶梯式方案

关评估。

一、研究历史和背景知识

Fernstrom 的主要贡献是首次应用不锈钢金属球替换退变的椎间盘。许多研究人员测试检验了其他一些材料。Hamby 和 Glaser 使用甲基丙烯酸甲酯；Nachemson 使用硅树脂充当髓核替代物，所获结果是有限的甚至是失败的。尽管 Fernstrom 的开创性试验使用金属球形轴承结构替换髓核，Bao 等首次使用水凝胶材料作为髓核假体。髓核假体的设计目的是膨胀或者扩大纤维环，使承载负荷均匀分布在纤维环。

椎间盘髓核假体内植物装置的研究最为广泛，由 Charles Ray 博士研发。自从 1996 年问世以来，超过 4600 例患者接受该装置的植入。该产品主要结构为水凝胶核心（包括聚丙烯酰胺和聚丙烯腈），表层包裹聚氨酯，当植入体内时可以吸收约 90% 自身干重的水分，从而表现其完全的水化特性和功能特性。

二、椎间盘的解剖结构及生物力学特性

椎间盘有其独特的解剖结构特性和生物力学特性，它们在脊柱各个节段和整体的稳定性和柔韧性等方面都充当重要的角色。椎间盘主要由髓核、纤维环和上下两个终板构成，各结构生物力学特性相互协同有助于达到理想的解剖力学分布（图 38-2）。髓核主要构成为胶原蛋白基质（Ⅱ型胶原蛋白为主，主要发挥抗压力作用）、蛋白聚糖和水。其中蛋白聚糖和水所占相对较高的结构比例；蛋白聚糖主要发挥了髓核的亲水特性。随着年龄的增加，蛋白聚

糖比例随之下降，导致组织脱水，其承载负荷的分布受到影响。

纤维环是多层纤维结构，主要由胶原纤维构成（Ⅰ型胶原纤维为主，主要发挥抗牵拉作用），相邻层间的结构纤维相互交联，与水平面成约 30° 夹角，提供高强度的结构弹性。Ⅰ型胶原纤维在纤维环外层含量最高，向中心处含量减少至最低，这种变化关系与Ⅱ型胶原纤维相反。

相邻的椎体之间同"三关节复合体"相互连接，主要构成为前方的椎间盘和后方的小关节。在椎间盘结构内部，终板提供了与纤维环之间稳定的锚定关系，防止过度的扭转和平移活动。连同髓核和小关节一起，纤维环直接吸收中轴骨上所有的压力负荷。

伴随着衰老，椎间盘内的水含量逐渐减少，致使椎间盘高度丢失，导致纤维环的松弛，造成传导至椎间盘空间的剪切力以及施加在小关节上应力的增加（图 38-3）。椎间盘高度的恢复被认为是治疗椎间盘退变性疾病的必要过程。

三、髓核置换假体的基本原理和适应证

理想的椎间盘置换应该最大限度地重建脊柱的解剖学和生物力学功能。假体的作用是在承载受力下，重建椎间盘的高度并且维持节段间的最大的适应性。椎间盘假体应该具备特有的椎间盘运动力学特性用于重建脊柱正常的生物力学。

在 DDD 的阶梯治疗过程中，髓核置换为一种微创技术（图 38-1）。该技术对腰椎节段活动度保留的破坏最小，同时对椎间盘解剖结构影响最小。该手术为椎间盘源性腰

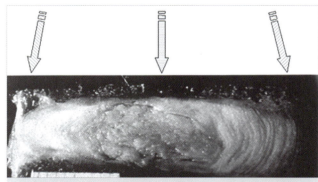

图 38-2　相对正常的人椎间盘纵切面观。压力平均分布于椎间盘结构（髓核和纤维环）和终板（箭头所指出）。髓核的充分膨胀（蛋白聚糖的亲水性）使纤维环产生适当的张力去维持均匀受力和节段的稳定性

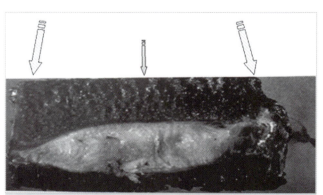

图 38-3　退变的椎间盘显示改变了承载负荷的分布（箭头），由于蛋白聚糖含量的下降，髓核的亲水性降低。髓核膨胀能力的丢失导致纤维环松弛并且造成异常的承载负荷分布和脊柱节段的失稳

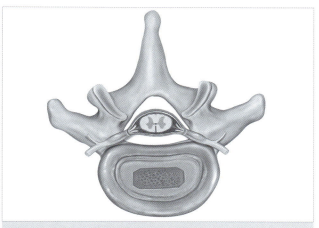

图 38-4　示意图显示 PDN 单独植入的位置。该器械应放置在髓核位置，由于其亲水性，便于重建椎间盘高度和提高生物力学负荷的分布

表 38-1 列举了 PDN 应用的适应证和禁忌证	
适应证	**禁忌证**
有症状的腰椎间盘源性背痛	BMI > 30
至少 6 个月的保守治疗后无效	体重 > 90kg 且 L5~S1 是目标节段
椎间高度 > 5mm	相邻正常椎间盘相比椎间高度丧失 50% 以上
退变的椎间盘处于早期（Pfimmann2、3 期）	椎间盘终板内存在施莫尔结
单节段受损	超过 I 度的腰椎滑脱
完整的小关节	脊柱感染或肿瘤
	严重的骨质疏松

痛，且病变节段的退变程度还没有严重到必须接受融合手术的患者提供了一个切实的外科解决方案，并且治疗效果也可得到保证。

PDN 的发展弥补了介于椎间盘切除技术和融合技术之间的治疗方式上的空缺（图 38-4 和图 38-5）。PDN 被设计用于替换病变的髓核，提供类似正常椎间盘的缓冲功能，同时保持椎间盘的高度和弹性。相比较融合技术，PDN 植入后不会降低手术节段或者相邻节段的活动能力。内植物替代髓核组织，保留健康的纤维环可能减少疼痛，同时抑制退变的进一步发展，并且恢复非退变节段的脊柱活动性。治疗过程中同时要考虑 PDN 适应证、禁忌证（表 38-1）和特性（表 38-2）。

四、髓核置换假体的生物力学因素

（一）设计

髓核置换假体的设计具有许多挑战，首先是生物学特性要类似正常椎间盘。其次是要重建和模拟椎间盘本身的功能特性。假体需要有良好的生物相容性和抗疲劳性，同时避免出现生物毒性和致癌性。此外，该内植物应该有能力承受预期的周期性负荷应力，不因损耗出现故障。植入的 PDN 弹性系数应该与终板相互匹配，用于恢复近似正常的承载负荷分布，阻止出现器械下沉。PDN 应当充满整个植入空间，这样可以降低内植物移动或者脱出的概率。最后，植入物的设计应当便于通过微创小切口方式放置体内，避免损伤周围软组织，有利于提高稳定性。

髓核置换内植物的构成分为两种主要类型：（a）预成型的高分子聚合物；（b）原位可固化聚合物。

在植入体内之前，需要适当评估椎间盘的大小，预先判断已成形的髓核植入物的大小和形态，和与之匹配的弹力。原位可固化聚合材料内植物可适应髓核切除后的残余空腔，并且最大限度填充至可用的植入空间，提高相应的稳定性。聚合物可在短时间发挥聚合作用，将植入物脱出的风险降至最低。最新的内植入物设计主要由水凝胶为材料，预先处理内植物的大小，当内植物放置于椎间隙

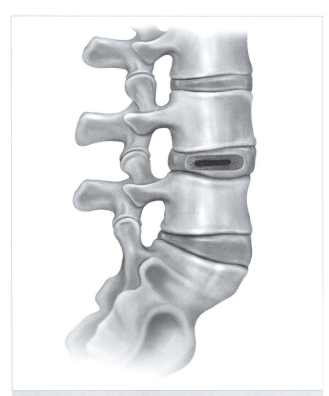

图 38-5　脊椎侧面观显示 PDN 的植入位置。由于该产品的亲水性，便于重建椎间盘高度和提高生物力学负荷的分布

表 38-2　列举了部分 PDN 的常见设计和设计特性

髓核置换装置的分类

恢复	材料	固定和（或）确定几何形状装置	非固定装置	可注射装置
软装置				
PDN	水灵胶 68	×	—	—
PDN–SoLo	水灵胶 80	×	—	—
NeuDisc	水凝胶	×	—	—
DASCOR	聚氨酯	×	—	×
Newcleus	聚碳酸酯聚氨酯	—	×	—
Aquarelle	聚乙烯醇	—	×	—
Sinux	硅胶	—	—	×
BioDisc	蛋白水凝胶	—	—	×
NuCore Injectable Nucleus	丝蛋白弹性蛋白	—	—	×
Gelifex	水凝胶	—	—	×
硬装置				
Regain	热解碳	×	—	—
CL–Disc	氧化锆陶瓷	×	—	—

时，其形态和大小可随之发生变化。

（二）立体结构

髓核腔作为 PDN 假体植入的边界。椎间盘形态和终板轮廓的个体变异使得内植物尺寸的制订一直以来都是一项具有挑战性的课题。临床应用可见，假体既需要个体化设计完全适用于每一位患者的椎间盘结构，又要充分与终板形态范围相匹配。重要的是，即使是运用影像学方法，由于测定准确的退变椎间盘解剖结构的困难，内植物仍需要适应不同的放置空间，并允许放入不同形态和大小的髓核腔内。

（三）强度和刚度

假体器械的刚度也是重要的关注点。理想情况下，器械刚度应该与正常椎间盘相似。如前所述，椎间盘的生物力学评估显示出在小关节、纤维环、髓核和终板之间的可预测的承载负荷分布。为了在退变的椎间盘上重建这种分布方式，PDN 需要具有一定的刚度。如果器械材质刚度偏软，由于其较低的压力系数，将不能抵抗增大的压力负荷。然而，对于刚度过强的器械，由于承载负荷的改变和器械可能塌陷入椎体内，结果可能是终板过度受力、退变，甚至出现塌陷。

（四）活动度范围

大部分 PDN 的设计以对纤维环和韧带造成的破坏也包括对小关节的影响降至最小为前提，这种观点是为了保留或者改善手术节段的活动度。髓核假体器械的体外试验证实了这种观点，包括椎间盘假体（Intervertebral Prosthetic Disc，IPD）和 PDN。尽管 PDN 可能恢复纤维环的张力，但由于手术造成纤维环和毗邻结构永久的形态学改变，该技术并不能充分恢复椎间盘高度和活动度范围。因此，放置内植物的相应节段应该具有和术前一样坚强的结构。

（五）旋转中心

髓核假体内植物尝试恢复椎体高度和纤维环的张力，因此该器械需要用于维持相应活动节段的旋转中心。但这种主张目前只是一种理念，实际上 PDN 很难在体内环境中发挥重建旋转中心的作用。

（六）固定

椎间盘髓核假体的设计主要是模拟髓核的功能。因此，它们不会被固定在应植入的位置。所有髓核假体的设计是植入体内后不与周围结构组织相互固定（例如终板或纤维环结构）。此外，理论上很难找到周围组织与之相固定：退行性改变已经导致邻近的纤维环受到损坏，即使运用目前已知的相关技术，手术影响终板可能导致相应节段出现融合。因此髓核置换假体不存在与周围组织相固定，并且在髓核腔内发现内植物存在局部活动，类似正常的髓核。不幸的是对于早期的 PDN 器械发现其移动超过纤维环的外层结构，导致类似椎间盘突出引发的坐骨神经痛。多年以来，器械设计和手术方式的变化避免了假体的不良移位，说明通过完善器械设计和手术技巧，器械的固定方式可能已经不是早期值得关注的焦点问题之一，目前该问题已经被解决。

（七）植入

髓核假体可以通过微创小切口技术植入体内；常见手术路径是后路半椎板切除入路。其他手术入路包括经椎间孔入路、经腰大肌外侧入路和前方经腹膜外入路。手术入路的选择取决于髓核碎片凸出的位置、后方结构的形态、解剖结构个体差异和适合手术入路的器械。

不考虑手术入路，所有的外科操作必须沿着椎间盘的外侧缘切开纤维环，保留或者不保留一个瓣状结构便于缝合纤维环。髓核切除时，使用垂体吸引器或者自动刮除系统切除髓核组织。难以依靠手术入路来充分切除退变髓核（后方入路进行对侧椎间盘切除是具有挑战的问题）。适当范围的纤维环被切除，同时体积大小合适的内植物可以作为适用的器械使用。随后，损伤纤维环通常需要缝合，切口关闭时根据实际情况决定是否放置引流管。术中透视主要用于评估植入时器械的位置。

（八）器械植入失效情形和补救措施

根据临床经验分析，目前假体失效情况主要存在下列两种：（a）假体的移位；（b）假体的下沉

假体移位，如前文所述，表现方式类似椎间盘突出。外科补救措施包括再次进行椎间盘切除术。相较而言，假体下沉处理较为棘手，补救方法是对相应节段进行融合。由于假体在无血管支配的椎间盘区域内没有坚强的固定以及有着很少的组织包绕，髓核假体的重新放置、替换和移除的操作方便。这就为后续的人工椎间盘置换或者融合预留了选择空间。

五、小结

本章节有关生物力学机制的讨论旨在便于对椎间盘植入假体器械的设计和功能解剖学及生物力学基本原理的理解。手术假体类型的选择决定于器械的设计、应用的材料，以及器械与周围组织的相互关系等因素。

六、参考文献

［1］Kallewaard JW, Terheggen MA, Groen GJ, et al. Discogenic low back pain [J]. Pain Pract, 2010, 10: 560-579.

［2］Kumar N, Judith MR, Kumar A, et al. Analysis of the stress distribution in lumbar interbody fusion [J]. Spine, 2005, 30: 1731-1735.

［3］Balsano M, Zachos A, Ruggiu A, et al. Nucleus disc arthroplasty with the NUBAC™ device: 2-year clinical experience [J]. Eur Spine, 2011, 20 Suppl 1: S36-S40.

［4］Jin D, Qu D, Zhao L, et al. Prosthetic disc nucleus(PDN)replacement for lumbar disc herniation: preliminary report with six months' follow-up [J]. Spinal Disord Tech, 2013, 16: 331-337.

［5］Buttermann GR, Beaubien BP. Stiffness of prosthetic nucleus determines stiffness of reconstructed lumbar calf disc [J]. Spine, 2004, 4: 265-274.

［6］Bertagnoli R, Vazquez RJ. The Anterolateral TransPsoatic Approach(ALPA): a new technique for implanting prosthetic disc-nucleus devices [J]. Spinal Disord Tech, 2003, 16: 398-404.

［7］Fernström U. Arthroplasty with intercorporal endoprothesis in herniated disc and in painful disc [J]. Acta Chir Scand Suppl, 1996, 357: 154-159.

［8］Hamby WB, Glaser HT. Replacement of spinal intervertebral discs with locally polymerizing methyl methacrylate: experimental study of effects upon tissues and report of a small clinical series [J]. Neurosurg, 1959, 16: 311-313.

［9］Nachemson A. Some mechanical properties of the lumbar intervertebral discs [J]. Bull Hosp Jt Dis, 1962, 23: 130-143.

［10］Bao QB, McCullen GM, Higham PA, et al. The artificial disc: theory, design and materials [J]. Biomaterials, 1996, 17: 1157-1167.

［11］Lemaire JP, Skalli W, Lavaste F, et al. Intervertebral disc prosthesis. Results and prospects for the year, 2000 [M]. Clin Orthop Relat Res, 1997: 64-76.

［12］Ray CD. The PDN prosthetic disc-nucleus device [J]. Eur Spine, 2002, 11 Suppl 2: S137-S142.

［13］Klara PM, Ray CD. Artificial nucleus replacement: clinical experience [J]. Spine, 2002, 27: 1374-1377.

［14］Broberg KB. On the mechanical behaviour of intervertebral discs [J]. Spine, 1983, 8: 151-165.

［15］Götz W, Barnert S, Bertagnoli R, et al. Immunohistochemical localication of the small proteoglycans decorin and biglycan in human intervertebral discs [J]. Cell Tissue Res, 1997, 289: 185-190.

［16］Kirkaldy-Willis WH, Wedge JH, Yong-Hing K, et al. Pathology and pathogenesis of lumbar spondylosis and stenosis [J]. Spine, 1978, 3: 319-328.

［17］Buckwalter JA. Aging and degeneration of the human intervertebral disc [J]. Spine, 1995, 20: 1307-1314.

［18］Studer A. Nucleus prosthesis: a new concept [J]. Eur Spine, 2002, 11 suppl 2: S154-S156.

［19］Panjabi MM, White AA. Physical properties and functional biomechanics of the spine [J]. In: White AA, Panjabi MM, eds. Clinical biomechanics of the spine. Philadelphia: JB Lippincott Company, 1990: 3-83.

［20］Sakalkale DP, Bhagia SA, Slipman CW. A historical review and current perspective on the intervertebral disc prosthesis [J]. Pain Physician, 2003, 6: 195-198.

［21］Kranenburg HJ, Meij BP, Onis D, et al. Design, syntheiss, imaging, and biomechanics of a softness-gradient hydrogel nucleus pulposus prosthesis in a canine lumbar spine model [J]. Biomed Mater Res B Appl Biomater, 2012, 100: 2148-2155.

［22］Bertagnoli R, Schönmayr R. Surgical and clinical results with the PDN prosthetic disc-nucleus device [J]. Eur Spine, 2002, 11 Suppl 2: S143-S148.

［23］Malhotra NR, Han WM, Beckstein J, et al. An injectable nucleus pulposus implant restores compressive range of motion in the ovine disc [J]. Spine, 2012, 37: E1099-E1105.

［24］Bertagnoli R, Karg A, Voigt S. Lumbar partial disc replacement [J]. Orthop Clin North Am, 2005, 36: 341-347.

［25］Goins ML, Wimberley DW, Yuan PS, et al. Nucleus pulposus replacement: an emerging technology [J]. Spine, 2005, 5 Suppl: 317S-324S.

［26］Hedman TP, Kostuik JP, Fernie GR, et al. Design of an intervertebral disc prosthesis. Spine, 1991, 16 Suppl: S256-S260.

［27］Bao QB, Yuan HA. New technologies in spine: nucleus replacement [J]. Spine, 2002, 27: 1245-1247.

［28］Meakin JR, Redpath TW, Hukins DW. The effect of partial removal of the nucleus pulposus from the intervertebral disc onthe response of the human annulus fibrosus to compression [J]. Clin Biomech(Bristol, Avon), 2001, 16: 121-128.

［29］Lindley EM, Jaafar S, Noshchenko A, et al. Nucleus replacement device failure: a case report and biomechanical study [J]. Spine, 2010, 35: E1241-E1247.

［30］Buttermann GR, Beaubien BP. Biomechanical characterization of an annulussparing spinal disc prosthesis [J]. Spine, 2009, 9: 744-753.

［31］Eysel P, Rompe J, Schoenmayr R, et al. Biomechanical behaviour of a prosthetic lumbar nucleus [J]. Acta Neurochir(Wien), 1999, 141: 1083-1087.

［32］Adams MA, Hutton WC. The mechanical function of the lumbar apophyseal joints [J]. Spine, 1983, 8: 327-330.

［33］Wilder DG, Pope MH, Frymoyer JE. The biomechanics of lumbar disc herniation and the effect of overload and instability [J]. Spinal Disord, 1988, 1: 16-32.

第三十九章　Raymedica PDN 人工髓核

著者：纳瑞什·库玛尔（Naresh Kumar），巴里·W.L. 唐（Barry W. L. Tan），韩·吉特·王（Hee-Kit Wong）
审校：郭美玉，李忠海，张志成
译者：尹欣

一、引言

椎间盘退行性疾病（Degenerative Disc Disease，DDD）是常见导致腰痛的腰椎退变性改变。虽然绝大部分椎间盘退变性疾病可能引发相应症状，但是并不需要任何外科干预治疗。目前，椎间盘置换是一种治疗椎间盘病源性腰痛并且对脊柱节段活动度损伤最小的技术。该技术的基本原理是恢复椎间盘高度和纤维环张力，使活动节段承载的负荷受力正常分布。髓核置换的新理念是运用微小切口技术，在保留纤维环的完整性的同时替换病变的髓核。

目前有多种的髓核置换装置可用于选择，但是研究和应用最为广泛的是 Raymedica 椎间盘髓核假体，于 1996 年首次应用。Charles Ray 首次提出该产品的有关概念，而在产品初次使用之前，经历了大约 16 年有关其聚合性、机械性、生物相容性、生物毒性、移植特性等方面的大量研究和改进。他的目标是研发一种新型实用型的器械，在腰椎疼痛性退变时，可以合理、无痛地恢复和重建椎间盘所丧失的正常功能。PDN 早期的设计需要双侧假体内植物。尽管如此，由于并发症的发生，特别是内植物的脱落，导致该器械演变单侧假体内植物。

1996 年 1 月 Robert Schonmayr 在德国第一次使用该产品的病例中，选取了双侧假体内植物。时至今日，全球已经有约 4000 例患者接受了 PDN 器械治疗，其中即包括早期的双侧假体和近期较为流行的 PDN-SOLO 假体。

二、工程设计

为了发挥正常椎间盘的缓冲器作用，同时维持椎间隙的高度和脊柱节段的灵活性，PDN 主要的设计目的是重建椎间盘的生物力学功能。在应用髓核置换技术之前，椎间盘退变性疾病的标准治疗方法包括保守治疗、椎间盘切除技术和融合技术。PDN 假体寻求弥补存在于椎间盘切除技术和融合技术两种治疗方法之间的不足。

PDN 的基础结构包括两部分（图 39-1）：（a）核心内

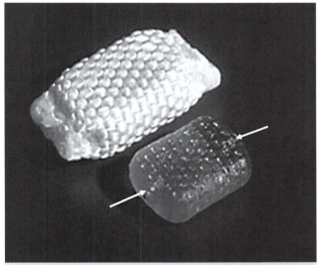

图 39-1　PDN-SOLO 假体结构示意图。核心内的高分子聚合水凝胶核心和外层高分子聚合纤维组成的高强度外套。箭头所指为水凝胶核心两端处存在 X 线透视可显影的钛铱金属线

的高分子聚合水凝胶核心；（b）外层高分子聚合纤维组成的高强度外套。

水凝胶核心主要由聚丙烯腈和聚丙烯胺为原材料的惰性高分子聚合物构成，预先对体积和形态进行塑形，然后再经过脱水处理。这种控制性脱水可以减少内植物的大小和体积，同时保留 PDN 内植物的膨胀记忆功能，当准备再次进行水化的时候疏散核腔，内植物在逐渐吸收周围髓核腔充满的液体后，可以适度地充满髓核腔（图 39-2）。最初主要的高分子聚合物为 Hypan68，可以使水凝胶内核在水中吸收自身 68% 的干重用于体积膨胀。髓核腔的适度填充被认为有助于恢复椎间盘的生物力学功能。外层是编织较为松散的高分子聚合纤维外套，可以强有力地限制水凝胶内核的膨胀，从而避免无限制地过度膨胀导致的椎板的破坏。表面包裹的这种覆盖物也使得手术操作更为简便，并且允许放置临时的牵引线用于定位。目前研发的聚合物材质（Hypan80）可以使 PDN-SOLO 器械的吸水

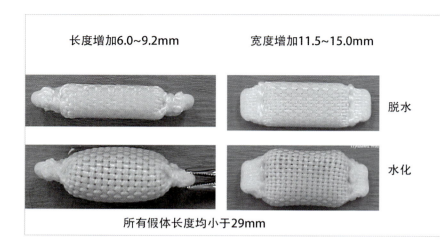

长度增加6.0~9.2mm　　宽度增加11.5~15.0mm

脱水

水化

所有假体长度均小于29mm

图39-2　图中显示了 PDN-SOLO 假体从脱水状态（上排图示）到水化状态（下排图示）的变化，演示了假体高度和宽度增加的潜在可能性。图中为实际假体大小

量是其干重的 80%，且材料的质地柔软，更适于保持整体的膨胀性能和支撑力量。这种再水化膨胀作用在器械植入后即刻开始，并在随后的 7~10 日内该作用效果缓慢地成倍数增长，用于恢复椎间隙高度，使纤维环更加紧密，提高椎间盘的机械稳定性，同时保持适度的节段弹性。小而短的钛铱金属线嵌入外侧覆盖物或者水凝胶内核尾端，使用术中 C 臂透视或者拍摄普通平片时可用于显示器械的位置，确保器械在体内处于理想的位置。

许多试验必须要考虑到高分子聚合水凝胶是一个全新的概念，并且此前从来没有完整的高分子聚合物器械允许永久植入人体内。许多试验和动物测试用于研究该高分子聚合物和聚合纤维外套，主要运用 FDA 植入物材料指南而建立的科学的测试方法。PDN 器械和其个别成分都通过了所有 FDA 和国际组织要求的动物、细胞学和细胞毒性测试。Raymedica 公司也进行了大量的实验室试验，并在两家美国和两家欧洲研究中心按照标准流程，分别在尸体的脊柱上进行了生物力学测试。这些试验的结果证实了该产品的生物安全性和机械耐久性，并且有助于指导后续研究标准的提高。

动物试验按照伦理学标准执行，批准使用犬类动物、山羊、鼠类动物、灵长类动物和细胞组织培养用于有关研究。这些试验结果显示没有发现有关材料成分、水凝胶内核、聚合纤维外套，或者整体微小化移植物存在副作用。众所周知，除了组织学测试、致癌性和生物相容性研究以外，没有完全适合的动物模型用于脊柱内植入物合理性的研究。出于对产品材料安全性的信心，Charles Ray 将两个体积适用于动物体内的 PDN 器械植入自己的肋间肌肉长达 3 年，在取出器械后没有发现不良反应和损伤。

PDN 接受了早期严格的生物力学压力试验检测。水凝胶内核和聚合纤维外套都接受了标准的机械压力测试，包括最高至 5 000 万个正常压力循环和 1 000 万个压力转化循环，并且两项测试都没有发现水凝胶内核和聚合纤维外套的损毁。随着测试的进一步延长，最终导致内植物整体被损坏的力量超过测试器械为 6kN 的极限值，表现出其良好的生理力学强度。临床应用方面，近期广泛使用的 PDN 假体类型始于 2002 年，明确的是这种新型的单一假体相比早期的双假体具有更为简便的操作，发生内植物突出和移位事件显著减少。此外，在尸体上进行的生物力学试验中，当切除髓核后，相比较结构完整的脊柱节段，受到髓核切除的节段其刚度和稳定性均下降。而当植入 PDN 假体并发生水化反应之后，脊柱节段正常的刚度和稳定性将得以恢复。单个 PDN-SOLO 假体的高度在脱水情况下分为 5mm、7mm、9mm 3 种类型，而长度均为 29mm。而且聚合纤维外套的包裹性更加紧密。虽然其他类型的人工椎间盘假体已经列入研发计划甚至或者专利，但是几乎没有展开相应产品的研究和临床应用。

三、适应证和禁忌证

随着对 PDN 假体深入的研究和试验的增加，选择适合假体植入患者的标准已经建立，并且趋成熟和全面。可选择的患者应诊断为椎间盘源性腰痛并且伴有或者不伴有责任节段引发的下肢疼痛，经过至少 6 个月的保守治疗无效。重要的解剖结构纳入标准包括未见严重的椎间盘退变，换而言之就是椎间隙中心区域的高度 ≥ 5mm；椎体终板无明显严重病变，比如许莫氏结节或者微小骨折。此外，患者的体重指数（BMI）必须 < 30［BMI= 体重（kg）/

表 39-1　PDN 假体的适应证和禁忌证

适应证	禁忌证
具有症状的椎间盘源性腰疼，且至少 6 个月保守治疗无效	BMI>30
单一节段退变（大部分情况）	准备 L5~S1 植入假体时，体重应小于 90kg
椎间盘高度 ≥ 5mm（椎间隙中心部位测量）	椎间隙前后径 < 37mm
终板无明显病变（许莫氏结节或者微骨折）	手术节段既往手术史
小关节完整，少量骨赘形成，无明显中央椎管或侧隐窝狭窄	广泛的椎间盘退行性改变

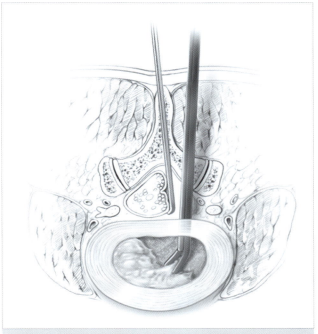

图 39-4　使用斜角髓核钳进行对侧的部分髓核切除

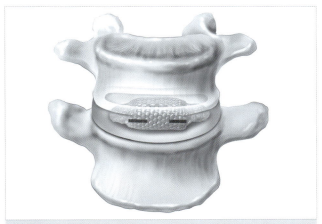

图 39-3　体外研究中，PDN-SOLO 假体在腰椎节段中理想的植入位置及透视下可见的钛铱金属标记（图中黑色的水平线）

小时，放置两个假体可能使器械移位的发生率增加。当椎间盘半径 < 37mm 时，可以选择使用单一假体，或者放弃假体植入。表 39-1 总结了有关适应证和并发症。

四、假体的植入

从概念上讲，假体植入操作的目的是在尽可能全面地清理手术节段的髓核组织后，将假体呈横位放置于椎间隙（图 39-3）。患者在术前 1~2h 应预防性使用抗生素（头孢唑林 1g，静脉输注）。大部分病例可在全身麻醉下进行，但是部分病例可以在硬膜外麻醉下操作。标准的后路手术方式用于早期成对的 PDN 假体和新型的 PDN-SOLO

身高^2（m）^{2}）]。当假体需要放置于 L5~S1 间隙时，患者体重必须 < 90kg，可以降低假体移位的风险。此外，病变椎间盘的 MRI 提示椎间隙必须要有充足的空间容纳一对 PDN 假体。数据分析结果指出椎间隙前后位至少需要 37mm 的长度方可容纳两个假体。如果椎间隙空间较为狭

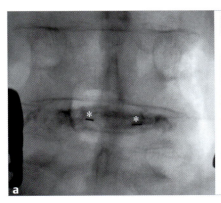
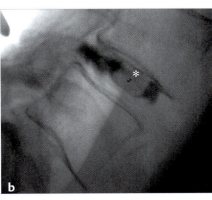

图 39-5　（a）显示透视下，于 PDN-SOLO 假体周围注射造影剂（造影剂注射先于假体植入），判断适量的髓核切除。假体上的透视标记物（星号标记处）可以清晰显示假体的位置，水平横置与椎间隙。（b）显示（a）病例的侧位平片，可以看出 PDN-SOLO 假体处具有明显的透明阴影。理想情况下，此时两个透视标记物（星号标记处）应重合为近似一个点状图形

假体，患者置于标准的椎间盘切除术所用体位，术前完善无菌准备及切口定位。手术部位应通过透视明确定位。需进行适当的椎板切除，采用改良型 Cloward 撑开器扩大手术视野，使硬膜和神经根结构清晰可见并需要适当的保护，避免神经损伤。清除纤维环部分疏松组织，在一侧选择做一水平小切口。然后用纤维环扩张器撑开切口，建立可进入髓核腔的手术通道。尽可能地清除髓核组织，同时在残留腔隙内注射生理盐水（图 39-4）。应切除适当体积

的髓核便于假体的植入和放置，特别是位于切口对侧的位置，是难度比较大的操作。进行髓核清除的过程中，需要小心谨慎，避免因为过度刮除导致终板结构被破坏。完整的髓核切除需要进行探查和注射造影剂进行术中椎间盘造影（图 39-5）。椎间盘造影术可以有效显示残余组织，判

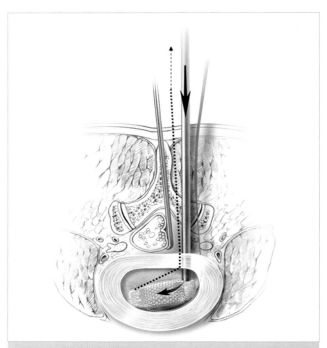

图 39-8　使用小撞击器发挥类似牵引线（点状线）的牵拉作用，引导假体沿着弹性导丝表面植入。牵引力可以使假体的尾端向背侧偏移逐渐成为水平位

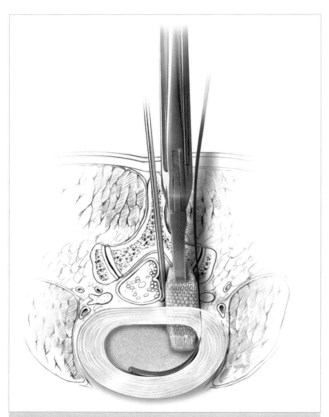

图 39-6　图示在植入 PDN-SOLO 假体时，应同时按照纤维环的轮廓放置一个弹性导丝进入髓核腔

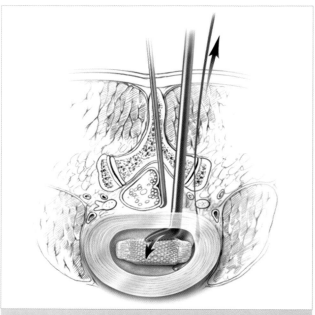

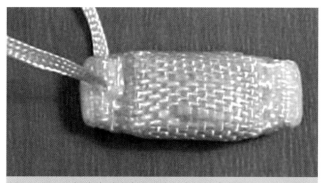

图 39-7　用粗线临时缝合在假体聚合纤维外套尾端，通过牵拉使假体植入髓核腔后呈水平横位放置

图 39-9　使用弯头撞击器压住假体，确保其于腹侧组织相互固定，同时拔除弹性导丝

断是否需要进行额外的髓核切除。在没有过度撑开的情况下，应使用专用的器械选择适合的体积最大的 PDN 假体，类似于早期的纤维环扩张器。

将体积轻薄，具有弹性的导丝从纤维环切口处植入并放入髓核腔深部（图 39-6）。对于空间狭窄的髓核腔，经常使用 0 号或者 1 号丝线临时缝合在聚合纤维外套的尾端，并且做一环形套扎后打结固定（图 39-7）。脱水的聚合物假体及高分子聚合物外套被压缩成细长的结构，然后通过纤维环的切口将假体和导丝一同放入手术部位。如果是首次使用，牵引线拉紧便于尾端进行控制牵引，在髓核腔内抬高 PDN 假体的尾端通过尾部牵引，最终使假体处于横位（图 39-8）。随着假体呈合适的横向位置后，在用器械压住假体的同时抽出弹性导丝（图 39-9），然后进行 C 臂透视，根据钛铱合金线显影确定假体的放置情况（图 39-5）。

如果透视观察假体位置不满意，可以通过击打 PDN 假体适当的部位或者使用牵引丝线调整假体位置。当确定假体水平放置后，用生理盐水冲洗使水凝胶核心体积膨胀。目前关于缝合纤维环切口的方法还没有令人满意或者可信的一致性结果。然而，手术操作流程中纤维环切口闭合不是必需的，尤其是进行了一个完全的髓核切除术后。纤维环的快速膨胀可以有效闭合手术通道（特别是当假体膨胀和椎间隙高度恢复之后）。假体放置完毕后需要再次透视确定假体位置。常规逐层缝合切口，无特殊情况不需要放置引流管。

五、手术入路：前方入路、侧方入路及后外侧入路

从基本理论上分析，虽然不需要进行椎板切除，但这些可选择的手术入路和上文所述的后方入路有十分相似的手术步骤（图 39-10）。标准的腹膜后入路主要是用于前方或者后外侧假体植入；部分纤维环组织被切除，表现为一个小的软组织瓣。纤维环上的切口被撑开，便于在直视下进行髓核切除，同时避免损伤终板。探查后应该再次清理髓核腔，并且使用椎间盘造影术进行评估。可通过最大尺寸的器械用于判断 PDN 或者 PDN-SOLO 假体的使用型号。放置假体时需要冲击力将其打入髓核腔内，并不需要弹性导丝和牵拉线的辅助（考虑到放置假体的便利性和其植入的位置，上述这些通常是不需要的），最终假体位置需要通过直视下观察或者使用 C 臂透视机观察假体金属标记物后方可确定。缝合并关闭软组织瓣，术区切口常规缝合，同时不需要放置引流管。术后患者随访时 MRI 可见明显的金属显影（图 39-11）。

极外侧腹膜后入路主要是从前方通过或者穿过髂腰肌的手术方式。按照肌纤维方向直接在外侧进行钝性分离，操作简单且出血较少，可以使用局部麻醉或者硬膜外麻醉

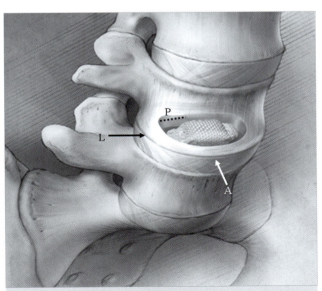

图 39-10　图示在 L4~L5 节段植入假体。显示 3 种可能进行操作的手术入路。A：前方入路；L：侧路（前外侧和后外侧入路）；P：后方入路（点状线表示纤维环后壁）

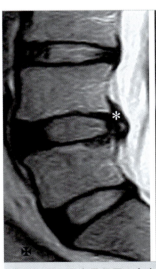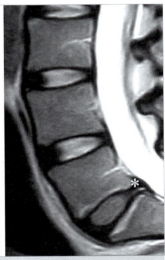

图 39-11　图中显示了 2 个病例（左侧为男性；右侧为女性）在 PDN-SOLO（Raymedica）假体植入术后 6 个月的 MRI T2 像影像。尽管术前 MRI 提示引发疼痛症状的椎间盘明显变黑，但是术后显示该节段如同正常椎间盘影响一样，且症状消失。纤维环切口处组织愈合形成纤维结节（星号标记处）类似纤维环撕裂导致的高信号区。最小的 Modic 改变可见于相邻节段椎体

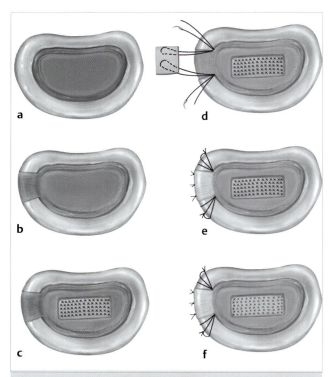

图 39-12 图例显示 PDN-SOLO 假体通过切除外侧纤维环植入椎间隙。（a）横断面显示退变椎间盘。（b）横断面显示外侧纤维环部分切除。（c）PDN-SOLO 假体植入。（d）PDN-SOLO 假体植入后的最终位置。（e，f）最终缝合切除的纤维环及形态

的方法，同时适当给予镇静剂。侧位透视定位之后，做一长 3~5cm 的皮肤切口，用手指于肌肉组织内钝性分离，从前方直至横突，注意不要显露神经及血管结构。在透视下，常用斯氏针刺入椎间盘以确定位置。纤维环的显露范围仅 3~4mm，并切开作为短小的组织瓣。剩余的操作和前文所述类似，区别在于假体可以直接放置为横向。组织瓣和表层组织采用常规缝合，不需要放置引流管。

2003 年 Bertagnoli 描述了一种简便的改良型前方入路手术操作方法，该术式为：前外侧经腰大肌入路（Anterolateral Transpsoatic Approach，ALPA）。这种手术方式在于避免后路手术可能引发的风险，例如韧带及骨损伤（后路必须要切除的组织）、小关节损伤、神经损伤、显露硬膜和走形根导致的硬膜瘢痕。该入路可以联合侧路手术的优势，也就是说，可以更为简单、快速地清除椎间盘和假体植入。

患者于可调节手术床上摆放成 90° 侧卧位，手术床调节成轻度弧形隆起，这样可以增加髂骨翼至第 12 肋的距离。沿腹外斜肌的肌纤维做手术切口，逐层进行钝性分离

通过腹外斜肌、腹内斜肌和腹横肌。到达腹膜后区域，钝性分离至腰大肌及腰椎椎体的侧面，最后分离椎间盘。切除部分纤维环并保留与之相连接的组织瓣，充分刮除髓核组织便于 PDN 假体植入，类似的过程在前面章节已有描述。本手术入路损伤最小，PDN 假体可以直接放入椎间隙而不需要在间隙内旋转 90°。如此一来，植入假体更为快捷且减少了手术操作步骤。术中可能出现的问题包括腰大肌出现一过性失神经麻痹和假体可能向前方突出等（图 39-12）。

六、外科手术的临床结果

自从 1996 年 PDN 假体问世以来，多项研究评估了与该假体有关的外科手术、临床应用及放射影像的结果。

Schönmary 在 1996 年在德国首次进行了 PDN 假体的弹性研究（第一阶段：1996—1997 年），评估了 11 例首次接受矩形 PDN 假体的患者。前 3 例患者的假体在椎间隙呈前后位放置。此后的所有患者的假体植入为水平横位。此外在瑞典（8 例患者）和南非（5 例患者）的研究也发现了类似该研究的阳性结果。总共 24 例患者接受假体植入，随访分析显示 83% 的成功率，在当时表现出具有应用前景的结果。

此后进行了第二阶段研究（1997—1998 年），17 例患者接受 PDN 假体植入，其中 5 例患者在德国，6 例患者在瑞典，6 例患者在美国。本组患者的特点是接受了假体轮廓为成角形态的 PDN 假体，主要目的是为了顺应终板的内凹结构。由于许多外科医生认为早期的水凝胶聚合物 Hypan68 过于坚硬（吸收其干重的 68%），并且可能对软骨终板产生负面效应，因此采用了新型工程材质制成的水凝胶核心。Hypan80 可以吸收更多的水分且质地更为柔软。然而，本试验人群并没有达预期的和第一组试验人群一样的成功结果。高达 26% 的假体移位，并且需要返修手术。整体成功率在本组试验中仅为 62%。假体引发的并发症可能是由于 PDN 假体本身所致，或者（和）运用融合技术使脊柱节段固定而引发所致。

考虑到二期试验结果差强人意，假体设计经历了进一步改进，用于提高手术效果和减少并发症或者手术失败率。此外，分别介绍了后方为矩形和成角的假体，以及前方和后方为楔形的假体。前方部分为楔形的梯形（上面观）设计意图是使假体更加贴合髓核腔的前面部分。前后部分均为楔形的设计（侧面观）更为符合终板的解剖形态。多

种型号的假体可供选择，有利于更好地匹配椎间盘高度。1998—1999 年进行的第三期试验包括了 26 例患者，其中仅 1 例患者接受了前后方均为楔形、后部分为矩形的假体模型。为了减少假体滑移发生率，另外 26 例患者为新型结构的假体的植入。在本期试验中，患者的手术成功率提高至 79%。

1999 年展开了第四期试验，多元化数据分析确定多种因素可影响假体的滑移。这些因素主要包括：假体体积的大小和形态；外科手术的操作和术后的相关治疗流程。考虑到这些因素，对假体设计做出了相应的改变：由于较高的假体滑移发生率，角型假体停止应用。为了提高术中的可视范围，椎板撑开器得到应用。纤维环扩张器的应用使纤维环的损伤最小化。增加使用术中透视技术可以确保假体位置更为理想。严格的术后治疗流程包括佩戴 6 周的支具和尽量减少力量活动造成的影响。由于这些变化，51 例患者治疗的成功率为 91%。

七、临床应用疗效

自从 PDN 假体问世以来，许多研究人员展开了相关临床研究和文献回顾用于评估假体的临床使用效果，观察指标包括 ODI 评分、VAS 评分、椎间盘高度的重建和 Prolo 评分。

Klara 和 Ray 于 2002 年引用了基于 PDN 假体长达 4 年的多期临床研究数据，ODI 评分从术前的平均 52%（严重失能）下降至术后 2 年的平均 10%（最小失能），直至术后 4 年平均为 8.3%。平均 Prolo 评分（经济能力评测）从术前的 4.5 分（公平程度）增加到术后 2 年时的 8.8 分（极好程度），至术后 4 年为 9.1 分（极好程度）。椎间盘高度，基于侧位平片进行测量，平均高度从术前的 8.7mm 增加至术后 12 个月时的 10.2mm，最终在术后 48 个月时稳定在 10.5mm。

同年，Bertagnoli 和 Schönmary 发表了引用全球范围的 PDN 假体临床研究结果的数据，并且描述了相似阳性结果的图示。研究一共纳入 243 例患者，术前 ODI 平均得分为 52.7 分。随访术后 6 个月时，ODI 平均得分为 17.4 分。术后 24 个月时 ODI 平均得分降至 9 分。VAS 评分表现为相同的趋势：213 例患者术前平均得分为 7.1 分。术后随访 12 个月时得分降至 2.49 分，在术后 24 个月时进一步降至 1.8 分。因为在术后 24 个月时可随访的患者数量相对较低，这些是初步的研究数据。脊柱节段的稳定

可减少非生理性活动，因为这种非生理性活动可能导致额外的纤维环撕裂。而节段稳定性的先决条件是术后腰痛的减轻和椎间盘高度的增加。218 例患者术前的椎间盘平均高度为 8.1mm。术后 12 个月时平均高度增加至 9.7mm，在术后 24 个月时高度为 10.2mm。

2003 年，Shim 等发表了韩国在 2001—2002 年期间 48 例患者接受双结构 PDN 假体治疗 1 年的随访结果。本组试验人群中，术前平均 ODI 评分为 58.9%。6 周后平均 ODI 评分为 49%。比较而言，结果没有显著提高。在术后 3 个月时平均 ODI 评分提高至 29.2%，术后 6 个月时为 20.2%，术后 1 年时为 18%。术前平均 VAS 评分为 8.5 分。术后 6 周随访时提高至 4.5 分，术后 3 个月为 3.1 分，术后 6 个月随访时为 3.2 分，术后 1 年时为 3.1 分。术前平均 Prolo 评分为 5.2 分。术后 6 个月时为 5.2 分，相比术前无显著差异。3 个月随访时平均 Prolo 评分为 6.6 分，6 个月时为 7.0 分，随访术后 1 年时为 7.2 分。在 5 例患者（10.9%）中观察到主要并发症，2 例患者（4.4%）中出现次要并发症。4 例患者（8.7%）出现假体突出需要翻修手术，1 例患者出现感染。4 例假体突出的患者中，其中 2 例患者取出了突出的后半部分假体，前半部分假体仍存留椎间隙内。1 例患者接受翻修手术，植入了更大尺寸的假体。这 3 例患者均得到了恢复，并且没有任何残余的腰痛或者日常活动受到限制。还有 1 例患者从前路手术取出假体，随后接受了椎间融合治疗。患者出现感染，成功接受了前路椎间融合和适当的抗生素治疗。2 例患者采取了前外侧穿腰大肌手术入路技术，在左侧大腿前面出现一过性麻木，术后 3 个月得到缓解。参照 MacNab's 标准，5 例患者（10.9%）的治疗效果显示为非常满意，31 例患者（67.4%）的治疗结果为良好。3 例患者（6.5%）的治疗结果表现为部分的改善，但是他们的日常活动仍旧受到腰痛的影响，被归为治疗结果尚可接受。2 例患者的腰痛症状较术前进一步加重。加上此前 5 例患者因为假体滑移和感染接受了翻修手术，总共 7 例患者（15.1%）的治疗结果不令人满意。因此，根据 MacNab's 标准，临床治疗的成功率约为 78.3%。平均术前椎间盘高度为 10.1mm。在术后随访 6 周时，椎间隙高度平均增加 21.3%，术后 3 个月时增加了 18.4%，术后 6 个月时增加了 10.9%，术后 1 年时增加了 9.4%。9 名患者（19.6%）的平片显示假体下沉至终板。28 例患者（60.9%）出现终板硬化，类似患者接受椎间融合后出现不融合。29 例患者术后接受了 MRI 检

查。其中 24 例患者相比术前可见 Modic 改变的加重。

同年，Jin 等发表了一组来自中国的 30 例患者接受 PDN-SOLO 假体治疗并随访术后 6 个月的数据结果。评估指标包括 ODI 评分、Prolo 评分、脊柱节段活动度及范围测试、影像学变化。ODI 评估包括从术前至最终随访。术后 6 个月的平均随访为 16.5%，较术前的 52.5% 显著改善。但是在不同性别之间没有明显差异。关于 Prolo 评分，所有患者的平均经济评分为 4.3 分，平均功能评分为 4.2 分，平均总分为 8.5 分。这些数据代表了 6 个月的随访结果。术前平均 Prolo 评分为 4.6 分。总 Prolo 评分在 8~10 分，被认为是较好的结果。对于脊柱活动度的测试（动作包括：前屈手指触及地面、躯干屈后伸、躯干侧曲位及躯干旋转）的结果显示：前屈 90°、后伸 30°、侧曲 30°、旋转 30°。术前前屈平均为 53°，后伸平均为 11°。比较术前的数据，随访的结果变化具有显著的统计学意义。所有患者进行了影像学检查，虽然其中 4 例患者（13.3%）植入的假体金属标记物在椎间隙内没有处于同一水平，但是没有发现明显的假体滑移。侧位平片对椎间盘高度进行了 6 个月的随访及测量。没有发现明显的终板信号改变，椎间盘高度在假体植入后获得了较为理想的维持。椎间盘高度从术前的 8.6mm 增加到术后 6 个月时的 10.3mm。8 例患者（26.7%）出现假体滑移，并且发现金属标记物在椎间盘内没有处于同一水平。但是这些患者没有出现腰痛或者神经根压迫症状，或者需要进一步治疗。

2010 年，Selviaridis 等发表了一项关于 10 例患者接受双结构 PDN 假体治疗的长期随访数据（平均长达 100 个月的随访）。VAS 评分在整个试验过程中具有显著的统计学变化。VAS 评分分别在术后 3 个月、12 个月和 48 个月时较术前显著降低。虽然在术后 96 个月测量的 VAS 评分依旧很低，但是已经无明显统计学差异。通过评估，ODI 评分在术后 3 个月、12 个月和 48 个月时较术前显著降低。同样，术后 96 个月测量的 ODI 评分依旧很低，但是未观察到明显存在统计学差异。

在术后 96 个月进行 SF-36（第 2 版）健康调查时，其中健康情况测量（PCS）和精神情况测量（MCS）分组评分结果指出：总体来说，所有试验患者不具有正常人群在身体和精神方面的表现和能力，但是在腰椎疾病人群中有所体现。特别对于整体疼痛（BP）和精神健康（MH）的分组评分而言，对比正常人群，两种指标可以用来表示患者以焦虑和抑郁为特征的情绪状态。尽管长期以来这些

患者只是偶尔甚至没有疼痛症状，但他们依旧认为活动受到了症状的限制。进一步而言，在生理职能（RP）、总体健康（GH）和情感职能（RE）的分组评分指出患者在整体健康方面结果比较悲观。此外，相比较腰椎疾患人群，上述患者具有更多的与工作及日常活动有关的健康问题。在另一方面，身体功能（PF）和社会功能（SF）分组评分显示患者明显具有主观幸福感增加，并且他们认为不会因为腰椎疾病的限制而影响身体和社会活动。

已发表的结果分别研究术后 3 个月、12 个月、48 个月及 96 个月患者术前检查指标变量之间的关系。在术后 12 个月随访时，可以观察到 VAS 评分和 ODI 评分、VAS 评分和 Prolo 评分以及 ODI 评分和 Prolo 评分之间存在紧密的关系。在术后 48 个月随访时，可以观察到 VAS 评分、ODI 评分和 Prolo 评分之间存在密切的联系。在随访至术后 96 个月时，Prolo 评分和 SF-36v2 表格之间存在紧密关联，腰痛和腿疼与 SF-36v2 表格之间也存在关联。而其他一些已知的评测指标之间，任意时间点内都没有发现存在显著的统计学差异。

术后 48 个月的腰椎活动范围为 26.4°±9.9°（均数±标准差，测试方法为侧位动力位平片），术后 96 个月时为 20.2°±11.8°。按照文献所描述，这种活动度的变化可能被认为与正常人群之间存在受限制性的关系。应该注意的是，相当比例的节段活动是被保留的。手术节段的椎间盘高度之间也存在显著的统计学差异。从术前至术后 6 个月，手术节段的椎间盘高度明显增加。在手术节段近端椎间盘高度在各个时间点都无明显统计学差异。而比较手术节段及其上一节段的椎间盘高度之间在各个时间点也无明显统计学差异。除了假体脱出的病例，由于后方韧带的缺失，假体向后方滑动并且压迫相应节段的出口神经根。两个病例出现假体脱位。第一个病例出现假体原位旋转 20°；第二个病例出现假体部分向下方终板下沉。两个病例都是术后 12 个月时通过 MRI 检查发现的，持续至研究结束也没有导致任何相关症状出现。值得注意的是，96 个月时 1 例患者出现假体向后方滑移，残余的椎间盘突出并没有观察到引发症状。所有患者的 T2 像高信号影像学结果显示稳定的终板形态，但没有显著临床差异。

八、并发症

PDN 假体植入的主要并发症包括：假体脱出、假体下陷、感染和神经损伤。

九、小结

　　近期全世界范围内的多项 PDN 假体研究数据显示该假体植入的数量增加，同时伴随着并发症的降低。如此的研究结果带来一种期望，对于一些可选的椎间盘退行性疾病的患者而言，成功应用的假体能够成为髓核置换时的标准器械。

十、参考文献

［1］ Kallewaard JW, Terheggen MA, Groen GJ, et al. Discogenic low back pain [J]. Pain Pract, 2010, 10: 560-579.

［2］ Kumar N, Judith MR, Kumar A, et al. Analysis of stress distribution in lumbar interbody fusion [J]. Spine, 2005, 30: 1731-1735.

［3］ Ray CD. The artifical disc: introduction, history and socioeconomics [M]. In: Weinstein JN, ed. Clinical Efficacy and Outcome in the Diagnosis and Treatment of Low Back Pain. New York: Raven, 1992: 205-225.

［4］ Pappas CT, Harrington T, Sonntag VK. Outcome analysis in 654 surgically treated lumbar disc herniations [J]. Neurosurgery, 1992, 30: 862-866.

［5］ Ray CD. The Raymedica Prosthetic Disc Nucleus: an update. In: Kaech DL, ed. Spinal Restabilization Procedures [M]. Amsterdam: Elsevier Science, 2002: 273-282.

［6］ Ray CD. The PDN prosthetic disc-nucleus device [J]. Eur Spine, 2002, 11 Suppl 2: S137-S142.

［7］ Arthur A, Cannella M, Keane M, et al. Fill of the nucleus cavity affects mechanical stability in compression, bending, and torsion of a spine segment, which has undergone nucleus replacement [J]. Spine, 2010, 35: 1128-1135.

［8］ Eysel P, Rompe J, Schoenmayr R, et al. Biomechanical behaviour of a prosthetic lumbar nucleus [J]. Acta Neurochir(Wien), 1999, 141: 1083-1087.

［9］ Norton BK. Polyethylene wear debris: is it relevant to the PDN Prosthetic Disc Nucleus [M]? Internal research publication. Biloomington, MN: Raymedica, 1998.

［10］ Meakin JR, Redpath TW, Hukins DW. The effect of partial removal of the nucleus pulposus from the intervertebral disc on the response of the human annulus fibrosus to compression [J]. Clin Biomech(Bristol, Avon), 2001, 16: 121-128.

［11］ WILKE HJ, Kavanagh S, Neller S, et al. Effect of a prosthetic disc nucleus on the mobility and disc height of the L4-5 intervertebral disc postnucleotomy [J]. Neurosurg, 2001, 95 Suppl: 208-214 .

［12］ Kumar N. A morphometric and biomechanical evaluation of the deer thoracic and lumbar spine. In: Mullholland RC, Orthopaedics and Spinal Surgery [M]. Nottingham: University of Nottingham, 2006: 160.

［13］ Hedman TP, Kostuik JP, Fernie GR, et al. Design of an intervertebral disc prosthesis [J]. Spine, 1991, 16 Suppl: S256-S260.

［14］ Lee CK, Langrana NA, Parsons JR, et al. Development of a prosthetic intervertebral disc [J]. Spine, 1991, 16 Suppl: S253-S255.

［15］ Edeland HG. Some additional suggestions for an intervertebral disc prosthesis [J]. Biomed Eng, 1985, 7: 57-62.

［16］ Bertagnoli R, Vazques RJ. The anterolateral transpsoatic approach(ALPA): a new technique for implanting prosthetic disc-nucleus devices [J]. Spinal Disord Tech, 2003, 16: 398-404.

［17］ Schonmayr R, Busch C, Lotz C, et al. Prosthetic disc nucleus implants: the Wiesbaden feasibility study 2 years follow-up in ten patients [J]. Riv Neuroradiol, 1999, 163-170.

［18］ Klara PM, Ray CD. Artificial nucleus replacement: clinical experience [J]. Spine, 2002, 27: 1374-1377.

［19］ Bertagnoli R, Schönmayr R. Surgical and clinical results with the PDN prosthetic disc-nucleus device [J]. Eur Spine, 2002, 11 Suppl 2: S143-S148.

［20］ Shim CS, Lee SH, Park CW, et al. Partial disc replacement with the PDN prosthetic disc nucleus device: early clinical results [J]. Spinal Disord Tech, 2003, 16: 324-330.

［21］ Jin D, Qu D, Zhao L, Chen J, et al. Prosthetic disc nucleus(PDN) replacement for lumbar disc herniation: preliminary report with six months' follow-up [J]. Spinal Disord Tech, 2003, 16: 331-337.

［22］ Selviaridis P, Foroglou N, Tsitlakidis A, et al. Long-term outcome after implantation of prosthetic disc nucleus device(PDN)in lumbar disease [J]. Hippokratia, 2010, 14: 176-184.

第四十章　腰椎人工髓核置换系统的分类、力学机制及手术技巧

著者：Tim Brown，Qi-Bin Bao，William F.Lavelle，Domagoj Coric，Hansen A.Yuan
审校：张瑜，李忠海，张志成
译者：尹欣

对于腰椎而言，针对椎间盘退行性疾病（Degenerative Disc Disease，DDD），融合技术主要用于治疗伴有或者不伴有腿疼的椎间盘源性的慢性腰痛。然而，腰椎的退行性病变是一种比关节退变更为复杂的病理性改变。一般情况下，腰椎退行性疾病由多因素导致。小关节和韧带结构的损伤也是腰椎节段运动退变过程的组成部分。腰椎退行性疾病伴随的疼痛症状可以出现在退变过程的任何时期内：从简单的纤维环撕裂到椎间盘整体的退变、脊柱畸形、失稳和神经损伤。

长久以来，对于医生而言，诊断和治疗由于椎间盘脱垂压迫神经根可导致患者出现伴有放射痛或者神经症状的椎间盘源性腰痛是困难且具有挑战的。以往，治疗腰椎退行性疾病的方法有限，仅仅是减压结合融合的方法。对于腰痛而言，椎间盘切除技术的建立和基于循证医学结果的治疗方式主要针对患者出现神经根压迫并伴随下肢疼痛。尽管短期的临床研究结果显示其优于保守治疗，但是随着时间的推移，这些结果却并不令人满意。不论是传统手术技术还是微创小切口技术，椎间盘切除技术能够导致椎间隙高度丢失、运动关节的进一步失稳。患者可能由于残留的椎管狭窄、间盘切除后的椎间盘源性疼痛或者小关节疼痛，再次因为椎间盘再突出、对侧椎间盘突出或者疼痛不完全缓解而接受手术治疗。虽然已经研究了其他治疗模式，例如化学射频消融术和椎间盘内电热射频治疗（Intradiscal Electrothermal Therapy，IDET），但是并没有实质的临床证据证明其有效性，相比椎间盘切除和融合手术，也没有显著潜在的治疗效果。不论哪种治疗，单纯减压更有助于缓解患者的疼痛而不是腰痛。

目前常见的用于治疗患者椎间盘源性腰痛的方法包括长期的物理治疗和脊柱按摩治疗、腰椎封闭治疗、使用非甾体类抗炎药（NSAIDs）和疼痛管理。在考虑使用融合技术后，推荐用于轴性腰痛的保守治疗方法需要维持6个月。其他的治疗方法，包括IDET、射频消融技术和冷冻消融技术、人工椎间盘关节置换技术等，临床上仍旧没有获得广泛的接受和认可。因此，为了同时缓解腰痛和腿疼，针对伴有或者不伴有椎间盘突出的椎间盘源性腰痛患者，目前的外科治疗策略是在相应节段进行减压和融合。然而，融合技术是体系治疗方案中的最终选择。大多数病例中，关节固定技术可以使疼痛缓解并且重建脊柱的稳定性。但是缓解疼痛的临床成功率还是低于融合技术。此外，该技术可能明显改变相邻节段的正常承载负荷力，被认为可能导致了相邻节段的退行性改变。

在任何情况下，减压和融合两种治疗方式对于缓解退行性病变引发的症状并不理想，并且在许多病例中，加速退变的发展。为了克服单纯椎间盘切除或者椎间盘切除结合融合技术的限制，并且提供一种治疗效果介于两者之间的治疗方式，髓核置换技术被研发应用。虽然该技术并不新颖，但是髓核置换是一项新兴的技术，并且给外科医生和患者提供一种全新的、微创的治疗选择。髓核置换的目的是使用生物学或者人工假体替代椎间盘髓核，重建和（或）维持椎间盘的高度和节段的稳定性及活动度。人们希望髓核置换技术可能延缓或者阻止病变节段的退变进一步加剧，并且使相邻节段发生退变的风险降到最低。髓核置换技术的历史已历经了几十年，并且在许多文献中讨论了细节内容。因此，本章节主要讨论该技术的现状。

一、设计原理

（一）系统分级

髓核置换的大量的技术支持以聚合物假体为基础。自从Fernström球体临床应用失败以来，大部分髓核置换技术已经避免应用材质较硬的材料，并且倾向于研发具有弹性的假体。这些高分子弹性材料可能允许或者不允许具有吸水作用和释放能力，但是所有的意义在于提供对巨大压力负荷的震动吸收能力。具有适当功能的椎间盘应该尽可能减少终板的损伤，例如Modic改变，并且塌陷现象往往是因为使用材料较为坚硬的内植物。其中一部分可以注射完成，真正达到创伤最小化，并尽可能减少纤维环切除。

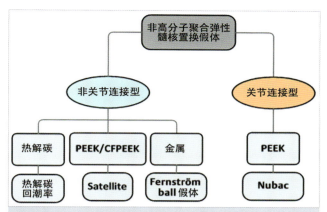

图40-1　非高分子聚合弹性髓核置换假体的分级图。这些假体能进一步分为关节连接型和非关节连接型两种亚型。CFPEEK：增强碳纤维 PEEK；PEEK：Polyether Ether Ketone（聚二醚酮）

然而，一部分假体不能展现任何的震动吸收特性，它们主要依靠增加接触面积来减少假体下陷的风险，承担关节作用可能减少假体脱出风险。与高分子聚合弹性材料相比，这些材料的优势是存在更加牢固和良好的生物稳定性，并且具有较长的体内应用寿命，或者植入尺寸尽可能大的假体。因此，髓核置换假体可能分为高分子聚合弹性材料和非高分子聚合弹性材料两种。高分子聚合弹性材料进一步分为水凝胶和非水凝胶两种，可以原位治疗或者预成型（图40-2）。应用预成型的假体可以按照其本身的形态植入体内，或者

可以依照完成吸水反应之后的形态植入。非高分子聚合弹性假体可分为关节连接型和非关节连接型两种亚型（图40-1），显示了弹性假体与非弹性假体的分级结构。

（二）外科技术

总体来说，所有的髓核假体可以通过前外侧腹膜后入路或者侧方入路植入体内。对于前外侧腹膜后入路而言，皮肤切口和椎间盘的显露类似前路融合和人工椎间盘置换的操作。然而，对于髓核假体来说，椎间盘的暴露程度显著小于全椎间盘置换或者融合操作。髓核假体也可以通过直接侧方入路对L4~L5或以上节段进行植入。手术切口位于侧方与椎间盘位置重叠的区域，外侧腹部肌肉被钝性分离。通过腹膜后区域，再经过腰大肌，顺肌纤维方向钝性分离腰大肌达到病变椎间盘。这种入路近些年被外科医生广为熟悉，并成为髓核置换时较为常用的手术入路。

髓核置换另一个主要的优势是可以运用传统的后方入路。总体来说，因为髓核置换假体的体积小于人工椎间盘置换假体，从后方植入假体是可行的。然而，值得注意的是，根据假体的设计和材质，并不是所有的髓核假体都适用从后方植入。后方入路是治疗椎间盘退行性疾病最为常见的手术入路，其优势在于能够处理来自后方的神经压迫的病理改变。这种手术入路显露椎间盘的方式与椎间盘切除一样。如果出现椎间盘突出，通常选取椎间盘突出一

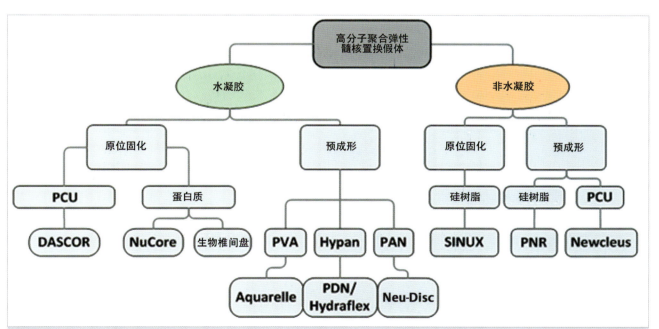

图40-2　高分子聚合弹性髓核置换假体的分级图。这些假体能进一步分为水凝胶和非水凝胶两种类型。PAN：聚丙烯腈；PCU：聚氨酯；PVA：聚乙烯醇

侧。基于解剖学和病理学，需要进行部分的椎板切除和小关节突切除，用于到达椎间盘突出处和椎间隙。总的原则是尽可能减少椎板和小关节突切除范围，有利于维持后方结构的稳定性。对于后路操作而言，具有挑战的是处理对侧椎间盘而完成全部椎间盘切除。对于较为狭小的椎间隙，椎板撑开器可以适当撑开椎间隙便于假体植入。

相比椎间盘的显露，许多手术中重要的细节可能影响手术的安全性和假体的有效性。一般情况下，髓核假体不是锚定在终板上，当切除髓核组织的时候，重要的是明确哪些操作是必要的，而不是扩大对纤维环的损伤，这样有利于降低植入假体被挤出的风险。为了适应假体的植入，纤维环开窗的实际大小和类型是根据手术的入路和假体的结构而各有不同。纤维环开窗至少要充分满足髓核切除的操作。大多数髓核切除的工具，尺寸约为 4mm×6mm 或者直径 5mm。纤维环的结构特征是后壁较为纤薄。如果发生椎间盘突出，进行纤维环开窗便不是必要的操作，因为突出的椎间盘已经造成了纤维环的损伤。如果假体体积相对较大，纤维环的开窗可能根据假体形态需要切除更大的范围或者通过器械将其钝性扩充。在前外侧或者外侧方向，纤维环结构较厚，扩大开窗操作较为艰难。可以使用环锯做一个小的方形的或者圆形操作窗用于髓核切除。对于尺寸较小的假体，常规的纤维环开窗可能足够假体的植入。然而，对于尺寸较大的假体，许多方法可以扩大纤维环开窗便于假体植入。其中之一是开窗的尺寸需要与假体尺寸相匹配。或者，先做一个尺寸小于假体的操作窗，然后扩大到假体尺寸。理论上认为，较小的纤维环开窗有利于减少假体脱出的风险。

尽管所有的脊柱外科医生熟悉椎间盘切除操作，但是对于髓核假体植入而言，操作方法与传统流程依旧有所不同。传统的椎间盘切除时，医生通常只是切除部分髓核组织。然而，为了髓核假体的植入，需要充分切除髓核组织用于形成一个对称的髓核腔，便于假体可以放置在椎间隙中心位置。同时也避免在操作过程中损伤软骨终板和纤维环。

（三）适应证

髓核置换的适应证根据手术意图和假体特殊的设计而定。

尽管初次临床研究的适应证已经提前制订，但至少需要在进行有限的临床随访之后，才能建立一个较为理想的标准概念。它们将基于临床研究的结果、风险效益比以

及价值效益比。因为这个技术的设计用于处理椎间盘切除时存在的一些陷阱，而不会破坏此方法的优势，因此该技术可能适用于大部分椎间盘切除的人群。

髓核置换的主要适应证是由于轻度到中度椎间盘退行性疾病导致的单一节段出现椎间盘源性疼痛，并伴有或不伴有下肢疼痛症状。明显的椎间盘高度丢失是晚期椎间盘退行性疾病的指征之一。纤维环可能从结构和形态上已经适应了椎间盘高度的明显丢失，使撑开椎间隙更为困难，一旦撑开，使之生物力学特性失能。因此，椎间盘高度应当 ≥ 5mm，或者相邻节段至少保留 50% 的椎间隙高度。纤维环的失能是禁忌证之一，因为可能导致难以接受的假体脱出。髓核置换假体的设计并不受到限制，正常组织能够充分到达生物力学上的约束效果，依靠纤维环来分散承载负荷的力量。因此，在没有额外的器械辅助下，髓核置换假体的设计不是用于纠正脊柱畸形，如椎体滑脱（尽管Ⅰ度滑脱并不是禁忌证）、中度到重度侧弯畸形和后凸畸形。例如，后凸的脊柱节段可能由于生物力学方面的不稳定，纤维环可能出现同轴的或者放射性的撕裂，干扰承载负荷力量的分布，增加脱出的风险。严重的终板退变或者终板异常改变，如许莫氏结节，由于终板丧失了对假体和终板接触界面之间存在的接触应力的有效支持，可能导致假体易于出现塌陷。最后，设计适当的、广泛的、随机的对照性研究将支持我们进一步明确手术适应人群。

髓核置换的适应证和禁忌证

适应证：

- 1~2 个节段出现中度椎间盘退变并伴有轴性腰痛
- 巨大的椎间盘突出伴有部分椎间盘高度丢失

禁忌证：

- 严重的椎间盘高度丢失
- 纤维环功能失效
- 大于Ⅰ度的椎体滑脱
- 大于 11° 的脊柱侧凸畸形
- 严重的终板退变和椎板异常改变，如许莫氏结节

（四）临床应用疗效

髓核置换技术已经具有超过 50 年的历史。然而，仅有少数类型的假体具有大量的临床数据用于支持其产品使用。例如，关于 NeuDisc SNI 水凝胶聚合物假体和 NuCore

可注射髓核的临床数据仅仅来源于少量病例。PDN 假体、DASCOR 椎间盘关节置换系统和 NuBac 假体具有大量的临床研究数据。

（五）PDN 假体

PDN 假体已经有较长的临床应用历史，早在 20 世纪 90 年代中期的时候就有许多应用成功的病例。然后，随着其产品逐渐广泛使用，由于设计及材质方面的缺陷，该产品的推广应用受到了限制。自始至终，PDN 家族的系列产品都伴有假体在椎间隙位置偏移或者脱出椎间隙的困扰，甚至出现因为严重的终板变化导致的假体下沉。

最新一款更新后的 PDN 产品设计包括一个同时固定在上位终板前方的固定器。在这一系列研究中，对 20 例患者进行了长达 3 年的随访。对 VAS 评分和 ODI 评分及普通平片和 MRI 都进行了收集。其中男性患者 12 例、女性患者 8 例，平均年龄 37.6 岁。术前 VAS 评分和 ODI 评分分别为 7.6 分和 67 分。椎间高度为 7.67mm。随访 3 年后，VAS 评分为 0.7 分，ODI 评分为 6 分，具有显著统计学意义（$P < 0.000$）。椎间盘高度平均增加 2mm。12 例患者被观察到假体在间隙内出现旋转。2 例患者出现假体偏移，需要将假体取出。观察 23 个月时非活动性假体偏移为 5%。没有明确的假体塌陷的报告。

（六）DASCOR 假体

2003 年欧洲展开了一项针对 DASCOR 椎间盘置换系统的多中心非随机前瞻性研究。研究的主要目的是对于治疗有症状的单一节段椎间盘退行性疾病时应用 DASCOR 假体的安全性和有效性。从 11 家欧洲中心选取了 85 例患者，于 2006 年 2 月和 2007 年 7 月份分别参加两项研究。数据收集时间点为术前和术后 6 周、3 个月、6 个月、12 个月和 24 个月。主要临床观察数据为 VAS 评分、ODI 评分和影像学评估，以及止疼药的使用。平均 VAS 评分和 ODI 评分在术后 6 周显著提高，这种变化持续至术后 2 年（图 40-3，图 40-4）。影像学结果证明了在不出现假体偏移的情况所需要维持的最小的椎间盘高度，可能同时存在 Modic I 型改变，但是并没有出现假体下沉。14 例患者出现严重的不良事件，其中 7 例接受了假体移植（7/85）。主要的并发症是初次治疗恢复后再次出现腰痛。患者的止疼药使用率显著下降，所有患者在术后 3 个月时感觉症状明显改善。而在术后 2 年左右，几乎不再服用止疼药及镇静药物。基于上述研究结果，该假体在美国获得了 IDE

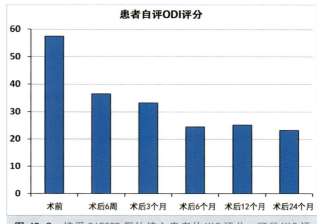

图 40-3　接受 DASCOR 假体植入患者的 VAS 评分。可见 VAS 评分在随访至术后 24 个月时比术前显著提高

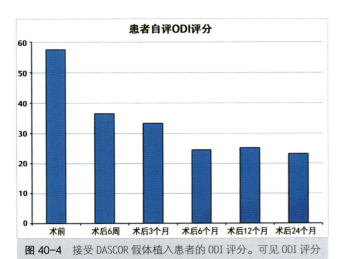

图 40-4　接受 DASCOR 假体植入患者的 ODI 评分。可见 ODI 评分在随访至术后 24 个月时比术前显著提高

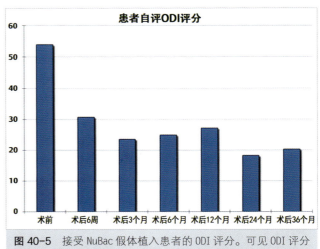

图 40-5　接受 NuBac 假体植入患者的 ODI 评分。可见 ODI 评分在随访至术后 36 个月时比术前显著提高

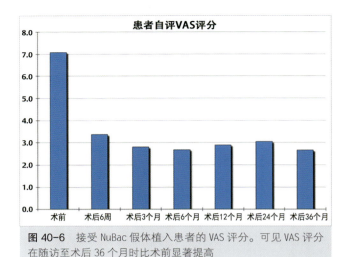

图 40-6　接受 NuBac 假体植入患者的 VAS 评分。可见 VAS 评分在随访至术后 36 个月时比术前显著提高

的批准。然而，FDA 考虑到 4，4- 亚甲基双苯胺单体的可滤过性，最终该假体没有获得批准应用于临床研究。

（七）NuBac 假体

NuBac 假体是唯一登记应用于美国 IDE 研究人群的产品。该产品主要依据的是 2008 年成功完成的一项包括 20 例患者的预备性研究。这是一项非随机前瞻性的 IDE 可行性研究，纳入人群患有椎间盘源性腰痛并在 L4~L5 节段伴有轻到中度的椎间盘退行性疾病。20 例患者分别于 3 个研究中心注册登记。所有患者均接受外侧腹膜后入路取出髓核并植入假体。患者人群的男女比例各为 50%，平均年龄为 41.7 岁。其中 95% 的患者随访至 24 个月，85% 的患者随访至 36 个月。1 例患者在 12 个月时随访丢失。没有发现主要的术中或者术后即刻出现的血管和神经并发症。患者的平均住院日为 1.4 天。平均 ODI 评分和 VAS 评分参见图 40-5 和图 40-6。研究成功的标准是 ODI 评分提高大于等于 15 分，维持良好的神经功能，且无假体失效。观察至术后 24 个月时，试验成功率为 73.7%。而在术后 36 个月时降低至 66.7%，主要是由于 1 名患者

表 40-1　研究合格的标准及术后 24 个月和 36 个月符合标准的患者所占比例

标准	24 个月（%）	36 个月（%）
ODI ≥ 15 分的提高	84.2	70.6
神经功能	78.9	94.1
假体失效	94.7	94.4
总体情况	73.7	66.7

接受了假体摘除及相同节段的再次手术（表 40-1）。

3 例患者接受了二次手术治疗。其中 1 例患者手术位于相邻节段，另外 2 例患者为既往手术节段。第 1 例患者由于术后 27 个月在 L5~S1 节段出现 I 度滑脱伴严重的退变及 L5 椎间孔狭窄，接受了固定融合手术治疗。术后患者重返全日制工作。第 2 例患者在术后 11 个月的时候接受了右侧 L4~L5 椎板切除和椎间孔切开手术。患者随后在 L5~S1 节段出现新的疼痛症状，随后在术后 13 个月接受了 ProDisc 人工椎间盘置换。第 3 例患者由于顽固的腰腿疼痛，假体被取出，随后接受了充分融合。总之，在术后 24 个月时结果获得多中心 IDE 研究的批准。然后，由于纳入人群的人数限制，研究被无限期推迟，目的是为了更好地研发一种后方植入产品，以便服务于更广大的人群。

（八）并发症

除了手术入路相关并发症，还存在两类主要的器械相关并发症。纵观髓核置换发展的历史，髓核置换技术最大的挑战是如何将假体脱出椎间隙的风险降至最低。这是因为从设计角度来说，髓核置换假体不能机械性地固定邻近椎体。任何髓核置换假体的植入都需要进行纤维环切除，因此可能导致假体脱出椎间隙。不同假体的发生概率不尽相同，前文已经描述。除了假体脱出间隙，假体植入失效也是可观察到的长期并发症。对于关节置换而言，假体将长期存留在患者体内，患者平均年龄约为 65 岁。伴有症状的椎间盘退行性疾病可能伴随患者长达 30~40 年。髓核置换假体的预期使用寿命约为 40 年，这个使用的时间范围已经被实现。

（九）补救措施

对于髓核置换失败以后的补救措施主要基于对手术入路的理解和运用。对于一个前路植入的假体而言，大部分出现假体向前方脱出。尽管文献中没有个案报道去讨论假体翻修的必要性，但是直观来看，假体在腹腔内可活动是十分危险的情形。在假体取出之后，患者可能需要接受人工椎间盘置换治疗。在进行人工椎间盘置换之前，手术医生应该对这类保留活动度的手术纳入标准进行评估。融合手术是另外一种选择，并且依据既往手术入路的情况，可以进行 ALIF、XLIF 或者 PLIF 等手术方式。如果通过前外侧入路进行手术，可能更适合前路椎间假体的植入，这是因为已经在纤维环前方进行了部分切除，有助于假体的植入。而完整的纤维环后方结构有助于后方椎间的稳定。如果通过侧方入路进行手术，XLIP 是最佳选择。从

后方植入假体，可能因为假体突出而压迫神经。假体取出是一个单独的选择，但是并不能缓解患者早期出现的伴有症状的腰痛。使用后路椎弓根螺钉的融合技术和后路椎间假体置换一样是可行的。这些患者可能需要接受充分的椎间盘切除，并且可以通过植入椎间假体，恢复椎间高度后获得相应的治疗效果。

二、小结

髓核置换最早起源于 20 世纪 50 年代。然而，时至今日仍旧缺少用于评估其安全性和有效性的大样本、前瞻性随机研究的临床数据。大部分的临床数据起源于案例分析（临床证据等级 4 级）或者学术会议的摘要。当重新审视这些数据的时候，在医生经过适当培训，以及合适的患者人群被选择后，短期的临床疗效显示治疗效果可能优于潜在的治疗风险。仅 PDN、DASCOR 和 NuBac 3 种假体而言，已经具有大量实质性的临床应用经验。此时，可以清晰地看出此类技术尚不成熟，仅仅是临床证据为 1 级。将来还要决定是否将这个技术应用于多种机制的腰椎椎间盘退行性疾病。

三、参考文献

［1］ Weinstein JN, Tosteson TD, Lurie JD, et al. surgical vs. nonoperative treatment for lumbar disk herniation: the Spine Patient Outcomes Research Trial(SPORT): a randomized trial [J]. JAMA, 2006, 296: 2441-2450.

［2］ Atlas SJ, Keller RB, Wu YA, et al. Long-term outcomes of surgical and nonsurgical management of sciatica secondary to a lumbar disc herniation: 10 year results the Maine Lumbar Spine Study [J]. Spine, 2005, 30: 927-935.

［3］ Loupasis GA, Stamos K, Katonis PG, et al. Seven-to, 20-year outcome of lumbar discectomy [J]. Spine, 1999, 24: 2313-2317.

［4］ Gibson JN, Waddel G. Surgical interventions for lumbar disc prolapse: updated Cochrane Review [J]. Spine, 2007, 32: 1735-1747.

［5］ Pearson AM, Blood EA, Frymoyer JW, et al. SPORT lumbar intervertebral disk herniation and back pain: does treatment, location, or morphology matter [J]? Spine, 2008, 33: 428-435 .

［6］ Cheng JS, Lee MJ, Massicotte E, et al. Clinical guidelines and player policies on fusion for the treatment of chronic low back pain [J]. Spine, 2011, 36 Suppl: S144-S163.

［7］ Singh K, Ledet E, Carl A. Intradiscal therapy: a review of current treatment modalities [J]. Spine, 2005, 30 Suppl: S20-S26.

［8］ Bono CM, Lee CK. Critical analysis of trends in fusion for degenerative disc disease over the past, 20 years: influence of technique on fusion rate and clinical outcome [J]. Spine, 2004, 29: 455-463, discussion 25.

［9］ Huang RC, Wright TM, Panjabi MM, et al. Biomechanics of nonfusion implants [J]. Orthop Clin North Am, 2005, 36: 271-280.

［10］ Bao QB, Yuan HA. New technologies in spine: nucleus replacement [J]. Spine, 2002, 27: 1245-1247.

［11］ Bertagnoli R, Prewett A, Yue JJ. Sabatino C. NeuDisc. In: Kim DH, Cammisa FP, Fessler RG, eds. Dynamic Reconstruction of the Spine [M]. New York, NY: Thieme, 2006: 122-127.

［12］ Berlemann U, Schwarzenbach O. An injectable nucleus replacement as an adjunct to microdiscectomy: 2 year follow-up in a pilot clinical study [J]. Eur Spine, 2009, 18: 1706-1712.

［13］ Shim CS, Lee SH, Park CW, et al. Partial disc replacement with the PDN prosthetic disc nucleus device: edarly clinical results [J]. Spinal Disord Tech, 2003, 16: 324-330.

［14］ Shim CS, Lee SH. Surgical techniques of Prosthetic Disc-Nucleus(PDN) replacement and early results of the PDN-SOLO device [J]. Joint Dis Rel surg, 2005, 16: 137-140.

［15］ Zhang ZM, Zhao L, Qu DB, et al. Artificial nucleus replacement: surgical and clinical experience [J]. Orthop surg, 2009, 1: 52-57.

［16］ Ma YZ, Xue HB, Chen X, et al. The mid-or long-term clinical results of prosthetic disc nucleus replacement in the treatment of lumbar disc disease [in Chinese] [J]. Zhonghua Wai Ke Za Zhi, 2008, 46: 350-353.

［17］ Reyes-Sanchez AA, Arriada N, Miramontes, et al. Clinical and readiological development in the treatment of intervertebral disc with prosthesis PDN-SOLO with anchors: follow-up to a minimum of three years [J]. Coluna/Columna, 2010, 9: 1-7.

［18］ Ahrens M, Tsanrtrizos A, Donkersloot P, et al. Nucleus replacement with the DASCOR disc arthroplasty device: interim two-year efficacy and safety results from two prospective, non-randomized multicenter European studies [J]. Spine, 2009, 34: 1376-1384.

第四十一章　腰椎人工椎间盘置换的生物力学分析

著者：Jean-Charles，Le Huec，Antonio Faundez，Stephane Aunoble

审校：张志成

译者：马超

一、引言

腰椎人工椎间盘置换是一个涉及面较广的医学难题。Fujiwara 等和 Butler 等研究认为，椎间盘是腰椎首先发生退变的解剖结构，并由此导致与脊柱退变相关的大多数后续问题。基于这一假设理论，若能完全恢复椎间盘的解剖功能，那么腰椎间盘置换将成为一个有意义的概念和治疗选择。从这个角度来说，在进行置换之前必须研究正常和退变后腰椎的生物力学。

二、为什么要做椎间盘置换而不是融合？

在腰椎间盘置换获得成功的众多原因中，我们应该提到传统的腰椎融合术的临床疗效并不太令人满意。正如 O'Beime 等和 Bono 等所说，融合术的成功率与患者残留疼痛之间的差异反复出现，是大家寻求更好治疗方案的重要原因。即使融合术有时可以在一些患者中明显降低腰背部疼痛，但是将这些患者在术前鉴别出来仍然是有困难的，此外，如 Gertzbein 等所指出的那样，现在逐渐认识到融合相邻节段短期或中期退变的风险增加。研究认为非内固定的腰椎融合手术加速邻近椎间盘退变，其发生率随着内固定的使用而增加。

问题是腰椎融合术导致的这些问题是否会出现像腰椎人工间盘置换术这样的替代方案。椎间盘置换术中第一个目标是清除引起疼痛的椎间盘组织，通过前路［前路腰椎间融合术（ALIF）］或后路［后路腰椎间融合（PLIF）］进行椎间融合术也是如此。单独的后外侧脊柱融合不能去除引起疼痛的椎间盘组织。椎间盘置换的第二个目标是恢复椎间盘的高度，从而恢复椎间高度，间接扩大椎管，并恢复脊柱的矢状位序列，同时减小小关节上的机械应力。第三个目标，与融合的最终目标相反，腰椎人工椎间盘置换恢复并维持腰椎功能单元的活动性。现在广泛接受的是，活动性是腰椎人工椎间盘置换的主要优点之一，并且

在相邻节段退变预防中起作用，如 Tropiano 等和 Lemaire 等报道的长期随访所证实的。

三、正常腰椎的生物力学分析

人体腰椎间盘具有抵抗强大应力的机械结构。实际上，它可以抵抗比骨骼所受应力更大的压力，这通常使椎间盘在损伤之前就已经发生了骨折。实验研究表明，腰椎间盘在抬重物时能承受 17 000N 的压力。为了做到这一点，通过在椎间盘内传输静水压力的方式将压缩力转化成环形的拉伸应力。该拉伸性能根据纤维环带的区域而变化，从而在提升期间导致两个不同的部分。因为环的外部纤维比内部纤维更具刚性，前者将压缩转换成环向应力，后者则负责吸收冲击。

正常纤维环的高拉伸模式有助于防止退变椎间盘的膨胀。髓核的膨胀压力降低，纤维环纤维的硬度增加，导致负荷分散不良，并将应力转增到脊柱的骨性结构。

许多研究表明，脊柱的病理负荷可能在椎间盘退变中发挥作用。扭转过程中引起椎间盘退变和其加速，包括磷脂酶 A2 的增加和髓核体积的减少。一旦这个过程成立，降钙素基因相关肽和血管活性肠肽的浓度将在相邻脊神经节的水平上增加，从而解释了退变与疼痛之间的关系。当置换椎间盘时，必须了解这些生物力学和生化过程。持续的化学刺激可能是腰椎间盘置换治疗效果不佳的潜在原因。Hadjipavlou 等在动物模型中证实，静态加载的间盘与循环加载的间盘相比具有更大的退变趋势。Maclean 等证实，根据负荷的施加方式，椎间盘的病理负荷似乎降低了椎间盘代谢，导致分解代谢酶的产生。如 Mimura 等所示，在退变开始时，椎间盘活动性短期内增加，导致施加在椎间盘细胞上的应力增加和椎间盘容量的降低。Krismer 等也证实了这一观点。当考虑腰椎的整体生物力学时，不应该忽视冠状位和矢状位的整体脊柱平衡。

正常的脊柱在冠状位应该是直的。然而，腰椎的曲

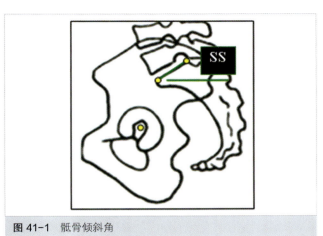

图 41-1　骶骨倾斜角

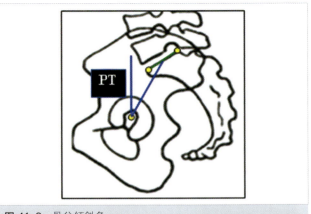

图 41-2　骨盆倾斜角

度或腰椎前凸是影响整体脊柱平衡的重要因素，并且影响到每个腰椎间盘的应力分布。脊柱矢状位的平衡应在脊柱负荷（患者站立）时进行评估，如果可能的话，应使用"力线"来评估。其中能够测量出股骨头和骨盆的中心是至关重要的。如果下肢没有异常（如由于关节炎引起的屈曲畸形），则这种矢状位可以详细分析腰椎和整个脊柱平衡。Roussouly 等对健康志愿者进行了一项具有里程碑意义的研究，其中分析了各种骨盆参数：骶骨倾斜角（图41-1），骨盆倾斜角（图41-2），骨盆入射角（图41-3）。

通过对前两个进行比较，Roussouly 等发现，矢状位的脊柱平衡，腰椎前凸和骶骨倾斜之间存在直接相关性，可以定义 4 类旋转平衡类型。因此，在尝试任何治疗性干预之前，特别是手术时，必须在生物力学上分析脊柱平衡。Kroeber 等和 Sandover 的工作证明了不对称应力对椎间盘的有害影响。很明显，如果脊柱平衡尚未恢复，任何椎间盘置换必须要承受脊柱不平衡导致的应力。

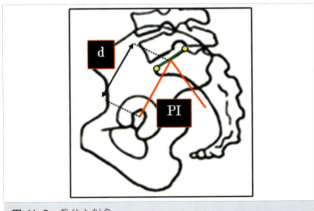

图 41-3　骨盆入射角

四、退变腰椎间盘生物力学分析

到目前为止，椎间盘退变的确切病因尚不清楚，但其中一个重要因素是椎间盘的营养减少。这在很大程度上取决于决定椎间盘营养的椎体终板，如 Langrana 等所证实的，在退变中椎体终板出现破碎和裂缝，因此而变薄，正如 Shono 等所报道。细胞核中水合物的损失导致椎间盘内压力下降，椎间盘高度降低，退变最后阶段的特征在于髓核和纤维环出现许多裂缝和裂隙。因此，纤维环的内层部分与髓核间的交界区变得模糊。如 Horst 等所示，健康的间盘具有流体状态，而退变的间盘则更加坚硬。

间盘中载荷传输的分析是其生物力学性质的一个重要方面，因为该节段的应力将对随后可能使用的人工椎间盘的质量产生影响。腰椎间盘在两个椎体之间传递应力，腰椎的应力通过椎间盘和两个小关节传递。许多研究已经证明，在压力下，载荷首先通过前柱传递，而小关节只承受压应力载荷的 18%。通过后方结构传输的载荷量依赖于脊柱的矢状平衡以及椎间盘退变程度。Nachemson 等发现椎间盘上的负荷也取决于脊柱的姿势：位于 L3 以上的身体部分承受体重的 60%，而如果受试者向前倾斜 20%，则负荷增加到体重的 250%，当垂直抬起一个 20kg 的重量时，脊柱上的负荷相当于体重的 300%。该研究还表明，在日常活动中施加在腰椎上的负荷就可以达到最大值。

髓核中的静水压力是椎间盘特性的关键因素。纤维环和椎体终板必须能够承受非常高的压力。我们简单描述了 Shirazi-Adl 等的研究。为了总结他们的工作，退变椎间盘的压力载荷通过纤维环传递在其表面上，从而增强机械应力。后柱上的负荷也随着退变而增加。通过退变的节段，特别是剪切力，载荷传递变得明显。在压力下，随着负荷从中心偏离和椎间盘退变，应力分布不对称也随之增加，从而解释了当患者出现特定椎间盘的腰痛时，退变性疾病已经开始影响邻近区域。因此，椎间盘置换的目的是替代缺损椎间盘，并对已经开始遭受退变生物力学影响的相邻节段施加保护作用。

Gertzbein 等证明了退变和正常椎间盘之间的瞬时旋转轴位置（IAR）的差异。在退变不明显的椎间盘中，难以将瞬时旋转轴精确定位，而在具有明显退变的椎间盘中，在终板较低的水平上瞬时旋转轴可以很容易被发现。这意味着高度退变间盘的动力特性与正常间盘相比在三维柔性方面没有显著差异：椎间盘在开始退变时活动性会增加，然后随着退变的进行，椎间盘的灵活性降低，直到它最终达到稳定性增加的阶段。后者可能由于脊柱矢状位平衡的改变及其对肌肉、韧带和关节面的影响而间接引起疼痛。可以通过替换间盘来纠正这种二次效应，但长期存在的病变不会恢复，必须通过补偿进行修复。

总之，椎间盘退变导致腰椎负荷传递和运动特性改变。在压力下它通过减少细胞核的负荷传递，并通过纤维环增加传递。然而剪切力几乎没有变化。Polli 等证实，改变后方负荷传递比例随着椎间盘退变加重而增加。长期退变可导致椎间盘重塑获得稳定，有时具有相当大的高度损失以及脊柱生物力学变化。当用器械行椎间盘恢复时，外科医生必须考虑这些变化，因为置换无法使邻近稳定结构回到初始非退变状态。

五、为什么要使用人工椎间盘假体

（一）椎间盘高度恢复

人工椎间盘置换应旨在恢复椎间盘高度。这有几个意义，通过恢复高度可以使小关节面回到解剖位置。如 Chen 等所述，恢复椎间盘高度意味着打开椎间孔，这对一些根性疼痛有益。当高度恢复时，周围的纤维环结构恢复张力，特别是位于纤维环外部的机械感受器。因此，它们的本体感受功能得以恢复，有助于维持最佳的脊柱生物力学平衡。但只能恢复自然的解剖高度。L5~S1 椎间盘高度特别容易变化，其后部平均为 8.5mm。因为前 L5~S1 椎间高度可能超过 L4~L5 椎间盘高度，所以完全恢复可能会在更换器械上产生相当大的剪切力。因此，在计划任何手术之前，骶骨倾斜角是分析站立侧位 X 线照相的重要

参数。当倾斜角太陡（垂直 SI 端板）时，最好尝试减小它，以使器械上产生的剪切力最小化，或者甚至有时需要融合 L5~S1 节段。在 L4~L5 及以上节段，椎间盘高度的恢复不太困难，因为脊柱前凸不太明显，前后椎间盘高度非常相似。

（二）节段活动恢复

椎间盘置换应尽可能恢复节段的运动范围（ROM）。如 Kirkaldy-Willis 等所示，椎间盘退变的发病特征在于活动的增加；那么随着退变的加重，活动性就会降低，最后是椎间盘强直或稳定。人工椎间盘置换不应导致活动性增加，因为过度运动通常与疼痛相关，如 Maigne 描述的轻度椎间综合征。腰椎椎间盘器械制造商通常认为椎间盘瞬时旋转轴的旋转中心是重要的因素。然而，瞬时旋转轴具有很小的空间变异性，如 Gertzbein 等所证实。如前所述，在临床实践中将装置的旋转中心定位在矢状面的中间线的后方，并且位于下椎骨的上终板的下方。然而，如 Tournier 等所示，复制瞬时旋转轴的变异性似乎对临床结果没有任何重大影响。任何椎间盘假体应可屈曲、伸展、侧屈和旋转。所有这些运动都由周围的肌肉和韧带、本体感觉神经系统和小关节控制。与具有弹性的生理椎间盘相比，该装置提供的屈曲、伸展和横向倾斜在物理上受到一定的限制。人工椎盘在旋转运动中很少受到限制，例外的是 FlexiCore，但是椎间盘的旋转实际上受到其弹性性质和纤维环纤维取向的限制。运动限制有助于稳定人工椎间盘。当插入人工椎间盘植入物时，大多数外科医生更倾向于将纤维环的一部分以及外侧韧带和肌肉结构留在原处，从而使移动性得到控制。这种方法的潜在缺陷是留下退变的间盘组织，这可能导致后续的疼痛。理想的目标是确保压缩和复张运动，从而提供减震效果。然而，虽然目前可用的装置不能吸收冲击，但是该缺点对相邻腰椎结构的实际物理影响仍有待临床证实。事实上，椎体的松质骨提供了极好的减震作用，而天然椎间盘只能作为轻度的减震器。

（三）最佳平衡

当植入人工椎间盘假体时，一定不要在冠状位和矢状位之间产生不平衡，因为这可能导致医源性并发症。退变椎间盘的置换使椎间盘的初始生理高度和节段性脊柱前凸得以恢复，而且 Le Huec 等所证实的在邻近的近端水平的脊柱前凸明显降低。同样，如 Le Huec 等所述，椎间盘置换术能够使患者自发采取最佳冠状位和矢状位平衡。骶

骨倾斜角、骨盆倾斜角及骨盆入射角，定义 Roussouly 的脊柱 – 骨盆类型。患者在站立时保持脊柱平衡良好的能力取决于个人的神经肌肉控制，以代偿髋部运动，特别是腰大肌。术前评估患者的骨盆入射角和脊柱 – 骨盆类型是至关重要的，其原因还有几个：骨盆入射角大通常意味着骶骨倾斜角大。Pellet 等研究表明，对于骶骨倾斜角大的患者，融合在 L5~S1 水平比人工椎间盘假体更适合，以抵抗过度的剪切力。同一研究表明，骨盆入射角小的患者恢复矢状位平衡最有效的意义是在 L4~L5 水平植入假体。

此外，最近未发表的临床研究表明，在非常小（Roussouly Ⅰ型）或非常大的骨盆入射角（Roussouly Ⅳ型）的患者中，L4~L5 或 L5~S1 水平植入的椎间盘假体的临床结果显示：由于负载增加和小关节退变加速导致术后2年疼痛和功能明显不佳（Strube P 等，2012 年阿姆斯特丹 Spineweek 会议发言；Laouissat 等，2012 年斯特拉斯堡法新社法鲁奇 Rachidienne 大会发言）。

人工椎间盘终板的附着强度是其使用寿命的重要因素。在 AcroFlex 装置的骨整合研究中，Cunningham 等发现在骨 – 植入物界面处非常好的骨向内生长。然而，获得优异骨融合所必需的主要稳定性最好由龙骨系统确保。没有龙骨的植入物仅依赖于摩擦力，因此需要与终板的最大接触面。然而，目前没有一个可用的植入物完全匹配终板的形状和终板的高应力区域。龙骨的使用允许更好的负荷分布，但嵌入椎体中的凹槽，可能导致后续的骨折。

六、小结

理想的腰椎人工椎间盘置换应恢复椎间盘高度；保留纤维环的周边本体感受器；使屈曲、伸展、横向倾斜和旋转的极限运动受到限制；要吸收震荡和冲击。此外，设备提供的移动应尽可能地模拟生理结构，并允许中心运动以避免关节面超负荷。然而，当为腰痛患者行椎间盘置换术时，如果它们随着时间的推移而受到影响并产生最佳功能损失，必须对邻近结构进行治疗。应该考虑到这些生物力学因素，最近的研究表明，与椎旁肌退变不同，小关节面退变不是腰椎人工椎间盘置换的禁忌证。

七、参考文献

[1] Fujiwara A, Lim TH, An HS, et al. The effect of disc degeneration and facet joint osteoarthritis on the segmental flexibility of the lumbar spine [J]. Spine, 2000, 25: 3036-3044.

[2] Butler D, Trafimow JH, Andersson GBJ, et al. Discs degenerate before facets [J]. Spine, 1990, 15: 111-113.

[3] O'Beirne J, O'Neill D, Gallagher J, et al. spinal fusion for back pain: a clinical and radiological review [J]. Spinal Disord, 1992, 5: 32-38.

[4] Bono CM, Lee CK. Critical analysis of trends in fusion for degenerative disc disease over the past, 20 years: influence of technique on fusion rate and clinical outcome [J]. Spine, 2004, 29: 455-463, discussion Z5.

[5] Gertzbein SD, Hollopeter MR. Disc herniation after lumbar fusion [J]. Spine, 2002, 27: E373-E376.

[6] Etebar S, Cahill DW. Risk factors for adjacent-segment failure following lumbar fixation with rigid instrumentation for degenerative instability [J]. Neurosurg, 1999, 90 Suppl: 163-169.

[7] Ghiselli G, Wang Jc, Bhatia NN, et al. Adjacent segment degeneration in the lumbar spine [J]. Bone Joint Surg Am, 2004, 86-A: 1497-1503.

[8] Lee CK. Accelerated degeneration of the segment adjacent to a lumbar fusion [J]. Spine, 1988, 13: 375-377.

[9] Shuff C, An HS. Artificial disc replacement: the new solution for discogenic low back pain [J]? Am J Orthop, 2005, 34: 8-12.

[10] Frymoyer JW, Hanley E, Howe J, et al. Disc excision and spine fusion in the management of lumbar disc disease [J]. A minimum ten-year followup. Spine, 1978, 3: 1-6.

[11] Chen D, Fay LA, Lok J, et al. Increasing neuroforaminal volume by anterior interbody distraction in degenerative lumbar spine [J]. Spine, 1995, 20: 74-79.

[12] Dooris AP, Goel VK, Grosland NM, et al. Load-sharing between anterior and posterior elements in a lumbar motion segment implanted with an aritifical disc [J]. Spine, 2001, 26: E122-E129.

[13] Errico TJ. Lumbar disc arthroplasty [J]. Clin Orthop Relat Res, 2005, 435: 106-117.

[14] Tropiano P, Huang RC, Girardi FP, et al. Lumbar total disc replacement. Seven no eleven-year follow-up [J]. Bone Joint Surg Am, 2005, 87: 490-496.

[15] Lemaire JP, Skalli W, Lavaste F, et al. Intervertebral disc prosthesis: results and prospects for the year, 2000 [J]. Clin Orthop Relat Res, 1997, 337: 64-76.

[16] Nachemson A. The load on lumbar discs in different positions of the body [J]. Clin Orthop Relat Res, 1996, 45: 107-122.

[17] Nachemson A. Lumbar intradiscal pressure: experimental studies on postmortem material [J]. Acta Orthop Scand Suppl, 1960, 43: 1-104.

[18] Cholewicki J, VanVliet JJ. Relative contribution of trunk muscles to the stability of the lumbar spine during isometripc exertions [J]. Clin Biomech(Bristol, Avon), 2002, 17: 99-105.

[19] Buckwalter JA, Mow VC, Boden SD, et al. Intervertebral disc structure, composition and mechanical function [J]. In: Buckwalter JA, Ainhorn TA, Simon SR, eds. Orthopaedic Basic Science Biology and Biomechanics for the Musculoskeletal System. 2nd ed. Rosemont, IL: American Academy of Orthopaedic Surgeons, 2000: 548-555.

[20] Acaroglu ER, latridis JC, Setton LA, et al. Degeneration and aging affect the tensile behavior of human lumbar anulus fibrosus [J]. Spine, 1995, 20: 2690-2701.

[21] Panagiotacopulos ND, Knauss WG, Bloch R. On the mechanical properties of human intervertebral disc material [J]. Biorheology, 1979, 16: 317-330.

[22] Kroeber MW, Unglaub F, Wang H, et al. New in vivo animal model to create intervertebral disc degeneration and to investigate the effects of the therapeutic strategies to stiumlate disc regeneration [J]. Spine, 2002, 27: 2684-2690.

[23] Sandover J. Dynamic loading as a possible source of low-back disorders [J]. Spine, 1983, 8 : 652-658.

［24］ Hadjipavlou AG, Simmons JW, Yang JP, et al. Torsional injury resulting in disc degeneration, I: An in vivo rabbit model [J]. Spinal Disord, 1998, 11: 312-317.

［25］ Ching CT, Chow DH, Yao FY, et al. The effect of cyclic compression on the mechanical properties of the inter-vertebral disc: an in vivo study in a rat tail model [J]. Clin Biomech(Bristol, Avon), 2003, 18: 182-189.

［26］ MacLean JJ, Lee CR, Grad S, et al. Effects of immobilization and dynamic compression on intervertebral disc cell gene expression in vivo [J]. Spine, 2003, 28: 973-981.

［27］ Mimura M, Panjabi MM, Oxland TR, et al. Disc degeneration affects the multidirectional flexbility of the lumbar spine [J]. Spine, 1994, 19: 1371-1380.

［28］ Krismer M, Haid C, Behensky H, et al. Motion in lumbar functional spine units during side bending and axial rotation moments depending on the degree of degeneration [J]. Spine, 2000, 25: 2020-2027.

［29］ Roussouly P, Gollogly S, Berthonnaud E, et al. Classification of the normal variation in the sagittal alignment of the human lumbar spine and pelvis in the standing position [J]. Spine, 2005, 30: 346-353.

［30］ Langrana NA, Lee CK. Lumbosacral spinal fusion: biomechanical and clinical considerations [J]. In: Pope M, ed. Seminars in Spine Surgery. Philadelphia: WB Saunders, 1993: 81-87.

［31］ Akamaru T, Kawahara N, Tim Yoon S, et al. Adjacent segment motion after a simulated lumbar fusion in different sagittal alignments: a biomechanical analysis [J]. Spine, 2003, 28: 1560-1566 .

［32］ Shono Y, Kaneda K, Abumi K, et al. Stability of posterior spinal instrumentation and its effects on adjacent motion segments in the lumbosacral spine [J]. Spine, 1998, 23: 1550-1558.

［33］ Benneker LM, Heini PF, Alini M, et al. 2004 Young Investigator Award Winner: vertebral endplate marrow contact channel occlusions and intervertebral disc degeneration [J]. Spine, 2005, 30: 167-173.

［34］ Horst M, Brinckmann P. 1980 Volvo award in biomechanics. Measurement of the distribution of axial stress on the end-plate of the vertebral body [J]. Spine, 1981, 6: 217-232.

［35］ Yang KH, King AI. Mechanism of facet load transmission as a hypothesis for low-back pain [J]. Spine, 1984, 9: 557-565.

［36］ Pollintine P, Dolan P. Tobias JH, Adams MA. Intervertebral disc degeneration can lead to "stress-shielding"of the anterior vertebral body: a cause of osteoporotic vertebral fracture [J]? Spine, 2004, 29: 774-782.

［37］ Shirazi-Adl A, Ahmed AM, Shrivastava SC. A finite element study of a lumbar motion segment subjected to pure sagittal plane moments [J].

［38］ Biomech, 1986, 19: 331-350.

［38］ McNally DS, Adams MA. Internal intervertebral disc mechanics as revealed by stress profilometry [J]. Spine, 1992, 17: 66-73.

［39］ McNally DS, Shackleford IM, Goodship AE, et al. In vivo stress measurement can predict pain on discography [J]. Spine, 1996, 21: 2580-2587.

［40］ Gertzbein SD, Seligman J, Holtby R, et al. Centrode patterns and segmental instability in degenerative dics disease [J]. Spine, 1985, 10: 257-261.

［41］ Zhou SH, McCarthy ID, McGregor AH, et al. Geometrical dimensions of the lower lumbar vertebrae-analysis of data from digitised CT images [J]. Eur Spine, 2000, 9: 242-248.

［42］ Kirkaldy-Willis WH, Farfan HF. Instability of the lumbar spine [J]. Clin Orthop Relat Res, 1982, 165: 110-123.

［43］ Maigne R. Pain syndromes of the thoracolumbar junction [J]. Phys Med Rehabil Clin A Am, 1997, 8: 87-100.

［44］ Tournier C, Aunoble S, Le Huec JC, et al. Total disc arthroplasty: consequences for sagittal balance and lumbar spine movement [J]. Eur Spine, 2007, 16: 411-421.

［45］ LeHuec JC, Kiaer T, Friesem T, et al. Shock absorption in lumbar disc prosthesis: a preliminary mechanical study [J]. Spinal Disord Tech, 2003, 16: 346-351.

［46］ Le Huec JC, Mathews H, Basso Y, et al. Clinical results of Maverick lumbar total disc replacement: two-year prospective follow-up [J]. Orthop Clin North Am, 2005, 36: 315-322.

［47］ Pellet N, Aunoble S, Meyrat R, et al. Sagittal balance parameters influence indications for lunbar disc arthroplasty or ALIF [J]. Eur Spine, 2011, 20 Suppl 5: 647-662.

［48］ Cunningham BW, Lowery GL, Serhan HA, et al. Total disc replacement arthroplasty using the AcroFlex lumbar disc: a non-human primate model [J]. Eur Spine, 2002, 11 Suppl 2: S115-S123.

［49］ Le Huec JC, Basso Y, Mathews H, et al. The effect of single-level, total disc arthroplasty on sagittal balance parameters: a prospective study [J]. Eur Spine, 2005: 14: 480-486.

［50］ Putzier P, Funk JF, Schneider SV, et al. Charité total disc replacement-clinical and radiographical results after an average follow-up of 17 years [J]. Eur Spine, 2006, 15: 183-195.

［51］ Le Huec JC, Basso Y, Aunoble S, et al. Influence of facet and posterior muscle degeneration on clinical results of lumbar total disc replacement: two-year follow-up [J]. Spinal Disord Tech, 2005, 18: 219-223.

第四十二章　腰椎人工椎间盘置换的适应证选择

著者：Dilip K. Sengupta，Rudolf Bertagnoli

审校：张志成

译者：马超

慢性腰背痛和骨骼肌肉疾病是世界上最常见的临床就诊原因。腰背痛是椎间盘退变相关机制的改变结果。即使椎间盘退变是腰椎的正常老化过程，年轻人也可被累及。这一现象源于生活方式的改变、经常静止的工作状态和其他不健康的因素所造成的椎间盘退行性疾病（Degenerative Disc Disease，DDD）。这一现象导致全球范围内腰背痛患者人数的增加，因此脊柱疾病对于更优治疗措施的需求不断增加。

首先，许多患者可采用保守治疗。但是保守治疗无效者不断增加，结果对手术干预的需求增加。

腰椎的潜在致痛因素有椎间盘、关节突关节、椎旁肌肉。保守治疗是减轻疼痛的第一步。对保守治疗无效患者还有不同的手术选择方案，因为髓核切除、融合术并非适用于每一个患者，椎间盘置换术（Total Disc Replacement，TDR）在近年来越来越受到重视。融合术不能恢复原有椎间盘的功能，并且破坏了受累节段的运动功能。进而导致融合相关疾病，比如关节突关节增生、椎管狭窄、相邻节段间盘退变。髓核置换技术（髓核成形术）仍处于探索阶段，而且尚无关于哪种髓核退变程度和间盘高度丢失可以达到成功置换的标准定义。髓核切除不适于多节段椎间盘退变的患者。

下腰痛手术的理想目标是神经组织的彻底减压、缓解疼痛、保存运动范围和节段运动功能。TDR 手术通过将完全损伤的间盘置换为人工间盘，从而达到以上目标。

一、人工椎间盘假体

人工椎间盘假体完全替换椎间盘，而且不同于髓核置换装置，它们在生物力学上独立于间盘组织。理想的人工椎间盘应当可以恢复椎间盘高度和节段运动，在脊柱三关节复合体中发挥动态作用，以及吸收人体震荡。治疗目的是模拟天然椎间盘的负荷和运动特性，从而不会使相邻节段退变加速。因为越来越多的年轻人罹患腰椎间盘退行性疾病（DDD），因此 TDR 假体必须能良好工作数十年。

由于在寻求治疗 DDD 疾病的最佳方案，因此 TDR 的研究在近年来取得不断发展。不同的假体在进行临床试验或已经进入市场。临床应用时间最长的腰椎装置是 SB Charite 和 ProDisc-L。

SB Charite 是第一种进行临床试验的全椎间盘置换装置（1984 年）。这种最不受限的假体包括两个钴铬钼（CoCrMo）合金终板，并环绕双向凸起的聚乙烯内核。最新型号带有羟基磷灰石涂层。

ProDisc-L 设计于 1980 年末期，是一个半限制性假体，由一个单向凸起的聚乙烯内核和两个具有钛金属喷涂表面的钴铬钼（CoCrMo）终板组成。

二、手术指征

大部分随机前瞻性研究的腰椎人工椎间盘置换都是施行于 18~60 岁男性和女性、单节段或双节段椎间盘受累患者。TDR 手术前提是患者需行保守治疗或非手术治疗 6 个月无效。

为得到理想的治疗效果，在术前应当考虑一些与腰椎人工椎间盘置换有关的关键因素，包括手术节段的活动性能（与退变程度有关），后方结构的状态（小关节），人工假体的外形、大小、类型和动力性能，以及术者的临床经验。植入物的大小、型号、位置、预期的动力性能对取得良好手术疗效至关重要。除了以上因素，最重要的是正确遵守手术指征和患者的合理选择。

在使用与 ProDisc-L 的 TDR 临床疗效有关的临床评价系统中，定义了三组指征：最佳、良好和扩大指征。

Ⅰ组代表了有最佳指征的患者群，其临床疗效最好。这一组患者包括具有严重腰痛的单节段椎间盘受累的症状性 DDD 患者，部分患者椎间明显突出。患者既往无手术史（图 42-1）。

椎间盘高度丢失较小（＞5mm）的患者的手术疗效优于椎间高度丢失多者（＜5mm）。使用 ProDisc-L 假体的研究显示这种治疗方法是有效的和安全的。

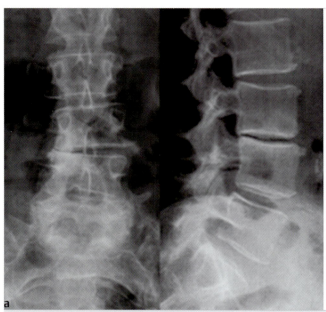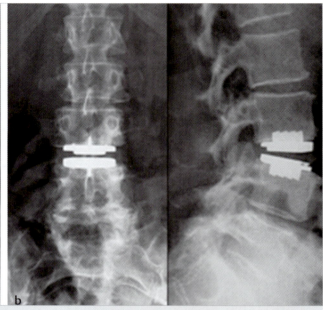

图 42-1　组 I，病例 1：42 岁女性患者，行 ProDisc-L 假体（Synthes）置换。（a）术前 X 线片（正侧位）。（b）术后 X 线片（正侧位）

Ⅱ组为"良好"（Good）指征的患者。TDR 手术"良好"适应证的有：双节段受累的腰椎症状性 DDD 伴或不伴髓核突出，或椎间盘手术失败综合征未行椎板切除术或严重的小关节病变。

这一群组患者的临床疗效成功率最高达到 80%（表 42-1）。

Ⅲ组为"扩大适应证的患者"，包括多节段椎间盘退变患者（超过 2 个节段），融合术后相邻节段不稳患者，具有轻度或中度退变性侧弯的患者（Cobb 角 < 25°），或退变性可自复的腰椎滑脱（Ⅰ度和Ⅱ度）（表 42-1）。

这组患者可达到非常好的临床成功率，类似于Ⅱ组患者。因为缺少长期疗效随访而且目前治疗的患者数量相对较小，这一适应证还不能被推荐为退变性治疗方式。此类研究还需要更多的大样本。

三、禁忌证

骨质疏松症、骨病或骨代谢疾病等基础骨病，可造成终板和椎体的内在承载能力下降，是 TDR 的禁忌证。TDR 的手术禁忌证还包括原发的脊柱后部结构病变，如峡部裂性脊椎滑脱、椎管狭窄、增生性脊柱骨关节病、严重的小关节改变（Ⅲ~Ⅳ度）和神经根受压等。另外，TDR 也不适于节段性病变，如脊柱感染、肿瘤或骨折等情况。TDR 假体还被禁止用于存在社会心理因素和严重肥胖（BMI 指数 > 35）的患者。

病变节段如果存在严重的终板不规则，可造成假体安放困难，因而也不适于把 TDR 手术作为第一选择。在这些情况下，假体错位、下沉或者两者均有的风险相对较高。

表 42-1	腰椎人工椎间盘置换术的分组和标准	
指征组别	分组标准	成功率（%）
最佳	单节段症状性椎间盘退行性疾病（DDD）伴或不伴间盘突出 巨大中央型椎间盘突出 既往无手术史	98
良好	双节段无症状性 DDD，伴或不伴椎间盘突出 椎间盘手术失败综合征，无椎板切除或严重的小关节病变	94
扩大	融合术后邻近节段不稳 超过两节段的不稳定 退变性脊柱侧凸 退行性脊椎滑脱（Ⅰ度、Ⅱ度）	83

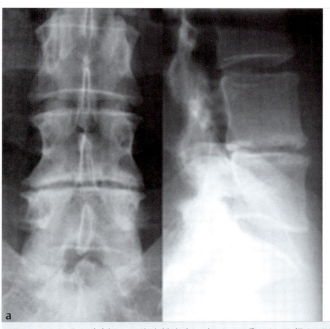
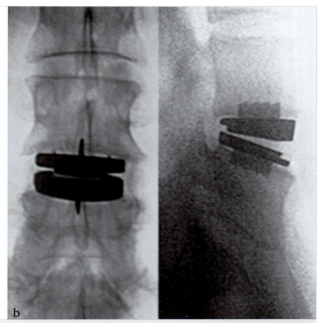

图 42-2　组 I，病例 2：57 岁女性患者，在 L3~L4 和 L4~L5 行 ProDisc-L 置换。（a）术前 X 线片（正侧位）。（b）术后 X 线片（正侧位）

四、典型病例

（一）组 I："最佳"指征

（1）单节段症状性腰椎退行性疾病，伴或不伴椎间盘突出。

（2）巨大中央型椎间盘突出。

（3）既往无手术史。

病例 1

患者，女，42 岁，患有严重的腰椎垂直性节段不稳和不断加重的腰背痛 2 年。所有保守治疗方法均无效。患者于 L3~L4 节段进行 TDR 置换术，使用 ProDisc-L 假体（图 42-1）。

病例 2

患者，女，57 岁，出现了 L4~L5 垂直性节段不稳定

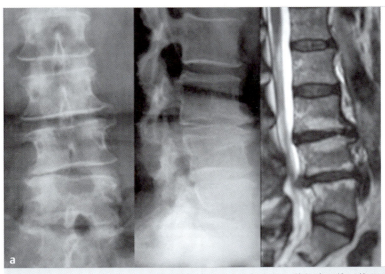
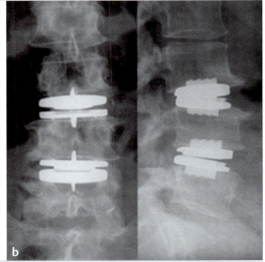

图 42-3　组 II，病例 1：52 岁女性患者，行 L3~L4 和 L4~L5 椎间盘置换，使用 ProDisc-L 假体。（a）术前 X 线片（正侧位）和腰椎 MRI。（b）术后 X 线片（正侧位）

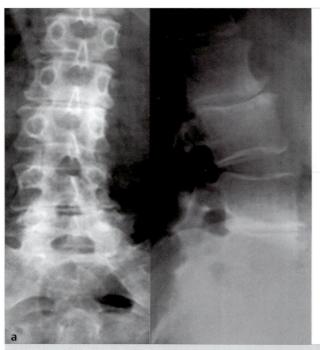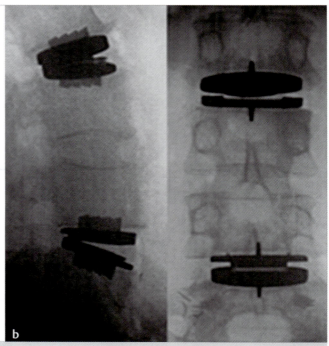

图42-4　组Ⅱ，病例2：48岁女性患者，L2~L3和L4~L5行椎间盘置换。（a）术前X线片（正侧位）。（b）术后X线片（正侧位）

（Vertical Segmental Instabilities，VSIs），L3~L4椎间盘病和严重的腰痛，既往无手术史。保守治疗无效（图42-2）。

（二）组Ⅱ："良好"指征

（1）双节段无症状性DDD，伴或不伴椎间盘突出。

（2）椎间盘手术失败综合征，无椎板切除或严重的小关节病变。

病例1

患者，女，52岁，L3~L5节段不稳（VSIs），L3~L4固定性后凸，L4~L5脊柱侧凸并伴有椎间盘突出，严重下腰痛。患者接受了使用ProDisc-L假体行L3~L5椎间盘置换术（图42-3）。

病例2

患者，女，48岁，出现了VSIs及严重的下腰痛，经两年以上的保守治疗，效果不佳（图42-4）。

（三）组Ⅲ："扩大"指征

（1）融合术后相邻节段不稳。

（2）超过两节段的不稳定。

（3）退变性脊柱侧凸。

（4）退行性脊椎滑脱（Ⅰ度、Ⅱ度）。

病例1

患者，男，34岁，1995年罹患腰部症候群，1996年行L4~S1节段360°融合。术后出现邻近的L3~L4节段进行性不稳定、严重下腰痛，保守治疗失败。受累L3~L4接受了TDR手术，植入ProDisc-L假体（图42-5）。

病例2

患者，女，56岁，表现为L1~S1节段VSI，L3~L5退变性侧凸，L3~L4侧方滑移和严重的下腰痛（图42-6）。

五、小结

严格把握手术适应证和精准植入假体，是保证非融合手术取得良好疗效的必要条件。使用ProDisc-L假体行行腰椎间盘置换术的不同研究已经证明了假体的有效性和安全性，以及优良的临床疗效。

根据腰椎间盘置换术的成功结果，可以将手术适应证分为三组，即最佳、良好、扩大的适应证。这3个组的临床结果都很令人满意。与"最佳"组和"良好"组患者相比，"扩大"组的临床经验稍欠缺，尚需要长期随访和大量的患者数量来得出确切结论。为获得长期随访结果，对每一个适应证组都有必要进一步研究。

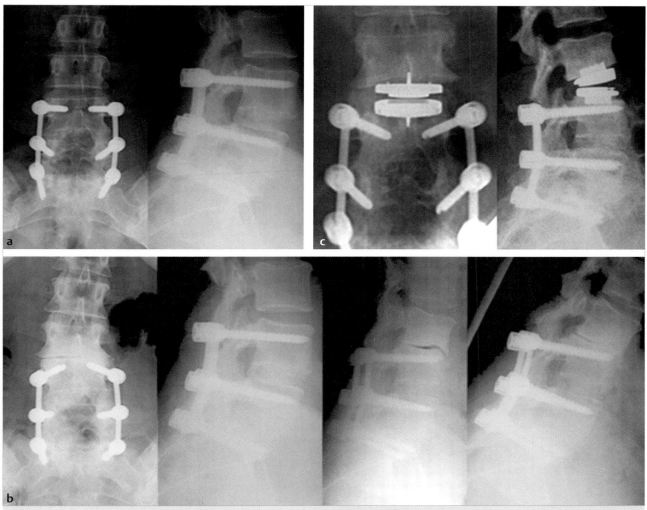

图 42-5 组Ⅲ，病例 1：34 岁男性患者，L3~L4 使用 ProDisc-L 假体行椎间盘置换。（a）腰椎融合术后 36 个月的 X 线片（正侧位）。（b）腰椎融合术后 60 个月的 X 线片（正侧位、过伸过屈位）。（c）相邻节段行椎间盘置换术后的 X 线片（正侧位）

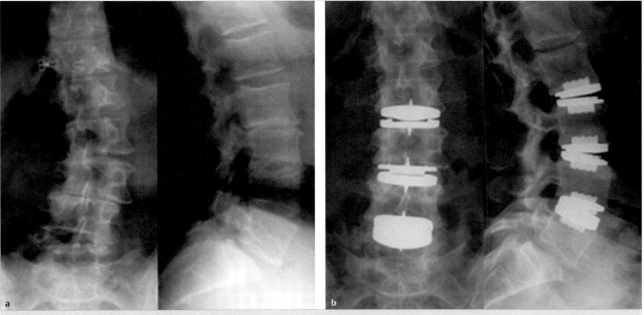

图 42-6 组Ⅲ，病例 2：56 岁女性患者，行 3 个节段的椎间盘置换术。（a）术前 X 线片（正侧位）。（b）术后 X 线片（正侧位）

六、参考文献

［1］Delamarter RB, Fribourg DM, Kanim LE, et al. ProDisc artificial total lumbar disc replacement: introduction and early results from the United States clinical trial [J]. Spine, 2003, 28: S167-S175.

［2］Bertagnoli R. Disc surgery in motion [M]. SpineLine, 2004, 23-28.

［3］Bertagnoli R, Kumar S. Indications for full prosthetic disc arthroplasty: a correlation of clinical outcome against a variety of indications [J]. Eur Spine, 2002, 11 Suppl 2: S131-S136.

［4］Bertagnoli R, Karg A, Voigt S. Lumbar partial disc replacement [J]. Orthop Clin North Am, 2005, 36: 341-347.

［5］Bertagnoli R. Review of modern tratment options for degenerative disc disease [M]. In: Kaech DL, Jinkins JR, eds. Spinal Restabilization Procedures. Amsterdam: elsevier Science, 2002: B. V: 365-375.

［6］Tropiano P, Huang RC, Girardi FP, et al. Lumbar disc replacement: preliminary results with ProDisc II after a minimum follow-up period of 1 year [J]. Spinal Disord Tech, 2013, 16: 362-368.

［7］Huang RC, Girardi FP, Cammisa FP, et al. The implications of constraint in lumbar total disc replacement [J]. Spinal Disord Tech, 2003, 16: 412-417.

［8］McAfee PC. The indications for lumbar and cervical disc replacement [J]. Spine, 2004, 4 Suppl: 177S-181S.

［9］Bertagnoli R, Zigler J, Karg A, et al. Complications and strategies for revision surgery in total disc replacement [J]. Orthop Clin North Am, 2005, 36: 389-395.

［10］Bertagnoli R, Yue JJ, Shah RV, et al. The treatment of disabling multilevel lumbar discogenic low back pain with total disc arthroplasty utilizing the ProDisc prosthesis: a prospective study with 2-year minimum follow-up [J]. Spine, 2005, 30: 2192-2199.

［11］Bertagnoli R, Yue JJ, Shah RV, et al. The tratment of disabling single-level lumbar discogenic low back pain with total disc arthroplasty utilizing the Prodisc prosthesis: a prospective study with 2-year minimum follow-up [J]. Spine, 2005, 30: 2230-2236.

［12］Bertagnoli R, Yue JJ, Kershaw T, et al. Lumbar total disc arthroplasty utilizing the ProDisc prosthesis in smokers versus nonsmokers: a prospective study with 2-year minimum follow-up [J]. Spine, 2006, 31: 992-997.

第四十三章　腰椎前方手术入路

著者：Jonathan D.Krystal，Alok D. Sharan

审校：张志成

译者：马超

很多脊柱疾病手术时需要直接到达椎体，比如脊柱肿瘤、脊柱感染、脊柱创伤、椎间盘炎以及椎间盘突出症。椎体包括了脊柱系统的前柱和中柱，承担着人体重量的80%，并且对脊柱系统的运动和稳定至关重要。理想的手术入路要能充分暴露病变节段，并且外科医生在手术时能自由地完成多种操作。腰椎前路手术因其微创的特点，最近几年变得越来越流行。除了手术和麻醉技术的改进，用于骨融合的新设备和新材料也促进了前方入路手术节段的减压和稳定。随着人工间盘的持续发展，对于掌握脊柱前路的专业知识和技能的需求也与日俱增。对腰椎局部解剖的了解精通和对潜在危险的认知将会把这些手术相关并发症降到最低。

一、解剖

（一）腹壁

前腹壁是肋缘上、髂嵴和耻骨联合之间的区域。腹壁是由中间的腹直肌和外侧的腹外斜肌、腹内斜肌及腹横肌这3层肌肉组成。这3层肌肉的腱膜合并成腹直肌鞘。肌肉系统的深层是腹直肌腱膜，再往下是腹膜外脂肪和腹膜。越向外侧分离，腹膜就越少附着浅层。

（二）腹膜后

外科医生需要熟悉腹膜后的许多解剖结构。很多血管，包括远端主动脉、远端腔静脉以及相关的分叉部都位于腰椎的前方。主动脉一般位于脊柱的正前方，而腔静脉位于脊柱的右前方。动脉分支一般位于起源于腔静脉的静脉分支的前方。因为腔静脉位于脊柱的右侧，所以从左侧入路来做腰椎手术是更为合适的。腔静脉分叉部一般位于L5~S1节段的上方。骶丛也位于该区域。手术时容易灼烧或结扎骶丛。另外值得注意的是髂腰静脉，它从髂总静脉分出后走行于L5的前方。髂腰静脉损伤后一旦缩回会导致大出血。位于L4~L5节段的主动脉分叉部的解剖变异促使了髂总静脉的变异。

腹膜后腔里有大量的神经血管组织，因而外科医生在显露过程中必须熟悉这些组织结构。在显露到接近椎体前时由L1~L5神经根构成的腰丛有损伤的风险。腰大肌外侧的躯体神经包括髂腹下神经，髂腹股沟神经以及股外侧皮神经。生殖股神经走行于腰大肌前表面，前入路时易损伤。腰椎交感神经丛在粗细和位置上的解剖变异较大，一般位于椎体侧前方。

腹膜后腔里的淋巴管伴行于被外周淋巴管脂肪组织包围的脉管系统而走行。淋巴管的破坏偶尔会导致有显著临床意义的囊状淋巴管瘤或者淋巴水肿。手术时应该避免损伤淋巴管。

输尿管也走行于腹膜后腔，在该区域手术时有损伤的风险。输尿管通过肾盂段后沿腰大肌前内方走行。

二、术前注意事项

术前完善的影像学检查有利于定位手术节段及评估血管解剖。普通的X线片可用来评估血管钙化时的表现即动脉硬化。术前的腹部超声可用来排除泌尿生殖系统、内脏或血管的异常。磁共振成像（MRI）和计算机断层扫描（CT）可进一步评估椎体前脉管系统的任何异常结构。因主动脉分叉位置的不同导致主动脉下腔静脉有6种解剖形式。熟悉所有的血管变异有助于制定手术计划及避免术中出血。一项完整的血管检查应该包括手术当天触诊足部的脉搏。如果术中出现任何相关的血流中断，可以通过在左足放置脉搏血氧饱和仪来进行监控。最后，脊柱外科医生和普外科医生在手术方案的制订和操作过程中都需要深入的交流。

三、特殊入路

（一）一般的注意事项

与经腹腔入路相比，腹膜后入路有几个优点：皮肤小切口；避免肠道过多刺激。就外科医生来说，可利用的切口有4种：中垂线切口，旁中央切口，斜切口或横切口（图43-1）。外科医生应该根据脊柱手术的部位和要显露的手术节段来选择切口。然而，外科医生应该避免选择广泛的侧切口以免造成腹直肌的去神经支配风险。

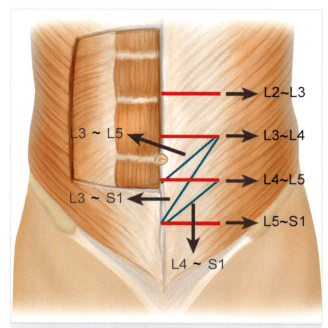

图 43-1　显露目标椎间盘的大致切口位置

（二）胸腰段（T12~L2）

1. 特殊的注意事项

脊柱胸腰段的显露应该小心谨慎。胸腰段的显露需要经过胸壁，因而肋间血管和肋间神经会有损伤的风险。一般来说，外科医生为了避开肝脏和上腔静脉，更喜欢左侧入路行胸腰段手术。椎体节段血管的破坏可导致明显的出血。如果直视下需要切开膈肌，那么膈神经就有损伤的风险。并且，大根动脉一般位于胸腰段区域，因此需格外小心。大根动脉的损伤可导致前脊髓缺血，进而引起瘫痪。一些研究人员建议术前行血管造影以精确定位大根动脉的位置，从而避免手术中损伤。腹膜后的淋巴管在行该手术时也容易损伤。一旦出现损伤，可能会造成较大的囊状淋巴管瘤。一旦出现膈肌损伤，骨科手术结束后就应该放置胸导管并修复损伤。尽管肺部萎陷不常需要，但是手术时行气管内双腔插管可以让一侧肺部萎陷，从而保证手术能安全地进行。

2. 入路

虽然左、右侧入路都可以进行脊柱胸腰段手术，但是术者更常选择左侧入路。将患者用豆袋或枕垫固定于侧卧位。沿第 10 肋上经腹壁做一斜切口。逐层切开皮肤、皮下组织、肋间肌、前锯肌、背阔肌。因为神经血管组织沿肋骨下走行，所以小心地切开肋骨及分离肋缘是很重要的。一旦肋骨被切断以及前面的肋缘显露开时，术者就能

通过切开腹部斜肌以获得很好的显露和视野。为了减少术后腹部肌肉失能，应该避免这些肌肉的过度切开。一旦腹部斜肌和肋缘被切开时，术者就能看到腹横肌，将之切开后就能显露出腹膜。

当暴露出腹膜时，应小心显露膈肌和腰大肌。尤其需要注意位于中央区域的膈神经。在直视下显露膈肌以避免损伤。轻柔地牵拉肺脏，经过壁层胸膜后就能显露出胸腰段结合部。到达这一步后，节段血管尤其值得重视。应该在手术侧结扎这些成对的血管，且应尽量靠近主动脉。在这之前，在脊柱监控仪的监控下钳夹这些血管能保证充分的侧支血流。显露出胸腰段结合部后，术者就能按照术前制定的手术方案去完成手术操作。一旦主要的手术步骤结束了，就可以开始关闭切口，手术也就做完了。

（三）中段腰椎（L2~L5）

1. 特殊的注意事项

左侧切口应用最为广泛。有的疾病只能采用右侧入路才能达到手术目的时也可以采用右侧入路。显露时应采用能避免腹壁肌肉组织的神经支配的技术。特殊设计的牵开器能帮助术者在直视下显露组织。显露过程中可见到髂血管，需要将其向内侧牵拉以避免损伤。另外，腰椎淋巴管及交感神经丛也容易损伤，应该避免。L4~L5 椎间隙暴露后，可见髂腰静脉覆盖在 L5 椎体之上，最后汇入髂总静脉。很多研究人员建议结扎髂腰静脉以免该血管因牵拉而出血。然而，还需要注意保护紧邻的 L5 神经根。

2. 入路

中央偏左侧入路达腹外斜肌腱膜。这个腱膜在中间部位被切开后就显露出腹直肌鞘，其允许腹直肌活动以及显露出后方腹直肌鞘和半月线。为了更好地保护腹部肌肉组织的神经支配，应该在内侧游离腹直肌。通过在半月线水平钝性分离来扩大腹膜后腔（图 43-2）。从中间到侧方来显露远离腹直肌鞘后的腹膜。远离腰大肌的网膜囊的钝性分离将会显露出腹膜后腔，并且能发现和保护输尿管静脉及髂静脉。一旦显露困难，特殊设计的牵开器就能派上用场（图 43-3）。应该向中间牵拉髂血管，并且应该小心地结扎和控制节段血管的分支，尤其是髂腰静脉。做到这点的话就能充分暴露出椎体及椎间隙，骨科的操作过程也就能够顺利地向前推进（图 43-3）。

（四）腰骶段（L5~S1）

1. 特殊的注意事项

患者仰卧于可透视的手术床，并保证腰骶段的中心

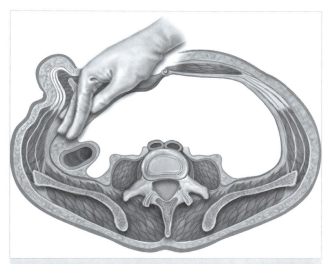

图 43-2　腹膜后腔的初始显露

部位在手术床上的区域可伸展。腰骶段的手术入路有很多。虽然有些外科医生为了便于显露更喜欢选择低一点的横切口，但是一个中央偏右的旁切口能避免腹直肌的失神经支配。易损伤的结构比如输尿管、中间的骶丛以及盆腔交感神经一旦遭到破坏就会导致男性的逆行性射精。过多的电凝会增加这些结构损伤的概率，理应避免。

2. 入路

无论选择哪一种切口，腹直肌都能朝中线牵拉，从而显露出腹膜外组织。将腹膜覆盖处从侧方向中间显露有利于扩大腹膜后腔。这个时候，输尿管很好辨认，随着腹膜的显露而向内侧移动。在髂静脉之间继续显露直到腰骶

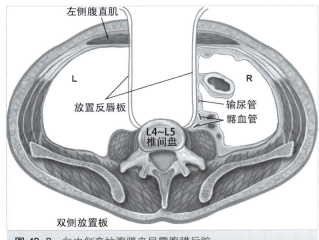

左侧腹直肌

放置反唇板

L　　　　　R

输尿管

髂血管

L4~L5
椎间盘

双侧放置板

图 43-3　向内侧牵拉腹膜来显露腹膜后腔

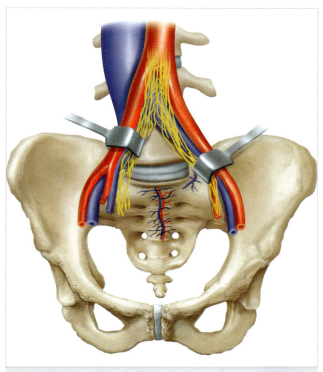

图 43-4　显露 L5~S1，注意结扎骶正中静脉

连接部（图 43-4）。看见骶正中血管后应该仔细结扎以避免出血过多。这个时候 L5~S1 椎体以及椎间隙就能显露清楚，也能顺利地进行手术。

（五）经腹膜入路

1. 特殊的注意事项

与腹膜后入路相比，经腹膜入路因涉及腹膜内组织以及可能的相关风险，故而较少应用。然而经腹膜入路可应用于翻修手术或者因既往手术导致的广泛的腹膜后瘢痕。单足站立试验是通过重力的作用来保持腹膜内组织远离手术区域从而达到显露的目的。腹膜内组织一般包括小肠、大肠、交感神经、下腹神经以及骶正中血管。要达到头端显露范围必须显露左肾及其血管，要尽量多地暴露尾端节段必须显露出降结肠。

2. 入路

通过旁中央入路显露腹膜腔。然而，横切口可根据术者的喜好来选择。达到腹膜腔后，Toldt 白线伴随着输尿管而显露出来。一般而言，对于腰骶连接部，没有必要显露结肠。然而，覆盖椎体的腹膜必须切除。之前也提到过，腹膜结构以及肾脏的进一步显露可能会扩大手术视野。手术时应精细解剖以避免损伤神经肌肉组织以及腹膜

内脏器。

（六）腹腔镜入路

最近几年，前路脊柱手术的众多微创技术已开始使用和普及。这些手术入路因潜在的风险和并发症显得既复杂也常见。然而，住院时间及美容度的改善使得发展这些技术迫不及待。腹腔镜入路可选择经腹膜或腹膜后，可以是全腹腔镜或者腹腔镜辅助。更常见的传统入路是经腹膜入路，该入路的显露过程与之前描述的开放性经腹膜入路相似。使用X线透视法首次定位合适的脊柱节段。腹腔镜的显露范围在2~4个套管针之间的区域。当显露到L5~L1椎间隙上方的腹膜时需要利用腹腔镜入路来牵拉肠子。这个时候，外科医生将一个导向管直接插入椎间隙，然后骨科医生就能行全腹腔镜骨科手术了。如果外科医生喜欢的话，利用手助装置或切口保护装置也能直接到达椎间隙。

腹膜后入路也能通过腹腔镜实施。一旦通过X线透视法确定手术节段后，就能够恰当地标记皮肤。使用侧切口或斜切口来放置套管针以便显露到腹膜后间隙。通过套管针来传送气囊分离器从而创建腹膜后间隙，而非利用二氧化碳充气。该气囊是在直视下充气的。接着，这个气囊被换成一个10mm的套管针。有必要的话也可以增加通道。软组织牵开器被用来显露覆盖组织及有助于显露出手术节段。这个腹膜后腹腔镜入路可能最适合L5以上单节段手术的糖尿病患者，因为这一术式不用大范围地剥离便能充分地暴露手术视野。

（七）前路腰椎的极外侧入路

1. 特殊的注意事项

脊柱前路的极外侧入路也就是经腰大肌入路作为显露腰椎椎体及椎间盘的微创技术得到了发展。为了通过这种方法从前方显露脊柱，一套特殊的牵开器和组织扩张器必须在X线透视和神经监测下使用。重要的神经组织可能位于手术区域，最需要注意的是腰丛以及生殖股神经。通过分离腰大肌到椎体的前L3~L4可以避开腰丛。放置扩张器及牵开器过度靠后可能导致腰丛神经损伤。显露L3~L4节段时生殖股神经最易损伤。此外，上腰椎在腹膜后间隙显露时容易损伤髂腹下神经、髂腹股沟神经及股外侧皮神经。为了避免扩张器及牵开器的移位导致神经损伤，这些装置的位置应该经常在X线透视下进行确认。全程神经监测，尤其是分离腰大肌时，这样能避免腰丛神经的严重损伤。

2. 手术过程

患者取右侧卧位并固定在手术床上。如果可能的话，

患者应侧屈以便最大限度地增加下胸腔和髂嵴之间的空间。接着应用X线透视去定位工作通道，即从侧方对准目标椎间隙的中心位置。在定位好的工作通道向后约2cm做切口。该切口位于竖脊肌和腹斜肌之间。通过这个后方切口，外科医生的手指能轻柔地分离肌纤维并进入到腹膜后间隙，直到在手术区域确定腰大肌为止。

随着外科医生的手进入到腹膜后间隙，侧方切口用来建立工作通道，第一个组织扩张器通过这个切口被引导进入腰大肌。一旦X线透视下明确了扩张器的位置，它就能钝性地通过腰大肌的垂直部分。使用肌电监测可以明确腰丛还没有损伤。第一个组织扩张器小心地完全通过腰大肌到达椎间盘水平以避免生殖股神经损伤。逐级放置扩张器直到牵开器占用的空间能超过最后一级的扩张器，并牢

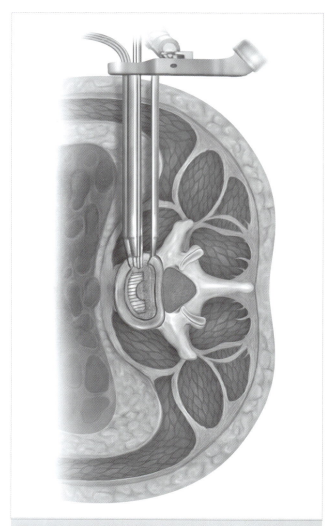

图43-5　显露腰椎的极外侧入路

固定。然后外科医生就能够直接到达椎间隙并完成这个手术（图43-5）。

（八）翻修手术的显露

随着大量患者进行脊柱前路手术，翻修手术也就越来越多。目前还没有经软组织的理想的手术入路。为了显露时避开以前的组织瘢痕，应该避开之前提到过的经腹膜入路或选择与上次手术相反的入路。接着按照之前描述的步骤显露腹膜后。如果脊柱疾患需要与上次手术的入路一样，切开和显露时应避开上次手术的头端到尾端整个瘢痕组织。这会清楚地辨别和保护重要结构，而这在既往手术的瘢痕组织内是不可能做到的。

四、小结

胸腰椎的前入路手术能治疗不同的脊柱疾病。尽管技术上有挑战性，但是前路手术给外科医生提供了实施椎间盘的彻底切除、减压、清除坏死组织、对椎体内肿瘤行化疗以及植入人工椎间盘的机会。随着医疗器械和技术的发展，腹腔镜下的微创手术能够在达到这些目的的同时也能提供外形上的美观。为了恰当地使用这些方法，外科医生必须熟悉手术入路相关的解剖和操作过程中可能遇到的危险。只要充分地准备和了解手术，安全有效地治疗各种疾患是可能的。

五、参考文献

[1] Denis E. Spinal instability as defined by the three-column spine concept in acute spinal trauma [J]. Clin Orthop Relat Res, 1984, 189: 65-76.
[2] An HS, Lim TH, You JW, et al. Biomechanical evaluation of anterior thoracolumbar spinal instrumentation [J]. Spine, 1995, 20: 1979-1983.
[3] Crafoord C, Hiertonn T, Lindblom K, et al. Spinal cord compression caused by a protruded thoracic disc, report of a case treated with anterolateral fenestration of the disc [J]. Acta Orthop Scand, 1958, 28: 103-107.
[4] Fessler RG, Dietze DD, Millanm MM, et al. Lateral parascapular extrapleural approach to the upper thoracic spine [J]. Neurosurg, 1991, 75: 349-355.
[5] Larson SJ, Holst RA, Hemmy DC, et al. Lateral extracavitary approach to traumatic lesions of the thoracic and lumbar spine [J]. Neurosurg, 1976, 45: 628-637.
[6] Harris MB. The role of anterior stabilization with instrumentation in the treatment of thoracolumbar burst fractures [J]. Orthopedics, 1992, 15: 347-350.
[7] Kaneda K, Taneichi H, Abumi K, et al. Anterior decompression and stabilization with the Kaneda device for thoracolumbar burst fractures associated with neurological deficits [J]. Bone Joint Surg Am, 1997, 79, 69-83.
[8] Kirkpatrick JS. Thoracolumbar fracture management: anterior approach. J Am thoracolumbar fractures with incomplete neurological deficit using a retroperitoneal approach [J]. Bone Joint Surg Am, 1985, 67: 89-104.
[10] D'Aliberti G, Talamonti G, Villa F, et al. Anterior approach to thoracic and lumbar spine lesions: results in 145 sonsecutive cases [J]. Neurosurg Spine, 2008, 9: 466-482.
[11] Zeegers WS, Bohnen LM, Laaper M, et al. Artificial disc replacement with the modular type SB Charité III: 2-year results in 50 prospectively studied patients [J]. kEur Spine, 1999, 8: 210-217.
[12] Louis R. Chirurgie du rachis: anatomie chirurgicale et voies d'abord [J]. Berlin, Springer erlag, 1982.
[13] 3Gumbs AA, Bloom ND, Bitan FD, et al. Open anterior approaches for lumbar spine procedures [J]. Am J Surg, 2007, 194: 98-102.
[14] Fantini GA, Pawar AY. Access related complications during anterior exposure of the lumbar spine [J]. World J Orthop, 2013, 4: 19-23.
[15] Hamdan AD, Malek JY, Schermerhorn ML, et al. Vascular injury during anterior exposure of the spine [J]. Vasc Surg, 2008, 48: 650-654.
[16] Oskouian RJ, Johnson JP. Vascular complications in anterior thoracolumbar spinal reconstruction [J]. Neurosurg, 2002, 96 Suppl: 1-5.
[17] Kulkarni SS, Lowery GL, Ross RE, et al. Arterial complications following anterior lumbar interbody fusion: report of eight cases [J]. Eur Spine, 2003, 12: 48-54.
[18] Brau SA, Delamarter RB, Schiffman ML, et al. Vascular injury during anterior lumbar surgery [J]. Spine, 2004, 4: 409-412.
[19] Khazim R, Boos N, Webb JK. Progressive thrombotic occlusionof the left common iliac artery after anterior lumbar interbody fusion [J]. Eur Spine, 1998, 7: 239-241.
[20] Tiusanen H. Seitsalo S, Österman K, et al. Retrograde ejaculation after anterior interbody lumbar fusion [J]. Eur Spine, 1995, 4: 339-342.
[21] Sasso RC, Kenneth Burkus J, LeHuec JC. Retrograde ejaculationafter anterior lumbar interbody fusion: transperitoneal versus retroperitoneal exposure [J]. Spine, 2003, 28: 1023-1026.
[22] Flynn JC, Price CT. Sexual complications of anterior fusion of the lumbar spine [J]. Spine, 1984, 9: 489-492.
[23] Herkowitz HN, Garfin SR, Eismont EJ, et al. Rothman Simeone The Spine, Sixth edition [M]. Vol 1. Philadelphia, PA: Saunders, 2011.
[24] Verlaan JJ, Diekerhof CH, Buskens E, et al. Surgical treatment of traumatic fractures of the thoracic and lumbar spine: a systematic review of the literature on techniques, complications, and outcome [J]. Spine, 2004, 29: 803-814.
[25] Anderson TM, Mansour KA, Miller JI. Thoracic approaches to anterior spinal operations: anterior thoracic approaches [J]. Ann Thorac Surg, 1993, 55: 1447-1451, discussion 1451-1452.
[26] Bauer R, Kerschbaumer F, Poisel S. Atlas of Spinal Operations [M]. New York, NY: Thieme, 1994.
[27] Whitehouse JS, Weigelt JA. Diagnostic peritoneal lavage: a review of indications, technique, and interpretation [J]. Scand J Trauma Resusc. Emerg Med, 2009, 17: 13.
[28] Brau SA, Spoonamore MJ, Snyder L, et al. Nerve monitoring changes related to iliac artery compression during anterior lumbar spine surgery [J]. Spine, 2003, 3: 351-355.
[29] McCormack BMD, Fessier RG. Anterior approaches to the lumbar spine [M]. New York: McGraw-Hill, 1995.
[30] Benzel E. Spine Surgery: Techniques, Complication Avoidance and Management [M]. Philadelphia, PA: Elsevier Churchill Livingstone, 2005.
[31] Watkins R. Anterior lumbar interbody fusion surgical complications [J]. Clin Orthop Relat Res, 1992: 47-53.
[32] Watkins R. Cervical, thoracic, and lumbar complications: anterior approach [M]. In: Garfin SR, ed. Complications of Spine Surgery. 1989: 211-247.
[33] Mirbaha MM. Anterior approach to the thoraco-lumbar junction of the

spine by a retroperitoneal-extrapleural technic [J]. Clin Orthop Relat Res, 1973: 41-47.

[34] Faciszewski T, Winter RB, Lonstein JE, et al. Johnson L. The surgical and medical perioperative complications of anterior spinal fusion surgery in the thoracic and lumbar spine in adults [J]. A review of 1223 procedures. Spine, 1995, 20: 1952-1599.

[35] Chung SK, Lee SH, Lim SR, et al. Comparative study of laparoscopir L5-S1 fusion versus open mini-ALIF, with a minimum 2-year follow-up [J]. Eur Spine, 2003, 12: 613-617.

[36] Kaiser MG, Haid RW, Subach BR, et al. Comparison of the mini-open versus laparoscopic approach for anterior lumbar interbody fusion: a retrospective review [J]. Neurosurgery, 2002, 51: 97-103, discussion 103-105.

[37] Zdeblick TA, David SM. A prospective comparison of surgical approach for anterior L4-L5 fusion: laparoscopic versus mini anterior lumbar interbody fusion [J]. Spine, 2000, 25: 2682-2687.

[38] Benglis DM, Vanni S, Levi AD. An anatomical study of the lumbosacral plexus as related to the minimally invasive transpsoas approach to the lumbar spine [J]. Neurosurg Spine, 2009, 19: 139-144.

[39] Uribe JS, Arredondo N, Dakwar E, et al. Defining the safe working zones using the minimally invasive lateral retroperitoneal transpsoas approach: an anatomical study [J]. Neurosurg Spine, 2010, 13: 260-266.

[40] Ozgur BM, Aryan HF, Pimenta L, et al. Extreme lateral interbody fusion(XLIF): a novel surgical technique for anterior lumbar interbody fusion [J]. Spine, 2006, 6: 435-443.

[41] Gumbs AA, Hanan S, Yue JJ, et al. Revision open anterior approaches for spine procedures [J]. Spine, 2007, 7: 280-285.

第四十四章　腰椎人工椎间盘置换的分类

著者：Karin Buttner-Janz

审校：张志成

译者：马超

腰椎人工椎间盘属于众多脊柱运动保留装置中的一种。第一个人工椎间盘是德国柏林生产的 Charité 人工椎间盘，于 1984 年首次应用于人体。在 2004 年这款人工椎间盘的第三代被食品和药品监督管理局（FDA）作为首款脊柱运动保留装置批准上市。自那以后，很多人工椎间盘被应用于腰椎，而最近 10 年被应用于颈椎。手术的目的始终是行彻底的椎间盘置换。

实施椎间盘置换的主要适应证是未行融合治疗的椎间盘病变、难以缓解的腰背疼痛以及为最终改善有利于更好生活质量的脊柱疾患。因为用以稳定脊柱节段的运动保留装置较多，所以有必要给它们分类。

脊柱关节成形术这个术语沿用了很长时间。关节就是指连接处，成形术就是置换术。简而言之，脊柱关节成形术就是指使用装置来实施脊柱局部的置换以达到重建、保留或改善运动功能的目的。这里的装置是移植物或材料的通称。这里的移植物指的是有特殊设计的装置，材料指的是有特点的特殊物质。众所周知，与移植物相反，用于髓核置换的材料在其应用前没有具体的形态。这些装置都能重建、保留或改善腰椎和颈椎的脊柱运动单位。这里的脊柱运动节段与功能性的脊柱单位意义相同。

脊柱的运动保留装置的分类如下：

（a）腰椎人工椎间盘；

（b）颈椎人工椎间盘；

（c）人工髓核；

（d）后方动态稳定系统 / 螺钉及连接器；

（e）后方动态稳定系统 / 小关节成形系统；

（f）后方动态稳定系统 / 棘突间移植物；

（g）装置联合体。

很多运动保留装置的早期临床疗效满意，但是长期随访时有些装置因在运动保留和稳定性方面难以维持而失败。然而，随机对照试验显示腰椎人工椎间盘置换术在临床疗效上与融合术相比至少相当或部分优于。应用人工腰椎间盘获得的这些良好的临床疗效是值得注意的。因为这是在拥有某些生物力学缺点的第一代腰椎人工椎间盘的基础之上加以改进的。

本章会讲述目前临床上常见的应用于腰椎人工椎间盘置换术的装置。本文研究人员是从 1982 年开始使用运动保留技术的。因此，其分析和评论是基于文献和自己使用不同运动保留技术的经验。

一、　解剖和生物力学

同节段的椎间盘和两侧小关节构成了脊柱功能单位的三关节复合体。脊柱功能单位中不同结构之间的解剖和相关功能的相互作用影响着退变过程。

一个椎间盘是由 3 个成分组成：髓核、纤维环以及上下软骨终板。髓核的高含水量用以维持自身内部的压力，纤维环的主要特点是它的纤维相互交织用以限制轴向旋转。椎间盘的高度和表面积从头端到尾端逐渐增加，并且大部分椎间盘是腹侧高背侧低，这就形成了一个向腹侧张口的椎间盘角度。在负荷传递到椎间盘内部时，髓核内部的高压力用以保护纤维环免受超负荷。同时，髓核也保护着椎体，因为作用于纤维环的压力使得相邻椎体之间的纤维环变薄延长。因此髓核保持了椎间盘高度，从而也保持了椎间孔的高度。而且，髓核也是稳定脊柱功能单位的结构之一。

纤维环与邻近脊椎紧密相连，在决定椎间盘活动度方面起着很重要的作用。它可以在各个方向上调节脊柱节段的活动度。因此纤维环对节段运动的幅度及性质起着决定性的作用，进而影响到脊柱功能单位的稳定性。两侧小关节、前后纵韧带以及其他的脊柱韧带和肌肉都影响着脊柱节段的稳定性。

在相邻脊椎运动时，椎间盘通过髓核内部的有限运动来适应相邻椎体之间的角度改变，总体来说，导致了脊柱功能单位的椎间运动。考虑到年龄、退变程度、脊柱的形态、负荷以及其他因素，不同的脊柱功能单位的活动度大小是可变的。然而，颈椎和腰椎一样，其节段性屈曲、后伸、侧屈及轴向旋转的活动度都有其均值。在这些后伸、屈曲和旋转活动度的均值之间，颈椎尾端的节段运动范围最大可有 2.25 倍的不同，腰椎尾端的节段运动范围最大可有 8.5 倍的不同。最后，同一节段可有不同的活动度值（比如在屈曲时与侧屈或轴向旋转时对比）。

然而，人工椎间盘没有正常生理关节的解剖结构，比如软骨的光滑面以及具有所有典型结构的滑膜关节。颈椎关节面的位置不同于腰椎。这种差异会影响活动度，尤其是轴向旋转。在腰椎中，横断面上关节面的平均倾斜角度从 L1~L2 的 25°到 L5~S1 的 53°，这种特点是小关节抵抗剪切力的重要证据。然而，轴向旋转运动中心的位置不仅受脊柱腹侧小关节的位置和方向的影响，而且受背侧纤维环的影响。

从系统生长发育来看，脊柱的结构从形态学上有限度的适应人类直立行走的步态。这点在大部分退变性改变比如老化的椎间盘和相关的关节中可以见到。最后在全世界都高发的颈椎和腰椎退变性疾病中也能见到。同节段的椎间盘和两侧小关节在功能上的相互影响表现为退变椎间盘的高度下降导致小关节的退行性改变。相反，脊柱腹侧稳定结构包括部分小关节的切除会导致椎间盘的高负荷，而且远期会导致同节段椎间盘的退变和失稳。

从颈椎到腰骶椎整个脊柱的生物力线决定着负荷转换时脊柱吸收震荡的能力。然而，当脊柱退变导致曲度变直时，脊柱吸收震荡的功能就会消失。Putz 认为椎间盘对吸收震荡所起的作用比较有限。与之相反，Roaf 认为压应力主要被椎间盘吸收，正常的椎间盘抗压能力极强，椎体终板在受压时会突出，从而促进血液从松质骨向椎旁血窦流动。Vogel 等指出，髓核的结构有利于缓冲的频率最小，该频率与一般日常活动是相适应的。总而言之，一个椎间盘的主要功能是提供椎间运动，而不是缓冲震荡。

脊柱的运动是一个复合运动。脊柱运动单位内的负荷分布与该复合运动相关。根据横断面上的角度，从脊柱的头端到尾端，小关节的负荷是逐渐增大的。目前人们还不明确椎间盘的任何缓冲过程是否会减少关节负荷，也不能明确上、下腰椎的正常或异常椎间盘有何不同。有趣的是，大幅的震动可能会引起椎间盘疾病。那么问题来了，震动与减震是如何相互影响的，以及融合节段或者应用椎间运动保留装置的节段是否能影响震动传递到相邻节段？

二、腰椎人工椎间盘置换的概论

术前完善的影像学检查有利于定位手术节段及评估

血管解剖。腰椎人工椎间盘因自身的设计、材质、植入方式及其他特点直接影响着手术节段的解剖和生物力学功能。人工椎间盘直接作用于手术节段，进而影响着相邻或更远节段。手术节段生物力学功能的保留可能会影响患者的主诉和临床表现，一般来说也会影响患者的早期和远期疗效。

因此，腰椎人工椎间盘置换的目的应该是保留脊柱功能单位，得到如下好的结果：

（1）保留手术节段的关节功能。

（2）不损伤邻近的运动节段结构。

（3）维持脊柱的平衡。

考虑到运动节段的复杂结构，如下的观点是错误的：就目前已有的不同的腰椎人工椎间盘以及其设计的基本原理而言，认为高功能负荷和年龄相关的退变都以一个简单且相同的方式治疗不同病理改变，但疗效受诸多个体因素的影响。疼痛来源的责任节段仅通过包括腰椎人工椎间盘置换在内的不同的改进型装置来实施复杂手术。为了帮助外科医生对腰椎人工椎间盘置换做出选择，本章会对腰椎人工椎间盘置换作一系统回顾。并且，为了取得更好的临床疗效，推广利于脊柱医生和脊柱行业的新方法以继续发展腰椎人工椎间盘置换。

三、腰椎人工椎间盘置换的定义

在人体中实施腰椎同种异体椎间盘置换几乎是不可能的，有研究人员在研究颈椎时已发表过这种观点。实施腰椎人工椎间盘置换这样的手术，既复杂，风险又高。而且预期的临床疗效未必满意。

椎间盘的重建、保留和改进需要一个最佳的能完全替代椎间盘功能的装置。一般而言，人工椎间盘置换仅适用于需要保留生理运动的脊柱节段。为了达到脊柱功能单位的生理数量和质量，这个装置必须替代和模仿椎间盘功能以及髓核和纤维环及其韧带固定结构的相互作用。

椎间盘软骨终板的替换与假体终板的设计和材料有关，与置换假体和邻近脊椎之间的近、远期固定装置的作用也相关。

四、分类

对于腰椎人工椎间盘置换来说，目前没有置换装置的准确分类。本章会阐明目前可用的人工椎间盘之间的不同点，以及按照腰椎人工椎间盘置换的定义标准和细节给予分类。在这里，我们会优先选择已用于人体的人工椎间盘来进行详述。本章也会描述全椎间盘置换装置的更新换代。

（一）人工椎间盘置换的现状是什么

这个标题的意思是腰椎人工椎间盘用来代替自然状态下椎间盘的所有功能（比如，假定髓核和纤维环及其韧带稳定的功能）。为了替代软骨终板，假体被牢固附着在相邻脊椎。

为了完全代替腰椎间盘的生物力学功能，人工椎间盘理应达到以下目的：

（1）获得正常的生理运动和活动度，包括平移。

（2）对比邻近正常的椎间盘，椎间隙的高度应该能重建和保留。

（3）在中立站立位时，应恢复矢状面上运动节段的前凸角。

（4）前后位的椎体终板应该是平行的。

（5）获得运动节段的稳定，包括微动的预防。

（6）分散应力，并且不会影响上面的主要目的。

目前市面上可用的人工椎间盘没有一种能实现上述所有功能。与自然状态下腰椎间盘呈现的状态相同，完全替代椎间盘并拥有其所有的生理功能是非常困难的。

（二）人工椎间盘置换分类的可能性

人工腰椎间盘有几种可能的分类，人工颈椎间盘与之类似。就生物力学、临床或手术的相关性而言，人工腰椎间盘可以按如下来进行分类：

（1）互相影响的构件数量。

（2）构件的设计以及所设计的装置功能。

（3）装置的力学构造原则。

（4）装置的材料。

（5）装置的运动相关性原则以及装置的作用。

（6）依赖于患者检查结果和诊断的临床指征。

（7）植入装置的手术入路。

（8）为了评估装置固定的安全性，装置固定的初始及继发性力学机制。

理论上来讲，依据生物力学、临床或者手术相关性，以及将三方面结合去研究更多的分类是可能的。

（三）依据生物力学、设计、材料以及临床标准的新的分类

已经有人提出根据功能相关性构件数量来分类。这种分类涵盖了1种、2种或3种构件的假体。这种分类提

供了人工椎间盘的初步印象，但并不适用于解释生物力学和临床情况。

关于腰椎人工椎间盘的中短期临床疗效的几篇报道已经得到了意想不到的较好的临床和影像学结果。需要更多的研究去明确合理的适应证、合适的患者、最适合的腰椎人工椎间盘以及可供选择的人工椎间盘的大小、角度、合适的高度和植入人工间盘的合适位置。而且，还包括不同方向上的活动度，对比正常椎间盘的轴向旋转中心和新的轴向旋转中心位置，以及其他相关的问题。这些数据将有可能解释症状性关节退变和其他的术后主诉。然而，最主要的问题是人工椎间盘置换术是否比融合术更少发生相邻节段退变性疾病。仅从手术节段的X线片显示足够的活动度就能评估相邻节段退变和疾病。并非所有植入人工椎间盘假体都能保证手术节段足够的活动度，为了确定人工腰椎间盘的活动度，每一例置换术的患者均应拍前屈后伸位X线片。

进一步的问题是获得生理活动度的人工椎间盘是否能避免关节炎的发生，关节炎有可能是人工椎间盘置换术后产生疼痛的主要原因。获取足够的拥有良好长期临床疗效的全膝关节假体，其开发耗费了较长的时间和经验。人工椎间盘置换同样如此。为了开发令人满意的具有长期疗效的人工椎间盘，必须彻底地理解脊柱的生物力学，椎间盘及小关节退变性疾病。

接下来的分类阐明了人工椎间盘置换的选择以及如何帮助术者恰当地选择植入物，如何改善人工椎间盘置换的临床和影像学结果。人工椎间盘置换的主要目的是尽可能接近生理状态代替正常的椎间盘（包括生理活动度）以预防相邻节段退变和保护植入节段的小关节。而且，远期来看，椎间高度和椎间孔高度保持不变。人工椎间盘置换术必须永久性地稳定手术节段。最终，这个目标就是给患者一个满意的稳定的脊柱。

主要依据装置设计和正常脊柱功能单位的生理上活动度的模拟角度，新的分类包括三代人工腰椎间盘装置。假体的发展不是按照年代顺序来划分代数的。根据假体对相邻节段的影响来分类是首要和最重要的原因。这种分类的远期目标是找出在避免相邻节段退变和疾病的不同之处。人工椎间盘置换术后相邻节段退变和疾病的发生率与融合术一样，没有显著的优势。因为融合术的手术风险更小，花费更少。这种分类的第二个原因是，在手术节段，人工椎间盘置换的运动模式对术后潜在的关节退变和关节

疼痛有显著的影响。问题来自人工椎间盘的不同代之间是否存在不同。某种程度上，第三个原因是相比于椎间盘的其他功能，活动度是现存的可植入的人工椎间盘之间最重要的生物力学特性和临床特点。White 和 Panjabi 绘制的三维坐标系可用来解释本章描述的三种不同代的人工椎间盘的不同点。

1. 第一代人工椎间盘假体

第一代装置包含至少两个相互运动的假体组件。运动发生于至少一个滑行区域或者发生于两个相互直接运动的滑行区域之间。这两个滑行区域紧密连接，没有任何滑行区域的假体组件。第一代人工椎间盘假体应用于人体后，脊柱运动节段的活动度在修正的 White/Danjabi 坐标系（图 44-1）中就不是生理运动了。所有球 – 窝设计的椎间盘装置都属于第一代假体：比如，Activ-L、Charite Artificial Disc、InMotion、Dynardi- 动态人工椎间盘系统、Kineflex、Maverick、Mobidisc Lumbar Disc、ProDisc-L、XL TDR 和 ORBIT-R。这些假体在所有旋转方向上都能充分活动。总之，纤维环及其韧带稳定的功能没有被替代，第一代人工椎间盘仅仅替代了髓核的功能。作为一个例外，球 – 窝状的椎间盘 FlexiCore 在每一个旋转轴上仅有 5° 的活动度，同时它也不能顺着 X 轴和 Z 轴平移。第一代人工椎间盘假体是由聚乙烯组成的，因为聚乙烯的黏弹性特点，可能会出现微小的平移。

2. 对小关节的影响

由球 – 窝状椎间盘引起的围绕 Y 轴所做的生理性无受限的旋转运动对小关节施加了很大的压力。另外，不受限的围绕 z 轴的旋转运动（侧屈）和围绕 x 轴的旋转运动（伸展 – 屈曲）会对小关节起负面作用。并且，沿着 z 轴和 x 轴的过度平移会（术后在三构件人工间盘或大半径的二构件人工间盘中能见到）对小关节施加压力以及使椎间孔变小。手术中，为了尽量移开椎间隙以及在横断面上植入一个大的人工椎间盘假体以避免椎体内下沉，应该尽可能多地切除病变椎间盘。全椎间盘置换能恢复术前下降的椎间隙高度，但置换的人工间盘与纤维环和后纵韧带的接触面积太少以至于不能形成纤维环 – 韧带 – 翼结构。因置换形成的新的椎间隙高度，也不能将侧翼固定于椎体中。最终，术后脊柱因缺乏纤维环和后纵韧带的功能，导致过度运动及小关节应力增加。总之，人工间盘过度活动的患者，术后几年容易发展成小关节退变性疾病。持续的过度运动会导致中立位冠状面上假体终板及椎体终板不平行，尤其是在拥有两个滑行面的人工椎间盘中，不对称的载荷可能导致小关节退变。然而，过去 30 年，已有成百上千的第一代人工椎间盘假体应用于人体，正如众多研究人员所报道的，很多患者预后良好。

3. 以 Prodisc-L（图 44-2）为例的第一代人工椎间盘

Prodisc-L 是一个仅拥有一个球形滑行区域的三构件椎间盘。这个假体由下面凸起的高分子量聚乙烯（HMWPE）球和上面凹陷的钴铬合金窝所构成：

（1）Charité 人工椎间盘（图 44-3）和 InMotion（图 44-4）。

InMotion 是 Charité 人工椎间盘的更新换代。它们是具有同样设计原理和功能的三构件全椎间盘。一个由高分

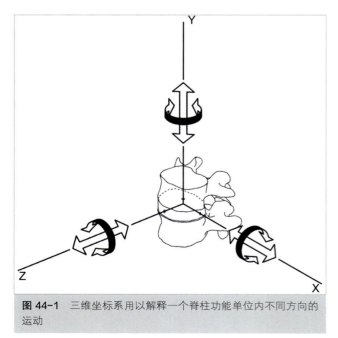

图 44-1 三维坐标系用以解释一个脊柱功能单位内不同方向的运动

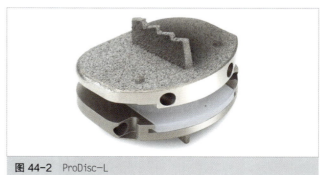

图 44-2 ProDisc-L

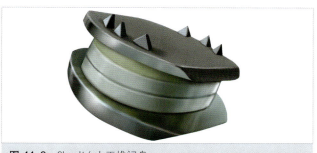

图 44-3　Charité 人工椎间盘

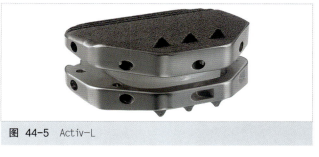

图 44-5　Activ-L

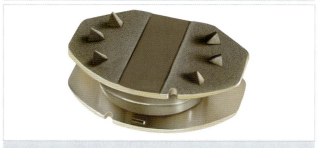

图 44-4　InMotion

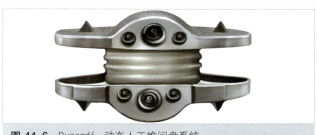

图 44-6　Dynardi- 动态人工椎间盘系统

子量聚乙烯组成的特殊形态的滑行球在上下钴铬合金板之间运动。

（2）Activ-L（图 44-5）也是一个具有三构件功能的人工椎间盘，其球 - 窝状滑行结构是由高分子量聚乙烯和钴铬合金组成的。

（3）Dynardi- 动态人工椎间盘系统（图 44-6）：Dynardi 的两个对称的滑行面是由球 - 窝关节面组成的。其终板里的中央嵴和滑行中心里的孔能限制滑行中心的脱位。

（4）Mobidisc（图 44-7）：除了上位的球 - 窝状滑行面，Mobidisc 在下位滑行面具有一个额外的轴向旋转限定机制。然而，因为上位的非限制性球 - 窝状滑行面，整个假体都不会限制轴向旋转。

（5）Maverick（图 44-8）：在人工椎间盘置换中，

Maverick 是第一个金属对金属的钴铬合金假体。为了适应腰椎动力学，其旋转中心在背侧。

（6）FlexiCore（图 44-9）：其内具有坚硬的旋转驻停功能的 FlexiCore 是一个二构件假体。在其下终板内有一个固有的球，其上下终板由钴铬合金组成。

（7）XL TDR（图 44-10）：具有金属对金属滑行面的球 - 窝结构的 XL TDR 被用于侧方植入。

（8）Kineflex（图 44-11）：Kineflex 有两个滑行面，一个受挡环限制的可移动的中心部。所有的构件均由钴 - 铬合金组成。

（9）ORBIT-R（图 44-12）：ORBIT-R 假体及其两个滑行面都是由聚醚醚酮（PEEK 树脂）组成。上位滑行面是一个典型的球 - 窝状设计。下位滑行面因其圆柱形特点使得假体有更多的伸展和屈曲运动。

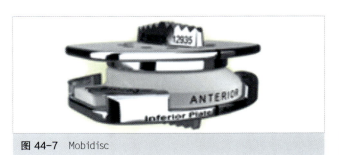

图 44-7　Mobidisc

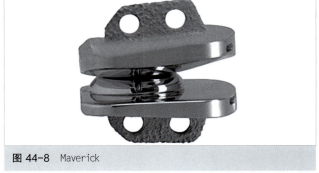

图 44-8　Maverick

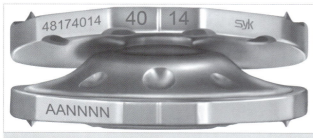

图 44-9　FlexiCore

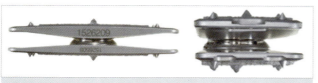

图 44-10　XL TDR.

4. 第二代人工椎间盘假体

第二代人工椎间盘假体是单块椎间盘假体。其运动功能是由假体的黏弹性材料决定的。第二代假体有不同种类的不同刚度的黏弹性材料。在大多数情况下，二代假体是密实材质的椎间盘，全部或部分由聚碳酸酯聚氨酯（PCU）组成。假体的黏弹性特点能顺着经修饰的White/Panjabi 坐标系中的 y 轴来展现，是任何单块假体完成

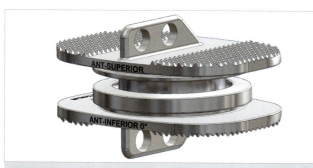

图 44-11　Kineflex

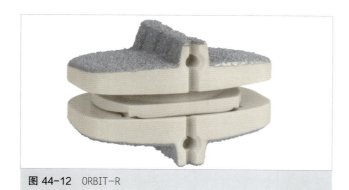

图 44-12　ORBIT-R

活动的先决条件。因为依据低摩擦的主体或通过可移动的假体构件直接相互关联的一个滑行区域是不可能实现的。二代人工椎间盘假体的设计目的是取代人体正常椎间盘的两个主要成分：髓核、纤维环及其附着韧带。除了Cadisc-L，所有的人工间盘都是靠假体的金属板固定于相邻椎体。绝大部分密实椎间盘都是由假体的上下终板之间的均质材料组成的。但是，有时候也会出现一些渐变的材质或者假体由不同的材料组成。然而，这不会产生正常的活动度。在人体正常的椎间盘中，主要方向上的活动度存在细微的差别。伸展活动度不同于侧屈活动度或轴向旋转。基于此，二代人工腰椎间盘假体，比如 Cadisc-L、Freedom Lumbar Disc、LP- ESP、Physio-L 和 M6-L 不 会完全照搬正常生理状态下的节段运动模式。因为密实的椎间盘假体必定会承受较大的椎间应力，这些假体基本上由相关坚硬的材料组成。密实的人工间盘因太坚硬以至于不发生生理性活动度（包括沿 z 轴和 x 轴的平移）。理论上来讲，由坚硬材质组成的密实椎间盘介于真正生理性腰椎间盘和脊柱融合节段之间。当假体材质足够坚强，随着时间的流逝，假体也不会变形，密实人工椎间盘置换后的手术节段的前凸角也不会改变。虽然第一代人工椎间盘假体不会全部限制椎间隙的运动，人体的肌肉力量及其他利于坚硬假体产生良好活动度的影响因素仍然不为人知。

5. 对小关节的影响

第二代坚硬密实的人工椎间盘能保护小关节是基于其在经修饰的 White/Panjabi 坐标系（图 44-1）中所有主要方向上的微小运动。当小关节倾斜或在垂直面上旋转时，这些人工椎间盘的阻碍行为可能对小关节起到保护作用。就较软的黏弹性材质来说，在较大活动度产生过度运动、过度平移、狭窄的椎间隙和狭窄的椎间孔以及最后伴随高负荷的小关节时，生物力学的结果不能得到。与之相比，因为活动度太小，坚硬的黏弹性人工椎间盘假体不能保护相邻退变的节段以预防椎间盘退行性疾病。

6. 第二代人工椎间盘装置

（1）M6-L（图 44-13）

M6-L 人工椎间盘由上下两个钛合金板及之间的可移动的聚碳酸酯聚氨酯中心部和周围的伴有外部具有黏弹性聚合物的高分子量聚乙烯的纤维模型组成。根据这个设计，M6-L 人工椎间盘介于第一代球 - 窝状椎间盘和第二代紧实椎间盘之间。概括一下，M6-L 假体被归类于第二代人工间盘，因为它具有典型的球 - 窝状结构，不能够沿

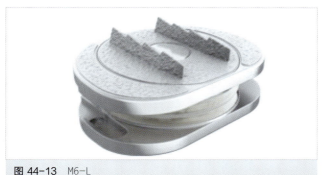

图 44-13　M6-L

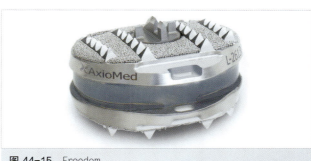

图 44-15　Freedom

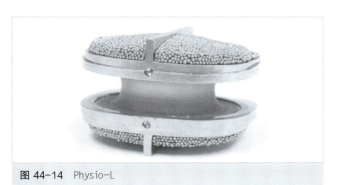

图 44-14　Physio-L

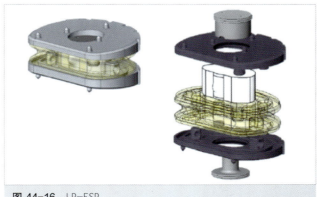

图 44-16　LP-ESP

着 X 轴和 Z 轴运动。最终，黏弹性的聚碳酸酯聚氨酯中心部使得假体能进行主要运动。

（2）Physio-L（图 44-14）

Physio-L 是由不同级别的聚碳酸酯聚氨酯（PCU）组成的一个可用硬度计测量的弹性体。PCU 附着于临近的上下钛合金假体终板上。

（3）Freedom（图 44-15）

Freedom 腰椎间盘假体是由一个黏弹性聚合物附着于临近上下钛合金固定板所构成。含有硅树脂的黏弹性 PCU 能向头尾扩张进入一个由小的固定板覆盖的假体终板的腔隙内。

（4）LP-ESP（图 44-16）

LP-ESP 腰椎间盘假体是由两个钛合金板及一个中央的可压缩的硅树脂中心部组成。该中心部充满微孔，周围由 PCU 包绕。两个假体终板的内部桩不会限制其运动。

（5）Cadisc-L（图 44-17）

对比其颈椎假体而言，Cadisc-L 腰椎间盘是由不同刚度及在中心部和外周之间具有不同模量的 PCU 构成的。假体的上下面因碳酸钙涂层而紧密附着于相邻椎体。

7. 第三代人工腰椎间盘假体

众所周知，一个脊柱功能单位在不同的方向上有不同的活动度。因此，有报道指出脊柱功能单位各向活动度的不同，具体表现在伸展时和侧屈时或者屈曲及轴向旋转时的活动度。就经修饰的 White/Panjabi 坐标系中的 x 轴、y 轴、z 轴来说，第三代人工腰椎间盘假体应该提供适宜的生理性活动度和正常椎间盘的平移，以便尽可能接近生理状态去保护手术节段的周围结构和相邻节段。第三代人工椎间盘假体既不存在第一代假体包括不受限的轴向旋转这样的过度运动的缺点，也不存在第二代紧实人工椎间盘

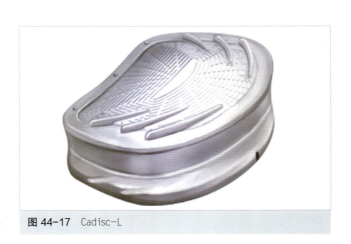

图 44-17　Cadisc-L

313

假体刚度过大的特点。正如第二代人工椎间盘假体一样，模仿顺着 y 轴的平移也很难。然而，本文仍然没有指出阻碍效应是用以保护小关节的。当一个假体设计包含滑行面时，必须经常考虑到潜在的磨损碎片，尤其是滑行材料的种类。滑行附件的设计和所有其他的假体与紧实的假体不同，拥有滑行面的假体仅需要较小的力就能实现至少 5° 的屈伸运动——用以避免相邻节段疾病的最小活动度。

8. 对小关节的影响

第三代人工椎间盘的设计目的是用来消除其他人工间盘的生物力学上的缺点。就围绕 X 轴和 Z 轴的生理性的节段活动度以及沿着这些轴的平移来说，第三代人工间盘置换术后的手术节段的小关节受力最佳。同时，相邻节段得到了保护，因为置换节段保留了所有的活动度。因当第三代人工椎间盘假体置换后，小关节仍然拥有同正常功能性脊柱单位一样的生理性活动度，因此第三代假体适用于原发性关节炎。如果原发性关节炎没有遗传或其他病因，远期来看，小关节应该受益于人工椎间盘置换后正常椎间隙高度的重建。并且，第三代假体置换后不可能像第一代假体因反复过度屈曲而出现小关节半脱位。第三代腰椎人工椎间盘置换不仅能很好地平衡手术节段，而且能平衡整个腰椎及其上方的脊柱椎体。

9. 第三代人工椎间盘装置范例

第三代人工椎间盘还没有问世。

五、小结

随着 Charité 人工椎间盘的问世，人们发明了一种新的手术策略用来治疗症状性退变性椎间盘疾病。结果，作为金标准的融合手术因其术后会引起相邻节段退变性疾病这样的缺点而在一定程度上被摒弃。在应用人工椎间盘置换的几十年后，尽管 ProDisc-L 是基于第一代假体的设计，但是它有可能是目前仍在市场上流通的全世界最普及的人工腰椎间盘。

人工腰椎间盘置换的发展初始阶段，人们都没有预料到小关节的疼痛会成为术后的主诉。首次准入研究既不包括小关节评估，也不包括手术节段或相邻节段。

如今众所周知，人工椎间盘的不受限的轴向旋转也可能引起小关节退变和小关节疾病。因此，远期来看，我们并不能排除接受球 – 窝状人工椎间盘置换的患者的疗效差于融合术。

几乎所有的第二代人工椎间盘都比第一代假体要更

稳定。第二代紧实的人工椎间盘置换后的小关节不会在手术节段负荷过重。然而，这些第二代人工椎间盘的材质可能太过坚硬而不能避免相邻节段退变性疾病，而该疾病是人工椎间盘置换的主要目的。

腰椎所受应力较大，远期来看，黏弹性的假体可能不能维持它们初始的高度，这就可能导致节段性不稳定。远期应该观察 M6-L 中可移动的中心部和作为一个整体的假体，尤其是关于剪切力及阻力所关联的材质。

总之，对比同期不同的人工椎间盘置换这样的长期研究拓宽了人工椎间盘假体的知识面及所有周围组织，即关于手术节段的小关节以及相邻节段。同时，脊柱厂家应该对人工椎间盘假体进行持续改进，因为临床实践也需要假体的不断改进。没有进一步的改进，人工椎间盘假体就存在被淘汰的风险，这将是不可接受的退步。应收集更多第二代人工椎间盘假体置换的病例资料，尤其是它们相比于第一代假体的改进。为了避免相邻节段退变性疾病以及因此可能出现的潜在的手术风险，我们应该设计新的拥有生理性活动度及平移的人工椎间盘来治疗患有相邻节段退变性疾病的中青年患者。第三代人工椎间盘能够以一个完全生物力学的方式来替代退变的椎间盘——也就是恢复一个生理性三关节复合体。基于此，从远期来看，第三代人工椎间盘应该能显著改善临床疗效。

六、参考文献

［1］Büttner-Janz K. The Development of the Artificial Disc SB Charité [M]. Dallas, TX: Hundley & Associates, 1992.

［2］Büttner-Janz K. Classification of spine arthroplasty devices. In: Yue JJ, Bertagnoli R, McAfee PC, An HS, eds. Motion Preservation Surgery of the Spine [J]. Philadelphia, PA, Saunders Elsevier, 2008: 21-35.

［3］Guyer RD, McAfee PC, Banco RJ, et al. Prospective, randomized, multicenter Food and Drug Administration investigational device exemption study of lumbar total disc replacement with the CHARITE artificial disc versus lumbar fusion: five-year follow-up [J]. Spine, 2009, 9: 374-386.

［4］Junghanns H. Die Wirbelsäule in der Arbeitsmedizin. Teil I. Biomechanische und biochemische Probleme der Wirbelsäulenbelastung [J]. In: Die Wirbesäule in Forschung und Praxis 78. Stuttgart, Hippokrates, 1979.

［5］White AA, Panjabi MM. Clinical Biomechanics of the Spine. 2nd ed [M]. Philadel-phia, PA: JB Lippincott, 1990.

［6］Putz R. Function-related morphology of the intervertebral disks [in German] [J]. Radiologe, 1993, 33: 563-566.

［7］Roaf R. A study of the mechanics of spinal injuries [J]. Bone Joint Surg Br, 1960, 42: 810-823.

［8］Vogel A, Pioletti DP. Damping properties of the nucleus pulposus [J]. Clin Biomech(Bristol, Avon), 2012, 27: 861-865.

［9］Pope MH, Magnusson M, Wilder DG. Kappa Delta Award. Low back pain and whole body vibration [J]. Clin Orthop Relat Res, 1998, 354: 241-248.

［10］Panjabi M, Malcolmson G, Teng E, et al. Hybrid testing of lumbar CHARITE discs versus fusions [J]. Spine, 2007, 32: 959-966, discussion 967.

［11］Ruan D, He Q, Ding Y, et al. Intervertebral disc transplantation in the treatment of degenerative spine disease: a preliminary study [J]. Lancet, 2007, 369: 993-999.

［12］Bowden AE, Guerin HL, Villarraga ML, et al. Quality of motion considerations in numerical analysis of motion restoring implants of kthe spine [J]. Clin Biomech(Bristol, Avon), 2008, 23: 536-544.

［13］Siepe CJ, Zelenkov P, Sauri-Barraza JC, et al. The fate of facet joint and adjacent level disc degeneration following total lumbar disc replacement: a prospective clinical, X-ray, and magnetic resonance imaging investigation [J]. Spine, 2010, 35: 1991-2003.

［14］Park CK, Ryu KS, Jee WH. Degenerative changes of discs and facet joins in lumbar total disc replacement using ProDisc II: minimum two-year follow-up [J]. Spine, 2008, 33: 1755-1761 .

［15］Lemaire JP, Garrier H, Sariali H, et al. Clinical and radiological outcomes with the Charitéartificial disc: a 10-year minimum follow-up [published correction appears in J Spinal Disord Tech, 2006, 19(1): 76] [J]. Spinal Disord Tech, 2005, 18: 353-359.

［16］David T. Long-term results of one-level lumbar arthroplasty: minimum 10-year follow-up of the CHARITE artificial disc in 106 patients [J]. Spine, 2007, 32: 661-666.

［17］Jones CW. Smitham P, Walsh WR. Relationship of surgical accuracy and clinical outcomes in Charitè lumbar disc replacement [J]. Orthop Surgery, 2012, 4: 145-155.

［18］Rischke B, Ross RS, Jollenbeck BA, et al. Preclinical and clinical experience with a viscoelastic total disc replacement [J]. SAS Journal, 2011, 5: 97-107.

［19］Huang RC, Tropiano P, Marnay T, et al. Range of motion and adjacent level degeneration after lumbar total disc replacement [J]. Spine, 2006, 6: 242-247.

［20］Botolin S, Puttlitz C, Baldini T, et al. Facet joint biomechanics at the treated and adjacent levels after total disc replacement [J]. Spine, 2011, 36: E27-E32.

［21］Zigler JE, Glenn J, Delamarter RB. Five-year adjacent-level degenerative changes in patients iwth single-level disease treated using lumbar total disc replacement with ProDisc-L versus circumferential fusion [J]. Neurosurg Spine, 2012, 17: 504-511.

第四十五章　Charité 腰椎人工椎间盘假体

著者：Fred H. Geisler

审校：张志成，郭继东

译者：马辉

引起腰痛的病因较多，且很大程度上是未知的。然而，可以明确的是椎间盘退行性疾病（DDD）能导致椎间盘脱水、髓核脱出和椎间盘高度的丢失，导致相应节段生物力学不稳定、运动异常、引起疼痛。DDD 的确诊依靠影像学检查（如磁共振成像 MRI）结合患者的病史和临床症状。在 DDD 引起的顽固性下腰痛患者中，非手术治疗（包括物理治疗、治疗性注射和使用镇痛剂）常常效果不佳。在这种情况下，可以考虑手术治疗。

在过去的 50 年中，已经开展了数种腰椎融合技术，并且已经成为治疗这些患者的标准治疗方式，包括坚强的节段性椎弓根螺钉固定，用钛和聚合物椎间融合器行融合术，使用经预处理的同种异体骨行椎间内植物融合术。除了固定物和融合器械，骨生物材料也被开发出来，用以减少或消除自体髂骨移植的需要，同时保持较高的椎间融合率。骨生物材料包括脱钙骨基质，富含血小板的血浆，骨髓，造血干细胞采集技术、骨形态发生蛋白（BMP）和众多的骨诱导材料。

但是，根据 Geisler 等对实施了腰椎融合术的 DDD 患者术后至少 2 年随访的临床结果的 Meta 分析表明，尽管腰椎融合可以阻止有症状退变节段的异常运动和不稳定，从而减轻 DDD 患者的腰痛症状，然而这些研究的临床疗效的报道差异却很大。分析表明，阻止退变腰椎节段的运动可以明显减轻疼痛和改善整体功能。然而，Cunningham 等在一项尸体研究中发现，腰椎融合可导致与融合节段相邻的节段异常运动增加。

一、人工椎间盘原理

融合术是为了消除一个或多个腰椎节段的异常运动。融合在许多情况下是成功的，因为运动是疼痛的根本原因，也因为退变的部分无法支撑身体的重量。因此，当节段融合时，它不再运动，因此也不会引起疼痛。然而，坚强融合可导致相邻节段的应力和运动增加，这可能诱发或加速相邻节段退变性疾病的进程。Hilibrand 和他的同事在颈椎研究中证明了这一观点。退行性腰椎间盘融合术的内在问题是，它仅仅消除了椎间运动及正常生理功能，却掩盖了真正的疾病过程。使用腰椎人工椎间盘技术，可以恢复和维持正常的生理运动，而不是消除运动。

选择人工腰椎间盘手术的目的有 4 点：（a）纠正异常运动；（b）恢复腰椎间隙的高度、曲度、以及瞬时旋转轴线；（c）维持正常的椎间运动；（d）缓解疼痛和恢复功能。如果达到这些目标，就有理由认为：与动态稳定节段邻近的节段不会受到异常负荷和运动的影响，由此，减缓或消除相邻节段椎间盘疾病的发生。

二、历史

在过去 35 年里，许多的人工椎间盘被设计出来，但大多数未被生产。来源于人工椎间盘技术的动态稳定系统有 4 种类型：（a）用吸湿凝胶或充满液体的柱状囊置换髓核（适用于纤维环可以维持正常的椎间隙高度的情况下，施行椎间盘切除后使用）；（b）后方动态稳定系统（增加后柱稳定）；（c）人工腰椎关节置换（代替运动节段全部前方和后方的结构）。目前，这些全关节置换器械未通过美国食品和药物管理局（FDA）的审查，也没有在世界其他地方使用；（d）腰椎人工椎间盘置换术用于替换整个腰椎间盘。因为这些装置只替换关节的椎间盘部分（部分关节置换），它们需要健康的关节突关节和完整的后方韧带及肌肉结构。人工腰椎间盘可重建正常椎间盘的生物力学功能。此外，人工椎间盘可以减少传递到相邻节段的机械应力，减缓或阻止其发生退行性改变。彻底的椎间盘切除可以消除椎间盘突出的可能性，并可能延缓动态稳定节段的关节僵硬、狭窄和不稳定。通过恢复椎间盘的高度，人工椎间盘可以恢复正常的运动、高度和前凸，减少相邻节段的应力，解除对现有神经根的压迫。

人工腰椎间盘的设计有非常复杂的、严格的要求。这些设备必须具有很好的机械强度和耐久性。可持续使用几十年时间，因为可能会被植入年轻人体内。基础材料需要具有生物相容性，不能引起明显的周围炎性反应，不论是由基础材料本身引起的反应，还是继发于任何与磨损有关的碎屑所产生的反应。人工椎间盘的材料和可能产生的碎屑必须不能有致癌反应或有机毒性。

对人工腰椎间盘生物力学的要求非常严格，因为要复制正常椎间盘的全部生物力学功能。腰椎的正常运动包括所有 3 个运动平面的独立平移和旋转（屈伸、侧曲和轴向旋转）。正常运动通常表现为两个平面的联合运动，植入物的几何形状和材料决定了运动的静态构型、动态运动方式、原理和任何运动的约束方式。人工腰椎间盘在椎间的确切位置取决于生物力学设计。不同的设计需要不同程度的定位精度。固定枢轴装置被认为比其他装置，包括滑动芯核或起到减轻应力的弹性高聚物，需要更高的位置精度。

在选择人造椎间盘的基础材料方面存在问题，那就是在间盘的临床使用期间，有可能发生承重表面磨损。大致而言，根据材料分为 3 类：金属对金属，金属对陶瓷和金属对塑料设计。金属对金属的设计有产生金属或金属离子碎屑的可能。陶瓷部件可能在金属对陶瓷的设计中破碎。金属对塑料的设计中可能会出现塑料部分的磨损或变形。目前，在需要翻修前，人工髋关节和膝关节的塑料部分［钴铬钼（CoCrMo）和超高分子量聚乙烯（UHMWPE）］的平均预期使用期限为 10 年。如果人工椎间盘是由相同的基础材料组成，可以推断其塑料部分也需要在平均 10 年后置换。然而，全关节置换术和人工椎间盘置换术有 3 个主要的区别。首先，每一步，髋关节和膝关节大约屈伸 50°，而腰椎屈伸只有几度。这大大减少了所谓的"砂纸效应"。其次，在 Charité 人工椎间盘的设计中，通过高密度聚乙烯的移动来降低应力，并通过不受限制的、紧密接触的两个相对表面来分解运动。这与髋关节形成鲜明的对比，塑料在高压、球形、插座式、金属对塑料接头中受到限制，大大加速了塑料的磨损。自由滑动的塑料芯核在 Charité 腰椎间盘中没有压力集中点。此外，在欧洲的一份报告中，研究人员注意到：Charité 腰椎间盘植入后 10 年内没有塑料磨损，这意味着在腰椎中，材料的预计使用期限估计要大于在髋膝关节的预计使用期限。

到 2005 年，有 4 种人工椎间盘一直是美国食品和药品监督管理局（FDA）研究器械准入（IDE）的试验项目（图 45-1）。值得注意的是，这些间盘不修复后柱的退行性改变，也没有增加它们的退变程度。事实上，禁忌将这些间

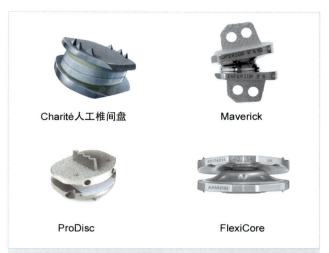

图 45-1　美国食品和药品监督管理局研究器械准入（IDE）临床试验中的 4 种腰椎人工椎间盘

盘应用于峡部裂、明显的椎关节僵硬、关节突关节增生肥大和持续的神经根受压的患者。这些间盘都设计有一个不受限制的或半限制的旋转中心。

最初的人工 ProDisc 间盘是 20 世纪 80 年代末由 Thierry Marnay 设计的，目前设计是一个球形关节，由钴铬钼制成两侧的端板，中间是固定于下端板的超高分子量聚乙烯的核心，产生一个半限制系统。这种设计提供了一个固定的支点，将瞬时旋转轴置于尾侧椎体上，而不是椎间盘所处的空间。ProDisc 假体是通过一个中央龙骨固定于椎体终板上，将其打入椎体终板内。在 2006 年 8 月，ProDisc 注册在 IDE 的研究获得结论并通过 FDA 批准。Flexicore 人工椎间盘是一种金属对金属半限制装置，由钴铬钼承重表面组成 13mm 的球窝关节，使固定旋转中心集中于两终板之间。它在植入端板的外环上有尖齿，用于固定在两端椎体终板的外环上。Maverick 人工椎间盘有一个半限制金属对金属的设计。像 ProDisc 间盘一样，Maverick 间盘具有中央龙骨结构，将其固定于两端的椎体终板上，提供固定及稳定。在 2004 年，Maverick 注册在 IDE 的研究获得结论。

到 2005 年，虽然 Flexicore 和 Maverick 人工椎间盘的 IDE 临床试验已经完成，但是截至 2014 年，因为相关的专利、法律、监管、赔偿和市场分析等原因，FDA 批准程序尚未完成。

三、Charité 人工椎间盘

Charité 人工椎间盘（图 45-2）旨在复制一个正常的

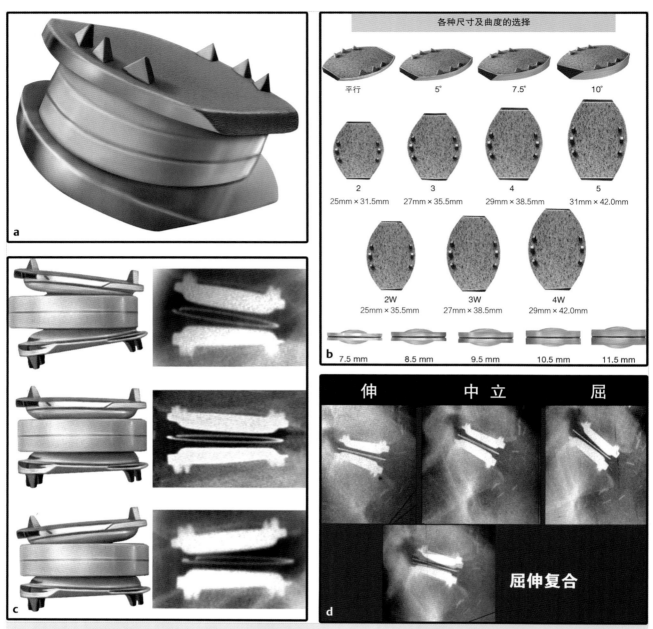

各种尺寸及曲度的选择

平行　　5°　　7.5°　　10°

2
25mm × 31.5mm

3
27mm × 35.5mm

4
29mm × 38.5mm

5
31mm × 42.0mm

2W
25mm × 35.5mm

3W
27mm × 38.5mm

4W
29mm × 42.0mm

7.5 mm　　8.5 mm　　9.5 mm　　10.5 mm　　11.5 mm

伸　　中 立　　屈

屈伸复合

图 45-2 （a）Charité 人工椎间盘装配后状态。（b）Charité 人工椎间盘的可用组件，4 种前凸角度，多种尺寸的端板和高度的芯核，允许恢复前凸从 0°~20°。（C）通过 Charité 人工椎间盘的移动芯核提供的运动。（d）屈伸位 X 线片的表现

腰椎运动节段的运动学和动力学，同时恢复椎间高度和运动节段的灵活性。Charité 人工椎间盘由两个钴铬钼端板和一个自由浮动的超高分子量聚乙烯芯核组成。最主要的附着结构由牢固植入头尾两端椎体终板的前、后各三个"尖齿"构成。在 1998 年，在 Charité 人工椎间盘上又添加了多孔钛、磷酸钙等离子喷涂层。这种涂层可以潜在地促进骨长入和增加间盘植入后长期的稳定性。目前，提供 7 种几何构型的模具（包括 3 种宽体模具）来适应椎体终板的形态，每种各有 4 个可用的角度（0°、5°、7.5° 和

10°）。这允许植入后的脊柱前凸有 0°~20° 的变化。间盘的最佳植入位置是矢状位位于椎体中线背侧 2mm，正位透视间盘位于中线，间盘的金属端板应位于两侧皮质骨间（图 45-3）。

非限制的设计允许芯核在脊柱正常运动时可以在间盘空间内动态移动，屈腰向后移动，伸腰向前运动。非限制的 Charité 人工椎间盘芯核的工作方式类似于许多当代非限制膝关节的假体设计。在本质上，这可以被认为是第二代间盘，或相对于固定轴心的先进的设计，就像在膝关

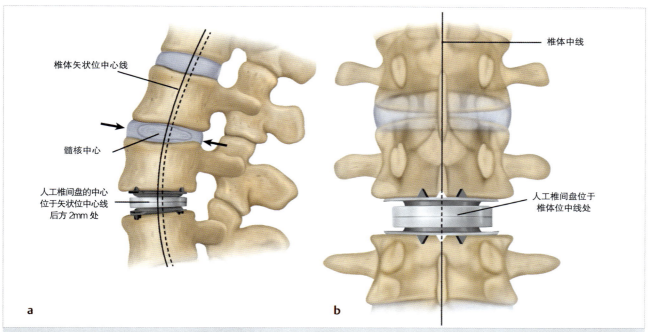

图 45-3　为与一个正常的腰椎间盘旋转中心的位置相符合，Charité 人工椎间盘应放在：（a）侧位位于矢状位中线后方 2mm 处。（b）正位位于椎体中线上

节假体中移动衬垫被认为是较铰链膝先进的设计。Charité 的设计不仅减轻了复制正常运动过程中关节后方结构的负担，还允许植入物轻微地偏离中心位置。

通过尸体模型，Cunningham 和同事发现，Charité 人工椎间盘的旋转中心与同节段和上方节段的正常腰椎间盘极其相似，融合术却极大地干扰了同节段和上方节段的旋转中心。此外，Charité 人工椎间盘并没有对相邻节段的运动范围（ROM）产生不利的影响，而融合使相邻节段的运动显著地增加。通过对正常脊柱节段与 Charité 人工椎间盘再建节段的成角的对比测量（图 45-4a，b），研究人员进一步指出，融合节段相邻节段的运动范围（ROM）增加了，这与 Charité 人工椎间盘形成了鲜明的对比，它保护了同节段和相邻节段的运动（图 45-4c）。相邻节段运动范围的增加（因此增加了相邻节段的应力和压力）被认为是加速相邻节段退行性变的主要因素。椎体边缘皮质骨机械强度强于椎体中央的松质骨部分，为了减少间盘向椎体终板内下沉的机会，Charité 人工椎间盘的金属端板应采用最大型号（图 45-5）。

有限元分析支持这一概念。在一个两层、三维、非线性、有限元模型，Moumene 和 Geisler 比较了融合与 Charité 人工椎间盘术后相邻节段关节突关节的负荷。在轴向旋转方面，相对于未手术的正常的相邻节段，融合使相邻节段关节突关节的负荷增加了 96%。Charité 人工椎间盘使相邻节段关节突关节的负荷降低了 50%（图 45-6）。

四、Charité 人工间盘的临床历程

自 1987 年以来，Charité 人工椎间盘已被用于美国以外的国家，自 2000 年起在美国开始应用。到现在，在世界范围内，使用这种非限制性的解剖型椎间盘的病例已经超过 11 000 例。Cinotti 和同事报道了在 46 例意大利患者中，良好或优秀的临床转归率为 70%。1997 年，Lemaire 等描述了一组 105 例患者，在接受 Charité 人工椎间盘治疗后 5 年的随访评价。他们报道 84.8% 的患者有良好或优秀的临床疗效。2005 年，Lemaire 描述了 100 位 Charité 人工椎间盘植入患者 10 年的临床疗效。他报道 90% 的患者有良好或优秀的临床疗效，91% 的患者恢复了工作。Lemaire 报道：在这一组病例和以前的病例中未见人工间盘损坏。David 报道，在他的一组 92 例随访 5 年的患者中，75% 有良好或优秀的临床疗效。1999 年，Zeegers 等报道，在一组 50 例荷兰患者的 2 年随访中，70% 的患者疗效良好。最近，Lemaire 报道了一组行 Charité 人工椎间盘置换后，至少随访 10 年的临床和影像学结果。在 107 例患者中，100 例至少随访 10 年（10~13.4 年）。共植入假体 147

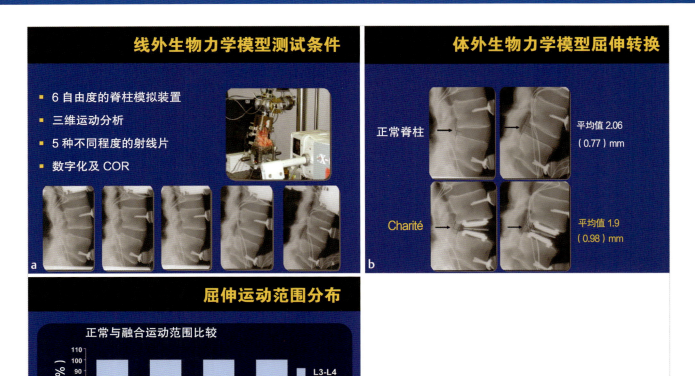

线外生物力学模型测试条件

- 6 自由度的脊柱模拟装置
- 三维运动分析
- 5 种不同程度的射线片
- 数字化及 COR

体外生物力学模型屈伸转换

正常脊柱　　　　平均值 2.06 （0.77）mm

Charité　　　　平均值 1.9 （0.98）mm

屈伸运动范围分布

正常与融合运动范围比较

L3-L4
L4-L5 (Operative)
L5-S1

运动范围分布（%）

正常　Charité　BAK　BAK+ 螺钉

图 45-4　（a~c）术后侧位图像显示保留成角运动。注意屈伸时芯核的滑动

个，54 例单节段，45 例双节段，1 例 3 节段。在临床上，62% 有很好的疗效，28% 有良好的疗效，10% 疗效较差。95 名重返工作岗位的患者中，有 88 名（91.5%）返回到同手术前一样的工作岗位，或在其他相同的工作岗位。平均屈伸运动为 10.3°（L3~L4 节段为 12.0°，L4~L5 节段为 9.6°，L5~S1 节段为 9.2°）。2 例患者被观察到轻微下沉，但不需要进一步手术。无假体半脱位，无自发性关节融合病例。椎间盘高度丢失 1 例。5 名患者需要二期后路融合。良好或优秀率为 90%，重返工作率为 91.5%，在治疗腰椎间盘突出症方面，与文献中描述行融合术的结果相近。通过至少 10 年的随访，David 得出结论，Charité 人工椎间盘表现出良好的屈伸和横向范围的运动，没有明显并发症。

五、手术治疗

所有手术均采用前路经腹膜后或经腹腔入路，由一个普外科或血管外科医生操作（图 45-7a，b）。经前路直接显露椎间盘间隙（L4~L5 或 L5~S1）后，切开前纵韧带，以便植入宽度适合的人工椎间盘（图 45-7c，d）。完整地切除椎间盘及终板软骨，小心不要破坏骨性终板。行椎间盘切除术时应显露至椎体周围皮质骨边缘。后缘骨赘使用一个 6.35mm 的凿子或 Kerrison 咬骨钳切除（图 45-8a）。通常后纤维环被完全切除，但是保留完整的后纵韧带。这时在术中侧位透视下，使用模具确定椎间盘空间，有助于正确地确定植入物的大小（图 45-8b）。处理好椎间盘间隙，以便植入 Charité 人工椎间盘的扁平形金属端板。这时小心不要破坏骨性终板，以便为人造椎间盘的金属端板提供稳定的支撑。切除后方骨赘可允许选用一个更大的 Charité 人工椎间盘（图 45-9）。此外，特别是在 L5~S1，在发生退行性疾病时，前纵韧带会变得很厚（有时 > 1cm）。这时需要切除前纵韧带，以便清楚显露骨性前缘，这样在放置人工椎间盘时，前方固定齿才能准确放置。通过透视和直视，来确定使其位于皮质骨前缘下。

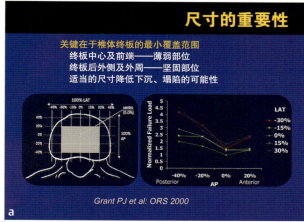
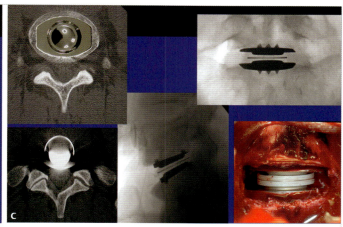
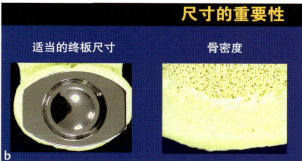

图 45-5　（a）端板尺寸的重要性是使端板与椎体边缘骨皮质相接触，以达到最大力学强度。这种增加的强度可以在正侧位平片中得到证实。（b）与骨性终板边缘相匹配的间盘端板尺寸和骨边缘的放大像。（c）Charité 人工椎间盘术中成像和术后计算机断层扫描验证骨性边缘和端板尺寸之间的关系

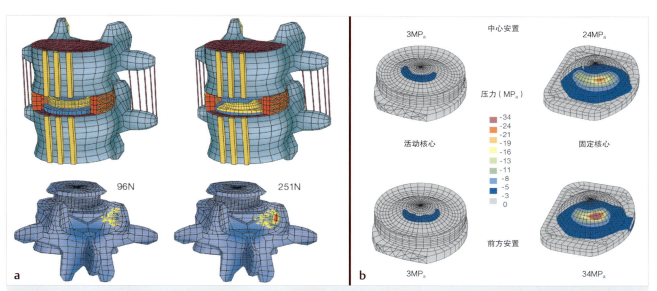

图 45-6　固定元素分析（FEA）腰椎节段模型表明：相对于活动轴心设计（比如 Charité 人工椎间盘），固定轴心设计显著增加关节突关节的应力。（a）模型和关节突关节视图。（b）两个机械原理不同的间盘，中心安置于中心和偏前位置时核心的压力

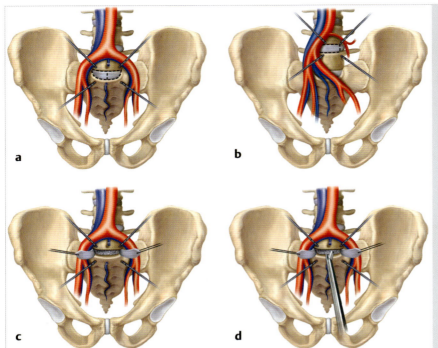

图 45-7 （a）准备腹膜后显露，小心地将4个拉钩钉入上、下椎体，或使用适当的外部软组织牵开器。侧位透视核实椎体水平。使用中线切口切开前方纤维环，有可能需要挡板保护周围血管。（b）显露L4~L5，应将髂静脉、髂内动脉、下腔静脉和主动脉牵移至患者的右侧。小心将4个拉钩钉入邻近椎体或使用适当的外部软组织牵开器。用侧位透视核实椎体水平。使用左切口打开前方纤维环，有可能需要挡板保护周围血管。（c）如果需要，可以用缝线和蚊式钳持住纤维环。（d）用咬骨钳、刮匙和髓核钳完成椎间盘切除术

当椎间盘组织和终板软骨被切除后，需要在透视下用试模来测量椎间盘间隙，以便选择匹配的金属端板。然后将撑开器放入椎间盘间隙平行地撑开，后方韧带的拉伸将在一定程度上增大椎间盘间隙后方的高度（图45-10）。椎间盘后方的撑开将塌陷的后关节面恢复到接近的正常位置。一旦椎间盘间隙被撑开，在屈曲的韧带下和椎管内的椎间盘组织就会进入椎间盘间隙，这时需要咬除这些组织。将测试导向器插入椎间盘间隙，评估端板的尺寸、前凸角、端板的接触面积和放射线上的中线（图45-11）。经放射线证实中线位置后，标记测试导向器手柄与皮肤的

接触点，这对准确地插入工具是很有帮助的，通过这个皮肤标记和中线向椎体植钉（图45-11e）。用骨刀在Charité人工椎间盘固定齿的位置处理骨性终板并确定要植入的Charité人工椎间盘的尺寸（图45-12）。

下一步，将人工椎间盘的金属端板插入合适位置（图45-13a，b）。透视下小心确定椎体中心线，用烧痕或1枚打入椎间隙头侧椎体上的4.5mm螺钉做标记（图45-13a，d）。由于螺钉顶部是光滑的，它允许大血管在必要时滑动，同时也提供了清晰的、独特的直视和透视标记。植入物的金属端板插入椎间隙内并定位后，进行平行牵引。在

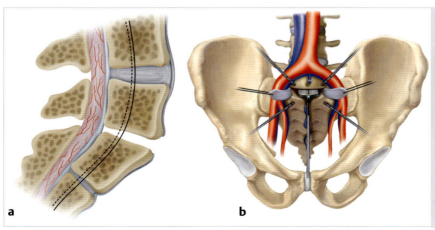

图 45-8 （a）处理终板以便放置Charité人工椎间盘，用刮匙横行刮除终板软骨。小心不要破坏骨性终板。如果需要，可以用刮匙和咬骨钳或其他合适的工具小心处理弯曲的椎体表面，去除背侧和腹侧的骨赘。（b）使用与终板形状符合的模具来决定使用尺寸合适的椎间盘；使用侧位透视核实使用型号的正确与否

通过切除后方骨赘放置 3~4 号试模

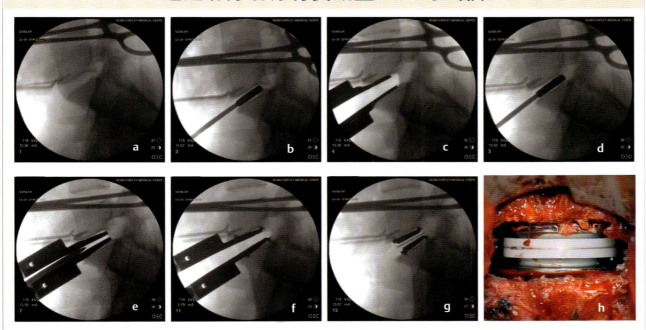

图 45-9　切除后方骨赘可允许植入更大尺寸的 Charité 的范例。(a)初始的侧位透视。(b)椎间隙放置 3 号试模。(c)椎间隙撑开。(d)切除 L5 后方骨赘后可放置 4 号试模。(e)Charité 端板的放置。(f)撑开端板。(g)侧位透视下的完整 Charité 人工椎间盘。(h)术中观

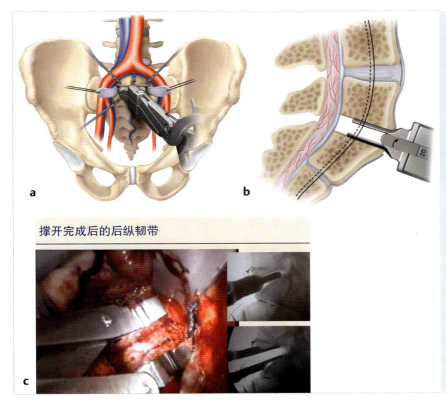

图 45-10　(a)插入可控器械撑开间盘间隙，用可视钳去除剩余的椎间盘组织，只留下侧方纤维环。(b)然后用拨片撑开椎间盘间隙，平行撑开对椎间盘高度恢复和椎管充分减压至关重要。(c)术中撑开时的术野像和撑开前后的侧位透视像

撑开完成后的后纵韧带

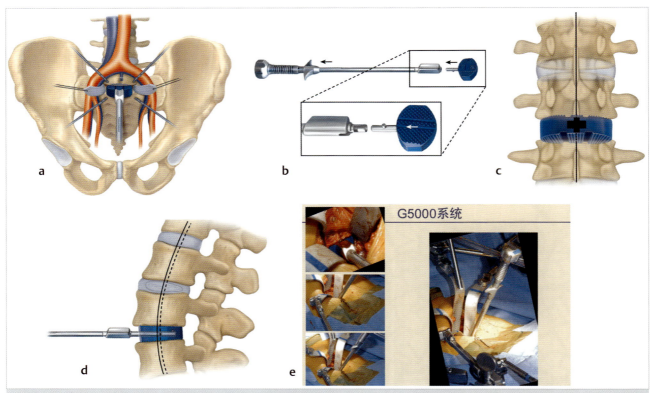

图45-11　（a）将试模插入导向器并插入椎间盘间隙。（b）安装试模，通过试模插入导向器放置试模。（c）通过正侧位透视验证试模的大小、位置和前凸角度。取出试模插入导向器；将试模留在椎间盘间隙，进行正位X线检查。当试模的加号标记与棘突连线相匹配时，试模位于中央。（d）进行侧位X线检查。试模中的洞代表旋转中心。为了确保旋转中心放置在最佳位置，旋转中心应在中线后方2mm处，显示为一个完整的圆形。（e）皮肤标记显示的是测试导向器手柄与皮肤接触的位置。它和位于椎体中心螺钉的连线是植入物插入的轨迹

扩张的过程中，一定要确保只有金属端板的外侧缘与撑开工具接触，以免划伤里面的杯状金属端板，因为这会导致塑料的磨损量显著增加。一旦金属端板被放置，用试验芯核测试撑开的空间，最终放置椎间盘芯核（图45-14）。塑料芯核放置于正确位置并验证，以确保它与杯状金属端板形成一体，然后完全放开撑开钳。将锤子附着在插入的

种植钳上，轻轻敲击，插入装置被移除。用于确定中线的螺钉在关闭之前被拆除。

大约2/3的病例在椎间盘撑开过程中发生硬膜外出血或沿椎体后缘的骨出血。这可以通过使用阿维烯条带来控制，即将标准的4mm×4mm的海绵放入椎间盘间隙，并压向剩余的后纵韧带区域。放置2~3min，可以去掉海绵，

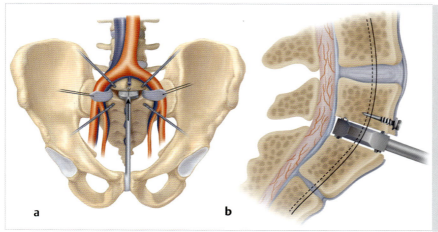

图45-12　（a）在导向器插入前处理好弯曲的椎体表面是很重要的，可以减少导向器插入后加压时椎体或终板断裂的潜在危险。（b）使导向器准确地对准中线标记。小心加压导向器使所选模板与终板相符，验证准确地将端板放置于正确位置的能力。导向器的中心应位于侧位中线后方2mm处

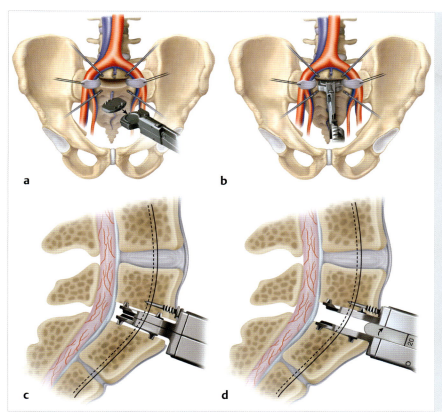

图 45-13 （a）显示撑开器的端板插入载片和插入钳，植入前假体的端板放置于载片上。（b）假体端板插入的直视图。（c）假体端板插入的侧面像。（d）将假体端板压入上位椎体和下位椎体后的侧位观

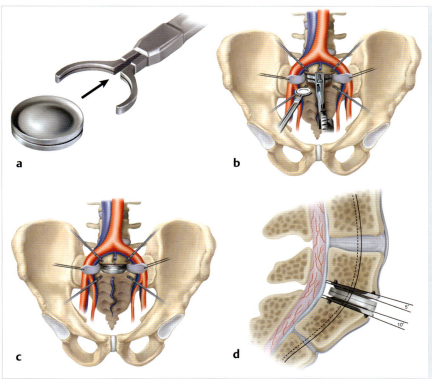

图 45-14 （a）将大小合适的芯核放置于芯核插入工具。（b）将滑动芯核插入假体端板之间。如果感觉到阻力，小心地增加撑开。松开撑开器和插入钳，使端板闭合，并通过挤压芯核插入器的手柄松开滑动芯核。取出芯核插入器后，用锤击器安全地取出扩张器及插入钳。（c）使用正位。（d）侧位透视确认 Charité 人工椎间盘的最终位置。假体在正侧位平面上处于正确的位置是非常重要的

留下一薄层阿维烯。相对于插入芯核时，这一过程在切除椎间盘或金属端板插入时更容易完成。正侧位透视用来帮助定位椎间盘位置，并作为最终的检测。椎间盘前端也需要目视验证，以确定植入物位于前皮质骨边缘处。用骨凿在椎间盘金属端板的边缘作轻微的调整，并帮助将固定尖齿压迫到椎体骨皮质内。

六、Charité 人工椎间盘的美国食品和药品监督管理局（FDA）的医疗器械临床研究豁免（IDE）的多中心试验

与 Charité 人工椎间盘相关的，短期和长期的良好结果已在文献中报道。然而直到 2000 年 5 月美国 FDA 监管的前瞻性、随机、非盲法试验开始，没有人工腰椎间盘置换（TDR）和腰椎融合之间的临床疗效对比的评估研究。2000 年 5 月至 2002 年 4 月间，304 例手术患者被包含在这项研究中，来比较 Charité 人工椎间盘置换术和采用经

前路行腰椎椎间融合术（ALIF）的安全性和有效性，这些人均为接受 L4~L5 或者 L5~S1 单节段治疗的 DDD 患者。根据制造商的操作指南植入 BAKL 钛笼时，每个治疗节段放置 2 枚用自体髂骨充填的钛笼。这是一个与 FDA 的 BMP 的腰椎融合项目相类似的临床研究，采用前方放置充填自体骨的椎间融合器作为对照组。BAK 治疗组患者手术后 3 个月内需要穿硬质支具；Charité 治疗组患者不需要佩戴硬质支具。这两组患者都进行了渐进性功能练习。本研究的假设是，TDR 组患者达到的临床疗效至少应达到对照组的水平。

该 Charité 人工椎间盘 FDA 的 IDE 多中心临床试验是在美国的 14 所中心进行的。主要入选标准：经 MRI 和椎间盘造影证实的位于 L4~L5 或 L5~S1 单节段 DDD 患者，年龄在 18~60 岁，Oswestrying 功能障碍指数（ODI）评分大于或等于 30 分，腰疼视觉模拟量表（VAS）评分大于或等于 4 分，无根性痛（可以有腿部牵涉痛），至少非手术治疗 6 个月无效。主要排除标准包括以前行胸椎或腰椎融合术，多节段的 DDD，关节突关节炎，破裂型椎间盘

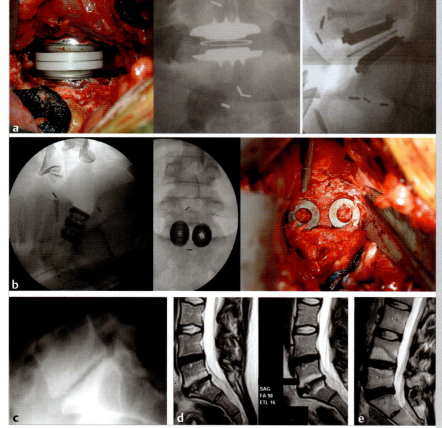

图 45-15 （a）美国 FDA 的 IDE 研究的一个 Charité 人工椎间盘实例。（b）按程序被选入对照组的一个用 BAK 行前路腰椎椎间融合术的示例。（c）在本研究中严重 L5~S1 椎间盘退行性疾病的典型患者。（d）T2 加权磁共振成像（MRI）与椎间盘造影证实疼痛来源于 L5~S1 椎间盘。注意 L5~S1 椎间盘的 Modic 改变。（e）T2 加权 MRI 像与椎间盘造影证实疼痛来源于 L4~L5 椎间盘

突出，骨质疏松症，腰椎滑脱滑移＞3mm，脊柱侧凸大于 11° 与正中矢状面移位＜8mm。

为了在每个地点获得地方审查委员会的批准，研究协议要求，在每个地点开始纳入随机统计之前，要先完成 5 例间盘置换术；共 71 例非随机病例进行了 Charité 人工椎间盘置换术。将患者随机分为 Charité 组（图 45-15a）和腰椎运动节段 BAK 钛笼重建组（ALIF 和自体髂骨植骨）（图 45-15b）。205 例患者行 Charité 人工椎间盘置换，99 例患者行 BAK 钛笼重建（2∶1 的比例）。在年龄和性别方面，两组的人口学特征没有显著差异。相对于不同阶段的治疗，组间无差异：L4~L5 节段，Charité 组 61 例（29.7%）和 BAK 组 32 例（32.3%）；L5~S1 节段，Charité 组 144 例（70.3%）和 BAK 组 67 例（67.7%）。

如图 45-15c 所示一个典型的 L5~S1 水平的患者的 X 线。相应的 MRI 扫描显示在变窄的 L5~S1 间隙终板呈 Modic 改变，同时存在 L4~L5 节段椎间盘退变（图 45-15d）。椎间盘影像排除了 L4~L5 椎间盘是疼痛源（图 45-15e）。显示另一个患者主要的疼痛来源位于 L4~L5 间盘，而 L5~S1 椎间盘有轻微的退变。通过椎间盘造影术，这例患者的 L5~S1 椎间盘不被认为会产生疼痛。

自 2000 年 5 月起，美国 FDA 的 IDE Charité 人工椎间盘研究项目开始接收患者，所有患者均被纳入这项 FDA 的随机多中心研究，并完成 2 年随访，项目结束于 2003 年 12 月。于 2004 年 10 月 26 日，美国 FDA 批准 Charité 人工椎间盘在美国用于营销。FDA 的标签规定如下："针对骨骼成熟并有椎间盘退行性疾病（DDD）患者，Charité 人工椎间盘可用于 L4~S1 区间单一节段椎间盘置换术。DDD 被定义为椎间盘源性腰痛和被病史和影像学检查证实的椎间盘退行性疾病。这些 DDD 患者的腰椎滑脱程度不应超过 3mm。在施行 Charité 人工椎间盘植入前，患者应至少接受 6 个月的保守治疗并且效果不佳。"

七、翻修技术

如果 Charité 人工椎间盘需要被翻修有两种方法。一种方法是重新进行前路手术。这将涉及解剖腹膜后组织和处理术后瘢痕，这样会增大重要血管损伤的概率，与未手术患者相比，手术风险大大增加。通过前路手术可以取出 Charité 人工椎间盘。首先取出塑料芯核，然后自金属端板和骨性终板间插入骨凿，用其将金属端板自终板撬开。因为骨性终板不会受到严重损伤，将允许在椎间隙内放置

另一个人工椎间盘。另外一种方法可以经后路用钉棒系统和后外侧融合术来融合这一腰椎节段，它将使用 Charité 人工椎间盘来承担前方的负荷。如果患者有反复或持续的疼痛，相对于使用精确的外科技术，更重要的是辨别疼痛产生位置的临床特征性表现。这必须通过各种各样的放射性和诱发性试验来完成。椎间盘造影会很有帮助，硬膜外关节突关节封闭也会有帮助，甚至在影像监视下于相邻节段间盘内注射麻醉剂可以消除大部分的痛苦。

八、研究结果

Charité 人工椎间盘的关键性研究是一项 FDA 监管的 IDE 的前瞻性、随机、多中心临床试验。本研究的目的：比较用 Charité 行腰椎间盘置换术与传统的 ALIF 手术的治疗安全性和有效性，适用于 L4~S1 间单节段 DDD，并且经非手术治疗无效的患者。在此之前的 1 级证据医学研究所报道的人工腰椎间盘治疗结果一直是较好的，但研究一直局限于回顾性病例系列或小样本分析。

在这项研究中，304 例患者参加了这项在美国 14 个中心开展的研究项目，随机以 2∶1 的比例分配成 Charité 人工椎间盘置换组和行前路腰椎融合术的对照组。分别于术前和术后 6 周、3 个月、6 个月、12 个月和 24 个月收集数据。临床结果的衡量方式有：通过 VAS 评估腰疼、ODI 问卷和 SF-36 健康调查简表。

两组患者术后症状均明显改善。Charité 人工椎间盘置换组患者较对照组患者恢复更快。Charité 人工椎间盘组患者有较低程度的功能障碍，在从术后 6 个星期到术后 24 个月的每一个时间段，与对照组相比，除了术后第 24 个月，其他所有的随访时间段里椎间盘置换组均有具有统计学意义的低腰痛和低功能障碍评分（$P < 0.05$）。在术后 24 个月的随访期间，与融合组相比，较多的 Charité 人工椎间盘组患者对他们的治疗效果满意，并愿意再次接受同样的治疗（$P < 0.05$）。Charité 人工椎间盘组的住院时间明显缩短（$P < 0.05$）。两组并发症发生率相似。当研究中的全部患者混合在一起（有序和随机）并使用 Wilcoxon/Kruskal-Wallis 非参数检验、Charité 组的 ODI 和 VAS 结果在所有时间点均有显著改善，包括术后 24 个月的随访时间段（图 45-16）。

这项前瞻性、随机、多中心的研究表明，使用 Charité 人工椎间盘行腰椎间盘置换 TDR 的临床疗效至少与行 ALIF 的临床疗效相当。这些结果支持早期的一些文献报

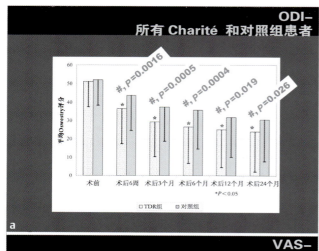

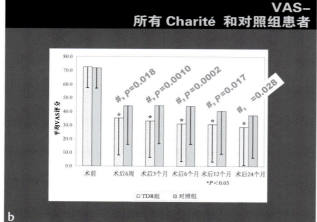

图 45-16 （a）Oswestry 功能障碍指数（ODI）。（b）对所有患者（非随机和随机）使用 Wilcoxon/Kruskal-Wallis 非参数检验进行分析，所得视觉模量表（VAS）显示在所有的随访时间点，包括 24 个月，均有明显的统计学意义的差异。注意，组间的基线是平衡的，不需要或使用基线校正

九、自 2005 年以来用 Charité 人工椎间盘和 ProDisc 人工椎间盘行 TDR 的长期随访

FDA 批准入市前，需要先得到美国的随机对照试验（RCT）的许可。结果，腰椎置换装置比其他脊柱医疗器械受到更多的检查和临床评估。具体而言，ProDisc-L，在 2006 年获得美国 FDA 批准。此外，Maverick 腰椎人工椎间盘置换系统，Kineflex 腰椎人工椎间盘和 FlexiCore 腰椎人工椎间盘都完成了随机的检测，目前正在进行非随机检测模式。这一审查过程已经耗费了计划的最初 2 年时间。

所有这些正在进行的和已完成的临床试验产生了的大量证据，证实椎间盘置换在腰椎的临床治疗上的安全性和有效性，在许多情况下，这些证据是在 I 类期刊发表的。

椎间盘置换术的安全性和有效性不是自 2008 年以来发表的、60 多篇临床论文中所讨论的唯一参数。事实上，在椎间盘置换术对矢状面序列和运动的影响，可能的不良事件和再手术风险，以及最佳患者选择和适应证方面，我们已经取得了重要的共识。为了充分了解这项新技术的临床和社会影响，还发展完善了外科技术和卫生经济学论文。回顾性分析旨在概述整个研究期间所有与脊柱椎间盘置换术有关的临床数据。

十、TDR 材料和患者的长期随访方法

检索 Ovid 和 Cochrane 图书馆的数据库，可以收集所有与脊柱关节成形术相关的临床数据。具体来说，使用以下关键词：Charité 人工椎间盘、ProDisc-L、或 Maverick 人工椎间盘置换系统、KineFlex、FlexiCore 椎间盘、椎间盘和腰椎。检索仅限于英语论文。未应用于临床治疗、生物力学方向和综述论文的均被排除。此外，已经被替代的人工间盘（Charité I 和 Charité II）也被排除在研究之外。根据关键词，共有 60 篇论文被分析和细分，如下：（a）一般临床疗效；（b）影像学分析：ROM，异位骨化和矢状面平衡分析；（c）关节突关节和临近节段退变；（d）翻修和翻修策略；（e）外科技术；（f）并发症；（g）特殊患者人群分析；（h）卫生经济学评价。

道，那就是对那些适应证选择合适的患者，用 Charité 人工椎间盘行 TDR 术是椎间盘退变综合征的安全、有效的治疗选择。Charité 人工椎间盘组在两方面表现出显著的经济优越性，一个是缩短了 1 天的住院时间，另一个是降低了再手术率（5.4% 比 9.1%）。在术后 24 个月时，实验组的满意率（73.7%）比对照组的满意率（53.1%）高（P=0.0011）。这项前瞻性、随机、多中心的研究也表明，实验组的就业率（9.1%）也高于照组（7.2%）。

在后续的 X 线研究中，患者在动态稳定节段可以做屈伸和侧方运动（图 45-2c）。X 线清晰地显示随着屈伸运动，芯核也跟着移动。研究人员初步印象是，临床疗效与文献中报道的以往融合的临床疗效是有可比性的或是更好的。

十一、研究成果分析

（一）一般的临床疗效

有关 Charité 人工椎间盘、ProDisc-L、Maverick 人工椎间盘置换系统和 Flexicore 腰椎间盘的一般临床疗效都可以得到。然而，Ⅰ类数据只适用于 Charité 人工椎间盘和 ProDisc-L，因为 Maverick 人工椎间盘置换系统和 Flexicore 腰椎间盘 FDA 的 IDE 最终研究结果尚未公布。据推测，正在等待植入物的 FDA 提交和批准过程的完成，相关科学论文才能被发表。

Charité 人工椎间盘的论著描述了术后 1~13 年的临床疗效。短期或中期报告披露了 IDE 所做的 Charité 人工椎间盘的早期分析，通过随机对照试验，比较用 Charité 行椎间盘置换与用 BAK 钛笼行椎体间融合的优劣。试验包括 205 例行椎间盘置换和 99 例行椎体间融合患者，并已完成 2 年随访。这个试验在 2 部论著里得到详尽的描述，1 部聚焦临床疗效，1 部关注影像学结果。还有 3 个长期随访的研究：2 篇为 10 年随访，1 篇为 6.6 年随访。

所有短期和中期研究都证实了椎间盘置换术的安全性和有效性。具体来说，在术后 2 年，Blumenthal 和 McAfee 报道：与器械无关的并发症和再手术率为 5.4%（对照组为 9.1%）。临床疗效的评定工具采用 ODI 指数和 VAS 疼痛评分。在术后 2 年时，ODI 减少至 48.5%（对照组 42.4%），VAS 下降至 40.6 分（对照组 34.1 分）。

3 项长期研究中的 2 项证实了这些发现。Lemaire 等报道的 100 例患者的 10 年随访结果，研究包括行单节段手术的患者有 54 例，双节段手术的患者有 45 例，3 节段手术的患者有 1 例。总的来说：90% 的病例有优秀或良好的临床疗效。在另一个长期研究里，David 展示了 106 例患者术后 10 年的数据。在这项研究中均为单节段手术。82.1% 的患者获得了良好或优秀的临床疗效。这 2 篇论文因此得出结论：椎间盘置换术是治疗间盘退行性疾病的可行选择。

有关 ProDisc-L 间盘的论文报道了术后短到 3 个月、长至 8.7 年的临床结果。如同前面所述的 Charité 人工椎间盘，短期论文通常从一两个方面报道随机对比试验的早期研究结果，即将 ProDisc-L 人工椎间盘置换与 360° 融合对比。共有 161 例置换和 75 例融合患者加入这项随访 2 年的随机对比试验。64 例患者是在同一地点完成的手术，其中 55 例患者可以提供术后 7~11 年的临床和影像学

随访。所有这些研究得到了相似的结论，那就是在所有评估的时间点，人工椎间盘置换术与传统的脊柱外科手术相比，在并发症和/或再手术率方面是安全的（术后 8.7 年的并发症率为 9%；没有严重的并发症，术后 2 年的再手术率为 3.7%）。除安全性外，腰椎间盘置换术的疗效也比较明显，因为所有病例的疼痛和功能障碍都有明显改善。最终的数据表明：人工椎间盘置换组的 VAS 疼痛测试平均改善 39 分，残障的 ODI 评分为 28 分。然而值得注意的是，这个随机对比试验使用的 ODI 工具不是被广泛接受的被 Fairbank 和 Pynsent 所定义的 ODI1.0 版本。在给编辑的一封信里，Fairbank 谴责了在 ProDisc-L 人工椎间盘置换临床评价中使用的 ODI，并质疑功能障碍改善结果的结论的有效性。

Maverick 人工椎间盘的两个临床数据都是基于相同的 64 例患者的数据集，并收集于同一地点。临床疗效使用 ODI1.0 版本和 VAS 评分测评。使用这些工具再次证明了椎间盘置换术的疗效，因为 ODI 评分平均下降 20.7 分，VAS 评分下降 4.4 分。至于 Flexicore 椎间盘，最近只有一篇论文发表。这篇文章论述了 44 例患者的临床疗效，其中只有 6 例有 2 年随访的数据。虽然这些数据的临床相关性可能是令人质疑的，研究人员仍然认为该种人工椎间盘是安全有效的，但数据并不能代表整个患者群体。

（二）影像学分析：运动范围、异位骨化和矢状面平衡分析

矢状面平衡已被广泛用于分析 Charité 人工椎间盘、ProDisc-L 以及 Maverick 人工椎间盘置换系统。

不像其他的临床和影像学结果，运动范围（ROM）的准确测量被认为是具有挑战性的，在一定程度上是主观的。因为患者的位置，影像技师的操作水平，以及其他与脊椎的实际运动潜力无关的因素将影响最终的读取结果。使用 ProDisc-L 的情况下，Lim 等评估了不同的方法和相关的误差值对运动范围（数值来自影像资料）的影响。具体而言，Lim 等得出结论：至少要观测到 4.6° 的运动范围，才可以 95% 地确认人工椎间盘有矢状位的运动。同样，至少需要观测到 9.6° 的运动范围，才可以 95% 地确认真的发生了运动变化。这些技术的局限性可以解释在已发表文献中的 ROM 数据的矛盾，特别是 ProDisc-L 的情况。2 年的随机对照试验测得的屈伸运动范围为 7.7° 和 4.67°，这些数值被确定为正常的运动范围。Huang 等报道了一组术后 8.7 年的无症状患者，他们测得的数值要比这个低，平均只有

3.8°。在 2006 年，通过对随访 2 年的 41 例患者的一项前瞻性研究，Leivseth 等也报道，人工椎间盘未能重建正常节段的运动。而在另一项 26 例患者的回顾性研究得出结论：矢状面平衡和运动范围在行腰椎人工间盘置换术后明显改善。

回顾 Charité 人工椎间盘的活动范围数据时，人们发现争议比较少。有一篇文章是根据 Charité 人工椎间盘术后 2 年的随访结果，所做的关于 RCT 的随机对照试验的影像学资料研究表明，术后 2 年的时候，人工椎间盘置换的患者腰椎活动度较术前增加了 13.6%。活动范围也与椎间盘放置的位置相关，如果椎间盘放置不良将导致运动范围明显的减小。在 10 年随访的时候，David 报道有平均 10.1° 的活动范围，与 Lemaire 等报道的 10.3° 相似。

Le Huec 等发表用 Maverick 椎间盘行人工椎间盘置换术后所获得的单一影像学数据。在他们的研究中，Le Huec 等扩大了他们的分析范围，将矢状面序列和骨盆倾斜角包括进来。在术后平均 14 个月内，通过 35 例患者相关的数据，研究人员认为人工椎间盘置换术后，患者的腰椎前凸、骶骨和骨盆倾斜角保持不变。

最近，Tournier 进行了一项关于 Charité 人工椎间盘、ProDisc-L 和 Maverick 人工椎间盘置换系统的对比研究，较 Le Huec 进一步细化、分析了骨盆和矢状位倾斜问题。在这项研究中，研究人员发现各类间盘系统间无区别，所有的间盘系统术前和术后均维持了较好的矢状位平衡。然而，可观察到腰椎曲度的改变。

McAfee 等提出腰椎间盘置换存在异位骨化的问题，近期，Tortolani 等也提出相关观点。在他们 2003 年的文章里，McAfee 等介绍了研究脊柱异位骨化的新方法。这种方法是由 Tortolani 等回顾了 276 例行 Charité 人工椎间盘置换患者的随机对比试验（随机和非随机病例）后提出的。在这项分析中，异位骨化发生率为 4.3%。然而，异位骨化与活动范围无关，因为术后 24 个月，研究人员发现有和没有异位骨化的患者的活动范围没有差异。

（三）关节突关节和相邻节段退变

关节突关节退变目前是关节置换术的禁忌证。然而，有一些研究人员研究了行人工椎间盘置换术是否对同节段关节突关节及相邻节段椎间盘构成影响，以确定增加运动是否可以减缓关节突关节和相邻节段椎间盘疾病的自然进程。

3 个长期分析评估了相邻节段退变的问题，一个使用的 ProDisc-L 经过 8.7 年随访，其他两个使用的 Charité 人工椎间盘经过 10 年随访。在使用 ProDisc-L 的研究中，24% 的患者在随访的最后时间段发现有相邻节段退变。较小的运动范围和相邻节段退变的患病率之间也存在相关性：所有相邻节段退变患者的运动范围小于 5°，而只有 59% 的没有相邻节段退变的患者的运动范围小于 5°。Lemaire 等报道了 2 例（患者的 2%），David 报道了 3 例（患者的 2.8%），共 5 例患者在研究的最后阶段发生相邻节段退变。Lemaire 等和 David 还分别公布有 11 例（患者的 11%）和 5 例（患者的 4.7%），共 16 例患者在研究的最后阶段发生所在节段的关节突关节炎。

在近期的一项短期研究中，讨论了关节突关节退变的问题。通过对 13 例患者 12 个月的随访，Trouillier 等提出：基于患者良好的临床疗效，可以认为行 Charité 人工椎间盘置换术后关节突关节的完整性可能维持较好。与此相反，Shim 等人观察到在第 3 年的时候，Charité 人工椎间盘和 ProDisc-L 分别有 36.4% 和 32.0% 的同节段关节突关节存在退变，以及 19.4% 和 28.6% 的相邻节段椎间盘存在退变。

（四）翻修方法和策略

当第一款人工椎间盘——Charité 人工椎间盘进入市场的时候，翻修问题就引起了重点关注。因此，多篇论文都集中在这个问题，并提供手术和临床见解，来确定翻修手术的合适方法。

David 报道了第 1 例 Charité 人工椎间盘的翻修手术。在行 Charité 人工椎间盘置换术 9.5 年后，用另一个 Charité 人工椎间盘代替了原来的人工椎间盘。研究人员的结论是，用一个椎间盘代替另一个椎间盘的翻修手术是安全的，因此可以为翻修融合手术提供选择。David 还注意到，由于前路手术的固有困难，只有经验丰富的外科医生才能进行这种手术。Leary 等和 McAfee 等也进一步阐述了人工间盘翻修相关问题。McAfee 等证实了 David 的经验和总结，在行 Charité 人工椎间盘置换术时，并不妨碍同节段的任何下一步的治疗措施，近 1/3 患者在翻修时选择新的保留运动节段的假体，超过 2/3 的转成 ALIF 和 / 或后路椎弓根螺钉固定融合术。Leary 进一步指出安放位置的技术错误和植入物的大小选择不当是导致进一步翻修手术的主要因素。最后，Punt 等回顾了 75 例来自荷兰的翻修的病例。在这个系列中，融合后的患者无论有没有取出人工椎间盘，两组间差异无统计学意义。本文包含了

Van Ooij 等先前所描述的患者。

十二、手术技巧

Charité 人工椎间盘和 ProDisc-L 相关的手术技术分别在两个出版物发表。Geisler 为 Charité 人工椎间盘手术提供详细的技术说明，用文章的整个部分来叙述患者的选择和术前规划是脊柱人工椎间盘置换手术成功的两个关键。研究人员强烈推荐脊柱外科医生掌握这些方法，特别是在翻修的病例。最后，准确的中线识别和间盘定位也是本文的一个关键的讨论点。对于 ProDisc-L，Gumbs 等回顾性研究了 64 例经腹膜后显露的患者，得出结论：该入路是安全的。如 Geisler 所述，这一入路需要多学科团队的配合，如骨科和普通外科医生，以减少并发症的发生。

（一）并发症

3 类椎间盘在行脊柱人工椎间盘置换术后均被报道有并发症发生。大多数需要翻修手术的并发症可通过融合或人工椎间盘置换手术或两者同时进行得以解决。有趣的是，引起这些并发症的原因似乎是具有设备特殊性，即由于设备的设计和（或）制造。

关于 ProDisc-L，在文献中描述的主要并发症为：行人工椎间盘置换术后椎体的纵向劈裂骨折。Shim 等报道了 2 例这样的患者，没有行翻修或手术治疗，结果患者经历了长时间的腰部疼痛。Schulte 等人报道了另一种并发症是继发性腰椎滑脱。研究人员认为这种并发症是由于植入物尺寸和定位不当造成的。

关于 Charité 人工椎间盘，主要并发症发生于植入早期，这些人工椎间盘是在空气中使用伽玛灭菌消毒的，这样会使人工椎间盘的聚乙烯芯核发生潜在的氧化作用。Van Ooij 等提出了这种由氧化反应所导致的并发症，因为他们的论文重复了来自 Van Ooij 患者人群的数据。在 1998 年，改用在氮气中使用伽玛灭菌消毒后，这个问题得以解决。在一篇针对患者人群的随机对照试验的回顾性研究中，Geisler 等对发生在椎间盘置换组和腰椎融合组的神经系统并发症的发生率做了对比分析。两组中的神经系统并发症的发生率极低，组间差异无统计学意义。

虽然迄今为止，关于 Maverick 人工椎间盘置换系统的研究还很少，但是有一篇文章描述了 1 例该椎间盘被早期摘除的病例。术后 1 年，因严重、持续性背痛而被摘除。术中观察，假体周围有大量金属碎屑。给予成功翻修并 360° 融合。因此，金属碎屑成为金属对金属假体设计的潜在并发症。Zeh 等提出了另一个潜在的并发症：由于 Maverick 人工椎间盘置换系统的这种金属对金属的结构设计，钴和铬离子被释放到血液中。在这项研究中，评估行 Maverick 人工椎间盘置换患者钴和铬离子的水平，并与行全髋关节置换（THA）患者的离子水平对比。Zeh 等发现，铬和钴的血清测定浓度与金属对金属的 THA 相似或高于文献中报道的值。因此，Zeh 等不推荐重新植入这种人工椎间盘，他们建议开展长期的临床评估，来确定血清高离子水平的临床影响，同时建议同患者交代假体对健康的潜在影响。

（二）特殊患者人群分析

如何选择合适的患者人群（例如，吸烟者，年龄＞60 岁）在多篇论文里均有所论述，具体到 ProDisc-L 间盘。Bertagnoli 等整理了用 ProDisc-L 间盘行人工椎间盘置换患者的临床资料，这些患者分为：（a）单节段椎间盘置换术；（b）多节段椎间盘置换术；（c）年龄＞60 岁；（d）吸烟史；（e）相邻节段已经关节融合的椎间盘置换术。尽管 Bertagnoli 等在论文中一再强调选择适当患者的重要性，所有这些研究的结果均认为：用 ProDisc-L 间盘行人工椎间盘置换术成功解决了特定患者人群的腰痛问题。最近，Hannibal 等比较了行单一节段和双节段人工椎间盘置换患者 2 年的随访结果，试图明确单节段病例是否比双节段病例临床症状改善得更好。但这一假说没有得到证实，因为单节段病例和双节段病例在临床症状改善程度上的差异实在是太小了。Yaszay 等用影像学观察的方法从不同的角度去探讨这个问题，并评价患者的预后（即术前椎间盘高度）。Yaszay 等观察到，术前椎间盘高度丢失多的患者比丢失少的患者行人工椎间盘置换术后临床疗效更好。平均来看，Bertagnoli 等的研究均显示：患者行人工椎间盘置换术后临床症状明显改善。

利用 Charité 人工椎间盘的 IDE 的随机对照试验的患者人群，Guyer 等发表了患者类型的亚组分析。具体来说，患者根据手术年龄（18~45 岁 vs 46~60 岁）或既往是否有手术来分组。在这两种情况下，组间临床疗效无差异，无论患者是 18~45 岁，还是 46~60 岁，或者患者既往是否有手术。按照同样的方式，Geisler 等也评估了一些纳入 Charité 人工椎间盘的随机对照试验的患者的临床疗效，这些患者行人工椎间盘置换术后临床症状无改善，并需要行翻修融合手术。尽管这些患者（人工椎间盘置换术患者的 7.1%）施行了翻修术，临床症状也没有改善，这进一步突出了选择适当的患者的重要性，事实上，患者的选择可能仍然是一个有待完善的课题。

（三）卫生经济学评价

用 Charité 人工椎间盘和 Prodisc-L 行脊柱椎间盘置换术对卫生经济学影响的相关综述已发表。Guyer 等分析了用 Charité 行置换术与相关手术的费用对比，如：（a）自体骨移植前路融合；（b）用 thBMP-2 行前路融合（注入骨移植和 LT- 钛笼）；（c）经后路椎体间融合术。这项分析包括翻修手术（按发表文献估计的比率）的费用。Guyer 等认为所有融合手术均比椎间盘置换术费用高，用自体骨移植行 ALIF 手术贵 12%，用 thBMP-2 行前路融合和经后路椎体间融合术贵 36.5%。

Levin 等也开展了类似的分析，评估了单节段和双节段椎间盘置换术与 360° 融合的费用。这项研究没有包括可能需要的翻修手术。结果是：单节段置换病例比单节段融合费用低（$35 592 : $46 280），双节段的费用两组相似（$55 524 : $56 823）。

十三、讨论

2002—2008 年，有关于椎间盘置换术的临床影响的数据很多。与椎间盘置换术的临床应用相关的 60 项研究结果，分别发表在同行评议的论文中，其中 35 篇前瞻性地阐述了收集的数据，18 篇代表了多中心研究的数据。文献中引用的椎间盘置换患者的总数是难以评估的，因为许多研究都是围绕一个新椎间盘开展的随机对照试验而发布的早期数据或亚组分析。因此，一个特定的患者群体可能已经在多篇论文中讨论过。然而，总的来说，目前的文献中包括的估计约有 1600 例患者。

随机对照试验显示：用 ProDisc-L 和 Charité 行椎间盘置换术均取得良好的临床疗效，与各自的对照组相比（ALIF 对比 Charité 人工椎间盘，360° 融合对比 ProDisc-L）（截至 2014 年月 1 日，Maverick 人工椎间盘置换术系统和 FlexiCore 椎间盘尚未公布完整的随机对照试验数据）在一些特定的临床结果方面，如：疼痛、功能障碍、住院时间，椎间盘置换术患者在以后的随访时间段里，有更好的临床疗效。根据 Charité 随机对照试验的结果，椎间盘置换术患者在缓解疼痛和改善功能障碍方面要明显好于对照组，在术后的每一个随访时间点均是如此，只有第 24 个月的随访时间点除外。Charité 人工椎间盘组与融合组相比，住院时间也明显缩短。至于 ProDisc-L，与对照组相比，研究组的疼痛评分要明显更好一些。此外，大多数其他病例系列，包括那些有短期和长期随访数据的系列，无论使用何种椎间盘置换术产品，行椎间盘置换术后都显示了良好临床疗效。

运动范围、异位骨化和矢状位平衡等问题也引起了人们的广泛关注。准确的、可重复的测量腰椎运动范围可能很难做到，在整个研究评估本文中，测得的术后第 2 年时的平均运动范围大约在 7° ~10°。此外，还要观察每种椎间盘的矢状位平衡问题，包括 Charité 人工椎间盘、ProDisc-L，以及 Maverick 人工椎间盘置换系统。

然而，这篇综述包含了关节突关节和相邻节段退变的一些相互矛盾的数据。虽然两个历时 10 年的研究表明，非常少的病例会发生关节突关节和 / 或相邻节段退变，其他报告报道近 1/3 的使用 Charité 人工椎间盘或 ProDisc-L 的病例发生了关节突关节形态学的变化。这些结果的不一致可能是因为外科医生的技术和方法存在不同而导致的，这可能会影响外科手术的长期疗效。

在翻修病例中也提到了外科医生在技术和熟练程度方面的差异。事实上，Regan 等的一项研究评估了低手术量和高手术量医疗中心的翻修发生率，证实低手术量中心的外科医生可能会引起更多的围手术期并发症（但是不影响长期预后的结果）。然而，翻修常常被发现与技术错误有关，例如植入物的定位或大小选择错误。

在此讨论的两篇技术论文中均强调了精准的手术技术的重要性，也强调了选择适合患者的重要性，这几乎是所有有关椎间盘置换术讨论中反复出现的主题。

当前文献描述和预见的 3 种类型的主要并发症是：（a）由于 ProDisc-L 椎间盘的龙骨设计造成的椎体骨裂；（b）只发生于第一代 Charité Ⅰ 假体的聚合物芯核的氧化问题；（c）金属沉着病和体内金属离子的长期影响。金属沉着病和金属离子的问题仍然需要深入研究，公开发表的文献中只报道过 1 例椎体骨裂，因此，可能是一种非常罕见的并发症。随着新的灭菌技术的出现，聚合物芯核氧化的问题已经解决了，从此以后，没有再观察到聚合物芯核氧化的病例。因此，与金属对聚合物类型假体相关的、可能的并发症大幅减少。

最后，观察到大多数患者的并发症和不良事件发生率较低。对于 ProDisc-L，吸烟者和 60 岁的患者似乎疗效类似。然而，在所有这些研究中，研究人员重申了选择适合患者的重要性，从而得出结论，尽管所有类型的患者都

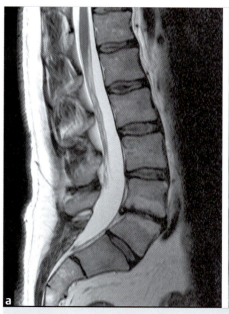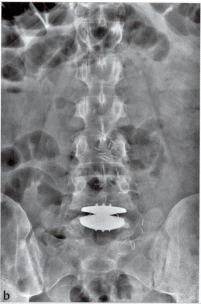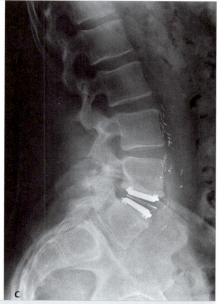

图 45-17　人工椎间盘置换术患者最初和长期随访的典型成像。（a）术前磁共振成像。（b）术后正位片。（c）术后侧位片

从该治疗方式中获得了良好的临床疗效，但医生也要注意只为适合的患者手术。

最后，没有一种手术费用过高的技术在今天的市场上可以持续。因此，也开展了人工椎间盘置换术对健康经济学的影响的研究。无论是否包括可能的翻修费用，研究均表明 Charité 人工椎间盘和 ProDisc-L 的所耗费用较融合手术低。还没有 Maverick 人工椎间盘置换系统和 Flexicore 人工腰椎间盘的成本数据。

（一）人工腰椎间盘置换术

在腰椎，需要考虑人工椎间盘技术的、典型的病变节段在 L4~L5 或者 L5~S1，椎间盘疾病退行性变化包括：垂直高度和生理曲度的丢失，间盘脱水，邻近终板的 Modic 改变和运动范围变小（图 45-17）。

退行性椎间盘疾病的自然进展限制了关节活动度，因而生物力学的作用使相邻节段的受力较正常情况下增大。人工腰椎间盘通过恢复正常的运动、高度和前凸，将降低相邻节段的受力。因此，从理论上讲，相对于一个自然状态下的未手术的退变的椎间盘，一个动态稳定的椎间盘可能对相邻节段的影响会更小。显然，与静态稳定（融合）相比，一些患者将受益于动态平衡系统（椎间盘置换术），因为相邻节段的受力下降了。估计最大获益率和患者群需要等待椎间盘置换术的长期临床随访研究，类似于髋关节和膝关节置换术的情况。此外，虽然动态稳定节段可以转换为融合，但融合节段不能转换为动态稳定。因此，对于绝大多数患者来说，人工椎间盘置换技术可以被认为是一个过渡性的治疗，因为如果不能达到疼痛和功能改善的目标，或者椎体后部的结构发生退行性改变而导致关节僵硬，以至于此节段被认为是疼痛的发生源，椎间盘置换术可以转变为融合。

（二）翻修技术

如果一个 Charité 人工椎间盘需要被翻修，将有两个选项。一种方法是前路二次手术。这将涉及腹膜后区域的解剖和处理术后瘢痕，从而增加大血管损伤、输尿管损伤和交感神经损伤的风险。翻修时允许将 Charité 人工椎间盘摘除、调整位置或改变尺寸。首先，塑料芯核将被移除，然后将凿子插入椎间盘的金属端板和骨终板之间，将金属端板自骨终板撬起，使其进入间盘间隙。这将允许在椎间盘间隙放置另一个人工椎间盘或转换成融合术。另一种方法是利用钉棒稳定系统和后外侧融合的后路手术也可以用来融合所选的腰椎节段，这将使用 Charité 人工椎间盘作为前方分载负荷的装置。如同所有的外科决策一样，理解临床失败的生物力学推理和病因是极其重要的。在反复发作或持续性疼痛的患者中，疼痛源的特征往往比使用的精确外科技术更为重要。影像学检查，如：动态正侧位 X 线片和多层计算机断层扫描，将有助于了解椎间盘的退行性改变进展的结构变化。影像学和诱发性试验，包括椎

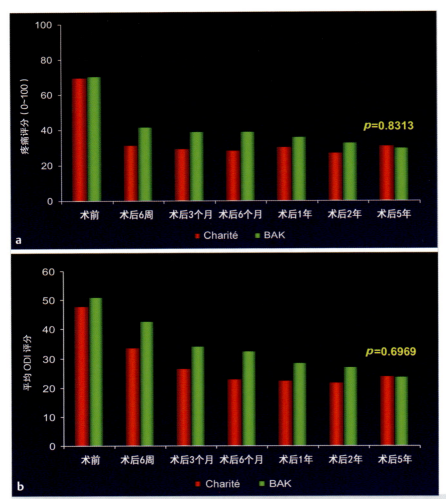

图 45-18　Charité 的 FDA IDE 的 5 年前瞻性随机对照研究结果。(a) 视觉模拟评分法 (VAS) 评分。(b) Oswestry 功能障碍指数 (ODI) 评分

间盘造影术、使用麻醉剂的椎间盘造影术、神经根阻滞、硬膜外注射和关节突关节内注射都可以用来确定疼痛的解剖部位。

(三) TDR 患者的长期随访

最初的 Charité 计划用 2 年的随访。应 FDA 的要求，随访期延长至 5 年，要求在随访期里加入 5 年这一时间点。在这个延长的随访期内包含多个时间点，并形成了 5 年期 Charité 随访结果的基础。Charité 5 年随访的 ODI 结果、VAS 结果 (图 45-18) 大致与 2 年随访的结果相同。尽管对这些结果进行了前瞻性的收集，但批评者对这些报道的良好结果提出了反对意见。

十四、小结

总体而言，在整体临床结果和影像学结果方面，假体之间的差别很小。无论是制造还是设计，所有被评价的假体都能显著地改善临床症状。术后均可以保持运动，且翻修率相对较低。假体之间的不同更多地体现在并发症的类型：有龙骨设计的假体潜在的并发症是椎体劈裂，而金属对金属设计的假体可能导致金属沉着病和离子释放到血清。至于金属对聚合物设计的假体，聚合物芯核的降解也被认为是一个潜在的并发症，尽管它与当前使用的金属对聚合物设计的假体不相关。无论植入物的设计怎样，大多数研究人员均强调了适当的技术和选择患者的重要性。最后，椎间盘置换术的费用比融合手术低。

2010 年，Charité 更新至 INMOTION 假体，改变了固定钉，微调了植入工具。然后，在 2012 年，Johnson&Johnson 收购了 Synthes，随着这两家公司的广泛的脊柱产品整合，TDR 被合并至 ProDisc-L，废除了 Charité 和

INMOTION 产品线。

因此，用 Charité 人工椎间盘保留腰椎的动态稳定，对轴向腰椎疼痛的患者来说是一个很有前途的治疗方式，还可以保持患者的腰椎关节运动，2012 年，随着 DePuy Spine 和 Synthes Spine 的合并，Charité 人工椎间盘已经被 ProDisc－L 所取代。2 年临床疗效显示：在单节段椎间盘源性腰椎退行性疾病的治疗效果，ProDisc－L 置换优于历史的融合手术。进一步的研究将在未来几年开展，来评估是否超过了腰椎融合术就能够帮助阻止相邻节段的疾病，这种假体是否能被用于脊柱侧凸的患者，以及治疗多节段疾病是否也能取得像单节段疾病一样好的临床效果。

十五、参考文献

［1］ Hochschuler SH, Ohnmeiss DD, Guyer RD, et al. Artificial disc: preliminary results of a prospective study in the United States [J]. Eur Spine, 2002, 11 Suppl 2: S106-S110.

［2］ Geisler FH, Blumenthal SL, Guyer RD, et al. Neurological complications of lumbar artificial disc replacement and comparison of clinical results with those related to lumbar arthrodesis in the literature: results of a multicenter, prospective, randomized investigational device exemption study of Charité intervertebral disc [J]. Invited submission from the Joint Section Meeting on Disorders of the Spine and Peripheral Nerves, March, 2004. Neurosurg Spine, 2004, 1: 143-154.

［3］ Cunningham BW, Gordon JD, Dmitriev AE, et al. Biomechanical evaluation of total disc replacement arthroplasty: an in vitro human cadaveric model [J]. Spine, 2003, 288: S110-S117.

［4］ Huang RC, Girardi FP, Cammisa FP, et al. The implications of constraint in lumbar total disc replacement [J]. Spinal Disord Tech, 2003, 16: 412-417.

［5］ Hilibrand AS, Carlson GD, Palumbo MA, et al. Radiculopathy and myelopathy at segments adjacent to the site of a previous anterior cervical arthrodesis [J]. Bone Joint Surg Am, 1999, 81: 519-528.

［6］ Bao QB, McCullen GM, Higham PA, et al. The artificial disc: theory, design and materials [J]. Biomaterials, 1996, 17: 1157-1167.

［7］ Dooris AP, Goel VK, Grosland NM, et al. Load-sharing between anterior and posterior elements in a lumbar motion segment implanted with an artificial disc [J]. Spine, 2001, 26: E122-E129.

［8］ Eijkelkamp MP, van Donkelaar CC, Veldhuizen AG, et al. Requirements for an artificial intervertebral disc [J]. Int J Artif Organs, 2001, 24: 311-321.

［9］ Hedman TP, Kostuik JP, Fernie GR, et al. Design of an intervertebral disc prosthesis [J]. Spine, 1991, 16 Suppl: S256-S260.

［10］ Link H, Buttner-Janz K, Link SB. CHARITé Artificial Disc: history, design, and biomechanics. In: Kaech D, Jinkins J, eds. Spinal Restabilization Procedures: Diagnostic and Therapeutic Aspects of Intervertebral Fusion Cages, Artificial Discs, and Mobile Implants [M]. Amsterdam, the Netherlands: Elsevier Science BV, 2002: 293-316.

［11］ Klara PM, Ray CD. Artificial nucleus replacement: clinical experience [J]. Spine, 2002, 27: 1374-1377.

［12］ Wilke HJ, Kavanagh S, Neller S, et al. Effect of artificial disk nucleus implant on mobility and intervertebral disk height of an L4/5 segment after nucleotomy [in German] [J]. Orthopade, 2002, 31: 434-440.

［13］ Wilke HJ, Kavanagh S, Neller S, et al. Effect of a prosthetic disc nucleus on the mobility and disc height of the L5-5 intervertebral disc postnucleotomy [J]. Neurosurg, 2001, 95 Suppl: 208-214.

［14］ Freudiger S, Dubois G, Lorrain M. Dynamic neutralisation of the lumbar spine confirmed on a new lumbar spine simulator in vitro [J]. Arch Orthop Trauma Surg, 1999, 119: 127-132.

［15］ Sénégas J. Mechanical supplementation by non-rigid fixation in degenerative intervertebral lumbar segments: the Wallis system [J]. Eur Spine, 2002, 11 Suppl 2: S164-S169.

［16］ Stoll TM, Dubois G, Schwarzenbach O. The dynamic neutralization system fot he spine: a multi-center study of a novel non-fusion system [J]. Eur Spine, 2002, 11 Suppl 2: S170-S178.

［17］ Alsema R, Deutman R, Mulder TJ. Stanmore total hip replacement. A 15- to 16-year clinical and radiographic follow-up [J]. Bone Joint Surg Br, 1994, 76: 240-244.

［18］ Worland RL, Johnson GV, Alempar5te J, et al. Ten to fourteen year survival and functional analysis of the AGC total knee replacement system [published correction appears in Knee, 2003, 10(3): 303] [J]. Knee, 2002, 9: 133-137.

［19］ Kuslich SD, Ulstrom CL, Griffith SL, et al. The Bagby and Kuslich method of lumbar interbody fusion. History, techniques, and 2-year follow-up results of a United States prospective, multicenter trial [J]. Spine, 1998, 23: 1267-1278, discussion 1279.

［20］ McAfee P. Artificial disc prosthesis: the Link SB CHARITé III. In: Kaech D, Jinkins J, eds. Spinal Restabilization Procedures: Diagnostic and Therapeutic Aspects of Intervertebral Fusion Cages [M]. Amsterdam, the Netherlands: Elsevier Science, 2002: 299-310.

［21］ McAfee PC, Cunningham BW, Orbegoso CM, et al. Analysis of porous ingrowth in intervertebral disc prostheses: a nonhuman primate model [J]. Spine, 2003, 28: 332-340.

［22］ Moumene M, Geisler FH. Effect5 of Artifical Total Disc Replacement on Facet Loading: Unconstrained vs. Semi-constrained: 4th Annual Meeting of the Spine Arthoplasty Society [J]. Vienna, Austria, May 4-7, 2004.

［23］ Cinotti G, David T, Postacchini F. Results of disc prosthesis after a minimum follow-up period of 2 years [J]. Spine, 1996, 21: 995-1000.

［24］ Lemaire JP, Skalli W, Lavaste F, et al. Intervertebral disc prosthesis. Results and prospects for the year 2000 [J]. Clin Orthop Relat Res, 1997, 337: 64-76.

［25］ Lemaire JP. Charite III intervertebral disc prosthesis: biomechanical, clinical, and radiological correlations with a series of 100 cases over a follow-up of more than 10 years [J]. Rachis [Fr], 2002, 14: 271-285.

［26］ Lemaire JP, Carrier H, Sariali H, et al. Clinical and radiological outcomes with the Charité artificial disc: a 10-year minimum follow-up [published correction appears in J Spinal Disord Tech, 2006, 19(1): 76] [J]. Spinal Disord Tech, 2005, 18: 353-359.

［27］ David T. Lumbar disc prosthesis: five years follow-up study on 96 patients [M]. Paper presented awt the 15th Annual Meeting of the North American Spine Society(NASS), Oct 9-12, 2000, New Orleans, LA.

［28］ Zeegers WS, Bohnen LM, Lapper M, et al. Artificial disc replacement with the modular type SB Charité III: 2-year results in 50 prospectively studied patients [J]. Eur Spine, 1999, 8: 210-217.

［29］ Burkus JK, Heim SE, Gornet MF, et al. Is INFUSE bone graft superior to autograft bone? An integrated analysis of clinical trials using the LT-CAGE lumbar tapered fusion device [J]. Spinal disord Tech, 2003, 16: 113-122.

［30］ Burkus JK, Transfeldt EE, Kitchel SH, et al. Clinical and radiographic outcomes of anterior lumbar interbody fusion using recombinant human bone morphogenetic protein-2 [J]. Spine, 2002, 27: 2396-2408.

［31］ Burkus JK, Gornet MF, Dickman CA, et al. Anterior lumbar interbody fusion using rhBMP-2 with tapered interbody cages [J]. Spinal Disord

Tech, 2002, 15: 337-349.

[32] Blumenthal S, McAfee PC, Guyer RD, et al. A prospective, randomized, multicenter Food and Drug Administration investigational device exemptions study of lumbar total disc replacement with the CHARITE artificial disc versus lumbar fusion: part I: evaluation of clinical outcomes [J]. Spine, 2005, 30: 1565-1575, discussion E387-E391.

[33] Geisler FH. Surgical technique of lumbar artificial disc replacement with the Charité artificial disc [J]. Neurosurgery, 2005, 56 Suppl: 46-57, discussion 46-57.

[34] McAfee PC, Cunningham B, Holsapple G, et al. A prospective, randomized, multicenter Food and Drug Administration investigational device exemption study of lumbar total disc replacement with the CHARITE artificial disc versus lumbar fusion: part II: evaluation of radiographic outcomes and correlation of surgical technique accuracy with clinical outcomes [J]. Spine, 2005, 30: 1576-1583, discussion E388-E390.

[35] McAfee PC, Fedder IL, Saiedy S, et al. SB Charité disc replacement: report of 60 prospective and randomized cases in a US center [J]. Spinal Disord Tech, 2003, 16: 424-433.

[36] Griffith SL, Shelokov AP, Büttner-Janz K, et al. A multicenter retrospective study of the clinical results of the LINK SB Charité intervertebral prosthesis [J]. The initial European experience. Spine, 1994, 19: 1842-1849.

[37] Lemaire JP, Carrier H, Sariali H, et al. Clinical and radiological outcomes with the Charité artificial disc: a 10-year minimum follow-up [published correction appears in J Spinal Disord Tech, 2006, 19(1): 76] [J]. Spinal Disord Tech, 2005, 18: 353-359.

[38] Guyer RD, McAfee PC, Hochschuler SH, et al. Prospective randomized study of the Charite artificial disc: data from two investigational centers [J]. Spine, 2004, 4 Suppl: 252S-259S.

[39] Geisler FH. Blumenthal SL, Guyer RD, et al. Neurological complications of lumbar artificial disc replacement and comparison of clinical results with those related to lumbar arthrodesis in the literature: results of a multicenter, prospective, randomized investigational device exemption study of Charité intervertebral disc. Invited submission from the Joint Section Meeting on Disorders of the Spine and Peripheral Nerves, March, 2004 [J]. Neurosurg Spine, 2004, 1: 143-154.

[40] Blumenthal SL, McAfee PC, Guyer RD, et al. A prospective, randomized, multicenter Food and Drug Administration investigational device exemptions study of lumbar total disc replacement with the CHARITE artificial disc versus lumbar fusion: part I: evaluation of clinical outcomes [J]. Spine, 2005, 30: 1565-1575, discussion E387-E391.

[41] McAfee PC, Cunningham B, Holsapple GA, et al. A prospective, randomized, multicenter Food and Drug Administration investigational device exemption study of lumbar total disc replacement with the CHARITE artificial disc versus lumbar fusion: part II: evaluation of radiographic outcomes and correlation of surgical technique accuracy with clinical outcomes [J]. Spine, 2005, 30: 1576-1583, discussion E338-E390.

[42] David T. Long-term results of one-level lumbar arthroplasty: minimum 10-year follow-up of the CHARITE artificial disc in 106 patients [J]. Spine, 2007, 32: 661-666.

[43] Ross R, Mirza AH, Norris HE, et al. Survival and clinical outcome of SB Chartie III disc replacement for back pain [J]. Bone Joint Surg Br, 2007, 89: 785-789.

[44] Guyer RD, Blumenthal SL. Survival and clinical outocme of SB Charite III disc replacement for back pain [J]. Bone Joint Surg Br, 2006, 89: 1673-1674, author reply 1673-1674.

[45] Scott-Young MN. Survival and clinical outcome of SB Charite III disc replacement for back pain [J]. Bone Joint Surg Br, 2007, 89: 1674-1675,

author reply 1674-1675.

[46] Bertagnoli R, Kumar S. Indications for full prosthetic disc arthroplasty: a correlation of clinical outcome against a variety of indications [J]. Eur Spine, 2002: 11 Suppl 2: S131-S136.

[47] Tropiano P, Huang RC, Girardi FP, et al. Lumbar total disc replacement. Seven to eleven-year follow-up [J]. Bone Joint Surg Am, 2005, 87: 490-496.

[48] Bertagnoli R, Yue JJ, Shah RV, et al. The treatment of disabling single-level lumbar discogenic low back pain with total disc arthroplasty utilizing the Prodisc prosthesis: a prospective study with 2-year minimum follow-up [J]. Spine, 2005, 30: 2230-2236.

[49] Bertagnoli R, Yue JJ, Shah RV, et al. The treatment of disabling multilevel lumbar discogenic low back pain with total disc arthroplasty utilizing the ProDisc prosthesis: a prospective study with 2-year minimum follow-up [J]. Spine, 2005, 30: 2192-2199.

[50] Chung SS, Lee CS, Kang CS. Lumbar total disc replacement using ProDisc Ⅱ : a prospective study with a 2-year minimum follow-up [J]. Spinal Disord Tech, 2006, 19: 411-415.

[51] Delamarter RB, Fribourg DM, Kanim LE, et al. ProDisc artificial total lumbar disc replacement: introduction and early results from the United States clinical trial [J]. Spine, 2003, 28: S167-S175.

[52] Tropiano P, Huang RC, Girardi FP, et al. Lumbar disc replacement: preliminary results with ProDisc II after a minimum follow-up period of 1 year [J]. Spinal Disord Tech, 2003, 16: 362-368.

[53] Zigler JE, Burd TA, Vialle EN, et al. Lumbar spine arthroplasty: early results using the ProDisc II: a prospective randomized trial of arthroplasty versus fusion [J]. Spinal Disord Tech, 2003, 16: 352-361.

[54] Zigler JE. Lumbar spine arthroplasty using the ProDisc Ⅱ [J]. Spine, 2004, 4 Suppl: 260S-267S.

[55] Zigler J, Delamarter R, Spivak JM, et al. Results of the prospective, randomized, multicenter Food and Drug Administration investigational device exemption study of the ProDisc-L total disc replacement versus circumferential fusion for the treatment of 1-level degenerative disc disease [J]. Spine, 2007, 32: 1155-1162, discussion 1163.

[56] Fairbank JC, Pynsent PB. The Oswestry Disability Index [J]. Spine, 2000, 25: 2940-2952, discussion 2952.

[57] Fairbank JC, Pynsent PB. The Oswestry Disability Index [J]. Spine, 2007, 32: 2787-2789.

[58] Le Huec JC, Mathews H, Basso Y, et al. Clinical results of Maverick lumbar total disc replacement: two-year prospective follow-up [J]. Orthop Clin North Am, 2005, 36: 315-322.

[59] Le Huec JC, Basso Y, Aunoble S, et al. Influence of facet and posterior muscle degeneration on clinical results of lumbar total disc replacement: two-year follow-up [J]. Spinal Disord Tech, 2005, 18: 219-223.

[60] Sasso RC, Foulk DM, Hahn M. Prospective, randomizd trial of metal-on-metal artificial lumbar disc replacement: inital results for treatment of discogenic pain [J]. Spine, 2008, 33: 123-131.

[61] Cunningham BW, McAfee PC, Geisler FH, et al. Distribution of in vivo and in vitro range of motion following 1-level arthroplasty with the CHARITE artificial disc compared with fusion [J]. Neurosurg Spine, 2008, 7: 7-12.

[62] Lim MR, Girardi FP, Zhang K, et al. Measurement of total disc replacement radiographic range of motion: a comparison of two techniques [J]. Spinal Disord Tech, 2005, 18: 252-256.

[63] Lim MR, Loder RT, Huang RC, et al. Measurement error of lumbar total disc replacement range of motion [J]. Spine, 2006, 31: E291-297.

[64] Huang RC, Girardi FP, Cammisa FP, et al. Long-term flexionextension range of motion of the prodisc total disc replacement [J]. Spinal Disord

Tech, 2003, 16: 435-440.

[65] Leivseth G, Braaten S, Frobin W, et al. Mobility of lumbar segments instrumented with a ProDisc II prosthesis: a two-year follow-up study [J]. Spine, 2006, 31: 1726-1733.

[66] Chung SS, Lee CS, Kang CS, et al. The effect of lumbar total disc replacement on the spinopelvic alignment and range of motion of the lumbar spine [J]. Spinal Disord Tech, 2006, 19: 307-311.

[67] Le Huec J, Basso Y, Mathews H, et al. The effect of single-level, total disc arthroplasty on sagittal balance parameters: a prospective study [J]. Eur Spine, 2005, 14: 480-486.

[68] Tournier C, Aunoble S, Le Huec JC, et al. Total disc arthroplasty: consequences for sagittal balance and lumbar spine movement [J]. Eur Spine, 2007, 16: 411-421.

[69] McAfee PC, Cunningham BW, Devine J, et al. Classification of heterotopic ossification(HO)in artificial disk replacement [J]. Spinal Disord Tech, 2003, 16: 384-389.

[70] Tortolani PJ, Cunningham BW, Eng M, et al. Prevalence of heterotopic ossification following total disc replacement. A prospective, randomized study of two hundred and seventy-six patients [J]. Bone Joint Surg Am, 2007, 89: 82-88.

[71] Park CK, Ryu KS, Jee WH. Degenerative changes of discs and facet joints in lumbar total disc replacement using ProDisc Ⅱ : minimum two-year follow-up [J]. Spine, 2008, 33: 1755-1761.

[72] Huang RC, Tropiano P, Marnay T, et al. Rang of motion and adjacent level degeneration after lumbar total disc replacement [J]. Spine, 2006, 6: 242-247.

[73] Trouillier H, Kern P, Refior HJ, et al. A prospective morphological study of facet joint integrity following intervertebral disc replacement with the CHARITE Artificial Disc [J]. Eur Spine, 2006, 15: 174-182.

[74] Shim CS, Lee SH, Shin HD, et al. CHARITE versus ProDisc: a comparative study of a minimum 3-year follow-up [J]. Spine, 2007, 32: 1012-1018.

[75] David T. Revision of a Charité disc 9. 5 years in vivo to a new Charité artificial disc: case report and explant analysis [J]. Eur Spine, 2005, 14: 507-511.

[76] Leary SP, Regan JJ, Lanman TH, et al. Revision and explantation strategies involving the CHARITE lumbar artificial disc replacement [J]. Spine, 2007, 32: 1001-1011.

[77] McAfee PC, Geisler FH, Saiedy SS, et al. Revisability of the CHARITE artificial disc replacement: analysis of 688 patients enrolled in thE U. S. IDE study of the CHARITE Artificial Disc [J]. Spine, 2006, 31: 1217-1226.

[78] Punt IM, Visser VM, van Rhijin LW, et al. Complications and reoperations of the SB Charité lumbar disc prosthesis: experience in 75 patients [J]. Eur Spine, 2008, 16: 36-43.

[79] van Ooij A, Oner FC, Verbout AJ. Complications of artificial disc replacement: a report of 27 patients with the SB Charité disc [J]. Spinal Disord Tech, 2003, 16: 369-383.

[80] Geisler FH. Surgical technique of lumbar artificial disc replacement with the Charité artificial disc [J]. Neurosurgery, 2005, 56 Suppl: 46-57, discussion 46-57.

[81] Gumbs AA. Shah RV, Yue JJ. et al. The open anterior paramedian retroperitoneal approach for spine procedures [J]. Arch Surg, 2005, 140: 339-343.

[82] Shim CS, Lee S, Maeng DH, et al. Vertical split fracture of the vertebral body following total disc replacement using ProDisc: report of two cases

[J]. Spinal Disord Tech, 2005, 18: 465-469.

[83] Schulte TL, Lerner T, Hackenberg L, et al. Acquired spondylolysis after implantation of a lumbar ProDisc II prosthesis: case report and review of the literature [J]. Spine, 2007, 32: E645-E648.

[84] François J, Coessens R, Lauweryns P. Early removal of a Maverick disc prosthesis: surgical findings and morphological change [J]. Acta Orthop Belg, 2007, 73: 122-127.

[85] Zeh A, Planert M, Siegert G, et al. Release of cobalt and chromium ions into the serum following implantation of the metal-on-metal Maverick-type artificial lumbar disc(Medtronic Sofamor Danek) [J]. Spine, 2007, 32: 348-352.

[86] Bertagnoli R, Yue JJ, Nanieva R, et al. Lumbar total disc arthroplasty in patients older than 60 years of age: a prospective study of the ProDisc prosthesis with 2-year minimum follow-up period [J]. Neurosurg Spine, 2006, 4: 85-90.

[87] Bertagnoli R, Yue JJ, Kershaw T, et al. Lumbar total disc rarthroplasty utilizing the ProDisc prosthesis in smokers versus nonsmokers: a prospective study with 2-year minimum follow-up [J]. Spine, 2006, 31: 992-997.

[88] Bertagnoli R, Yue JJ, Fenk-Mayer A, et al. Treatment of symptomatic adjacent-segment degeneration after lumbar fusion with total disc arthroplasty by using the prodisc prosthesis: a prospective study with 2-year minimum follow up [J]. Neurosurg Spine, 2006, 4: 91-97.

[89] Hannibal M, Thomas DJ, Low J, et al. ProDisc-L total disc replacement: a comparison of 1-level versus 2-level arthroplasty patients with a minimum 2-year follow-up [J]. Spine, 2007, 32: 2322-2326.

[90] Yaszy B, Bendo JA, Goldstein JA, et al. Effect of intervertebral disc height on postoperative motion and outcomes after Pro-Disc-L lumbar disc replacement [J]. Spine, 2008, 33: 508-512, discussion 513.

[91] Guyer RD, Geisler FH, Blumenthal SL, et al. Effect of age on clinical and radiographic outcomes and adverse events following 1-level lumbar arthroplasty after a minimum 2-year follow-up [J]. Neurosurg Spine, 2008, 8: 101-107.

[92] Geisler FH, Guyer RD, Blumenthal SL, et al. Effect of previous surgery on clinical outcome following 1-level lumbar arthroplasty [J]. Neurosurg Spine, 2008, 8: 108-114.

[93] Geisler FH, Guyer RD, Blumenthal SL, et al. Patient selection for lumbar arthroplasty and arthrodesis: the effect of revision surgery in a controlled, multicenter, randomized study [J]. Neurosurg Spine, 2008, 8: 13-16.

[94] Guyer RD, Tromanhauser SG, Regan JJ. An economic model of one-level lumbar arthroplasty versus fusion [J]. Spine, 2007, 7: 558-562.

[95] Levin DA, Bendo JA, Quirno M, et al. Comparative charge analysis of one-and two-level lumbar total disc arthroplasty versus circumferential lumbar fusion [J]. Spine, 2007, 32: 2905-2909.

[96] Regan JJ, McAfree PC, Blumenthal SL, et al. Evaluation of surgical volume and the early experience with lumbar total disc replacement as part of the investigational device exemption study of the Charité Artificial Disc [J]. Spine, 2006, 31: 2270-2276.

[97] Guyer RD, McAfree PC, Banco RJ, et al. Prospective, randomized, multicenter Food and Drug Administration investigational device exemption study of lumbar total disc replacement with the CHARITE artificial disc versus lumbar fusion: five-year follow-up [J]. Spine, 2009, 9: 374-386.

[98] van den Eerenbeemt KD, Ostelo RW, van Royen BJ, et al. Total disc replacement surgery for symptomatic degenerative lumbar disc disease: a systematic review of the literature [J]. Eur Spine, 2010, 19: 1262-1280.

第四十六章　ProDisc-L 腰椎人工椎间盘

著者：Jack E. Zigler，Rob D. Dickerman

审校：常煜昂，张瑜，李忠海，郭美玉，郭继东

译者：宁广智

第一代 ProDisc 人工椎间盘由法国蒙彼利埃 Clinique du Parc 公司于 1989 年研发。1990 年 3 月至 1993 年 9 月，Marnay 和 Louis Villett 将 93 个 ProDisc Ⅰ用于 64 例患者的单节段或双节段治疗，同时使用其他固定装置，没有植入其他装置，平均随访 8.7 年（7~11 年）。在随访中，研究者能够随访到 58 例（95%）最初接受植入的患者，通过独立的评估，所有的 ProDisc Ⅰ都是完整而且能够起作用的，没有沉降或移位的征象，患者腰背部和下肢疼痛明显改善。在满意度方面，92.7% 的患者表示"满意"或"非常满意"，在单节段和双节段病例中疗效没有区别。更重要的是，"没有任何植入物相关的安全问题、不良反应、并发症或副作用"。

第二代产品，ProDisc-L 于 1999 年 12 月在欧洲市场上市，新装置在植入物设计方面做了几处改变。1999 年，该装置被 Viscogliosi Brothers 公司创立的 Spine Solutions 股份有限公司收购。2001 年 10 月，第一个 ProDisc 通过美国食品和药品监督管理局（FDA）的医疗器械临床试验申报（IDE）后在美国开始应用。2003 年初，ProDisc 被 Synthes-Stratec 公司收购，该产品的 FDA IDE 是在 Synthes 公司的协助下完成的。2006 年，ProDisc-L 获得 FDA 批准，用于从 L3 到骶椎的单节段疾病。自从商业化以来，ProDisc-L 已在全球被广泛应用。美国 IDE 的数据已经报道了在 2~5 年随访末完整的 ProDisc-L 和融合的队列对照研究。

一、假体设计

第一代 ProDisc 的金属终板完全由钛合金制成，每个金属终板上都有双龙骨。目前的金属终板是钴铬钼（CoCrMo）合金，其表面有促进骨骼生长的 Plasmapore 涂层。这一代假体在每块金属终板有一个单一的中央龙骨和两个钉帽，以提供即时的旋转稳定性，并允许骨向其内生长。头端金属终板具有高度抛光的凹形承载面，其与凸形聚乙烯芯连接。该装置的核心是一个超高分子量聚乙烯

（UHMWPE）衬垫，卡入尾端金属终板，形成一个半限制性装置。衬垫的单凸形设计使其可以不需要太多的放置空间。在 ProDisc-L 中加入模块化聚乙烯组件，可以让外科医生在重建椎间盘时获得更多选择。与球窝式关节比较，该装置允许 13° 的屈曲，7° 背伸，10° 侧屈和 ±3° 的轴向旋转（图 46-1），该植入物的设计接近生理的旋转中心。

二、生物力学研究

尸体研究显示，将 ProDisc-L 的瞬时旋转轴与正常的 L5~S1 段的旋转轴通过 X 线片进行比较，二者运动路径之间没有显著的差异。在屈伸时，有类似的垂直运动；侧方活动时，有类似的水平运动（图 46-2）。此外，尸体模型还显示，旋转和侧向屈曲的耦合运动增加。特别有趣的是由此产生的关节突关节的载荷，关节突关节的剪切力下降了 37%。虽然尸体模型不能明确地回答临床问题，但这个结果提示正常的关节突关节也许并不是半限制性装置的必要条件。有研究者认为人工椎间盘置换术（Total Disc Replacement，TDR）可能会受手术节段关节突关节退变的影响。生物力学和临床研究发现，这些关节突关节的变化很可能会使植入物被放置在椎间隙靠前的位置。

Huang 等对 Marnay 的队列研究中的 X 线片进行回顾性分析结果显示，平均随访 8.7 年时 66% 的 ProDisc Ⅰ

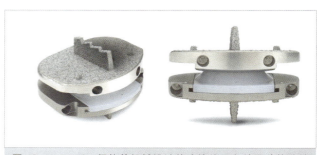

图 46-1　ProDisc 假体的机械设计使连接处可向前平移伴随前屈。该装置允许 13° 的屈曲，7° 背伸，10° 侧屈和 ±3° 的轴向旋转

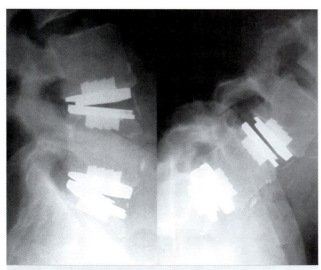

图 46-2 L4~L5, L5~S1 两个节段的 ProDisc 前屈和后伸的动态 X 线片。两个节段的适应证尚未获得 FDA 批准

有超过 2° 的活动范围（ROM）。椎间盘的 2/3 仍显示可测量到的运动，平均活动范围为 5.5°（范围 4.1°~7.5°），和一组无症状的对照组相比，测量到的运动范围比正常值要小。也许最重要的发现是活动范围和相邻节段退变之间的相关性。研究人员将退变定义为椎间盘塌陷大于 2mm，前方骨赘形成或大于 3.5 mm 的动态不稳定。在最头端的人工椎间盘中保持至少 5° 活动度的患者，其相邻节段退变率为 0。相反，运动小于 5° 活动度患者相邻节段退变率为 34%。这可能是最有说服力的证据，当能够满足至少 5° 的运动时，人工椎间盘可以防止相邻节段的退变。

Tropiano 等证明 ProDisc-L 的运动范围更大。在模型中，L4~L5 水平的平均活动范围为 10°（范围 8°~18°），L5~S1 平均活动范围为 8°（范围 2°~12°）。此项研究的平均随访时间仅为 1.4 年，因此活动范围增加的原因尚不清楚，到底是基于第二代设计的改进，还是源于更好的手术技术或更合适的患者选择。但显然这种活动可能会随着后续时间的延长而改变。

迄今为止，椎间盘的活动与临床疗效之间没有明确的相关性。此外，没有发现活动减少与年龄，体重，腰椎节段的改变，和手术节段的数量或既往手术史之间有明显相关性。Huang 等发现，即使男性和女性患者的平均活动范围没有差异，但是女性也不易被准确测量，有更多的异常值。没有任何 X 线片显示椎间盘置换水平以上或以下的不稳定迹象。然而，24% 的患者发生高度丢失或置换

邻近水平的环形牵拉骨赘形成。

有研究者提出，人工椎间盘置换后腰椎前凸增加。然而，另一个研究表明植入 ProDisc-L 假体后矢状序列没有改变。该研究还表明椎间活动范围减少、矢状面失衡，和相邻节段退变进展之间有的显著相关性。由此可能得出这样的结论：椎间活动度的改善使脊柱"寻求"一个更理想的脊柱前凸位置，这一点可能对于防止相邻节段的退变是必不可少的。

Le Huec 等的研究发现，超高分子量聚乙烯面对金属面，和金属对与金属面的设计相比，在传递振动和冲击方面，前者更有优势。

减震比是在生物力学测试装置中测量的数据。尽管超高分子量聚乙烯（0.8GPa）相对于铬钴（235GPa）的弹性系数明显更低，但在负载损耗方面没有差异。不幸的是，由于缺乏关于人体椎间盘的动态负载（冲击或振动）相关参考值，这一发现的临床意义还不清楚。

三、植入技术

ProDisc-L 通常通过左侧、微创的腹膜后入路植入。单节段一般采用横切口，在多节段多选择纵切口。打开腹直肌鞘后，从腹膜后间隙进入弓状线以下，腹膜向内回缩。在研究中心，纵向采用了 Balfour 自锁式牵开器，Wiley 手持式牵开器用于横向牵开，而不是自动牵开器。部分外科医生相信，使用手持式牵开器可以更安全地处理大血管，当然也可以使用固定在手术台上的牵开系统。

使用术中透视和不透射线的中线标记来确定节段和中线。相邻椎体的中线用电刀灼烧标记，可以在纤维环被切除后用于参考。在纤维环矩形切开后，在后纵韧带前方，行彻底的椎间盘切除。使用 Cobb 剥离器将椎间盘和终板分开，用直和弯的刮匙以及多种咬骨钳完成椎间盘切除。椎间盘后外侧角通常是最难完全切除的，要特别注意这些部位。为了平衡可能塌陷的椎间隙，进行彻底的椎间盘切除是非常重要的（手术医生可以将其等同于在全膝关节置换术中平衡内翻的膝关节）。有后纵韧带挛缩时，可能需要对椎体后方进行处理。此时可以取出椎间盘突出的髓核，将手术节段置于手术台的关节处，手术床的折叠可以选择性暴露椎间隙后方和前方，并有利于完全切除椎间盘。在植入假体的过程中，这种操作也是有帮助的（图 46-3）。

适当牵开并使用试模以确定适当的假体大小。人工

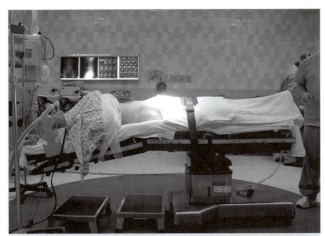

图46-3　患者骨折处更便于打开椎间盘空间，进行完整的椎间盘切除和植入物的放置。许多外科医生更喜欢使用带腰椎滚轮的杰克逊手术台

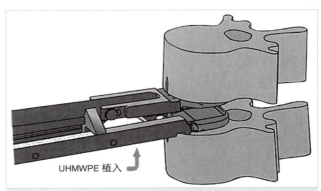

图46-4　植入 ProDisc 假体于插入装置内的嵌套位置。注意 UHMWPE 内衬滑轨之间的终板不需要过多的空间

椎间盘假体植入前使用一个单独的试模帮助外科医生确定其尺寸、椎间盘高度（考虑软组织平衡）和前凸角度。用凿子在相邻椎体开槽，以便矢状方向的中心龙骨嵌入。ProDisc-L 植入物由外科医生组装，并于透视下（图46-4）紧密嵌入椎间隙的合适位置，尽量避免椎间隙的过度撑开。植入器械紧扣上下金属终板，将纤维环切开合适大小以利假体放置，一般不需要额外的空间来插入器械。使用滑动牵开器可使外科医生增大椎间隙高度。然后将适当大小的超高分子量聚乙烯插入并卡扣到下端金属板中，最后锁定在下端金属终板上并由手术医生确认。有两个金属终板尺寸（中等或较大），3个高度（10mm、12mm或14mm）和两个脊柱前凸角（6°或11°）可供选择（图46-5）。

术后患者需佩带腰围，可在手术后当天下地活动。在术后第1日晚上，通常使用患者可控制的镇痛装置维持静脉应用阿片类药物，并使用足泵和下肢压力装置等机械性血栓预防措施。大多数患者在术后第1日或第2日出院。需要物理治疗的患者一般采取标准的核心强化和动态稳定方案，通常在术后4~6周开始。

四、美国的治疗经验

根据欧洲经验的乐观结果，美国 FDA 从2001年10月开始开展 IDE 试验，研究是一项随机、前瞻性、多中心（19个中心）的设计，将 ProDisc-L 假体与360°融合

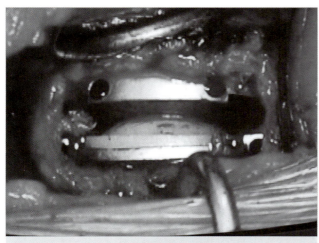

图46-5　植入 ProDisc 假体在术中的图片

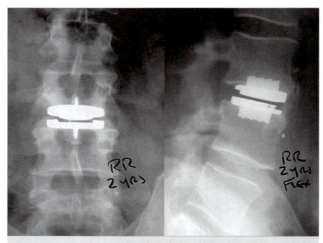

图46-6　L3~L4 人工椎间盘重建术后的正侧位 X 线片。美国 FDA IDE ProDisc 试验包括 L3~L4、L4~L5 和 L5~S1 的单节段或两节段椎间盘重建

进行比较，属于 1 级证据研究。在对照的融合组中，患者行前路的同种异体骨环植入，后路的椎弓根钉固定联合髂骨自体骨移植。在研究设计时，这被认为是治疗退行性椎间盘疾病的标准手术。随机选择患者接受的术式。

纳入标准为 18~60 岁的患者，主要症状为腰背痛，患者可能同时存在下肢疼痛，至少 6 个月的保守治疗无效。100 例中 40 例 ODI 评分最低的腰背痛患者经证实 L3~L4、L4~L5 或 L5~S1（图 46-6）有 1~2 个与疼痛相关的椎间盘节段（常使用椎间盘造影）接受了腰椎人工椎间盘置换手术。如果患者既往曾行腰椎融合术或椎体骨折，存在严重的椎间盘退变或金属过敏，则应排除该例患者。ProDisc-L 是 FDA 批准的，单节段在 2006 年使用，两节段数据尚未由 FDA 进行评估。

评价指标为术后 6 周，3 个月、6 个月、1 年、18 个月和 2 年时测得的视觉模拟评分（VAS）和 ODI 评分。患者被问及是否会再次选择这种治疗。在每个随访期间查正侧位和动力位像。收集测量前屈、背伸和侧屈的影像数据。

IDE 队列研究的 2 年临床随访结果和安全性数据于 2006 年上报给 FDA，并最终被批准在 L3~L4、L4~L5 和 L5~S1 单节段使用，这些数据于 2007 年发表。此后继续随访 3 年、5 年的随访结果，已经被报道在之前的出版物上。所有数据来源于 17 个参与研究的中心，5 年的整体临床随访率为 82%。

在 5 年随访时，治疗组与对照组相比，ODI 评分均显著改善（P < 0.0001）。同样，在 5 年时间内，与基线相比（融合患者为 74.0%；人工椎间盘置换患者为 81.3%；P=0.3054）大多数患者 SF-36 量表中的生理总分维持或改善。人工椎间盘置换患者中，术后 5 年获得整体神经功能改善的比例相似（111/125 例，88.8%；融合患者 43/48 例，89.6%）。总体上人工椎间盘置换和融合患者 5 年的神经功能改善无显著差异（P= 1.0000）。

5 年随访后 X 线片显示，2 名融合患者未能达到 > 50% 的骨桥形成，这些患者的假关节都不需要二次手术。2 年和 5 年融合率分别为 97.1% 和 95.8%。

人工椎间盘置换组中的屈伸活动范围在植入节段恢复到正常 L3~L4 和 L4~L5 在 6°~20°；L5~S1 在 5°~20°。达到这个活动范围标准的人工椎间盘置换患者在 5 年内达到了 91.9%。人工椎间盘置换组的平均屈伸范围在 5 年时为 7.7°±4.7°。

到 5 年的研究结束为止，9 例（12%）融合患者和 13 例（8%）人工椎间盘置换患者接受了二次手术。二次手术的原因大多数是持续的疼痛，部分患者需再次减压。少数需要附加前路手术的患者，没有发生相关的并发症。

生活质量相关指标表明，患者满意度较高，再次接受同样的手术的意愿也高。在 82% 的融合患者和 90% 的人工椎间盘置换患者疗效满意，5 年随访中，麻醉类镇痛药使用率比术前降低了 50%。

最近韩国和瑞士的中心报道了人工椎间盘置换手术后 5 年以上的随访结果。虽然这些研究患者数量少，但研究人员发现，术后早期疗效满意。2 年内的随访结果接近 FDA IDE 的研究结果。

最重要的结果来自一个研究相邻节段退变的独立影像学分析，该节段上或下一节段接受过单节段融合或 ProDisc-L 植入。比较术前和术后 5 年的相邻节段，影像学上融合患者的相邻节段退变的发生率是使用 ProDisc-L 患者的 3 倍。换言之，在 5 年随访时，就影像学上相邻节段退变而言，ProDisc-L 的保护作用是融合的 3 倍，研究结果有统计学意义（P < 0.01）。

FDA IDE 又开展了运用人工椎间盘治疗两节段椎间盘退变的研究。研究设计与单节段研究相同。人工椎间盘置换在各方面均不劣于或优于融合，包括疼痛评分，ODI 评分，总体成功率，术后麻醉药物使用和患者满意度。植入节段的活动范围较高的为 7.8°，低的为 6.2°。研究人员的结论是，人工椎间盘置换是一种可行的融合替代方法，在缓解疼痛和功能恢复方面具有一些优势。

五、小结

5 年的随访数据和 82% 的随访率清楚地表明，至少 5 年随访时，在合适的患者中，椎间盘置换术是一种有效的治疗选择，可以预见能够改善患者功能，同时减少功能丧失和疼痛，对提高患者生活质量有益。现在人工椎间盘技术已经显示出对相邻节段显著的保护作用。

FDA IDE ProDisc-L 多中心前瞻性、随机对照研究的 5 年随访结果显示，人工椎间盘置换术疗效满意，维持时间较长，能够改善椎间盘退行性疾病患者的疼痛，改善功能。

六、参考文献

［1］Marnay T. Lumbar disc replacement: 7-10-year results with Prodisc.

European Spine Society [J]. Eur Spine Society, 2002, 11: S19.

[2] Zigler J, Delamarter R, Spivak JM, et al. Results of the prospective, randomized, multicenter Food and Drug Administration investigational device exemption study of the ProDisc-L total disc replacement versus circumferential fusion for the treatment of 1-level degenerative disc disease [J]. Spine, 2007, 32: 1155-1162, discussion 1163.

[3] Zigler JE. Five-year results of the ProDisc-L multicenter, prospective, randomized, controlled trial comparing ProDisc-L with circumferential spianl fusion for single-level disabling degenerative disk disease [J]. Semin Spine Surg, 2012, 24: 25-31.

[4] Hallab N, Link HD, McAfee PC. Biomaterial optimization in total disc arthroplasty [J]. Spine, 2003, 28: S139-S152.

[5] Tropiano P, Huang RC, Girardi FP, et al. Lumbar disc replacement: preliminary results with ProDisc II after a minimum follow-up period of 1 year [J]. Spinal Disord Tech, 2003, 16: 362-368.

[6] Delamarter RB, Fribourg DM, Kanim LE, et al. ProDisc artifical total lumbar disc replacement: introduction and early results from the United States clinical trial [J]. Spine, 2003, 28: S167-S175.

[7] Pearcy MJ, Bogduk N. Instantaneous axes of rotation of the lumbar intervertebral joints [J]. Spine, 1988, 13: 1033-1041.

[8] Rousseau M, Bradford D, Hadi T, et al. Total disc replacement alters L5/S1 kinematics while partially unloading the facet joints. North American Spine Society [J]. Chicago, IL. Spine, 2004, 4(5 Suppl): S78-S79.

[9] Siepe CJ, Zelenkov P, Sauri-Barraza JC, et al. The fate of facet joint and adjacent level disc degeneration following total lumbar disc replacement: a prospective clinical, X-ray, and magnetic resonance imaging investigation [J]. Spine, 2010, 35: 1991-2003.

[10] Roundell SA, Auerbach JD, Balderston RA, et al. Total disc replacement positioning affects facet contact forces and vertebral body strains [J]. Spine, 2008, 33: 2510-2517.

[11] Park CK, Ryu KS, Jee WH. Degenerative changes of discs and facet joins in lumbar total disc replacement using Prodisc II : minimum two-year follow-up [J]. Spine, 2008, 33: 1755-1761.

[12] Huang RC, Girardi FP, Cammisa FP, et al. Long-termflexionextension range of motion of the ProDisc total disc replacement [J]. Spinal Disord Tech, 2003, 16: 435-440.

[13] Hayes MA, Howard TC, Gruel CR, et al. Roentgenographic evaluation of lumbar spine flexion-extension in asymptomatic individuals [J]. Spine, 1989, 14: 327-331.

[14] Huang RC, Tropiano P, Marnary T, et al. Range of motion and adjacent level degernation after lumbar total disc replacement [J]. Spine, 2006: 6(3): 242-247.

[15] Tropiano P, Marnay T, Pierunek M. Spinal Balance after Total Disc Replacement: Preliminary Results [M]. Montpellier, France: Spine Arthroplasty Society, 2002.

[16] LeHuec JC, Kiaer T, Friese T, et al. Eisermann L. Shock absorption in lumbar disc prosthesis: a preliminary mechanical study [J]. Spinal Disord Tech, 2003, 16: 346-351.

[17] Zigler JE. Lumbar spine arthroplasty using the ProDisc II [J]. Spine, 2004, 4 Suppl: 260S-267S.

[18] Zigler JE. Clinical results with ProDisc: European experience and U. S. investigation device exemption study [J]. Spine, 2003, 28: S163-S166.

[19] Guyatt G, Rennie D. A Manual for Evidence-Based Clinical Practiceed [M]. Chicago, IL: AMA Press, 2002.

[20] Park CK, Ryu KS, Lee KY, et al. Clinical outcome of lumbar total disc replacement using ProDisc-L in degenerative disc disease: minimum 5-year follow-up results at a single institute [J]. Spine, 2012, 37, 672-677.

[21] Markwalder TM, Wenger M, Marbacher S. A 6. 5-year follow-up of 14 patients who underwent ProDisc total disc arthroplasty for combined long-standing degenerative lumbar disc disease and recent disc herniation [J]. Clin Neurosci, 2011, 18: 1677-1681.

[22] Zigler JE, Glenn J, Delamarter RB. Five-year adjacent-level degenerative changes in patients with single-level disease treated using lumbar total disc replacement with ProDisc-L versus circumferential fusion [J]. Neurosurg Spine, 2012, 17: 504-511.

[23] Delamarter R, Zigler JE, Balderston RA, et al. Prospective, randomized, multicenter Food and Drug Administration investigational device exemption study of the ProDisc-L total disc replacement compared with circumferential arthrodesis for the treatment of two-level lumbar degenerative disc disease: results at twenty-four months [J]. Bone Joint Surg Am, 2011, 93: 705-715.

第四十七章　聚合物对金属腰椎人工椎间盘假体的设计原理与分类

著者：Christoph R. Schatz

审校：张志成，郭继东

译者：马辉

腰椎运动节段是一个由椎间盘和两个小关节组成的三关节复合体。一旦椎间盘被确认为产生疼痛的主要来源（尽管有高科技的成像技术，依旧不可能完全确定），并且继续保守治疗效果不佳的时候，人工椎间盘置换（TDR）就成了进行腰椎融合的一个合理替代选择。选择何种类型的人工椎间盘，成了患者和医生要面临的问题。TDR 的总体治疗目标是切除导致疼痛的椎间盘，同时应该选择安全的、最好是手术创伤较小的外科植入技术，并且可以从脊柱活动幅度（ROM）和活动质量（生理动态特征）这两方面长期持续地保留腰椎活动度。因此，假体使用的材料和设计理念尤为关键。

一、材料及磨损特性：普遍观点

为了保持假体较长的使用寿命，人工椎间盘必须维持其功能超过 40~50 年，同时具有最小的磨损、假体体积的丢失少的特点，以及高度的生物相容性。磨损的程度和应用材料的特性都是假体设计的关键问题。通常选取的材料主要是超高分子量聚乙烯（UHMWPE）、钴铬钼合金和钛合金等。这些材料在髋关节和膝关节的手术中得到了广泛的研究和应用。我们不会具体讨论这些材料，但我们会从多个方面简要地总结一下所选用的材料。

纵观椎间盘置换术的历史，多种材料得以被应用其中。从 1950 年左右出现的全金属 Harmon 钴铬钼合金球形嵌合体和不锈钢 Fernstrom 球体，到 1990 年左右出现的 AcroFlex 聚烯烃橡胶核心通过硫化作用固定于钛金属终板之间，以及当下普遍应用的聚醚醚酮（PEEK）和陶瓷材料，研究人员尝试寻找更为合适的材料用于人工椎间盘的制造。目前，两种比较具有潜力的材料结构设计分别是金属－金属（MoM）结构和聚合物－金属（PoM）结构。只有 M6-L 采用的是钛合金材料。在本章节中，PoM 结构装置和 MoM 结构装置，这些目前用于腰椎的假体均采用了钴铬钼合金材料，因为该材料的特性是优于不锈钢的。例如，第一代的 Charité 人工椎间盘，其选用的钛合金材料表现出更好的生物相容性、耐腐蚀性和较低的弹性模量，因此在磁共振成像（MRI）中该假体所产生的伪影更少。然而，该种材料具有较高的易磨损性，主要是在金属－超高分子量聚乙烯或 MoM 的关节表面。如果假体活动主要来自材料的弹性变形以及塑料和金属元件之间有限的活动，那么钛合金可与弹性材料的组件相结合并应用于临床。

PoM 结构的概念最初是在 20 世纪 80 年代后期被采纳的，并取得广泛的商业成功。除了少数例外，这些椎间盘假体设计的材料主要是超高分子量聚乙烯（UHMWPE）。而目前在 PoM 结构设计中，主要使用的另一种聚合物材料是聚碳酸酯聚氨酯（PCU）。在整形外科领域，UHMWPE 的特点众所周知，该材料的使用有着悠久的历史。在 PoM 结构的内植物中应用 UHMWPE 材料，形成具有低摩擦系数的表面结构，并且可以与终板的金属结构形成关节连接，但是该结构的易磨损性可能比 MoM 结构要高。UHMWPE 材料具有较高的抗磨损性，可能是通过伽马放射形结构之间交叉耦连得以实现，并且是以减低断裂强度为代价的。PCU 是同样具有重要历史意义的假体内植物材料，其特性众所周知，包括低摩擦特性和等同于或好于 UHMWPE 材料的耐磨性。

随着时间的推移，人工椎间盘产生的磨损碎片的数量引起了人们的关注。对于髋关节和膝关节而言，假体周围骨溶解、假体松动，以及最终的内植物失效都被归因于假体的磨损碎片所致。然而，通常认为腰椎人工椎间盘假体的磨损率是非常低的（例如：与髋部的假体磨损相比，腰椎仅有 10% 的概率），并且推测由于椎间隙之间缺少滑膜，可以进一步降低骨溶解的风险。当然，这个问题仍然需要进一步的研究加以证实。相比较采用 PoM 结构的人工椎间盘假体，在产生磨损碎片数量方面，MoM 结构的人工椎间盘假体可能更加具有优势。然而，MoM 结构人工椎间盘假体可能产生更多的小微粒物质，并且有证据表明，钴铬－MoM 结构所产生的磨损碎片可能会导致相关离子被释放到患者的血清中去。虽然这种风险可能性很低，但是有证据表明一些金属离子可能会在导致局部肉瘤发生的过程中充当关键角色。

尽管所有人工椎间盘假体在接受美国食品和药品监督管理局（FDA）医疗器械临床研究（IDE）试验中均声称产品的磨损率是可接受的。直观看来，一个特定的人工椎间盘假体可以尽可能地与正常脊柱运动和其生物力学特性相匹配，减少非正常磨损，因此出现磨损碎片是可以接受的。特别是具有可压缩性的人工椎间盘假体核心结构本身就可能减少金属终板和聚合物元件之间的运动和摩擦。因为核心结构的弹性变形至少部分地取代了金属和塑料元件之间的对抗运动，从而潜在地减少磨损碎片的出现。磨损是指由于两个元件之间由于相互附着、损耗或表面应力疲劳而导致的材料丢失。因此弹性变形本身不会造成磨损碎片的出现。同样地，正确地植入人工椎间盘使其能够与特定功能的脊柱运动相匹配，有助于减少非正常的磨损。因此，外科手术技术和人工椎间盘匹配正常生物力学的能力，都会对最终产生的整体磨损有一定程度的影响。因此，磨损不仅取决于材料属性，还可以看作是一种系统属性，这都取决于假体的设计和手术植入的方法。

人工椎间盘假体需要具有可压缩性，用于假体受到应力时吸收能量，并在受到负荷的过程中保持了类似正常椎间盘的生理运动特性，上述有关假体特性的设想已经被反复讨论。这里存在许多假设，与金属材料相比，由于聚合物的弹性模量较低，PoM 结构假体可以提供更大的冲击吸收能力。但不止一项研究表明，这似乎并不是一项对含有超高分子量聚乙烯材料（UHMWPE）的 PoM 结构假体和钴铬材料假体进行比较的研究。聚碳酸酯聚氨酯（PCU）显示的弹性模量大约是超高分子量聚乙烯材料（UHMWPE）的 70 倍。因此，在 PoM 结构装置中，聚碳酸酯聚氨酯（PCU）可能比超高分子量聚乙烯材料（UHMWPE）更具有一些优势。

在含有不可压缩的聚合物核心元件的装置中，脊柱节段的活动度（ROM）完全依赖于金属部件与聚合物核心之间的相互运动。对于一个具有压缩性的聚合物核心来说，例如 M6-L，部分的活动度（ROM）可能是由于聚合物核心的变形，以及在金属终板和聚合物核心之间产生一些额外的运动所致。因此，在椎间盘设计中，需要克服的一个特殊问题是，聚合物材料如何直接与金属表面相附着，例如 AcroFlex。在这些假体结构中，完整的活动度

（ROM）是通过聚合物的弹性形变来实现的，金属终板仅仅是作为假体与骨组织整合的接触结构。另一方面，金属和聚合物的接触面之间应该具有超过假体使用寿命的抗剪切力能力，当然这也是技术上存在的挑战。

另一个与人工椎间盘相关的问题是，在假体植入术后进行 MRI 或者 CT 扫描时应该能够良好地显示影像学的细节。无论是 MoM 结构，还是 PoM 结构，金属终板可以导致粗糙的伪影，它可能会对手术节段和相邻节段的脊柱的后方结构造成遮挡。PoM 结构装置可能比 MoM 结构装置所包含的零部件更少，特别是当 PoM 结构的椎间盘使用全钛作为金属结构的时候。然而，放射科医生正在寻找方法，使 MRI 和 CT 扫描后的假体造成的伪影最小化，即便是患者植入的全金属材料的假体。

二、人工椎间盘设计概念的分类

尽管目前还没有获得临床研究验证，但是一种合理和直观的假设认为，任何人工椎间盘都应该尽可能地模拟正常健康椎间盘的功能。因此，应该采取符合正常健康椎间盘结构的设计和运动模式来评判 TDR 装置的设计理念。正常健康的腰椎运动节段的特点是存在六向的自由活动度：3 个轴向旋转（以 y 轴为中心的左、右的旋转；以 z 轴为中心的侧向弯曲；以 x 轴为中心的前屈背伸）；在前后（AP）方向和侧方的转化；沿 y 轴方向的垂直压缩运动和牵张运动。旋转中心（COR）在前屈背伸和左右侧向弯曲时是不完全相同的；它们分别位于中间线的后方，下终板的下方和上终板的上方，并且在运动过程中存在细微的变化。因此纤维环和髓核显示出弹力压缩性，并逐渐出现对腰椎活动的拮抗。

然而，材料性能必须要参考机械设计的特点。为了简化这方面过程，对不同的设计概念进行分型可能具有一定的意义。基于 Buttner-Janz 提出的修改分型将 TDR 假体分为 4 个类型：（a）功能性三组件假体伴有 2 个关节面结构（例如，Charité、Mobidisc）；（b）功能性双组件假体伴有单一关节面结构（例如，ProDisc-L）；（c）功能性单一弹性组件不伴有关节面结构（例如，AcroFlex）；（d）正常椎间盘设计装置（例如，M6-L）模拟 1 个可压缩的髓核和纤维环。这些设计概念的基本原则简要概括为，从设计理念和材料特性这两个方面考虑假体的安全性、功能性和寿命长短等问题。上述的分型都基于一个共同的考量：即骨与植入假体接触面之间短期或者长期的稳定性。增加

对假体的限制，可导致骨与植入假体界面的应力增加，因此需要更多关注第3、第4种类型的假体。

所有4种设计概念都确保了在轴向旋转、前屈背伸和侧屈等方面具有足够的活动度。设计理念对于限制性的转化、假体可压缩性、对脊柱活动的分级阻力，以及在生理负荷下的运动特性等方面存在着差异。

第1类假体是固定的旋转中心，它无法实现在运动周期中屈伸运动和侧向弯曲或者轻度前移时各自旋转中心的变化。另一个重要的关注点是限制性；主要描述了假体可以完成的正常活动范围的能力。因此，第1类假体在垂直方向的轴性旋转中是不受约束的，因为该假体允许超过正常范围的旋转；任何限制都源于韧带和关节面，伴随着非生理性负荷。与此同时，第1类装置在垂直的轴向运动中受到了过度的限制；无论是MoM结构轴承还是金属–超高分子量聚乙烯结构，都不能承受生理性的压缩应力。这些假体在前后位和侧曲位转化时均受到过度限制。

第2类假体的设计特点是具有两个构成关节连接的关节面结构。例如Charité假体，由双面凸型的超高分子量聚乙烯垫片与凹型的钴铬终板相匹配，形成两个独立的关节面结构。然而，在体内研究中，活动的总量并不是均匀地分布在两个关节表面的。此外，核心结构的转化可能使假体在侧屈和前后位的转化时不受限制。在运动周期中，这种转化过程应该考虑到旋转中心的变化。在Mobidisc产品中，嵌入物的关节面朝向上方的钴铬金属终板，确保了假体存在生理性的活动度。而嵌入物的下平面可以低于下终板水平大约1.5mm，以适应旋转中心的移动。对于第2类装置，在生理范围内，不可能有大量的压缩应力作用其上。在动态轴承的假体中，聚合物之间的运动是否确实以一种理想的方式进行，依旧值得商榷。一项生物力学研究发现，在受到生理性轴向负荷预处理后，假体呈现一种扭曲的运动模式，主要是由于最初的附着力被突然释放，核心结构受到限制而显示出的黏滑运动摩擦。

第3类功能性单一弹性组件不伴有关节面的结构（例如：AcroFlex）并不在本章节阐述。弹性装置应具有六向的活动自由度，且通常具有与正常自然运动模式在数量和质量相匹配的潜能。需要重点考虑的问题包括聚合物和金属终板之间的连接，以及在随后几十年里的稳定性。骨–植入物的界面可能也需要特别的关注，因为较高的限制量会导致终板上的受力的增加。可靠的稳定性是骨生长的必要条件，并且可以通过各种方法实现，包括螺钉固定、粗

糙表面和钛等离子体涂层等。尽管可以从髋关节和膝关节置换的经验中收集到金属–骨接触面的丰富信息。目前至少有一种新型的弹性材料，其经过一段时间研究后已经被短期应用于临床，未来可能会推荐这些产品的使用。

第4类类似正常椎间盘的装置（例如：M6–L）在生理性限制下具有六向的活动自由度，以及基于弹性髓核和纤维环基质结构，进行性对脊柱运动形成分级的阻力。钛金属终板和弹性髓核之间没有通过化学的方式结合而是存在固定的连接关系，在聚氨酯元件和终板之间可能存在一些滑动。然而，该过程中产生磨损碎片的数量非常少。髓核的可压缩性能对于在日常生活中常见的高强度轴向负荷承载，以及保持六向的自由运动状态是十分重要的因素。这种假体活动度的数量和质量与正常健康椎间盘的特性应该非常相似。这种类似正常健康椎间盘的设计是否会带来更加满意的中长期临床治疗结果还有待进一步观察。比较不同的生物力学设计概念的前瞻性、随机、对照试验尚未完成。

三、参考文献

[1] Bowden AE, Guerin HL, Villarraga ML, et al. Quality of motion considerations in numerical analysis of motion restoring implants of the spine [J]. Clin biomech(Bristol, Avon), 2008, 23: 536-544.

[2] Hallab NJ, Wimmer M, Jacobs JJ. Material properties and wear analysis. In: Yue JJ, Bertagnoli R, McAfee PC, An HS, eds. Motion Preservation Surgery of the Spine [J]. Philadelphia, PA: 2008.

[3] Kurtz SM, Costa L. UHMWPE for arthroplasty: from powder to debris. Editorial comment: a perspective on polyethylene [J]. Clin Orthop Relat Res, 2011, 469: 2260-2261.

[4] Kurtz SM, MacDonald D, Ianuzzi A, et al. The natural history of polyethylene oxidation in total disc replacement [J]. Spine, 2009, 34: 2369-2377.

[5] Medel FJ, Kurtz SM, Hozack WJ, et al. Gamma inert sterilization: a solution to polyethylene oxidation [J]? Bone Joint Surg Am, 2009, 91: 839-849.

[6] Phillips FM, Grfin SR. Cervical disc replacement [J]. Spine, 2005, 30 Suppl: S27-S33.

[7] Hallab N, Link HD, McAfee PC. Biomaterial optimization in total disc arthroplasty [J]. Spine, 2003, 28: S139-S152.

[8] Durhakula MM, Ghiselli G. Cervical total disc replacement, part I: Rationale, biomechanics, and implant types [J]. Orthop Clin N AM, 2005, 36(3): 349-354.

[9] Wright J. Using polyurethanes in medical applications [J]. Medical Device & Diagnostic Industry, 2006: 98-109.

[10] Smith SL, Ash HE, Unsworth A. A tribological study of UHMWPE acetabular cups and polyurethane compliant layer acetabular cups [J]. Biomed Mater Res, 2000, 53: 710-716.

[11] Caravia L. Start up and steady state firction of thin polyurethane layes [J]. Wear, 1993, 160: 191-197.

[12] Schwartz CJ, Bahadur S. Develpment and testing of a novel joint wedar

simulator and investigation of the viability of an elastomeric polyurethane for total-joint arthroplasty devices [J]. Wear, 2007, 262: 331-339.

[13] Jennings LM, Fisher J. A biomechanical and tribological investigation of a novel compliant all polyurethane acetabular resurfacing system [M]. In: International Conference: Engineers & Surgeons-Joined at the Hip, IMechE: 13-15, 2002.

[14] Howie DW, Haynes DR, Rogers Sd, et al. The response to particulate debris [J]. Orthop Clin North Am, 1993, 24: 571-581.

[15] Jacobs JJ. Shanbhag A, Glant TT, et al. Wear debris in total joint replacements [J]. Am Acad Orthop Surg, 1994, 2: 212-220.

[16] Ed Bertagnoli R, Marnay T, Mayer M. Tuttlingen [J]. Total Disc Replacement, 2003.

[17] Punt I, Baxter R, van Ooij A, et al. Submicron sized ultra-high molecular weight polyethylene wear particle analysis from revised SB Charité III total disc replacements [J]. Acta Biomater, 2011, 7: 3404-3411.

[18] Kurtz SM, Patwardhan A, MacDonald D, et al. What is the correlation of in vivo wear and damage patterns with in vitro TDR motion response [J]? Spine, 2008, 33: 481-489.

[19] Kurtz SM, Toth JM, Siskey R, et al. The latest lessons learned from retrieveal analyses of ultra-high molecular weight polyethylene, metal-on-metal, and alternative bearing total disc replacements [J]. Semin Surg, 2012, 24: 57-70.

[20] Punt IM, Austen S, Cleutjens JP, et al. Are periprosthetic tissue reactions observed after revision of total disc replacement comparable to the reactions observed after total hip or knee revision surgery [J]? Spine, 2012, 37: 150-159.

[21] van Ooij A, Kurtz SM, Stessels F, et al. Polyethylene wear debris and long-term clinical failure of the Charité disc prosthesis: a study of 4 patients [J]. Spine, 2007, 32: 223-229.

[22] Choma TJ, Miranda J, Siskey R, et al. Retrieval analysis of a ProDisc-L total disc replacement [J]. Spinal Disord Tech, 2009, 22: 290-296.

[23] Mathews HH, Lehuec JC, Friesem T, et al. Design rationale and biomechanics of Maverick Total Disc arthroplasty with early clinical results [J]. Spine, 2004, 4 Suppl: 268S-275S.

[24] Cobb AG, Schmalzreid TP. The clinical significance of metal ion release from cobalt-chromium metal-on-metal hip joint arthroplasty [J]. Proc Inst Mech Eng H, 2006, 220: 385-398.

[25] Zeh A, Becker C, Planert M, et al. Time-dependent release of cobalt and chromium ions into the serum following implantation of the metal-on-metal Maverick type artificial lumbar disc(Medtronic Sofamor Danek) [J]. Arch Orthop Trauma Surg, 2009, 129: 741-746.

[26] Keel SB, Jaffe KA, Petur Nielsen G, et al. Orthopaedic implant-related sarcoma: a study of twelve cases [J]. Mod Pathol, 2001, 14: 969-977.

[27] Galbusera F, Bellini CM, Zweig T, et al. Design concepts in lumbar total disc arthroplasty [J]. Eur Spne, 2008, 176: 1635-1650.

[28] Zeh A, Planert M, Siegert G, et al. Release of cobalt and chromium ions into the serum following implantation of the metal-on-metal Maverick-type artificial lumbar disc(Medtronic sofamor Danek) [J]. Spine, 2007, 32: 348-352.

[29] LeHuec JC, Kiaer Friesem T, Mathews H, et al. Shock absorption in lumbar disc prosthesis: a preliminary mechanical study [J]. Spinal Disord Tech, 2013, 16: 346-351.

[30] Pinchuk LS. Tribology and biophysics of artificial joints [J]. Tribology and Interface Engineering Series, 2006, 50: 176.

[31] Dowson D, Fisher J, Jin ZM, et al. Design considerations for cushion form bearings in artificial hip joints [J]. Proc Inst Mech Eng H, 1991, 205: 59-68.

[32] Marshman LAG, Strong G, Trewhella M, et al. Minimizing ferromagnetic artefact with metallic lumbar total disc arthroplasty devices at adjacent segments: technical note [J]. Spine, 2010, 35: 252-256.

[33] Patwardhan AG, Tzermiadianos MN, Tsitsopoulos PP, et al. Primary and coupled motions after cervical total disc replacement using a compressible six-degree-of-freedom proshesis [J]. Eur Spine, 2012, 21 Suppl 5: S618-S629.

[34] Yoshioka T, Tsuji H, Hirano N, et al. Motion characteristic of the normal lumbar spine in young adults: instantaneous axis of rotation and vertebral center motion analyses [J]. Spinal Disord, 1990, 3: 103-113.

[35] Pearcy MJ, Bogduk N. Instantaneous axes of rotation of the lumbar intervertebral joints [J]. Spine, 1988, 13: 1033-1041.

[36] Büttner-Janz K. Classification of spine arthroplasty devices [M]. In: Yue JJ, Bertagnoli R, McAffee PC, An HS, eds. Motion Preservation Surgery of the Spine. Philadelphia, PA, 2008.

[37] Chung SK, Kim YE, Wang KC. Biomechanical effect of constraint in lumbar total disc replacement: a study with finite element analysis [J]. Spine, 2009, 34: 1281-1286.

[38] Büttner-Janz K, Schellnack K. Intervertebral disk endoprosthesis-development and current status [in German] [J]. Beitr Orthop Traumatol, 1990, 37: 137-147.

[39] Büttner-Janz K, Schellnack K, Zippel H. Biomechanics of the SB Charité lumbar intervertebral disc endoprosthesis [J]. Int Orthop, 1989, 13: 173-176.

[40] Patwardhan AG, Havey RM, Wharton ND, et al. Asymmetric motion distribution between components of a mobile-core lumbar disc prosthesis: an explanation of unequal wear distribution in explanted CHARITé polyethylene cores [J]. Bone Joint Surg Am, 2012, 94: 846-854.

[41] O'Leary P, Nicolakis M, Lorenz MA, et al. Response of Charité total disc replacement under physiologic loads: rposthesis component motion paterns [J]. Spine, 2005: 590-599.

[42] Patwardhan AG, Voronov LI, Renner SM, et al. Total disc arthroplasty using a compressible disc prosthesis: effect of compressive preload magnitude on the kinematics of lumbar spine [J]. Paper presented at: Ninth Annual Global Symposium on Motion Preservation Technology, 2009, London, England.

第四十八章　M6-L 腰椎人工椎间盘假体

著者： Christoph R.Schätz
审校： 张志成，郭继东
译者： 徐海栋

20 世纪下半叶提出了许多不同的腰椎人工椎间盘置换方案，但很少有研究进入临床试验。人工椎间盘置换（TDR）的临床应用以 Charité 腰椎人工椎间盘为代表并于 1984 年开始，随后在 1989 年由 T. Mannay 推出了 ProDisc-L。之后很多产品逐渐问世。这些第一代 TDR 假体，其设计受到髋关节和膝关节手术中使用的全关节置换技术的严重影响，主要是球 – 窝装置或是具有两个铰接金属塑料表面的装置。这些装置获得了良好的运动范围（ROM），但不允许生理轴向压缩，并且或多或少地限制于非生理性旋转中心。第一代 TDR 假体表现出令人满意的运动范围，缺少生理的运动质量。

M6 的设计理念是开发一种模拟健康椎间盘的生理特征的人工椎间盘。M6-L 是较先进的一代人工腰椎间盘，灵感来自椎间盘自身的结构，旨在通过复制体内椎间盘的生理和生物力学特性来保持运动。该装置包含可压缩聚合物核，超高分子量聚乙烯（UHMWPE）纤维环和钛端板（图 48-1）。环形纤维缠绕在核周围的多个冗余层中并穿过钛合金端板。M6-L 的外环和核心共同提供了所有 6 个自由度的受控 ROM，非常像人体内的椎间盘。该装置由聚合物护套包围，以利于组织向内生长以及磨损碎片的迁移程度最小化。锯齿结构提供瞬时固定，等离子钛喷涂有助于长期稳定的骨骼生长（图 48-1）。

M6-L 进行了广泛的设计验证测试。M6-L 中使用的

所有材料均作为医疗器械植入物，广泛应用于临床，并具有良好的生物相容性。但是，M6-L 仍然接受了全面的组织相容性测试，并发现符合国际标准化组织（ISO）10993 的要求。由美国试验与材料协会（ASTM）2423，在生理屈曲后伸（FE），组合侧向弯曲和轴向旋转下测试了该装置的坚固性和磨损特性，证实该装置是坚固的并且在植入物的预计使用寿命内表现出最小的磨损程度。根据 ASTM D2990 在生理蠕变下对装置的坚固性进行评估，根据 ASTM F2346-05 在静态和动态压缩，压缩剪切和扭转中的超生理负荷，并在屈伸动态中极度旋转进行测试。这些研究的结果均表明，该装置在使用寿命期内结构完整，超过了装置使用寿命期间装置安全性的基本标准。

M6-L 人工腰椎椎间盘获得 CE 标志（欧盟市场注册和准入），在 2009 年之前一直在美国境外使用。它的适应证是 L3~S1 之间的一个或两个相邻的退行性椎间盘疾病用于非手术保守治疗无效的骨骼成熟的患者的手术治疗。早期主要在欧洲应用，主要是在德国。2009 年 2 月第 1 次植入人体。

一、M6-L 的生物力学研究

运动保留椎间盘置换的主要目标是促进生理负荷下体内椎间盘结构的自然的生物力学恢复。这种恢复力求使其尽可能接近或取代固有的系统，并且包括运动范围（ROM）和运动质量的复制。运动质量是指置换的椎间盘在生理范围以及固有椎间盘旋转中心（COR）上复制体内健康的椎间盘的"运动学特征"的能力。更为自然的运动质量和范围被证明对于改善植入物的长期存活率，减慢关节面退变以及减少对相邻椎间盘和小关节的影响非常重要。

使用 8 个人类尸体的腰椎（L1~S1，年龄 44±6.5 岁）将 M6-L 的运动质量和运动范围与完整椎间盘进行比较，通过使用骨水泥和固定针将 L1 椎体和骶骨固定制备试验脊柱。在 0N、400N 和 800 N 压缩预载荷下，在 FE 下对

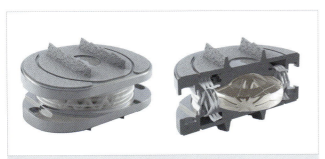

图 48-1　M6-L

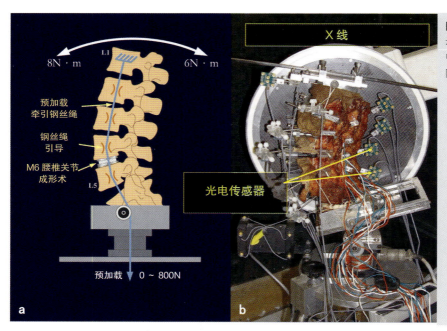

图 48-2　（a）安装在测试装置中的腰椎的示意图，其中预加载缆线通过每段的旋转中心施加的从动负载。（b）应用之后，用附带的传感器测量得到的 ROM

腰椎进行测试。使用 Optotrak 3020 运动捕捉系统测量每个椎体相对于骶骨的运动（图 48-2）。运动结果测量包括运动的质量和范围。运动量定义为 + 8N·m 的屈曲角和 –6N·m 的延伸角之间的 ROM 角度，依据滞后曲线或"循环"的形状和宽度来研究运动质量。运动质量被定义为运动模式的异常（与其大小相反）。运动质量进一步表现为中性区（NZ），屈曲高弹性区域（HFR-F）和延伸高弹性区域（HFR-E）中的刚度和 COR。

这些测试的结果表明，M6-L 成功地恢复了运动的质量和范围。如图 48-3 所示，400N 和 800 N 压缩预载荷下的代表性运动学特征曲线清楚地表明，植入 M6-L 的脊柱的运动学特征在预载荷高达 800N 的条件下保持与完整对照组相似的运动生理学质量。M6-L 的活动度也与完整椎间盘的活动度相似：两组之间的 ROM 差异无统计学意义（$P > 0.05$；图 48-4）。类似地，在所有预载荷下，植入假体和正常椎间盘之间的刚度值接近（$P > 0.05$）。最后，在 FE 下的 COR 评估表明，植入的 M6-L 的 COR 在中线后 $1.6 \pm 1.3\text{mm}$；这在所有预载荷下与相应的正常椎间盘

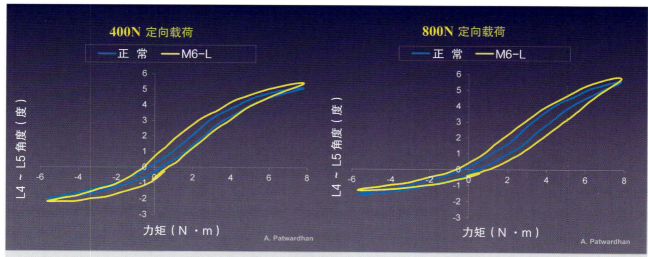

图 48-3　在 400N（左）和 800N（右）的定向载荷下，具有代表性的运动学特征曲线，其中蓝线表示正常的曲线，黄线表示 M6-L 植入后的曲线

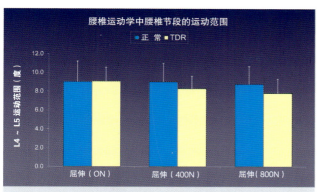

图 48-4　在 0N、400N 及 800N 载荷下的正常节段与植入节段的屈伸运动范围。TDR：完全椎间盘置换比于不可压缩的可活动核心装置，M6-L 具有更优良的维持活动范围的能力

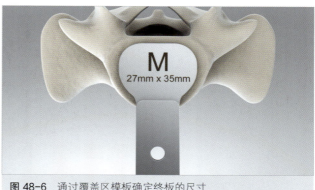

图 48-6　通过覆盖区模板确定终板的尺寸

相似（$P > 0.05$）。

　　由于其独特的设计，M6-L 允许其在所有 6 个自由度中运动阻力逐渐增加。相比之下，不可压缩的移动核心装置被设计为尽可能少地抵抗旋转运动。研究结果证实，M6-L 比起第一代 TDR 假体，生理学特性明显更完善，尤其是在生理轴向预载荷下（图 48-5）。

　　总之，这些数据清楚地揭示了在生理负荷下具有可压缩核心的人工椎间盘的优越的生物力学行为。M6-L 的核心和纤维系统共同作用，维持生理运动的数量和质量，包括 ROM、强度、COR 和逐步增加的运动抵抗力。以这种方式模仿天然椎间盘运动可能导致后方结构和相邻结构的较少退变，相对于融合或椎间盘切除病例远期疗效更佳，术后并发症更少。

二、M6-L 手术技术

（一）入路和准备

　　通过前腹部入路进行 M6-L 的植入。进入到椎体前方后，进行节段定位，并判断椎间隙中点，放置中线标记定位针或螺钉作为参考，进行彻底的椎间盘切除术。根据需要切除后纤维环，后纵韧带和后方骨赘。软骨终板需刮除，但应保留软骨下骨。

1. 植入尺寸

　　使用试模来确定植入物的正确大小（大或中）。如图 48-6 所示假体的尺寸和脊柱前凸角度（3°、6° 或 10°）由放置在椎间隙内的试模决定。选择合适的植入物高度以恢复理想的椎间隙高度。然后将正确尺寸的试模放入椎间隙内（图 48-7）。注意使用透视观察试模上的中心对齐端口（CAP）确保假体在椎间隙内的方向并保持居中，同时也

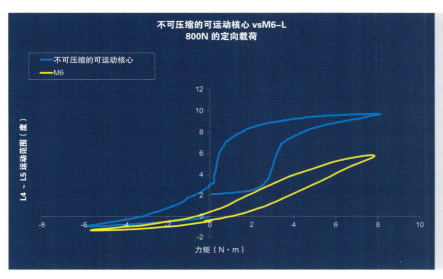

图 48-5　M6-L 与第一代 TDR 假体的比较

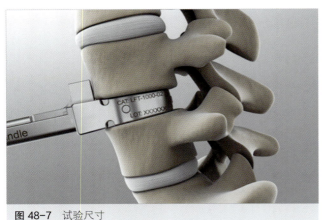

图 48-7　试验尺寸

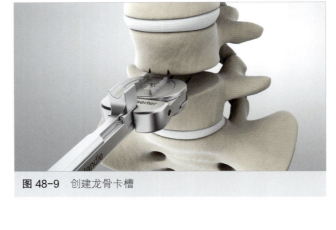

图 48-9　创建龙骨卡槽

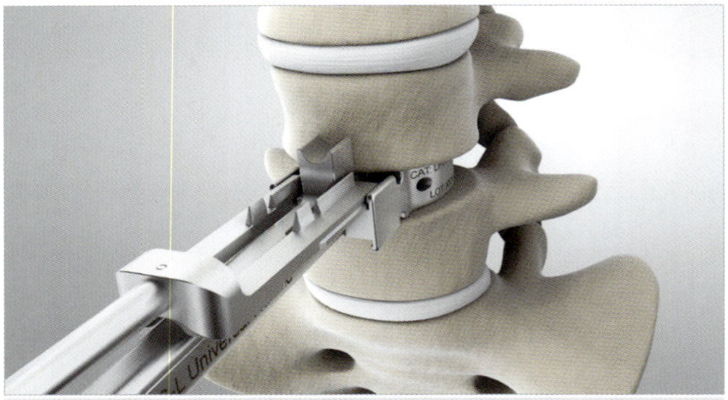

图 48-8　椎间盘的嵌入

可以验证尽可能地覆盖终板。手柄上的可调节装置可以定位，避免假体放置的位置发生变化。

2. 龙骨切割

将假体置于理想位置后，连接手柄，将特制骨刀插入用于上下龙骨切割的试验导槽中（图 48-8）。手柄有限深装置防止打入过于偏后，逐渐向后敲入直到椎体后缘，通过侧位透视确定打入深度。然后使用滑锤取出骨凿、试模，手柄保持不动。最后冲洗并清除所有碎屑。

（三）M6 放置

将试模头从手柄上取下并安装假体。手柄上的限深刻度需要保留，以限制假体植入过深。所选的假体尺寸从其包装中取出并装载到打入器上。然后将假体对准龙骨轨道并在透视引导下植入椎间隙（图 48-9）。一旦到达所需的最终位置，则移除插入器。术中透视检查确定最终位置，关闭切口。

（四）临床疗效

在德国，英国和南非启动了一项多中心、单盲、前瞻性的统计研究，与 M6-L 第一例腰椎人工椎间盘的移植同时开展。研究的目的是监控设备的初始安全性，并观察远期安全性和临床疗效。征得手术治疗的腰椎退行性椎间盘疾病患者同意并进行详细记录。研究者收到指示根据 M6-L 使用说明书选择患者（IFU），并根据 M6-L 手术技术操作手册完成手术。

观测指标主要包括患者病史，腰背痛特异性神经系统检查，Oswestry 功能障碍指数（ODI）问卷，背部和腿部疼痛视觉模拟量表（VAS）评分，患者满意度以及并发症的发生率和严重程度。进行术前和术后 4~6 周、3 个月、6 个月、12 个月、24 个月随访。更长期的随访仍在继续。

术前、术后立即进行前后位、侧位、屈伸位 X 线检查，随后进行随访。为了尽量减少患者的辐射暴露，允许适当减少术后 X 线检查次数，定量结果（如 ROM，椎间盘高度，椎间盘角度）由核心实验室评估。

使用描述性统计量值来确定连续变量的平均值和标准差。按适当的频率或百分比报告分类变量。使用配对样本分析计算术前和术后随访的变化，$P < 0.05$ 为有统计学意义。使用综合量表确定个体患者手术成功，定义为：（a）ODI 减少 10% 即认为功能改善；（b）背部疼痛 VAS 评分下降 1.8 分；（c）无复发、修正、翻修或内植物取出等严重不良事件。

（五）结果

101 名植入了 M6-L 设备的患者被纳入了该研究。截至 2012 年 9 月，37 例患者实现了术后至少 2 年随访。

队列研究包含了男性 50 例，女性 51 例，年龄 44 ± 14.2 岁。患者体重指数为 25.6 ± 4.5，表明包含一些超重患者，但没有人达到肥胖水平（BMI > 30）。67 例患者 L4~S1 行单节段手术，31 例患者 L3~S1 行两节段假体植入，3 例患者 L3~S1 行 3 节段椎间盘置换术。

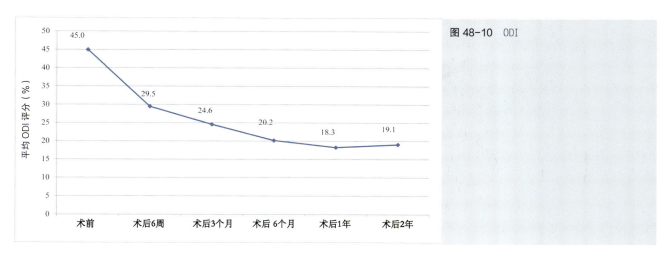

图 48-10 ODI

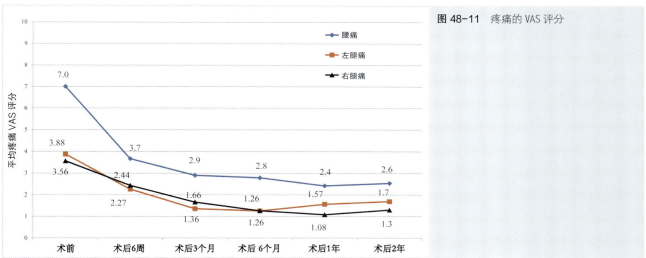

图 48-11 疼痛的 VAS 评分

ODI 在 基 线 时 为 45.4%±17.7%，2 年 为 19.5%±20.2%。57% 的改善是非常显著的（$P < 0.001$）（图 48-10）。根据文献报道，ODI 10% 的改善被认为是临床显著差异的最小数值（MCID）。有 76% 的患者在 24 个月达到 MCID。术前背痛评分为 7.1±2.2，2 年显著下降至 2.6±2.8（$P < 0.0001$）（图 48-11）。术前右腿和左腿疼痛评分分别为 3.8±3.2 和 3.9±3.3，两年分别下降了 66% 和 54%，分别为 1.3±2.2（$P < 0.001$）和 1.8±2.7（$P < 0.001$）。在术后 2 年（$n = 31$）随访患者满意度调查问卷中，81% 的患者认为术后症状大大改善，96% 的患者表示在同样病情下愿意接受手术。

定量放射照相分析显示术前、术后椎间盘平均高度较术前有明显的增加，并在术后 2 年间得以维持。在后续随访观察中，椎间盘的生理角度得到了恢复和维持。整体和 ROM 的指标水平也在 2 年的随访中得以保持（表

48-2）。

尽管存在内植物失效及其他严重不良事件，2 例患者术后腰部神经检查结果也出现了轻微异常，但使用规范的人工椎间盘置换术 2 年以上随访证实有效率达到了 76% 以上。

M6-L 临床随访研究证实了各种临床指标均明显改善，说明 M6-L 设备的设计可能带来满意的远期临床疗效。该队列研究正在持续进行中，我们期待更长期的随访结果。

（六）M6-L 经验和教训

根据我们中心数百例 M6-L 移植的经验，我们可以有以下经验和教训：

应将中线标记置于上位椎体的中线，而不是在手术过程中置于椎间隙作为参照：

（1）10mm×12mm 试模有 3°、6°、10° 3 种，将其置

于椎间盘切除后的椎间隙中，可以快速评估当时的脊柱前凸，而无须反复试验。

（2）实现足够的后方减压是非常重要的。通常需要将后纵韧带变薄或完全切除以达到此目的。由外环提供的 M6-L 的固有刚度保证了即使行韧带切除术也能维持良好的椎间稳定性。

（3）如果试模在放置期间离开中线，建议按照操作指南重新插入试模。

（4）入 L5~S1 龙骨槽的制备中，部分患者耻骨过高或过大，使骨刀难以顺利置于 S1 上方，应先处理这一面以保证足够大的操作空间。

（5）仔细阅读术前 X 线片。手术节段预期的腰椎前凸和理论值差别不应大于 3°。例如，10° 脊柱前凸假体最好用于需要达到 7°~13° 前凸的间隙，尽可能多地接触椎体终板，假体应接近正位片上上部相邻椎弓根阴影的中部到终板的垂直线。

（6）侧面 X 线片上，假体应接近椎体皮质骨的前后缘。

（7）对于具体的某个椎间隙而言，宁可选择更大前凸的假体而不是选择相对小一点的，对 L5~S1 间隙更是如此。

（8）在 L5~S1 的骶骨斜坡较大或椎间盘角度过大的患者最好进行融合手术。

三、小结

M6-L 腰椎人工椎间盘的设计目标是尽可能地模仿体内椎间盘的生理特征。该装置的体外测试已经证明其寿命和强度均较为满意。M6-L 的生物力学测试结果表明该装置可以恢复运动数量和运动质量，该假体的手术放置技术相对简单。最初的 2 年临床疗效非常令人鼓舞，正在计划进行更长期的随访，以证实该设备优异的生物力学特性会带来更好的临床疗效。

四、参考文献

［1］Büttner-Janz K, Schellnack K. Intervertebral disc endoprosthesis-development and current status [in German] [J]. Beitr Orthop Traumatol, 1990, 37: 137-147.

［2］Büttner-Janz K, Schellnack K, Zippel H. An alternative treatment strategy in lumbar intervertebral disc damage using an SB Charité modular type intervertebral disc endoprosthesis [in German] [J]. Z Orthop Ihre Grenzgeb, 1987, 125: 1-6.

［3］Büttner-Janz K, Schellnack K, Zippel H. Biomechanics of the SB Charité lumbar intervertebral disc endoprosthesis [J]. Int Orthop, 1989, 13: 173-176.

［4］Cinotti G, David T, Postacchini F. Results of disc prosthesis after a minimum follow-up period of 2 years [J]. Spine, 1996, 21: 995-1000.

［5］Griffith SL, Shelokov AP, Büttner-Janz K, et al. A multicenter retrospective study of the clinical results of the LINK SB Charité intervertebral prosthesis [J]. The initial European experience. Spine, 1994, 19: 1842-1849.

［6］Bertagnoli R, Kumar S. Indications for full prosthetic disc arthroplasty: a corrleation of clinical out come against a variety of indications [J]. Eur Spine, 2002, 11 Suppl 2: S131-S136.

［7］Zigler JE. Clinical results with ProDisc: European experience and U. S. investigation device exemption study [J]. Spine, 2003, 28: S163-S166.

［8］Marnay T. Lumbar disc replacement: 7 to 11-year results with ProDisc [M]. Paper presented at: NASS 17th Annual Meeting, 2002.

［9］Huang RC, Girardi FP, Cammisa FP, et al. Correlation between range of motion and outcome after lumbar total disc replacement: 8. 6-year follow-up [J]. Spine, 2005, 30: 1407-1411.

［10］Huang RC, Girardi FP, Cammisa FP, et al. Long-term flexionextension range of motion of the prodisc total disc replacement [J]. Spinal Disord TEch, 2003, 16: 435-440.

［11］Tropiano P, Huang RC, Girardi FP, et al. Lumbar total discreplacement. Seven to eleven-year follow-up [J]. Bone Joint Surg Am, 2005, 87: 490-496.

［12］O'Leary P, Nicolakis M, Lorenz MA, et al. Response of Charité total discreplacement under physiologic loads: prosthesis component motion paterns [J]. Spine, 2005, 5: 590-599.

［13］Bowden AE, Guerin HL, Villarraga ML, et al. Quality of motion considerations in numerical analysis of motion restoring implants of the spine [J]. Clin Biomech(Bristol, Avon), 2008, 23: 536-544.

［14］Ayturk UM, Garcia JJ, Puttlitz CM. The micromechanical role of the annulus fibrosus components under physiological loading of the lumbar spine [J]. Biomech Eng, 2010, 132.

［15］Harrop JS, Youssef JA, Maltenfort M, et al. Lumbar adjacent segment degeneration and disease after arthrodesis and total disc arthroplasty [J]. Spine, 2008, 33: 1701-1707.

［16］Hilibrand AS, Robbins M. Adjacent segment degeneration and adjacent segment disease: the consequences of spinal fusion [J]. Spine, 2004, 4 Suppl: 190S-194S.

［17］Huang RC, Girardi FP, Cammisa FP, et al. The implications of constraint in lumbar total disc replacement [J]. Spinal Disord Tech, 2003, 16: 412-417.

［18］Wang JC, Arnold PM, Hermsmeyer JT, et al. Do lumbar motion preserving devices reduce the risk of adjacent segment pathology compared with fusion surgery [J]. A systematic review. Spine, 2012, 37 22 suppl: S133-S143.

［19］Patwardhan AG, Voronov LI, Renner SM, et al. Total discarthroplasty using a compressible disc prosthesis: effect of compressive preload magnitude on the kinematics of lumbar spine [M]. Paper presented at: Ninth Annual Global Symposium on Motion Preservation Technology, 2009, London, England.

［20］Patwardhan AG, Havery RM, Carandang G, et al. Effect of compressive follower preload on the flexion-extension repsonse of the human lumbar spine [J]. Orthop Res, 2003, 21: 540-546.

［21］Patwardhan AG, Havey RM, Meade KP, et al. A follower load increases the load-carrying capacity of the lumbar spine in compression [J]. Spine, 1999, 24: 1003-1009.

［22］Copay AG, Glassman SD, Subach BR, et al. Minimum clinically important difference in lumbar spine surgery patients: a choice of methods using the Oswestry Disability Index, Medical Outcomes Study questionnaire Short Form 36, and pain scales [J]. Spine, 2008, 8: 968-974.

第四十九章　Mobidisc 腰椎人工椎间盘假体

著者： Michael P.McClincy，Gwendolun Sowa，Nam Vo，Bing Wang，James D.Kang

审校： 郭美玉，李忠海，郭继东

译者： 宁广智

脊柱手术在骨科领域开展得相对较早，与髋关节和膝关节一样，脊柱手术开始于融合术和截骨术，然后通过石膏和接骨板实现制动。现如今，膝关节和髋关节假体，以及其他关节假体都取得了长足的进步。与膝关节和髋关节各只有两个关节不同，脊柱具有更多的节段。每个脊柱节段都是由后方的两个关节突关节及前方的椎间盘三部分组成的。脊柱的活动度主要集中于前凸的节段（颈椎和腰椎）。脊柱的功能（对生活质量来说至关重要）会随着解剖结构的退变、前凸的消失、活动度的降低而减低。从重建手术的观点来看，椎间盘置换是符合逻辑的。

第一个椎间盘假体出现在 20 世纪 50~60 年代，由水泥和金属构成，放置于椎间隙内。后来出现了髓核假体，如 PDN、Serpentine of Husson、注射凝胶及全椎间盘假体。根据旋转中心是固定还是可移动的，假体可分为半限制型和非限制型。它们遵循同样的原则：上下金属板包含可移动或固定的中间组件。从 1984 年第一个人工椎间盘假体 Charité 应用于临床到 2006 年，全世界完成超过 20 000 例全椎间盘置换。但至今在西方国家，腰椎间盘退行性疾病的外科治疗中，全椎间盘置换术相对于椎间融合术仍处于边缘的地位。随着时间的推移，人工间盘置换取得了令人鼓舞的成果，但证据的级别仍有争议，特别是长期的随访结果（5 年或更久）。

自从椎间盘置换术问世以来，技术的迅速发展使其生物力学特性越来越接近正常脊柱。Mobidisc 是一个具有可控制活动的聚乙烯组件的全椎间盘假体，根据设计理念，理论上可以帮助实现某些方面的理想功能。

一、脊柱和椎间隙的生物力学

脊柱的活动分为 3 个轴和 6 个自由度：前后屈伸（水平轴），侧向屈曲（矢状轴）和旋转（垂直轴）。这些运动由"轨道"（关节面）和"制动器"（韧带、关节囊和肌肉）控制。脊柱的负载近 80% 位于椎间盘的前部，弹性变形能力使其适应脊柱的运动。椎间盘磨损和撕裂会使退变加快，这将是腰痛的前兆，甚至出现腰痛 - 坐骨神经痛。

脊柱的运动以旋转中心为特征。屈伸运动旋转中心是根据后方关节突关节的形状和空间位置，通过几何构造所确定的。通过屈伸位 X 线片和有限元的模型分析，确定该旋转中心位于椎间隙后 1/3 和下位椎体的上终板的表面的下方。这个位置事实上是一个中立位旋转中心，属于瞬时旋转中心（ICR）。ICR 定义为：在特定的时刻，相对于一个固定的平面，移动平面上的点的速度分布。ICR 是速度被取消的点，使我们能够计算和认识两个椎体之间 ICR 及其空间变化。因此，屈伸运动的旋转中心不是单一的，而是在生理区域（图 49-1）内移动的。侧屈和旋转的 ICR 是不同的。

由于后方关节突关节面的解剖形态，围绕椎体轴线的直接旋转是不可能的。因此，这个旋转是由一个圆平面上的平移而产生的扭转，该旋转中心是在棘突的水平上的。

这种从 3°~6° 的生理运动，取决于年龄和形态类型。该运动主要是联合运动，并且 ICR 变化很大。在年轻的时候，我们可以认为椎间盘和后方关节突关节面功能正常，在 ICR 的适应性上是一致的。随着老化和椎间盘退变，不稳定使 ICR 远离生理区域。这个过程中，尤其后方关节突关节面会承受异常的扭转力。在本体感觉神经系统的影响下，退变的椎间盘逐渐向后突出，并通过丢失高度和减少前凸，使载荷转移到关节突关节面后方。因此，ICR 的变化与椎间活动结构的功能密切相关。

全椎间盘假体必须恢复椎间高度和与 ICR 相适应的活动结构。目前半限制假体具有对应屈伸的中位旋转中心（MCR）。侧屈运动的缺失不利于椎间盘节段的生理旋转。非限制性假体允许 ICR 的移位，特别是在旋转中，能够较好完成联合运动，并减低后方关节突关节和假体的磨损。

二、Mobidisc 假体

（一）设计理念

Mobidisc 假体设计目的是恢复更接近于生理水平的运

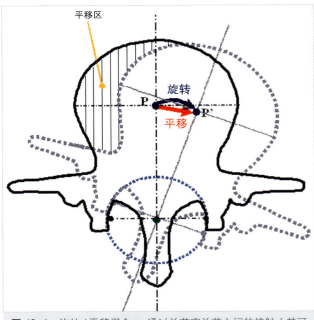

图 49-1　旋转 / 平移概念。通过关节突关节之间的接触（其可以与圆弧相比）实现旋转运动。然而，关节面的特定形状限制了椎板在其旋转运动（阴影区域）期间的一些平移。因此，在脊柱的旋转运动期间，位于椎间盘内的任何点（P）将经历平移运动（红色箭头）到 P'。没有纯粹的旋转，而是旋转和平移之间的耦合，类似于扭转

金属终板为钴铬合金材质。为了尽可能接近生理解剖，下终板提供了 3 种不同的脊柱前凸角度的选择（0°、5° 和 10°）。与骨接触的表面有等离子喷涂的多孔钛和羟基磷灰石涂层以利融合。

下终板表面上有 4 个固定点以限制植入物的移位。

上下终板后缘的斜面设计使假体要易于插入椎间隙。

金属终板之间的超高分子量聚乙烯（UHMWPE）插入物具有一个平滑的下表面和一个直径 15mm 的圆顶形状。植入物具有两个侧向凸点，其与下终板结合可以控制假体的移动。这些侧向凸点也用以防止脱落，由于侧方凸点的限制，假体安装后活动范围不能超过相应边界。

Mobidisc 假体具有后方和下方旋转中心，允许水平面各个方向上 2.5mm 的平移，其包含 6 个自由度（图 49-3）。植入假体的运动包括屈伸（±16°），侧屈（±10°），旋转（±6°）。假体的平移允许椎间旋转（扭转），但受到其自身边界（平移 2.5mm）的限制。

植入物的可移动性使其可能匹配上终板的弧度。该假体允许自动中线对齐，并遵循关节面的解剖结构所允许的移位。因此，该假体是个性化的，应适应每个个体。它不必严格要求位于正位的中央，该设计减少了手术误差

动，不受限制性假体的约束，而是由一个固定的插入物提供特定的旋转中心。由于脊柱的运动是依托于患者的机体和解剖结构（瞬时旋转中心）运动的，所以提供一个固定的旋转中心似乎有些不合逻辑。出于这个原因，移动插入物的概念被提出，以恢复生理旋转中心。

假体应降低对关节、骨和韧带特别是后方关节突关节的应力。

理论上 Mobidisc 假体应适应每个具体病例脊柱的生理运动；也就是说，假体适应患者的解剖特点。这决定了无论适应治疗的节段、运动、矢状面平衡和肌肉韧带结构这些参数如何变化，假体都必须与之相匹配。

此外，Mobidisc 假体的目的是恢复正常的椎间盘环境；因此，人工全椎间盘置换的适应证是单纯的椎间盘源性疼痛。"单纯"是指椎间盘是疼痛的唯一来源，仅存在椎间盘疾病。

（二）设计

Mobidisc 假体有上下两块人工金属终板，一枚聚乙烯（PE）插入物和一个主固定系统（图 49-2）。

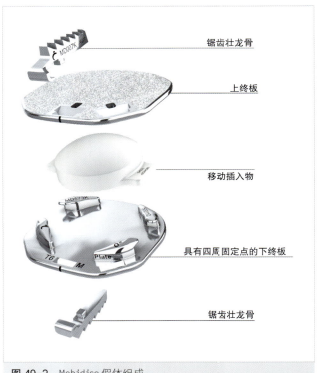

图 49-2　Mobidisc 假体组成

锯齿壮龙骨
上终板
移动插入物
具有四届固定点的下终板
锯齿壮龙骨

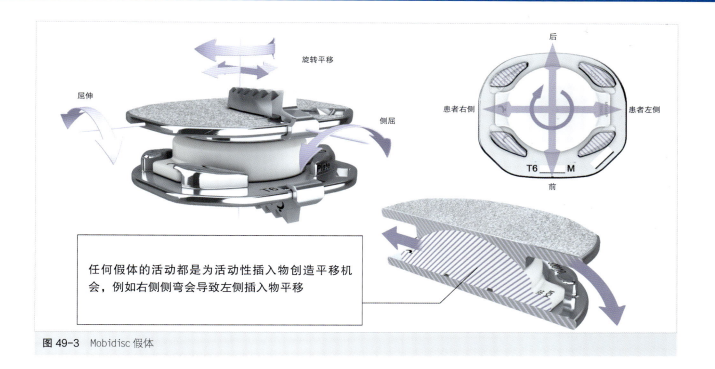

任何假体的活动都是为活动性插入物创造平移机会，例如右侧侧弯会导致左侧插入物平移

图 49-3 Mobidisc 假体

（假体并不需要精确位于椎间隙的中心）。如果 ICR 尽可能接近正常的生理情况，且对生理的运动范围具有最小的限制，那么就解放了后方的关节突关节。假体 ICR 距离手术节段本身 ICR 越近，则假体组件之间的损耗（假体组件之间的张力、磨损和撕裂）越低。

（三）范围

为了适应个体解剖，Mobidisc 终板拥有多种尺寸，如表 49-1 所示。

表 49-1 板的有效尺寸，宽度（mm）× 深度（mm）

		T4			T6			T8	
深度 （mm）	S	27	×	29	27	×	34	30	×	39
	M	30	×	29	30	×	34	33	×	39
	L	33	×	29	33	×	34	36	×	39

假体的高度主要取决于移动植入物的高度，高度范围 10~14mm，以适应不同的椎间隙高度。

所有这些参数（终板的大小，假体的可移动性，模块化的固定）均有利于恢复椎间盘的生理运动。

（四）生物力学测试

Mobidisc 假体的机械性能及磨损特性已经依据美国测试和方法学会制订的标准进行了研究。

该测试将假体植入测试设备中来评估随着时间研究对象的变化，共模拟了 1000 万个周期的生理运动。

测试包括两方面的内容，一是通过侧屈进行耦合轴向压缩，二是通过旋转进行耦合轴向压缩。

在每百万次循环后测量聚乙烯插入物的高度和重量。在 1000 万个周期后 Mobidisc 显示出可忽略的高度和重量丢失（＜ 0.1%），表现出良好的耐磨性，这是植入假体时的关键参数之一。

（五）旋转中心

我们在 Mobidisc 植入前后绘制了腰椎椎间旋转中心。

下述研究的目的是探讨人工椎间盘置换术是否能恢复手术节段椎间盘的生理运动而不改变相邻节段旋转中心。

对 41 例行腰椎人工椎间盘置换术的患者，术后检查了侧位的动力位 X 线片，使用数字化 X 线片的特定软件允许自动记录椎体轮廓，计算平均旋转中心。考虑到在确定旋转中心时误差的敏感度，所以患者术后在植入水平上至少 5° 的运动才可进行分析。

术前，因为活动度较差，旋转中心很难确定。术后 40 例入组患者旋转中心位于椎间盘后半部分或上位椎体的后下部，靠近下终板（即接近生理位置）。共有 14 例患者由于椎间节段运动为 ±0.5°，旋转中心位置无法确定。有 5 例由于技术错误致使旋转中心处于非生理性的位置。5 例植入物因高度过高，与正常状态相比，旋转中心趋于向上移动。2例假体植入太靠前方，使其旋转中心偏前，而相邻节段旋转中心没有受到影响。

总之，术前旋转中心异常可能是不稳定的一项指标。人工椎间盘置换术可以恢复大部分手术节段的生理旋转中心。但假体的位置和高度可能影响其旋转中心的位置。相比椎间融合术，人工椎间盘置换术可恢复正常的节段运动，保护了相邻节段的运动，原则上人工椎间盘置换术可能会降低相邻节段退变发生率。

植入假体的概念是模仿自然髓核移动的运动学效应，因此假体植入后应尽量减少运动期间的椎间平移，正如在生理活动中的那样。

对植入 Mobidisc 假体节段的椎间运动的体内特征进行记录，将同一患者的处理节段（假体植入的节段）和正常节段（从文献获得的数据）进行比较。通过一种精确的测量方法，我们证明了假体植入后在 L4~L5 复制了正常生理性的椎间活动，但在 L5~S1 并没有实现。并且假体植入后在任何节段无论怎样增加椎间活动都不能复制生理性椎间活动。

此外，假体活动增多的同时椎间平移往往会减少（图 49-4），这也证明了人工椎间盘假体植入后像生理情况下一样可以把椎间平移减到最小。

（六）手术技术

患者仰卧位，避免腰部过伸，避免任何对血管的过度牵拉。我们使用达芬奇体位，对术者来说这个体位更舒适，并允许多一个助手的参与。经腹膜后入路显露脊柱和椎间盘，轻柔剥离血管。在 L4~L5 节段，结扎腰升血管，便于手术操作。当椎间盘基本显露时，X 线辅助下定位脊柱中线，不透射线的定位针放置在手术节段的上位椎体上，用于整个手术过程中标记，以确保假体的精确定位，以便创造良好的生物力学环境。

在具体的手术节段，可利用椎间宽度测量仪测量来选择假体的大小。然后切开椎间盘，单侧牵引开植入间隙，先清理一侧椎间盘，然后反向清理另一侧椎间盘。必须彻底清理椎间盘后部的空间，松解椎间隙后方：建议松解后纵韧带，以确保假体的正常移动。相对于椎间融合术，人工椎间盘置换术中患者体位摆在前凸位，避免患者站立后造成过度前凸。

用刮匙或凿子去除骨赘，清理终板，使椎体表面尽量平整。应注意不要损伤终板。上述操作的目的是尽可能将假体推向椎间隙的后方。

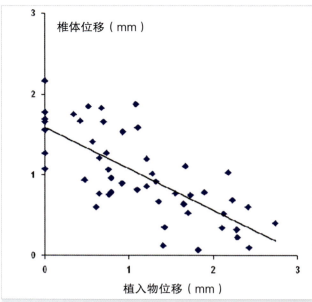

图 49-4　正常节段与 Mobidisc 假体植入节段的关系，10°的范围为一个等级（$P < 0.001$）

椎间盘完全切除后，可以开始选择假体。使用深度计测出椎体终板的前后长度。双侧牵开器打开椎间隙，并且保持平行撑开。与融合相反，不建议放置一个最大高度的假体。一个过大的假体会使后方关节突关节过度拉伸造成疼痛，这种疼痛往往不是椎间盘源性疼痛。

可以将对应假体大小和高度的导向装置，以导针为中心（导向装置上的标记用于与导针对齐，图 49-5）插入到最大深度；其位置将决定假体的正确位置，特别是深度。

将使用假体高度相对应的龙骨切割器放置在导向装置的通道中，用锤子敲入并达到安全止点的位置。准备阶段完成。

假体的选择：

假体上下必须尽可能覆盖椎体终板（受血管宽度限制），高度不得超过相邻节段。

角度侧位 X 线的引导下：导向装置和终板之间的角度即为假体的前凸角度：0°（平行）、5° 或者 10°。

假体被植入并放置到导向装置中，然后用撞击器推动直到安全止点。如果有必要，可以在毫米水平调整撞击器（推荐侧位透视），确保假体安全放置在尽可能靠近椎间隙后方的位置。

注意：假体的固定可以通过两种不同的方式完成（图 49-6）。当使用严格的前入路植入时，使用模块化龙骨将假体引导到位。

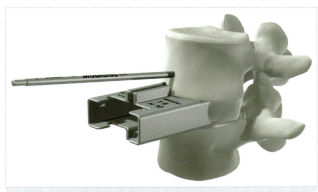

图 49-5　导向装置，保持平行和保护血管

该研究的目的是明确人工椎间盘的临床疗效，并证明其在大量患者中的安全性，该研究试图尽可能代表法国腰椎人工椎间盘置换术的目标人群。

最初计划对每例患者进行为期 2 年的随访，由于得到了国家支持，研究持续时间延长至 10 年。

定期复查所有患者的临床和影像学检查，术前和术后 6 周、3 个月、6 个月、1 年、2 年、3 年、5 年和 10 年。放射学评估包括中立位和动态（前屈、后伸、侧屈）位置的前后和侧位腰椎 X 线片（图 49-8）。

术前诊断和术前检查按照医生的常规进行，包括计算机断层扫描（CT），磁共振成像（MRI），椎间盘造影（"疼痛记忆"），以及在某些病例中行关节突关节阻滞试验（症状改善超过 50%）。

临床评估包括临床检查和完成自我评估问卷：视觉模拟评分（VAS 0~10cm），Oswestry 功能障碍指数（ODI 0~100%）和 SF-36 健康调查问卷。纳入标准如下：骨发育成熟的患者（18~60 岁）伴或不伴有神经根性症状的慢性腰背痛，与腰椎一个或多个节段的退行性椎间盘疾病（DDD）有关，保守治疗 6 个月无效。DDD 必须通过影像学确认。

排除标准包括：关节突关节退行性疾病，非盘源性疼痛，骨质疏松症，腰椎不稳或患者拒绝参加研究。必须注意的是，没有排除既往腰椎手术史（包括融合），2 个或 3 个节段的患者，工伤患者及第一次手术的患者。

纳入期从 2003 年 11 月 6 日到 2008 年 12 月 31 日。在这组病例中，411 例患者植入了 455 个 Mobidisc 假体。这些患者的年龄为 41.8 ± 7.0 岁（19~59 岁），男性 130 例（31.6%），女性 281 例（68.4%）。共有 258 例患者以前没有接受过手术（63.1%），151 例患者至少曾行一次腰椎手术 [包括 16 例椎间融合术和 (或)110 例椎间盘切除术]。

假体的设计也提供了另一种选择来植入假体，即通过从血管左边倾斜插入假体。当医生证实位置最理想之前，其可以自由地在椎间隙移动。锚定片通过金属终板植于椎体内，将它们锁定在良好的位置。

这种固定方式在 L4~L5 及以上节段相对合适。血管的位置是前路手术的最大挑战之一，因此，能够将假体植入最佳位置，而不过度牵拉血管，并使假体居中，这是手术的关键。

然后移除导向装置和定位针。需要正侧位 X 线片确定假体位置满意（图 49-7）。如果需要，可以使用撞击器移动假体，从而调整其位置。

常规关闭切口。如果没有其他临床问题，应在第 2 日下地。而且无须佩戴支具，可以马上坐立。

（七）临床疗效

Mobidisc 假体于 2003 年 11 月首次被应用。当时，法国开展了一项前瞻性观察性研究，涉及 8 个中心（4 所大学医院，1 所地区医院和 3 所私人诊所），研究中纳入了 411 例患者。

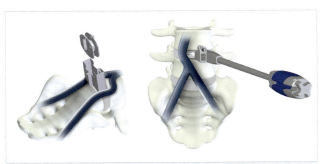

图 49-6　L5~S1 左，L4~L5 右，L5~S1 假体严格前入路固定。L4~L5 左侧斜入路

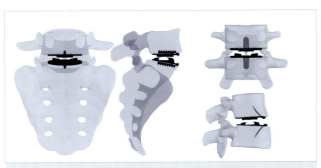

图 49-7　最终控制的初级固定与锚定剪切初级固定

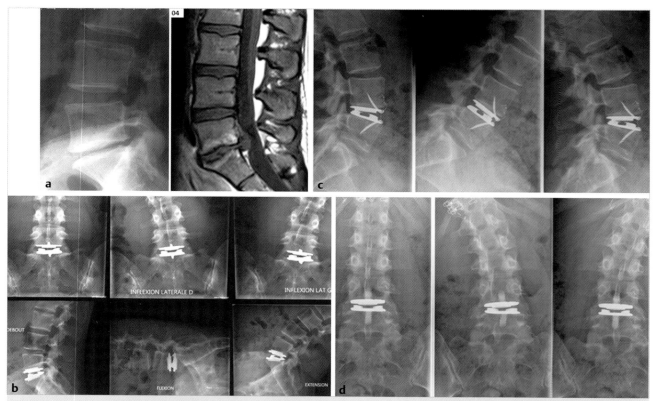

图 49-8 （a）38 岁患有退行性椎间盘疾病的女性患者，在 L5 ～ S1 进行 Mobidisc I 植入术前的 X 线，MRI。（b）3 年前使用 Mobidisc 假体的前路椎间盘置换的患者。（c）26 岁 L4～L5 椎间盘退变的女性患者。（d）使用 Mobidisc 假体后 3 个月中立位和动态（前屈、后伸、侧屈）位置的正位和侧位腰椎 X 线片

数据库关闭后，椎间盘置换术后随访平均时间为 67 个月（37~98 个月），并对 153 例患者进行了 5 年评估。有 266 例（64.7%）行 L5~S1 椎间盘置换，368 例患者接受单节段手术，42 例接受两节段手术，1 例接受 3 节段手术。所有手术的平均失血量为 241mL，平均手术时间为 149min。

在所有时间点，背部疼痛 VAS 评分持续下降（从基线时的 6.3 分降至 5 年时的 2.7 分，$P < 0.05$，图 49-9，黑线）。5 年时平均基线变化为 4.0。腿痛 VAS 表现出类似的变化（图 49-9，红线）。

ODI 功能评分（图 49-10）在椎间盘置换术后也显著降低，并且在整个研究期间持续改善，直至术后 5 年。在整体人群中，ODI 术前平均为 49.2%，术后 5 年时平均为 21.0%（$P < 0.0001$），5 年内平均降低 27.8%。

术前，43.6% 的患者被归类为"严重疾患"（ODI 的范围从 50%~68%），在术后 5 年随访时这一比例下降到 9.9%，相反的，"没有严重疾患的患者比例"（ODI < 10%）从术前 0.3% 增加到术后 5 年后 40.5%。与疼痛和功能改

善过程一致，生活质量以 SF-36 健康调查评估显示，精神和身体方面都显著改善（图 49-11）。

影像学显示，Mobidisc 椎间盘置换术重建了治疗节段的运动和弧度（图 49-12）。5 年后，与基线相比，运动改善平均为 4.9°，并且 71% 的手术节段是可活动的（活动范围 > 3°）。没有植入物损坏，没有异位骨化达到 McAfee 分级中的 III 或 IV 级。

并发症也比较常见，主要与前路手术方式本身有关：9/130 例男性（6.9%）有逆行射精，其中 1 例患者接受了翻修手术（3 例已解决；1 例未知结果；5 例症状持续）。需要再次手术的手术相关不良事件涉及 16/411 例患者（5 例脏器膨出，1 例浅表感染，1 例膀胱梗阻，2 例局部血肿，3 例假体移位，2 例术中椎体骨折，以及 1 例定位针体内残留）。18 个装置发生沉降：必须注意的是，植入物的设计工艺随着时间的推移而逐渐改进（对于骨来说，侵袭性更小，宽度更大，深度更大）。由于这些改进，沉降率从 6%（初始设计）下降到 1.8%（目前的设计）。

与器械相关的需要再手术的不良事件见于 5 例患者（3

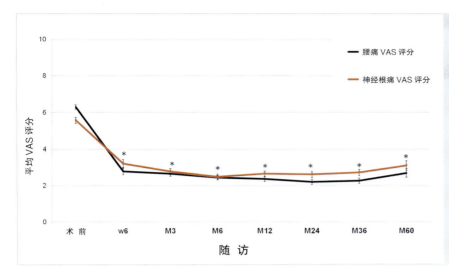

图 49-9　VAS 的变化图，椎间盘置换术前、术后不同时间点，腰痛（黑线）和神经根痛（红线）VAS 评分。结果表示为均数加减标准误，与术前相比每个随访点都有提高（$P < 0.0001$）

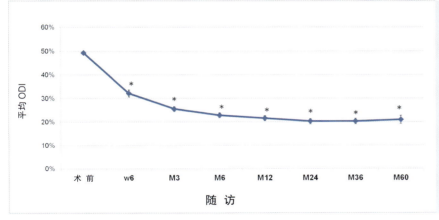

图 49-10　ODI 的变化图，椎间盘置换术前、术后不同时间点，结果表示为均数加减标准误，与术前相比每个随访点都有提高（$P < 0.0001$）

例内植物移位，1 例沉降，1 例插入钽标记后植入聚乙烯假体，随后假体被取代）。

此外，21 例患者因治疗失败（与初始适应证相关的疼痛加重，并且在大多数情况下需要椎间融合）再次手术。

总体而言，器械或手术相关以及临床治疗失败等任何原因导致的植入节段的再手术率在 5 年随访中为 9.5%（39/411），2 例植入物（2/455 = 0.4%）已被移除并由 Cage 取代。在随访期间，16 例患者（3.9%）在其他腰椎

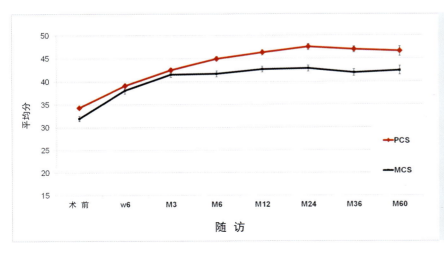

图 49-11　生活质量的变化图，SF-36 评分椎间盘置换术前、术后不同时间点，结果表示为均数加减标准误 PCS（红线），MCS（黑线），与术前相比每个随访点都有提高（$P < 0.0001$）

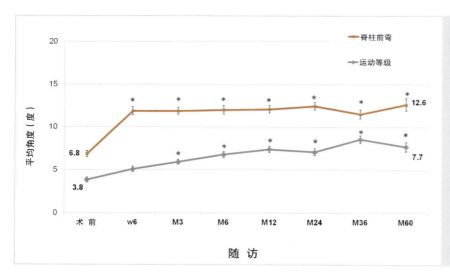

图 49-12　运动（灰线）和脊柱前弯角（红线）的变化：椎间盘置换术前、术后不同时间点，结果表示为均数加减标准误，与术前相比每个随访点都有提高（P<0.0001）

节段行另一种手术治疗。Mobidisc 植入 5 年后，87.6% 的患者愿意再次接受这类手术。

三、小结

通过超过 15 年的随访，全椎间盘假体的概念逐渐得到验证。Mobidisc 是具有可控运动设计的第二代假体。随着它的植入，手术节段的运动遵循关节突关节运动的原理，非常类似于正常节段的运动。

体内研究中，X 线证实，假体平移的增加与椎间平移减少有关。在植入固定假体后，被植入假体的节段的椎间平移随着运动范围增加而增加，但使用 Mobidisc 后，由于假体的平移，运动范围和椎间平移之间没有关系。这表明，与固定假体相比，可移动假体应该减轻了关节突关节的负载。另外体内研究显示，植入 Mobidisc 假体的节段或在 L5~S1 上植入 Mobidisc 假体的相邻节段，其椎间平移和正常椎间盘的平移是一样的，这与 L4~L5 植入固定假体是不同的。植入物的运动使该装置能够自适应手术节段的力学环境。

现在可以使用限制血管牵拉的前外侧入路进行侧向植入，并且使用设备可以更容易地定位，这代表了很大的进步，因为人工椎间盘置换使用的限制主要是入路和对相关的血管操作，特别是在 L4~L5 节段。迄今为止，临床疗效非常好，这说服我们继续从事这方面工作，并以外科医生的独立经验来改进假体和技术。

一项为期 10 年的随访调查正在进行中，研究内容主要是临床疗效、再手术率以及对相邻节段的影响。

四、参考文献

[1] Cleveland DA. The use of methylacrylic for spinal stabilization after disc operations [J]. Marquette Med Rev, 1955, 20: 62-64.

[2] Fernström U. Arthroplasty with intercorporeal endoprosthesis in herniated disc and in painful disc [J]. Acta Chir Scand Suppl, 1996, 357: 154-159.

[3] Szpalski M, Gunzburg R, Mayer M. Spine arthroplasty: a historical review [J]. Eur Spine, 2002, 11 Suppl 2: S65-S84.

[4] Sagi HC, Bao QB, Yuan Ha. Nuclear replacement strategies [J]. Orthop Clin North Am, 2003, 34: 263-267.

[5] Anderson PA, Rouleau JP. Intervertebral disc arthroplasty [J]. Spine, 2004, 29: 2779-2786.

[6] Büttner Janz K. The Development of the Artificial Disc SB Charité [J]. Hundley Associates, 1992.

[7] Secretariat MA. Artificial discs for lumbar and cervical degenerative disc disease-update: an evidence-based analysis [J]. In: Series OHTA, ed, 2006, 6(10).

[8] Awe OO, Maltenfort MG, Prasad S, et al. Impact of total disc arthroplasty on the surgical management of lumbar degenerative disc disease: Analysis of the Nationwide Inpatient Sample from, 2000 to, 2008 [J]. Surg Neurol Int, 2011, 2: 139.

[9] Garreau de Loubresse CH. Total disc arthroplasty of the lumbar spine: actual concepts [J]. E-mémoires de Académie Nationale de Chirurgie, 2009, 8: 30-35.

[10] Yajun W, Yue Z, Xiuxin H, et al. A meta-analysis of artificial total disc replacement versus fusion for lumbar degenerative disc disease [J]. Eur Spine, 2010, 19: 1250-1261.

[11] van den Eerenbeemt KD, Ostelo RW, van Royen BJ, et al. Total disc replacement surgery for symptomatic degenerative lumbar disc disease: a systematic review of the literature [J]. Eur Spine, 2010, 19: 1262-1280.

[12] Lee CS, Lee DH, Hwang CJ, et al. The effect of a mismatched center of rotation on the clinical outcomes and flexion-extension range of motion: lumbar total disk replacement using Mobidisc at a 5. 5-year follow-up [J]. Spinal Disord Tech, 2012, 20.

[13] Kapandji IA. The Physiology of the Joints. Vol 3: The Trunk and the Vertebral Column [M]. New York: Churchill Livingstone, 1974.

[14] Louis R. Chirurgie du rachis(anatomie chirurgicale et voies d'abord) [M]. Heidelberg: Springer-Verlag, 1993.

［15］Goel VK, Kim YE, Lim TH, et al. An analytical investigation of the mechanics of spinal instrumentation [J]. Spine, 1988, 13: 1003-1011.

［16］Lysell E. Motion in the cervical spine. An experimental study on autopsy specimens [J]. Acta Orthop Scand, 1969 Suppl 123.

［17］Templier A, Skalli W, Lemaire JP, et al. Three-dimensional finiteelement modelling and improvement of a bispherical intervertebral disc prostheiss [J]. Eur Orthop Surg Traumatol, 1999: 51-58.

［18］Kapandji IA. Physiologie articulaire, tome 3: tronc et rachis [M]. Paris: Librairie Maloine SA, 1986.

［19］Kirkaldy-Willis WH, Farfan HF. Instability of the lumbar spine [J]. Clin Orthop Relat Res, 1982: 110-123.

［20］Farfan HF, Cossette JW, Robertson GH, et al. The effects of torsion on the lumbar intervertebral joints: the role of torsion in the production of disc degeneration [J]. Bone JoIint Surg Am, 1970, 52: 468-497.

［21］Chung SK, Kim YE, Wang KC. Biomechanical effect of constraint in lumbar total disc replacement: a study with finite element analysis [J]. Spine, 2009, 34: 1281-1286.

［22］Moumene M, Geisler FH. Comparison of biomechanical function at ideal and varied surgical placement for two lumbar artificial disc implant designs: mobile-core versus fixed-core [J]. Spine, 2007, 32: 1840-1851.

［23］Delécrin J. Les centres de rotation intervertébraux avant et après implantation d'une prothèse discale lombaire [M]. Oral presentation: 80th Annual Meeting of SOFCOT, Paris, Nov. 7-11, 2005.

［24］Delécrin J, Allain J, Beaurain J, et al. Effects of lumbar artificial disc design on intervertebral mobility: in vivo comparison between mobile-core and fixedcore [J]. Eur Spine, 2012, 21 Suppl 5: S630-S640.

［25］Delécrin J, Allain J, Beaurain J, et al. Does core mobility of lumbar total disc arthroplasty influence sagittal and frontal intervertebral displacement [J]. Radiologic comparison with fixed-core prosthesis. SAS Journal, 2009, 3: 91-99.

第五十章　金属对金属腰椎人工椎间盘假体

著者：Brian J.C.Freeman，Julia S.Kuliwaba
审校：朱雪松，郭继东
翻译：陆英杰

一、引言

脊柱融合术多年来一直被认为是治疗脊柱退行性疾病的标准术式。脊柱融合术治疗椎间盘退行性疾病（DDD）在部分病例中临床疗效欠佳，这使得很多研究人员考虑使用能够保留脊柱运动功能的椎间盘置换术。

腰椎人工椎间盘置换（TDR）的适应证包括磁共振成像（MRI）或椎间盘造影显示 1 个或 2 个节段有症状且保守治疗无效的椎间盘退行性疾病。关节突关节应该是正常或仅有轻微退行性改变。腰椎 TDR 的禁忌证包括腰椎滑脱、骨质疏松症、椎管狭窄和严重的关节突关节病变。

第一代 TDR 于 1984 年最先在临床应用，由两个钴铬钼（CoCrMo）合金终板和一个超高分子量聚乙烯（UHMWPE）滑动型芯组成。同时代的产品还包括 Charité 人工椎间盘和 ProDisc-L，这两种假体在临床中期随访中均获得了成功。

让我们首先简要回顾全髋关节置换术（THR）的演变。Charnley 最早于 1961 年描述了髋关节置换，1963 年他所设计的假体大规模生产。在 20 世纪 70 年代早期最常用的髋关节假体是骨水泥的聚乙烯髋臼杯和硬质金属股骨假体。然而，到了 70 年代后期无菌性松动和有关的骨水泥生物相容性和聚乙烯颗粒磨损的影响使得人们考虑金属对金属（MoM）界面。由于 THR 的适应证也包括年轻患者，应尽可能延长植入物的寿命。瑞典髋关节登记处报道称年龄 65 岁及以上的患者在假体植入期 20 年后仍有超过 80% 的假体有效，而年龄 55 岁以下的患者在植入 15 年后仅 33% 的假体仍可使用。文献报道 MoM 结合磨损颗粒较少，能够防止聚乙烯颗粒诱导的骨溶解，使用寿命更长，这些特点使得 MoM 全髋关节表面修饰更适合于年轻患者。因而，金属磨损颗粒的安全性和它全身系统分布情况又开始得到关注。2009 年 ASR 的 MoM 髋关节假体因为翻修率过高而被澳洲治疗用品管理局撤出澳洲市场。于 2012 年，DePuy 公司召回了在全球已应用了 93 000 例的 ASR 髋关节假体。

腰椎 TDR 的发展和上述 MoM 髋关节假体具有相似的发展过程，同样期望比当前的金属对聚乙烯装置更能减少颗粒磨损、延长假体寿命。本章将重点讨论目前临床应用的 3 种 MoM 腰椎 TDR 各自的设计特点、体外的生物力学评估、临床和放射学研究、各自的假体相关并发症，以及 MoM 腰椎 TDR 植入术后金属过敏和金属离子释放对机体产生的影响等。

二、Maverick 型腰椎人工椎间盘置换

Maverick 型 TDR 假体是由上下两片分别插入的 MoM 组成的球窝关节，材质主要是钴铬钼合金（图 50-1）。

假体由凸形（下方）和凹形（上方）结构 MoM 终板部件组成（图 50-2）。凸形结构终板放置在治疗节段的下方椎体的上终板。骨接触面在结构上提供粗糙的几何表面以及羟基磷灰石涂层面以提供骨生长所需的表面。骨接触面上的凸起形成嵴，通过压配椎体终板上的凹槽以保持假体稳定。凸形结构终板通过一个凸形圆顶与凹形结构终板的凹面形成关节面。这种组合装置允许从中立位向各方向 16° 的活动。凸凹结构终板均有 3° 或 6° 的前凸，因而通过组合装置能够获得 6°、9° 和 12° 的前凸。两种终板都

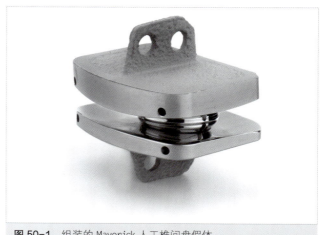

图 50-1　组装的 Maverick 人工椎间盘假体

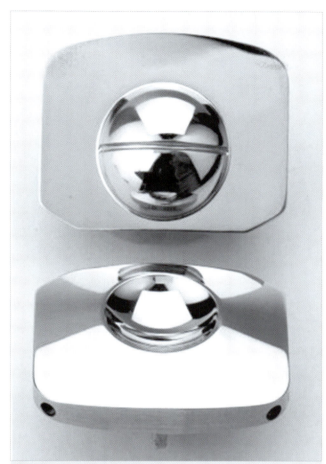

图 50-2　未组装的 Maverick 金属－金属终板，下方是凹形终板

有 3 种尺寸：小号［前后径（AP）长 25mm］、中号（AP 长 27mm）和大号（AP 长 30mm）。所有的部件均可互换，因而术者有多种配置结构可选择。

（一）生物力学测试

假体接受了大量的生物力学测试，包括材料和设计强度、耐久性、磨损和手术植入技术。Maverick 型假体经历了 1 000 多万次循环加载后证明假体没有发生疲劳损害，假体磨损的情况也小于临床报道的 MoM 全髋关节置换术。经典的 MoM 髋关节假体磨损率约是 Maverick 型 TDR 的 11 倍。比较 Maverick 型假体的体外模拟使用和体内实际磨损情况，发现体外模拟造成的磨损高于假体在体内的实际使用磨损。除了较低的磨损水平，Maverick 型 MoM 结构具有与 ProDisc-L 装置的 UHMWPE 相同的吸收震动和缓冲作用。

这种 Maverick 假体通过固定后 1/3 的旋转中心（COR）来实现保留正常动力学、抗剪切负荷和减少关节面负荷的目的。精确放置 TDR 假体对于保留正常活动和减少关

节面负荷至关重要。这种球窝设计使得关节面负荷对于 COR 位置较为敏感。假体放置太靠前会增加关节面 2.5 倍的负荷，并且会导致小关节早期退变。这种 Maverick 型假体模仿正常活动节段的动力学允许可控移动达 3mm。

该假体可以通过标准的前路型 Maverick 假体（A-Mav）直接从前路植入或者通过斜入路型 Maverick 假体（O-Mav）从斜方入路植入。O-Mav 假体的出现是为了尽可能减少损伤上方血管结构的风险，尤其在 L4~L5 节段。

（二）临床疗效

Maverick 型 TDR 在 2002 年于欧洲首次使用。美国食品和药品监督管理委员会（FDA）在 2003 年允许 Maverick 型 TDR 开始使用，但最终这种装置没有获得 FDA 的批准。

前瞻性研究

接受 Maverick 型 TDR 植入的患者早期临床和影像学结果令人鼓舞。在 TDR 对矢状面平衡影响的前瞻性研究中，Maverick 型 TDR 保存了术前的骶骨水平角、骨盆倾斜角和整体腰椎前凸。Le Huec 等也报道了欧洲独立中心 64 例接受了 Maverick 型 TDR 植入患者，随访时间 2 年的前瞻性研究结果。Oswestry 功能障碍指数（ODI）和视觉模拟量表（VAS）腰部疼痛评分和 VSA 下肢疼痛评分在术后 6 个月、12 个月、24 个月较术前均明显改善，并且优于腰椎前路椎间融合（ALIF）。

近期一项前瞻性单中心研究报道了 50 例单节段 DDD 患者使用 Maverick 型 TDR 的长期安全性以及临床和影像学结果。使用 Maverick 型 TDR 术后 6 周 ODI 评分、腰部和下肢 VAS 评分均明显改善，并维持超过 4 年。临床成功率从术后 2 年的 75%（37/49）降低至术后 4 年的 63%（29/46）。术后 4 年，85% 患者回归正常工作，79% 已能从事正常的体育活动。临床疗效的评价标准包括以下几点：ODI 评分改善至少 15 分、疼痛明显缓解、神经损伤症状维持或改善、维持节段活动并且没有严重不良事件（分为植入物相关不良事件或手术技术相关不良事件）。没有发生假体相关并发症；有两例手术入路相关并发症（损伤下腔静脉）。在随访 4 年期间没有治疗节段或者相邻节段再次进行手术。

（三）随机对照试验

Gornet 等报道了来自 FDA 的多中心前瞻性随机对照研究，比较了 Maverick 型 TDR 和 ALIF［使用含有重组人骨形态发生蛋白 -2（rhBMP-2）的可吸收胶原海绵及

锥形椎间融合器〕的临床疗效。577 例单节段 DDD 患者接受了 Maverick 型 TDR（n=405）或 ALIF（n=172）。接受 Maverick 型 TDR 的患者术后 2 年临床疗效明显优于 ALIF 患者（P < 0.05），评估项目包括 ODI 评分、VAS 评分（表 50-1 和表 50-2）、SF-36 评分和患者满意度。术后 2 年 Maverick 型 TDR 组和 ALIF 组总体临床成功率分别为 73.5% 和 55.3%（P < 0.001）。Maverick 型 TDR 组较 ALIF 组手术时间更长和术中失血量更多，然而两组住院时间相似。Maverick 型 TDR 组中两例患者进行了内植物取出（1 例在术后 7 个月由于过敏反应而去除，另 1 例在术后 18 个月由于硬膜外脓肿而去除）；而 ALIF 组没有患者进行内植物取出。Maverick 型 TDR 组术后 5.4% 的患者接受了再手术，而 ALIF 组术后 1.7% 的患者接受了再手术；再手术病例中半数为减压手术。

Berg 等报道了一项单中心随机对照研究，分析比较 3 种不同的 TDR 假体和腰椎后路椎间融合。这 3 种不同的 TDR 假体临床疗效没有明显差异，但所有接受 TDR 的患者在术后 1 年均较腰椎后路融合有更好的临床疗效（表 50-1 和表 50-2）。然而，除了腰部 VAS 评分和无疼痛患者的数量，这种差异在术后 2 年减小。TDR 组和融合组并发症发生率（18%~21%）和再手术率（10%）相同。

（四）放射学结果

Gornet 等报道了使用 Maverick 型 TDR 术后的保留椎间盘高度和节段活动的情况。治疗节段矢状面平均活动度术前为 7°，术后 1 年为 9.4°，术后 2 年为 9.5°。在接受融合的患者中，平均活动度从术前 6.9° 降低至术后各随访时间点的不足 0.6°，说明患者获得了较好的融合。Van de Kelft 和 Verguts 报道称使用 Maverick 型 TDR 随访 4 年后，手术节段的活动得以保留，活动度为 11°~23°。

三、FlexiCore 型腰椎人工椎间盘置换

FlexiCore 型腰椎人工椎间盘置换是一种高度光滑的由 CoCrMo 制成的球窝关节 MoM 假体（图 50-3）。它通过保留退变椎间盘切除后的节段运动，用于治疗由于椎间盘退变导致的腰部疼痛。

FlexiCore 型 TDR 是一种单元拉伸轴承装置，能够防

表 50-1 腰椎 TDR 与融合手术后的 QDI 评分

研究	腰椎全椎间盘置换术平均 ODI			融合手术椎间盘置换 ODI 平均	
	假体类型	N 样本量		融合类型 / 椎间盘类型	N 样本量	
Gornet 等，2011	Maverick	405	术前 53.3（13.0）	ALIF	172	术前 54.5（12.6）
		401	6 周 31.2（19.5）		169	6 周 41.4（17.1）
		393	3 个月 23.4（18.8）		166	3 个月 32.0（16.8）
		391	6 个月 20.1（18.3）		163	6 个月 26.8（17.3）
		393	1 年 19.2（18.2）		163	1 年 25.3（19.8）
		379	2 年 19.4（20.2）		145	2 年 24.8（19.6）
Berg 等，2009	Charité、ProDisc 或 Maverick	80	术前 41.8（11.8） 术后 1 年 19.5（18.7） 术后 2 年 20.0（19.6）	PLF 或 PLIF	72	术前 41.2（14.6） 术后 1 年 24.9（16.1） 术后 2 年 23.0（17.0）
Sasso 等，2008	FlexiCore	44	术前 62	GSF	23	术前 58
		42	6 周 36		20	6 周 50
		39	3 个月 30		19	3 个月 32
		37	6 个月 25		17	6 个月 25
		35	1 年 18		17	1 年 26
		11	2 年 6		7	2 年 12
Pettin 和 Hersh 等，2011	Kineflex	33	术前 60.09 6 周 36 3 个月 28 6 个月 23 1 年 22 2 年 22.79 3 年 21	Charité	31	术前 63.9 6 周 37 3 个月 26 6 个月 25 1 年 28 2 年 25.5 3 年 22

表 50-2　腰椎 TDR 与融合手术后的 VAS 评分

研究	腰椎间盘转换术 VAS 评分			融合手术 VAS 评分		
	假体类型	N 样本量	平均	假体 / 融合类型	N 样本量	平均
Gornet 等，2011	Maverick	405	术前 71.7（18.9）	ALIF	172	术前 73.3（19.4）
		401	术后 6 周 21.0（24.3）		169	6 周 35.1（28.8）
		393	术后 3 个月 17.8（22.8）		166	3 个月 27.0（24.2）
		391	术后 6 个月 18.1（24.3）		163	6 个月 24.1（26.3）
		393	术后 1 年 17.6（24.3）		163	1 年 24.7（27.1）
		379	术后 2 年 18.0（26.4）		145	2 年 23.6（27.7）
Berg 等，2009	Charité，ProDisc 或 Maverick	80	术前 62.3（20.8）	PLF 或 PLIF	72	术前 58.5（21.7）
			术后 1 年 25.5（26.5）			术后 1 年 19.5（18.7）
			术后 2 年 25.4（29.8）			术后 2 年 20.0（19.6）
Sasso 等，2008	FlexiCore	44	术前 86	CSF	23	术前 82
		42	术后 6 周 36		20	术后 6 周 43
		39	术后 3 个月 39		19	术后 3 个月 33
		37	术后 6 个月 33		17	术后 6 个月 26
		35	术后 1 年 24		18	术后 1 年 32
		11	术后 2 年 16		8	术后 2 年 20
Pettin 和 Hersh 等，2011	Kineflex	33	术前 83.89	Charité	31	术前 85.4
			术后 6 周 41			术后 6 周 35
			术后 3 个月 37			术后 3 个月 29
			术后 6 个月 29			术后 6 个月 37
			术后 1 年 28			术后 1 年 33
			术后 2 年 27.09			术后 2 年 30.9
			术后 3 年 25			术后 3 年 18

止上下基板分离和可能的移位。该装置由两个基板和一个高度光滑的圆球组成。装置有一个旋转终止结构能够防止关节面超负荷。FlexiCore 型椎间盘独特的设计特点是基板中央呈圆拱形。这种外形使假体能够匹配正常的上下方椎体终板凹面，因而最大化接触面、减少下沉并增强稳定性。这种设计同时能够促进骨性融合，使装置的 COR 位于中线稍后方。拱形结构两侧的短钉提供初始稳定，而外

覆钛涂层来提供长期稳定性。

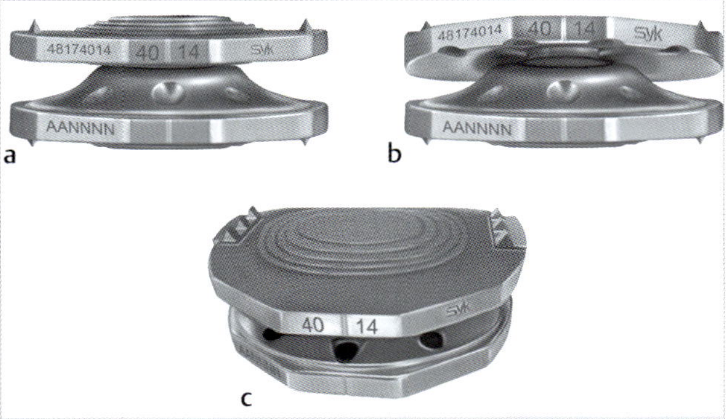

两个基板通过中央的球窝关节连结形成假体的 COR。这种结构提供了超过正常节段运动范围。另外还能防止基板移位引起的半脱位。装置允许 15° 的屈伸和侧弯。其内部的旋转终止结构能够通过防止超出生理轴向 5° 的旋转以减小病理性关节面负荷。

FlexiCore 型 TDR 有 6 种可选择的高度（13mm，14mm，15mm，16mm，17mm 和 18mm）和两种基板尺寸（28mm×35mm，30mm×40mm，长 × 宽）。圆球包括一个圆柱形的孔来连接上方基板的圆柱形结构。圆球的连接部位在制造过程中安置于孔窝结构内直到术者手术中使用。该设计能够防止假体在拉力下分离，允许其像一个单体的内植物一样进行持握、操作和植入椎间隙。这种孔窝结构和植入物设计不但允许假体沿多个前方角度植入，而且能够减少植入物位置不正和多片组装及植入物相关的问题，甚至在假体固定在椎间隙后也可以进行复位。

（一）生物力学测试

Valdevit 和 Errico 对 FlexiCore 型 TDR 假体的等离子喷涂涂层进行静态测试、组件压配静态测试、轴向和剪切

图 50-3　FlexiCore 型人工椎间盘假体。（a,b）前视图。（c）俯视图

力的动态测试以及耐久性测试。CoCrMo 基质上的等离子涂层分离力峰值达 10 990±1 122 lb/inch^2（PSI）。静态故障测试结果表明这种装置能提供足够抗张力。最小拉伸应力遮挡断裂力为 5369N，而球 / 柱结构为 6098N。这些数值表明在可预见的创伤中假体是不太可能因拉伸暴力而断裂的。假体动态疲劳试验未见可观察到或测试到的损伤，研究条件是轴向和剪切45°角最大负载3250N条件下，1000 万次以上的动态循环载荷。这些循环载荷超过了每天日常生活中的典型生理活动。所有这些测试部分都通过了耐久性测试，且仅观察到由磨损引起的很轻微的损耗。在 100 万个关节样本中仅出现少数 CoCrMo 颗粒。

应该注意 FlexiCore 型假体的动态轴向和剪切试验是独立进行的。特别要注意，虽然 AcroFlex 型腰椎人工椎间盘置换假体具有相似的生物力学测试结果，但不能预测其在体内会不会出现问题。在体内，复杂的 6 个维度运动常同时发生（如弯曲伴随着剪切）。如果假体故障发生在临床前期研究中，确保这种假体在生物力学测试中没有相关问题是至关重要的。

（二）临床疗效
前瞻性随机对照研究

一项由 FDA 批准的多中心前瞻性随机对照的医疗器械临床豁免试验（IDE）比较了 FlexiCore 型 TDR 和脊柱融合术的安全性和治疗效果。研究开始于 2003 年后期，整个研究队列包括 401 例患者以 2 : 1 的比例随机使用 FlexiCore 型 TDR 或脊柱融合术（对照组）。

Sasso 等征募了 67 例患者，随访 2 年：44 例植入了 FlexiCore 型假体，23 例接受了融合术（股骨环状异体骨，后方椎弓根螺钉，自体髂骨植骨）。FlexiCore 型假体组患者的平均年龄为 36 岁，而融合组患者的平均年龄为 41 岁。仅对两组病变节段为 L4~L5 或 L5~S1 的患者进行手术。在术后 6 周、3 个月、6 个月、12 个月和 24 个月前瞻性收集的数据包括 ODI 评分、腰部 VAS 评分和动态平片的活动范围（仅 FlexiCore 组）。

FlexiCore 组平均 ODI 评分从术前的 62 分下降到术后 6 周的 36 分和术后 2 年的 6 分。在融合组（对照组），平均 ODI 评分从术前的 58 分下降到术后 6 周的 50 分和术后 2 年的 12 分（表 50-1 和表 50-2）。FlexiCore 组，平均 VAS 评分从术前的 86 分下降到术后 6 周的 32 分和术后 2 年的 16 分。而在融合组，平均 VAS 评分从术前的 82 分下降到术后 6 周的 43 分和术后 2 年的 20 分。FlexiCore 组

平均手术时间为 82min，融合组为 179min。FlexiCore 组平均住院时间为 2 天，融合组为 3 天。FlexiCore 组并发症发生率和再手术率分别为 22.7% 和 11.4%，而融合组并发症发生率和再手术率分别为 43.5% 和 26.1%。

（三）放射学结果
来自同一研究的放射学结果显示 FlexiCore 组在基线和术后 6 周情况——屈伸位平片活动角度术前为 2.8°，术后 6 周为 3.8°；侧屈位平片活动角度术前为 4.7°，术后 6 周为 4.2°。

这项研究的局限性在于它仅随访了 401 例患者中的 67 例患者，可使用的临床资料在 FlexiCore 组仅 11/24（25%），而在融合组仅 7/23（30%）。融合组缺乏放射学数据和有限的统计学分析。从这项初步研究中得出有意义的结论显然是困难的。令人匪夷所思的是 2008 年发表文章之后就再没有发表进一步随访的研究结果。

（四）特殊的假体相关并发症
Sasso 等报道了 FlexiCore 组有 8 例发生严重并发症需要再手术，占总人数的 18.1%（8/44）；8 例中有 2 例是由于假体问题（1 例患者 L4 椎体终板骨折，1 例患者术后 2 个月植入物移位）。

四、Kineflex 型腰椎人工椎间盘置换

Kineflex 型腰椎人工椎间盘假体是 CoCrMo 合金的 MoM 椎间盘假体，其特点是使用非局限 COR，可以根据需要实时定位（图 50-4）。这种假体由南非开发并于 2002 年 10 月首次投入临床使用。

该假体由两个金属终板通过其间的滑动芯形成关节。下方终板有一个扣环限制了下方关节的移位，并防止中心移动。上方终板没有扣环。中央的关节允许屈伸、侧弯活动 12°。下方终板的扣环限制了关节向各方向位移不超过 2mm，因而防止了滑动芯的移位。这种机制使得椎间盘仅允许 4mm 的移位，在这期间产生的复位力抵消了这种移位。

面向骨性终板的结合部位呈扁椭圆形平面，有一条短小的中央嵴（宽 1.5mm）伴有一个斜边，可以顺着终板预先准备好的沟槽插入。必要的时候，这个斜边也可以自行在终板切割成沟槽。终板的一侧有多个机械的锐利锯齿状突起提供初始稳定性。仅邻近中央嵴表面的中央部分是光滑的，允许假体通过"有沟槽的终板牵开器"植入。终板的整个前缘呈倾斜状朝向骨面，避免在插入过程中切割

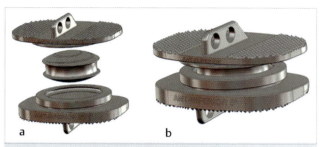

图 50-4　Kineflex 型人工椎间盘假体。（a）分解视角。（b）组合视角

到骨性终板。

上方和下方终板被设计成 3 种大小（小号、中号、大号）。下方终板根据 3 种不同角度设计有 3 种不同高度（0°，5.5mm；5°，6.5mm；10°，7.25mm）。上方终板没有角度但有两种不同高度（5.5mm 或 6.5mm）。结果，假体的高度范围为 11~13.75mm。人工椎间盘作为有着自由活动能力的单个组件在最后从后方插入椎间隙。

（一）生物力学测试

在当前已发表的文献中没有这种假体的生物力学资料。

（二）临床疗效

前瞻性研究

Kineflex 型腰椎 TDR 的首个前瞻性报告来自单中心同一名外科医生完成的 100 例患者，共 132 个节段使用了 Kineflex 型腰椎 TDR。主要诊断是 DDD 伴有腰部或下肢疼痛或同时存在腰痛和下肢痛。69 例患者接受了单节段椎间盘置换，31 例患者接受了两节段椎间盘置换。平均年龄为 44.9 岁（2~63 岁）。共 98/100 例患者进行了 2 年的临床随访。平均手术时间为 130min（45~400min），术中失血量 282mL，平均住院时间 2.8 天。腰部 VAS 评分从术前 9.2 分降至术后 1 年的 2.83 分和术后 2 年的 2.78 分（$P < 0.01$）。ODI 评分从术前的 47.8 ± 16 分降至术后 1 年的 14.6 ± 14.9 分和术后 2 年的 14.2 ± 14.0 分（$P < 0.01$）。所有 132 个人工椎间盘植入物均经冠状位和矢状位影像学判断是否准确放置于中央。影像学检查显示有 95% 位置较为理想，4.5% 为优，0.8% 较差（早期下沉）。手术入路相关并发症（14%）包括深静脉血栓形成（2%），静脉损伤（4%），L5 神经根暂时性神经失能（2%）和医源性交感神经切断（6%），再次手术发生率为 6%。

Hahnle 等报道了 7 例退行性腰椎滑脱伴有节段后凸或 Meyerding 分级 Ⅱ 级的患者使用了 Kineflex 型腰椎 TDR 假体的短期临床疗效。在随访时间为 23.8 ± 13.1 个月期间，ODI 评分和 VAS 评分明显改善，并获得了良好的矢状面平衡和滑脱纠正。

（三）随机对照试验

Pettine 和 Hersh 进行了一项前瞻性随机非劣性试验比较了 Kineflex 型 TDR 和 FDA 批准的 Charité 假体。64 例患者随机接受了 Kineflex 型 TDR 或 Charité 置换。患者在术后 3 年期间接受了临床和放射学检查并完成了 VAS 和 ODI 评分问卷调查。Kineflex 型 TDR 组在术后 24 个月 VAS 评分和 ODI 评分分别平均改善了 56.8 分和 37.3 分。而 Charité 组 VAS 评分和 ODI 评分平均改善了 54.4 和 38.4（表 50-1，表 50-2）。两组术后 2 年 VAS 评分没有明显差异。研究发现 Kineflex 型 TDR 组的临床疗效并不亚于 Charité 组（平均差异：2.37；95% 可信区间：-12.5~17.3；$P=0.004$）。有 2 例进行了翻修手术，两组各有 1 例，没有其他并发症或再次手术。FDA 定义成功的临床标准是 ODI 评分（降低 > 25%）、假体安全（没有翻修、再次手术、去除假体或者出现假体相关不良事件）。在这项研究中，Kineflex 型 TDR 组 83% 的患者和 Charité 组 85% 的患者符合 FDA 成功的临床标准，组间没有差异性（$P=0.802$）。

虽然这项临床试验证明使用 Kineflex 型 TDR 在术后 2 年疼痛缓解和临床疗效不低于 Charité 装置，但仍需要临床数据对长期有效性和安全性进行评估，以判断 Kineflex 型 TDR 临床疗效是否优于其他 TDR 装置。

五、金属对金属人工椎间盘置换的并发症

许多接受 TDR 的患者年龄相对较轻（30~50 岁），假体预期使用至少 40 年。且前路翻修手术取出假体较为困难并可能带来潜在严重并发症。

Guyer 等报道了 4 例接受 MoM TDR 的患者出现了淋巴细胞反应，其中 3 例使用了腰椎 TDR（2 例 Kineflex 型椎间盘和 1 例 Maverick 型椎间盘），1 例使用了 Kineflex-C 型腰椎 TDR。所有 4 名患者最初有较好的手术结果，术后数月或数年出现严重的轴性疼痛和（或）根性症状，考虑为细胞介导的迟发型超敏反应。3 例腰椎患者在装置取出后接受了后路减压融合手术，术后临床疗效较好。第 4 例患者翻修手术后仍然有神经系统症状残留。

对于假体磨损引起的金属离子释放对机体的远期影

响研究很少。有报道称 MoM 髋关节置换术后患者出现了金属沉着病和金属磨损颗粒，表明 MoM 假体的使用可能会增加血清中钴和铬的水平。

Zeh 等进行了一项横断研究包含 10 例患者使用单节段（$n=5$）或双节段（$n=5$）Maverick 型 TDR 的患者，与健康对照组（$n=5$）的血清钴和铬水平进行比较。使用 Maverick 型 TDR 的患者平均年龄为 36.5 岁（范围 18.8~49.4 岁），对照组平均年龄为 29.8 岁（范围 22~35 岁）。在平均术后 14.8 个月（范围 11~22 个月）进行了血液中金属离子的测试。平均血清钴浓度在使用 Maverick 型 TDR 的患者中为 4.97μg/L（SD 2.71μg/L），相比较对照组为 0.62μg/L（SD 0.76μg/L）。同样，平均血清铬浓度在使用 Maverick 型 TDR 的患者中为 1.10μg/L（SD 1.24μg/L），而对照组仅为 0.46μg/L（SD 0.25μg/L）。与对照组相比，使用 Maverick 型 TDR 的患者血清钴升高了 8 倍，血清铬升高了 2.4 倍。使用单个或两个 Maverick 型 TDR 的血清钴或铬浓度差别没有统计学意义（血清钴，$P=0.0548$；血清铬，$P=0.8377$）。血清钴和血清铬浓度类似或高于报道的 MoM 全髋关节假体植入的浓度。

相比之下，Bisseling 等对 10 例接受了单节段 Maverick 型 TDR 手术，平均中位随访时间 34.5 个月的患者测量了血清钴和铬水平，并与 36 例接受了 MoM 髋关节置换随访 12 个月的患者和 21 例接受了传统的 MoM 全髋关节置换随访 12 个月的患者进行了比较。髋关节置换的患者血液中金属离子水平最高。TDR 术后患者的血钴水平升高（0.60μg/L），而血清铬水平与基线基本一致。全血和血清的钴和铬水平在 TDR 组明显较关节置换组和传统的 THR 组低，该结果降低了人们对 MoM 的 TDR 的担忧。

关于使用 MoM 的 TDR 术后金属离子对血液的影响还没有长期研究。由于长期暴露于金属离子的结果尚不明确，因此当行 MoM 的 TDR 术后如患者的轴性疼痛或根性症状加重，则需定期检查金属离子水平。

六、小结

据报道 MoM 椎间盘置换的术后磨损率较金属对聚乙烯假体少，可以减少颗粒诱导的骨溶解。引起的早期假体松动以及相应的损坏。理论上，MoM 的 TDR 的寿命比金属对聚乙烯更长，但还缺乏明确证据。

当前文献肯定了 Maverick 型 MoM TDR 治疗 DDD 随访 2~4 年临床疗效。但关于 FlexiCore 型 MoM 的 TDR 仅有 1 个研究，随访不完全，且结论还不能支持 FlexiCore 的优越性。Kineflex 型椎间盘有良好的数据来支持这种假体的临床疗效不差于 Charité 型金属对聚乙烯 TDR。

关于由免疫反应调控的金属过敏性和长期暴露于 MoM TDR 产生的金属离子的结果还需要进一步研究。

七、参考文献

［1］ Link HD. History, design and biomechanics of the LINK SB Charité artificial disc [J]. Eur Spine, 2002, 11 Suppl 2: S98-S105.

［2］ Guyer RD, McAfee PC, Banco RJ, et al. Prospecitve randomized, multicenter Food and Drug Administration investigational device exemption study of lumbar total disc replacement with the CHARITE artificial disc versus lumbar fusion: five-year follow-up [J]. Spine, 2009, 9: 374-386.

［3］ Zigler J, Delamarter R, Spivak JM, et al. Results of the prospective, randomized, multicenter Food and Drug Administration investigational device exemption study of the ProDisc-L total disc replacement versus circumferential fusion for the treatment of 1-level degenerative disc disease [J]. Spine, 2007, 32: 1155-1162, discussion 1163.

［4］ Charnley J. Arthroplasty of the hip. A new operation [J]. Lancet, 1961, 1: 1129-1132.

［5］ Reynolds LA, Tansey EM. Early Development of Total Hip Replacement. Wellcome Witnesses to Twentieth Century Medicine [M]. Vol 29. London: Wellcome Trust Centre for the History of Medicine at UCL, 2007.

［6］ Roberts J, Meek RM, Roberts P, et al. Metal-on-metal hip resurfacing [J]. Scott Med J, 2005, 50: 10-12.

［7］ Health Ouality Ontario. Metal-on-metal total hip resurfacing arthroplasty: An evidence-based analysis [J]. Ont Health Technol Assess Ser, 2006, 6: 1-57.

［8］ Recall of DePuy Orthopaedics ASR hip replacement device. Australian Government Department of health Therapeutic Goods Administration News & Public Notices. May 16, 2011.〈http: // www. tga. gov. au/newsroom/ btn-dupuy-recall. htm. Accessed 30 May, 2014〉.

［9］ Mathews HH, Lehuec JC, Friesem T, et al. Design rationale and biomechanics of Maverick Total Disc arthroplasty with early clinical results [J]. Spine, 2004, 4 Suppl: 268S-275S.

［10］ Le Huec J, Basso Y, Mathews H, et al. The effect of single-level, total disc arthroplasty on sagittal balance parameters: a prospectvie study [J]. Eur Spine, 2005a, 14: 480-486.

［11］ LeHuec JC, Kiaer T, Friesem T, et al. Shock absorption in lumbar disc prosthesis: a preliminary mechanical study [J]. Spinal Disord Tech, 2003, 16: 346-351.

［12］ Hitchon PW, Eichholz K, Barry C, et al. Biomechanical studies of an artifical disc implant in the hujman cadaveric spine [J]. Neurosurg Spine, 2005, 2: 339-343.

［13］ Chan FW, Bobyn JD, Medley JB, et al. Engineering issues and wear performance of metal on metal hip implants [J]. Clin Orthop Relat Res, 1996, 333: 96-107.

［14］ Goldsmith AA, Dowson D, Isaac GH, et al. A comparative joint simulator study of the wear of metal-on-metal and alternative material combinations in hip replacements [J]. Proc Inst Mech Eng H, 2000, 214: 39-47.

［15］ Fisher J, Hu XQ, Tipper JL, et al. An in vitro study of the reduction in wear of metal-on-metal hip prostheses using surface-eingineered femoral heads [J]. Proc Inst Mech Eng H, 2002, 216 : 219-230.

［16］ Chan F, Pare P, Buchholz P, et al. Is unidirectional motion clinically relevant for wear testing of artificial disc implants [M]. Presented at: International Meeting on Advanced Spine Technology, Banff, Canada, July 7-9, 2005.

[17] Dorris AP, Goel VK, Grosland NM, et al. Load-sharing between anterior and posterior elements in a lumbar motion segment implanted with artificial disc [J]. Spine, 2001, 26: E122-E129.

[18] Marshman LAG, Friesem T, Rampersaud YR, et al. Subsidence and malplacement with the Oblique Maverick Lumbar Disc Arthroplasty: technical note [J]. Spine, 2008, 8: 650-655.

[19] Le Huec JC, Mathews H, Basso Y, et al. clinical results of Maverick lumbar total disc replacement: two-year prospective follow-up [J]. Orthop Clin North Am, 2005b, 36: 315-322.

[20] Burkus JK, Gornet MF, Dickman CA, et al. Anterior lumbar interbody fusion using rhBMP-2 with tapered interbody cawges [J]. Spinal Disord Tech, 2002, 15: 337-349.

[21] Van de Kelft E, Verguts L. Clinical outcome of monosegmental total disc replacement for lumbar disc disease with ball-and-socket prosthesis(Maverick): prospective study with four-year follow-up [J]. World Neurosurg, 2012, 78: 355-363.

[22] Gornet MF, Burkus JK, Dryer RF. Lumbar disc arthroplasty with Maverick disc versus stand-alone interbody fusion: a prospective, randomized, controlled, multicenter investigational device exemption trial [J]. Spine, 2011, 36: E1600-E1611.

[23] Berg S, Tullberg T, Branth B, et al. Total disc replacement compared on lumbar fusion: a randomised controlled trial with 2-year follow-up [J]. Eur Spine, 2009, 18: 1512-1519.

[24] Valdevit A, Errico TJ. Design and evaluation of the FlexiCore metal-on-metal intervertebral disc prosthesis [J]. Spine, 2004, 4 Suppl: 276S-288S.

[25] Meir AR, Freenman BJC, Fraser RD, et al. Ten-year survival and clinical outcome of the AcroFlex lumbar disc replacement for the treatment of symptomatic disc degeneration [J]. Spine, 2013, 13: 13-21.

[26] Costi JJ, Freeman BJC, Elliott DM. Intervertebral disc propertiesl: challenges for biodevices [J]. Expert Rev Med Devices, 2011, 8: 357-376.

[27] Sasso RC, Foulk DM, Hahn M. Prospective, randomized trial of metal-on-metal artificial lumbar disc replacement: initial results for treatment of discogenic pain [J]. Spine, 2008, 33: 1812.

[28] Hähnle UR, Weinberg IR, Sliwa K. et al. Kineflex(Centurion)Lumbar Disc Prosthesis: insertion technique and 2-year clinical results in 100 patients [J]. SAS Journal, 2007, 1: 28-35.

[29] □ähnle UR, Sliwa K, de Villiers M, et al. Is degenerative spondylolisthesis a contraindication for total disc replacement [J]. Kineflex lumbar disc replacement in 7 patients with 24-month follow-up. SAS Journal, 2008, 2: 92-100.

[30] Pettine K, Hersh A. Kineflex lumbar artificial disc versus Charité lumbar total disc replacement for the treatment of degenerative disc disease: a randomized non-inferiority trial with minimum of 2 years' follow-up [J]. SAS Journal, 2011, 5: 108-113.

[31] Guyer RD, Shellock J, MacLennan B, et al. Early failure of metal-on-metal artificial disc prostheses associated with lymphocytic reaction: diagnosis and treatment experience in four cases [J]. Spine, 2011, 36: E492-E497.

[32] Sehatzadeh S, Kaulback K, Levin L. Metal-on-metal hip resurfacing arthroplasty: an analysis of safety and revision rates [J]. Ont Health Technol Asses Ser, 2012, 12: 1-63.

[33] Voleti PB, Baldwin KD, Lee GC. Metal-on-metal vs conventional total hip arthroplasty: a systematic review and meta-analysis of randomized controlled trials [J]. Arthroplasty, 2012, 27: 1844-1849.

[34] Zeh A, Planert M, Siegert G, et al. Release of cobalt and chromium ions into the serum following implantation of the metal-on-metal Maverick-type artificial lumbar disc(Medtronic Sofamor Danek) [J]. Spine, 2007, 32: 348-352.

[35] Brodner W, Bitzan P, Meisinger V, et al. Serum cobalt levels after metal-on-metal total hip arthroplasty [J]. Bone Joint Surg Am, 2003, 85-A: 2168-2173.

[36] Jacobs JJ, Skipor AK, Doorn PF, et al. Cobalt and chromium concentrations in patients with metal on metal total hip replacements [J]. Clin Orthop Relat Res, 1996 Suppl: S256-S263.

[37] Maezawa K, Nozawa M, Matsuda K, et al. Chronological changes of serum chromium levels after modern metal-on-metal total hip arthroplasty [J]. Acta Orthop Scand, 2004, 75: 422-426.

[38] Bisseling P, Zeilstra DJ, Hol AM, et al. Metal ion levels in patients with a lumbar metal-on-metal total disc replacement: should we be concerned [J]. Bone Joint Surg Br, 2011, 93: 949-954.

第五十一章 腰椎人工椎间盘置换的临床疗效

著者: Kirill F.llalov，Richard D. Guyer，Jack E. Zigler，Donna D. Ohnmeiss

审校: 孟斌，郭继东

译者: 熊蠡茗

治疗下腰痛对于脊柱外科医生来说仍是一个极大的挑战，其原因多种多样，包括诊断和治疗中存在的争议。尽管较新的研究表明部分轴性背痛可以通过外科治疗得到缓解，但其对处于工作年龄人群的严重影响仍未得到完全解决。导致下腰痛的一个重要因素是腰椎间盘退变。组织化学研究已经发现，因椎间盘源性下腰痛而接受手术的患者可出现神经末梢长入椎间盘并导致疼痛介质的产生。对于椎间盘源性下腰痛，传统的金标准是融合术。但是，融合术的远期随访可能出现很多问题，包括相邻节段椎间盘退行性变的进展以及潜在的再次手术风险，这些都严重影响其在以年轻人为主的患者群中的临床预后。因此，临床上需要有保留运动功能的技术，通过保留手术节段的运动，在缓解患者腰背痛的同时尽可能减轻对相邻节段影响。

20 世纪 60 年代，Fernström 首次将 1 个金属球植入颈椎和腰椎来治疗椎间盘突出和椎间盘病。他的研究报道指出，椎间盘置换术与单纯的椎间盘切除术相比，疼痛改善更加明显。随后发明的是髓核置换，包括使用硅胶植入物和聚氨酯注射剂。20 世纪 80 年代，诞生了第一代人工椎间盘置换（Total Disc Replacements，TDR）产品。1984 年，Bütter-Janz 和 Schellnack 设计了一款组合式三模块人工椎间盘置换组件即 SB Charité 器械。1990 年 Thierry Marnay 在法国发明了 ProDisc-L。这些早期内植物的临床疗效不尽相同，然而，它们在尺寸、角度、表面涂层、植入技术等方面得到了不断改进。例如，由于 SB Charité 器械在设计上因终板面偏小而使其容易下沉，其未来的改进包括同时增加侧缘和提供更多终板尺寸。最新一代 SB Charité III 尝试通过使用钴铬钼合金终板及插入椎体的嵴来解决对下沉和终板疲劳骨折的问题的担忧。在欧洲，人们尝试采用羟基磷灰石涂层来优化内植物与骨界面的稳定。

美国第一批这类内植物包括在 2000 年 3 月第一次植入的 SB Charité III 和在 2001 年 10 月第一次使用的 ProDisc-L。Charité 和 ProDisc-L 分别于 2004 年和 2006 年通过 FDA 认证。这些新内植物设计上的关键特点包括长期耐受性、生物相容性及避免过早解体。这两种内

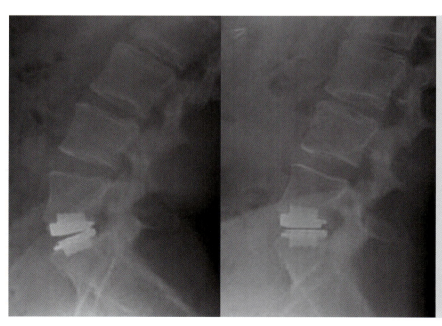

图 51-1 屈、伸位 X 线片显示术后 4 年 L5~S1 节段全椎间盘置换的运动功能

表 51-1　全腰椎间盘置换器械产品概览

器械	厂家	FDA 认证 [a]	材质	设计
Charité	DePuy DePuy Spine，Raynham，MA	2004 [b]	金属（CoCrMo）/ 聚乙烯核	球 - 窝关节设计
ProDisc-L	Synthes，Inc，West Chester，PA	2006	金属（钴铬钼合金）/ 聚乙烯核	球 - 窝关节设计
Maverick	Medtroni，Minneapolis，MN	试验完成 [c]	金属对金属（钴铬钼合金）	球 - 窝关节设计
FlexiCore	Stryker Spine，Kalamazoo，MI	试验完成，未存档入 FDA	金属对金属（钴铬钼合金）	球 - 窝关节设计
Kineflex	SpinalMotion，Inc，Center Valley，PA	接受 FDA 审查中	金属对金属（钴铬钼合金	球 - 窝关节设计，滑动核
Activ-L	Aesculap，Inc，Center Valley，PA	完成注册，随访中	金属（钴铬钼合金）/ 聚乙烯核	球 - 窝关节设计
Freedom Lumbar Disc	AxioMed Spine Corp，Garfield Heights，OH	完成注册，随访中	金属（钴铬钼合金）/ 聚乙烯 氨基甲酸酯核	单件式；塑料金属终板；可压缩
Cadisc-L	Ranier Technology，Cambridge，UK	预期启动试验	单体聚氨酯	单件式；可压缩
M6-L	Spinal Kinetics，Sunnyvale，CA	预期启动试验	金属（钛）/ 聚氨酸酯 氨基甲酸酯 / 聚乙烯	单件式；塑料金属终板；可压缩

缩写：CoCrMo，钴铬钼；FDA，食品和药品监督管理局
a：截至 2012 年 6 月
b：因商业原因及 ProDisc 器械的销售，导致制造商终止销售；退市并非源于疗效或产品相关问题
c：完成试验；TDR 优于融合术，因专利问题无法上市

植物都有一个共同的特点即金属对聚合物承重面。SB Charité Ⅲ采用了带有可移动旋转中心的非限制性设计，而 ProDisc-L 则采用了固定旋转中心的半限制性设计。截止本文撰写时，随着 2012 年 Charité 器械退市（因厂家经济原因，而非监管当局或者器械本身的问题导致退市），ProDisc-L（图 51-1）成为美国唯一得到批准的腰椎人工椎间盘置换假体选择（表 51-1）。

这种历史的经验让研究者们能够回答关于技术中长期收益的若干问题。来自欧洲的长期研究数据，及来自临床试验器械豁免（Investigational Device Exemption，IDE）研究的中短期前瞻性多中心数据均可用于参考。但是，由于研究设计、患者筛选标准、治疗方式及疗效评估的差异，对多中心 TDR 与腰椎融合术的疗效进行比较是非常复杂的课题。缺乏设计良好的对照组限制了一些研究的质量，这些研究侧重于研究腰椎 TDR 用于具有不同类型特征的患者的适用性，这些特征包括年龄、既往手术以及多层次疾病等。此外，诸如单个内植物不同的生物力学以及植入的准确性等细节问题，在很大程度上决定了 TDR 是否能够长期发挥其潜力，结果会改变同一节段或相邻节段退变的自然进程。最后，为实现保留运动功能带来的长期收益，还需要深刻认识并有效管控 TDR 独有的并发症。最终，TDR 至少需要达到和腰椎融合术同级别的疗效，并展现出其独特优势。现在已经有了一些针对这方面的长期疗效的研究。

严谨的患者筛选已被认为是 TDR 疗效能否取得成功的重要预测因素，许多研究集中在明确患者疾病特点对临床疗效的影响。根据从 IDE 试验收集的成功通过 FDA 认证的临床数据，McAfee 认为最适宜接受该手术的目标人群是 1~2 个节段有症状的椎间盘退变导致的轴性下腰痛、年龄小于 60 岁、连续 6 个月以上保守治疗没有效果的患者。尽管与腰椎融合术有部分共同的适应证，中央或侧隐窝椎管狭窄、椎体滑脱、腰椎前移大于Ⅰ度、骨质疏松症、感染及骨折均是 TDR 的禁忌证。

TDR 仅处理腰椎前柱，之前存在的后方结构退变也可能影响 TDR 远期疗效。在仅有的一项研究术前存在的小关节退变带来的影响的研究中，Le Huec 及其同事发现，轻中度小关节骨关节炎（Fujiwara 量表 1~2 级）对术后 2 年的疗效不会造成影响。而小关节退变严重的患者，退变越重远期疗效越差，尽管该结论没有达到具有统计学意义的程度。腰背部肌肉组织脂肪变性的增加也与预后不良有

关。由于个体观察者间可信度低，使用影像学手段，如CT或MRI扫描评价小关节退变时，很难建立起可预测临床预后的明确指南。

年龄也是对临床预后有影响的因素。排除18岁以下患者相对比较容易，因为他们的骨骼系统未成熟，同时不明确他们对TDR的长期耐受性，但对于年老患者，年龄的上限则较难确定。在某些患者中，因为与年龄相关的骨质疏松症和椎管狭窄症使年龄上限的准确设定变得困难。尽管一些研究人员发现，生理机能上较为年轻的患者，即便年龄大于60岁，他们的临床疗效也可以很好。但是，在更多研究中，包括Charité、ProDisc和Maverick器械在内，更低的年龄是更好术后效果的影响因素。一项单中心研究致力于比较10例最好和10例最坏TDR预后中的不同因素。研究者发现，不工作时间持续的长短是两组间差别最大的单因素。在同一研究中心随访中，Rohan和他的同事发现了暂停工作13周是一个时间窗，在这个时间窗后再重返工作岗位临床疗效可以获得明显改善，而少于13周非工作时间的患者疗效的改善程度较低。

关于既往手术史对预后是否造成不利的影响，目前还没有形成共识，即便是在同一研究人员不同的文章中，研究结论也常常呈现出相互矛盾。在Tropiano及其同事早期研究中，他们发现在既往腰椎手术失败的患者临床预后相当好，这部分患者至少90%对其结果很满意。在另一组不同患者2年随访研究中，Tropiano发现曾有腰部手术史对临床疗效有较小但负面的影响。Bertagnoli及其同事发现，在患有多节段椎间盘退行性疾病并接受治疗的患者中，手术史与疗效呈现负相关，但是在接受单节段TDR的患者中没有发现这种关联。Geisler在IDE试验中发表的数据显示，对于接受腰椎融合术的患者而言，既往椎间盘切除术对VAS及ODI评分（Oswestry Disability Index）有负影响，而对TDR的患者，既往椎间盘切除史对其结果并没有什么影响，实际上，在所有研究对象中，该亚组拥有最好的临床疗效。在ProDisc-L IDE试验的部分患者中，椎间盘切除术伴术后椎间隙坍塌的患者与经典的TDR适应证的患者相比，能拥有更好的远期疗效。Leahy等认为在术前有椎间盘切除术史与术前无腰椎手术史的患者TDR疗效并无明显差异。

多节段椎间盘退变能否作为临床预后不良的预测因素仍无定论。许多数据研究了多节段TDR的疗效，对于多节段TDR和单节段TDR的疗效进行了比较。尽管部分研究认为单节段和多节段TDR在功能预后方面没有差异，但是也有一些研究者发现多节段TDR疗效较差且并发症更多。Delamarter及其同事最近发表的IDE=试验中报道了关于两节段TDR和两节段腰椎融合术比较的研究结果。在2年后的随访中，腰椎TDR组在SF-36、ODI、和VAS量表评分中明显占优。从IDE试验收集的数据分析，Zigler和Ohnmeiss发现单节段和两节段TDR的VAS评分或ODI评分无明显差异。

腰椎病变的部位也被认为是一个可能影响功能预后的因素。Siepe及其同事发现，L4~L5和L5~S1节段的TDR均能获得VAS评分和ODI评分满意度的提高，但行L4~L5手术的患者改善更为明显。

对于行传统腰椎融合术失败风险较高的患者，减少融合手术的需求将可能取得更好的临床疗效。Bertagnoli比较了吸烟和未吸烟患者接受ProDis-L手术的疗效，发现这两组患者术后2年随访均获得良好功能。

腰椎TDR主要目标与腰椎融合术相同——缓解疼痛和改善功能。因此腰椎TDR的临床成功与否及被接纳程度，主要取决于其能否实现至少与文献报道的腰椎融合术相似的疗效。因为腰椎TDR在追求保留运动功能目标的独特性，从方法学上看，将其与不同的融合术进行比较所得出的结论本身就有所局限。单纯的前路椎间融合器械在手术入路、术中出血和手术时间方面与TDR相似。尽管对于无腰椎不稳的单纯椎间盘源性病例而言，使用单一前路融合器械就可以实现融合，但是支持单纯前路融合和360°融合效果相当的证据并不充分。另一方面，采用后方入路手术具有一些缺点，如需要剥离附着的肌肉和潜在的损伤小关节的风险。早期的术后疗效，如住院时间和重返工作时间方面，TDR与单纯前路椎间融合术相比更为有效，并且理论上远期疗效更优。Siepe及其同事认为，早期ODI评分和VAS评分对于患者术后4年的疗效具有较好的预测作用。

目前使用TDR最好的证据来自前瞻性随机对照IDE试验，该试验的目的在于评估比较TDR与融合术的优势。在临床试验中最常用的疗效评价指标包括疼痛VAS评分和ODI评分。Zigler及其同事对292例接受ProDisc-L TDR和前路融合术患者的术后2年疗效进行了中期结果分析。两组患者均达到了症状改善15%的手术成功标准，置换组达到了25%的改善，显示疗效更佳。不出所料的是，由于对照组中包含后路内固定，使用TDR的患者因术中失血量少、手术时间短和住院周期短而获益更多。在一项类似的研究中，Blumenthal 等进行了一项比较使用 Charité TDR 和 BAK 融合器 ALIF 手术的 2 年疗效的研究。在该研究截止时，两组在 ODI 评分和 VAS 评分方面均有明显改善，TDR 术后患者改善更明显。在手术时间、失血量、手术节段等方面无差异。Guyer 等报道了接受 Charité TDR 手术队列中多数患者的术后 5 年研究结果。根据 FDA 建立的标准：（a）ODI 评分至少提升 15 分；（b）没有植入装置失败的证据；（c）没有重大并发症；（d）没有神经病变，接受 TDR 手术的患者取得临床成功的比例明显更高（TDR 57% vs 融合术 51.2%，P=0.0359）。此外，接受融合术的患者，手术节段再手术率也更高（TDR 7.7% vs 融合术 16.3%）。Guyer 及其同事发现，术后 5 年，TDR 患者全职工作比例更高。ProDisc-L 试验的 5 年随访结果也已经被公布。评分的改善自基线开始，到第 2 年最为明显，并可延续至 5 年的随访时间点。

现在已经有来自欧洲的长期非随机对照研究的结果。在对使用 Charité TDR 的 147 例患者做的队列研究中，经过 10 年随访，Lemaire 及其同事发现 91.5% 患者回归工作，且有 63.2% 从事重体力劳动。研究人员采用改良 Stauffer-Coventry 评分系统评估椎管狭窄症疗效，发现 62% 患者疗效优秀，28% 患者良好，10% 患者疗效差。尽管在评分中使用疗效评价系统有助于判断相对改善程度，但对不同研究的结果采用传统疗效评估手段进行比较并非易事。David 和其同事完成了另外的一项长期随访，他们回顾分析了 106 例患者，平均随访时间达 13 年。他们证实了术后改善明显：82.1% 患者的改良 Stauffer-Coventry 评分获得了良好乃至优秀的结果，89.6% 能够重返工作岗位。

尽管有明确证据表明 TDR 能够提高临床疗效，但使用 TDR 最重要的理由是术后可以保留运动功能并能够改变脊柱退变的进程。我们需要回答的关键问题是：TDR 是否在手术和相邻节段保留了运动功能以及对运动功能的保留是否能够减少相邻节段退变。术者的熟练程度和内植物植入的准确度有关，可能对腰椎 TDR 实现预期目标的能力产生重要的影响。在比较 Charité TDR 和腰椎融合术后，McAfee 及其同事认为植入器械的精确性和临床疗效改善程度存在直接关系，包括 ODI、VAS 和 TDR 术后活动度。回顾术前和术后 2 年随访的影像学资料，研究者发现置换组的平均活动度相比基线增加了 13.6%，而腰椎融合术组则没有运动功能。接下来，他们根据内植物在冠状

面和正中位矢状面的位置将其分组，发现当内植物被放置在距离两个平面的中心 3mm 内的区域时（理想位置组），腰椎的屈伸活动明显更好。在 Zigler 等的研究中，在接受 ProDisc 植入后，94% 的病例在随访 24 个月时活动度正常，5 年时的植入椎间盘的平均活动度是 7.7°。Guyer 等报道，在接受 Charité TDR 的患者中 L4~L5 或 L5~S1 节段 TDR 术后 2 年或者 5 年的平均活动度与基线相比没有明显差异。Lemaire 和同事发表的欧洲 10 年数据显示，他们所有使用 SB Charité 的患者都保留了正常范围内的活动度。在一项类似的研究中，David 等报道术后 10 年 90.6% 的内植物仍可活动，其平均屈伸范围是 10.1°，侧曲范围是 4.4°。

更长随访时间后的运动功能保留情况则更加难以预测。在一个对使用 SB Charité Ⅲ TDR 术后 17.3 年的随访中，Putzier 和同事发现高达 60% 的病例出现严重的异位骨化。不是所有类型的运动功能在 TDR 术后都可以均衡地得到保留。Leivseth 及其同事检测了 ProDisc TDR 术后 2 年的水平和旋转运动功能，并发现手术节段旋转和水平活动度少于正常的一半，且这些参数在术后 2 年无实质性提升。其他因素，例如人工椎间盘植入的节段也有可能对疗效有重要影响。Kim 等报道，L5~S1 节段 ProDisc TDR 相比其他节段而言，运动功能会明显降低。而在 L4~L5 节段行 TDR 后，腰椎整体运动功能的恢复更加明显。在一项对比研究融合术和 ProDisc-L 的研究中，Auerbach 和同事报道，只有 L4~L5 节段 TDR 可明显增加整个腰椎的运动功能。Cakir 及其同事比较整体和节段运动功能后发现，只有腰椎整体活动度对临床疗效有影响。

许多专家研究了保留运动功能对相邻节段退变（Adjacent Segment Degeneration，ASD）的影响。增加手术节段运动功能可以降低相邻节段所受应力从而获益这一理论，已在尸体和生物力学研究中得到得以证明。在一个有限元分析模型中，Chen 及其同事报道，TDR 可以保留运动功能及相邻节段小关节正常的接触应力。在一项尸体研究中，Ingalhalikar 等发现，与融合术比较，腰椎 TDR 可以减少相邻节段代偿运动并降低其椎间盘所受应力。

支持 TDR 可以减少相邻节段损害的临床证据正在逐渐增加。在一个随访 8.7 年的 60 例 TDR 研究中，Huang 及其同事发现，TDR 节段保留运动功能与 ASD 的减少密切相关。尽管 24% 的患者因其 TDR 没有活动而发生了 ASD，但在 TDR 术后具有 5° 以上活动度的患者均未发展为相邻节段椎间盘退变。在 David 的一项 Charité TDR 相

关研究中发现，平均随访 13.2 年，相邻节段病变发生率约为 2.8%。在一项近期发表的 93 例病人的前瞻性影像学研究中，Siepe 及其同事认为，平均 53 个月后相邻节段退变发生率约 10%。虽然这些改变发生较晚并且程度很轻，但是相邻节段退变被认为与 ODI 评分和 VAS 评分呈负相关。在已经公布的 IDE 试验中，因随访时间还不够长，无法就 TDR 对相邻节段退变的影响得出有价值的结论。在 Guyer 等的研究中，使用 Charité TDR 与使用 BAK 融合器的患者相比，相邻节段椎间盘损坏率更低（1.1% vs 4.7%）。但由于在整个研究对象中出现问题的患者总数太少而不具有统计学意义。在一个对 19 项比较腰椎融合术和 TDR 的研究所做的系统回顾研究中，Harrop 及其同事认为，ASD 发生率与年龄增长、随访时间延长及融合术密切相关。在腰椎融合组中，总体 ASD 发生率是 34%，TDR 组仅为 9%。如果仅考虑 TDR 的影响，腰椎间盘融合术后进展为 ASD 的比值（OR）为 4.67。如果同时考虑患者年龄因素，ASD 发生率的相对下降值会有所降低。在一项分析相邻节段改变的影像学独立研究中，比较了术前与术后 5 年站立位 X 线片，融合术组患者相邻节段发生退变的比例为 28.6%，在接受 ProDisc-L 患者中仅为 9.2%。这一多中心研究中的差异具有统计学意义（$P < 0.01$）。

部分椎间盘退变的自然进程表现为非对称性椎间盘塌陷，它可能导致小关节非正常负重。回顾 TDR 的疗效，小关节的病变对于评价腰椎 TDR 疗效非常重要，这是因为小关节疼痛被认为是影响术后功能预后的常见负面影响因素。通过恢复恰当的椎间隙高度和生物力学特性，腰椎人工椎间盘置换术具有维持或者修复手术节段小关节完整性的潜在优势。TDR 在冠状面放置位置不良已被报道与 TDR 节段小关节退变的进展相关。在矢状面放置的位置也很重要。如果 TDR 放置太前，可能增加小关节的压力，放置较后则可维持小关节的正常应力。恢复椎间盘的恰当高度也很重要。如果椎间盘被过度牵拉，可能导致关节面接触面积减少，增加接触应力。斯普（Siepe）等认为在多节段或在腰骶节段行椎间盘置换术，是小关节疼痛的危险因素，会导致 ODI 评分和 VAS 评分的下降。

在一项评价植入位置的准确度与继发小关节改变的短期前瞻性研究中，Patel 及其同事通过 CT 检查并没有发现小关节病变的证据。在一项关于 Charité TDR 的 10 年随访研究中，Lemaire 等发现在手术节段，小关节发生退行性改变的发生率为 10%。来自 IDE 的临床试验数据支持

TDR 对小关节具有保护作用的观点。在 Guyer 等 5 年的随访研究中，小关节的退变率不超过 11%。随着新型植入物的出现和技术的进步，小关节退变的发生率将会越来越低，就如 VanOoij 等的研究报道显示，17 年后仅 40% 的患者出现有症状的小关节相关病变。

和其他涉及新技术的手术方法一样，TDR 存在学习曲线和发生各种严重并发症的风险，这些风险可能导致患者严重并发症增加和术后功能不良。在拥有庞大手术样本量的研究中心，TDR 严重并发症发病率与腰椎融合术没有表现出明显不同。Blumenthal 及其同事对比研究了 TDR 和 ALIF，报道 TDR 与腰椎融合术的严重并发症发生率相近。Zigler 等在同一家机构开展的研究中认为，严重并发症发病率事实上为 0。与 Blumental 等的研究结果相似并相呼应，Guyer 等报道在 TDR 组中再手术率低，相比之下腰椎融合术出现并发症的发生率更高。TDR 组再手术的原因包括神经刺激、有症状的腰椎滑脱、内植物下沉、小关节退变和术后早期内植物移位。以上这些原因，除了神经刺激，都可以在手术节段通过后路内固定进行治疗。伴随着产品的商业化应用及外科培训的正规化，尽管在前 1000 例使用 ProDisc-L 的病例中，前路翻修率约为 0.5%，但这些结果能否会被缺乏丰富经验的社区外科医生所复制，让我们拭目以待。

David 通过 10 年随访发现，整体并发症发生率为 4.6%，主要的问题是 2.8% 患者发现了人工椎间盘核心塌陷和不利，2% 病例发生了存在核心半脱位。下沉可能与植入物尺寸偏小或与患者骨质欠佳有关。另外一个运动功能保留技术相关的独特并发症是异位骨化，它可能导致运动功能部分丧失或者完全丧失。在 David 的研究中，有 2.8% 病例存在这一问题。在 Lemaire 的队列研究中，出现 2 例下沉，但是均不需要再次手术。TDR 整体翻修率为 5%。

Maverick TDR 作为一种金属对金属的器械，其 FDA 临床试验已经完成，研究中，该器械与使用融合器和人骨形态发生蛋白（BMP）的椎间融合术进行了对比。该研究发现，通过多种疗效评价方法，包括整体成功率评价，TDR 优于融合术。由于涉及专利问题，该器械不太可能在美国上市。

针对 Kineflex（一种金属对金属带有滑动核心的器械）的临床试验也已经完成。在本书成文的同时，其研究结果正在接受 FDA 的审查以备审议批准。这是第一个对比两

种 TDR 的前瞻性随机对照研究，研究中 Charité 器械作为对照组。在 24 个月的随访期间，两组的疗效均有很明显的提升并且能够维持，两组间无显著差异。Freedom 腰椎间盘是进入 FDA 临床研究的第一款非机械性假体，其临床试验已经完成。这是一种单体的假体，由两个金属终板和一个硅树脂聚碳酸酯聚氨酯高分子核心组成。还有一些单体 TDR 器械正在欧洲应用或处于实验室测试阶段。

植入物失效与否主要取决于产品设计和技术因素，包括移位、下沉、异位骨化和磨损的风险，以及椎体或后部结构骨折。其中许多并发症的发生率都非常低，仅见于病例报告。为更好地评估这些并发症的风险，对现有内植物和植入技术的长期随访非常有必要。长期随访结果可以帮助我们优化未来内植物的设计。器械植入的准确性和可重复性对于获得稳定的疗效而言十分重要。严格的患者入选标准和诊断技术的改良对提升患者预后也至关重要。

参考文献

［1］Fritzell P, Hägg O, Wessberg P, et al. Swedish Lumbar Spine Study Group. 2011 Volvo Award Winner in Clinical Studies: Lumbar fusion versus nonsurgical treatment for chronic low back pain: a multicenter randomized controlled trial from the Swedish Lumbar Spine Study Group [J]. Spine, 2011, 26: 2521-2532, discussion 2532-2534.

［2］Coppes MH, Marani E, Thomeer RT, et al. Innervation of "painful" lumbar discs [J]. Spine, 1997, 22: 2342-2349, discussion 2349-2350.

［3］Freemont AJ, Peacock TE, Goupille P, et al. Nerve ingrowth into diseased intervertebral disc in chronic back pain [J]. Lancet, 1997, 350: 178-181.

［4］Ekman P, Möller H, Shalabi A, et al. A prospective randomised study on the long-term effect of lumbar fusion on adjacent disc degeneration [J]. Eur Spine, 2009, 18: 1175-1186.

［5］Fernström U. Arthroplasty with intercorporeal endoprosthesis in herniated disc and in painful disc [J]. Acta Scand Suppl, 1966, 357: 154-159.

［6］Van Ooij A, Oner FC, Verbout AJ. Complications of artificial disc replacement: a report of 27 patients with the SB Charité disc [J]. Spinal Disord Tech, 2003, 16: 369-383.

［7］Putzier M, Funk JF, Schneider SV, et al. Charité total disc replacement-clinical and radiographical results after an average follow-up of 17 years [J]. Eur Spine, 2006, 15: 183-195 .

［8］Hedman TP, Kostuik JP, Fernie GR, et al. Design of an intervertebral disc prosthesis [J]. Spine, 1991, 16 Suppl: S256-S260.

［9］Guyer RD, McAfee PC, Banco RJ, et al. Prospective, randomized, multicenter Food and Drug Administration investigational device exemption study of lumbar total disc replacement with the CHARITE artificial disc versus lumbar fusion: five-year follow-up [J]. Spine, 2009, 9: 374-386.

［10］Zigler J, Delamarter R, Spivak JM, et al. Results of the prospective, randomized, multicenter Food and Drug Administration investigational device exemption study of the ProDisc-L total disc replacement versus circumferential fusion for the treatment of 1-level degenerative disc disease [J]. Spine, 2007, 32: 1155-1162, discussion 1163.

［11］Blumenthal S, McAfee PC, Guyer RD, et al. A prospective, randomized, multicenter Food and Durg Administration investigational device exemptions study of lumbar total disc replacement with the CHARITE artificial disc versus lumbar fusion: part I: evaluation of clinical outcomes [J]. Spine, 2005, 30: 1565-1575, discussion E387-E391.

［12］Zindrick MR, Tzermiadianos MN, Voronov LI, et al. An evidence-based medicine approach in determining factors that may affect outcome in lumbar total disc replacement [J]. Spine, 2008, 33: 1262-1269.

［13］Siepe CJ, Mayer HM, Wiechert K, et al. Clinical results of total lumbar disc replacement with ProDisc Ⅱ : three-year results for different indications [J]. Spine, 2006, 31: 1923-1932.

［14］McAfee PC. The indications for lumbar and cervical disc replacement [J]. Spine, 2004, 4 Suppl: 177S-181S.

［15］Huang RC, Lim MR, Girardi FP, et al. The prevalence of contraindications to total disc replacement in a cohort of lumbar surgical patients [J]. Spine, 2004, 29: 2538-2541.

［16］Le Huec JC, Basso Y, Aunoble S, et al. Influence of facet and posterior muscle degeneration on clinical results of lumbar total disc replacement: two-year follow-up [J]. Spinal Disord Tech, 2005, 18: 219-223.

［17］Stieber J, Quirno M, Cunningham M, et al. The reliability of computed tomography and magnetic resonance imaging grading of lumbar facet arthropathy in total disc replacement patients [J]. Spine, 2009, 34: E833-E840.

［18］Bertagnoli R, Yue JJ, Nanieva R, et al. Lumbar total disc arthroplasty in patients older than 60 years of age: a prospective study of the ProDisc prosthesis with 2-year minimum follow-up period [J]. Neurosurg Spine, 2006, 4: 85-90.

［19］Zeegers WS, Bohnen LM, Laaper M, et al. Artificial disc replacement with the modular type SB Charité Ⅲ : 2-year results in 50 prospectively studied patients [J]. Eur Spine, 1999, 8: 210-217.

［20］Guyer RD, Siddiqui S, Zigler JE, et al. Lumbar spinal arthroplasty: analysis of one center's twenty best and twenty worst clinical outcomes [J]. Spine, 2008, 33: 2566-2569.

［21］Rohan MX, Ohnmeiss DD, Guyer RD, et al. Relationship between the length of time off work preoperatively and clinical outcome at 24-month follow-up in patients undergoing total disc replacement or fusion [J]. Spine, 2009, 9: 360-365.

［22］Tropiano P, Huang RC, Girardi FP, et al. Lumbar disc replacement: preliminary results with ProDisc II after a minimum follow-up period of 1 year [J]. Spinal Disord Tech, 2003, 16, 362-368.

［23］Tropiano P, Huang RC, Girardi FP, et al. Lumbar total disc replacement. Seven to eleven-year follow-up [J]. Bone Joint Surg Am, 2005, 87: 490-496.

［24］Bertagnoli R, Yue JJ, Shah RV, et al. The treatment of disabling multilevel lumbar discogenic low back pain with total disc arthroplasty utilizing the ProDisc prosthesis: a prospective study with 2-year minimum follow-up [J]. Spine, 2005, 30: 2192-2199.

［25］Bertagnoli R, Yue JJ, Shah RV, et al. The treatment of disabling single-level lumbar discogenic low back pain with total disc arthroplasty utilizing the Prodisc prosthesis: a prospective study with 2-year minimum follow-up [J]. Spine, 2005, 30: 2230-2236.

［26］Geisler FH, McAfee PC, Banco RJ, et al. Prospective, randomized, multicenter FDA IDE study of CHARITé artificial disc versus lumbar fusion: effect at 5-year follow-up prior surgery and prior discectomy on dinical outcomes following lumbar arthroplasty [J]. SAS, 2009, 3: 16-24.

［27］Leahy M, Ziger JE, Ohnmeiss DD, et al. Comparison of results of total disc replacement in postdiscectomy patients versus patients with no previous lumbar surgery [J]. Spine, 2008, 33: 1690-1693, discussion 1694-1695.

［28］Hannibal M, Thomas DJ, Low J, et al. ProDisc-L total disc replacement: a comparison of 1-level versus 2-level arthroplasty patients with a minimum 2-year follow-up [J]. Spine, 2007, 32: 2322-2326.

［29］Siepe CJ, Mayer HM, Heinz-Leisenheimer M, et al. Total lumbar disc replacement: different results for different levels [J]. Spine, 2007, 32: 782-790.

［30］Delamarter R, Zigler JE, Balderston RA, et al. Prospective, randomized, multicenter Food and Drug Administration investigational device exemption study of the ProDisc-L total disc replacement compared with circumferential arthrodesis for the treatment of two-level lumbar degenerative disc disease: results at twenty-four months [J]. Bone Joint Surg Am, 2011, 93: 705-715.

［31］Zigler J, Ohnmeiss DD. Comparison of 2-level versus 1-level total disc replacement: results from a prospective FDA-regulated trial [J]. SAS, 2008, 2: 140-144.

［32］Bertagnoli R, Yue JJ, Kershaw T, et al. Lumbar total disc arthroplasty utilizing the ProDisc prosthesis in smokers versus nonsmokers: a prospective study with 2-year minimum follow-up [J]. Spine, 2006, 31: 992-997.

［33］Button G, Gupta M, Barrett C, et al. Three-to six-year follow-up of stand-alone BAK cages implanted by a single surgeon [J]. Spine, 2005, 5: 155-160.

［34］Siepe CJ, Tepass A, Hitzl W, et al. Dynamics of improvement following total lumbar disc replacement: is the outcome predictable [J]. Spine, 2009, 34: 2579-2586.

［35］Zigler JE, Delamarter R, Glenn J. Five-year adajacent level degenerative changes comparing lumbar total disc replacement to circumferential fusion in patients with single-level disease in a prospective randomized cohort analysis [J]. International Soceity for the Advancement of Spine Surgery. Barcelona. Spain, 2012.

［36］Lemaire JP, Carrier H, Sariali H, et al. Clinical and radiological outcomes with the Chariteé artificial disc: a 10-year minimum follow-up [published correction appears in J Spinal Disord Tech, 2006, 19(1): 76] [J]. Spinal Disord Tech, 2005, 18: 353-359.

［37］McAfee PC, Cunningham B, Holsapple G, et al. A prospective, randomized, multicenter Food and Drug Administration investigational device exemption study of lumbar total disc replacement with the CHARITE artificial disc versus lumbar fusion: part II: evaluation of radiographic outcomes and correlation of surgical technique accuracy with clinical outcomes [J]. Spine, 2005, 30: 1576-1583, discussion E388-E390.

［38］David T. Long-term results of one-level lumbar arthroplasty: minimum 10-year follow-up of the CHARITE artificial disc in 106 patients [J]. Spine, 2007, 32: 661-666.

［39］Leivseth G, Braaten S, Frobin W, et al. Mobility of lumbar segments instrumented with a Prodisc IIprosthesis: a two-year follow-up study [J]. Spine, 2006, 31: 1726-1733.

［40］Kim DH, Ryu KS, Kim MK, et al. Factors influencing segmental range of motion after lumbar total disc replacement using the ProDisc Ⅱ prosthesis [J]. Neurosurg Spine, 2007, 7: 131-138.

［41］Auerbach JD, Jones KJ, Milby AH, et al. Segmental contribution toward total lumbar range of motion in disc replacement and fusions: a comparion of operative and adjacent levels [J]. Spine, 2009, 34: 2510-2517.

［42］Cakir B, Schmidt R, Mattes T, et al. Index level mobility after total lumbar disc replacement: is it beneficial or detrimental [J]. Spine, 2009, 34: 917-923.

［43］Chen SH, Zhong ZC, Chen CS, et al. Biomechanical comparison between lumbar disc arthroplasty and fusion [J]. Med Eng Phys, 2009, 31: 244-253.

［44］Ingalhalikar AV, Reddy CG, Lim TH, et al. Effect of lumbar total disc arthroplasty on segmental motion and intradisfcal pressure at the adjacent an in vitro biomechanical study: presented at the, 2008 Joint Spine Section Meeting Laboratory investigation [J]. Neurosurg Spine, 2009, 11: 715-723.

［45］Huang RC, Girardi FP, Cmmisa FP, et al. PMarnay: TCorrelation between range of motion and outcome after lumbar total disc replacement: 8.6-year follow-up [J]. Spine, 2005, 30: 1407-1411.

［46］Siepe CJ, Zelenkov P, Sauri-Barraza JC, et al. The fate of facet joint and adjacent level disc degeneration following total lumbar disc replacement: a prospective clinical, X-ray, and magnetic resonance imaging investigation [J]. Spine, 2010, 35: 1991-2003.

［47］Harrop JS, Youssel JA, Maltenfort M, et al. Lumbar adjacent segment degeneration and disease after arthrodesis and total disc arthroplasty [J]. Spine, 2008, 33: 1701-1707.

［48］Zigler JE, Glenn J, Delamarter R. Five year adjacent levle degenerative changes comparing lumbar total disc replacement to circumferential fusion in patients with single-level disease in a prospective randomized cohort analysis [J]. Neurosurg Spine, 2012, 17: 504-511.

［49］Siepe CJ, Korge A, Grochulla F, et al. Analysis of postoperative pain patterns following total lumbar disc replacement: results from fluoroscopically guided spine infiltrations [J]. Eur Spine, 2008, 17: 44-56.

［50］Park CK, Ryu KS, Jee WH. Degenerative changes of discs and facet joints in lumbar total disc replacement using ProDisc Ⅱ: minimum two-year follow-up [J]. Spine, 2008, 33: 1755-1761.

［51］Dooris AP, Goel VK, Grosland NM, et al. Load-sharing between anterior and posterior elements in a lumbar motion segment implanted with an artificial disc [J]. Spine, 2001, 26: E122-E129.

［52］Kafchitsas K, Kokkinakis M, Habermann B, et al. Effect of lumbar disc replacement on the height of the disc space and the geometry of the facet joints: a cadaver study [J]. Bone Joint Surg Br, 2010, 92: 595-601.

［53］Patel VV, Andrews C, Pradhan BB, et al. Computed tomography assessment of the accuracy of in vivo placement of artificial discs in the lumbar spine including radiographic and clinical consequences [J]. Spine, 2006, 31: 948-953.

［54］Gornet MF, Burkus JK, Dryer Peloza JH. Lumbar disc arthroplasty with Maverick disc versus stand-alone interbody fusion: a prospective, randomized, controlled, multicenter investigational device exemption trialf [J]. Spine, 2011, 36: E1600-E1611.

［55］Guyer RD, Pettine K, Roh JS, et al. Comparison of two lumbar total disc replacements: results of a prospective, randomized, controlled multicenter Food and Drug Administration trial with 24-month follow-up [J]. Accepted for publication in Spine.

第五十二章　腰椎人工椎间盘置换的长期随访结果

著者：Steven J. Fineberg，Sreeharsha V.Nandyala，Alejandro Marquez-lara，Martthew Oglesby，Kem Singh
审校：孟斌，郭继东
译者：王琪

腰椎融合术是治疗保守疗法难以治愈的症状性退行性腰椎间盘疾病的金标准。近几十年来，尽管有文献表明腰椎融合可能加速相邻节段退变，但对脊柱融合与相邻节段退变之间的确定关系仍然知之甚少。理论上讲，腰椎融合后，局部节段活动丧失，相邻节段应力和运动代偿性增加。二者之间的相关性，使得脊柱外科医师开始探索保留运动节段的器械，以作为融合术的一种替代选择。腰椎人工椎间盘成形术（Total Disc Arthroplasty，TDA）即为保留运动节段的脊柱手术中应用最早的方法之一。

恰当的病例选择是腰椎人工椎间盘置换术成功的重要因素。TDA 最适于骨量充足、伴有退行性椎间盘疾病引起的腰痛的年轻患者。TDA 的禁忌证包括：腰椎滑脱、畸形和腰椎不稳。TDA 手术节段同时存在小关节炎的患者可能不会受益于该手术。

腰椎间盘置换术的短期和中期疗效极佳，但是其远期疗效尚不明确。腰椎 TDA 通常用于年轻患者，因此植入物的寿命非常重要。TDA 术后能否长期保持活动度，以及活动度的保持能否提高手术疗效，仍然尚不明确。据报道，小关节退变、异位骨化（HO）及活动度（ROM）减小、相邻节段退变、植入物失效等均是腰椎 TDA 疗效不佳的原因。

一、TDA 术后远期活动度的保留及功能预后

如果运动功能得不到保留，则腰椎人工椎间盘置换术与脊柱融合术无异。评价 TDA 是否成功不仅包括临床疗效和疼痛评分，还应该包括植入物持续活动能力的测量。据报道，人工椎间盘远期随访仍保留活动度者的比例为 17%~95%（图 52-1）。远期随访研究还须评估生理性活动的保留是否可以真正预防相邻节段退变，而且更为重要的是，保留的活动度是否改善了患者的功能。

在最早的关于腰椎 TDA 的长期随访研究中，Lemaire 等的回顾性研究对 100 例患者（共植入 147 个腰椎人工椎间盘）进行了至少术后 10 年的随访。95% 的患者腰椎人工椎间盘的活动度得到保留：屈伸活动度平均 10.3°，侧屈 5.4°，轴向旋转 1.3°，均与文献报道的正常椎间盘的活动度相近。功能恢复也非常满意，Stauffer-Coventry 评分 90% 的患者为优或良，91.5% 的患者能够恢复工作。因此研究人员认为腰椎 TDA 的长期疗效可与腰椎融合术的疗效相媲美。

Putzier 等的研究结果则与 Lemaire 等大相径庭，他们的回顾性研究对 53 例患者（共植入 63 个腰椎人工椎间盘）进行了平均 17.3 年的随访。本组随访时间最长的是植入了第一代腰椎人工椎间盘的病例。23% 的患者因疼痛复发或植入物失效而再次行后路融合。77% 的患者拍摄过伸过屈位片，以评价手术节段活动度，研究人员将活动度为 3° 及以下者定义为融合。自发融合的发生率为 60%，仅 17% 的患者人工椎间盘具有运动功能。研究人员对不同融合程度病例的临床疗效进行比较（活动度 > 3° vs < 3°）。手术节段活动度好的患者在 ODI 评分和 VAS 评分方面均显著差于融合的患者。研究人员推测其原因可能是手术节段长期保持活动，致使小关节退变，继而发生椎间孔狭窄。

早期活动可能有助于预防 TDA 手术节段的融合。David 在一项长期随访的研究中，对 106 例腰椎 TDA 患者进行平均 13.2 年的随访并评估术后 ROM。结果发现，屈伸活动度平均 10.1°，侧屈 4.4°。在此项研究中，最初两年内纳入的病例仅占 9.4%，并且在术后 8 周内嘱支具固定、限制坐位、弯腰或扭转。Putzier 等也采用了此方案。在 David 的研究中，除最初两年的病例外，之后的病例均改为术后早期活动，仅限制过伸活动，同时给予积极物理治疗。术后早期活动的患者未发现异位骨化，提示早期活动可防止局部纤维化，从而防止了人工椎间盘的远期活动丢失。

Huang 等通过一项随访 8.7 年的研究，评价了第一代腰椎间盘置换术后 ROM 减小的危险因素。人工椎间

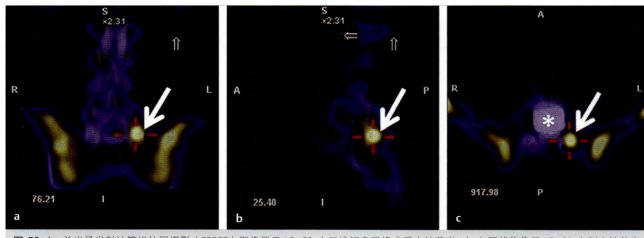

图 52-1　单光子发射计算机体层摄影（SPECT）图像显示 L5~S1 人工椎间盘置换术后小关节炎。（a）冠状位像示 L5~S1 左侧小关节炎（箭头）。（b）旁矢状位像。（c）轴位像示金属假体（星号）和左侧 L5~S1 小关节炎（箭头）

盘置换装置的功能保留被定义为具有 2° 以上的屈伸活动度。结果发现 66% 的假体矢状位屈伸活动度平均为 5.5°。24% 的患者相邻节段存在影像学退变征象，这与假体 ROM 减小相关。相邻节段退变均无临床症状，不需要外科治疗。手术节段活动度减小的具有统计学意义的唯一风险因素为性别，女性患者假体活动度丢失的发生率是男性的 3.5 倍（$P < 0.01$）。

腰椎 TDA 最大的争议之一是手术节段活动度的保留是否实际上提高了腰椎间盘退行性疾病患者手术的预后。Putzier 等的研究表明腰椎 TDA 术后活动度的保留会导致临床远期疗效较差。Huang 等通过平均 8.6 年的随访，比较了屈伸 ROM 为 5° 或以下与 ROM 5° 以上两组患者的临床疗效，虽然后者 ODI 评分和 Stauffer-Coventry 评分优势较小，但是具有统计学差异。Cakir 等测量了手术前后的手术节段 ROM 和全腰椎 ROM，最短随访时间 37 个月。术前全腰椎 ROM 和手术节段 ROM 均未见异常。术后全腰椎 ROM 减小者 ODI 和 SF-36 结果较差，具有统计学意义。但是手术节段 ROM 改变不影响术后疗效。对此，现有研究结论尚不一致。手术节段活动度的保留可能会提高术后短期和中期疗效，但是持续的活动可能会导致小关节退变加速和远期疗效不佳。

二、小关节退变

腰椎 TDA 不是为小关节退行性疾病所设计，因此不适于手术节段小关节退变的患者。有些研究表明腰椎 TDA 不仅改变了相邻节段的生物力学，而且改变了手术节段的小关节的生物力学环境。Trouillier 等发现腰椎 TDA 术后 6~12 个月小关节软骨下骨骨密度减低，提示可能发生小关节负荷减低、退变逆转。这一结果尚未得到进一步证实，而且许多研究人员认为小关节面压力的改变会导致小关节退变加速。腰椎 TDA 术后手术节段小关节退变仍然是再手术最常见的原因之一（图 52-1）。

TDA 术后小关节退变的原因是手术节段小关节应力和 ROM 的改变。在一项尸体研究中，波特林（Botolin）等证实了 TDA 节段小关节应力增加，而上位节段小关节面压力和峰值应力减小。Rousseau 等的另一项研究中发现小关节应力的改变受假体设计的影响。他们认为瞬时旋转轴的差异是引起小关节应力改变的原因，因此假体的准确放置和大小选择至关重要。尽管 TDA 术后小关节生物力学的确切变化尚不明确，但是假体设计、手术技术以及解剖学因素都可能对手术节段及相邻节段小关节造成影响。

腰椎 TDA 术后小关节退变的患病率仍不清楚。术后 2 年左右 MRI 检查可见高达 44% 的患者呈小关节退变表现。David 经过平均 13.2 年随访发现，仅 4.6% 的患者存在症状性小关节炎。Siepe 等进一步研究了小关节退变的发病率和预后，结果发现 TDA 术后 4.5 年 20% 的患者发生小关节退变，其中 88.6% 发生于 L5~S1 节段。小关节退变的进展与手术节段 ROM 减低有关。VAS 评分、ODI 评分结果不佳对小关节退变的提示作用要早于影像学改变。研究人员认为手术节段（尤其是 L5~S1）小关节退变，是腰椎 TDA 术后的常见现象，其对手术疗效具有不良影响。

三、相邻节段退变

相邻节段退变作为融合手术的并发症仍然是一个有争议的话题。对于这些已经患有脊柱退行性疾病的患者而言，相邻椎间盘退变有可能只是自身疾病的自然病程进展。无论如何，融合术后相邻节段退变已经成为"保留运动节段手术"这一概念提出的原因之一。因此相邻节段退变的发生率和由此引起的再手术率是判断腰椎 TDA 长期疗效的重要指标（图 52-2）。针对人工腰椎间盘装置的研究证明了中期随访腰椎 TDA 相较腰椎融合术具有一定优势。腰椎 TDA 通常用来治疗更年轻更活跃的患者，因此判断其是否可以预防远期相邻节段退变非常重要（图 52-3）。

腰椎融合术后相邻节段的运动和椎间盘内压力增加，而 TDA 则可以通过避免以上情况预防相邻节段退变。Auerbach 等对腰椎 TDA、腰椎融合术患者及正常对照人群进行 X 线检查及运动分析检查，结果发现上位节段的活动度占腰椎（L3~S1）活动度的比例在腰椎融合术后患者为 59%，TDA 为 38%，而正常对照为 29%。腰椎 TDA 术后相邻节段活动度明显接近于正常生理活动度。

影像学上相邻节段退变表现是否是术后腰背痛复发的原因仍不清楚。Zigler 等开展了一项前瞻性随机对照研究，通过 5 年随访，对比了腰椎 TDA 与腰椎融合术后相邻节段退变的发生率。纳入 TDA 患者 123 例，腰椎融合患者 43 例。影像学上相邻节段新发退变表现的发生率融

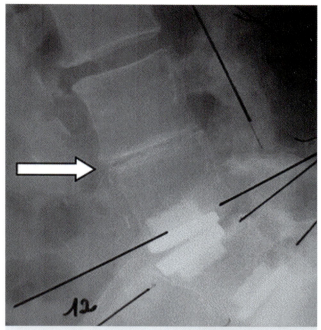

图 52-2 侧位 X 线显示腰椎间盘置换术后上位节段退变，椎间高度变窄（箭头）

合组明显高于 TDA 组（23.8% vs 6.7%）。两组的 ODI 评分、SF-36 和 VAS 评分均有改善，但这与相邻节段退变并无关联。尽管融合组相邻节段退变发病率较高，但两组相邻节段再手术率相当。近期有文献系统综述证实了两种术式在症状性相邻节段退变的再手术率方面具有显著差异，与

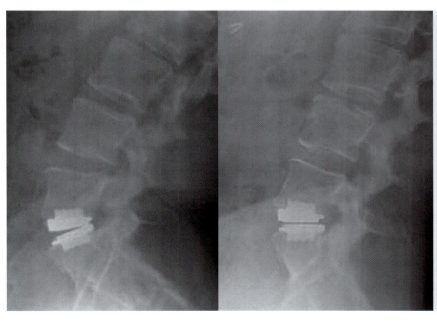

图 52-3 过伸过屈位片示植入的金属对金属假体活动度正常

TDA 相比，融合术后再手术的相对风险为 5.9（P=0.02）。年龄较大是两组中导致相邻节段退变的最大风险因素。由于 TDA 通常用于较年轻患者，所以相邻节段退变是手术节段运动丧失导致的，还是相邻节段本身疾病的自然进程，目前仍不明确。

Putzier 历经 17.3 年随访的队列研究发现，腰椎 TDA 术后 17% 的患者发生相邻节段退变，这些患者随访时要么最终后方融合，要么人工椎间盘已经不再具有活动度。人工椎间盘仍然保留运动功能的患者，X 线检查均未见相邻节段退变征象，但是这些患者的功能评分较差。以上结果表明，运动节段的保留对预防相邻节段退变起到保护作用，而相邻节段退变与预后不良之间并不一定具有相关性。

四、异位骨化

全髋关节置换术后的异位骨化众所周知。尽管腰椎 TDA 与 THA 大相径庭，其异位骨化的现象仍有报道，发生率为 1.4%~83%。HO 的实际意义不明，通常认为 HO 导致了 TDA 术后 ROM 减小。即使影像学可见 HO，通常也没有临床意义。McAfee 等提出 TDA 术后 HO 的分级系统，以将 X 线所见的偶发 HO 与明显影响人工椎间盘活动的 HO 区别开来（表 52-1）。在该分级系统中，0 级为无 HO；Ⅰ级，椎间盘周围软组织内发现钙化，但终板间无钙化，且不影响椎间活动；Ⅱ级，HO 跨越终板间，可能限制椎间活动，但未形成关节；Ⅲ级，HO 或骨赘形成关节，屈伸及侧屈位 X 线片见活动受限；Ⅳ级，骨桥形成，椎间强直，活动严重受限。

Park 等使用该分级系统研究了 HO 的发生率及其对术后疗效的影响。他们回顾了 65 例患者，共植入 82 个人工椎间盘，HO 总体发生率为 30.5%。HO 通常发生于术后

24 个月内，9.8% 的假体发生了Ⅰ级 HO，Ⅱ级 14.6%，Ⅲ级 6.1%，无Ⅳ级 HO 发生。与未发生 HO 者相比，Ⅰ级和Ⅱ级 HO 对活动度没有影响，Ⅲ级 HO 可明显减小假体活动度。但是，HO 的存在（Ⅰ、Ⅱ、Ⅲ级）均不影响远期疗效。研究人员认为仅Ⅲ级和Ⅳ级 HO 会影响 TDA 活动度，且 HO 发生与疗效不佳之间无相关性。这与 Putzier 等人的研究结果一致：虽然 60% 的患者假体活动度丢失，但不会影响远期疗效。

虽然 HO 病因不明，但不外乎与患者和手术因素有关。HO 发生的危险因素包括围手术期出血，广泛的组织剥离，潜在的弥漫性特发性骨肥厚（DISH），以及假体植入后的纤维环修复。非甾体类抗炎药（NSAIDs）包括吲哚美辛可预防 HO。仔细止血，保护肌肉的手术入路，围手术期使用 NSAIDs 等措施可能有助于预防 HO。

五、检索分析的经验教训

尽管腰椎 TDA 在欧洲已有 20 多年的使用经验，但是由于没有大宗检索分析研究，因此对于 TDA 装置术后失效的原因仍无定论。假体材料不同且设计迥异使得收集大量样本非常困难。很多检索分析报道的聚乙烯成分的 TDA，包括伽马照射灭菌的聚乙烯假体，自 20 世纪 90 年代早期以后就已经不再使用。不过从腰椎 TDA 术后翻修（将失效的假体取出）的病例报告中还是可以得到一些结论，常见的翻修原因包括以下情况导致的腰痛复发：假体位置不良、型号偏小、下沉、假体断裂、假体移位、聚乙烯脱位、磨损或骨溶解 / 假体松动。

明确所取出的假体磨损特征对于了解假体失效的机制，进而指导未来假体设计非常必要。检索分析结果显示黏附和摩擦是导致聚乙烯假体中央穹顶磨损的最常见原因。金属对聚乙烯和金属对金属假体的显微镜检查发现穹顶结构可见与取出的髋关节假体磨损类型一致的多向划痕。聚乙烯假体边缘呈现磨光，分层，开裂，塑性变形，断裂等变化（图 52-4）。磨损的机制为特异性撞击（图 52-1）。最近一项关于术后平均 1 年即翻修取出的 20 例腰椎 TDA 的分析研究显示 75% 的撞击发生于聚乙烯假体。翻修取出的金属对金属 TDA 假体边缘的环状划痕也证明了边缘的撞击。假体腐蚀是假体磨损的另一机制，在假体的所有部位均发现存在腐蚀。

21 世纪初，普遍认为由于人工椎间盘周围没有滑膜包绕，腰椎 TDA 术后不容易发生见于髋膝关节置换术后

表 52-1	TDA 术后异位骨化（HO）McAfee 分级
0 级	无 HO
Ⅰ级	HO 位于椎间盘间隙周围软组织内，但终板间无钙化，且不影响椎间活动
Ⅱ级	HO 跨越终板间，可能限制椎间活动，但未形成关节
Ⅲ级	HO 位于终板之间，HO 和 / 或后方骨赘形成关节，屈伸及侧屈位 X 线片见活动受限
Ⅳ级	HO 导致意外融合，完全骨桥形成，椎间骨性强直，伸屈位片见活动严重受限（＜3°）

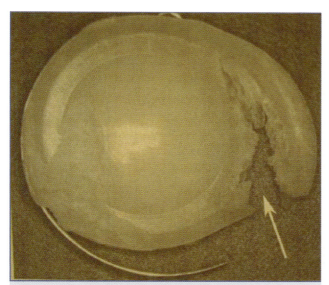

图52-4　这张照片显示聚乙烯假体前缘（箭头处）已严重损坏，后部已凹陷

的假体周围骨溶解和局部组织不良反应。随着对磨损颗粒及其与骨溶解相关性的认识不断深入，TDA 术后骨溶解被证实同样存在，但发生率很低。Punt 等在一项长期随访的研究中，发现 16 例患者中 15 例假体周围组织中存在慢性炎症反应。炎性细胞包括淋巴细胞、巨噬细胞和巨细胞，而且随时间推移巨细胞数量递增。只有聚乙烯颗粒数量最多的患者发现具有骨溶解征象。对假体周围组织做进一步的分析，发现有新生神经组织和血管化，提示腰椎 TDA 术后疼痛复发的更常见原因是神经炎症而非骨溶解。

近年来随着髋关节金属对金属假体的应用，金属沉着病和假瘤形成越来越受到关注。TDA 术后假体周围组织局部金属沉着已经得到证实，但是极为罕见且通常极小。腰椎 TDA 术后患者血液中离子水平也明显低于金属对金属假体全髋关节置换的患者。近来也有几例罕见的病例报道，腰椎 TDA 术后发生类似于髋关节置换术后的严重肉芽肿性反应而进行翻修术。总体而言，比较一致的观点认为金属对金属 TDA 假体置换相比髋关节置换，发生假瘤形成的风险非常小。

六、小结

尽管人工椎间盘置换技术已经发展了近 25 年，但对于导致预后不良和假体失效的因素仍知之甚少。腰椎 TDA 术后相应节段及相邻节段小关节退变仍会发生。长期随访中 HO 也很常见。退变和 ROM 减小会导致预后不

良，还是二者仅仅是术后的观察所见，仍需进一步研究。检索分析翻修取出的假体组件及假体周围组织的检测有助于新型假体的设计。随着对更新一代假体的长期随访研究不断报道，腰椎 TDA 的潜在优势可能会更加明晰。

七、参考文献

[1] Hilibrand AS, Carlson GD, Palumbo MA, et al. Radiculopathy and myelopathy at segments adjacent to the site of a previous anterior cervical arthrodesis [J]. Bone Joint Surg Am, 1999, 81: 519-528.

[2] Rahm MD, Hall BB. Adjacent-segment degeneration after lumbar fusion with instrumentation: a retrospective study [J]. Spinal Disord, 1996, 9: 392-400.

[3] Lee CK. Accelerated degeneration of the segment adjacent to a lumbar fusion [J]. Spine, 1988, 13: 375-377.

[4] Gao SG, Lei GH, He HB, et al. Biomechanical comparison of lumbar total disc arthroplasty, discectomy, and fusion: effect on adjacent-level disc pressure and facet joint force [J]. Neurosurg Spine, 2011, 15: 507-514.

[5] Zigler JE, Delamarter RB. Ffive-year results of the prospective, randomized, multicenter, Food and Drug Administration investigational device exemption study of the ProDisc-L total disc replacement versus circumferential arthrodesis for the treatment of single-level degenerative disc disease [J]. Neurosurg Spine, 2012, 17: 493-501.

[6] Delamarter R, Zigler JE, Balderston RA, et al. Prospective, randomized, multicenter Food and Drug Administration investigational device exemption study of the ProDisc-L total disc replacement compared with circumferential arthrodesis for the treatment of two-level lumbar degenerative disc disease: results at twenty-four months [J]. Bone Joint Surg Am, 2011, 93: 705-715.

[7] Guyer RD, McAfee PC, Banco RJ, et al. Rrospective, randomized, multicenter Food and Drug Administration investigational device exemption study of lumbar total disc replacement with the CHARITE artificial disc versus lumbar fusion: five-year follow-up [J]. Spine, 2009, 9: 374-386.

[8] Huang RC, Girardi FP, Cammisa FP, et al. Long-term flexionextension range of motion of the prodisc total disc replacement [J]. Spinal Disord Tech, 2003, 16: 435-440.

[9] Lemaire JP, Carrier H, Sariali H, et al. Clinical and radiological outcomes with the Charité artificial disc: a 10-year minimum follow-up [published correction appears in J Spinal Disord Tech, 2006, 19(1): 76] [J]. Spinal Disord Tech, 2005, 18: 353-359.

[10] Putzier M, Funk JF, Schneider SV, et al. Charité total disc replacement-clinical and radiographical results after an average follow-up of 17 years [J]. Eur Spine, 2006, 15: 183-195.

[11] David T. Long-term results of one-level lumbar arthroplasty: minimum 10-year follow-up of the CHARITE artificial disc in 106 patients [J]. Spine, 2007, 32: 661-666.

[12] Huang RC, Tropiano P, Marnay T, et al. Range of motion and adjacent level degeneration after lumbar total disc replacement [J]. Spine, 2006, 6: 242-247.

[13] Huang RC, Girardi FP, Cammisa FP, et al. Correlation between range of motion and outcome after lumbar total disc replacement: 8. 6-year follow-up [J]. Spine, 2005, 30: 1407-1411.

[14] Cakir B. Schmidt R, Mattes T, et al. Index level mobility after total lumbar disc replacement: is it beneficial or detrimental [J]. Spine, 2009, 34: 917-923.

[15] Botolin S, Puttlitz C, Baldini T, et al. Facet joint biomechanics at the treated and adjacent levels after total disc replacement [J]. Spine, 2011, 36: E27-E32.

[16] Chen SH, Zhong ZC, Chen CS, et al. Biomechanical comparison between lumbar disc arthroplasty and fusion [J]. Med Eng Phys, 2009, 31: 244-253.

[17] Rundell SA, Auerbach JD, Balderston RA, et al. Total disc replacement positioning affects facet contact forces and vertebral body strains [J]. Spine, 2008, 33: 2510-2517.

[18] Trouillier H, Kern P, Refior HJ, et al. A prospective morphological study of facet joint integrity following intervertebral disc replacement with the CHARITE Artificial Disc [J]. Eur Spine, 2006, 15: 174-182.

[19] Siepe CJ, Zelenkov P, Sauri-Barraza JC, et al. The fate or facet joint and adjacent level disc degeneration following total lumbar disc replacement: a prospective clinical, X-ray, and magnetic resonance imaging investigation [J]. Spine, 2010, 35: 1991-2003.

[20] Rousseau MA, Bradford DS, Bertagnoli R, et al. Dsic arthroplasty design influences intervertebral kniematics and facet forces [J]. Spine, 2006, 6: 258-266.

[21] Phillips FM, Diaz R, Pimenta L. The fate of the facet joints after lumbar total disc replacement: a two-year clinical and MRI study [M]. Presented at: Global symposium on motion preservation technology, New York, May 3-6, 2005.

[22] Auerbach JD, Wills BP, McIntosh TC, et al. Evaluation of spinal kinematics following lumbar total disc replacement and circumferential fusion using in vivo fluoroscopy [J]. Spine, 2007, 32: 527-536.

[23] Zigler JE, Glenn J, Delamarter RB. Five-year adjacent-level degenerative changes in patients with single-level disease treated using lumbar total disc replacement with ProDisc-L versus circumferential fusion [J]. Neurosurg Spine, 2012, 17: 504-511.

[24] Wang JC, Arnold PM, Hermsmeyer JT, et al. Do lumbar motion preserving devices reduce the risk of adjacent segment pathology compared with fusion surgery [J]. A systematic review. Spine, 2012, 37 Suppl: S133-S143.

[25] Park SJ, Kang KJ, Shin SK, et al. Heterotopic ossification following lumbar total disc replacement [J]. Int Orthop, 2011, 35: 1197-1201.

[26] McAfree PC, Cunningham BW, Devine J, et al. Classification of heterotopic ossification(HO)in artificial disk replacement [J]. Spinal Disord Tech, 2003, 16: 384-389.

[27] Fransen M, Neal B. Non-steroidal anti-inflammatory drugs for preventing heterotopic bone formation after hip arthroplasty [M]. Cochrane Database Syst Rev, 2004: CD001160.

[28] Kurtz SM, Toth JM, Siskey R, et al. The Latest Lessons Learned from Retrieval Analyses of Ultra-High Molecular Weight Polyethylene, Metal-on-Metal, and Alternative Bearing Total Disc Replacements [J]. Semin Spine Surg, 2012, 24: 57-70.

[29] Austen S, Punt IM, Cleutjens JP, et al. Clinical, radiological, histological and retrieval findings of Activ-L and Mobidisc total disc replacements: a study of two patients [J]. Eur Spine, 2012, 21 Suppl 4: S513-S520.

[30] van Ooij A, Kurtz SM, Stessels F, et al. Polyethylene wear debris and long-term clinical failure of the Charité disc prosthesis: a study of 4 patients [J]. Spine, 2007, 32: 223-229.

[31] Kim CW, Perry A, Taylor W, et al. Complications of motion-sparing technology. In: Vaccaro AR, Papadopoulos S, Traynelis VC, et al, eds [M]. Spinal Arthroplasty: The Preservation of Motion. Philadelphia, PA: Saunders, 2007: 359-376.

[32] Kurtz SM, Van Ooij A, Peloza J, et al. Retrieval analysis of arthroplasty devices. In: Vaccaro AR, Papadopoulos S, Traynelis VC, et a, eds. Spinal Arthroplasty: The Preservation of Motion [M]. Philadelphia, PA: Saunders, 2007: 401-410.

[33] Lebl DR, Cammisa FP, Girardi FP, et al. Analysis of wear, surface properties and fixation of retrieved lumbar total disc replacements [M]. Presented at: NASS 26th Annual Meeting: Chicago, IL, Nov. 2-5, 2011.

[34] Link HD, Keller A. Biomechanics of total disc replacement. In: Janz K, Hochschuler SH, McAfee PC, eds. The Artificial Disc [M]. Berlin, Germany: Springer, 2033: 33-52.

[35] Punt IM, Cleutjens JP, de Bruin T, et al. Periprosthetic tissue reactions observed at revision of total intervertebral disc arthroplasty [J]. Biomaterials, 2009, 30: 2079-2084.

[36] Bisseling P, Zeilstra DJ, Hol AM, et al. Metal ion levels in patients with a lumbar metal-on-metal total disc replacement: should we be concerned [J]. Bone Joint Surg Br, 2011, 93: 949-954.

[37] Guyer RD, Shellock J, Maclennan B, et al. Early failure of metal-on-metal artificial disc prostheses associated with lymphocytic reaction: diagnosis and treatment experience in four cases [J]. Spine, 2011, 36: E492-E497.

[38] Cabraja M, Schmeding M, Koch A, et al. Delayed formation of a devastating granulomatous process after metal-on-metal lumbar disc arthroplasty [J]. Spine, 2012, 37: E809-E813.

第五十三章　腰椎人工椎间盘置换术的并发症

著者： Sang-Ho Lee，Chan-Sick Shim

审校： 孟斌，郭继东

译者： 毛宁方，赵俭

腰椎人工椎间盘置换术成功的临床疗效，极大地提高了该手术方式广泛应用的热度。研究表明，腰椎人工椎间盘置换术（Total Disc Replacement，TDR）早期和中期临床疗效令人满意。有前瞻性随机对照研究报道，与传统腰椎融合术相比，腰椎 TDR 的早期疗效要优于或等同于融合手术。但是，目前腰椎 TDR 并发症的研究报道非常少，即使在有 TDR 严重并发症的病例中也只报道了一些轻微的并发症。即使对经验丰富的外科医生而言，腰椎 TDR 的并发症也不容忽视。而对于初学者或者缺乏手术经验的外科医生，腰椎 TDR 手术的并发症发生率则更高。此外，一些报道的并发症十分危险，且处理起来非常棘手。因此，我们要感谢这些报道腰椎 TDR 相关并发症的研究，这有助于手术医生评估腰椎 TDR 的优缺点及避免类似并发症的发生。

本章的主要内容是系统讨论腰椎 TDR 与手术入路相关的并发症。

一、早期并发症

（一）假体下沉

假体下沉是腰椎 TDR 常见的并发症之一，通常认为假体下沉属于晚期并发症。Cinotti 等报道假体下沉的主要原因是假体尺寸过小。但是，在我们一系列的病例研究

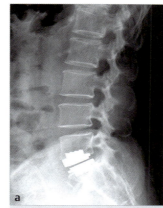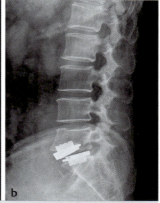

图 53-1　（a）58 岁女性患者，术后第 1 日提示假体位置良好。（b）术后第 6 日，患者感觉严重腰背痛，X 线片提示假体下沉、L5 椎体骨折。最终前路移除假体后行融合术

中发现，术后早期假体下沉的主要原因为椎体骨折（图 53-1）和骨质疏松症（图 53-2）。

严重的假体下沉及其引起的假体结构改变会导致假体聚乙烯核被挤出，而脱出的聚乙烯核可能会损伤椎体前方的大血管。若术后即刻发现假体下沉或者假体结构显著的形变，建议立即移除假体。对于轻微下沉的病例，骨水泥（PMMA）强化椎体能防止假体进一步下沉（图 53-2c）。

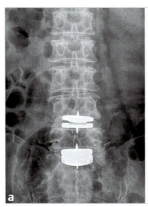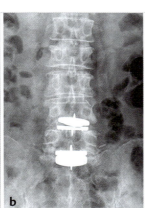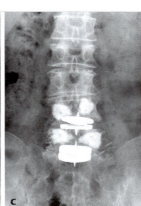

图 53-2　（a）62 岁女性患者，术后即刻正位片提示假体上关节面不平行。（b）术后第 4 日，正位片提示假体上关节面嵌入 L4 椎体。（c）行骨水泥强化上下椎体

手术操作失误可能是假体下沉的原因之一。应当仔细处理椎体终板，确保假体上下两面处于平行位置，冠状面的不对称可能会导致假体下沉（图53-2a）。假体放置的位置应该在椎间隙冠状面的正中，确保脊柱在冠状面活动时保持相对平衡。严重的节段性侧凸应作为腰椎TDR的相对禁忌证，对于这类患者应用腰椎TDR很难重建侧凸节段的脊柱平衡。严重的骨质疏松症患者也不宜采用腰椎TDR。对于合并骨质疏松症而不愿意行融合手术的患者，骨水泥强化椎体可能是一种解决方案。

术后多年的晚期假体下沉是腰椎TDR的另一个隐患。随着年龄的增长，椎体骨质矿物质流失，加之假体和骨接触面受力的差异，假体可能会逐渐下沉。尽管有研究人员提出，带孔的假体面（钛合金和羟基磷灰石）能够改善假体金属面和椎体骨面的生物固定效果，但是目前还不清楚这种结构的假体能否减少假体下沉的发生率。

（二）假体聚乙烯核移位

目前聚乙烯核移位相关报道主要来自使用ProDisc假体的研究，主要原因在于技术操作失误或者装置本身的设计。在应用Charité假体时，假体移位主要发生在L5~S1间隙。这主要是因为，L5~S1间隙腰骶倾斜角和前凸角较大，导致L5~S1椎体前缘距离很大，但是后缘距离很小。在这种情况下，David建议使用上下关节面成角更大的假体，假体放置的位置要更加靠后。在620例腰椎TDR病例中，发生了1例假体聚乙烯核移位，最终发生ProDisc假体上关节面半脱位。我们的观点是，聚乙烯核的移位主要和手术技术有关。在植入人工椎间盘后，确认核心稳固的放置是非常重要的。使用ProDisc假体时，术者能够在直视下很容易地判断核心放置位置是否恰当，因为核心前角和假体终板面处在同一水平，假体核不应该突出假体关节面的边缘。使用Charité假体时，最好通过聚乙烯核周围的金属标记物在透视下确认假体核的位置。

（三）假体移位，脱位，半脱位

假体移位常见于老式的Charité Ⅰ型和Ⅱ型假体，Charité Ⅲ型假体移位或者半脱位的发生率有所下降。而在ProDisc假体的使用中，假体移位或者半脱位的发生率更为少见，这可能与ProDisc关节面上的锚定装置突出较高有关，高凸起能够使ProsDisc置换术后即刻的稳定性更佳。但在我们使用ProDisc假体的病例中，发生了1例假体半脱位，数例继发双侧椎弓根骨折的半脱位，还有部

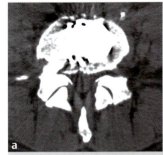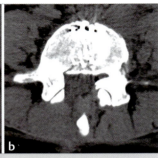

图53-3 （a）32岁女性患者，术后CT提示L5椎体上终板后缘骨折。患者术后跖背伸肌力减弱。后路手术移除压迫神经组织的骨折块。（b）术后CT提示手术移除压迫神经的骨块

分假体压迫阻塞左侧髂总静脉的病例，已在相关文献中报道。

（四）椎体后角骨折

椎体后角骨折是Charité常见的并发症之一（图53-3）。Charité在假体关节面的前缘和后缘都有铆钉。在植入假体时，这些铆钉可能会引起椎体后缘骨折。为了能够顺利地植入假体，建议用磨钻或者刮匙充分打磨椎体后缘。一旦聚乙烯核植入以后，就不建议再次敲击假体。术后即刻发现椎体终板后缘骨折合并神经压迫症状时，应及时手术移除骨折块以解除神经压迫，手术入路方式前后路均可。建议选择后路减压，因为后路手术操作能够在解除硬膜受压的同时不干扰假体。

在使用ProDisc假体时有椎体纵行骨折的报道（图53-4）。由于ProDisc关节面上有相对较大的铆钉，植入假体的时候需先凿出凹槽容纳铆钉。开凿凹槽的过程中可能会导致椎体纵行劈裂骨折。因此，在凿除凹槽和植入假体的过程中必须非常小心谨慎，在患者椎体较小和多节段植入人工椎间盘时要更加小心。

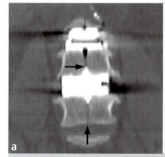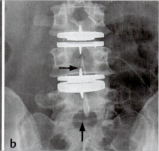

图53-4 （a）患者ProDisc植入术后，正位X线片提示椎体纵行骨折，L4和L5椎体均可见骨折线。（b）冠状位CT重建显示骨折线

有研究报道了 2 例腰椎 TDR 后小关节骨折，这 2 例行腰椎 TDR 术的患者既往均诊断为腰椎间盘突出症并行椎板切除手术。对于既往有椎板切除病史的患者，在行腰椎 TDR 前应该仔细评估椎板切除的范围和残存小关节面的范围大小。

（五）术后神经根症状

一些术前没有神经根症状的患者，可出现术后神经根痛。对于大部分术后神经根症状患者，其原因还不明确。对于腰椎间盘退变，椎间隙高度降低病史较长的患者，我们认为术后神经根症状可能与椎间隙过度撑开有关。绝大部分神经根症状是一过性的，多在 3 个月内恢复。对于严重的神经根疼痛患者，应该更换小号的假体或者移除假体后行前路椎间融合术。

（六）顽固性腰背痛

部分患者术后会即刻出现严重的腰背部疼痛，大部分是由椎间隙过度撑开导致（图 53-5）。研究人员曾遇到 1 例患者，术后在麻醉苏醒室就出现不能忍受的腰部疼痛，当即行翻修术，更换了更小的聚乙烯核，症状明显好转。因此，如果术后即刻即出现严重的腰背痛，应该立即移除假体或者更换小号的假体。需要注意的是，绝大部分患者在术后即刻都会有某种一过性模糊的背部钝痛，因此翻修术前要仔细评估患者疼痛程度和神经功能。

当出现椎间隙过撑时，目前没有量化评估方法能够估计椎间隙过撑的程度。如何选择假体的大小，主要是由手术医生的经验决定的。术者往往根据术中椎间隙撑开的高度来选择假体的尺寸。指南上关于假体选择的建议主要是

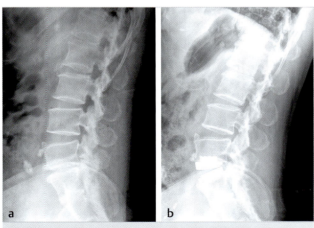

图 53-5　44 岁女性患者。（a）术前。（b）术后侧位 X 线片。手术节段术后椎间隙高度明显增加。术后患者诉顽固腰背痛和右下肢疼痛

假体要尽可能大以避免假体移位或者聚乙烯核被挤出。因此，在假体选择时往往会选择椎间隙撑开的最大高度来作为参考。这种选择假体的方式会使术后神经根牵拉而导致腰背痛和神经根性痛，或者腰椎上下关节突的过度牵拉。另外一个问题是，目前的假体相对于一些身材矮小的患者或者椎体较小的患者，尺寸过大。这就不可避免地会导致这部分患者在行椎间盘成形置换时会出现过撑。

术后顽固性腰背部疼痛的另一种原因是手术指征把握不严，患者选择不恰当。对于明显腰椎小关节肥大的患者是不适合做 TDR 手术的。由于 TDR 手术可能会引起已经退变、肥大和不稳的小关节病变加重，这类患者行 TDR 手术可能会导致小关节痛。这类患者不应该行椎间盘置换术，而应该行融合术。

（七）脑脊液漏和神经根损伤

对于既往有后路手术史的患者，硬膜撕裂导致脑脊液漏的风险较大。在这种情况下，硬膜撕裂很难被修补。通常可以采用止血材料和生物蛋白胶来进行处理硬膜撕裂导致的脑脊液漏。神经根损伤多由椎间孔过度减压导致。在 1 例患者行 TDR 手术时，我们在对凸入椎间孔椎间盘进行摘除时，部分撕裂损伤了 L5 神经根，术后患者出现足下垂。后来患者足下垂明显好转，但是疼痛症状一直持续。前路进行椎间孔减压时，必须要谨慎，不要损伤出口神经根。

（八）感染

TDR 术后感染比较少见。在早期的病例中有 1 例感染的患者。本书第一版之后至今，只有 2 例感染病例的报道。报道的 1 例感染患者采用的是联合手术，后路 L4~L5 融合内合并 L5~S1 腰椎 TDR。背部的切口出现了感染并最终扩散到了 L5~S1 间隙，导致假体松动和下沉。翻修手术采用经腹膜后入路，充分清创并移除假体后行自体髂骨块植骨支撑融合。

如果发生假体周围感染，不建议使用抗生素保守治疗。因为假体体积巨大，能够阻止抗生素进入。建议手术清创，但是手术移除假体风险很高，因为大血管周围广泛的瘢痕可能会导致并发致命性大出血。TDR 翻修术应该根据患者具体情况具体确定，应该考虑患者感染部位、微生物类型、手术节段等。

另一个要注意的问题是，在手术后进行可能引起菌血症的操作时应预防性使用抗生素。关节置换术后，再接受例如牙科操作等可能导致菌血症的医疗操作时，应该预

防性使用抗生素。虽然在脊柱融合手术时并没有类似要求，但是考虑到腰椎 TDR 一旦发生血源性感染将导致灾难性后果，推荐预防性使用抗生素。

二、晚期并发症

（一）腰椎小关节病变

Van Ooij 等报道，在一个单中心 500 例应用 Charité 假体的患者中，11 例患者出现了腰椎小关节病变。在这 11 例腰椎小关节病变的患者中，8 例患者接受了后路融合手术，手术过程发现腰椎小关节明显。他们提出，TDR 手术节段异常的活动是导致腰椎小关节增生的原因。Link 描述了椎间盘假体的生物力学特性，发现假体运动时小关节受到的冲击力和持续应力的不同。他们推断腰部在进行屈伸活动时，Charité 假体的滑动核对于腰椎小关节负荷的减轻更优于 ProDisc 的固定核设计。Link 的理论在某些方面可能是正确的，但仍然需要长期的临床证据来支持这一观点。因为考虑到滑动核会导致腰椎小关节负荷过度减小而活动度明显增加，这可能会引起关节囊松弛，继而导致腰椎小关节增生肥大。David 报道了 1 例 TDR 术后双侧对称性腰椎小关节炎的病例，该患者假体放置位置过于靠前，靠前放置的假体显著增加了该节段屈伸活动时小关节的活动，原因在于假体瞬时旋转轴的位置相比正常生理情况下更加靠前。这个案例表明，腰椎小关节过多的活动度能够导致其远期病变。

尽管原因不明，但是不论假体设计和放置位置如何，腰椎 TDR 术后小关节退变是公认的并发症。在一个 3 年随访的研究中，Shim 等报道，腰椎小关节加速退变在使用 Charité 和 ProDisc 假体时的发生率为 36.4% 和 32%。这个研究表明，腰椎 TDR 术后小关节病变可能是主要的一个远期并发症。

（二）聚乙烯磨损和骨溶解，局部组织反应性增生和假瘤形成

钴铬钼合金在减少聚乙烯碎屑方面的优势广为人知，因此通常认为 TDR 手术不会发生聚乙烯磨损和相关的骨溶解；此外，脊柱前柱不像髋膝关节，并没有很大的活动范围，且没有滑膜囊，因此普遍认为假体周围骨溶解不是 TDR 手术的主要并发症。然而，随着关于 TDR 聚乙烯核相关的报道不断累积，脊柱外科专家的观点已经受到挑战。

虽然很少见，但 Charité 装置的使用研究显示还是可能发生骨溶解和磨损碎屑。有关 Charité 装置的回顾性研究表明了 TDR 术后聚乙烯核位置磨损损伤的不同机制。在假体核的顶部可见明显磨损和多方向的磨痕。这和全髋关节置换术后黏合磨损机制类似。在假体核的边缘，可见分层、破损和断裂，这可能与假体核受到冲击损伤有关，也可能和假体放射消毒的包装能够透过氧气有关。组织学检查提示，假体周围组织存在慢性的炎症反应。浸润的炎性细胞包括淋巴细胞、巨噬细胞及巨细胞等，这些细胞浸润与可吞噬的聚乙烯小颗粒和不可吞噬的大颗粒有关。巨细胞和聚乙烯磨损碎片的出现与相关炎症因子有关，比如 TNF-α 和 IL-6 会聚集 CD-68 阳性的巨噬细胞和巨细胞，同时还能够在组织中看到新生血管形成，这可能是 TDR 术后部分患者出现神经痛的原因。组织中聚乙烯颗粒的浓度明显低于髋关节术置换术后，这也可能便是 TDR 术后骨溶解发生率低于全髋关节置换术的原因。在 1 例骨溶解病例中检查到了高浓度的聚乙烯磨损颗粒。

使用金属对金属假体的情况就更加复杂了，因为 TDR 手术用到了各种成分复杂的合金。假体使用的合金不同，其周围组织反应就各异。对回收假体的组织学研究发现，钴铬合金（CoCr）的内植物能够导致组织坏死而且出现淋巴细胞反应，比如 Maverick 和 Kineflex。临床上淋巴细胞浸润组织表现为反应性增生，肉芽肿形成并压迫神经根和硬膜囊、髂动静脉和周围组织；最终引起顽固性腰背痛、根性痛、瘫痪和其他器官功能障碍。肉芽肿会持续增生，即使切除后也会再次增生，除非移除假体。与全髋关节置换一样，尽管 CoCr 合金引起的组织反应性增生很少见，但是这种反应性增生可能会导致大量组织的损害和永久功能障碍。有 1 例患者因为肉芽肿增生导致截瘫，该患者 L4~L5 植入 Maverick 椎间盘。假体周围组织到腹膜后以及皮下，都被肉芽肿侵犯，甚至在手术取出假体和清除肉芽肿后，仍然没有恢复。

对于采用不锈钢作为假体材质的颈椎人工椎间盘，组织反应主要表现为细胞的增生聚集，包括单核巨噬细胞、中性粒细胞、淋巴细胞、嗜酸性粒细胞和外源性巨细胞。假体周围组织学研究发现，在纤维血管组织间隙可见细胞内和细胞外的金属碎屑。在纤维血管组织中，可见吞噬金属碎屑的巨噬细胞，层状磨损碎屑和含铁血黄素颗粒。但是，文献报道中没有提到组织反应性增生会导致临床症状，也没有骨溶解的报道。研究人员所在的医院，已经应用了 5 年的钛合金颈椎人工椎间盘，目前为止还没有

发现组织过度反应性增生或者骨溶解的病例。如人工金属髋关节假体置换术一样，组织过度反应性增生有时候会在术后数十年后发生，因此采用不锈钢和钛合金人工椎间盘假体需要更久的临床研究来评估组织反应性增生。

组织过度反应性增生很少见，一旦发现椎间盘假体周围组织过度反应性增生，应该采取积极治疗措施，必要时早期移除假体以避免永久性组织损害和功能障碍。

（三）异位骨化和自发融合

许多研究人员报道了腰椎 TDR 术后早期即可出现异位骨化。根据全髋关节置换术后异位骨化特点，McAfee 等根据全髋关节置换术后髋关节异位骨化的分型标准提出了椎间盘异位骨化的分型。异位骨化临床上发生率在 1.4%~83%，但异位骨化与患者临床症状并不相关。腰椎人工椎间盘置换术后自发融合发生较高。一项关于 Charité 假体的 17 年随访研究报道显示，60% 患者发生自发融合，且自发融合患者满意度要显著高于非融合组。尽管自发融合组患者满意度要高，但考虑到 TDR 的初衷在于保留腰椎活动度，因此将发生自发融合归于 TDR 手术失败。腰椎 TDR 手术在理论上优于融合术是因其能够防止相邻节段退变，但这需要长时间的随访，且只有在自发融合发生之前研究结果才有意义。

三、小结

腰椎 TDR 手术存在许多并发症，但由于这一术式能获得满意的早期临床疗效，且理论上能减少相邻节段退变的发生，TDR 手术在过去得到广泛的开展。随着 TDR 手术相关并发症的报道以及考虑到翻修手术难度大，腰椎 TDR 手术的开展与颈椎 TDR 相比渐渐地减少。目前有许多需要解决的问题，比如假体磨损和组织过度反应性增生。还有，在假体设计和假体材质上还有改进空间。为减少 TDR 手术致命性的并发症，术者应该详细了解手术技术细节和不同假体的缺陷。最重要一点是医生必须严格把握手术指征，选择恰当的患者。

四、参考文献

[1] Anderson PA, Rouleau JP. Intervertebral disc arthroplasty [J]. Spine, 2004, 29: 2779-2786.

[2] Bertagnoli R, Kumar S. Indications for full prosthetic disc arthroplasty: a correlation of clinical outcome against a variety of indications [J]. Eur Spine, 2002, 11 suppl 2: S131-S136.

[3] Blumenthal SL, Ohnmeiss DD, Guyer RD, et al. Prospective study evaluating total disc replacement: preliminary results [J]. Spinal Disord Tech, 2003, 16: 450-454.

[4] Cinotti G, David T, Postacchini F. Results of disc prosthesis after a minimum follow-up period of 2 years [J]. Spine, 1996, 21: 995-1000.

[5] David T. The surgical and medical perioperative complications of lumbar "Charité" disc prosthesis: a review of 132 procedures [J]. Bone Joint Surg Br, 1997, 79: 328.

[6] David TJ. Lumbar disc prosthesis: five-year follow-up study on 66 patients [J]. Bone Joint Surg Br, 1999, 81: 252.

[7] Griffith SL, Shelokov AP, Büttner-Janz K, LeMaire JP, Zeegers WS. A multicenter retrospective study of the clinical redsults of the LINK SB Charité intervertebral prosthesis. The initial European experience [J]. Spine, 1994, 19: 1842-1849.

[8] Guyer RD, Ohnmeiss DD. Intervertebral disc prostheses [J]. Spine, 2003, 28 Suppl: S15-S23.

[9] Hochschuler SH, Ohnmeiss DD, Guyer RD, et al. Artificial disc: preliminary results of a prospective study in the United States [J]. Eur Spine, 2002, 11 Suppl 2: S106-S110.

[10] Lemaire JP, Skalli W, Lavaste F, et al. Intervertebral disc prosthesis. Results and prospects for the year, 2000 [J]. Clin Orthop Relat Res, 1997, 337: 64-76.

[11] Marnay T. Lumbar disc replacement: 7-to 11-year results with ProDisc [J]. Spine, 2002, 2: 94S.

[12] Mayer HM, Wiechert K, Korge A, et al. Minimally invasive total disc replacement: surgical technique and preliminary clinical results [J]. Eur Spine, 2002, 11 Suppl 2: S124-S130.

[14] Tropiano P, Huang RC, Girardi FP, et al. Lumbar disc replacement: preliminary results with ProDisc II after a minimum follow-up period of 1 year [J]. Spinal Disord Tech, 2003, 16: 362-368.

[15] Zeegers WS, Bohnen LMLJ, Laaper M, et al. Artificial disc replacement with the modular type SB Charité III: 2-year results in 50 prospectively studied patients [J]. Eur Spine, 1999, 8: 210-217.

[16] Delamartedr RB, Fribourg DM, Kanim LE, et al. ProDisc artificial total lumbar disc replacement: introduction and early results from the Unitd Stated clinical trial [J]. Spine, 2003, 28: S167-S175.

[17] Guyer RD, McAfee PC, Hochschuler SH, et al. Prospective randomized study of the Charite artificial disc: data from two investigational centers [J]. Spine, 2004, 4 Suppl: 252S-259S.

[18] McAfee PC, Fedder IL, Saiedy S, et al. SB Charité disc replacement: report of 60 prospective randomized cases in a US center [J]. Spinal Disord Tech, 2003, 16: 424-433.

[19] Zigler JE, Burd TA, Vialle EN, et al. Lumbar spine arthroplasty: early results using the ProDisc II: a prospective randomized trial of arthroplasty versus fusion [J]. Spinal Disord Tech, 2003, 16: 352-361.

[20] Zigler JE. Lumbar spine arthroplasty using the ProDisc Ⅱ [J]. Spine, 2004, 4 Suppl: 260S-267S.

[21] Polly DW. Adapting innovative motion-preserving technology to spinal surgical practice: what should we expect to happen [J]. Spine, 2003, 28: S104-S109.

[22] van Ooij A, Oner FC, Verbout AJ. Complications of artificial disc replacement: a report of 27 patients with the SB Charité disc [J]. Spinal Disord Tech, 2003, 16: 369-383.

[23] David T. Complications with the SB Charité Artificial Disc. In: Büttner-Janz K, Hochschuler SH, McAfee PC, eds. The Artificial Disc [M]. Berlin, Germany: Springer-Verlag, 2003.

[24] Mathew P, Blackman M, Redla S, et al. Bilateral pedicle fractures following anterior dislocation of the polyethylene inlay of a ProDisc artificial disc replacement: a case report an unusual complication [J]. Spine, 2005, 30: E311-E314.

[25] Gamradt SC, Wang JC. Lumbar disc arthroplasty [J]. Spine, 2005, 5: 95-103.

[26] Stieber JR, Donald GD. Early failure of lumbar disc replacement: case report and review of the literature [J]. Spinal Disord Tech, 2006, 19: 55-60.

[27] Shim CS, Lee S, Maeng DH, et al. Vertical split fracture of the vertebral body following total disc replacement using ProDisc: report of two cases [J]. Spinal Disord Tech, 2005, 18: 465-469.

[28] Regan JJ, Bray R, Johnson P, et al. Charité III artificial disc: evaluation of surgical comkplications in the early postoperative period [J]. Paper presented at: 5th annual meeting of Spine Arthroplasty Society, May 5, 2005, New York, NY.

[29] Flouzat-Lachaniette CH, Guidon J, Allain J, et al. An uncommon case of Mycoplasma hominis infection after total disc replacement [J]. Eur Spine, 2013, 22 suppl 3: S394-S398.

[30] Spivak JM, Petrizzo AM. Revision of a lumbar disc arthroplasty following late infection [J]. Eur Spine, 2010, 677-681.

[31] Kostuik JP. Complications and surgical revision for failed disc arthroplasty [J]. Spine, 2004, 4 Suppl: 289S-291S.

[32] Deacon JM, Pagliaro AJ, Zelicof SB, et al. Prophylactic use of antibiotics for procedures after total joint replacement [J]. Bone Joint Surg Am, 1996, 78: 1755-1770.

[33] LIink HD. History, design and biomechanics of the LINK SB Charité artificial disc [J]. Eur Spine, 2002, 11 Suppl 2: S98-S105.

[34] Shim CS, Lee SH, Shin HD, et al. CHARITE versus ProDisc: a comparative study of a minimum 3-year follow-up [J]. Spine, 2007, 32: 1012-1018.

[35] Bono CM, Garfin SR. History and evolution of disc replacement [J]. Spine, 2004, 4 Suppl: 145S-150S.

[36] McAfee PC, Cunningham BC, Dmitriev A, et al. Cervical disc replacementporous coated motion prosthesis: a comparative biomechanical analysis showing the key role of the posterior longitudinal ligament [J]. Spine, 2003, 28: S176-S185.

[37] van OOij A, Kurtz SM, Stessels F, et al. Polyethylene wear debris and long-term clinical failure of the Charité disc prosthesis: a study of 4 patients [J]. Spine, 2007, 32: 223-229.

[38] Kurtz SM, van Ooij A, Ross R, et al. Polyethylene wear and rim fracture in total disc arthroplasty [J]. Spine, 2007, 7: 12-21.

[39] Kurtz SM, Toth JM, Siskey R, et al. The latest lessons learned from retrieval analysis of ultra-high molecular weight polyethylene, metal-on-metal, and alternative bearing total disc replacements [J]. Semin Spine Surg, 2012, 24: 57-70.

[40] Berry MR, Peterson BG, Alander DH. A granulomatous mass surrounding a Maverick total disc replacement causing iliac vein occlusion and spinal stenosis: a case report [J]. Bone Joint Surg Am, 2010, 92: 1242-1245.

[41] Cabraja M, Schmeding M, Koch A, et al. Delayed formation of a devastating granulomatous process after metal-on-metal lumbar disc arthroplasty [J]. Spine, 2012, 37: E809-E813.

[42] Cavanaugh DA, Nunley PD, Kerr EJ, et al. Delayed hyperreactivity to metal ions after cervical disc arthroplasty: a case report and literature review [J]. Spine, 2009, 34: E262-E265.

[43] Guyer RD, Shellock J, MacLennan B, et al. Early failure of metal-on-metal artificial disc prostheses associated with lymphocytic reaction: diagnosis and treatment experience in four cases [J]. Spine, 2011, 36: E492-E497.

[44] McAfee PC, Cunningham BW, Devine J, et al. Classification of heterotopic ossification(HO)in artificial disk replacement [J]. Spinal Disord Tech, 2003, 16: 384-389.

[45] Park SJ, Kang KJ, Shin SK, et al. Heterotopic ossification following lumbar total disc replacement [J]. Int Orthop, 2011, 35: 1197-1201.

[46] Putzier M, Funk JF, Schneider SV, et al. Charité disc replacement-clinical and radiographical results after an average follow-up of 17 years [J]. Eur Spine, 2006, 15: 183-195.

第五十四章　腰椎人工椎间盘置换术后并发症的 IDE 临床研究

著者：Adewale O. Adeniran，Adam M. Pearson
审校：孟斌，李忠海
译者：杨枭雄

新型脊柱植入物进入市场之前，制造商必须获得上市批准。该过程通常需要食品和药品监督管理局（FDA）批准的临床数据的报告。新的临床试验通常是必要的，在美国未获得医疗器械临床研究豁免（IDE）试验是无法开展临床试验的。严格的 IDE 获得标准常使临床研究需缜密且有效。两项人工椎间盘置换（TDR）系统已开展了 IDE 临床研究，且已获批在美国使用。本章综述了 IDE 中的并发症以及比较该并发症在 FDA 批准前后的既往研究报道。

一、SB Charité Ⅲ装置

Charité 人工椎间盘是美国批准的首个 TDR 系统，并且是植入最广和研究最多的人工椎间盘。目前使用的是第三代植入技术的人工椎间盘，Charité 人工椎间盘在 20 世纪 80 年代后期已在欧洲开始商业应用。植入物产权于 2004 年被 Depuy 脊柱收购。同年，FDA 批准应用于临床治疗难治性单节段椎间盘退变性疾病。

（一）IDE 研究的并发症报道

为满足 IDE 的要求，304 例 L4~L5 或 L5~S1 单节段椎间盘退变患者被纳入前瞻性随机研究中，在 14 家研究机构采用非盲法且以 2∶1 分配比接受手术治疗，手术方式为使用 Charité Ⅲ进行 TDR 或者使用 BAK 融合器进行前路腰椎融合术（ALIF），评价术后 1 年后和 5 年后的临床疗效并发表。第 24 个月时，在两组中均无死亡或永久性损伤等严重后果。植入物失效导致再次手术、翻修或移除植入物的发生率在试验组和对照组中分别为 11 例（5.4%）和 9 例（9.1%），差异无统计学意义。各种入路相关的并发症也有报道，但在试验组和对照组中均较少且发生率相当，总体的并发症发生率也一样。在试验组中不良事件发生率为 75.6%，其在对照组为 77.8%，本结果在 Holt 报道本临床研究并发症分析中被详细论证。他报道了试验组虽然具有更高的切口感染率，但无统计学差异。与植入和融合有关的不良事件仅见于对照组，包括供骨区疼

痛（18.2%）、髂嵴感染（3%）和假关节形成（9.9%）。在试验组中下沉发生率较多（3.4% vs 10%），但是差别并无统计学意义。与试验组相比，对照组具有更高的再手术率（9.1% vs 5.4%），差异无统计学意义（P=0.127）。在对照组中除 1 例外均为假关节翻修，即应用可替代 Cage 行 ALIF 翻修并行后路融合手术。鉴于既往研究结果提示单独使用 BAK 融合器的 ALIF 翻修率较高，此结果显得更为重要。试验组中，5 例再手术翻修更换了新的 Charité 假体，4 例行后路融合内固定，2 例转换为 ALIF。

McAfee 等另外分析了术后 24 个月的影像学变化及其与临床疗效的关系。通过评估 VAS 和 ODI 指数以及活动度的改善，他们发现理想的内植物位置与临床症状改善相关，然而，有 16.9% 的患者内植物位置不满意或较差。既往提及的内植物下沉这一并发症，在 L4~L5 和 L5~S1 两个节段，TDR 组的发生率显著少于对照组。在术后 6 个月、12 个月及 24 个月分别进行神经功能评估，并且单独报道相关的神经功能并发症。任一时间区间内各组间神经退变程度无明显差异。神经性不良事件分为主要与次要，也分为与内植物相关和无关。在试验组中，10 例（4.9%）患者伴发主要的神经性不良事件，分为神经根损伤、运动障碍、持续灼烧感、触痛，这与对照组报道的 4 例（4%）患者相似。Charité 组中有 3 例（1.5%）与内植物相关的神经事件，其中一例为神经根损伤，BAK 组则没有。两组次要神经不良事件的发生率相似。Guyer 等相同临床队列的 5 年研究中结果由于随访点退出而导致样本量较小，然而，在两组间不良事件的发生并无显著性差异。

（二）非 IDE 研究的并发症报道

Blumenthal 等比较了向 FDA 报告的不良反应例数和生产商在获批后 18 个月共使用的内植物数量，他们发现，在 0~6 个月内，不良事件的发生率为 0.58%，在 12 个月时增加至 2.34%，18 个月时为 2.19%（12 个月后数据下降是由于分母移植人数的增加），前方移位需再手术（0.65%）是报道最多的并发症，其次是由于尺寸和位置

错误需要再手术（0.36%）。

二、ProDisc Ⅱ 装置

ProDisc Ⅱ 是 1990 年在法国首次应用的第二代内植物。其采用了第一代内植物 7~11 年的优点且加入了创新点，并得到 FDA 批准。ProDisc Ⅱ IDE 试验的结果于 2007 年发布，随后被批准用于治疗单层椎间盘退行性疾病。

（一）IDE 研究的并发症报道

ProDisc Ⅱ 的 IDE 研究随机选择了 236 例患有椎间盘退行性疾病的患者，以 2∶1 的比例分别行 ProDisc Ⅱ 或环形融合术（伴有同种异体股动脉移植的前路椎间盘融合术+伴有自体髂嵴移植的后路融合术）。在最近 24 个月随访过程中，所有患者均未出现严重并发症（严重血管损伤、神经损伤、神经根损伤或死亡）。其中试验组 161 例患者中有 2 例患者发生逆行射精；对照组 75 例患者中有 2 例患者发生感染，而试验组未发生感染；总计有 3 例患者（2 例研究对象，1 例对照组）发生深静脉血栓形成（DVT），均得以有效治疗。此外，试验组中有 6 例患者需二次手术，而对照组仅有 2 例，其中试验组的发生有 4 例是由于内植物的移位，1 例是由于操作失误，内植物向后方植入，另外 1 例患者由于疼痛原因进行了补充固定术。两组患者的发病率均高于 FDA 实际报道的比率，这一点与 Charité 报道类似。总之，严重不良事件的发生相对罕见，也不会导致严重的永久性缺陷。

（二）非 IDE 研究的并发症报道

此种相对较新的内植物临床应用有限，截至目前还未有病例发生并发症的报道。Markwalder 等报道了在长期椎间盘退行性疾病或急性椎间盘突出症患者中植入该内植物的早期和远期（6.5 年）结果，但他们并未报道相关并发症。

三、FlexiCore 装置

FlexiCore 是一种金属对金属的 TDR 假体，由两个终板间的保留球和插座组成。目前仍处于继续研发状态，尚未完全批准供 FDA 使用。IDE 试验选择 401 例患者随机接受植入或行周围融合术，其结果尚未公布，但已经报道了 2 个中心参与研究患者的 2 年研究结果。

IDE 研究的并发症报道

在参与 IDE 研究的 76 例患者中，44 例患者采用 FlexiCore 假体治疗，23 例患者进行融合治疗，符合 2∶1 随机化方案。将严重不良事件（危及生命、需要住院治疗或医疗干预以防止永久性损伤）分为需要手术干预或不需要进行手术干预两类，结果发现试验组中有 8 例患者需要手术治疗：1 例患者因感染需多次行摘除和清创，1 例患者因椎骨终板骨折需行半椎板切除术切除骨片，2 例患者进展为 L4 神经根病，并需行微椎间盘切除术和半椎板切除术，1 例患者因内植物移位需行修复术，1 例由于持续疼痛行融合术治疗，1 例患者在手术中需修复血管损伤；融合组有 3 例患者发生需要冲洗和清创的感染，1 例患者因深部感染需摘除内植物，另有 4 例患者因持续性疼痛而需要摘除内植物。此外，其他严重不良事件包括试验组发生的喘息和快速性心律失常，融合组的肺栓塞（PE）和腹膜外血肿，均无须手术治疗。综上所述，研究组发生严重不良事件的比例为 22.7%，融合组为 43.5%（二者无统计学差异）。

四、Maverick 装置

Maverick 人工椎间盘是一种双层金属腰椎间盘假体，用于患有单节段椎间盘退行性疾病的患者。IDE 临床试验招募了 577 例患者，结果发布于 2011 年。

IDE 试验组的并发症报道

31 个临床站点的 70 名外科医生对 577 例患者以 2∶1 比例随机分组进行单一节段手术，其中试验组包括 405 例患者，对照组包括 172 例患者，并使用锥形融合笼和可吸收胶原海绵 rhBMP-2 行前路腰椎间融合术治疗。研究人员报道了与手术中植入物有关的所有事件，并将不良事件按严重程度分级且根据严重程度是否与植入手术是否相关进行分类。结果发现不良事件发生率很高（80%），但他们表示多数不良事件与植入物或外科手术无关；两组不良事件总发生率无统计学差异（对照组为 85.2%，Maverick 组为 89%，$P = 0.289$），严重不良事件发生率也无统计学差异（Maverick 组 43%，对照组 41.3%，$P = 0.714$）；TDR 组并发症或植入手术相关的并发症明显减少（1% vs 7%，$P < 0.001$）。

在同一篇文章中还报道了重复手术的发生，研究人员将重复手术划分为清除、修补、补充固定或再次手术。所有患者均未行修补术，试验组中有 2 例（0.5%）患者移除植入物，而对照组中没有移除植入物患者，二者差异无统计学意义，这可能是由于深度感染或者过敏反应的发生而引起的。试验组中有 13 例（3.2%）患者进行了补

表54-1　食品和药品监督管理局（FDA）对腰椎人工椎间盘置换术的研究装置豁免研究并发症和不良事件发生率的报道

	主要并发症发生率（%）	并发症总发生率（%）	重复手术率（%）	FDA 报道的不良事件发生率（%）
Charité Ⅲ				
对照组	4	55.6	9.1	77.8
试验组	4.9	33.3	5.4	75.6
ProDisc				
对照组	NR	6.6	2.6	NR
试验组	NR	6.2	3.7	84
Maverick				
对照组	43	> 80	1.7	NR
试验组	41.3	> 80	5.4	NR

缩写：NR，未报道

充性固定手术，而对照组为 12 例（7.0%）；试验组中有 22 例（5.4%）患者接受了再次手术，而对照组仅有 3 例（1.7%），差异具有统计学意义。两组重复手术最常见原因是减轻神经根性症状。

五、小结

　　FDA 报道的多种不良事件有待我们做出合理解释，以确定哪些事件可归因于与植入物相关或与外科医生相关，故此报道又与其他文献报道的并发症发生率有显著差异。此外，如何最好地定义和划分并发症目前尚未达成普遍共识，这使得外科医生难以准确判断患者是采取 TDR 还是融合术。尽管 FDA 要求内植物制造商将非劣效性作为批准新设备的标准，但临床医生的标准通常更高，尤其是在新技术可能与并发症发生率相关或价格更昂贵的情况下。在未来，不论 TDR 或腰椎融合术，有必要发展不良事件的标准定义，分类系统和监测方法，以发现并发症并更直接比较不同组别并发症发生率（表 54-1）。但目前由于标准化定义和并发症监测方法的缺乏，比较不同 TDR 装置或融合技术不良事件发生率仍受到限制。

六、参考文献

［1］Guidance FDA. Document for the Preparation of IDEs for Spinal Systems. 2000. Retrieved from http://www.fda.gov/downloads/MedicalDevices/DeviceRegulationandGuidance/GuidanceDocuments/ucm073772. pdf.

［2］Blumenthal S, McAfee PCr, Guyer RD, et al. A prospective, randomized, multicenter Food and Drug Administration investigational device exemptions study of lumbar total disc replacement with the CHAERITE artificial disc versus lumbar fusion: part I: evaluation of clinical outcomes [J]. Spine, 2005, 30: 1565-1575, discussion E387-E391.

［3］Guyer RD, McAfee PC, Banco RJ, et al. Prospective, randomized, multicenter Food and Drug Administration investigational device exemption study of lumbar total disc replacement with the CHARITE artificial disc versus lumbar fusion: five-year follow-up [J]. Spine, 2009, 9: 374-386.

［4］Holt RT, Majd ME, Isaza JE, et al. Complications of lumbar artificial disc replacement compared to fusion: results from the prospective, randomized, multicenter US Food and Drug Administration investigational device exemption study of the Charité Artificial Disc [J]. SAS Journal, 2007, 1: 20-27.

［5］Geisler FH. THE CHARITE Artificial Disc: design history, FDA IDE study results, and surgical technique [J]. Clin Neurosurg, 2006, 53: 223-228.

［6］Gamradt SC, Wang JC. Lumbar disc arthroplasty [J]. Spine, 2005, 5: 95-103.

［7］Van den Eerenbeemt KD, Ostelo RW, Van Royen BJ, et al. Total disc replacement surgery for symptomatic degenerative lumbar disc disease: a systematic review of the literature [J]. Eur Spine, 2010, 19: 1262-1280.

［8］Blumenthal SL, Ohnmeiss DD NASS. Intervertebral cages for degenerative spinal diseases [J]. Spine, 2003, 3: 301-309.

［9］Mcafee PC, Cunningham B, Holsapple G, et al. A prospective, randomized, multicenter Food and Drug Administration investigational device exemption study of lumbar total disc replacement with the CHARITE artificial disc versus lumbar fusion: part Ⅱ: Evaluation of radiographic outcomes and correlation of surgical technique accuracy with clinical outcomes [J]. Spine, 2005, 30: 1576-1583, discussion E388-E390.

［10］Geisler FH, Blumenthal SL, Guyer RD, et al. Neurological complications of lumbar artificial disc replacement and comparison of clinical results with those related to lumbar arthrodesis in the literature: results of a multicenter, prospective, randomized investigational device exemption study of Charité intervertebral disc. Invited submission from the Joint Section Meeting on Disorders of the Spine and Peripheral Nerves, March, 2004 [J]. Neurosurg Spine, 2004, 1: 143-154.

［11］Blumenthal SL, Guyer RD, Geisler FH, et al. The first 18 months following Food and Drug Administration approval of lumbar total disc replacement in the United States: reported adverse events outside an investigational device exemption study environment [J]. SAS journal, 2007, 1: 8-11.

［12］FDA Approval Document Charité. http://www. accessdata. fda. gov/. cdrh_docs/pdf4/p040006b. pdf? utm_campaign=Google2&utm_source=fdaSearch&utm_medium=website&utm_term=approval charitie&utm_content=1.

［13］Zigler J, Delamarter R, Spival JM, et al. Results of the prospective, randomized, multicenter Fodo and Drug Administration investigational device exemption study of the ProDisc-L total disc replacement versus circumferential fusion for the treatment of 1-level degenerative disc disease [J]. Spine, 2007, 32: 1155-1162, discussion 163.

［14］FDA Approval Document ProDisc. http://www. accessdata. fda. gov/ cdrh_docs/pdf5/P050010b. pdf? utm_campaign=Google2&utm_fdaSearch&utm_medium=website&utm_term=approval prodisc&utm_content=5.

［15］Markwalder T-M, Wenger M, Marbacher S. A 6. 5-year follow-up of 14 patients who underwent ProDisc total disc arthroplasty for combinred longstanding degenerative lumbar disc disease and recent disc herniation [J]. Clin Neurosci, 2011, 18: 1677-1681.

［16］Sasso RC, Foulk DM, Hahn M. Prospective, randomized trial of metal-on-metal artificial lumbar disc replacement: initial results for treatment of discogenic pain [J]. Spine, 2008, 33: 123-131.

［17］Gornet MF, Burkus JK, Dryer PF, et al. Lumbar disc arthroplasty with Maverick disc versus stand-alone interbody fusion: a prospective, randomized, controlled, multicenter investigational device exemption trial [J]. Spine, 2011, 36: E1600-E1611.

第五十五章　腰椎人工椎间盘置换术后并发症及补救措施

著者：Andre Van Ooij, Ilona M. Punt

审校：孟斌，李忠海

译者：双峰

20 世纪 90 年代，腰椎人工椎间盘置换术（TDR）受到了许多质疑，众多脊柱外科医生认为很难设计出与椎间盘生理功能完全一样的假体，而且由于患者多为年轻人，假体的使用寿命很难得到保证。欧洲部分研究人员针对腰椎椎间盘退行性疾病的治疗，提出了区别于腰椎融合术的脊柱动态重建技术。20 世纪 60 年代最早的不锈钢球假体植入失效后许多类型的假体被设计出来，其中 AcroFlex、SB Charité 和 ProDisc 是第一批应用于临床的假体。

脊柱融合手术并不是治疗 DDD 的理想手段，同时由于 TDR 最初发明者和应用者的临床资料显示其短期临床疗效很好，因此激发了很多脊柱外科医生的使用热情。在美国，最常用的一些假体如 SB Charité Ⅲ（最早开始商用的假体）、ProDisc-L、Maverick 和 FlexiCore 的 FDA IDE 临床试验已经开始设计和实施，其中前两个 TDR 假体采用的是金属对聚乙烯材料，后两个采用的是金属对金属（钴铬）材料。

这些由厂家资助的，临床随机对照试验显示 Charite、ProDisc 和 Maverick 假体置换术的临床疗效并不比脊柱融合手术差。但是由于试验中对照组采取了较差的融合方式（如与 Charité 假体的对比中所采用的前路 BAK 融合器）和更激进的术式（如与 ProDisc 的对比中采用的 360° 环状融合），因此临床疗效备受争议。

与此同时，许多研究人员认为只根据 2 年的随访结果就去评价 TDR 的效果是不科学的，原因在于参考关节假体，其大部分问题出现的时间在置换术后 5~10 年，由于接受 TDR 的患者年龄大多为 30~50 岁，甚至更年轻，这些患者的腰椎活动度更大，腰椎间盘所承受的应力更大，因此假体的磨损不可避免。

然而这些质疑的观点并没有阻止 TDR 假体得到 FDA 的批准及在全世界范围的广泛应用。此后，第二代假体（Mobidisc、Activ-L、）和第三代假体（Cadisc、M6、Nubac）陆续开始出现。第三代假体开始使用了其他的生物材料如聚氨酯材料和聚醚醚酮（PEEK）。

随着随访时间的延长，TDR 的许多问题和并发症逐渐开始呈现。大量研究结果显示并发症发生率较高，约为 10%~40%。本章着重讨论 TDR 可能发生的并发症，以及对于这些棘手的问题采取补救措施的可能性。

一、术中并发症

（一）与手术入路相关的并发症

下腰椎前方通过腹膜外入路进行显露，通常选择左侧入路。夹闭骶正中动脉后在髂动、静脉之间可以显露 L5~S1 椎间盘。L4~L5 以及更高节段的椎间盘位于腰大肌前方，向右牵拉大血管并切开前纵韧带即可显露纤维环前部。TDR 手术操作可能会损伤相关大血管，行 L5~S1 人工椎间盘置换术时可能会损伤左髂总静脉，行 L4~L5 及更高节段人工椎间盘置换术时可能会损伤腔静脉和主动脉。Brau 等报道静脉损伤的发生率为 1.4%，左髂动脉栓塞的发生率为 0.45%。尽管技术精湛的医生可以修复这些血管损伤，但是仍可能会发生深静脉血栓或筋膜间室综合征等一系列问题。

椎前交感神经也同样存在损伤危险。男性患者损伤后会引起暂时性或永久性的逆行射精、性欲减退、甚至阳痿。输尿管的损伤可导致尿性囊肿，但比较罕见。

（二）TDR 植入时的并发症

DDD 患者的椎间隙高度通常会降低，TDR 的目的之一就是恢复原始的椎间隙高度，从而扩大神经根管。术中通常在松解后纵韧带之后椎间隙会被过度撑开，引起关节突关节半脱位，使得从这个节段发出的神经根被过度牵拉，进而导致下肢放射痛和神经功能障碍。这种神经根性损伤大部分是一过性的。但是对于术后存在持续疼痛，同时术中确实发生过度牵拉的患者，则需要翻修移除假体，更换为尺寸较小的假体或者进行融合，可视情况行后方神经根探查减压。在一些特殊病例中，如果假体植入的位置不对称或太靠后，金属终板可能对神经造成直接压迫（图 55-1 和图 55-2），移除假体再次植入到正确的位置或改

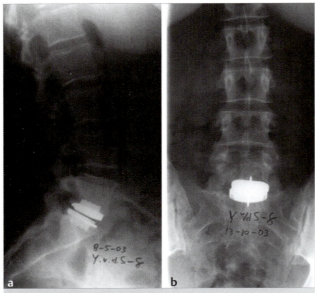

图 55-1 ProDisc 腰椎人工椎间盘置换术时植入不对称的 1 例患者腰椎 X 线片。(a)侧位片。(b)正位片

为融合是一种合理的解决办法。

由于前方过度撑开造成节段性腰椎前凸增加也比较常见，其对临床疗效的影响仍有待进一步观察。从理论

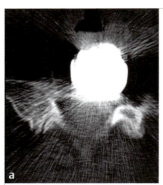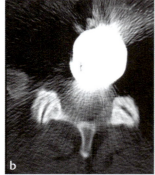
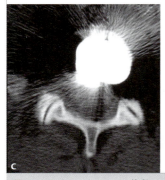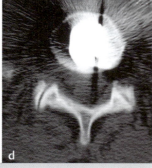

图 55-2 (a~d)L5~S1 节段 ProDisc 人工间盘置换术后引起左侧神经根管狭窄导致左下肢放射痛

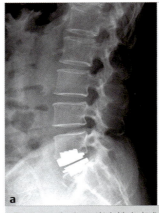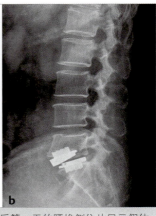

图 55-3 (a)58 岁女性患者术后第一天的腰椎侧位片显示假体植入位置良好。(b)患者于术后第 6 天出现严重后背痛，X 线片显示假体下沉，L5 椎体横行骨折。假体被移除后行前路腰椎融合术

上说，过度撑开和腰椎前凸增加会改变腰椎小关节关节面的方向，进而引起小关节的撞击。通常腰椎相邻节段也会对手术节段的前凸产生代偿，从而使得整个腰椎前凸角度不变。

ProDisc 等假体引起椎体骨折的情况也有报道，这会引起假体下沉和移位（图 55-3），尤其是在椎体体积较小和多节段置换时这可能就成为一个严重问题。前路翻修或者后路融合是必需的。椎体后角骨折是从假体植入时易发生的一个并发症，会引起神经根损伤，这在 SB Charité 假体植入时较常见，其原因在于椎体后方终板处理不足以及植入聚乙烯核心后从后方敲入假体，对于引起神经症状的病例需要从后路移除骨折碎片。

二、术后早期并发症

（一）下沉

下沉是指假体全部或部分轴向陷入椎体骨质中（图 55-4），这通常发生于术后早期。其原因可能在于 TDR 的尺寸较小，椎体终板薄弱或椎体骨质疏松。术后假体偏离或移位是否对术后假体下沉造成影响尚不清楚。金属终板上与椎体终板尺寸不匹配也是原因之一。在早期的 SB Charité 置换病例中，足够大的假体尺寸的重要性没有受到重视。金属终板置于椎体终板表面，越靠近中心区域，椎体终板的刚度越小，腰椎的轴向压力就会压迫金属终板使其下沉至椎体骨质中，通常还伴有前、后或侧倾，假体的生物力学行为受到严重影响，但其是否会引起疼痛尚不清楚。通过我们的病例发现 L4~L5 节段金属

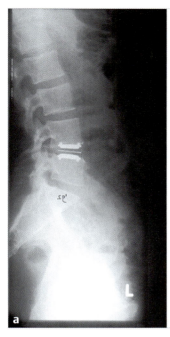
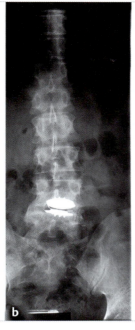
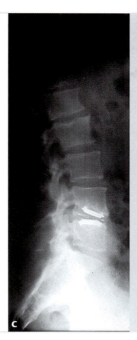

图 55-4 （a）L4~L5 节段小号 Charité 人工椎间盘置换术后当时的 X 线侧位片。（b,c）TDR 下沉陷入骨质终板正位片和侧位片

终板对椎体终板的覆盖达到 60%~62% 或以上就可以避免假体下沉发生。

如果较严重的下沉是由术中未发现的椎体骨折所引起，就需要进行前路翻修或后路融合术。

（二）移位或脱位

终板固定不牢固或者假体相对于手术节段的椎体过大，引起插入张力过大会导致术后早期出现移位或脱位。采用 Charité 假体时两个终板的前后各 3 个齿必须尽量深地插入椎体骨质中，位置要足够靠后以对抗下腰椎前凸的剪切力，尤其是在 L5~S1 节段。术后早期脱位的病例亦有报道，这会引起血管压迫，这些病例通常需要采取紧急修复，假体可能会随时间缓慢前移（图 55-5）。

采用 ProDisc 假体术后可能发生的一种并发症是聚乙烯髓核从下终板脱位。因此术中要求髓核必须敲入下终板，如果敲入不充分，聚乙烯髓核就会与上终板一起向前滑动（图 55-6）。这种情况需要立即干预，因为它会对前方的大血管造成危险。

（三）感染

令人惊讶的是文献中几乎没有 TDR 术后感染的报道。在 Lee 等编写的著作中，研究人员报道了 1 例 L5~S1 行 TDR 术后发生感染的病例，患者首先出现伤口感染，随后蔓延至前方，引起假体松动和下沉，移除假体并仔细清创后行椎间植骨融合。Spivak 等报道了另 1 个感染致腹膜后脓肿的病例，2 个节段的 ProDisc 假体被移除，但在之后的随访中，该患者存在永久性逆行射精和长期腰背痛。

彻底清创和足量抗生素治疗可以治愈早期的深部感染，这与全髋或全膝关节置换术后发生的早期感染相似。晚期感染只能通过移除假体来治疗，单纯行抗生素保守治疗不能解决问题。然而移除 TDR 假体时引起血管并发症的风险很大，原因在于初次手术产生了广泛的瘢痕。如同所有的前路补翻修手术一样，手术应该由经验丰富的血管外科医生显露手术部位，可将血管损伤的风险降至最低。

三、术后晚期并发症

（一）小关节病

TDR 术后小关节的变化是该领域中一个难解的问题。许多年前的宣传声称人工椎间盘可以恢复腰椎的自然活

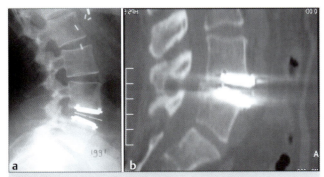

图 55-5 （a）L4~L5 节段 Charité 人工间盘置换术后当时的侧位片。（b）术后 11 年 CT 扫描显示假体缓慢前移压迫大血管

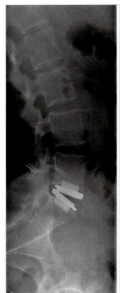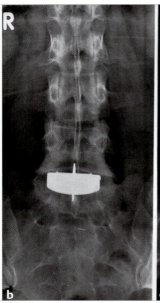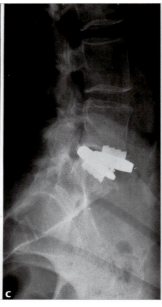

图 55-6　（a）L5~S1 节段置换术后当时的侧位片。（b）几个月后上终板和聚乙烯髓核同时向前移动。（c）术后数月侧位 X 线片

动，但一直没有得到证实，TDR 术后腰椎节段活动度很可能远远不能恢复到原来的水平。这已得到大量生物力学研究及临床回顾性研究的证实。尤其是切除前纵韧带和大多数纤维环后可引起过伸和轴向旋转运动。人工椎间盘的运动特征从缓慢运动变为突然的、跳跃性运动，尤其是在后伸的时候。在以 Charité 假体为主的回顾研究中发现髓核后方撞击征发生的概率很大。在采用 ProDisc 假体的病例中也存在终板后方接触面之间的撞击，这意味着小关节在引导和控制这种逐渐增加或突然的活动时在后方的应力过重，随后大部分病例会出现小关节退变。这种退变短时间内并不都会引起疼痛，但数年后有高达 30% 的患者会出现新的腰背痛，所以这也是一个不可忽视的并发症。这种改变也是人体脊柱对因前路植入椎间盘假体引起不稳产生的一个适应性反应。我们在一系列翻修手术中常发现有小关节肥大（图 55-7）。事实上，一些新的设计改进已经被采用，例如将假体从侧方甚至是从后方，或者通过椎间孔植入可以避免前路 TDR 手术所引起的不稳定。

TDR 术后引起疼痛的小关节病通常采取的保守治疗是使用止痛药、腰围固定，及小关节去神经支配。对于经过充分保守治疗依然无法解决的持续性疼痛，推荐使用的术式为后路融合，椎间盘假体可以保留也可以移除。移除假体额外的益处尚不清楚，但假体移除在一定程度上增加了手术风险，尤其是出血的风险。

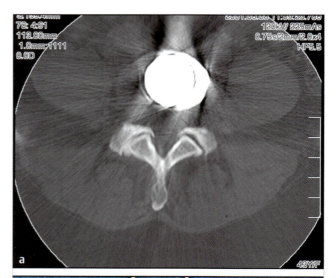

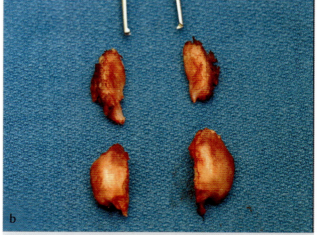

图 55-7　（a）CT 扫描显示小关节退变，尤其是右侧。（b）人工间盘置换术后采取后路翻修手术移除小关节

（二）异位骨化

腰椎假体周围的异位骨化（HO）与颈椎人工椎间盘置换相比并不是一个大问题。在大量病例和临床随机对照研究中HO极其罕见。根据部位HO被分为3类：（a）骨化位于椎间隙之外，不影响活动；（b）骨化位于椎间隙之内，不影响活动；（c）骨化位于椎间隙之内，并影响活动。HO对活动的远期影响尚不清楚，因为小关节病本身就会限制活动。在一项关于Charité假体长达17年的长期随访研究中，60%的患者手术节段出现了强直，但与其他具有活动度的患者相比，发生强直的患者满意度更高。总之还需要进行长期的随访来看有多少假体依旧有活动度，以及活动度与疼痛度存在何种关系。长期来看，自发性融合也许对于避免磨损来说是一个更好的结果。

（三）磨损

TDR早期应用的时候，磨损并没有被认为是一个严重问题。腰椎活动度小、非滑囊性关节等因素使假体的磨损被降至最低。然而现在看起来，人工椎间盘置换术与髋、膝关节置换一样存在发生假体磨损的可能性。Charité人工假体置换术后的回顾性研究发现假体周围存在大量的聚乙烯髓核磨损碎片，其量的多少取决于假体植入后的时间长短，植入物的大小和位置对此可能也有影响。磨损最常见于后方，其原因是假体后伸时的碰撞。选择ProDisc假体行TDR置换后终板后方的撞击有过报道，这会造成金属和聚乙烯的磨损。选择Activ-L和Mobidisc假体置换

的早期研究中，有2例患者检查到了少量聚乙烯磨损碎片。聚乙烯磨损产生的问题被认为比金属磨损产生的问题小。聚乙烯磨损会在假体周围组织引起局部炎症反应，类似于全髋和膝关节置换术后磨损引起的组织反应。这个反应在腰椎也会很严重，比如引起溶骨性反应，这只在金属对聚乙烯TDR中报道过几次（图55-8~图55-11），在使用聚烯烃橡胶和金属终板的AcroFlex假体置换术后有1例报道。

最近有一些在金属对金属TDR术后形成假性肿瘤的报道，这会造成神经和血管的压迫，甚至形成深静脉血栓，这种现象与金属对金属全髋关节置换术后发生的现象相似。使用这种类型假体的患者血液中钴和铬的含量明显升高。这些报道令人担忧，因此金属对金属TDR假体的选择应该重新进行详细的评估。

最新的椎间盘假体采用了一些新的材料，最重要的是聚醚醚酮（PEEK）和聚乙烯材料（Nubac、Cadisc、M6）。有意思的是Cadisc和M6具有轴向压缩性，与第一代（Charite、ProDisc、Maverick和FlexiCore）和第二代（Activ-L和Mobidisc）TDR相比更接近于生物形态，前两代均无减震特性。尽管这些新型材料在基础试验中表现很好，但还需要在临床试验中观察其与更坚硬的聚乙烯和金属相比是否更容易磨损，在不久的将来我们就会得到答案。

（四）相邻节段退变

TDR术后相邻节段退变的发生率是否低于融合术还需要进一步证实。与被称为金标准的融合术相比，我们

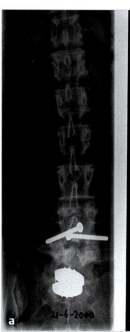
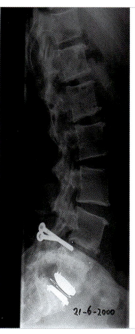
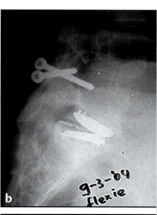
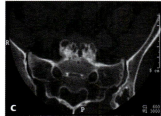

图55-8　（a）L4~L5节段融合，L5~S1节段Charité人工椎间盘置换术后出现侧方下沉。（b）4年后前屈时出现前方撞击。（c）TDR下方的骶骨出现溶骨性囊肿

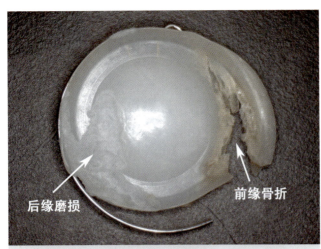

图 55-9　L5~S1 Charité 人工椎间盘置换术后出现骨溶解，移除聚乙烯髓核，可见前缘骨折，后缘磨损

选择 TDR 的主要原因是为了防止相邻节段的退变，所以我们需要明确其是否能够有效预防退变。关于这个问题，多项研究结果显示两种手术术后相邻节段退变的发生率似乎没有差异，相邻节段退变的主要原因可能是自然的病变过程。事实上，在两个以上节段行人工椎间盘假体置换术后，在手术节段及其上位节段就会出现旋转力，从而导致退变性脊柱侧凸（图 55-12）。在我们的翻修病

例中，相邻节段的退变是引起持续性或新发生腰痛和下肢痛的主要原因之一。我们常常需要行长节段腰椎融合来解决这个问题，然而不幸的是手术并不总会带来好的临床疗效。

（五）补救措施

术后出现的假体移位或下沉等早期并发症如果对大血管造成危险，则需要移除假体。长期随访发现的伴有持续性或新发作的腰痛或下肢痛患者，需要明确疼痛的病因。其可能与假体本身有关，也可能由小关节或相邻节段退变引起。对于这些患者，权衡利弊移除假体还是保留假体非常重要。这里必须强调的是移除 TDR 假体的过程风险很大，因其可能会造成血管损伤、逆行射精和输尿管损伤。这时候明智的选择是行计算机断层血管造影（CTA）来判断大血管与 TDR 假体的位置关系，提前插入 J 形导尿管以防输尿管受到损伤。在大多数病例中可以在经验丰富的脊柱外科医生或血管外科医生的帮助下显露假体。我们回顾的病例中，大多数手术入路选择了腹膜外左侧入路。L5~S1 只能通过血管之间进行显露，即首次手术时的入路。L4~L5 或以上节段的显露不需要再次移动大血管，但是需要穿过腰肌或通过腰肌底部在足够大的空间里移除TDR。在大多数病例中显露人工椎间盘假体，将其从周围

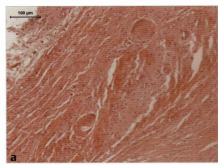
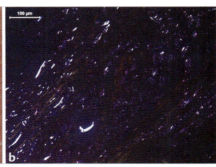

图 55-10　苏木精－伊红染色切片显示假体周围纤维组织的组织学特征。（a）明场光显微镜下 TDR 切片。（b）偏振光显微镜下的同一张切片

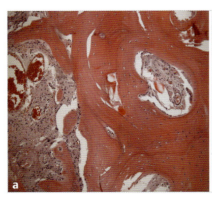
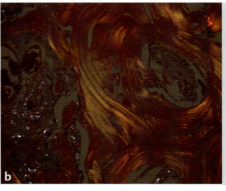

图 55-11　L5~S1 TDR 后发生骨溶解的骶骨组织学切片。（a）苏木精－伊红染色。组织进行性炎症反应，破骨细胞吞噬骨质。（b）偏振光显微镜下显示炎性反应的组织中有大量的聚乙烯颗粒位于左侧

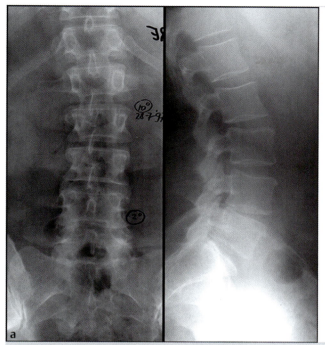
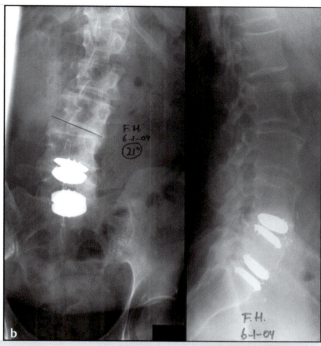

图 55-12　（a）术前 X 线正位片（左）和侧位片（右）显示轻度腰椎侧凸。（b）L4~L5 和 L5~S1 节段 Charité 人工椎间盘置换术后 7 年，腰椎侧凸加重，L4~L5 出现侧方下沉

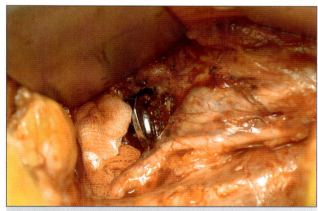

图 55-13　术中前路显露并移除 L5~S1 人工椎间盘

的瘢痕组织中剥离，将 TDR 从椎体骨质中慢慢松解并移除，这些过程都相对简单（图 55-13）。之后采取椎间融合器进行融合还是植骨融合是术者需要抉择的问题。在大多数病例中采取了异体骨植骨融合术，并通过后路器械和后外侧融合进行加固。这种方法疗效很好，融合也很稳定。

第二种手术补救措施是在后外侧采取器械融合而不移除 TDR。留在原位的 TDR 在前方起到分散压力的作用，但是 TDR 持续承受压力，前方由此产生的持续性刺激可

能会引起长期疼痛。

对于发生退行性腰椎侧凸的患者采取广泛腰椎融合是必须的，然而由于脊柱僵硬，长节段融合之后上方相邻节段可能发生退变，其临床疗效不太理想（图 55-14 和图 55-15）。

我们将入组病例分为两组，第一组仅采取后路融合，第二组移除 TDR 并行前后路融合，使用疼痛视觉量表（VAS）和 Oswestry 功能障碍指数（ODI）检查两种补救措施的临床疗效。研究发现两组患者的 VAS 评分和 ODI 评分无统计学差异。然而 TDR 移除组中有更多患者的 VAS 评分得到的临床改善 > 25%。由于该研究病例相对较少，施行手术的节段不同产生的异质性，导致该研究难以得出确定的结论。初步看来移除假体似乎更好，原因在于假体的长期磨损会产生炎症反应，从而引起疼痛。由于前方的压力持续存在，所以后路融合能否消除疼痛还不确定。补救措施的选择需要全面考虑所有这些方面，包括可能会产生一个不太满意的结果，大部分腰痛、下肢痛不会彻底解除，但是可以有较大的改善。

四、小结

本章讨论了腰椎 TDR 术后最常见的并发症。由于报

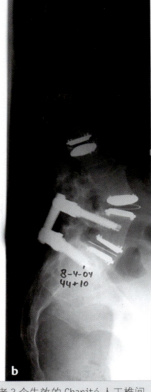

图 55-14 （a，b）44 岁女性患者 3 个失效的 Charité 人工椎间盘置换术，L5~S1 节段选择 Rodegerts 系统进行融合，腰椎有严重的侧凸

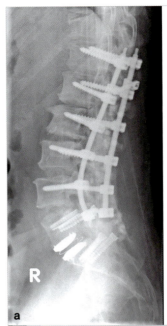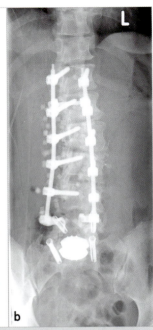

图 55-15 （a，b）图 55-13 中同一例患者的补救手术。移除 L2~L3 和 L4~L5 节段 TDR 假体，后路长节段椎弓根螺钉固定融合

道不全，并发症的发生率还不能确定。并发症被分为术中并发症、术后早期并发症和术后晚期并发症。由于 DDD 患者接受 TDR 的时机通常在 40~60 岁之间，所以医生对于晚期并发症尤其感兴趣，这提示假体应保留约 40 年的功能。TDR 磨损、小关节病和相邻节段退变是主要的远期并发症，也是评价 TDR 是否是治疗 DDD 患者的好方法的主要指标。

五、参考文献

[1] Hedman TP, Kostuik JP, Fernie GR, et al. Design of an intervertebral disc prosthesis [J]. Spine, 1991, 16 Suppl: S256-S260.

[2] Bono CM, Garfin SR. History and evolution of disc replacement [J]. Spine, 2004, 4 Suppl: 145S-150S.

[3] Gillet P. The fate of the adjacent motion segments after lumbar fusion [J]. Spinal Disord Tech, 2003, 16: 338-345.

[4] Griffith SL, Shelokov AP, Büttner-Janz K, et al. A multicenter prospective study of the clinical results of the Link SB Charité intervertebral psothesis [J]. The initial European experience. Spine, 1994, 19: 1842-1849.

[5] Cinotti G, David T, Postacchini F. Results of disc prosthesis after a minmum follow-up period of 2 years [J]. Spine, 1996, 21: 995-1000.

[6] David T. Long-term results of one-level lumbar arthroplasty: minimum 10-year follow-up of the CHARITE artificial disc in 106 patients [J]. Spine, 2007, 32: 661-666.

[7] Lemaire JP, Skalli W, Lavaste F, et al. Intervertebral disc prosthesis. Results and prospects for the year, 2000 [J]. Clin Orthop Relat Res, 1997, 336: 64-76.

[8] Zeegers WS, Bohnen LMLJ, Laaper M, et al. Artificial disc replacement with the modular type SB Charité Ⅲ: 2-year results in 50 prospectively studied patients [J]. Eur Spine, 1999, 8: 210-217.

[9] Blumenthal S, McAfee PC, Guyer RD, et al. A prospective, randomized, multicenter Food and Drug Administration investigational device exemptions study of lumbar total disc replacement with the CHARITE artificial disc versus lumbar fusion: part I: evaluation of clinical outcomes [J]. Spine, 2005, 30: 1565-1575, discussion E387-E391.

[10] McAfee PC, Cunningham B, Holsapple G, et al. A prospective, randomized, multicenter Food and Drug Administration investigational device exemption study of lumbar total disc replacement with the CHARITE artificial disc versus lumbar fusion: part II: evaluation of radiographic outcomes and correlation of surgical technique accuracy with clinical outcomes [J]. Spine, 2005, 30: 1576-1583, discussion E388-E390.

[11] Zigler J, Delamarter R, Spivak JM, et al. Results of the prospective, randomized, multicenter Food and Drug Administration investigational device exemption study of the ProDisc-L total disc replacement versus circumferential fusion for the treatment of 1-level degenerative disc disease [J]. Spine, 2006, 32: 1155-1162, discussion 163.

[12] Cornet MF, Burkus JK, Dryer RF, et al. Lumbar disc arthroplasty with Maverick disc versus stand-alone interbody fusion: a prospective, randomized, controlled, multicenter investigational device exemption trial [J]. Spine, 2011, 36: E1600-E1611.

[13] Zindrick MR, Lorenz MA, Bunch WH. Editorial response to parts 1 and 2 of the FDA IDE study of lumbar total disc replacement with the Charite TM artificial disc vs lumbar fusion [J]. Spine, 2005, 30: 388-390.

[14] Mirza SK. Point of view: commentary on the research reports that led to Food and Drug Administration approval of an artificial disc [J]. Spine,

2005, 30: 1561-1564.

[15] Sengupta DK. Point of view [J]. Spine, 2005, 30: E39.

[16] Van den Eerenbeemt KD, Ostelo RW, Van Royen BJ, et al. Total disc replacement surgery for symptomatic degenerative lumbar disc disease: a systematic review of the literature [J]. Eur Spine, 2010, 19: 1262-1280 .

[17] Brau SA, Delamarter RB, Schiffman ML, et al. Vascular injury during anterior lumbar surgery [J]. Spine, 2004, 4: 409-412.

[18] Gayer G, Gaspi I, Garniek A, et al. Perirectal urinoma from ureteral injury incurred during spinal surgery mimicking rectal perforation on computed tomography scan [J]. Spine, 2002, 27: E451-E453.

[19] Liu J, Ebraheim NA, Haman SP, et al. Effect on the increase in the height of lumbar disc space on facet joint awrticulation area in sagittal plane [J]. Spine, 2006, 31: E198-E202.

[20] Le Huec J, Basso Y, Mathews H, et al. The effect of single-level, total disc arthroplasty on sagittal balance parameters: a prospective study [J]. Eur Spine, 2005, 14: 480-486.

[21] Shim CS, Lee S, Maeng DH, et al. Vertical split fracture of the vertebral body following total disc replacement suing ProDisc: reprot of two cases [J]. Spinal Disord Tech, 2005, 18: 465-469.

[22] Gstoettner M, Heider D, Liebensteiner M, et al. Footprint mismatch in lumbar total disc arthroplasty [published correction appears in Eur Spine, 2009, 18(1): 118] [J]. Eur Spine, 2008, 17: 1470-1475.

[23] Van Ooij A, Ver FC, Verbout AJ. Complications of artifical disc replacement: a reprot of 27 patients with the SB Charité disc [J]. Spinal Disord Tech, 2003, 16: 369-383.

[24] Punt IM, Van Rijsbergen MM, Van Rietbergen N, et al. subsidence of a total disc replacement and the role of undersizing [J]. Eur Spine, 2012, 21: S296.

[25] Aunoble S, Donkersloot P, Le Huec JC. Dislocations with intervertebral disc prosthesis: two case reports [J]. Eur Spine, 2004, 13: 464-467.

[26] Jeon SH, Choi WG, Lee S-H. Anterior revision of a dislocated ProDisc prosthesis at the L4-5 level [J]. Spinal Disord Tech, 2008, 21: 448-450.

[27] Stieber JR, Donald GD. Early failure of lumbar disc replacement: case report and review of the literature [J]. Spinal Disord Tech, 2006, 19: 55-60.

[28] Kim DH, Sengupta DK, Cammissa F, et al. Dynamic intervertebral assisted motion device. In: Dynamic Reconstruction of the sp, ine [M]. Stuttgart, Germany: Thieme Verlag, 2005.

[29] Spivak JM, Petrizzo AM. Revision of a lumbar disc arthroplasty following late infection [J]. Eur Spine, 2010, 19: 677-681.

[30] O'Leary P, Nicolakis M, Lorenz MA, et al. Response of Charité total disc replacement under physiologic loads: prosthesis component motion paterns [J]. Spine, 2005, 5: 590-599.

[31] Kurtz SM, van Ooij A, Ross R, et al. Polyethylene wear and rim fracture in total disc arthroplasty [J]. Spine, 2017, 7: 12-21.

[32] Kurtz SM, Steinbeck M, lanuzzi A, et al. Retrieval analysis of motion preserving spinal devices and periprosthetic tissues [J]. SAS J, 2009, 3: 161-177.

[33] Käfer W, Clessienne CB, Däxle M, et al. Posterior component impingement after lumbar total disc replacement: a radiographic analysis of 66 ProDisc-L prostheses in 56 patients [J]. Spine, 2008, 33: 2444-2449.

[34] Shim CS, Lee S-H, Shin H-D, et al. CHARITE versus ProDisc: a comparative study of a minimum 3-year folloow-up [J]. Spine, 2007, 32: 1012-1018.

[35] Park C-K, Ryu K-S, Jee W-H. Degenerative changes of discs and facet joints in lumbar total disc replacement using ProDisc II: minimum two-year follow-up [J]. Spine, 2008, 33: 1755-1761.

[36] Siepe CJ, Korge A, Grochulla F, et al. Analysis of post-operative pain patterns following total lumbar disc replacement: results from fluoroscopically guided spine infiltrations [J]. Eur Spine, 2008, 17: 44-56.

[37] Siepe CJ, Zelenkov P, Sauri-Barraza JC, et al. The fate of facet joint and adjacent level disc degeneration following total lumbar disc replacement: a prospective clinical, X-ray, and magnetic redsonance imaging investigation [J]. Spine, 2010, 35: 1991-2003.

[38] Punt IM, Visser VM, Van Rhijin LW, et al. Complications and reoperations of the SB Charité lumbar disc prosthesis: experience in 75 patients [J]. Eur Spine, 2008, 17: 36-43.

[39] McAfee PC, Cunningham BW, Devine J, et al. Classification of heterotopic ossification(HO)in artificial disk replacement [J]. Spinal Disord Tech, 2003, 16: 384-389.

[40] Putzier M, Funk JF, Schneider SV, et al. Charité total disc replacement-clinical and radiographical results after an average follow-up of 17 years [J]. Eur Spine, 2006, 15: 183-195.

[41] Link HD. History, design and biomechanics of the LINK SB Charité artificial disc [J]. Eur Spine, 2002, 11 Suppl 2: S98-S105.

[42] Van Ooij A, Kurtz SM, Stessels F, et al. Polyethylene wear debris and long-term clinical failure of the Charité disc prosthesis: a study of 4 patients [J]. Spine, 2007, 32: 223-229.

[43] Austen S, Pun IM, Cleutjens JP, et al. Clinical, radiological, histological and retrieval findings of Activ-L and Mobidisc total disc replacements: a study of two patients [J]. Eur Spine, 2012, 21 Suppl 4: S513-S520.

[44] Punt IM, Cleutjens JPM, de Bruin T, et al. Periprosthetic tissue reactions observed at revision of total intervertebral disc arthroplasty [J]. Biomaterials, 2009, 30: 2079-2084.

[45] Punt IM, Austen S, Cleutjens JPM, et al. Are periprosthetic tissue reactions observed after revision of total disc replacement comparable to the reactions observed after total hip or knee revision surgery [J]. Spine, 2012, 37: 150-159.

[46] Devin CJ, Myers TG, Kang JD. Chronic failure of a lumbar total disc replacement with osteolysis. Report of a case with nineteen-year follow-up [J]. Bone Joint Surg Am, 2008, 90: 2230-2234.

[47] François J, Coessens R, Lauweryns P. Early removal of a Maverick disc prosthesis: Surgical findings and morphological changes [J]. Acta Orthop Belg, 2007, 73: 122-127.

[48] Berry MR, Peterson BG, Alander DH. A granulomatous mass surrounding a Maverick total disc replacement causing iliac vein occlusion and spinal stenosis: a case report [J]. Bone Joint Surg Am, 2010, 92: 1242-1245.

[49] Guyer RD, Shellock J, MacLennan B, et al. Early failure of metal-on-metal artificial disc prostheses associated with lymphocytic reaction: diagnosis and treatment experience in four cases [J]. Spine, 2011, 36: E492-E497.

[50] Cabraja M, Schmeding M, Koch A, et al. Kroppenstedt S. Delayed formation of a devastating granulomatous process after metal-on-metal lumbar disc arthroplasty [J]. Spine, 2012, 37: E809-E813.

[51] Zeh A, Planet M, Siegert G, et al. Release of cobalt and chromium ions into the serum following implantation of the metal-on-metal Maverick-type artificial lumbar disc(Medtronic Sofamor Danek) [J]. Spine, 2007, 32: 348-352.

[52] LeHuec JC, Kiaer T, Friesem T, et al. Shock absorption in lumbar disc prosthesis: a preliminary mechanical study [J]. Spinal Disord Tech, 2003, 16: 346-351.

[53] Brown T, Bao Q-B, Agrawal CM, et al. An in vitro assessment of wear particulate generated from UNBAC: a PEEK-ON-PEEK articulating nucleus replacement device: emthodology and results from a series of wear tests using different motion profies, test frequencies, and environmental conditions [J]. Spine, 2011, 36: E1675-E1685.

[54] McAfee PC, Cunningham BW, Hayes V, et al. Biomechanical analysis of rotational motions after disc arthroplasty: implications for patients with adult deformities [J]. Spine, 2006, 31 Suppl: S152-S160.

[55] Wagner WH, Regan JJ, Leary SP, et al. Access strategies for revision or explantation of the Charité lumbar artificial disc replacement [J]. Vasc Surg, 2006, 44: 1266-1272.

[57] McAfee PC, Geisler FH, Saiedy SS, et al. Revisability of the CHARITE artificial disc replacement: analysis of 688 patients enrolled in the U. S. IDE study of the CHARITE Artificial Disc [J]. Spine, 2006, 31: 1216-1217.

[58] Leary SP, Regan JJ, Lanman TH, et al. Revision and explantation strategies involving the CHARITE lumbar artificial disc replacement [J]. Spine, 2007, 32: 1001-1011.

[59] Patel AA, Brodke DS, Pimental L, et al. Revision strategies in lumbar total disc arthroplasty [J]. Spine, 2008, 33: 1276-1283.

[60] de Maat GHR, Punt IM, van Rhijn LW, et al. Removal of the Charité lumbar artificial disc prosthesis: surgical technique [J]. Spinal Dissord Tech, 2009, 22: 334-339.

第五十六章　多节段腰椎人工椎间盘置换

著者：James Joseph Yue，Lisa Ferrara，Jason O. Toy

审校：孟斌，李忠海

译者：易红雷

一、引言

多节段腰椎退行性疾病的治疗是几十年来一直争论的话题。近年来，腰椎人工椎间盘置换术治疗单节段腰椎退行性疾病已被证明有着至少等同于腰椎融合技术的治疗效果。基于单节段腰椎人工椎间盘置换术的疗效及安全性，最近有研究人员尝试扩大了腰椎人工椎间盘置换的适应证。这些扩大的适应证包括在椎间融合节段的上位或下位节段进行 TDR 手术，手术时间可以与融合同时进行，或者在融合手术之后再行。正如在本章节以下部分所要强调的，对多节段腰椎人工椎间盘置换的患者经过全面和综合的术前评估是必要的。此外，本章将探讨手术技术、术后康复及并发症。

二、患者的选择

多节段腰椎人工椎间盘置换术的患者的选择是极其重要的。虽然腰椎人工椎间盘置换术可以产生显著的临床疗效，但是患者和医生必须了解多节段腰椎人工椎间盘置换的局限性以及合理的预期。首先，应进行详尽的病史询问和体格检查以明确患者症状的起源。疼痛是如何引起的？疼痛是什么时候开始的？疼痛加重和缓解因素？疼痛部位在何处？疼痛存在是双侧还是单侧？这是一个工伤赔偿事项还是医疗或法律问题？是否有任何心理问题，比如：抑郁症、装病或毒瘾？患者有工作吗？结婚了吗？患者有孩子吗？患者的家庭生活水平是什么样？患者以前参加的运动是什么水平？患者最近由于活动减少而致体重增加了吗？患者是否经历了疼痛管理干预（如小关节阻滞、硬膜外注射和选择性神经根阻滞等）？患者疼痛症状是否包括神经根性症状，如果是，与患者腰痛相比，下肢疼痛的比例占多少以及位置在哪里？患者尝试过什么类型的其他干预措施，比如瑜伽、物理治疗、针灸或其他非传统形式的缓解疼痛？患者是否吸烟？患者是否有任何其他导致背痛的疾病，如克罗恩病、肾脏疾病、癌症、产科疾病、

妇科疾病或血管疾病？此外必须考虑患者全身性疼痛的其他来源，如类风湿或其他炎症性关节病或莱姆病。在研究人员（JJY）临床实践中，所有患者均接受炎症性风湿病的筛查，包括测试类风湿关节炎、莱姆病和银屑病型关节炎以及详尽收集妇科和胃肠病史。

从体格检查的角度来看，所有患者都要进行身体质量指数评估和屈曲、伸展、侧弯和旋转时的弹性测试。要求患者脱掉鞋子用脚趾和脚跟以正常的节奏走路。评估腿部长度。在坐位对神经张力进行评估。此外，还需评估髋部、膝盖和脚踝的运动范围（ROM）。还需评估下肢的血管状态。要求患者用一根手指指向并定位腰椎疼痛的位置。单侧背部疼痛患者应慎重评估小关节或骶髂关节疾病，这可能是腰椎间盘置换的禁忌证。然后在仰卧位检查患者，将一条腿从桌子上抬起，同时将对侧的腿向下压来进行屈体前伸测试。骶髂关节不稳也可以通过此法进行评估。在患者仰卧位的情况下，也可以单独评估患者腹部的压力，如果可能的话，用指尖按压个别椎间盘间隙来评估任何可能引起疼痛的刺激。还应注意到腹部有无任何伤疤，并评估腿部长度。

然后将患者转为侧位，并进行梨状肌测试，将髋部固定于屈曲位，并要求患者抵抗阻力外展膝关节。然后将患者变成俯卧位，触诊棘突以触发压痛。也可以横向触诊以评估肌肉张力，并观察是否可以用皮肤的轻微触感产生任何疼痛刺激。还需评估其他瓦德尔体征，包括轴向负荷是否导致腰痛。如果疼痛是继发于腰椎关节强硬症和腰椎间盘突出症的腰痛，那么这不应导致腰部疼痛。躯干上部的适度旋转相对于固定的下躯干不应引起疼痛。任何不符合神经解剖学的评价运动和感觉的迹象也可能预示患者装病。

三、影像学分析

在考虑多节段腰椎人工椎间盘置换术时，对患者进行全面的影像学诊断评估是必要的。所有患者均应接受站

立正位、侧位、过屈和过伸的 X 线。他们应该进行至少 3.0T 的磁共振成像（MRI）。在实践中，研究人员使用腰椎电子计算机断层扫描（CT）进行椎间盘造影。必要时，患者还应该接受小关节阻滞，以确定下腰痛是否是由小关节疾病引起的。如果患者患有严重的小关节病或者对小关节阻滞或消融的反应敏感，或者其他节段存在小关节病变时，则该患者不适合行腰椎人工椎间盘置换术。其他禁忌证包括骨质显著减少，骨密度测试小于 –1.0，大于 11° 的脊柱侧凸畸形和继发于前、后滑脱的小关节疾病。另外，如果 MRI 上的患者在正常节段上表现出先天性的椎间盘高度降低，则该患者可能不适合进行腰椎人工椎间盘置换术。然而，正常节段间隙高度较大者，即使椎间盘高度降低，患者也可以行腰椎人工椎间盘置换手术。如果患者具有先天性的椎间盘高度降低，由于压力的原因，过度牵引可导致术中椎体压缩骨折或术后挤压。

理想的腰椎人工椎间盘置换患者的腰椎 MRI 显示基底较大的椎间盘膨出和轻度椎间盘高度丢失（图 56-1）。高信号区域不一定提示或否定患者具有腰椎人工椎间盘置换的适应证。长期慢性椎间盘高度丢失与完全椎间隙塌陷通常提示在该节段不适宜进行腰椎人工椎间盘置换。椎间孔骨赘形成和小关节疾病以及中央椎管狭窄的存在也应是腰椎人工椎间盘置换的相对禁忌证，特别是多节段腰椎人工椎间盘置换术。在椎间孔和（或）中央椎管狭窄的患者中，可能会出现潜在的神经学损伤结果，包括术后神经根病以及运动或感觉缺陷。这些缺陷通常是由多节段腰椎人工椎间盘置换导致的腰椎前凸增大和脊柱过伸，以及由此

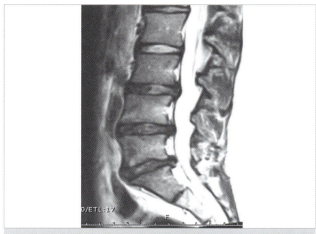

图 56-1　多节段腰椎退行性椎间盘疾病，表现为后方膨出和中度椎间盘高度损失

引起的椎间孔和中央椎管容积的减少。

四、生物力学因素

在生物力学方面，腰椎融合固定一个节段，脊柱功能单位（FSU）的刚度显著增加。由于融合部分刚度的增加将该节段本应在脊柱活动时消散的压力传递至其他节段，并且经由阻力最小的路径传导至周围软组织，这可能潜在地促进相邻节段退变。使用全椎间盘置换术（TDA）植入物对腰椎退行性椎间盘的替换为椎间融合提供了一种生物力学替代方案，可以保持运动并减少过度的压力转移到周围节段。TDA 的目标是通过恢复生理性运动来模拟或增加椎间盘的功能，从而恢复植入节段和相邻节段之间的矢状位置和负载平衡。

为了重建 FSU 原本的运动行为，运动的质量和数量必须可在任何运动中重复，包括病变间盘耦合运动与可变应变率响应机制的组合。为了达到这一目的，在研发 TDA 时必须考虑到健康和退变间盘的旋转中心（COR）和运动范围（ROM）。目前的 TDA 技术面临能够平衡传导至周围组织的压力从而恢复脊柱的活动功能，但是缺乏响应不同应变率的能力，因此 TDA 目前面临的挑战在于如何达到与正常椎间盘类似的黏弹性特征。此外，椎间盘纤维和凝胶样结构以及骨性小关节组成了有别于铰链关节的生物力学活动三要素，使其成为涉及 TDA 功能和固定长期成功的设计挑战。

在健康的椎间盘中，旋转中心是一个脊柱绕之旋转的三维动态点，COR 位于椎间盘的后部，大约在椎体前缘和后缘之间的一半处，并且靠近下椎体的上终板。COR 的位置随着脊柱的运动而产生活动和不稳定，退变和稳定。

五、级联退变的生物力学机制

退变的运动节段可出现级联性的生物力学进展，使得设计合适的、可维持长期功能和最佳性能的椎间盘假体较为困难。脊柱的弹性在初始时是增加的，但随着年龄增大或其他退变方式的进展，脊柱的弹性由于椎间盘高度降低和脱水而降低。在压缩负荷下，退化椎间盘与正常椎间盘组织相比由于脱水和高度损失而变硬，这表明椎间盘突出症的病因不是过度压迫。然而，由于椎间盘高度和组织松弛度的丢失，退化的椎间盘会比健康的椎间盘更容易膨出，因此，较少黏弹性和平均失效扭矩比正常椎间盘更低。另外，转移至腰椎的负荷明显大于颈椎，进一步增加

了维持 TDA 长期固定的复杂性。随着椎间盘退变的进展，前后平移和轴向旋转随着椎间盘高度的进一步减小和组织松弛度的增加而增加。与年轻健康的椎间盘不同，退化椎间盘中央部分的髓核在内侧向内突出，形成通过改变圆盘上的载荷分布来减弱结构，从而导致纤维环经历非生理性的压缩和偏心负荷，并使得椎间盘不足以有效地抵抗轴向应力。脊柱能够响应变化的刺激，即使处于退化状态的代偿期，它仍将继续做出反应，但效率较低。这种不断变化的生物力学特征结合 FSU 上的运动的复杂性对于设计最佳腰椎 TDA 构成重大挑战。从设计的角度尝试复制正常椎间盘的脊柱运动难度很大，特别是对于退行性椎间盘，难度则更呈指数级增加。

六、设计目标和挑战

腰椎人工椎间盘置换需要能够改变一个或多个平面中的旋转中心和运动范围，无论假体是非限制性的、半限制性的，或者相对于脊柱运动节段完全限制性的。非限制性设计具有分离的自由浮动芯体，并且不附着到植入物的端板，允许相邻的椎骨相对于彼此平移，而不依赖于旋转。一些研究表明这种行为可产生瞬时的动态旋转中心（COR），并能够模拟 FSU 的自然运动。相比之下，半限制或限制性的假体产生的是固定的 COR。还必须考虑到植入节段的 TDA 运动学不仅受植入物设计和功能的影响，还受周围组织，如剩余的椎间盘组织和小关节的影响，所有这些因素都将影响植入节段的整体运动和负荷传导。理想的情况是让 TDA 增加或辅助 FSU 的运动功能和稳定性，而不会侵犯或主导该部分的运动和功能。Huang 等通过有限元分析和人体标本的生物力学测试提出，不同假体对活动范围和旋转中心的影响不大，但不同设计引起的小关节应力的差距是显著的。各种设计的植入物（非限制性和半限制性）造成移动的旋转中心，可模拟完整的椎间盘。总体而言，这项研究支持了植入物设计差异不会导致运动范围和旋转中心位置的显著差异，但小关节的应力可以受到与植入物设计无关的其他因素的显著影响，包括脊柱几何学、植入物分布和退变的程度。半限制性和非限制性假体能够几乎完全恢复生理旋转中心位置和运动值的范围。半限制性装置可能能够承载大部分负载，从而保护周围的生物结构免受过载和可能的早期退化，但可能更容易磨损。此外，大部分文献都报道了无论是限制性还是非限制性假体，TDA 植入后都可出现因脊柱前屈引起的节段改变。

器械制造商在研发模拟椎间盘正常黏弹性行为的 TDA 方面面临重大挑战，因为目前生物力学材料技术不能模拟实际活组织的非线性和动态适应性。目前可用的腰椎人工椎间盘假体是由非生物材料制成的。虽然这些材料具有生物相容性，但它们不是生物材料，并且缺乏天然材料的真实的黏弹性非线性特性，导致这些植入物的寿命有限。这些材料在植入物寿命、骨－假体界面固定、长期组织反应和组织对于假体植入后节段退变引起负荷改变的适应等方面也面临额外的挑战。

如果不考虑原本组织的生物力学环境，多节段的腰椎 TDA 可能会带来更多的挑战。沿着腰椎中轴的 TDA 分布对于维持腰椎矢状面平衡和脊柱前凸至关重要。合适的脊柱前凸可维持合适负荷转移、可靠活动以及能够抵抗假体挤出、移位或其他严重并发症，一个或多个 TDA 的位置不良可能导致偏心应力转移到周围组织，这可能导致退变的加剧或组织损伤、假体寿命缩短和 / 或固定的失效。连续节段植入的数量越多，运动学行为越复杂，易导致生物力学特性的变化，这可能增加固定和功能早期失效的风险。

七、术前的循证结果分析

像所有患有下腰痛的患者一样，所有可能继发于腰椎疾病或盘源性疾病的下腰痛患者应对结果进行评估和评价。研究人员使用的临床工具包括功能障碍指数（ODI）评分，视觉模拟量表（VAS）评分，用于评估腰部和下肢的疼痛，以及如果神经源性症状存在，则还需进行 Zurich 跛行评分。作为多节段腰椎人工椎间盘置换术的最佳指征为患者腰部的 VAS 评分明显高于其下肢的 VAS 评分。腰部 VAS 大于 4 分，和 ODI 大于 20 分表示可能需要 ADR 手术。综上所述，临床病史、体格检查和循证结果分析结果必须整合在一起，患者和医生的合理预期也必须进行评估，并纳入多节段腰椎人工椎间盘置换的最终决策。

八、手术技巧

所有患者在术前 36h 开始肠道准备。患者喝一瓶柠檬酸镁，吃清洁的流质饮食。然后在术前约 12h 再喝一瓶柠檬酸镁。患者在手术当天住院。在大多数情况下，不使用自体血回输，但患者有选择的权利。在男性患者中，也提供精子捐赠的选择。在手术当天，患者被带到手术室，仰卧位躺在便于透视的手术台上，通常使用达芬奇体位，

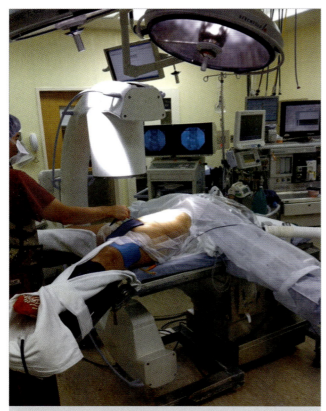

图 56-2　达芬奇体位用于进行多节段腰椎人工椎间盘置换。手术开始前所有手术节段均应先进行透视，以验证要操作的所有节段均能得到透视

特别是涉及 L3~S1 的情况（图 56-2）。如果手术节段为 L1~L2 和 L2~L3，则替换为传统的平坦手术床。所有患者均放置导尿管。给予患者适当的围手术期抗生素治疗。如果有需要，放置输尿管支架。这些支架需用于既往进行了腹部手术的患者中，包括但不限于妇科手术、肠道手术，以及保留左侧肾的右肾切除术。在 L1~L2 和 L2~L3 节段进行置换的情况下，也需放置输尿管支架以保护输尿管。患者不应置于过伸位，这可能导致假体在脊柱过伸时植入，产生术后小关节刺激综合征。

在消毒铺巾之前，应使用透视成像获得适当的前后位（AP）和侧位图像，并且需要使用小毛巾或充气袋置于臀部以调整患者的腹部和骨盆以及脊柱的位置，从而当透视成像处于 0° 位置时，棘突与两侧椎弓根的内侧壁之间是等距的。透视侧位 X 线片用以明确手术节段，并进行适当的皮肤标记。然后对腹部和骨盆区域以常规的方式进行消毒铺巾。如果需要融合可以显露髂骨翼备用于自体骨取骨。

在多节段手术的情况下，整个手术过程中必须有经验丰富的血管外科医生或高年资外科医生在场，以帮助加快手术进程并减少大血管的牵拉。根据要手术的节段，可以使用左侧旁中央腹膜后路入路，根据需要显露 L1~ S1 的椎间盘空间（图 56-3）。通常，最远端的间隙首先暴露，并且将 ADR 放置在该最远端的节段处，从而允许近端假体的共线放置。在多节段置换的情况下，通常使用带龙骨的假体以提高放置的精确度。半限制性装置是优选的，而不是非限制性装置，以便减少旋转时的瞬时非共线轴产生的冠状面畸形的可能性。在多节段（和单节段）手术的情况下，手术过程中，可以将脉氧仪夹在左或右大脚趾上。如果脉氧仪显示出任何下肢氧合度降低，则应松开血管的牵拉。术中不常规使用脊髓监测。如果术前一个或多个间隙有高于正常值的 75% 的椎间盘高度损失，则首先使用并行手持式牵开器迅速撑开其椎间隙空间。假如假体被放置在术前未明显倒塌的间隙中，那么对于外科医生来说移动邻近的严重塌陷的节段将更加困难。如果在放置其他植入物之后有任何的植入问题，建议将试验植入物放置在相邻的水平间隙或提前确保所有的间隙均可植入假体。例如，如果在 L3~S1 椎间盘置换中，L3~L4 和 L4~L5 具有显著的椎间高度损失，则应首先牵开 L3~L4 和 L4~L5 间隙。应该在这两个间隙试模，然后行 L5~S1 水平减压和撑开。最后再在 L5~S1 水平植入假体，然后再往近端操作，去除 L4~L5 试模并植入 ADR，最后再去除 L3~L4 试模并植入假体。在手术结束时，必须彻底检查所有周围的

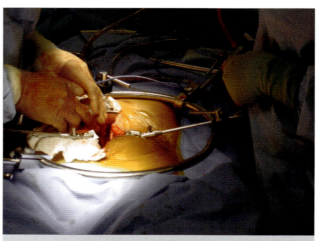

图 56-3　进行多节段腰椎间盘置换的左侧辅助腹膜后入路。注意表面固定环形牵开器

软组织结构，以确保没有医源性损伤，这包括检查输尿管、大血管、交感神经链和所有腹膜后结构。

正在出血的骨表面应用骨蜡覆盖，以降低术后腹膜后血肿发生的可能性。引流管通常不会放置，除非遇到明显的出血。在手术结束时，需要评估患者的下肢血管搏动情况。

加快操作的其他技术包括使用平行牵开器。使用平行牵开器时应在侧位透视下进行，以确保终板端不会撞击椎体或造成椎体的劈裂。在将牵开器放入间隙之前，应彻底清除椎间盘组织，如果可能的话，也应切除后方终板的纤维环。通常不建议为了牵开椎间隙而切除外侧纤维环。在某些情况下，在撑开椎间隙期间可出现硬膜外出血。少量的 Surgiflo 止血剂或等效物可用于控制这种硬膜外出血。

如果需要进行冠状位的重新对准，则可以将 3.5mm 的重建 AO 板放置在椎体前外侧，并使用球形推杆辅助牵开。然后将试模置于椎间隙中，通过重建板继续施加连续的前后侧压力并进行适当的凿孔，放置最终植入物。一旦放置植入物，就可以从椎体的前外侧移除重建板。通常不建议使用椎体针牵开器来牵开或确保矢状位以及冠状位的重新校准。尽管这些牵开器可能有所帮助，但是通常由这些牵开器获得和保持的牵开状态可能不是解剖学的，从而导致假体可能放置在非解剖位置，即在过伸或过屈位。此外，这些牵开器可导致椎体的医源性损伤和椎体的弱化，进而导致椎体结构或附件的骨折。

在关闭切口之前，应该进行正位和侧位的透视（图56-4），对植入物的位置以及椎体完整性进行评估。如果存在任何椎体分裂的现象，则应采取适当措施，例如辅助内固定或取出植入物并融合。如果有植入物在其间隙内存在稳定性问题，则应进行融合。如果需要，应将血管保护罩放置在髂血管后面，特别是在 L2~L5 区域，因为其翻修暴露的难度更大。

九、相邻节段融合或既往 TDR 的多节段 TDR

在患者既往进行前路外科手术（融合或 TDR）的情况下，应放置双侧输尿管支架，以便适当和仔细地牵开腹膜后结构以暴露相邻的节段。在计划相邻节段 TDR 的情况下，由于可能存在椎间盘周围软组织无法牵开导致假体无法植入的情况，所以应做好前路融合的准备。如果既往手术已经植入过假体，则不应在相邻的水平上使用更大的假

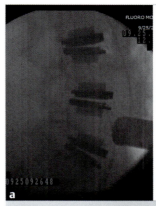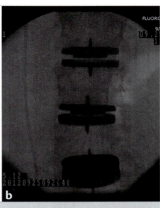

图 56-4 （a）术中 X 线检查。注意将输尿管支架和部分放射性不良的叶片牵开器。（b）多节段 ADR 术后正位 X 线片。注意双侧输尿管支架

体。如果以前已经使用了小到中等的龙骨假体，则可以在相邻节段使用中小尺寸的龙骨假体，或者也可以使用非龙骨假体。术前 CT 血管造影也可能有助于手术入路和规划。

十、并发症

（一）入路相关的并发症

经验丰富的普外科医生和脊柱外科医生团队通常可以消除或降低入路相关的并发症。建议团队成员在行 20~30 例腰椎不同节段的单节段腰椎人工椎间盘置换术之后，再尝试进行多节段的腰椎人工椎间盘置换。如果有任何可疑或潜在输尿管损伤的问题，应该放置输尿管支架。

BMI 指数大于 35 的患者，特别是腹型肥胖者，不宜行多节段腰椎人工椎间盘置换术。患有任何慢性皮肤病如湿疹、银屑病或腹部存在其他皮肤病的患者不应进行 ADR 手术。患有念珠球菌病的患者也不应行腰椎人工椎间盘置换术。脊柱的腹腔入路可能是必要的。如果输尿管结构有任何损伤的问题，应由泌尿科医生检查并进行修补输尿管。如果输尿管支架未在术中或术前放置，则逆行尿道造影应在患者离开手术室之前进行。

在 L4~L5 椎间盘置换术中，应仔细评估腰升静脉的张力。如果由于 L4~L5 节段腰升静脉张力而不能适当牵拉大血管，则应将该静脉结扎并分离，以便髂静脉在该水平上适当活动。在更高的节段，分段血管也应该被结扎和分离，以制造适当和安全的操作空间。从骨骼的角度来看，终板应该保留下来。为了保持终板的完整性，应使用手持设备进行非常小心分离。大面积平行牵开器通常在牵

开间隙和降低终板撞击方面是最有效的。如果术中出现硬脊膜撕裂，可以尝试进行一期修复，但并不建议。相反，可使用硬脑膜补片进行修补，并联合脂肪或肌肉移植物或附加密封剂等其他等效物进行加强。

终板配置类型也应在术前仔细评估。如果在椎体的中心区域存在大的凹陷，应该使用龙骨假体，应注意龙骨确实插入了端板。如果具有大的凹陷且无法使用龙骨假体，则可以使用尖刺植入物。同样，如果在椎体终板的前部存在凸起的斜坡，则龙骨装置将更有效。如果术后出现了假体下沉，并且该装置在间隙中相对稳定，通常不需要翻修。支具固定 6~8 周通常会出现满意的临床疗效。

在椎体矢状面的前方挤压或完全压裂可能需要以翻修手术方式进行解决，方法可以是取出植入物联合椎间融合，或者在终板内进行修复。如果出现椎弓根或峡部断裂合并假体松动者，通常需要在前路取出假体，行腰椎间融合乃至联合后路融合。应监测患者的深静脉血栓形成（DVT）的迹象。如果在大血管区域明确存在 DVT，应在患者的角度咨询血管外科，并建议进行适当的抗凝治疗。虽然很少见，但是出现深部感染时，应该采用开放减压手术、去除内植物并进行融合。大多数沉降的情况可以通过支具和密切随访来处理（图 56-5）。

（二）循证结果

继发于退行性椎间盘疾病的慢性下腰痛最常见手术

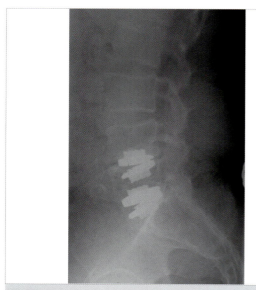

图 56-5　下终板假体沉降到 L5 椎体上终板。术后 5 年侧位片。患者使用腰骶矫形器治疗 6 周

治疗仍然是融合手术。虽然其在短期随访中显示出对非手术治疗的优越性，但远期结果仍未可知。相邻节段至融合节段矢状位序列和脊柱生物力学的改变被认为会影响长期疗效。临床观察到的相邻节段椎间盘退变、小关节增生病变、动态不稳定性、椎管狭窄和骨赘形成支持上述论据。作为治疗退行性腰椎间盘疾病的替代方案，TDR 在短期的随访中已经表现出良好的临床疗效。一项长期随访结果显示，55 例患者平均随访 8.7 年，后背痛、神经根症状、残疾和 Staufer-Coventry 功能评定有显著的改善。

与脊柱融合术相比，腰椎 TDR 显示出相当或更好的结果。Zigler 等报道单节段腰椎 ProDisc-L 椎间盘置换术的整体成功率为 64%，而 2 年随访的用于治疗椎间盘突出症脊柱融合术的整体成功率为 45%。与另一个关于 Charité 人造椎间盘 2 年随访的前瞻性、随机对照试验报道的临床疗效相似。尽管许多研究报道显示出良好的短期临床疗效，但很少有长期的临床随访证据。考虑到融合术后 10 年左右才会出现相邻节段退变，因此 TDR 的长期疗效尤其值得关注，因此需要超过 10 年的长期随访以检测两种方法之间临床疗效差异的显著性。

评估多节段腰椎人工椎间盘置换术的资料则更为紧缺。Cinotti 等进行的早期回顾性研究显示，40% 的临床满意率，10 例 Charité Ⅲ 椎间盘关节置换术患者的恢复率为 40%。同样，Siepe 等回顾了 20 例患者进行的 2 节段 ProDisc Ⅱ 手术，结果显示，术后 2 年满意率显著下降，疼痛和残疾评分更高，并发症发生率增加。然而，近期的前瞻性临床数据似乎另有建议。Delamarter 等的一项随机对照试验比较了两节段腰椎间盘置换术与脊柱融合固定术，结果表明多节段腰椎人工椎间盘置换术提供了一种腰椎融合固定术的替代方案，在疼痛缓解和功能恢复方面具有优势。同样，一项分析多节段腰椎人工椎间盘置换术的两年期非随机多层次前瞻性研究报道显示，疼痛药物使用减少，满意度达到 93% 或完全满意。虽然多节段腰椎人工椎间盘置换术可能是一种安全可行的选择，但仍需要进行更多、等级更高的研究。

十一、小结

总之，对于那些患有多节段腰椎间盘源性疾病的患者而言，多节段腰椎人工椎间盘置换术是一种有效而令人满意的手术，可以恢复腰椎正常的生理功能和解剖功能，从而实现早期恢复功能和减少愈合时间。但应进行慎重的术前评估，以提高临床疗效；骨密度问题、体重指数问题、存在既往腹部手术或腹腔内盆腔炎症应被认为是多节段腰椎人工椎间盘置换的相对禁忌证。应通过评估椎体终板形态来仔细选择植入物。如果发现脊柱侧凸畸形，那么有一些退行性脊柱侧凸畸形的患者可能会用腰椎多节段手术治疗。特发性腰椎侧凸患者不宜考虑多节段腰椎人工椎间盘置换术。中度椎管狭窄或中重度椎间孔狭窄也应被认为是多节段腰椎人工椎间盘置换术的相对禁忌证。应对患者进行慎重和频繁的术后评估，注重评估可能的 DVT。术后应告知患者对背部有帮助的活动，但重复抬重物、弯腰、扭转、跳跃或高强度的体育活动应被禁止。

十二、参考文献

[1] Zigler J, Delamarter R, Spivak JM, et al. Results of the prospective, randomized, multicenter Food and 4Drug Administration inverstigational device exemption study of the ProDisc-L total disc replacement versus circumferential fusion for the treatment of 1-level degenerative disc disease [J]. Spine, 2007, 32: 1155-1162, discussion 1163.

[2] Frelinghuysen P. Huang RC, Girardi FP, et al. Lumbar total disc replacement part I: rationale, biomechanics, and implant types [J]. Orthop Clrin North Am, 2005, 36: 293-299.

[3] Panjabi MM. Low back pain and spinal instability [M]. In Weinsten JD and Gordon SL, eds. Low Back Pain, illinois, ASSOS, pp. 367-384.

[4] Lee CK. Accelerated degeneration of the segment adjacent to a lumbar fusion [J]. Spine, 1988, 13: 375-377.

[5] Kazarian LE. Creep characteristics of the human spinal column [J]. Orthop Clin North Am, 1975, 6: 3-18.

[6] Farfan HF, Cossette JW, Robertson GH, et al. The effects of torsion on the lumbar intervertebral joints: the role of torsion in the production of disc degeneration [J]. Bone Joint Surg Am, 1970, 52: 468-497.

[7] Roaf R. A study of the mechanics of spinal injuries [J]. Bone Jt Surg, 1960, 12: 810-823.

[8] Panjabi M. V. Relationship between chronic instability and disc degeneration [M]. International Society for the Study of the Lumbar Spine, Toronto, Canada, 1982.

[9] Yasuma T, Koh S, Okamura T, et al. Histological changes in aging lumbar intervertebral discs. Their role in protrusions and prolapses [J]. Bone Joint Surg Am, 1990, 72: 220-229.

[10] Yasuma TE, Makino E, Saito S, et al. Histological development of intervertebral disc herniation [J]. Bone Joint Surg Am, 1986, 68: 1066-1072.

[11] Huang RC, Girardi FP, Cammisa FP, et al. The implications of constraint in lumbar total disc replacement [J]. Spinal Disord Tech, 2003, 16: 412-417.

[12] Cunningham BW, ordon JD, Dmitriev AE, et al. Biomechanical evaluation of total disc replacement arthroplasty: an in vitro human cadaveric model [J]. Spine, 2013: 110-117.

[13] Galbusera F, Bellini CM, Zweig T, et al. Contact stresses in lumbar total disc arthroplasty [J]. Eur Spine, 2008, 17: 1635-1650.

[14] Wang Y, Battié MC, Videman T. A morphological study of lumbar vertebral endplates: radiographic, visual and digital measurements [J]. Eur Spine, 2012, 21: 2316-2323.

[15] Fritzell P, Hägg O, Wessberg P, et al. Swedish Lumbar Spine Study Group. 2011 volvo Award Winner in Clinical Studies: Lumbar fusion versus nonsurgical treatment for chronic low back pain: a multicenter randomized controlled trial from the Swedish Lumbar Spine Study Grup [J]. Spine, 2001, 26: 2521-2532, discussion 2532-2534.

[16] Frymoyer JW, Hanley EN, Howe J, et al. A comparison of radiographic findings in fusion and nonfusion patients ten or more years following lumbar disc surgery [J]. Spine, 1979, 4: 435-440.

[17] Kumar MN, Jacquot F, Hall H. Long-term follow-up of functional outcomes and radiographic changes at adjacent levels following lumbar spine fusion for degenerative disc disease [J]. Eur Spine, 2011, 10: 309-313.

[18] Tropiano P, Huang RC, Girardi FP, et al. Lumbar total disc replacement. Seven to eleven-year follow-up [J]. Bone Joint Surg Am, 2005, 87: 490-496.

[19] Blumenthal S, McAfee PC, Guyer RD, et al. A prospective, randomized, multicenter Food and Drug Administration investigational device exemptions study of lumbar total disc replacment with the CHARITE artificial disc versus lumbar fusion: part I: evaluation of clinical outcomes [J]. Spine, 2005, 30: 1565-1575, discussion E387-E391.

[20] Schlegel JD, Smith JA, Schleusener RL. Lumbar motion segment pathology adjacent to thoracolumbawr, lumbar, and lumbosacral fusions [J]. Spine, 1996, 21: 970-981.

[21] Cinotti G, David T, Postacchini F. Results of disc prosthesis after a minimum follow-up period of 2 years [J]. Spine, 1996, 21: 995-1000.

[22] Siepe CJ, Mayer HM, Heinz-Leisenheimer M, et al. Total lumbar disc replacement: different resutls for different levels [J]. Spine, 2007, 32: 782-790.

[23] Delamarter R, Zigler JE, Balderston RA, et al. Prospective, randomized, multicenter Food and Drug Administration investigational device exemption study of the ProDisc-L total disc replacement compared with circumferential arthrodesis for the treatment of two-level lumbar degenerative disc disease: results at twenty-four months [J]. Bone Joint Surg Am, 2011, 93: 705-715.

[24] Bertagnoli R, Yue JJ, Shah RV, et al. The treatment of disabling multilevel lumbar discogenic low back pain with total disc arthroplasty utilizing the ProDisc prosthesis: a prospective study with 2-year minimum follow-up [J]. Spine, 2005, 30: 2192-2199.

第五部分　腰椎运动节段保留技术的进展

5

第五十七章 腰椎人工椎间盘假体设计的改进

著者：Vijay K. God， Aakash Agarwal， Constantine K. Demetropoulos，Anand K. Agarwal，Casey K. Lee
审校：孟斌，李忠海
译者：張海龍，陳子航

据统计，导致患者就医的常见病中，下腰痛（Low Back Pain，LBP）位列第五。在世界范围内，大约75%的人在一生中会患下腰痛，这不仅使美国产生了1 000亿美元的医疗费，而且也使国民生产力下降，而椎间盘退变是导致LBP的常见原因之一。

椎间盘退变的机制复杂，可能是由于椎间盘内机械压力不均衡、细胞凋亡、脊索和软骨样细胞丢失、椎间盘软骨终板骨化退变导致的血管源性营养不良或由于脊柱生物力学的改变引起椎间隙狭窄和椎间盘损伤等因素的综合作用，而这些都与衰老和遗传易感性密切相关。

治疗椎间盘源性LBP最有效的是椎间融合术。然而，融合术也有一些局限性，包括融合节段运动功能丧失、术后恢复时间较长等。近年来融合的成功率并没有因为新技术和设备的出现而显著提高。此外，疼痛未完全缓解、融合失败以及相邻节段退变潜在的后遗症也均有报道。由于融合术上述的诸多局限性，人工椎间盘置换术（TDA）应运而生。

一、第一代人工椎间盘假体

2004年，美国食品和药品监督管理局（FDA）批准了第一个人工椎间盘假体，Charité人工椎间盘。Charité人工椎间盘最初于1987年发明，随后，2006年ProDisc-L人工椎间盘也获得了FDA的批准。时至今日，没有其他的人工椎间盘假体再获FDA批准。但是，第一代人工椎间盘假体经过了一系列设计改进，并进行了一系列力学测试和临床试验，也取得了长足的发展。

许多假体仅仅依靠低关节面摩擦力实现规定的关节活动度（ROM）。制造人工椎间盘及模拟关节运动，需考虑椎间盘的生物力学、椎间盘生理运动学、生理负荷分担，以及周围组织的可接受的压力等问题，极富有挑战性。自由度是用来描述装置允许的位移和转动的独立集合。一个健康的脊柱功能（FSU）具有6个自由度，3个位移自由度（前后、头尾、内外）和3个旋转自由度（屈伸、侧弯、轴向旋转）。

（一）人工椎间盘假体的基本目标

一个成功的TDA可以在接受非生理负荷的情况下起到3个效果：（a）缓解疼痛；（b）避免移位；（c）保护相邻结构（例如关节突关节、相邻椎间盘、韧带组织）。

（二）临床调查

少数假体（例如Charité人工椎间盘和ProDisc-L人工椎间盘）虽然经历了长期的临床研究，但也很难对它们的疗效是否满意下一个明确的定论。由于患者选择、术者的技术和经验、手术器械、假体设计的逐步改进（例如Charité人工椎间盘）、纳入和排除标准、术后护理等因素的影响，这使得临床研究的工作变得复杂多变。

1. 加速相邻节段退变

经3年随访，使用Charité人工椎间盘和ProDisc-L人工椎间盘行腰椎人工椎间盘置换术加速相邻节段退变的发生率分别为19.4%和28.6%，这可能是由于术后关节形成节段瞬时转动轴错配和生理性瞬时转动轴异常运动促进相邻节段椎间盘退变。对于更高的小关节退变发生率（Charité人工椎间盘36.4%，ProDisc-L人工椎间盘32%）则需要进一步深入的研究。

2. 关节突关节疼痛

当关节突关节负荷过重或运动时，可能会引起关节突关节疼痛。小关节和人工椎间盘之间的瞬时转动轴不匹配可能会改变关节突关节负荷并可能导致关节退变。一项27例TDA患者的临床研究显示了由于多节段关节突关节退变及相邻节段椎间盘退变导致的并发症及不良结果。

二、新一代人工椎间盘假体

自1966年第一个人工椎间盘（the Fernstrom Ball）假体植入以来，通过机械设计与材料选择的不断改进，许多人工椎间盘假体已经可以模仿出FSU的固有生物力学特

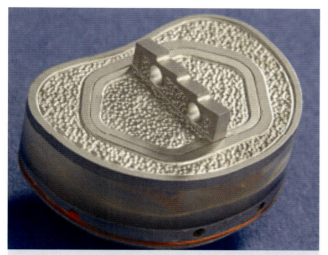

图 57-1　Theken 人工椎间盘

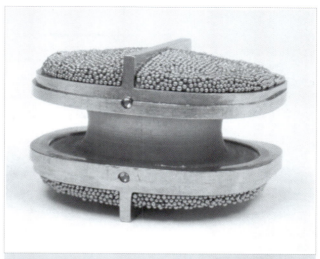

图 57-2　Physio-L 人工椎间盘

性。但通过对初始植入物的分析显示，假体需要更好地复制生理运动过程和良好的弹性以吸收机械冲击。最终，经过不懈努力，外科医生和工程师们研发了新一代人工腰椎间盘假体。

（一）人工椎间盘假体的弹性基础

人工椎间盘假体的弹性概念与关节假体相同，但现阶段只有使用聚合物才有可能开发出耐用的弹性假体。这些聚合物具有良好的抗疲劳性，抗环境应力剪切性和生物力学稳定性。

1. 弹性核心

相比于第一代假体而言，拥有弹性核心是第二代假体的主要进步。Theken 弹性间盘（图 57-1）用 TH200（专用聚碳酸酯和聚氨酯材料）作为弹性核心材料，并在两端

附以钛制扁平终板制成。这种专用的弹性核心是：（a）经过多条件化学筛选；（b）使用优质原材料；（c）经过严格的生产条件，与市场上其他材料相比，显示出了优良的力学特性。Physio-L 人工椎间盘（图 57-2）由三部分构成，中间是一个由聚碳酸酯和聚氨酯材料构成的核心，上下则连接着两个圆顶形的钛合金终板。核心特殊的沙漏形状，可使其在两终板之间变得更窄从而使终板变得更宽，这种特定的形状有助于减少聚合物金属界面和核心内部的应力。它的材料特性形象地再现了健康椎间盘的力学反应与特点。Cadisc-L 人工椎间盘（图 57-3）同样拥有聚碳酸

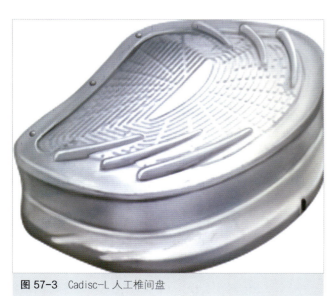

图 57-3　Cadisc-L 人工椎间盘

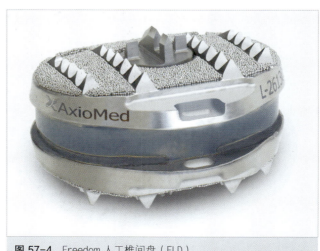

图 57-4　Freedom 人工椎间盘（FLD）

酯和聚氨酯材料构成的核心，它的力学特性也与正常椎间盘相似。该人工椎间盘是由低弹性模量核心包围在一个高弹性模量的环形带中，两者之间有一个渐变的过渡区域，以降低应力集中而制成，这种特殊结构产生了其良好的力学性能。Freedom 人工椎间盘（FLD）（图 57-4）是由硅酮聚碳酸酯聚氨酯制成的，具有优良的弹性核心。这些人工椎间盘在设计时大多都使用聚氨酯，因为这种材料的机械性能可以根据人工椎间盘各部件的相对组成来进行设计。聚氨基甲酸酯具有很强的生物力学稳定性，现已广泛应用于生物医学的其他领域。

2. 机械减震

弹性体芯的弹性特性可以使冲击力的能量分散，并有效吸收机械冲击力。人工椎间盘对冲击的吸收能力对保护脊柱免受过量冲击负荷是至关重要的。这些假体在减震能力方面可能有所不同，有关其定量比较的研究还未有报道。

3. 弹性核心控制运动

许多假体仅仅依靠降低关节面摩擦力实现规定的关节活动度（ROM）。然而，弹性假体具有弯曲刚度和运动约束能力，这些特性均有助于改善假体的稳定性。

FSU 正常的稳定性是通过由椎间盘运动时固有的刚度、小关节以及神经肌肉调节来实现的。与正常椎间盘提供的稳定性类似，TDP 术后也应具有或提供这种稳定性，以维持其结构的整体稳定性，保护周围结构免受生物力学改变。

4. 保护相邻节段运动环境

如前所述，弹性人工椎间盘不仅仅只有简单的运动保护优势。由于弹性人工椎间盘运动是由其弯曲度定义的。因此，弹性圆盘承受弯曲载荷时将把压力转移到邻近的结构，但是它也可以吸收日常活动产生的机械冲击。同时，弹性人工椎间盘轴向压缩时，也轻度增加了植入物的顺应性，可能有助于防止韧带过于紧张阻碍运动。

（二）设计特点（分类）

通过对弹性人工椎间盘设计的改良，可以达到对其运动学、机械减震、耐久性的调控。一生中，人体脊柱会有约 1 亿次的屈曲运动。但是，TDP 的使用寿命则在 1000 万 ~ 3000 万次之间。就设计而言，应使骨 - 植入物界面与弹性核心终板之间的应力集中最小化。

1. 全弹性人工椎间盘假体（无金属终板）

Cadisc-L 人工椎间盘具有非均匀材料组成的弹性核心，这种设计与生理上的椎间盘相仿。假体完全由聚合物组成，其弹性模量可随解剖位置的变化而变化，且模量也可通过其成分的配比来控制。可能因此有研究人员推断，通过人体椎间盘的结构组成配比的精确计算，并将结果运用于假体，可以使假体实现更符合人体生理运动的运动模式。虽然 Cadisc-L 无金属终板，但具有刚性聚合物制成的端板可使其固定于上下椎体。

2. 含有金属终板的弹性人工椎间盘

对于含有金属终板的弹性人工椎间盘，在其金属终板均有一个多孔钛涂层供新生骨长入。假体在上下椎体间合理的初始固定是成功植入的关键。Physio-L 人工椎间盘和 eDisc 人工椎间盘均有可固定于上下位椎体的矢状位龙骨，而 FLD 的初始固定则是利用一个位于金属终板中央的鳍状物和位于鳍状物两侧的两组锯齿实现的。同时由于终板圆顶形的设计，也使其在承受较大负荷时可为弹性核心提供更多支撑。

3. 固定于金属终板上的弹性核心

由于对聚合物和金属的弹性差异较大，因此人工椎间盘受力时应力集中在核心与终板的交界处，这可能导致假体的损坏。因此则需要在金属终板和弹性核心之间建立坚强的固定，其固定方式主要有以下两种：

（1）交错接合

Acroflex 弹性人工椎间盘由 Art Steffee 设计，是第一个进行临床试验的弹性人工椎间盘。它由一个硫化橡胶核心与钛合金终板结合而成，但由于聚烯烃核心和钛聚合物界面的耐久性较差导致设计失败。但后来研发的 FLD 却用化学方法使同样的核心与终板上的钛珠涂层表面结合。

（2）注模法

Pliysio-L 人工椎间盘则利用注模法使聚合物通过多孔板黏附于两终板，使两界面实现了牢固的机械锁定。

4. 无固定的弹性核心

这类假体的弹性核心周围由纤维／纤维膜严密环绕，这种设计允许核心和金属终板之间存在微动（如 Bryan 颈人工椎间盘、M6-C 颈人工椎间盘等）。如 Theken eDisc 的弹性核心就是通过简单的配准使其与两端的钛合金终板相连。

5. 微电子传感器

Theken eDisc 是集成了微电子模块的与弹性核心的第二代人工椎间盘，其嵌入式微电子模块是一个革命性的技术，可以收集信息，并有助于减少假体移位或滑脱的问题

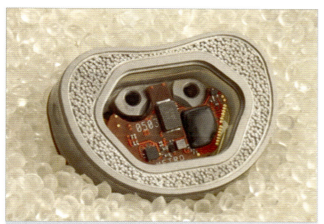

图 57-5　集成嵌入式微电子模块的 Theken eDisc 人工椎间盘，背景为其专利多聚体材料

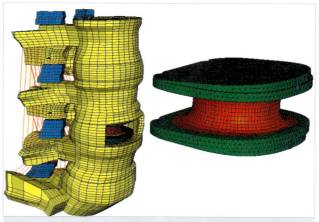

图 57-6　L3~S1 Physio-L 人工椎间盘植入模型有限元分析

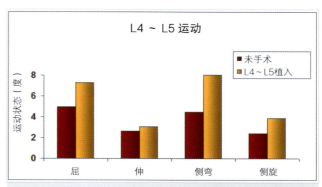

图 57-7　不同运动状态 L4~L5 Physio-L 人工椎间盘（Nexgen Spine）ROM

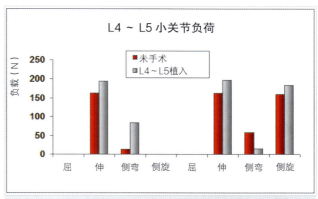

图 57-8　不同运动状态 L4~L5 Physio-L 人工椎间盘小关节负荷

（图 57-5）。外科医生可以通过计算机接口把峰值负荷编辑到微电子模块中。当预定的负荷超过阈值时，单片机就会检测到负荷过大，同时向患者发出负荷过大的警报（通过患者体外的寻呼机），这样就可以在假体移位或滑脱之前固定终板，这种设计极大地增加了假体的安全性，并可以帮助病人更早恢复工作。

（三）弹性人工椎间盘假体的生物力学与运动分析

　　Theken eDisc 的测试使用了四轴脊柱仪测试器和 6 个自由度称重传感器。将人工椎间盘植入狒狒的 L4~L5，在植入后的第一周内，预先设定触发阈值为 700N，触发 56次，这 56 组数据均被正确存储在微电子模块中，说明通过集成传感器测定假体负荷是完全可行且准确的。

　　对于 Physio-L 人工椎间盘，在一项评估使用了Physio-L 人工椎间盘行 L4~L5 前路腰椎间盘置换术后L3~S1 生物力学变化的有限元分析研究（图 57-6）中，研究人员构建出了完整的 Physio-L 植入模型，并计算出了 ROM 和小关节负荷的数据（图 57-7，图 57-8），同时通过对假体至少 1000 万次包括屈曲伸展、侧弯和复合弯曲的磨损试验，结果表明假体均未出现异常。

　　一项针对植入 FLD 的刚度、ROM、静态压力和疲劳测试的测试结果表明：压缩状态时 1.55~3.48 kN/ mm，屈曲状态时 1.14~2.12N·m/ 度，伸展状态时 1.14 ～2.14N·m/ 度。与人体椎间盘相同，假体压缩状态时刚度随载荷的增加而增加。在相同荷载条件下，FLD 可表现出的人体椎间盘更大的抗压刚度。ROM，6nm 时，7.6°~8.4°；8nm 时，3.0°~5.3°；6nm 时轴向旋转、弯曲或伸展 1.9°~5.0°。该人工间盘在 2 000N 压缩下变形为1.3mm。在 3000 万次磨损试验、1000 万次 45°压缩剪切试验和 5000 万次压缩试验中，该人工椎间盘均未丧失功能，每百万次磨损试验的颗粒平均质量为 1.70mg。

（四）弹性人工椎间盘假体的早期临床试验结果

　　在众多不同类型的弹性人工椎间盘假体的发展中，

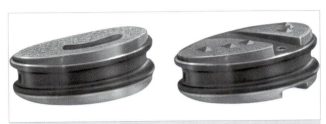

图 57-9 临床试验采用的第三代 Acroflex 人工椎间盘。组一（左），组二（右）

只有少数发展到了人类临床试验阶段。第一代 Acroflex 人工椎间盘是由一个聚烯烃橡胶硫化烯核心与两个钛合金终板组成的。终板上有 7mm 的柱子用于初次固定，同时终板的各个表面均涂有 250pm 烧结钛珠图层，为新生骨的长入和橡胶的黏附提供了更大的界面。由于橡胶核心在硫化过程中使用了 2- 疏基苯并噻唑，而这种化学物质对大鼠有潜在的致癌风险，因此该人工椎间盘在仅仅植入 6 例患者后即被叫停。这 6 例患者在至少 3 年后进行了预后的评估，结果为 2 例优良、1 例良好、1 例尚可、2 例不佳，在其中 1 例预后不佳的患者中，假体的橡胶硫化接头撕裂。第二代 Acroflex-100 人工椎间盘由 H-100 硅铜弹性核心与两钛合金终板组成在临床试验 6 个月后，在植入假体的 8 例患者中，1 例由于相邻节段融合导致假体发生机械故障。第三代 Acroflex 人工椎间盘由聚烯烃基橡胶核心与钛合金终板组成，在临床试验中共植入 28 例患者，19 例位于 L4~L5，5 例位于 L5~S1，4 例位于 L4~S1，该临床试验将样本分为两组，其中 11 例采用扁平终板的假体植入（组 1），其余 17 例采用波状终板假体（组 2）（图 57-9）。经过 2 年的随访，组 1 患者 Oswestry 功能障碍指数（ODI）评分（23 分）和腰痛评分（LBOS，22 分）均有显著改善，但组 2 患者评分仅在前 12 个月内有所改善，而后则无明显变化。但是，8 例患者进行了翻修手术，其中 4 例是由于橡胶前方断裂造成的，同时也伴发了与之相关的骨溶解和病情恶化。

关于 Physio-L 人工椎间盘和 FLD 短期的临床数据均显示，两者都可改善患者预后，几乎没有并发症。

1. Physio-L 人工椎间盘

这种假体进行的临床试验是椎间盘退行性疾病（DDD）患者在 L3~S1 之间的一个或两个节段的置换手术。通过对植入假体的 12 例患者进行为期 12 个月的随访研究，并通过 Oswestry 功能障碍指数（ODI）、视觉模拟量表（VAS）和 SF-36 健康问卷调查，分别评估患者预后、

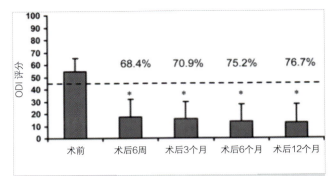

图 57-10 Physio-L 人工椎间盘置换术后随访 12 个月 Oswestry 功能障碍指数（ODI）评分结果

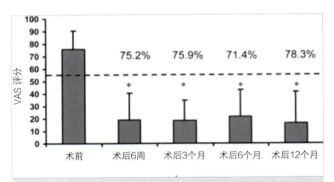

图 57-11 Physio-L 人工椎间盘置换术后随访 12 个月视觉模拟量表（VAS）评分结果

腰痛情况和一般情况。该试验认为 ODI 评分下降 10 分，VAS 评分下降 8 分有临床意义，结果发现，ODI 评分（图 57-10）和 VAS 评分（图 57-11）在植入假体 12 个月后分别下降了 76.7% 和 78.3%。此外，在这 12 例患者中均无假体塌陷、移位或脱落的报道。为了比较这些临床试验的结果（图 57-12）（表 57-1 和表 57-2），并通过影像学手段测量术前术后患者 ROM 及椎间盘高度，该临床试验使用了与先前 Charité 人工椎间盘和 ProDisc-L 人工椎间盘临床试验相似的研究手段和观测指标。

表 57-1 ROM

种类	手术节段	相邻节段
ROM 基线数据	12.0° ± 6.2°	10.8° ± 5.5°
术后 12 个月 ROM	13.3° ± 5.5°	13.3° ± 5.0°

在近期一个为期 24 个月的随访研究中，18 例植入 Physio-L 弹性间盘术后的患者进行了非盲、非随机的临床研究。患者的纳入和排除标准与先前报道的关于 Charité 人工椎间盘和 ProDisc 人工椎间盘的研究基本相同，分别

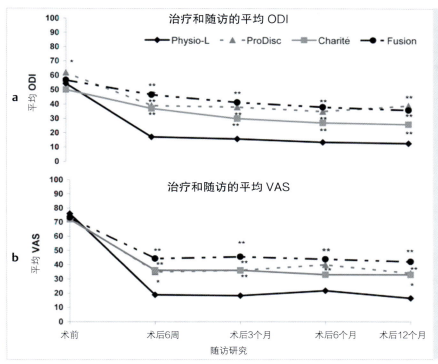

在术后 3 个月、6 个月、12 个月、24 个月评估患者 VAS 评分和 ODI 评分、神经功能、并发症、SF-36 健康问卷调查、患者的满意度和影像学表现，影像学分析评估假体塌陷、移位、松动、脱落以及椎间盘突出、椎间盘高度和异位骨化等情况。患者病变节段位于 L3 ~ S1（14 例单节段，10 例双节段），经 24 个月的随访，术后 VAS 腰痛评分和 ODI 评分均有明显改善，与术前相比分别提高了 80% 与 78%。没有观察到假体失效、移位或塌陷的情况。在随访第 12 个月时，有 2 例患者在 L4~L5 植骨界面出现低密度线，但在接下来的随访过程中并未发现稳定性的异常。随访期间椎间盘高度均保持不变，ROM 平均 9.7°，也维持在正常范围。

2. FLD 人工椎间盘置换

通过评估 50 例行 L4~L5 或 L5~S1 FLD 人工椎间盘置换术的 LBP 患者，术后 6 周、3 个月、6 个月、12 个月的临床和影像学表现，结果除 1 例患者术后 17 个月需行翻修手术外，其余患者均正常，且无术中并发症发生。

对于植入 FLD 人工椎间盘的患者，影像学评估显示腰椎前凸可维持正常，椎间盘高度也可恢复并维持在正常生理范围内。也有报道称，FLD 人工椎间盘在屈伸和平移的 ROM 值与人体椎间盘相似。

对于植入 FLD 人工间盘的患者，术后 2 年，平均 ODI 评分从术前的 48% 下降至 24%，平均 VAS 腰痛评分从 7.1 分下降到 2.7 分。SF-36 评分也有显著改善，屈伸 ROM 从术前 8°（±5°）下降至 4.4°（±3.1°），无假体失效或脱落发生。2 例患者 X 线显示假体侧前偏移 > 3mm，其中 1 例假体尾端沉降，1 例假体被移除。

三、小结

治疗椎间盘源性 LBP 最有效的是椎间融合手术，然而，融合术只是一种对症治疗方案，无法恢复相应节段原有的运动。许多研究人员认为，融合术也可能导致其他并发症，如邻近手术节段结构的退变。因此，如同髋关节和膝关节退行性病变的治疗，合适的治疗方案可能是关节置

表 57-2 椎间盘高度（DH）变化

手术节段	术前 DH（mm）	DH 基线数据（mm）	术后 DH 变化（mm）	随访 12 个月后 DH 变化（mm）
L4 ~ L5（n = 4）	8.5 ± 2.7	13.9 ± 1.6	5.4	0.1
L5 ~ S1（n = 12）	8.7 ± 1.5	15.7 ± 1.4	7.0	-0.6

换术。

TDA 经腹膜后入路进行手术，通过分离大血管到达腰椎。而腰椎人工椎间盘假体主要有两种：（a）球窝关节（非弹性）假体；（b）弹性假体。

研发第一代非弹性人工椎间盘假体主要目的为重建生理活动度。这些植入物可以进一步分为：（a）单关节假体；（b）双关节假体。两种设计都有各自的缺点。例如，单关节假体只有一个静态旋转中心，因此，FSU 运动被限制到一个单一的 IAR，这可能导致假体 – 骨界面或后方结构应力集中，并影响运动质量。双关节假体虽允许动态 IAR 下的关节活动度，但由于该假体缺乏人体椎间盘的固有刚度，其运动也被证实不具有生理性，这可能导致假体受到剪切力时发生自由移动，增大了后方结构剩余的软组织结构的负荷。同时，这两种第一代植入物还缺乏弯曲刚度和减震性能。

第二代人工椎间盘则尝试模拟动态运动时人脊柱的 IAR，以此来维持刚度与运动稳定性，从而最大限度地模拟人体椎间盘。弹性人工椎间盘是此类第二代人工腰椎间盘的代表，它们都最大限度地模拟了正常的生理运动及人体椎间盘吸收机械冲击的能力。

如今，许多弹性假体正在进行临床试验与机械测试。这些假体运用新技术进一步精炼、纯化并完善了弹性核心材料。Theken eDisc 人工椎间盘使用的嵌入式微电子模块是一个革命性的技术，有助于防止假体的移位和滑脱。Cadisc-L 人工椎间盘则运用非均匀模量的材料制作整个假体，较好地复制了椎间盘生物力学特性。而 Physio-L 人工间盘和 FLD 人工椎间盘则均使用复杂的方法使核心与终板相连接，并采用圆顶形终板改善假体的力学效应。更重要的是，这些假体已经显示出良好的短期临床疗效，但仍需要长期临床试验的结果来衡量假体的可靠性。

除了这些因素外，还需要考虑减小植入物对机体影响，改进器械以便于假体植入，使设计更便于翻修。设计个性化的假体以及选择微创手术方法，以更好地改善临床疗效。

四、参考文献

[1] Hart LG, Deyo RA, Cherkin DC. Physician office visits for low back pain. Frequency, clinical evaluation, and treatment patterns from a U. S. national survey [J]. Spine, 1995, 20: 9-11.

[2] Hides JA, Jull GA, Richardson CA. Long-term effects of specific stabilizing exercises for first-episode low back pain [J]. Spine, 2011, 26: E243-E248.

[3] Katz JN. Lumbar disc disorders and low-back pain: socioeconomic factors and consequences [J]. Bone Joint Surg Am, 2006, 88 Suppl 2: 21-24.

[4] Luoma K, Riihim ki H, Luukkonen R, et al. Low back pain in relation to lumbar disc degeneration [J]. Spine, 2000, 25: 487-492.

[5] Adams MA. Roughley PJ. What is intervertebral disc degeneration, and what causes it [J]. Spine, 2006, 31: 2151-2161.

[6] Battié MC, Videman T. Lumbar disc degeneration: epidemiology and genetics [J]. Bone Joint Surg Am, 2006, 88 Suppl 2: 3-9.

[7] Orr RD, Postak PD, Rosca M, et al. The current state of cervical and lumbar spinal disc arthroplasty [J]. Bone Joint Surg Am, 2007, 89 Suppl 3: 70-75.

[8] Slizofski WJ, Collier BD, Flatley TJ, et al. Painful pseudarthrosis following lumbar spinal fusion: detection by combined SPECT and planar bone scintigraphy [J]. Skeletal Rodiol, 1987, 16: 136-141.

[9] Deyo RA, Nachemson A, Mirza SK. Spinal-fusion surgery-the case for restraint [J]. E Engl J Med, 2004, 350: 722-726.

[10] Lee CK, Goel K. Artificial disc prosthesis: design concepts and criteria [J]. Spine, 2004, 4 Suppl: 209S-218S.

[11] Geisler FH. The CHARITE Artificial Disc: design history, FDA IDE study results, and surgical technique [J]. Clin Neurosurg, 2006, 53: 223-228.

[12] Szpalski M, Gunzburg R, Mayer M. Spine arthroplasty: a historical review [J]. Eur Spine, 2002, 11 Suppl 2: S65-S84.

[13] Costi JJ, Freeman BJ, Elliott DM. Intervertebral disc properties: challenges for biodevices [J]. Expert Rev Med Devices, 2011, 8: 357-376.

[14] Shim CS, Lee SH, Shin HD, et al. CHARITE versus ProDisc: a comparative study of a minimum 3-year follow-up [J]. Spine, 2007, 32: 1012-1018.

[15] van Ooij A, Oner FC, Verbout AJ. Complications of artificial disc replacement: a report of 27 patients with the SB Charité disc [J]. Spinal Disord Tech, 2003, 16: 369-383.

[16] Szpalski M, Gunzburg R, Mayer M. Spine arthroplasty: a historicdal review [J]. Eur Spine, 2002, 11 Suppl 2: S65-S84.

[17] Yue JJ, Bertagnoli R, McAfee PC, et al. Motion preservation surgery of the spine: advanced techniques and controversies [M]. Elsevier Health Sciences, 2008.

[18] Gallbusera F, Bellini CM, Zweig T, et al. Design concepts in lumbar total disc arthroplasty [J]. Eur Spine, 2008, 17: 1635-1650.

[19] Gwynne JH, Cameron RE. Using small angle X-ray scattering to investigate the variation in composition across a graduated region within an intervertebral disc prosthesis [J]. Mater Sci Mater Med, 2010, 21: 787-795.

[20] Benzel EC, Lieberman IH. Mechanical characterization of a viscoelastic disc for lumbar total disc replacement [J]. Med. Devices, 2011, 5: 7.

[21] Zdrahala RJ, Zdrahala IJ. Biomedical applications of polyurethanes: a review of past promises, present, and a vibrant futrue [J]. Biomater Appl, 1999, 14: 67-90.

[22] Sakalkale D P, Bhagia SA, Slipman CW. A historical and current perspective on the intervertebral disc prosthesis [J]. Pain Physician, 2003, 6(2): 195-198.

[23] Cole CP, Navarro RR. eDisc-the first artificial spinal disc with integral forcesensing microelectronics [J]. In: Proceedings of the 2nd Frontiers in Biomedical Devices Conference, Irvine, CA, June 7-8, 2007, 160: 49-50.

[24] Price JP. Characteristic motion signatures derived from the theken eDisc under multi-axial loading [J]. Proeedings of the 2nd Frontiers in Biomedical Devices Conference, 2007, 160: 27-28.

[25] Goel V, Kiapour A. Changes in biomechanics of L3-S1 spine fe model following L4-L5 anterior disc replacement. Unpublishing data, 2008.

[26] National Toxicology Program. NTP toxicology and carcinogenesis studies of 2-mercaptobenzothiazole(CAS No. 149-30-4)in F344/N rats and B6C3F1 mice(gavage studies) [J]. Natl Toxicol Program Tech Rep Ser, 1988, 332: 1-172.

[27] Enker P, Steffee A, Mcmillin C, et al. Artificial disc replacement. Preliminary report with a 3-year minimum follow-up [J]. Spine, 1993, 18: 1061-1070.

[28] Fraser RD, Ross ER, Lowery GL, et al. AcroFlex design and results [J]. Spine, 2004, 4 Suppl: 245S-251S.

[29] Pimental L, Raul S, Lee CK. Clinical performance of an elastomeric lumbar disc replacement: minimum 12 months follow-up [J]. SAS, 2010, 4: 16-25.

[30] Oliveira L, Marchi L, Coutinho E, et al. Clinical performance of an elastomeric lumbar disc replacement: 24 months following surgery [J]. SAS, 2010, 4: 16-25.

[31] Rischke B, Ross ERS, Joellenbeck B. Results of the pilot study with a viscoelastic lumbar total disc replacement Freedom Lumbar Disc(FLD)., 2009. http: // z6. invisionfree. com/adrsupportuk/ar/t1288. htm.

[32] ClinicalTrials. gov. http: // clinicaltrials. gov. U. S. . National Institues of Health, http: // clinicaltrials. gov/ct2/results？ term=dis&Search=Search.

第五十八章 腰椎全脊椎关节置换术

著者：harley Gordon，Eric Wagner
审校：孟斌，李忠海
译者：张海龙

成功的脊柱修复目标是消除疼痛、维持脊柱稳定、恢复神经系统功能，并且能够维持活动。椎间融合虽然能够消除疼痛、重建脊柱稳定，但同样改变了脊柱的生物力学结构，存在相邻节段退变的潜在风险。因此，近几年非融合技术逐步被人们所重视。非融合技术包括可以治疗椎间盘源性腰痛的前路椎间盘置换（Total Dis Replacement，TDR），和可以治疗椎管狭窄以及小关节病变的后路动态固定系统（Posterior Dynamic Stabilization，PDS）和小关节置换。非融合技术的进一步发展方向应当是应用前后路联合治疗同时具有上述两种症状的患者。跟脊柱融合技术的发展历程有些类似，前路椎间融合和后路钉棒系统固定起初是分开应用的，而随着技术的演进逐步联合使用以为脊柱的前后柱提供更好的稳定性。

尽管 TDR 和 PDS 对有适应证的患者具有良好的治疗效果，但需要接受融合手术的患者中具有 TDR 与 PDS 适应证的数量仍然有限。TDR 可能仅适用于 10% 的融合手术患者，而大部分需要融合手术的患者往往有 TDR 的禁忌证，最常见的禁忌证有后方的椎管狭窄和小关节炎（图

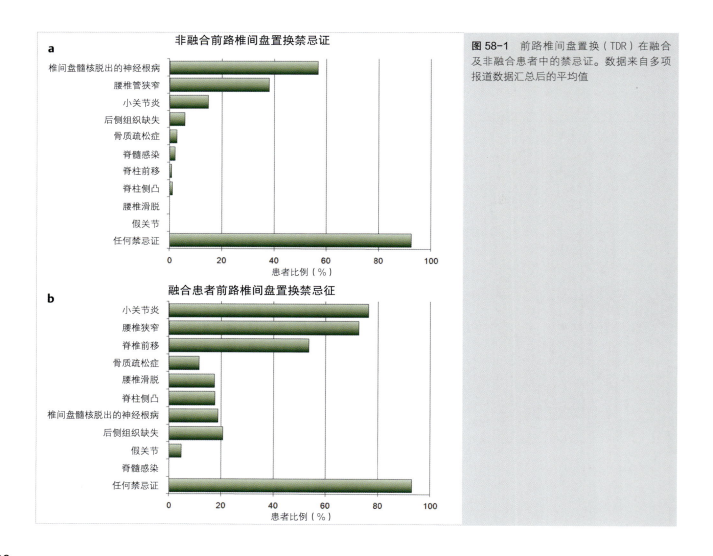

图 58-1 前路椎间盘置换（TDR）在融合及非融合患者中的禁忌证。数据来自多项报道数据汇总后的平均值

58-1），同样，当需要行后方内植入物重建时，仅因脊柱后方疾病如小关节炎而没有椎间盘退变的情况也很少见。

对于全脊椎关节置换（Total Spine Joint Replacement，TSR）的推崇是因为它可以同时用运动保护装置治疗前柱和后柱的问题，这将消除针对于 TDR 的大多数禁忌证，保留更大的活动范围，进而替代融合手术。例如，一项研究表明如果 TDR 适应证被扩大到椎间盘突出患者，那么适合 TDR 的患者将占融合或非融合患者总数的 37%。尽管这个概念相对简单，但这样一个系统的设计仍需要相当大的发展。由于目前的 TDR 和 PDS 系统暂不能联合使用，相互配套的 TDR 及 PDS 系统的设计工作显得尤为重要。在 TDR 和 PDS 的长期使用过程中所获得的知识可以为组合系统的开发提供指导。

一、单独前路 TDR 的概念和局限性

最广泛使用的 TDR 装置是由前路植入的，这种方法提供了很多优势，例如对椎间盘的广泛接触可以彻底切除椎间盘。基于 TDR 的经验，一个具有较大表面积的装置对于防止装置下沉到椎体中是至关重要的。然而，这种方法也有局限性，手术通常需要一名血管外科医生，因为由于前纵韧带必须被破坏，可能会导致组织粘连、输尿管及椎前血管损伤，翻修手术风险非常高。此外，前路手术无法对后方神经根直接减压。

由于需经前路植入，传统的 TDR 装置功能的发挥对脊柱后部结构的完整性有较高要求。也正因如此，传统的 TDR 设计多尝试模拟脊柱运动的正常生理范围，避免机械性错位导致小关节退变。但已有研究证实，接受 TDR 之后会出现小关节退变加速。尽管设计上存在争议，而且合适的患者群体数量有限，但 TDR 已被证明是一种治疗椎间盘源性腰痛的安全有效治疗方法。

二、单独应用 PDS 和小关节置换术的概念及局限性

PDS 装置种类繁多。后路手术有很多优点，例如直接减压神经根、避开腹部的大血管等。PDS 装置通常采用与椎弓根螺钉连接的弹性棒，以稳定该节段的运动，同时保留一部分活动度，减压并解除疼痛因素。这种灵活性可以通过多种方式实现，弹性抑制器或由弹性材料制成的连接棒，可以保留部分运动。和 TDR 一样，这种理想的设计具有争议，它们必须与病变椎间盘及节段层面达到物理

兼容。虽然设计上达到稳定和运动的平衡非常困难，特别是对整个患者群体而言，但该方法在缓解疼痛上非常有效。然而，这些装置的实际效果仍有待观察，因为单纯减压也可以显著改善此类患者的症状。

与 PDS 植入装置相比，小关节置换假体的数量更少。小关节置换假体通常是用金属或聚合材料模拟关节突关节的解剖结构设计制作的，在临床治疗方面较为成功。但如前所述，单纯的小关节突退变非常少见，小关节置换的临床应用也因此受限。

三、TDR 联合 PDS 应用的概念和临床报道

正如前面提到的，TDR 和 PDS 的联合应用可以扩大患者群体。TDR 与 PDS 的联合应用早在 2002 年就有报道，到 2012 年大约有 50 例患者的临床应用报道（表 58-1）。既往的联合临床应用包括不同内植物系统的初次手术和应用 PDS 对效果不佳 TDR 手术的补救。例如，已有报道将 Charité 人工椎间盘与 Dynesys 动态稳定系统联合应用治疗慢性下腰痛及椎间盘突出。也有将 Dynesys 系统同 ProDisc-LTDR 系统联合应用行 360° 全方位脊柱重建的报道。Charité 人工椎间盘也可以同其他 PDS 设备联合应用，如联合 Accflex 动态钛棒作为 TDR 术后小关节退变的补救措施。尽管这些报道均取得了很好的治疗效果，但仅为病例研究，两种设备的应用也未形成体系。

当前有专门设计用于前路和后路治疗疾患的装置。一项对 15 例接受活动节段脊柱全置换的椎间盘退变或者椎管狭窄患者的病例研究发现，该方法可取得不错的临床治疗效果，该研究使用了特殊设计的前后方联合转换假体，同时置换了前方的椎间盘和后方小关节。另一种后方腰椎小关节置换装置也同样被用于少数患者。应用 Flexuspine 系统的 24 例患者同样取得了很好的效果。

四、全脊椎关节置换的考虑因素

全脊椎关节置换需考虑很多因素，每次选择均要仔细权衡利弊。TDR 及 PDS 的单独应用经验为 TSR 提供了参考。TSR 的基本设计要求与 TDR 和 PDS 相同。该装置应保持脊柱运动的三维活动度，防止沉降及移位，可有效保持高度及稳定性，并提供足够的强度、抗磨损等。植入技术也应该对正常组织破坏小，并可提供一种合理的取出及翻修方法。

表58-1　评估椎间盘置换联合后路动态固定的相关文献

作者/年份	Hadgaonkar 等，2010	Scott-Young，2007	Humphrey，2008	Khoueir，Wang，2007	Bertagnoli 等，2005	Cheng 等，2011	Davis 等，2012
装置	后路全腰椎关节置换术	Charité 和 Dynesys	TRI60TMᶜ	Charité Ⅲ、Protex Screws 和 AccuFlex rod	ProDisc-L 和 Dynesys	TDR（Charité）和 Dynesys	FSU 和 PDS 系统
研究设计	前瞻研究	单个病例研究	挑选后的患者	单个病例研究	病例研究	病例研究	前瞻研究
患者数量（例）	15	1	3	1	2	3	24
年龄（岁）	42	41	未报道	37	55	37	未报道
随访	18个月	未报道	未报道	3个月	未报道	4年	3个月
临床反馈	结果表明，该方法安全、有效，可提高 VAS 和 ODI 水平	患者有良好的反馈结果，并在之后重新回到工作中	患者神经根症状减轻，主观上得到改善	患者的神经痛得到缓解，影像学显示屈伸运动可保持6个范围	疼痛明显缓解	效果满意，VAS、ODI 及内植物位置良好	原疼痛及功能障碍明显缓解

简写：ODI，Oswestry 功能评分；PDS，后路动态固定；TDR，人工椎间盘置换；VAS，视觉疼痛评分；FSU，脊柱功能单位

五、手术入路设计

植入物的具体设计将主要由外科手术方法来决定。前入路 TDR 方法可以与后入路 PDS 方法相结合，侧方入路 TDR 方法可以与后方入路 PDS 方法结合，或者采用后路方法来放置这两种设备。正如前面提到的，前路的方法允许放置一个较大的 TDR 装置，但往往需要一个血管外科医生协助，同时因为会破坏前纵韧带，往往造成翻修的困难。侧方入路在翻修及保留解剖结构等方面具有优势，但该入路解剖对很多医生而言仍不熟悉，后方装置的植入还需另做切口，将较大的 TDR 假体植入椎间隙后方存在困难，处理 L4~L5 节段挑战性较高，由于易损伤神经等导致 L5~S1 节段操作困难。除此之外，侧方入路对神经、肌肉创伤较大。由于可以同时处理前方及后方病变，完全后路手术是最吸引人的，这也是很多外科医生最喜欢的手术入路，而且前后路均可对该术式进行翻修。然而，受解剖结构的约束，TDR 装置的大小将会受到很大的限制。

六、后路解剖对设备大小的限制

可以通过在文献中使用解剖测量的方法来估计装置的尺寸（图58-2），使它可以从后方植入椎间隙，经椎间孔椎间融合（TLIF）的宽度限制在解剖学和测量技术上有很大的差异，如果去除小关节，是 4~24mm，如果保留小关节时为 13~33mm，类似地，腰椎后路椎间融合（PLIF）方法的宽度限制在保留小关节时 8~19mm，去除小关节时为 14~20mm。尽管这些数值有很大的变化，毫无疑问，去除这些结构将可以提供一个更大的操作空间来进入椎间盘。

典型的 PLIF 和 TLIF 融合器和前路 TDR 设备的大小也可以作为对后路 TDR 设备尺寸选择的参考（图58-3），常用的 TLIF 融合器大小约 11mm×25mm，而常用的 PLIF 融合器大小约 9mm×23mm。常用的 TDR 体积更大些，尺寸大约是 25mm×30mm。与常见椎间盘终板大小相比，TLIF 所用融合器将覆盖 25% 终板，PLIF 大约为 33%，而前路 TDR 则需覆盖 50% 甚或更大的区域。为了避免沉降，前路 TDR 至少要覆盖 40% 以上的终板面积，若后路放置的 TDR 设备仅为 TLIF 或 PLIF 融合器相当大小将达不到

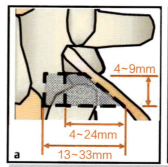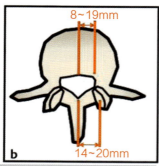

图58-2　后路手术视野的大致空间

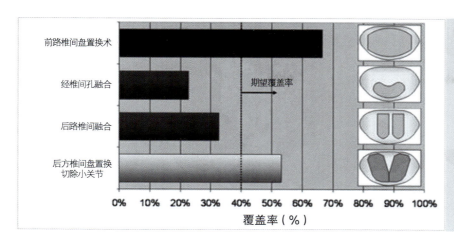

图58-3　前路椎间盘置换（TDR）、后路椎间融合（PLIF）融合器、经椎间孔椎间融合（TLIF）融合器和后方TDR（切除小关节）在椎间隙层面所占面积的对比

上述要求，特别是没有进行融合或植骨。然而，去除双侧关节突关节可以放置相应大小装置，从而将覆盖范围扩大到50%以上。

后路TDR的放置位置可能会减少沉降的可能性。尸体生物力学研究发现，椎体终板外周部分骨质最为坚硬，中心最为薄弱。由于不同于前路TDR放置于中心位置，后路放置TDR将跨过终板中心，因此可能会减少沉降的发生。

典型TLIF、PLIF融合器和前、后方TDR的内植物大小、放置位置的骨强度对沉降的影响已有研究（图58-4）。这一分析将覆盖面积乘以基础骨的平均强度来计算加权覆盖面积。在文献中比较加权覆盖面积和报道的尸体压痕试验值，确认加权覆盖面积比单纯的印迹面积更准确地评估了沉降的阻力。此分析结果表明，后路植入的植入物为13mm宽或更大的植入物时，将会提供与前路TDR相类似的加权区域。在这种情况下，安全插入这样的装置就需要去除大部分或全部的小关节。

去除小关节除了可以便于植入更大的椎间装置以外，还可以去除导致疼痛的一个重要因素。然而，小关节的去除会破坏该节段的稳定性，其为扩大椎间盘操作空间制造了两个单独入口，而不是像前方入路那样是一个更大的入口。因此需要研发可以分成两部分植入的装置，以提供足够的稳定性，并取得前路TDR相同的功能。

七、小关节的去除与内植物稳定性

由于去除小关节会影响节段稳定性，所以在植入物的设计中必须考虑到小关节的稳定功能。生物力学研究显示，脊柱的节段稳定性与小关节切除范围具有明显相关性。然而，其他重要的稳定结构，如前纵韧带和后纵韧带、前纤维环和侧纤维环、棘间韧带及后方韧带保留完整对节段稳定性具有重要作用。因此，去除关节突关节所产生的不稳定性与要去除ALL、PLL、髓核及大部分纤维环前路TDR植入椎间隙处理并不相同。这一概念得到了最近的一项尸体研究的支持，该研究发现，单侧小关节切除联合椎间盘次全切的稳定性好于椎间盘、ALL及PLL完全切除。

与传统的TDR装置一样，TSR装置需要能够重新稳定脊柱节段，这可以通过单独的TDR装置、单独的PDS装置或两个装置的组合来完成。虽然基于椎弓根的PDS装置和小关节置换能够承受一些负荷，但由于过度负荷导致的远期椎弓根螺钉，特别是保持节段活动装置的松动，仍然让人担忧。因此仅使用后路装置来稳定该节段可能是存在问题的。通过约束两个装置的运动同样存在问题，因

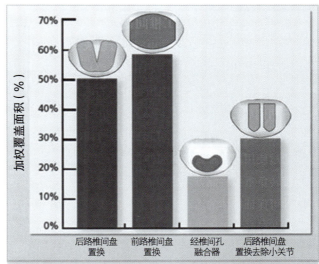

图58-4　后路椎间盘置换、前路腰椎间置换、经椎间孔融合器和后路椎间盘置换去除小关节在椎间隙层面覆盖面积的对比

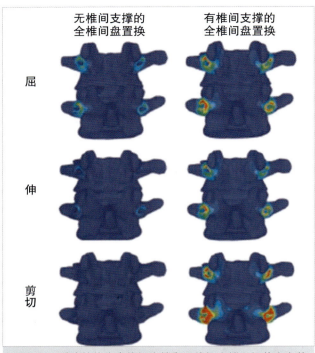

无椎间支撑的　　　有椎间支撑的
全椎间盘置换　　　全椎间盘置换

屈

伸

剪切

图 58-5　后路结构在有椎间支撑和无椎间支撑之间的应力的对比

为两个装置之间可能发生机械冲突、活动受限、内植物松动及失效等。然而，限制性的球窝 TDR 设计可以提供足够的稳定性防止螺钉松动（图 58-5）。一项有限元分析对比了完整的椎间盘加刚性后柱钉棒固定与 TDR 置换加后柱弹性钉棒系统，结果发现前柱支撑可以减轻后方装置与椎弓根螺钉之间的压力负荷。

（一）Flexuspine 植入系统

Flexuspine FSU 系统由 TDR 装置和 PDS 装置共同组成（图 58-6）。

（二）Fexuspine 人工椎间盘

Flexuspine 人工椎间盘是由三部分组成的金属对金属铰接式设计，由上部终板、内芯和下方终板组成，终板上有多孔钛涂层（图 58-7）。内植物分左右两个模块，经硬膜左右两侧放置。尽管它从后入路以两个独立模块植入，但由于集成关节设计特点，可起到传统 TDR 相同的功能。这是通过使用固定轴旋转的屈伸负重面和另外一个独立固定的旋转负重面将侧方弯曲和轴向旋转共同联系起来。这种设计可保证椎体的活动度，也提供了必要的约束，为切除小关节后的节段提供足够的稳定性。

为了使两个部分一起正确地工作，使用外科手术框架将两半对齐，以简化植入，提高准确性，减少植入次数（图 58-8）。假体要无遮挡地植入椎间隙，避开神经，

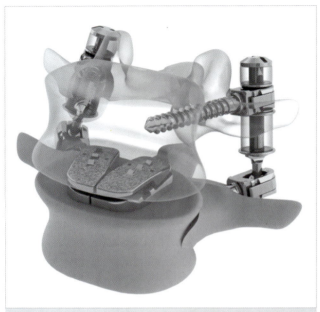

图 58-6　Flexuspine 的 FSU 人工椎间盘及后方固定装置

手术框架使用可互换的部件进行扩张，椎间隙准备和假体植入。该框架经过特殊设计，操作简便，假体可安全通过切除小关节创造的手术空间。简而言之，在选择理想的尺寸之后，假体试模放置在椎间隙理想位置并连接手术框架，固定于适当的深度和角度。随后将高度增加的扩张器顺序地放置在试验中的保护罩之间以稳定框架，达到理想的分离量。应用导向钻头在假体试模锚定组件

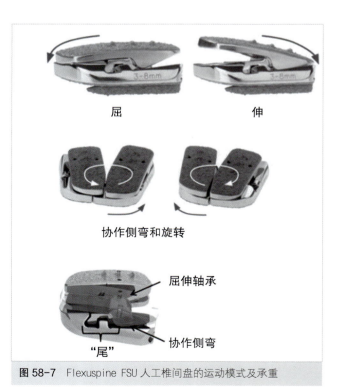

屈　　　　伸

协作侧弯和旋转

屈伸轴承

"尾"　　　　协作侧弯

图 58-7　Flexuspine FSU 人工椎间盘的运动模式及承重

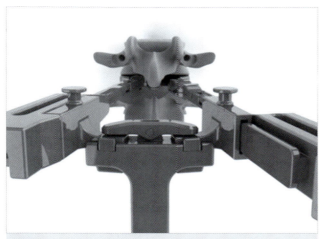

图 58-8 应用手术框架自后路放置成对的人工椎间盘

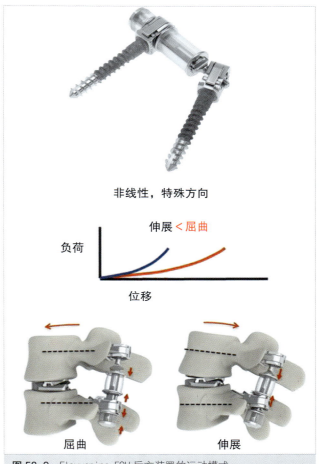

图 58-9 Flexuspine FSU 后方装置的运动模式

部分打孔，控制角度和深度。然后取出试模，放置假体至椎间隙相同的位置。

（三）Flexuspine 后方装置

Flexuspine 后方装置设计是为了保留节段生理运动的质量和数量（图 58-9）。由于已知椎间盘组件的位置和运动特性不同于正常椎间盘，Flexuspine 后部装置的设计要求相对于传统的 PDS 设备有所简化。

Flexuspine 后部装置由放置在两片式钴铬合金棒上的有机硅缓冲器组成。棒与螺钉钉帽的链接为弹性连接，并用卡扣固定到位。这在装置放置期间提供了余地，并确保它不会与 Flexuspine 间盘相冲突。杆也被设计成缓冲装置，仅在压缩状态下可弯曲，且屈曲活动度大于伸展活动。这是通过分离杆设计来实现的，该设计在屈曲时压缩两个缓冲模块，而在伸展时仅内部缓冲模块发挥作用，这可有效地在屈曲方向产生较长缓冲模量降低该方向刚度，而不需要更长的外部缓冲模块超过椎弓根螺钉进入相邻的水平。缓冲模块刚度和材料也选用允许较大的椎弓根螺钉偏移数百万次，同时还可提供非线性运动阻力，使该节段能够围绕着 Flexuspine 椎间盘的中心旋转，同时以生理方式限制运动。缓冲模块和后路装置已经过广泛的测试，以确保它们具有足够的抗疲劳性和适当的刚度。在评估了许多不同的材料和缓冲模块几何形状之后，Flexuspine 后方装置所选用的最终缓冲模块可以在 40% 应变的循环压缩下进行 2 000 万次循环测试。Flexuspine 后路固定联合 Flexuspine 椎间盘按照国际标准化组织的磨损参数进行了 1 000 万次循环和模拟步行运动的 4 000 万次循环评估。尸体研究发现，该固定方法允许椎弓根螺钉发生位移，使得脊柱固定

节段的运动与完整尸体标本相似。

（四）临床试验

当前已有 Flexuspine 后路装置与 Flexuspine 椎间盘联合的临床应用经验。这项研究的目的是比较融合和 TSR 的临床疗效。TSR 组数据（$n=24$）是按照前瞻性随机对照试验开展收集的，融合组（$n=22$）则是按照注册研究方法收集的。TSR 患者使用开放的后正中或后方经椎旁肌间隙入路植入 Flexuspine FSU。融合患者选择椎间融合及后方固定技术，依据治疗中心选择手术器械。两组患者均选择单节段椎间盘退变并伴有小关节受累的患者（L3~L4，L4~L5 或 L5~S1），随访 12 个月。只有具有 3 个月及以上临床资料的患者才被纳入本次分析。临床评估方法包括 Oswestry 功能障碍指数（ODI）和腰部及下肢疼痛的视觉模拟评分（VAS）。记录每个患者各个阶段最大的 VAS 分值，比较各组之间的差异。

结果显示，两组患者疼痛及功能均有明显改善（图

非线性，特殊方向

伸展＜屈曲

负荷

位移

屈曲　伸展

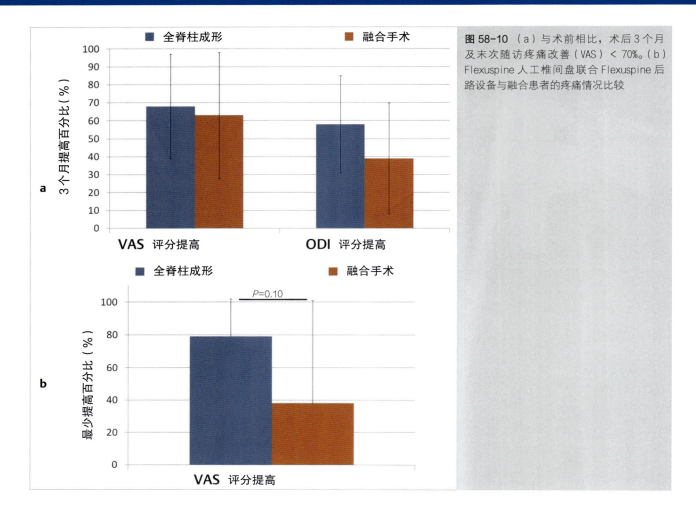

图58-10　（a）与术前相比，术后3个月及末次随访疼痛改善（VAS）<70%。（b）Flexuspine 人工椎间盘联合 Flexuspine 后路设备与融合患者的疼痛情况比较

58-10）。在 TSR 组中，末次随访时，症状改善>20%的患者的疼痛评分低于症状改善<20%的患者（$P<0.05$）。这可能是因为这些改善较差的患者合并有其他未一起处理的病变如相邻节段退变等。此外，相比融合术，TSR 可更好地缓解疼痛低于 70 分患者的疼痛（$P=0.10$）。因此，尽管两组患者均获得了良好的治疗效果，但 TSR 在治疗中度疼痛患者方面可能优于融合手术。

八、参考文献

［1］Fras CI, Auerbach JD. Prevalence of lumbar total disc replacement candidates in a community-based spinal surgery practice [J]. Spinal Disord Tech, 2008, 21: 126-129.

［2］Huang RC, Lim MR, Girardi FP, et al. The prevalence of contraindications to total disc replacement in cohort of lumbar surgical patients [J]. Spine, 2004, 29: 2538-2541.

［3］Wong DA, Annesser B, Birney T, et al. Incidence of contraindications to total disc arthroplasty: a retrospective review of 100 consecutive fusion patients with a specific analysis of facet arthrosis [J]. Spine, 2006, 7: 5-11.

［4］Chin KR. Epidemiology of indications and contraindications to total disc replacement in an academic practice [J]. Spine, 2007, 7: 392-398.

［5］Park CK, Ryu KS, Jee WH. Degenerative changes of discs and facet joints in lumbar total disc replacement using ProDisc Ⅱ: minimum two-year follow-up [J]. Spine, 2008, 33: 1755-1761.

［6］Guyer RD, McAfee PC, Banco RJ, et al. Prospective, randomized, multicenter Food and Drug Administration investigational device exemption study of lumbar total disc replacement with the CHARITE artificial disc versus lumbar fusion: five-year follow-up [J]. Spine, 2009, 9: 374-386.

［7］Delamarter R, Zigler JE, Balderston RA, et al. Prospective, randomized, multicenter Food and Drug Administration investigational device exemption study of the ProDisc-L total disc replacement compared with circumferential arthrodesis for the treatment of two-level lumbar degenerative disc disease: results at twenty-four months [J].Bone Joint Surg Am, 2011, 93: 705-715.

［8］Welch WC, Cheng BC, Awad TE, et al. Clinical outcomes of the Dynesys dynamic neutralization system: 1-year preliminary results [J]. Neurosurg Focus, 2007, 22: E8.

［9］Sengupta DK. Dynamic Stabilization in the Treatment of Low Back Pain-The Current Status [M]. The Spine Movement, 2012.

［10］McAfee P, Khuoo LT, Pimenta L, et al. Treatment of lumbar spinal stenosis with a total posterior arthroplasty prosthesis: implant description, surgical technique, and a prospective report on 29 patients [J]. Neurosurg Focus, 2007, 22: E13.

［11］Scott-Young M. Posterior dynamic stabilization devices in the coming age of lumbar disc replacement [J]. Neurosurg Focus, 2007, 22: E14.

［12］Cheng MD, Palmer DK, Jadhav V. Novel indication for posterior dynamic stabilization: correction of disc tilt after lumbar total disc replacement [J].

SAS Journal., 2011, 5: 44-47.

［13］Bertagnoli R, Tropiano P, Zigler J, et al. Hybrid constructs [J]. Orthop Clin North Am, 2005, 36: 379-388.

［14］Khoueir P, Wang MY. Posterior dynamic stabilization as a salvage procedure for lumbar facet degeneration following total disc arthroplasty [J]. SAS Journal, 2007, 1: 143-146.

［15］Hadgaonkar SR, Friesem T, Bhatia C, et al. Total posterior lumbar disc replacement-clinical results [J]. Spine Arthroplasty Society Annual Conference Proceedings, 2010, 10: 186.

［16］Hadgaonkar SR, Friese T, Bhatia C, et al. Total posterior lumbar arthroplasty-innovative technique-North Tees experience [J]. Spine Arthroplasty of Society Annual Conference Proceedings, 2010, 10: 205.

［17］Goel VK, Kiapour A, Faizan A, et al. finite element study of matched paired posterior disc implant and dynamic stabilizer(360°motion preservation sysmtem) [J]. SAS Journal, 2006, 1: 55-62.

［18］Davis RJ, Nel LJ, Zeilstra DJ, et al. Comparison of clinical outcomes between total spine arthroplasty and fusion [J]. International Society for the Advancement of Spine Surgery Annual Conference Proceedings, 2012, 12: 377.

［19］Min JH, Kang SH, Lee JB, et al. Morphometric analysis of the working zone for endoscopic lumbar discectomy [J]. Spinal Disord Tech, 2005, 18: 132-135.

［20］Mirkovic SR, Schwartz DG, Glazier KD. Anatomic considerations in lumbar posterolateral percutaneous procedures [J]. Spine, 1995, 20: 1965-1971.

［21］Zhou SH, McCarthy ID, McGregor AH, et al, Hughes SP. Geometrical dimensions of the lower lumbar vertebrae-analysis of data from digitised CT images [J]. Eur Spine, 2000, 9: 242-248.

［22］Panjabi MM, Oxland T, Takata K, et al, Articular facets of the human spine. Quantitative three-dimensional anatomy [J]. Spine, 1993, 18: 1298-1310.

［23］Phillips F, Gordon C, Sengupta D, et al. Subsidence resistance evaluation of posterior implanted total disc replacements [J]. Spine Arthroplasty Society Annual Conference Proceedings, 2008, 8: 2.

［24］Pearcy MJ, Evans JH, O'Brien JP. The load beaing capacity of vertebral cancellous bone in interbody fusion of the lumbar spine [J]. Eng Med, 1983, 12: 183-184.

［25］Grant JP, Oxland TR, Dvorak MF. Mapping the structural properties of the lumbosacral vertebral endplates [J]. Spine, 2001, 26: 889-896.

［26］Lowe TG, Hashim S, Wilson LA, et al. A biomechanical study of regional endplate strength and cage morphology as it relates to structural interbody support [J]. Spine, 2004, 29: 2389-2394.

［27］White AA, Panjabi MM. Clinical Biomechanic of the Spine [M]. Philadelphia, PA: JB Lippincott, 1990.

［28］Kikkawa J, Cunningham BW, Shirado O, et al. Biomechanical evaluation of a posterolateral lumbar disc arthroplasty device: an in vitro human cadaveric model [J]. Spine, 2010, 35: 1760-1768.

［29］McAfee PC, Cunningham BW, Hayes V, et al. Biomechanical analysis of rotational motions after disc arthroplasty: implications for patients with adult deformities [J]. Spine, 2006, 31 Suppl: S152-S160.

［30］Ko CC, Tsai HW, Huang WC, et al. Screw loosening in the Dynesys stabilization system: radiographic evidence and effect on outcomes [J]. Neurosurg Focus, 2010, 28: E10.

［31］Huang RC, Girardi FP, Cammisa FP, te al. The implications of constraint in lumbar total disc replacement [J]. Spinal Disord Tech, 2003, 16: 412-417.

［32］Rundell S, Gimbel J. Evaluation of pedicle screw loosening in a combined facet and total disc replacement system [J]. Spine Arthroplasty Society Annual Conference Proceedings, 2008, 8: 236.

［33］Gimbel J, Lesk K, Wagner E. In vitro fatiue evaluation of polymer dampeners utilized in a total spine arthroplasty device [M]. Spine Arthroplasty Society Annual Conference Proceedings, 2011.

［34］Gimbel JA, Lesk K. Wear characterization of a total spinal arthroplasty device [M]. Spine Arthroplasty Society Annual Conference Proeceedings, 2010.

［35］Lesk K, Gimbel J, Wagner E. Long-term wear characterization of a total spinal arthroplasty device [M]. Spine Arthroplasty Society Annual Conference Proceedings, 2011.

［36］Phillips FM, Gimbel JA, Lawhorne T, et al. Effects of total spinal arthroplasty on the kinematics of the lumbar spine [M]. Spine Arthroplasty Society Annual Conference Proceedings, 2010.

第五十九章　腰椎运动学的体内评估

著者：Shaobai Wang，Guoan Li，Kirkham Wood
审校：孟斌，李忠海
译者：張海龍，周志

据统计，80% 的成年人在其一生中会经历腰背痛。虽然目前腰背痛发病率高居第二，但其发病原因和治疗方案仍处于探索阶段。针对慢性退行性腰痛，如果非手术治疗失败，脊柱融合术是目前最常用的手术治疗方案。然而，对于腰背痛，脊柱融合术的疗效并不是最佳的，有文献显示 80% 预后不佳的病例中都出现了相邻节段椎间盘的退行性改变。

腰椎动力学的异常或改变是导致退行性腰背痛发生发展的一个重要因素。临床上尝试着植入人工椎间盘以保留脊柱的正常运动功能或恢复脊柱各节段的运动功能（例如人工椎间盘置换或者关节成形术和动态固定术）。然而，可能是因为对人体体内腰椎运动学的了解有限，这些植入物也存在导致相邻节段椎间盘病变的隐患。因此，对体内腰椎运动学的评估仍然是一个重要的研究课题。

腰椎动力学的研究主要集中于确定不同腰椎运动节段的运动范围，可以将其分为不同的单元来研究，例如椎间盘单元、关节突关节单元和棘突单元等。一般来讲，研究方法包括尸体实验、计算机模拟（例如有限元分析和动力学模型建立）和动物实验。然而，由于必须做出假设和简化，这些方法能不能精准的模拟人体腰椎运动仍是一个普遍的问题。最近，广泛的研究和焦点集中在新的体内评估技术的发展和应用，如测量传感器、运动捕捉/跟踪和医学成像方式。

本章将回顾现有文献，以了解最新的体内评估技术及其优势和局限性。

一、体内评估技术

（一）概述

诸如位移传感器、加速度计和陀螺仪之类的传感器可以固定在棘突上或附着在皮肤上进行腰椎运动学测量，同样，电磁或光电标记可以通过运动捕捉技术来追踪腰椎的运动。大量研究主要集中在通过使用一种或多种现代医学成像技术如 X 线、透视、磁共振成像（MRI）和计算机

断层扫描（CT）来评估腰椎运动学。

（二）传感器

20 世纪 60 年代，克氏针系列产品（克氏针或骨钉，图 59-1）被插入棘突内通过量角器测量体内脊柱节段的轴向旋转运动。后来，Panjabi 等将传感器附着在克氏针上，从而对棘突的运动学进行数字化测量（图 59-1）。这些都说明传感器能够提供脊椎运动学的实时测量，也有其他研究人员使用克氏针或骨钉进行了类似的研究。然而，这项技术具有侵袭性，使受试者暴露于不适和风险中，而且技术上的困难可能导致骨钉的弯曲和松动。值得注意的是，在手术中，传感器也被用于获得腰椎节段性的运动（图 59-2），其对人体的侵袭性较少受到关注。

如今，随着技术的进步与发展，带有三轴陀螺仪的传感器模块、加速度计和磁力计传感器（即所谓的惯性系统）可以做得更小、更便携，利于将其附着于皮肤上（图 59-3a）。然而，其非侵袭性特点也使得这项技术存在着由

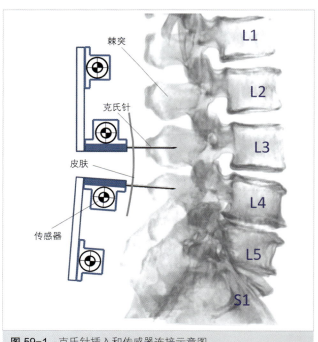

图 59-1　克氏针插入和传感器连接示意图

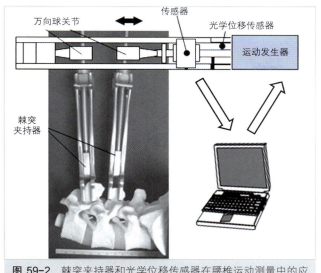

图 59-2　棘突夹持器和光学位移传感器在腰椎运动测量中的应用

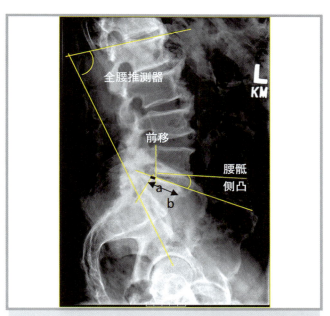

图 59-4　腰椎 X 线片参数测量

于骨 – 皮下组织/皮肤界面不可避免的运动引起的辨识错误。因此，大多数的研究都集中在测定身体姿势或腰椎的整体运动，而不是腰椎节段性的运动。

（三）运动捕捉

类似传感器的连接，电磁或光电标记可通过克氏针或皮肤附着于棘突。这种运动捕捉技术的原理是利用实时和 6 个自由度跟踪每个单个标记物的位置和方向。电磁系统使用电磁场来分配具有电磁传感器的标记，光电系统使用多个光学摄像机在三维空间中分配具有发光或反射光作用的标记（图 59-3b）。然后通过椎骨与附着标记之间的关系计算腰椎运动学。

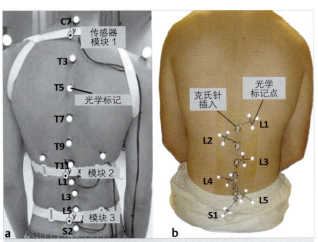

图 59-3　（a）传感器模块和反射标记附着在皮肤上。（b）使用克氏针连接反光标记

关于标记的附着存在类似的问题，克氏针的有创性侵袭和皮肤的运动。此外，当金属在附近时，电磁系统受到很大的噪声和误差影响，这限制了其在大多数具有金属植入物患者运动学研究中的应用。由于相邻腰椎节段间狭小的空间致使标记间融合和闭塞，使得光电子系统需要在运动期间非常清楚地看到和追踪每个单独的标记难以实现。运动捕捉技术最近被应用于脊柱手术中的手术辅助和导航系统。光学标记组可附在椎骨上以获取术中节段性运动，标记组也可以附着到手术工具上，以便对手术器械相对于脊柱的位置和方向进行实时监测。该技术因具有高达 145Hz 的高频响应和高达 0.1mm 的精度等优点而被应用。

二、影像技术

（一）X 线和透视

随着时间的推移，不断涌现出新的方法，旨在利用先进的医学成像技术，在保持精准的同时尽量降低侵袭性。传统的放射学方法能够比较容易地用于常规患者的随访、诊断、手术计划和术后评估。在不同体位下（通常为中立位、前屈位和伸展位）的普通 X 线片测量，仍然是研究正常人和患者手术前后腰椎二维运动的一种方便而普遍的方法（图 59-4）。然而，这些传统的二维成像技术受到了多张 X 线片上相同解剖标志的不准确识别的限制，误差范围为几毫米和几度。

因此，双平面和立体摄影技术应运而生。利用两个

429

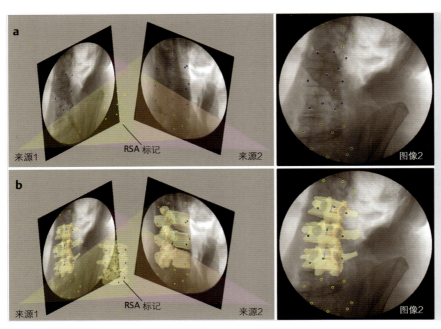

图 59-5　（a）匹配放射立体照相测量标记与其在双平面的射线投影。（b）通过匹配的标记确定腰椎椎体位置

不同成像平面的同步射线照片，可以根据几何和数学优化，更准确地识别解剖标志。据报道，脊柱运动学的准确率约为 1.5mm 和 2.5°。在几项研究中，已经将不透射线的标记物插入到椎体中作为更好的参考依据，以提高精确度和可重复性［即所谓的放射立体照相测量分析（RSA）］（图 59-5）。已证实放射立体照相测量分析（RSA）的精度达到了 0.3~0.7mm。在腰椎运动范围的测定中，放射立体照相测量分析（RSA）与普通 X 线测量有显著性差异，该技术已被用于评估腰椎融合术后的微运动和稳定性。

然而，标准的射线照相方法仅限于在静态姿势下评估受试者，通常在运动快结束的时候开始测定。随后，视频荧光检查和高速 X 线硬件被开发以高达 50 帧每秒的成像速度来记录腰部的动态运动学，该硬件可用于 1 个和 2

个平面设置使用。不过，获得高帧频率，带来的代价是成像期间对患者的大量电离辐射暴露以及大量的手工图像处理工作。

（二）三维 MRI 和 CT

CT 和 MRI 最近被用于在不负重的仰卧位和躯干的轴向旋转过程中研究腰椎运动。这些常见的技术可以使脊椎模型进行三维重建和配准，并且比较每节椎体的位置和方向，以及使用局部解剖坐标系计算椎体运动学。Ochia 等利用 3 个体位（平卧位、躯干左旋体位和躯干右旋体位）的 CT 扫描来研究健康受试者和非特异性腰痛患者腰椎节段的三维运动（图 59-6）。结果表明，各组内不同节段的运动范围有显著性差异。Fujii 等还利用 MRI 以间隔增量在躯干扭转过程中研究腰椎运动学，结果定量的显示主要

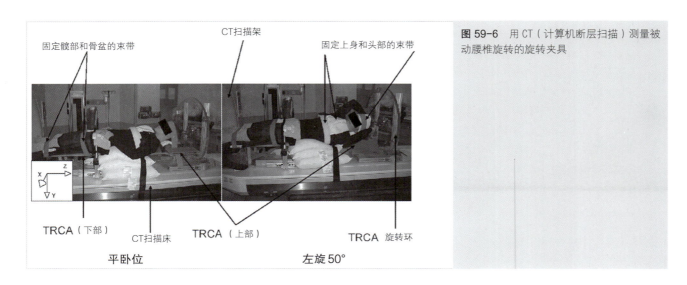

图 59-6　用 CT（计算机断层扫描）测量被动腰椎旋转的旋转夹具

为椎体轴向旋转运动，同时伴有复杂的屈曲和侧弯运动。

但以上技术至今仍然存在一些问题。多次 CT 扫描确实使受试者暴露于大量的电离辐射，这对于研究也十分重要。而且，尽管 MRI 的辐射剂量最少，但在长时间的扫描中，即使患者尽可能保持姿势也可能会导致运动伪影，从而引起不可避免的错误。此外，这两种成像设备都需要患者处于仰卧位，这样不能使患者处于与临床相关的负重状态进行运动学研究（图 59-6）。

（三）开放式动态 MRI

自 2000 年开始，开放式 MRI 便被应用于具有不同临床症状和体征的腰椎节段的二维动态显像（图 59-7）。该技术目前能够在正中位矢状面约每秒获得一个 2D 图像。因此，在负重体位的研究中，一些研究采用了该技术来研究腰椎异常运动学、影像学变量、临床症状和疼痛之间的关系。与 X 线片摄影相比，该技术具有辐射暴露最小、产生较少的放大误差、骨骼结构重叠较少等优点。两项研究还对动态重建前后的患者进行了开放 MRI 扫描，对这种稳定方式进行生物力学评估。未来进一步的技术开发可以提高开放 MRI 的磁场强度，以便更接近传统的 MRI（通常分别为 0.3~0.6T 和 1.5~3T），以获得更好的图像质量和 3D 成像能力。

（四）组合成像系统

2008 年提出了一种新型组合，MRI／CT 和双荧光成像系统（DFIS），作为非侵袭性手段研究人体内腰椎 6 个自由度运动学（图 59-8）。三维到二维成像技术匹配是技术背后的核心概念，该技术使用 MRI 和 CT 重建高度准确的 3D 椎体模型，并且还使用同步双平面数字透视，在临床相关的负重功能活动期间实时记录立体准静态或动态二维腰椎图像。在计算机环境中的虚拟双荧光镜设置中，腰椎节段模型的 6 个自由度平移和方向可以单独匹配双荧光图像中相应的很多特征（图 59-8b）。当模型和特征匹配时，腰椎的运动学便被确定。

使用这种技术，可以避免在每个研究体位进行多次三维 MRI 和 CT 扫描，从而分别减少了长时间的扫描和大量的辐射剂量。与依赖标记识别和匹配的传统双平面射线照相技术相比，基于 3D 模型的图像配准技术更准确，并具有可重复性。这种新技术展现出了 0.3mm 和 0.7° 的高精度，并已被用于包含正常受试者和手术前后患者的多项研究。

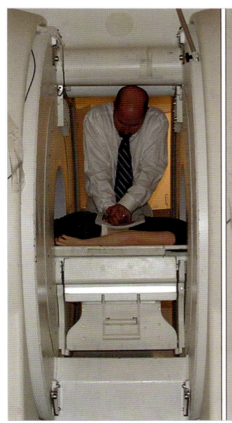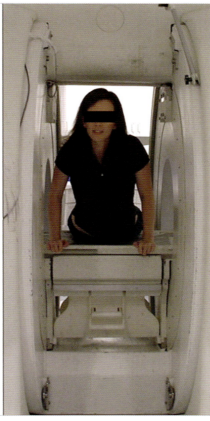

图 59-7　置于开放式磁共振（MRI）系统的受试者

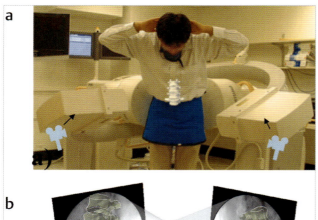

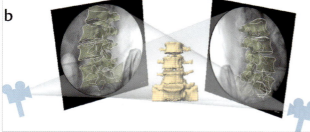

图 59-8 （a）双荧光成像系统里的受试者。（b）虚拟环境中的图像匹配

三、最新体内腰椎动力学数据

马萨诸塞理工学院的科学家和马萨诸塞州总医院的外科医生已经在关注使用非侵袭性联合 MRI / CT 和 DFIS 系统进行体内腰椎运动学的功能评估。该系统在承重功能活动中研究 6 个自由度腰椎运动学具有潜在的临床价值。多项研究定量分析了健康受试者、退行性椎间盘疾病患者和腰椎狭窄患者棘突间撑开器手术（X-Stop）前后的腰椎动力学，结果揭示了腰椎复杂的节段性和活动依赖性运动

学行为，例如椎体的 6 个自由度和伴随的运动关系、椎间盘的变形以及关节突关节和棘突的运动学（图 59-9）。

四、正常及症状性腰椎椎体的运动范围

对 8 例正常人和 10 例退行性椎间盘疾病患者的功能性屈伸位、左右侧弯位、左右扭转位的研究确定了体内腰椎节段 6 个自由度的运动范围。所有有症状的患者被诊断为源自 L4~S1 节段的椎间盘源性腰痛，在正常组中发现了椎骨也具有一致的节段性和活动依赖性运动模式：头侧节段具有较大的屈伸运动范围（L2~L3），尾侧节段具有较大侧向屈曲运动范围（L4~L5），所有节段具有相似的扭转运动范围（图 59-10）。然而，退行性椎间盘疾病组的运动模式已经发生了改变：最大运动范围的腰椎节段是 L3~L4，表明在腰椎融合术前头端相邻水平节段椎体已经形成了节段性高运动；而运动范围最小的腰椎节段是 L5~S1，表明椎间盘源性腰痛患者在同一腰椎节段发展成了节段性低运动（图 59-10）。与正常组相比，退行性椎间盘疾病患者组的平移和旋转运动也更大。

五、正常和症状性腰椎间盘变形

在同一批正常受试者和退行性椎间盘疾病患者组中，通过不同功能负重位置下局部椎间盘高度的变化分别计算复杂和不均匀的椎间盘形变，否则使用常规 MRI 技术无法获取高精度的检测结果。与正常受试者相比，在 L4~L5 退行性椎间盘疾病患者中，相邻的椎间盘（L3~L4）和再上一节段椎间盘（L2~L3）在屈伸、左右弯曲和左右扭转

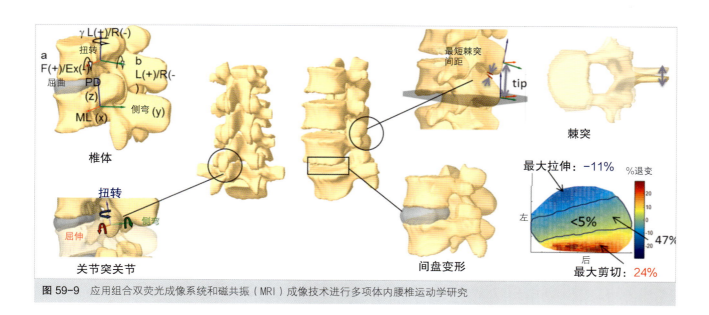

图 59-9　应用组合双荧光成像系统和磁共振（MRI）成像技术进行多项体内腰椎运动学研究

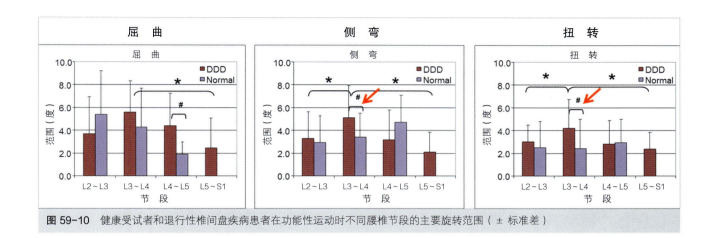

图 59-10　健康受试者和退行性椎间盘疾病患者在功能性运动时不同腰椎节段的主要旋转范围（±标准差）

时发生更大的拉伸和剪切形变（图59-11）。最大拉伸形变量增加约20%，最大剪切形变量增加25%~40%。变形模式也不同，退行性椎间盘疾病患者椎间盘形变越来越明显，且在中间区域发生了约25%的明显缩小。

六、正常和具有临床症状的腰椎关节突关节的运动

以前由于关节突关节在X线片上重叠，导致体内关节突关节运动很难研究。使用双荧光成像系统（DFIS）技术，患者退变节段和相邻节段的关节突关节表现出明显的运动特征变化。与正常受试者不同，退行性椎间盘疾病患者躯干的每一运动过程中关节突关节没有明显的平移和旋转方向。在退变的腰椎节段水平，关节突关节的旋转范围明显高于正常范围。有趣的是，旋转的增加并没有发生在躯干旋转的主轴线周围，而是在耦合方向上（表59-1）。例如，在躯干的屈伸过程中，退行性椎间盘疾病患者的耦合弯曲为4.4°±1.6°，健康受试者的耦合弯曲仅为2.9°±1.2°（P=0.037）。在相邻节段水平上，主要表现在躯干屈伸时的差异，退行性椎间盘疾病患者主要的屈伸旋转明显减少，而耦合旋转增加（表59-2）。在健康受试者中，屈伸运动时，关节突关节的主要运动是屈伸（平均<6.5°）和头尾平移（平均<4mm）。在左右弯曲和躯干扭转运动中，关节突关节的运动是各个方向旋转和平移的结合。

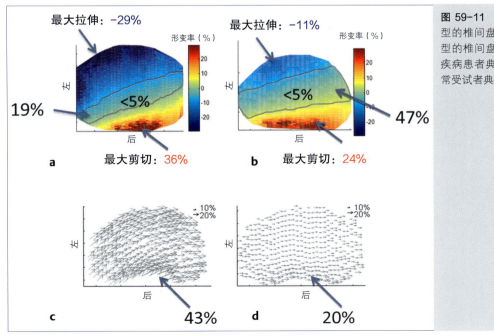

图 59-11　（a）退行性椎间盘疾病患者典型的椎间盘拉伸形变。（b）正常受试者典型的椎间盘拉伸形变。（c）退行性椎间盘疾病患者典型的椎间盘剪切形变。（d）正常受试者典型的椎间盘剪切形变

表 59-1　正常受试者和 L4 ~ L5 退行性椎间盘疾病患者退变节段关节突关节旋转运动范围的比较

	左右扭转			左右弯曲		屈伸			
	屈曲	弯曲	扭转	屈曲	弯曲	扭转	屈曲	弯曲	扭转
正常组	1.4	1.7	4.4	1.6	4.7	2.9	2.4	2.9	3.5
	(1.1)	(1.1)	(1.5)	(1.0)	(1.1)	(1.6)	(1.7)	(1.2)	(1.2)
退行性椎间盘疾病患者组	2.5	3.6	3.0	4.3	3.2	3.0	2.7	4.4	3.6
	(1.8)	(2.5)	(2.3)	(2.8)[a]	(3.0)	(2.1)	(2.3)	(1.6)[a]	(2.3)

[a]P<0.05

注：主要躯干旋转轴没有显示。所有值的单位是度（°），结果以（平均值 ± 标准差）表示

表 59-2　正常受试者和退行性椎间盘疾病患者退变邻近节段（L2~L3，L3~L4）在躯干屈伸运动过程中关节突关节

	L2~L3			L3~L4		
	屈曲	弯曲	扭转	屈曲	弯曲	扭转
			屈伸			
正常组	6.5 (1.7)	2.0 (1.7)	1.9 (1.0)	5.7 (1.7)	1.9 (1.4)	2.0 (1.8)
退行性椎间盘疾病患者组	3.8 (3.1)[a]	3.1 (2.5)	2.8 (1.4)	2.9 (2.0)[b]	3.3 (2.7)	4.5 (2.9)[a]

[a]P<0.05

[b]注：主要躯干屈伸轴没有显示。所有值的单位是度（°），结果以（平均值 ± 标准差）表示

七、应用棘突间撑开器（X-Stop）前后腰椎运动学

　　棘突间（Interspinous Process，ISP）稳定装置，如 X-Stop，最近已被应用于治疗腰椎管狭窄症。在 X-Stop 植入前后，研究了 8 例患者的棘突间距离、棘突运动范围和椎间盘空间。这些参数量化了 X-Stop 对手术节段的生物力学效能和对相邻节段的影响。在平均 7.4 个月的随访中，负重期间植入节段中最短的棘突间距离显著增加，但对近端和远端相邻节段没有显著影响。X-Stop 装置的植入产生了 1.8° 的局部节段性脊柱后凸，并且使腰椎节段性伸展度从术前的 2.5° ±1.4° 显著降低至术后的 1.0° ±0.7°（图 59-12）。

　　在手术节段水平，当患者处于承重站立位置时，椎间盘前间隙减小并在术后保持着显著的减少（术前为 7.1±2.5mm，术后为 6.3±2.8mm）。术后几乎所有姿势下的椎间盘后间隙都增加了。在近端和远端的相邻椎间盘水平，椎间盘前后间隙只在极少数情况下无明显改变，结果显示棘突间撑开器通过增加棘突间间隙和椎间盘后间隙在植入的腰椎节段影响腰椎的伸展范围，植入的棘突间撑开器在短时间内不会显著地改变相邻节段的运动学。

八、小结

　　使用新型成像技术，病变腰椎及其相邻节段运动学上的显著差异已被量化，这些结果可以更好地理解退行性椎间盘疾病和相邻节段退变发生、发展有关的运动机制。这些技术在运动限制的植入物、棘突间撑开器的生物力学

评价上已经得到成功的运用，最终也可以拓展到其他运动保护治疗和恢复治疗的评价中去。复杂的腰椎运动学知识是理解正常脊柱功能、脊髓损伤和病理学以及改进临床治疗和假肢设计的基础。目前最复杂也是最先进的技术可以从体内、非侵袭性、6 个自由度运动、动态条件下和负重下的功能活动等其中几个或全部方面研究腰椎运动学。精心设计的研究可以根据具体目标、研究群体、硬件 / 技术条件、分析时间和其他因素改进使用这些技术。例如，标准 X 线在许多情况下仍然是一个有用的工具，并在最近的研究中用于比较腰椎融合术后和全椎间盘置换术后的腰椎矢状面运动学。相比于标准 X 线，不透放射线的侵袭性植入标记物常被用于小样本受试组术中的放射立体照相测量分析（RSA 分析）以提高精准度。更加复杂的 MRI/

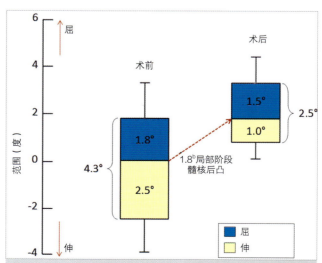

图 59-12　棘突间撑开器（X-Stop）装置植入前后体内病变节段在屈伸运动中的运动范围

表 59-3 不同体内腰椎动力学研究方法的比较

		非侵袭性	6 个自由度（3D）	动态	承重	其他因素
传感器	插入克氏针	×	√	√	√	测量棘突
	附着于皮肤	√	√[a]	√	√	
运动捕捉技术	插入克氏针	×	√	√	√	测量棘突
	附着于皮肤	√	√[a]	√	√	
影像学	X 线片	√	×	√[b]		标记/标志识别
	放射立体照相测量分析	√	√	√[b]		
	三维磁共振	√	√	×	×[c]	长时间扫描
	三维 CT	√[d]	√	×	×[c]	放射暴露
	开放式磁共振	√	×	√	√	二维成像
	组合双荧光成像系统	√	√	√	√	狭小视野

缩写词：CT，计算机断层扫描；DFIS，双荧光成像系统；DOF，自由度；MRI，磁共振；3D，三维；2D，二维
[a] 皮肤移动导致误差
[b] 取决于视频或摄影的硬件能力
[c] 通常采取平卧位
[d] 多次扫描导致大量辐射暴露

CT 结合和双荧光成像系统（DFIS）的技术可以在功能活动期间分析 6 个自由度运动，但其相对长的处理时间限制了受试者的数量，与其他任何技术一样，需要考虑其条件和限制（表 59-3）。

近年来，随着多种动态重建技术的出现，对体内腰椎运动学进行了更精确的分析，这些技术旨在重现脊柱运动的正常范围。采用现代技术对体内动态植入物进行性能评价，如全椎间盘置换和动态稳定系统，将在未来几年成为重点话题。

九、参考文献

[1] Andersson GB. Epidemiological features of chronic low-back pain [J]. Lancet, 1999, 354: 581-585.

[2] Park P, Garton HJ, Gala VC, et al. Adjacent segment disease after lumbar or lumbosacral fusion: review of the literature [J]. Spine, 2004, 29: 1938-1944.

[3] Adams MA, Freeman BJ, Morrison HP, et al. Mechanical initiation of intervertebral disc degeneration [J]. Spine, 2000, 25: 1625-1636.

[4] Stokes IA, latridis JC. Mechanical conditions that accelerate intervertebral disc degeneration: overload versus immobilization [J]. Spine, 2004, 29: 2724-2732.

[5] Harrop JS, Youssef JA, Maltenfort M, et al. Lumbar adjacent segment degeneration and disease after arthrodesis and total disc arthroplasty [J]. Spine, 2008, 33: 1701-1707.

[6] Lumsden RM, Morris JM. An in vivo study of axial rotation and immobilization at the lumbosacral joint [J]. Bone Joint Surg Am, 1968, 50: 1591-1602.

[7] Gregersen GG, Lucas DB. An in vivo study of the axial rotation of the human thoracolumbar spine [J]. Bone Joint Surg Am, 1967, 49: 247-262.

[8] Panjabi MM, Andersson GB, Jorneus L, et al. In vivo measurements of spinal column vibrations [J]. Bone Joint Surg Am, 1986, 68: 695-702.

[9] Kaigle AM, Pope MH, Fleming BC, et al. A method for the intravital measurement of interspinous kinematics [J]. Biomech, 1992, 25: 451-456.

[10] Gercek E, Hartmann F, Kuhn S, et al. Dynamic angular three-dimensional measurement of multisegmental thoracolumbar motion in vivo [J]. Spine, 2008, 33: 2326-2333.

[11] Hasegawa K, Shimoda H, Kitahara K, et al. What are the reliable radiological indicators of lumbar segmental instability [J]. Bone Joint Surg Br, 2011, 93: 650-657.

[12] Ha TH, Saber-Sheikh K, Moore AP, et al. Measurement of lumbar spine range of movement and coupled motion using inertial sensors: a protocol validity study [J]. Man Ther, 2013, 18: 87-91.

[13] Lee JK, Park EJ. 3D spinal motion analysis during staircase walking using an ambulatory inertial and magnetic sensing system [J]. Med Biol Eng Comput, 2011, 49: 755-764.

[14] Wong WY, Wong MS. Trunk posture monitoring with inertial sensors [J]. Eur Spine J, 2008, 17: 743-753.

[15] Rozumalski A, Schwartz MH, Wervey R, et al. The in vivo three-dimensional motion of the human lumbar spine during gait [J]. Gait Rosture, 2008, 28: 378-384.

[16] Gal J, Herzog W, Kawchuk G, et al. Measurements of vertebral translations using bone pins, surface markers and accelerometers [J]. Clin Biomech(Bristol, Avon)1997, 12: 336-340.

[17] Zhang X, xiong J. Model-guided derivation of lumbar vertebral kinematics in vivo reveals the difference between external marker-defined and internal segmental rotations [J]. Biomech, 2003, 36: 9-17.

[18] Steffen T, Rubin RK, Baramki HG, et al. A new technique for measuring lumbar segmental motion in vivo [J]. Method, accuracy, and preliminary results. Spine, 1996, 22: 156-166.

[19] Gracovetsky S, Newman N, Pawlowsky M, et al. A database for estimating normal spinal motion derived from noninvasive measurements

[J]. Spine, 1995, 20: 1036-1046.

[20] y-H L, W-K C, W-J C, et al. Predictive model of intersegmental mobility of lumbar spine in the sagittal plane from skin markers [J]. Clin Biomech(Bristol, Avon), 1995, 10: 413-420.

[21] Esola MA, McClure PW, Fitzgerald GK, et al. Analysis of lumbar spine and hip motion during forward bending in subjects with and without a history of low back pain [J]. spine, 1996, 21: 71-78.

[22] Wilk B, Karol LA, Johnston CE, et al. The effect of scoliosis fusion on spinal motion: a comparison of fused and nonfused patients with idiopathic scoliosis [J]. Spine, 2006, 31: 309-314.

[23] Glossop N, Hu R. Assessment of vertebral body motion during spine surgery [J]. Spine, 1997, 22: 903-909.

[24] McAfee PC, Cunningham B, Holsapple G, et al. A prospective, randomized, multicenter Food and Drug Administration investigational device exemption stu8dy of lumbar total disc replacement with the CHARITE artificial disc versus lumbar fusion: part Ⅱ: evaluation of radiographic outcomes and correlation of surgical technique accuracy with clinical outcomes [J]. Spine, 2005, 30: 1576-1583, discussion E388-E390.

[25] Wood KB, . Popp CA, Transfeldt EE, et al. Radiographic evaluation of instability in spondylolisthesis [J]. Spine, 1994, 19: 1697-1703.

[26] Dvorák J, Panjabi MM, Chang DG, et al. Functional radiographic diagnosis of the lumbar spine. Flexion-extension and lateral bending [J]. Spine, 1991, 16: 562-571.

[27] Shaffer WO, Spratt KF, Weinstein J, et al. 1990 Volvo Award in clinical sciences. The consistency and accuracy of roentgenograms for measuring sagittal translation in the lumbar vertgebral motion segment. An experimental model [J]. Spine, 1990, 15: 741-750.

[28] Panjabi MM, Goel VK, Walter SD. Errors in kinematic parameters of a planar joint: guidelines for optimal experimental design [J]. Biomech, 1982, 15: 537-544.

[29] Pearch MJ, Whittle MW. Movements of the lumbar spine measured by threedimensional X-ray analysis [J]. Biomed Eng, 1982, 4: 107-112.

[30] Olsson TH, Selvik G, Willner S. Mobility in the lumboscarral spine after fusion studied with the aid of rogentgen stereophotogrammetry [M]. Clin Orthop Relat Res, 1977: 181-190.

[31] Stokes IA, Wilder DG, Frymoyer JW, et al., 1980 Volvo award in clinical sciences. Assessment of patients with low-back pain by biplanar radiographic measurement of intervertebral motion [J]. Spine, 1981, 6: 233-240.

[32] Axelsson P, Karlsson BS. Standardized provocation of lumbar spine mobility: three methods compared by radiostereometric analysis [J]. Spine, 2005, 30: 792-797.

[33] Park SA, Ordway NR, Fayyazi AH, et al. Comparison of Cobb technique, quantitative motion analysis, and radiostereometric analysis in meausrement of segmental range of motions after lumbar total disc arthroplasty [J]. Spinal Disord Tech, 2009, 22: 602-609.

[34] Pape D, Fritsch E, Kelm J, et al. Lumbosacral stability of consolidated anteroposterior fusion after instrumentation removal determined by roentgen stereophtogrammetric analysis and direct surgical exploration [J]. Spine, 2002, 27: 269-274.

[35] Breen AC, Allen R, Morris A. Spine kinematics: a digital videofluoroscopic technique [J]. Biomed Eng, 1989, 11: 224-228.

[36] Takayanagi K, Takahashi Y, Yamagata M, et al. Using cineradiography for continuous dynamic-motion analysis of the lumbar spine [J]. Spine, 2001, 26: 1858-1865.

[37] Anderst WJ, Vaidya R, Tashman S. A technique to measure three-dimensional in vivo rotation of fused and adjacent lumbar vertebrae [J].

Spine, 2008, 8: 991-997.

[38] Ochia RS, Inoue N, Takatori R, et al. In vivo measurements of lumbar segmental motion during axial rotation in asymptomatic and chronic low back pain male subjects [J]. Spine, 2007, 32: 1394-1399.

[39] Fujii R, Sakaura H, Mukai Y, et al. Kinematics of the lumbar spine in trunk rotation: in vivo three-dimensional analysis using magnetic resonance imaging [J]. Eur Spine 2007, 16: 1867-1874.

[40] McGregor AH, Anderton L, Gedroyc WM, et al. Assessment of spinal kinematics using open interventional magnetic resonance imaging [M]. Clin Orthop Relat Res, 2001: 341-348.

[41] Jinkins JR, Dworkin JS, Damadian RV. Upright, weight-bearing, dynamickinetic MRI of the spine: initial results [J]. Eur Radiol, 2005, 15: 1815-1825.

[42] Kong MH, Hymanson HJ, Song KY, et al. Kinetic magnetic resonance imaging analysis of abnormal segmental motion of the functional spine unit [J]. Neurosurg Spine, 2009, 10: 356-365.

[43] Kulig K, Powers CM, Landel RF, et al. Segmental lumbar mobility in individuals with low back pain: in vivo assessment during manual and self-imposed motion using dynamic MRI [J]. BMC Musculoskelet Disord, 2007, 8: 8.

[44] Beastall J, Karadimas E, Siddiqui M, et al. The Dynesys lumbar spinal stabilization system: a preliminary report on positional magnetic resonance imaging findings [J]. Spine, 2007, 32: 685-690.

[45] Siddiqui M, Karadimas E, Nicol M, et al. Effects of X-STOP device on sagittal lumbar spine kinematics in spinal stenosis [J]. Spinal Disord Tech, 2006, 19: 328-333.

[46] Wang S, Passias P, Li G, et al. Measurement of vertebral kinematics using noninvasive image matching method-validation and application [J]. Spine, 2008, 33: E355-E361.

[47] Li G, Wang S, Passias P, et al. Segmental in vivo vertebral motion during functional human lumbar spine activities [J]. Eur Spine, 2009, 18: 1013-1021.

[48] Passias PG, Wang S, Kozanek M, et al. Segemental lumbar rotation in patients with discogenic low back pain during functional weight-bearing activities [J]. Bone Joint Surg Am, 2011, 93: 29-37.

[49] Wang S, Xia Q, Passias P, et al. How does lumbar degenerative disc disease affect the disc deformation at the cephalic levels in vivo [J]. Spine, 2011, 36: E574-E581.

[50] Wang S, xia Q, Passias P, et al. Measurement of geometric deformation of lumbar intervertebral discs under in-vivo weightbearing conditon [J]. Biomech, 2009, 42: 705-711.

[51] Kozanek M, Wang S, Passias PG, et al. Range of motion and orientation of the lumbar facet joints in vivo [J]. Spine, 2009, 34: E689-E696.

[52] Li W, Wang S, Xia Q, et al. Lumbar facet joint motion in patients with degenerative disc disease at affected and adjacent levels: as in vivo biomechanical study [J]. Spine, 2011, 36: E629-E637.

[53] Wan Z, Wang S, Kozanek M, et al. The effect of the X-Stop implantation on intervertebral foramen, segmental spinal canal length and disc space in elderly patients with lumbar spinal stenosis [J]. Eur Spine, 2012, 21: 400-410.

[54] Wan Z, Wang S, Kozanek M, et al. Biomechanicla evaluation of the X-Stop device for surgical treatment of lumbar spinal stenosis [J]. Spinal Disord Tech, 2012, 25: 374-378.

[55] Berg S, Trop HT, Leivseth G. Disc height and motion patterns in the lumbar spine in patients operated with total disc replacement or fusion for discogenic back pain. Results from a randomized controlled trial [J]. Spine, 2011, 11: 991-998.

第六十章　纤维环修复技术

著者：Michael Y. Wang, Faiz U.Ahmad
审校：孟斌，李忠海
译者：张海龍，廖宇昕

一、适应证及治疗策略

腰椎纤维环重建已成为一个研究热门领域，这个概念成为热点有着诸多原因。纤维环能够为椎间盘提供力学稳定性，其结构的破坏，无论是因为退变还是手术干预，都会对脊柱力学稳定性产生巨大影响。目前，纤维环修复在临床上主要有 3 个研究方向：

（1）防止显微椎间盘切除术后退变或再突出的预防性治疗。

（2）导致轴性后背痛症状的椎间盘撕裂的治疗。

（3）植入人工椎间盘后的结缔组织和力学结构修复。

二、纤维环解剖和功能

纤维环主要由 I 型胶原蛋白和弹性蛋白组成，这些纤维以环形薄层结构排列，约有 12 层，每层纤维与邻近纤维层呈 70° 平行分布，这些纤维具有高张力从而包裹住髓核。髓核主要由 II 型胶原蛋白和蛋白多糖组成，其含水量较高，可以形变，呈凝胶状。纤维环和髓核共同发挥作用，就像充满气的轮胎。

在正常椎间盘中，轴向应力把压力传导到髓核，导致纤维环张力增加，两个结构很好地缓冲了这些物理应力，然而椎间盘退变导致了其力学性能的缺失。早期退变涉及髓核水分丢失，椎间盘膨胀减少导致了纤维环松弛，从而不能承受相应的张力，轴向压缩力引起纤维环组织压缩变形，一系列病理过程包括纤维环破裂、椎体终板受力不均、刺激局部神经纤维、纤维环外椎间盘物质突出、关节面异常及脊柱韧带损失。

此外，纤维环与前纵韧带及后纵韧带紧密相连，很好地限制纤维环的活动。退变和医源性因素都会对这些韧带结构产生影响。

因此纤维环修复集中在恢复一个或多个纤维环的功能。具体来说，纤维环成形术主要针对：（a）修复缺损以保护髓核组织；（b）治疗出现症状（如疼痛）的结缔组织；（c）恢复纤维环生物力学功能。

三、显微椎间盘切除术后的治疗

（一）预防再突出的基本原则

在美国，每年大约开展 300 000 例腰椎间盘切除术，使之成为开展手术最多的病例。其中绝大多数是直接摘除导致神经根压迫的突出物（不包括腰椎融合和人工椎间盘置换）。在这个情况下，突出物不是被纤维环包绕进而广泛压迫神经根，就是从纤维环破裂处压迫硬脊膜和神经根。有症状的椎间盘突出的相关手术需要注意的是突出症状再次出现，这是由于游离突出碎片通过纤维环缺损挤出或是手术摘除突出过程中损伤了纤维环。因此，许多的对策被提出来将再突出风险降到最低。其中一个方法是通过仅摘除游离的突出组织，保留未突出椎间盘来减少纤维环的损伤。这个方法理论上减少了术中纤维环的破坏，从而减少了再突出的发生。另一种替代方法是通过术中彻底清除椎间盘内容物，确保没有散在的碎片引起再次突出。

尽管做了这些努力，但有症状的椎间盘复发仍然比较多见，其发生率在 5%~15%。Carragee 等指出腰椎间盘突出根据术中所见可以分为以下 4 类：碎片型突出、无碎片型突出、碎片包裹型突出及无碎片包裹型突出。同预想一样，纤维环完整性与再复发率密切相关。伴有纤维环小缺损的碎片型突出患者的再突出率最低约 1%。存在纤维环后方巨大缺损的无碎片型患者的再突出率高达 27%，这些发现告诉我们修复纤维环可预防椎间盘的再突出。

（二）手术策略

与机体其他组织不同，纤维环本身修复能力非常有限，因此大多数策略是直接修复受损纤维环的缺损部分。这些策略通常分为两个步骤，首先通过注入髓核替代材料封闭缺损，这从理论上来说可以通过维持髓核体积及黏附结缔组织碎片来弥补椎间盘切除术造成的缺损。此外，封闭纤维环缺损可以防止再突出。可注射髓核替代材料，其主要由可注射髓核蛋白组成，它的主要用途是髓核置换，也可以封闭纤维环。在临床工作中，凝胶可应用于显微椎间盘切除术后，该材料是通过双筒注射导管灌注入椎间盘中央，两种注射混合物可形成半固体黏合胶。目前该产品在北美还没有得到应用，但在欧洲的临床试验已经在开展中。为期 2 年的单中心、非随机化、前瞻性研究探讨了可注射水凝胶作为替代物用于填补腰椎间盘突出行显微椎间盘切除术后造成的缺损，发现之后无再突出及其他并发症的发生。另一个可注射聚合物具有潜在修复纤维环缺损的是生物椎间盘，该产品目前在英国开始被使用，但在美国仍无相关研究。

第二个步骤是植入可渗透或可固定的修补物修复缺损纤维环，包括可弯曲聚合物，通过将其缝合固定于椎体终板修复纤维环缺损（图 60-1）。按照这种方法，任何再突出组织将被限制在椎间盘内。在最近发表的一项体外实验研究中比较了该产品的有效性，观察到椎间盘切除术后修复纤维环有利于保留椎间盘破裂物质。相比于单一张力带，双张力带在垂直或平行结构上可进一步提高其保留椎间盘内物质的能力。然而，纤维环缝合方法目前还没有证据有效证明可以提供临床或生物力学效益。

四、有症状纤维环撕裂的治疗

（一）纤维环病理治疗的争论

过去的 10 年里，椎间盘源性腰痛的诊断和治疗得到了很大发展，但是该领域仍存在较大的争议。椎间盘损伤导致的轴性腰痛与神经根受压无关这一概念是直观的。腰椎间盘易受到持续机械负荷影响，从而导致椎间盘退变，

包括中央髓核脱水和纤维环弹性降低。异常退变的椎间盘易受到创伤导致的纤维环破坏的影响。疼痛主要来自几个机制，包括感受伤害的神经末梢或椎体终板产生炎症、髓核中的化学炎症物质被释放，以及异常脊柱生物力学刺激诱发远处疼痛的发生。

椎间盘早期退变可以在影像学上清楚看到，髓核含水量减少导致椎间高度丢失及在磁共振上信号强度改变。这个常常在磁共振 T2 加权像上表现为"黑色椎间盘"，反映了正常髓核信号强度降低（图 60-2）。纤维环的异常同样可以表现为"高信号强度区域"，来反映其组织结构破坏。1992 年，Aprill 和 Bogduk 教授首先提出，该区域在椎间盘后部表现为高信号强度（白色），然而，这些 MRI 结果仍然充满争论。

通过直接将造影剂注入髓核的椎间盘造影术可以直接观察到纤维环结构的破坏。纤维环后部裂缝导致其力学不稳，造影剂将从纤维环泄漏出来甚至进入椎管（图 60-3）。

（二）介入治疗

即使是相信椎间盘源性腰痛来自纤维环损伤的外科医生也常常不认同标准的诊断标准和治疗措施。手术矫正往往是通过腰椎椎间融合或人工椎间盘置换进行的。但是这些手术操作被禁止用于治疗早期退变，尤其是年轻患者。由于这些原因，微创手术已经被运用于治疗该病理过

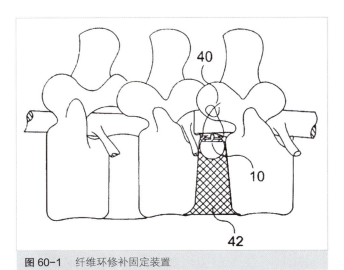

图 60-1　纤维环修补固定装置

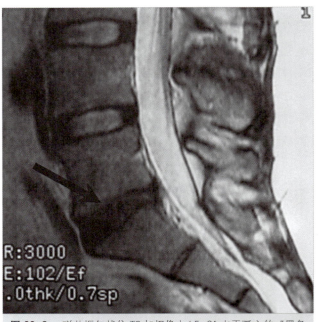

图 60-2　磁共振矢状位 T2 加权像上 L5~S1 水平孤立的"黑色椎间盘"（如箭头所示）

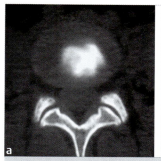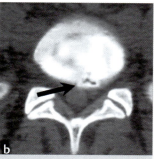

图 60-3 为图 60-2 中同一患者的椎间盘造影后 CT 检查。（a）L4~L5 正常椎间盘注射后对比剂分布情况。（b）L5~S1 CT 横断面显示对比剂从纤维环裂缝泄漏到椎管（如箭头所示）

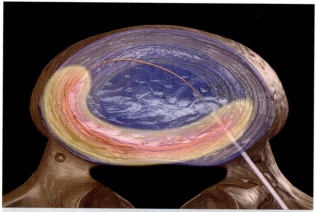

图 60-4 椎间盘内电热疗法示意图。装置插入椎间盘内、圈绕、加热射频头端，受热区域（图中灰色区域）位于纤维环后部

程。

椎间盘内电热疗法在 20 世纪 90 年代末被用于治疗该类患者。该过程包括经皮垂直将射频导管插入椎间盘内，在显微镜引导下将导丝植入椎间盘和纤维环后部。探针的尖端被激活烧灼周围椎间盘组织（图 60-4）。椎间盘内电热疗法的作用机制目前尚不清楚，可能的机制包括胶原蛋白收缩拉紧纤维环从而提高椎间盘生物力学性能、纤维环伤害感受器凝固和去神经化以及影响神经根的椎间盘突出物体积缩小等。

Freeman 等利用绵羊动物模型行电灼纤维环治疗纤维环退变。该研究通过手术切除绵羊腰椎间盘来模拟人纤维环撕裂。12 周后利用射频消融进行纤维环修复。在这个过程中，纤维环后部平均最高温度为 64℃，髓核平均最高温度为 67℃。组织学分析发现纤维环内部和附近髓核热坏死，外周椎间盘不受影响，纤维环后部神经纤维数量没有变化。Shah 等通过尸体研究发现椎间盘内电热疗法影响纤维环外部温度、宏观变化和纤维环后部相邻周围组织变化，但不会延伸至终板。组织学变化包括后部腰椎间盘变性、缩水、纤维环胶原蛋白凝集。电镜下显示胶原破坏、胶原数量减少、纤维收缩及软骨细胞损伤。Pollintine 等在尸体研究发现纤维环加热至 40℃ 时伴随有生物力学改变，治疗后髓核压力减少 6%~13%，纤维环应力平均减少 0.28MPa。

椎间盘内电热疗法最初临床疗效显示了显著效果。在一项 62 例慢性下腰痛平均 16 个月的随访研究中，VAS 平均改善了 3 分，71% 患者症状得到了缓解。但是在随后研究中又有研究人员发现疗效不明显。Freeman 等进行了一项关于椎间盘内电热疗法治疗慢性盘源性下腰痛的前瞻性、随机化、双盲、安慰剂对照研究。成功结果的定义

是无神经学异常、下腰痛评分改善 7 分及 SF-36 子集（物理性能和躯体疼痛）改善大于 1 个标准差。结果发现，尽管椎间盘内电热疗法安全且无并发症，但没有 1 例符合成功标准。Davis 等通过椎间盘造影观察 60 例椎间盘内电热疗法术后 1 年随访研究发现，97% 患者仍有腰背痛，而且有 6 例患者在 1 年内接受了开放手术治疗，一半患者对椎间盘内电热疗法不满意，53% 患者再次接受了该治疗。

最近发表的一项关于 50 例椎间盘源性腰背痛患者行椎间盘内电热疗法术的长达 2 年的随访研究表明该技术可以得到持久的临床症状改善。病例主要从伴有椎间盘轻度退变、低压力椎间盘造影证实纤维环破坏及可复制与之相一致的疼痛的患者中严格筛选出。结果评估基于腰背痛严重性和 Oswestry 功能障碍指数。相比于治疗前，术后 24 个月腰背痛和功能分别改善了 68% 和 66%。另一项来自美国的前瞻性研究，评估了 53 例连续收治患者下腰痛治疗后改善情况，在行椎间盘内电热疗法后，VAS 评分和 ODI 评分分别平均降低了 62.6% 和 69.3%，研究人员认为椎间盘内电热疗法是治疗经严格筛选出椎间盘源性下腰痛患者的有效方法。

另一种传导能量的方法是使用超声。超声脊柱微创椎间盘治疗系统采用高强度聚焦超声能量达到椎间盘，该过程利用经皮植入探针产生高频振动，该技术同样可以有效将周围组织温度提高到 65℃。

五、人工椎间盘置换术后的治疗

脊柱运动保护装置的发展引发了人们对植入物性能的关注，因为持续活动导致功能性脊柱结构力学应力的增

加。在这个设计中，椎间盘成形和髓核置换装置将会提供数十年的近似正常运动。随之而来的两个关注点，首先是巨大椎间盘假体植入导致纤维环及前纵韧带或后纵韧带破坏，这个破坏将影响脊柱的生物力学性能。尽管人工椎间盘置换技术不涉及纤维环或前纵韧带、后纵韧带的重建，但未来装置将会从这个修复中获益，因为从生物力学角度来看，前纵韧带和纤维环前部在脊柱伸展中发挥重要的张力带作用。椎间盘成形术后应用猪小肠黏膜下层移植重建纤维环、前纵韧带的相关研究正在开展。小肠黏膜下层具有强大拉伸耐久性，已经开始用于关节韧带修复，该方法将有助于提高人工椎间盘生物力学性能。

第二个问题关于椎间盘装置的脱出。最受关注的问题之一是第一代髓核置换装置的高脱出率。在一项椎间盘髓核假体研究中，48 例患者中有 4 例在术后 1 年随访中发现脱出。对于从后方植入装置，松动导致了马尾压迫，最终导致了移植物从市场召回。此外，聚乙烯植入物安全性受到广泛关注。在这两种情况下，纤维环和前纵韧带及后纵韧带重建有利于防止内植物的失效。

六、治疗方法的选择和未来发展方向

许多纤维环再生方法被设计并在动物模型中验证，考虑到正常纤维环再生是重建正常解剖和功能的最佳方法。这些策略本质上可分为 3 类：基因治疗、细胞治疗及组织支架工程。Bron 等对此进行了很好的归纳总结。尽管很多治疗方法仅仅允许在实验室进行，当单独使用时不太可能产生临床疗效。结合修复和支架技术及细胞、基因治疗将有可能带来最大受益。将非细胞材料如明胶海绵、黏合剂、铂金圈植入椎间盘在猪模型中得到了检测。但这些方法的临床应用仍有待进一步观察。

七、小结

纤维环修复治疗目前还处于起步阶段，专家们认为纤维环修复技术还不成熟，因为目前对纤维环生物力学、伤害感受及生物学的认识还不足。尽管如此，这一新兴领域仍拥有广阔的前景。新移植材料和生物力学装置的应用将会比当前治疗更有效。随着我们对趋化因子（如成纤维细胞生长因子、转化生长因子 β、骨黏连蛋白）和椎间盘基质成分（蛋白多糖、胶原蛋白 I、胶原蛋白 IX）作用的深入了解，纤维环退变生物治疗可能会成为现实。最终椎间盘再生或置换或两者结合将会替代目前椎间盘源性下

腰痛的治疗。

八、参考文献

[1] Koebbe CJ, Maroon JC, Abla A, et al. Lumbar microdiscectomy: a historical perspective and current technical considerations [J]. Neurosurg Focus, 2002, 13: E3.

[2] Wenger M, Mariani L, Kallbarczyk A, et al. Long-term outcome of 104 patients after lumbar sequestrectomy according to Williams [J]. Neurosurgery, 2001, 49: 329-334, discussion 334-335.

[3] Häkkinen A, Kiviranta I, Neva MH, et al. Reoperations after first lumbar disc herniation surgery, a special interest on residives during a 5-yar follow-up [J]. BMC Musculoskelet Disord, 2007, 8: 2.

[4] Bron JL, Helder MN, Meisel HJ, et al. Repair, regenerative and supportive therapies of the annulus fibrosus: achievements and challenges [J]. Eur Spine, 2009, 18: 301-313.

[5] Carragee EJ, Han MY, Suen PW, et al. Clinical outcomes after lumbar discectomy for sciatica: the effects or fragment type and anular competence [J]. Bone Joint Surg Am, 2003, 85-A: 102-108.

[6] Berlemann U, Schwarzenbach O. An injectable nucleus replacement as an adjunct to microdiscectomy: 2 year follow-up in a pilot clinical study [J]. Eur Spine, 2009, 18: 1706-1712.

[7] Bailey A, Araghi A, Blumenthal S, et al. Prospective, multicenter, randomized, controlled study of anular repair in lumbar discectomy: two-year follow-up [J]. Spine, 2013, 38: 1161-1169.

[8] Bartlett A, Wales L, Houfburg R, et al. Optimizing the effectiveness of a mechanical suture-based anulus fibrosus repair construct in an actue failure laboratory simulation [J]. Spinal Disord Tech, 2013, 26: 393-399.

[9] Ahlgen BD, Lui W, Herkowitz HN, et al. Effect of anular repair on the healing strength of the intervertebral disc: a sheep model [J]. Spine, 2000, 25: 2165-2170.

[10] Lim CH, Jee WH, Son BC, et al. Discogenic lumbar pain: association with MR imaging and CT discography [J]. Eur Radiol, 2005, 54: 431-437.

[11] Saifuddin A, McSweeney E, Lehovsky J. Development of lumbar high intensity zone on axial loaded magnetic resonance imaging [J]. Spine, 2003, 28: E449-E451, discussion E451-E452.

[12] Aprill C, Bogduk N. The prevalence of cervical zygapophyseal joint pain. A first approximation [J]. Spine, 1992, 17: 744-747.

[13] Assietti R, Morosi M, Block JE. Intradiscal electrothermal therapy for symptomatic internal disc disruption: 24-month results and predictors of clinical success [J]. Neurosurg Spine, 2010, 12: 320-326.

[14] Freenman BJ, Walters RM, Moore RJ, et al. Does intradiscal electrothermal therapy denervate and repair experimentally induced posterolateral annular tears in an animal model [J]. Spine, 2003, 28: 2602-2608.

[15] Shah RV, Lutz GE, Lee J, et al. Intradiscal electrothermal therapy: a preliminary histologic study [J]. Arch Phys Med Rehabil, 2001, 82: 1230-1237.

[16] Pollintine P, Findlay G, Adams MA. Intradiscal electrothermal therapy can alter compressive stress distributions inside degenerated intervertebral discs [J]. Spine, 2005, 30: E134-E139.

[17] Sall JA, Saal JS. Intradiscal electrothermal treatment for chronic discogenic low back pain: a prospective outcome study with minimum 1-year follow-up [J]. Spine, 2000, 25: 2622-2627.

[18] Freeman BJ, Fraser RD, Cain CM, et al. A randomized, doubleblind, controlled trial: intradiscal electrothermal therapy versus placebo for the treatment of chronic 4discogenic low back pain [J]. Spine, 2005, 30:

2369-2377, discussion 2378.

[19] Davis TT, Delamarter RB, Sra P, et al. The IDET procedure for chronic discogenic low back pain [J]. Spine, 2004, 29: 752-756.

[20] Nunley PD, Jawahar A, Brandao SM, et al. Intradiscal electrothermal therapy(IDET)for low back pain in worker's compensation patients: can it provide a potential answer [J]. Long-term results. Spinal Disord Tech, 2008, 21: 11-18.

[21] Persson, Strömqvist B, Zanoli G, et al. Ultrasound nucleolysis: an in vitro study [J]. Ultrasound Med Biol, 2002, 28: 1189-1197.

[22] Ledet EGH, Carl AL, DiRisio DJ, et al. A pilot study to evaluate the effectiveness of small intestinal submucosa used to repair spinal ligaments in the goat [J]. Spine, 2002, 2: 188-196.

[23] Shim CS, Lee SH, Park CW, et al. Partial disc replacement with the PDN prosthetic disc nucleus device: early clinical results [J]. Spinal Disord Tech, 2003, 16: 324-330.

[24] van Ooij A, Oner FC, Verbout AJ. Complications of artificial disc replacement: a report of 27 patients with the SB Charité disc [J]. Spinal Disord Tech, 2003, 16: 369-383.

[25] Hegewald AA, Ringe J, Sittinger M, et al. Regenerative treatment strategies in spinal surgery [J]. Front Biosci, 2008, 13: 1507-1525.

[26] Wang YH, Kuo TF, Wang JL. The implantation of non-cell-based materials to prevent the recurrent disc herniation: an in vivo porcine model using quantitative discomanometry examination [J]. Eur Spine, 2007, 16: 1021-1027.

[27] Melrose J, Ghosh P, Taylor TK, et al. Elevated synthesis of biglycan and decorin in an ovine annular lesion model of experimental disc degeneration [J]. Eur Spine, 1997, 6: 376-384.

[28] Melrose J, Smith S, Little CB, et al. Spatial and temporal localization of transforming growth factor-beta, fibroblast growth factor-2, and osteonectin, and identification of cells expressing alpha-smooth muscle actin in the injured anulus fibrosus: implications for extracelluar matrix repair [J]. Spine, 2002, 27: 1756-1764.

[29] Thompson JP, Oegema TR, Bradford DS. Stimulation of mature canine intervertebral disc by growth factors [J]. Spine, 1991, 16: 253-260.

第六十一章　腰椎运动节段保留的微创技术

著者：Paul D.Kim，Choll W.Kim
审校：孟斌，李忠海
译者：张海龍

微创脊柱外科（Minimally Invasive Spine Surgery，MISS）是一个迅速发展的专业，伴随着新的手术入路，手术器械、术中透视成像和牵引器技术也得到了快速发展。最近，开始提倡使用保留肌肉组织的旁正中 Wiltse 入路和直接侧方入路来进行微创融合手术，但目前很少有采用这些入路进行腰椎运动节段的保留技术，只是在融合技术中采用。腰椎运动保留是一个发展方向，尽管传统上认为腰椎融合术才是金标准。但是腰椎融合术存在诸多问题，包括相邻节段退变的风险、自体骨取骨区的疼痛，以及骨不连的风险。因此，运动保留技术包括人工椎间盘置换术（TDR）得以发展，并应用于治疗退行性椎间盘疾病。尽管发展缓慢，但证据等级为 1 级的临床随机对照试验已经证明人工椎间盘置换术的有效性。基于椎弓根螺钉的后路动态稳定系统（PDS）是另一种腰椎运动保留装置，其适应证仍在探索中。从理论上讲，PDS 代表了一种"软稳定"，即稳定性只施加于减压节段，阻止相邻节段应力转移到其他节段。此外，有研究人员还提出了复合术式，即 PDS 应用于融合手术的相邻节段，以减少邻近节段退变（ASD）的发生率，尽管这仍然是理论上的。与 TDR 不同，由于缺少长期的临床数据，最近关于复合术式的研究热度已经消退了。

一、MISS 用于后路动态稳定系统（PDS）和人工椎间盘置换术（TDR）

正如已经提到的，旁正中保留肌肉组织的入路已被用于腰椎后路微创经皮椎弓根螺钉固定融合术和微创经椎间孔椎间融合术（TLIF）。保留中线的方法优点很多，可以很容易地使用基于椎弓根螺钉的后路动态稳定系统。腰椎后路经皮椎弓根螺钉固定是一种成熟的技术，术中仅需要经皮穿入弹性好的连接棒。旁正中入路使这项操作变得相对简单。

TDR 传统上采用前入路，通常在普外科手术医生的

帮助下完成，可用于治疗椎间盘退行性疾病。腰椎前路翻修术并发症较多，包括输尿管和血管损伤的风险。一直以来，直接侧方入路或经腰大肌入路被用于 L5 以上节段的椎间融合，术中对大血管进行牵拉保护，因此不需要血管外科医生的辅助。该手术入路一直被用于腰椎 TDR 手术的翻修入路；然而，只有很早期的结果支持直接侧方入路行 TDR（图 61-1 和图 61-2）。对于 L5~S1 节段，主张使用经骶骨器械进行融合，然而在显露的过程中有直肠损伤的风险。

二、与标准技术相比的优缺点

（一）保留肌肉组织的旁正中入路

微创技术力求在腰椎后路手术中尽量减少肌肉的损伤。通过术中不使用自动牵开器，降低肌肉收缩的压力，从而减少肌肉的挤压损伤。此外，建立直达病灶靶向部位的手术通道，可以减少肌肉剥离，否则可能破坏肌肉附着或损害其神经血管供应。许多研究表明肌肉保护与 MISS 手术入路有关。Kim 等比较后路开放手术与经皮手术治疗后患者躯干肌力的差异，结果表明经皮入路治疗的患者的

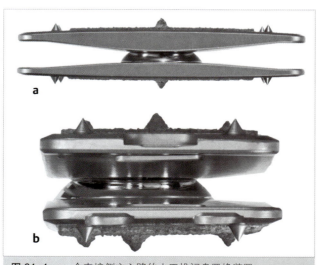

图 61-1　一个直接侧方入路的人工椎间盘置换装置

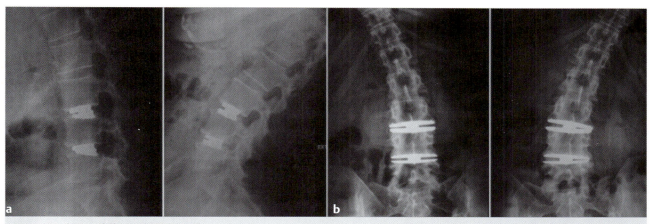

图 61-2　侧方入路的人工腰椎间盘置换。(a)正位片。(b)侧位片

伸展强度提高了 50% 以上，而接受开放手术的患者腰部伸展强度没有明显改善。拉伸强度与 MRI 上测量的多裂肌横断面积有关。在类似的研究中，Stevens 等使用高分辨率 MRI 评估了术后多裂肌的影像表现。在行后路正中切口的开放 TLIF 手术患者中，术后 6 个月 MRI 上可见明显的肌肉组织水肿，而接受旁正中切口的 MISS-TLIF 手术的患者，术后 MRI 上肌肉组织的表现正常。Hyun 等回顾性评估了一组患者，使用标准正中切口行单侧 TLIF+同侧固定，相同节段对侧则使用旁正中切口肌肉间入路（Wiltse 入路）行固定融合，术后开放入路侧的多裂肌横截面积明显减少，而对侧的多裂肌横断面积没有减少。图 61-3 显示了通道下使用牵开器的带光源的旁正中切口 MISS 手术入路。这些技术可应用于使用弹性棒的椎弓根螺钉动态稳定系统。

减少组织的损伤不仅有局部的影响，还会产生全身的影响。一项研究检测开放手术和 MISS 手术患者组织损

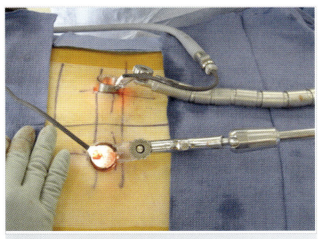

图 61-3　脊柱旁正中切口入路中微创撑开器的使用

伤的标记物的差异，测量指标包括骨骼肌损伤标记物（肌酸激酶、醛缩酶）、促炎性细胞因子（IL-6，IL-8）和抗炎细胞因子（IL-10、IL-1 受体拮抗剂）。开放手术组所有的标记物相比 MISS 组都有 2~7 倍的增加。术后第 1 日两组间的差异最大。MISS 手术组的大多数标记物在术后第 3 日恢复到基线水平，而开放手术组需要 7 日。IL-6 和 IL-8 是已知的参与全身炎症反应的细胞因子。因此，炎性细胞因子的这种升高可能在手术部位之外也有直接的影响。

（二）肌肉损伤和临床疗效的相关性

肌肉损伤的最终结果仍有待确定，然而，肌肉损伤与术后长期疼痛之间似乎存在相关性。Sihvonen 等发现腰椎手术后症候群的患者中出现严重的多裂肌失神经支配的现象，肌肉活检显示晚期慢性失神经支配的症状包括萎缩、明显纤维化和脂肪浸润。此外，作为神经再生的组织学标志的纤维类型明显稀少，研究人员认为，失神经支配损伤是由后正中入路时肌肉牵拉时脊神经后支的内侧支直接损伤所致，神经支配的缺乏被认为是由供应多裂肌的节间神经缺损造成的，椎旁肌肉严重的失神经支配与术后预后不良相关。这项研究还表明，临床疗效不佳与术后 2~5 年肌电图异常相关，虽然手术后肌肉萎缩程度与手术后症候群的发生率之间存在相关性，但具体的致病因素仍不明确。

（三）直接侧方经腰大肌入路

在过去的 10 年中，侧方经腰大肌入路的腰椎椎间融合术（LLIF）是非常流行的一种腰椎间融合手术方式，这是一种改良的微创侧方经腹膜后入路，可以显露 L5~S1 以上节段，而不需要对内脏器官进行牵拉或者显露，也不

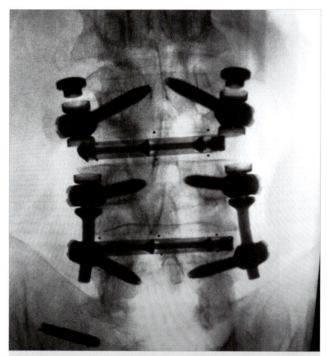

图 61-4 正位片。双节段椎弓根内固定中使用微创运动保留术式

需要牵拉大血管，大的椎间植入物可以直接插入，而没有传统腰椎前路暴露的并发症。这种微创的手术入路减少了经腹膜后入路相关的发病率，是一个公认的手术。此外，传统的经腹膜前入路翻修手术困难，并发症多，直接侧方入路可避开前方血管瘢痕，从而使得翻修手术更易进行。但是，这种方法也有缺点，由于腰丛位于腰大肌中，术后大腿前侧疼痛和无力相当常见，最严重的并发症是股神经麻痹。随着该手术入路的改进，脊柱运动保留技术的应用也在研究中，尤其是腰椎 TDR。

三、MISS 入路在目前运动保留技术中的应用

旁正中入路的微创技术的可能应用方向为小关节置换和椎弓根螺钉后路动态稳定系统。使用 MISS 入路来达成动态稳定（图 61-4），但对于上述技术还没有相关数据发表。Pimenta 等报道使用直接侧方入路行一种新型的侧方人工椎间盘置换，研究人员回顾性分析了行 1~2 个节段的 TDR 或混合融合手术的患者 36 例，最短随访 2 年，结果发现 VAS 评分和 ODI 指数分别有 70% 和 61% 的改善，TDR 手术中有 2 例患者因为长期的疼痛，而不是内固定相关的并发症取出内固定。

四、小结

在其他外科专业领域，微创技术和技巧随时间进展缓慢。由于脊柱手术采用微创的手术方式，运动保留技术将很快采用微创的策略进行。目前的数据极为有限，大多数相关信息都是理论性的。

五、参考文献

［1］Murrey D, Janssen M, Delamarter R, et al. Results of the prospective, randomized, controlled multicenter Food and Drug Administration investigational device exemption study of the ProDisc-C total disc replacement versus anterior discectomy and fusion for the treatment of 1-level symptomatic cervical disc disease [J]. Spine, 2009, 9: 275-286.

［2］Grob D, Benini A, Junge A, et al. Clinical experience with the Dynesys semirigid fixation system for the lumbar spine: surgical and patient-oriented outcome in 50 cases after an average of 2 years [J]. Spine, 2005, 30: 324-331.

［3］Foley KT, Gupta SK. Percutaneous pedicle screw fixation of the lumbar spine: preliminary clinical results [J]. Neurosurg, 2002, 97 suppl: 7-12.

［4］Foley KT, Gupta SK, Justis JR, et al. Percutaneous pedicle screw fixation of the lumbar spine [J]. Neurosurg Focus, 2001, 10: E10.

［5］Brau SA, Delamarter RB, Kropf MA, et al. Access strategies for revision in anterior lumbar surgery [J]. Spine, 2008, 33: 1662-1667.

［6］Rajaraman V, Vingan R, Roth P, et al. Visceral and vascular complications resulting from anterior lumbar interbody fusion [J]. Neurosurg, 1999, 91 Suppl: 60-64.

［7］Pimenta L, Figueredo F, DaSilva M, et al. The lateral endoscopic transpsoatic retroperitoneal approach(LETRA): a new technique for accessing the lumbar spine [J]. Presented at the AANS/CNS Joint Section on Disorders of the Spine and Peripheral Nerves, San Diego, CA, March 17-20, 2004.

［8］Pimenta L, Díaz RC, Guerreo LG. Charité lumbar artificial disc retrieval: use of a lateral minimally invasive technique. Technical note [J]. Neurosurg Spine, 2006, 5: 556-561.

［9］Pimenta L, Oliveira L, Schaffa T, et al. Lumbar total disc replacement from an extreme lateral approach: clinical experience with a minimum of 2 years' follow-up [J]. Neurosurg Spine, 2011, 14: 38-45.

［10］Kim DY, Lee SH, Chung SK, et al. Comparison of multifidus muscle atrophy and trunk extension muscle strength: percutaneous versus open pedicle screw fixation [J]. Spine, 2005, 30: 23-129.

［11］Stevens KJ, Spenciner DB, Griffiths KL, et al. Comparison of minimally invasive and conventional open posterolateral lumbawr fusion using magnetic resonance imaging and retraction pressure studies [J]. Spinal Disord Tech, 2006, 19: 77-86.

［12］Hyun SJK, Kim YB, Kim YS, et al. Postoperative changes in paraspinal muscle volume: comparison between paramedian interfascial and midline approaches for lumbar fusion [J]. Korean Med Sci, 2007, 22: 645-651.

［13］Kim KT, Lee SH, Suk KS, et al. The quantitative analysis of tissue injury markers aftger mini-open lumbar fusion [J]. Spine, 2006, 31: 712-716.

［14］Baggiolini M, Dewald B, Moser B. Interleukin-8 and related chemotactic cytokines-CXC and CC chemokines [J]. Adv Immunol, 1994, 55: 97-179.

［15］Hirano T, Yasukawa K, Harada H, et al. Complementary DNA for a novel human interleukin(BSF-2)that induces B lymphocytes to produce immunoglobulin [J]. Nature, 1986, 324: 73-76.

［16］Igonin AA, Armstrong VW, Shipkova M, et al. Circulating cytokines as markers of systemic inflammatory response in severe community-acquired pneumonia [J]. Clin Biochem, 2004, 37: 204-209.

［17］Sihvonen T, Herno A, Paljärvi L, et al. Local denervation atrophy of paraspinal muscles in postoperative failed back syndrome [J]. Spine, 1993, 18: 575-581.

［18］Baker JK, Reardon PR, Reardon MJ, et al. Vascular injury in anterior lumbar surgery [J]. Spine, 1993, 18: 2227-2230.

［19］Dakwar E, Cardona Smith DA, Uribe JS. Early outcomes and safety of the minimally invasive, lateral retroperitoneal transpsoas approach for adult degenerative scoliosis [J]. Neurosurg Focus, 2010, 28: E8.

［20］Patel A A, Brodke DS, Pimenta L, et al. Revision strategies in lumbar total disc arthroplasty [J]. Spine, 2008, 33: 1276-1283.

［21］Houten JK, Alexandre LC, Nasser R, et al. Nerve injury during the transpsoas approach for lumbawr fusion [J]. Neurosurg Spine, 2011, 15: 280-284.

［22］Rodgers WB, Gerber EJ, Patterson J. Intraoperative and early postoperative complications in extreme lateral interbody fusion: an analysis of 600 cases [J]. Spine, 2011, 36: 26-32.

第六十二章　退行性椎间盘的分子学和基因学修复疗法

著者：Michael P.McClincy，Gwendolun Sowa，Nam Vo，Bing Wang，James D.Kang

审校：孟斌，李忠海

译者：張海龍，楊逸韜

在美国乃至全世界，背部疼痛一直是骨科最常见的疾患之一。据统计，每一年因背部疼痛会导致人们缺席约 14 900 万个工作日，而因为相关的疾病，经济损失超过 900 亿美元。椎间盘退行性变（Intervertebral Disc Degeneration，IDD）已经被证实在背痛产生过程中扮演着重要的角色，且在所有病例中，40%～50%的背痛都有 IDD 的因素存在。因此，IDD 对个人、社会和经济都会产生严重的后果。

尽管 IDD 患者众多，但人们仍然对 IDD 缺乏认识。椎间盘退化的过程是基因、年龄增长、生物学、环境和生物力学等因素联合作用的结果。这些联合作用过程使椎间盘稳定性产生了变化，导致了椎间盘细胞外基质（Extracellular Matrix，ECM）结构的不断丧失以及椎间盘高度不断减少。这种退变的进展以多种方式体现，包括轴性下腰痛、椎间盘突出、神经根病、脊髓病和椎管狭窄。

椎间盘是一个几乎无血管组织的结构，几乎没有再生和修复功能，这使得 IDD 给医疗保健人员带来了挑战。目前所有针对 IDD 的外科手术治疗和非手术治疗是围绕症状管理进行的，主要是去除或抑制损伤椎间盘上的有害炎症反应，如使用非甾体类抗炎药是一线治疗方案。其他的治疗方法，包括营养补充、物理治疗和脊柱注射，功效不一，也是常用的替代疗法，但没有一个能够显著恢复退变椎间盘原本的功能和结构。

非手术治疗失败的患者，转而采取外科手术干预治疗。常见的手术包括椎间盘切除术和脊柱融合术，以及运动保留手术，如人工椎间盘置换术。但是，像这样的手术，并不能从根本病理上解决椎间盘疾患。上述手术力求去除脊柱受损的组织，维持剩余脊柱的稳定性。不过，外科手术也是存在风险的，包括脊柱的生物力学改变，承载力降低，诱发相邻节段椎间盘退变和植入物失效。

生物疗法是对椎间盘退变中的分子作用进行干预，当前治疗方式的局限性是生物疗法积极发展的动力。这方面的研究就是在限制椎间盘组织分解代谢活动的基础上，寻求能提高其合成代谢反应的方法。在过去 15 年中，已经发现了许多和 IDD 有关的合成代谢、分解代谢介质。为了全面了解分子和基因治疗椎间盘疾病的理论基础，必须考虑椎间盘的正常功能，并且了解椎间盘退变过程中所发生的病理变化。接下来需要注意的是椎间盘的解剖、生理以及椎间盘退变的病理变化。

一、椎间盘结构和功能

（一）椎间盘的解剖

椎间盘的主要功能是为脊柱提供柔韧性，并在相邻椎体之间传递可压缩荷载，因此，椎间盘基本是作为脊柱的减震器存在的。椎间盘有两个主要结构：髓核和纤维环。软骨终板不是椎间盘的一部分，而是椎间盘与相邻椎体之间的过渡带。

1. 髓核

髓核位于椎间盘中心，上下相邻软骨终板之间，四周是纤维环。髓核是凝胶状的，其结构主要由蛋白聚糖和水组成。蛋白聚糖，特别是聚集蛋白聚糖，是由强阴离子型糖胺聚糖侧链组成，包括软骨素和硫酸角质素。大量的带电侧链吸引抗衡离子，创造出了一个高渗透梯度的环境使水进入，因此水的质量占了髓核质量的 80%。另外还有少量 Ⅱ 型胶原和弹性纤维组成了一个松散的结构支架包围着蛋白聚糖基质。这种胶状组织形成了脊柱主要的减震器，就像一个变形球一样，使相邻终板和纤维环之间的压力扩散开来。

2. 纤维环

纤维环是由高度组织化的纤维层组成的，包围髓核。环内含有丰富的 Ⅰ 型胶原，它们在髓核周围呈环装排列，并与脊柱长轴成 60°角。相邻层之间具有垂直排列的胶原纤维。这种纤维排列组成的结构可高效抵抗由扩张的髓核产生的剪切力和扭转力。纤维环的这种结构有助于防止髓

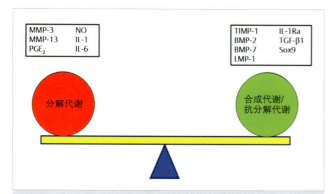

图 62-1　椎间盘退行性变的一个机制是细胞核内蛋白聚糖分解代谢活动与合成代谢活动的不平衡。列出每种活动类型的因素。MMP，基质金属蛋白酶；PGE₂，前列腺素 E₂；NO，一氧化氮；IL，白细胞介素；TIMP，金属蛋白酶组织抑制剂；BMP，骨形态发生蛋白；LMP，LIM 矿化蛋白；IL-1Ra，白细胞介素 -1 受体拮抗剂；TGF-β1，转化生长因子 β1；Sox9，性别决定区 Y 框蛋白 9

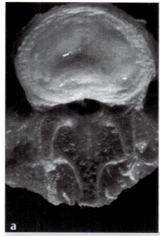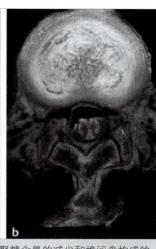

图 62-2　椎间盘退变导致蛋白聚糖含量的减少和椎间盘构成的形态学区别。对比这两张图片，能够清楚地发现纤维环和髓核的不同损失，在髓核中，Ⅰ型胶原、Ⅱ型胶原的比率增高了，中心纤维化程度不断增加。水分损失导致渗透压降低，拉力增加，环面破裂，后部负荷增加。（a）正常椎间盘。（b）1 例 28 岁患者的椎间盘退变

核的侧向移位和塌陷。

3. 软骨终板

软骨终板是上、下椎体和椎间盘之间的交界面。这种结构的主要构成细胞的形态类似于软骨细胞，它们能产生类似于关节软骨的致密透明基质。软骨终板富含毛细血管网，能够为椎间盘输送营养物质，对椎间盘功能起着重要的作用。

（二）椎间盘退行性变

不同椎间盘区特定的分子组成表明，椎间盘的细胞外基质对其生物力学功能至关重要。椎间盘中细胞所占体积很小，大约是椎间盘总体积的 1%。这些细胞除了生产结构基质蛋白外，还生产细胞因子、生长因子和蛋白酶，从而维持细胞外基质合成和降解之间的平衡。在生理状态下，这种微妙的平衡能够得到很好的维持，椎间盘的生物力学功能能够得到保留。另外值得注意的是，天然椎间盘大多是无血管结构的，其血液和营养供应依靠软骨终板和外层纤维环的扩散。同样，正常的天然椎间盘也基本上没有神经结构。

在成年人中，椎间盘是最先发生退化的组织之一，开始发生退化的年龄在 10 ～ 20 岁。退行性椎间盘疾病的确切病理生理学尚未完全阐明，然而，众所周知的是，它受到基因、生物学、生物力学因素以及正常组织老化等联合作用的影响。IDD 的特点是渐进性的蛋白聚糖的丢失，以及与之一致的氧含量的变化、自由基的生成、组织 pH 值下降和异常蛋白水解酶活性增加（图 62-1）。在髓核中，

蛋白聚糖丢失和胶原成分改变导致生理静水压降低以及组织进一步纤维化。这些变化也导致髓核和纤维环之间不同程度的丢失（图 62-2）。椎间盘高度和抗压强度的逐渐丧失破坏了椎间盘和脊柱在生理、生物力学上的稳定。脊柱的不稳定使椎间盘所承受的异常机械应力增加，进一步诱发退变过程。

由于我们对椎间盘退变的病理过程的认识有了很大的提高，目前研究针对的是终止或逆转椎间盘退变的病理过程的治疗性干预措施。在椎间盘退变的病理过程中，促分解代谢和促合成代谢介质的重要性已经明确。这一观点促使我们寻求治疗性干预措施，不仅要改善椎间盘退变所引起的症状，而且还要终止椎间盘继续退变。这种分子疗法通常都是通过各种技术促进生成生长因子，包括直接补充生长因子和基因疗法。

（三）生长因子疗法

目前的一个研究领域涉及的是直接通过蛋白质补充生长因子到受伤的椎间盘。多项研究表明，退变的椎间盘中缺乏促合成代谢介质和抗分解代谢介质，从而促成了这种技术的诞生。因此，该领域焦点集中在将期望的分子直接传递到椎间盘，促进合成代谢活动，以努力使椎间盘中的代谢趋于平衡。生长因子补充方法有局部注射生长因子，包括转化生长因子 –β（TGF–β）和骨形

态发生蛋白（BMP）等。

体外研究记录表明补充生长因子能有效刺激 ECM 的产生。体内研究结果有所不同。Walsh 等在小鼠尾椎间盘模型中注射多种生长因子包括生长分化因子 -5（GDF-5）和 TGF-β 后，监测椎间盘退变，发现椎间盘发生明显的再生。在兔子椎间盘模型上，单次注射 BMP-7 和 GDF-5 后，磁共振成像（MRI）可见椎间盘高度发生了恢复，蛋白聚糖含量也出现了恢复。注射这些生长因子后，上述作用最多可维持 16 周（GDF-5）和 24 周（BMP-7）。直接补充生长因子也有缺点，在面对慢性病时，生长因子的半衰期过短，且依赖于健康细胞对生长因子的效应，同时高成本也是其不可避免的缺点。由于生物因子治疗在动物模型中的成功和安全性，BMP-7 和 GDF-5 注射已经用于对椎间盘退变患者的临床试验。

（四）基因疗法

基因疗法被认为是直接注射生长因子的替代分子疗法。基因疗法是通过适当的基因传递系统，将具有促合成代谢和抗分解代谢因子的编码基因传递到天然椎间盘细胞中。该治疗基因作为宿主细胞作用机制的基因蓝图，不断促进治疗蛋白的生成，通过使宿主细胞恢复功能，来恢复和维持 ECM，特别是蛋白聚糖的功能。我们能够想象，基因治疗很有可能为 IDD 提供一个长期的持续性治疗方法。

基因的传递大致分为病毒和非病毒基因传递系统。非病毒载体包括脂质体、基因枪、DNA 配体复合物和微泡增强超声。脂质体是通过与宿主的细胞膜非特异性融合将遗传物质传递到细胞中的磷脂囊泡。DNA 配体复合物和基因枪是直接将治疗基因传递到宿主细胞中的一种简单和廉价的传递系统。微泡的超声传输能有效地将质粒 DNA 传递到大鼠体内髓核细胞中。非病毒载体的主要关注点是瞬时转基因表达，由于治疗基因在宿主细胞中的低表达效率，使这些方法不适用于治疗需要持续产生所需作用因子的慢性疾病。而病毒载体具有较高的转基因潜能，可改变用于治疗的基因表达，因此，病毒载体在基因治疗领域受到广泛的关注（图 62-3）。

（五）病毒载体

基因治疗的第一步是寻找一种安全、有效和可靠的重组病毒载体，来作为治疗基因产物的基因传递载体。椎间盘研究中最常用的病毒载体是逆转录病毒、腺病毒和重组腺相关病毒（rAAVs）。

1. 逆转录病毒

逆转录病毒是小 RNA 病毒，通过利用逆转录酶复制基因组 RNA 材料的双链 DNA（dsDNA）。然后将 dsDNA 整合到宿主细胞基因组中，被宿主的基因组所复制。这个整合的过程可确保长期、可靠期望生长因子的生成。然而，因为逆转录病毒 DNA 随机插入到宿主基因组中，所以在感染细胞内有潜在的突变风险。逆转录病毒的另一个缺点是它们需要分裂细胞来转导。因为髓核细胞表现出的最小的细胞增殖能力，这使得逆转录病毒载体在治疗椎间盘方面的吸引力并没有那么大。

2. 腺病毒

腺病毒是具有感染分裂细胞和非分裂细胞的能力的 dsDNA 病毒，这种用于转导非复制细胞的能力在椎间盘的细胞环境中是非常有利的。此外，腺病毒的大小和结构能够转移参与椎间盘基质稳态调节途径的大基因。

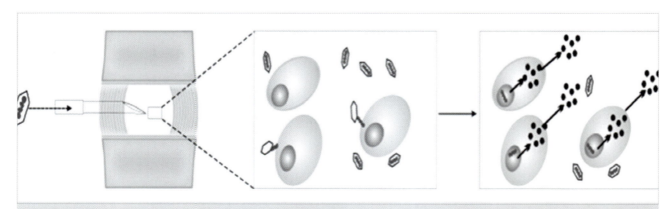

图 62-3　基因治疗通过注射携带基因蓝图的病毒载体将治疗性蛋白直接引入椎间盘，使期望的生长因子持续释放。基因治疗椎间盘退变的目的是增加蛋白聚糖的生成，从而增加水含量，维持或改善椎间盘生物学和生物力学功能

（1）有效性

在体外和体内测试中，腺病毒的临床适用性已经被充分证明。在体外研究中，通过追踪腺病毒感染细胞中的荧光素酶生成，在健康人群和髓核细胞退变人群中发现有足够的荧光素酶产生。进一步体外研究监测生长因子的腺病毒转基因表达，与正常对照相比，腺病毒诱导的高表达TGF-β1、胰岛素样生长因子-1（IGF-1）和BMP-2组可发现蛋白聚糖合成水平增加，表明了合成代谢影响的生物学似真性。

在体内研究中，在新西兰兔椎间盘内注射12周后发现腺病毒介导LacZ基因的表达。同时，单一注射含腺病毒的生长因子，包括BMP-7\IGF-1和GDF-5，在1～16周的随访中发现兔子细胞核模型中LacZ基因的生成和ECM生成。

（2）安全性

尽管很有前景，但对使用腺病毒载体的安全性仍存在顾虑。具体来说，椎间盘与神经结构相似，两项研究表明在使用腺病毒载体后发生了严重的炎症反应。虽然基因转导的能力并不总是被干扰，但是局部炎症反应可能会引起脱髓鞘病变。其他研究表明，使用腺病毒载体后可引起全身炎症状态，以及参与免疫的外周血CD$_4^+$细胞的激活。另外，两项研究通过观察临床、生物化学和组织学检查结果，发现在新西兰兔的错误位置注射腺病毒载体或在硬膜外腔内给予TGF-β或BMP-2后，上述病变发病率达80%。另一个重要的注意事项是，几乎每个人都已经暴露于腺病毒病原体，超过55%的人可能具有体液免疫能力，能够中和腺病毒载体，这是临床应用的一个潜在缺陷。

3. 腺相关病毒

野生型腺相关病毒是从细小病毒家族衍生出来的，由单链或双链DNA病毒基因组（0～5kb）组成，使这些病毒载体能分别在单链腺相关病毒（AAV）载体中携带最大4.7 kb基因组或在双链AAV载体中携带最大2.5kb基因组，用来包装基因表达盒。像腺病毒载体一样，AAV载体能够感染许多不同的细胞，包括分裂细胞和未分裂细胞。许多AAV的血清型已经被开发出来用于基因治疗应用，其中AAV2和AAV2.5是最常用于临床试验的菌株。尽管与腺病毒载体相比，外源基因的能力相对较小，但已经创造出了某些AAV，能传递基因到椎间盘退变路径，包括BMP-2，基质金属蛋白酶抑制因子-1（TIMP-1）和TGF-β。由于AAV载体的大小限制，添加更大的基因序列比较困难。

（1）有效性

通过在新西兰兔模型中观察荧光素酶的生成，证明在体外和体内环境中AAV具有转运载体的功能。体外数据显示，与其他病毒载体如腺病毒相比，AAV具有可行的转录效率和相对较低的基因表达谱。类似地，体内数据也显示在某些情况下AAV载体转基因表达约为腺病毒载体的50%。尽管病毒载体之间存在这种差异，与未处理的对照组相比，AAV处理的动物中的整体的荧光素酶活性有着显著的升高。此外，荧光素酶活性对椎间盘具有高度特异性。Afione等发现在细胞内将单链AAV病毒基因组转化为能够整合入宿主DNA的双链复制DNA是AAV载体作用的限速步骤。近来对AAV载体的修饰稍缓解了该表达滞后时间，同时可能促进更快的转基因表达。无论如何，由于IDD是慢性疾病，因此相比于腺病毒载体的快速作用并且会引起严重的免疫反应，持续转基因表达的病毒载体能够提供更有效的治疗方法。

Leckie等最近还发表了一项体内研究，分析了AAV携带的BMP-2或TIMP-1基因对IDD的临床疗效，与未处理的对照组相比，通过AAV传递转基因处理的实验兔的MRI评分（T2和T2-图谱序列）、组织学切片上组织学结构的保留提高了，轴向负荷的生物力学功能得到了恢复，这些影响在整个12周的研究过程中持续存在。

（2）安全性

AAV在其安全性方面与逆转录病毒和腺病毒有显著区别，如毒性低、基因转移持续性高和致病性低。缺乏Rep 78序列的rAAV载体，其主要保持在染色体外的形式，称为附加染色体，具有显著降低潜在的突变风险。此外，虽然AAV插入宿主基因组中的可能性非常低，但是当发生整合时，可确信其发生在19号染色体上的特定位点，且没有已知的致病性后果。AAV的免疫原性比腺病毒更好，主要是因为AAV仅含有两种病毒基因，这两种基因在不存在辅助病毒的情况下宿主细胞不会发生表达。理论上这将使宿主细胞介导的针对病毒的免疫反应减弱，并允许更长的基因表达持续时间。

在AAV的安全性研究方面，已通过将其错误地注射到椎间盘以外的组织中，表明了AAV具有比腺病毒更好的安全性，但仍需要更多的验证性研究。对于安全性问题，最近的两项研究也引入了AAV介导的基因表达的控制系统，其需要单独的试剂来启动基因表达。第一项研

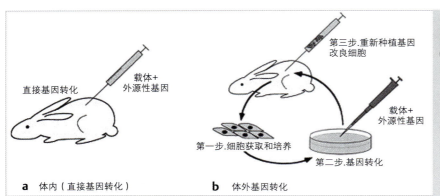

图62-4 （a）体内基因治疗涉及将载体基因构建体直接注射到宿主内的靶组织中。（b）在体外方法中，从宿主提取靶细胞，然后将其转导，扩增和繁殖后，再植入

究引入了四环素（Tet-on 系统），它能在体外适当调节人髓核细胞中转基因表达。另外，在第二项研究中，AAV 用 RheoSwitch 绿色荧光蛋白（GFP）标记，并在体外和体内引入到新西兰兔髓核细胞。体内数据显示用 AAV 和催化剂处理的动物出现了转基因表达。单独使用 AAV 或催化剂处理的对照组无基因表达。与四环素调节系统相比，RheoSwitch GFP 系统的优点是改善了基因表达调控和降低了催化剂化合物毒性。这些调节机制通过提供对转基因表达的更严格控制来进一步提高 AAV 疗法的安全性。这种转基因表达调控可能能够在转基因产品错误注射或渗漏到周围组织的情况下减少转基因产品毒性，并且可以被用于瞬时基因表达，例如抗炎。

最后，迄今为止还没有发现人类因 AAV 患病、但其可发生无症状的病毒暴露，这是值得注意的，因为预先免疫的宿主可以向 AAV 载体提供体液介导的免疫应答。尽管这并没有已知的临床致病性，但它可以将转基因表达降低高达 90%，这可能是 AAV 治疗人类疾病的潜在缺点。包括 AAV2.5 的新菌株，通过基因修饰以避免患者的免疫反应，降低风险并且潜在地改善转基因表达。与其他病毒载体相比，它们的有效性和良好的安全性，使它们成为基因治疗最常用的介质。

4. 未来发展方向

随着对椎间盘生理学和其退变的理解得到深入，椎间盘的基因治疗在过去 10 年中取得重大进展。随着基因治疗的不断发展，新技术将被引入和检验。目前，研究人员在研究体外的基因转移方法（图62-4）。在体外，各种基因（包括 BMP-2、BMP-4、BMP-7、BMP-10）转导前的牛软骨细胞在与髓核细胞共培养时提高了基质蛋白聚糖和胶原的生成。进一步的研究还表明，体外转录成功将各种腺病毒和 AAV 载体导入纤维环和髓核细胞，且转导的

细胞维持了其表型。这些结果意味着体外基因治疗在椎间盘退变的治疗中是有希望的。未来的研究将转向动物体内模型测试的体外基因治疗技术。

二、小结

对椎间盘退变病理级联的理解显著推动了分子和基因疗法的发展。基于动物研究的生长因子和基因治疗已经证明有望解决椎间盘退变的基础过程。目前正在进行生长因子补充的临床试验。基因治疗方面，使用腺病毒或 AAV 载体递送治疗性基因产物的作用已经得到体现。与腺病毒载体相比，AAV 具有更高的安全性，但受限于其基因的大小。接下来的研究将进一步验证基因治疗技术在治疗椎间盘退变上的有效性和安全性。由于目前的治疗方案不能改变退行性途径的过程，开发可靠的治疗方式来终止或逆转 IDD 的病理级联是一个令人激动的选择。这种临床前景将持续促进 IDD 的分子疗法的研究。

三、参考文献

［1］Maetzel A, Li L. The economic burden of low back pain: a review of studies published between, 1996 and, 2001 [J]. Best Pract Res Clin Rheumatol, 2002, 16: 23-30.

［2］Luo X, Pietrobon R, Sun SX, et al. Estimates and patterns of direct health care expenditures among individuals with back pain in the United States [J]. Spine, 2004, 29: 79-86.

［3］Vanharanta H, Sachs BL, Spivey MA, et al. The relationship of pain provocation to lumbar disc deterioration as seen by CT/discography [J]. Spine, 1987, 12: 295-298.

［4］Zhang YG, Guo TM, Guo X, et al. Clinical diagnosis for discogenic low back pain [J]. Int J Biol Sci, 2009, 5: 647-658.

［5］Jacobs JJ. Low back and neck pain. In: The Burden of Musculoskeletal Diseases in the United States [M]. Rosemont, IL: The American Academy of Orthopaedic Surgeons, 2011.

［6］Urban JP, Smith S, Fairbank JC. Nutrition of the intervertebral disc [J]. Spine, 2004, 29: 2700-2709.

［7］Shen FH, Samartzis D, Andersson GB. Nonsurgical management of acute and chronic low back pain [J]. Am Acad Orthop Surg, 2006, 14: 477-487.

[8] Engstrom JW, Devo RA. Back and neck pain. In: Longo DL, Fauci AS, Kasper DL, Hauser SL, Jameson JL, Loscalzo J, eds [M]. Harrison's Principles of Internal Medicine, 18th ed. New York: McGraw-Hill Professional, 2011.

[9] Barbano RL. Mechanical and other lesions of the spine, nerve roots, and spinal cord [M]. In: Goldman L, ed. Goldman's Cecil Medicine. Philadelphia, PA: Saunders, 2011.

[10] Parr AT, Diwan S, Abdi S. Lumbar interlaminar epidural injections in managing chronic low back and lower extremity pain: a systematic review [J]. Pain Physician, 2009, 12: 163-188.

[11] Wilkens P, Scheel IB, Grundnes O, et al. Effect of glucosamine on pain-related disability in patients with chronic low back pain and degenerative lumbar osteoarthritis: a randomized controlled trial [J]. JAMA, 2010, 304: 45-52.

[12] Li LC, Bombardier C. Physical therapy management of low back pain: an exploratory survey of therapist approaches [J]. Phys Ther, 2001, 81: 1018-1028.

[13] Javedan SP, Dickman CA. Cause of adjacent-segment disease after spinal fusion [J]. Lancet, 1999, 354: 530-531.

[14] Okuda S, Iwasaki M, Miyauchi A, et al. Risk factors for adjacent segment degeneration after PLIF [J]. Spine, 2004, 29: 1535-1540.

[15] Putzier M, Schneider SV, Funk JF, et al. The surgical treatment of the lumbar disc prolapse: nucleotomy with additional transpedicular dynamic stabilization versus nucleotomy alone [J]. spine, 2005, 30: E109-E114.

[16] Cuellar JM, Golish SR, Reuter MW, et al. Cytokine evaluation in individuals with low back pain using discographic lavage [J]. Spine, 2010, 10: 212-218.

[17] Imai Y, Miyamoto K, An HS. et al. Recombinant human osteogenic protein-1 upregulates proteoglycan metabolism of human anulus fibrosus and nucleus pulposus cells [J]. Spine, 2007, 32: 1303-1309, discussion 1310.

[18] Iwabuchi S, Ito M, Chikanishi T. Role of the tumor necrosis factor-alpha, cyclooxygenase-2, prostaglandin E2, and effect of low-intensity pulsed ultrasound in an in vitro herniated disc resorption model [J]. Orthop Res, 2008, 26: 1274-1278.

[19] Le Maitre CL, Freemont AJ, Hoyland JA. A preliminary in vitro study into the use of IL-1Ra gene therapy for the inhibition of intervertebral disc degeneration [J]. Int J Exp Pathol, 2006, 87: 17-28.

[20] Le Maitre CL, Hoyland JA, Freemont AJ. Catabolic cytokine expression in degenerate and herniated human intervertebral discs: IL-1beta and TNFalpha expression profile [J]. Arthritis Res Their, 2007, 9: R77.

[21] Li J, Yoon ST, Hutton WC. Effect of bone morphogenetic protein-2(BMP-2)on matrix production, other BMPs, and BMP receptors in rat intervertebral disc cells [J]. Spinal Disord Tech, 2004, 17: 423-428.

[22] Moon SH, Nishida K, Gillbertson LG, et al. Biologic reponse of human intervertebral disc cells to gene therapy cocktail [J]. Spine, 2008, 33: 1850-1855.

[23] Nishida T. Kinetics of tissue and serum matrix metalloproteinase-3 and tissue inhibitor of metalloproteinases-1 in tervertebral disc degeneration and disc herniation [J]. Kurume Med, 1999, 46: 39-50.

[24] Studer RK, Aboka AM, Gilbertson LG, et al. p38 MAPK inhibition in nucleus pulposus cells: a potential target for treating intervertebral disc degeneration [J]. Spine, 2007, 32: 2826-2833.

[25] Wallach CJ, Sobajima S, Watanabe Y, et al. Gene transfer of the catabolic inhibitor TIMP-1 increases measured proteoglycans in cells from degenerated human intervertebral discs [J]. Spine, 2003, 28: 2331-2337.

[26] Jahnke MR, McDevitt CA. Proteoglycans of the human intervertebral disc. Electrophoretic heterogeneity of the aggregating proteoglycans of the nucleus pulposus [J]. Biochem, 1988, 251: 346-356.

[27] Ambard D, Cherblanc F. Mechanical behavior of annulus fibrosus: a microstructural model of fibers reorientation [J]. Ann Biomed Eng, 2009, 37: 2256-2265.

[28] Nachemson A, Elfström G. Intravital dynamic pressure measurements in lumbar discs. A study of common movements, maneuvers and exercises [J]. Scand J Rehabil Med Suppl, 1970, 1: 1-40.

[29] Grunhagen T, Wilde G, Soukane DM, et al. Nutrient supply and intervertebral disc metabolism [J]. Bone Joint Surg Am, 2006, 88 Suppl 2: 30-35.

[30] Richardson SM, Mobasheri A, Freemont AJ. Hoyland JA, Intervertebral disc biology, degeneration and novel tissue engineering and regenerative medicine therapies [J]. Histol Histopathol, 2007, 22: 1033-1041.

[31] Urban JP, Roberts S. Degeneration oft he intervertebral disc [J]. Arthritis Res Ther, 2003, 5: 120-130.

[32] Haefeli M, Kalberer F, Saegesser D, et al. The course of macroscopic degeneration in the human lumbar intervertebral disc [J]. Spine, 2006, 31: 1522-1531.

[33] An HS, Masuda K, Inoue N. Intervertebral disc degeneration: biological and biomechanical factors [J]. Orthop Sci, 2006, 11: 541-552.

[34] Lotz JC, Ulrich JA. Innervation, inflammation, and hypermobility may characterize pathologic disc degeneration: review of animal model data [J]. Bone Joint Surg Am, 2006, 88 Suppl 2: 76-82.

[35] Melrose J, Smith S, Little CB, et al. Spatial and temporal localization of transforming growth factor-beta, fibroblast growth factor-2, and osteonectin, and identification of cells expressing alpha-smooth muscle actin in the injured anulus fibrosus: implications for extracelluar matrix repair [J]. Spine, 2002, 27: 1756-1764.

[36] Nagano T, Yonenobu K, Miyamoto S, et al. Distribution of the basic fibroblast growth factor and its receptor gene expression in normal and degenerated rat intervertebral discs [J]. Spine, 1995, 20: 1972-1978.

[37] Nakase T, Ariga K, Miyamoto S, et al. Distribution of genes for bone morphogenetic protein-4, -6, growth differentiation factor-5, and bone morphogenetic protein receptors in the process of experimental spondylosis in mice [J]. Neurosurg, 2001, 94 Suppl: 68-75.

[38] Tolonen J, Grönblad M, Vanharanta H, et al. Growth factor expression in degenerated intervertebral disc tissue: an immunohistochemical analysis of transforming growth factor beta, fibroblast growth factor and plateletderived growth factor [J]. Eur Spine, 2006, 15: 588-596.

[39] Tolonen J, Grönblad M, Virri J, et al. Plateletderived growth factor and vascular endothelial growth factor expression in disc herniation tissue: and immunohistochemical study [J]. Eur Spine, 1997, 6: 63-69.

[40] Masuda K. Biological repair of the degenerated intervertebral disc by the injection of growth factors [J]. Eur Spine, 2008, 17 Suppl 4: 441-451.

[41] Thompson JP, Pearce RH, Schechter MT, et al. Preliminary evaluation of a scheme for grading the gross morphology of the human intervertebral disc [J]. Spine, 1990, 15: 411-415.

[42] Walsh AJ, Bradford DS, Lotz JC. In vivo growth factor treatment of degenerated intervertebral discs [J]. Spine, 2004, 29: 156-163.

[43] Osada R, Ohshima H, Ishihara H, et al. Autocrine/paracrine mechanism of insulin-like growth factor-1 secretion, and the effect of insulin-like growth factor-1 on proteoglycan synthesis in bovine intervertebral discs [J]. Orthop Res, 1996, 14: 690-699.

[44] Thompson JP, Oegema TR, Bradford DS. Stimulation of mature canine intervertebral disc by growth factors [J]. Spine, 1991, 16: 253-260.

[45] Tim Yoon S, Su Kim K, Li J, et al. The effect of bone morphogenetic protein-2 on rat intervertebral disc cells in vitro [J]. Spine, 2003, 28:

1773-1780.

[46] Masuda K, Takegami K, An H, et al. Recombinant osteogenic protein-1 upregulates extracellular matrix metabolism by rabbit annulus fibrosus and nucleus pulposus cells cultured in alginate beads [J]. Orthop Res, 2003, 21: 922-930.

[47] An HS, Takegami K, Kamada H, et al. Intradiscal administration of osteogenic protein-1 increases intervertebral disc height and proteoglycan content in the nucleus pulposus in normal adolescent rabbits [J]. Spine, 2005, 30: 25-31, discussion 1-32.

[48] Masuda K, Imai Y, Okuma M, et al. Osteogenic protein-1 Injection into a degenerated disc induces the restoration of disc height and structural changes in the rabbit anular puncture model [J]. Spine, 2006, 31: 742-754.

[49] Chujo T, An HS, Akeda K, et al. Effects of growth differentiation factor-5 on the intervertebral disc-in vitro bovine study and in vivo rabbit disc degeneration model study [J]. Spine, 2006, 31: 2909-2917.

[50] Masuda K, An HS. Prevention of disc degeneration with growth factors [J]. Eur Spine, 2006, 15 Suppl 3: S422-S432.

[51] An HS, Masuda K, Cs-Szabo G, et al. Biologic repair and regeneration of the intervgertebral disc [J]. Am Acad Orthop Surg, 2011, 19: 450-452.

[52] Shimer AL, Chadderdon RC, Gilbertson LG, et al. Gene therapy approaches for intervertebral disc degeneration [J]. Spine, 2004, 29: 2770-2778.

[53] Nishida K, Doita M, Takada T, et al. Sustained transgene expression in intervertebral disc cells in vivo mediated by microbubble-enhanced ultrasound gene therapy [J]. Spine, 2006, 31: 1415-1419.

[54] Ratko TA, Cummings JP, Blebea J, et al. Clinical gene therapy for nonmalignant disease [J]. Am J Med, 2003, 115: 560-569.

[55] Moon SH, Gilbertson LG, Nishida K, et al. Human intervertebral disc cells are genetically modifiable by adenovirus-mediated gene transfer: implications for the clinical management of intervertebral disc disorders [J]. Spine, 2000, 25: 2573-2579.

[56] Nishida K, Kang JD, Suh JK, et al. Adenovirusmediated gene transfer to nucleus pulposus cells [J]. Implications for the treatment of intervertebral disc degeneration. Spine, 1998, 23: 2437-2442, discussion 2443.

[57] Huang ZQ, Zheng ZM, Yan J. Transgenic expression of human IGF1 in intervertebral degenerative discs [J]. Int Med Res, 2011, 39: 446-455.

[58] Nishida K, Kang JD, Gilbertson LG, et al. Modulation of the biologic activity of the rabbit intervertebral disc by gene therapy: an in vivo study of adenovirus-mediated transfer of the human transforming growth factor beta 1 encoding gene [J]. Spine, 1999, 24: 2419-2425.

[59] Driesse MJ, Esandi MC, Kros JM, et al. Intra-CSF administered recombinant adenovirus causes an immune response-mediated toxicity [J]. Gene Ther, 2000, 7: 1401-1409.

[60] Wood MJ, Charlton HM, Wood KJ, et al. Immune responses to adenovirus vectors in the nervous system [J]. Trends Neurosci, 1996, 19: 497-501.

[61] Chirmule N, Propert K, Magosin S, et al. Immune responses to adenovirus and adeno-associated virus in ihumans [J]. Gene Ther, 1999, 6: 1574-1583.

[62] Jooss K, Chirmule N. Immunity to adenovirus and adeno-associated viral vectors: implications for gene therapy [J]. Gene Ther, 2003, 10: 955-963.

[63] Levicoff EA, Kim JS, Sobajima S, et al. Safety assessment of intradiscal gene therapy II: effect of dosing and vector choice [J]. Spine, 2008, 33: 1509-1516, discussion 1517.

[64] Wallach CJ, Kim JS, Sobajima S, et al. Safety assessment of intradiscal gene transfer: a pilot study [J]. Spine, 2006, 6: 107-112.

[65] Lattermann C, Oxner WM, Xiao X, et al. The adeno associated viral vector as a strategey for intradiscal gene transfer in immune competent and pre-exposed rabbits [J]. Spine, 2005, 30: 497-504.

[66] Afione SA, Wang J, Walsh S, et al. Delayed expression of adeno-associated virus vector DNA [J]. Intervirology, 1999, 42: 213-220.

[67] McCarty DM, Fu H, Monahan PE, et al. Adenoassociated virus terminal repeat(TR)mutant generates self-complementary vectors to overcome the rate-limiting step to transduction in vivo [J]. Gene Ther, 2003, 10: 2112-2118.

[68] Leckie SK, Bechara BP, Hartman RA, et al. Injection of AAV2-BMP2 and AAV2-TIMP1 into the nucleus pulposus slows the course of intervertebral disc degeneration in an in vivo rabbit model [J]. Spine, 2012, 12: 7-20.

[69] Sowa G, Westrick E, Pacek C, et al. In vitro and in vivo testing of a novel regulatory system for gene therapy for intervertebral disc degeneration [J]. Spine, 2011, 36: E623-E628.

[70] Vadalà G, Sowa GA, Smith L, et al. Regulation of transgene expression using an inducibile system for improved safety of intervertebral disc gene therapy [J]. Spine, 2007, 32: 1381-1387.

[71] Bowles DE, McPhee SW, Li C, et al. Phase 1 gene therapy for Duchenne muscular dystrophy using a translational optimized AAV vector [J]. Mol Their, 2012, 20: 443-455.

[72] Grieger JC, Choi VW, Samulski RJ. Production and characterization of adenoassociated viral vectors [J]. Nat Protoc, 2006, 1: 1412-1428.

[73] Grieger JC, Samulski RJ. Adeno-associated virus as a gene therapy vector: vector development, production and clinical applications [J]. Adv Biochem Eng Biotechnol, 2005, 99: 119-145.

[74] Zhang Y, Li Z, Thonar EJ, et al. Transduced bovine articular chondrocytes affect the metabolism of cocultured nucleus pulposus cells in vitro: implications for chondrocyte transplantation into the intervertebral disc [J]. Spine, 2005, 30: 2601-2607.

[75] Zhang Y, Markova D, Im HJ, et al. Primary bovine intervertebral disc cells transduced with adenovirus overexpressing 12 BMPs and Sox9 maintain appropriate phenotype [J]. Am Phys Med Rehabil, 2009, 88: 455-463.

[76] Wang C, Ruan DK, Zhang C, et al. Effects of adeno-associated virus-2-mediated human BMP-7 gene transfection on the phenotype of nucleus pulposus cells [J]. Orthop Res, 2011, 29: 838-845.